Christian Eggers

Schizophrenie des Kindes- und Jugendalters

Medizinisch Wissenschaftliche Verlagsgesellschaft

Christian Eggers

Schizophrenie des Kindes- und Jugendalters

Medizinisch Wissenschaftliche Verlagsgesellschaft

Der Autor

Univ.-Prof. em. Dr. med. Christian Eggers
Rheinische Kliniken Essen
Klinik für Psychiatrie und Psychotherapie
des Kindes- und Jugendalters
Kliniken der Universität Duisburg-Essen
Virchowstraße 174
45030 Essen

MWV Medizinisch Wissenschaftliche Verlagsgesellschaft mbH & Co. KG
Zimmerstr. 11
10969 Berlin
www.mwv-berlin.de

ISBN 978-3-941468-39-9 (Hardcover)
ISBN 978-3-941468-52-8 (Broschur)

Bibliografische Information der Deutschen Nationalbibliothek
Die Deutsche Nationalbibliothek verzeichnet diese Publikation in der Deutschen Nationalbibliografie; detaillierte bibliografische Informationen sind im Internet über http://dnb.d-nb.de abrufbar.

Produkt-/Projektmanagement: Silke Hutt, Berlin
Lektorat: Monika Laut-Zimmermann, Berlin
Layout & Satz: eScriptum GmbH & Co KG – Publishing Services, Berlin
Druck: druckhaus köthen GmbH, Köthen

Zuschriften und Kritik an:
MWV Medizinisch Wissenschaftliche Verlagsgesellschaft mbH & Co. KG, Zimmerstr. 11, 10969 Berlin, lektorat@mwv-berlin.de

Vorwort

Die Schizophrenie ist sicher die faszinierendste aller psychiatrischen Erkrankungen. Besonders faszinierend ist die Frühschizophrenie (Beginn vor dem 13. Lebensjahr). Während man früher davon ausging, dass die kindliche Schizophrenie durch eine eher karge und einfache psychopathologische Symptomatologie gekennzeichnet sei, muss diese Ansicht aufgrund detaillierter phänomenologischer und verlaufstypologischer Untersuchungen deutlich relativiert werden. Im Gegenteil, die individuelle Vielfalt und der Facetten- und Variationsreichtum gerade von Früherkrankungen ist imponierend. Aufgrund der Seltenheit des Krankheitsbildes ist die diagnostische und prognostische Beurteilung der Frühschizophrenie immer noch mit z.T. großen Schwierigkeiten verbunden, weshalb eine ausführliche monographische Darstellung sinnvoll ist.

Der Autor hat das Glück gehabt, schon in jungen Jahren als Medizinalassistent Ende der 60er Jahre des vorigen Jahrhunderts ausführliche Begegnungen mit jungen Erwachsenen gehabt zu haben, die im Kindesalter erkrankt waren. Die Gespräche mit diesen Menschen waren sehr bewegend, sie gewährten tiefe Einblicke in die persönlichen leidvollen Erfahrungen der Patienten und deren Versuche, sie in ihr Leben zu integrieren und zu bewältigen. Dabei offenbarten sie oftmals ein hohes Maß an Offenheit, Empfindsamkeit, Zutrauen und Feinfühligkeit, was so gar nicht dem Klischee der affektiven Nivellierung („Defekt"), die diesen Patienten eigen sei, entsprach. Dies zeigte sich auch darin, dass einige Patienten und deren Angehörige über Jahre hinweg den Kontakt über Briefe aufrechterhielten. Bewegend war, dass knapp 30 Jahre nach der ersten Nachuntersuchung nicht selten unmittelbar ein herzlicher Kontakt bestand und trotz des langen Intervalls bei telefonischen Terminvereinbarungen ein rasches Wiedererkennen bzw. -erinnern erfolgte. Ein Patient hat 45 Jahre nach der ersten und 16 Jahre nach der zweiten Nachuntersuchung spontan telefonisch die Verbindung wieder aufgenommen, eine freudige Überraschung!

Die bei den persönlichen Begegnungen mit den ehemaligen Patienten gemachten Erfahrungen habe ich als sehr wertvoll, als ein Geschenk erlebt. Dafür bin ich sehr dankbar, und es waren die Explorationen und Gespräche, die dazu geführt haben, dass die Beschäftigung mit dem Krankheitsbild der Frühschizophrenie den Verfasser nie los gelassen hat. Die Idee, eine Stiftung zur Verbesserung der poststationären Weiterbetreuung junger Patienten mit einer schizophrenen Erkrankung zu errichten, ist letztlich den Menschen zu verdanken, denen ich im Rahmen der beiden Nachuntersuchungen begegnet bin. Ihnen und den jungen Menschen, welche durch die Stiftung betreut wurden und werden, ist diese Monographie gewidmet.

Zu danken habe ich Viola Heinrich, ganz besonders aber Frauke Virnich. Beide haben mich bei der Literaturrecherche sowie beim Erstellen von Tabellen und Abbildungen und beim Korrekturlesen unterstützt. Ebenso schulde ich Dank der Medizinisch Wissenschaftlichen Verlagsgesellschaft (MWV) in Berlin, Herrn Dr. Hopfe und seinen Mitarbeiterinnen, die es ermöglicht haben, dass das Buch sehr kurze Zeit nach Manuskriptablieferung erscheinen konnte.

Christian Eggers

Inhalt

1 Historisches, Definitionsbemühungen

Trotz weltweit intensiver Forschungsbemühungen, v.a. auf neurobiologischem und molekulargenetischem Gebiet, hat die Schizophrenie („Rätsel des Menschseins selber“, K. Jaspers) nichts von ihrer Rätselhaftigkeit eingebüßt. Die Feststellung von W. Griesinger in seiner Rede zur Eröffnung der psychiatrischen Klinik Berlin im Jahr 1867 ist nach wie vor aktuell:

> *„Unterdrücken Sie die Seelenbewegung nicht, die uns ergreift, wenn wir vor diesem Rätsel des Schicksals stehen ..., die großen Gedanken kommen aus dem Herzen ...“.*

Bei allen Erörterungen über Erscheinungsformen, Verlaufsweisen, Ursachen und Behandlungsmöglichkeiten ist zu bedenken, was M. Bleuler 1987 sehr schön zum Ausdruck gebracht hat:

> *„Nach unserem heutigen Wissen bedeutet Schizophrenie in den meisten Fällen die besondere Entwicklung, den besonderen Lebensweg eines Menschen unter besonders schwerwiegenden inneren und äußeren disharmonischen Bedingungen, eine Entwicklung, die einen Schwellenwert überschritten hat, nach welchem die Konfrontation der persönlichen inneren Welt mit der Realität zu schwierig und zu schmerzhaft geworden und aufgegeben worden ist.“*

Im Gegensatz zur Erwachsenenpsychiatrie bietet die Kinder- und Jugendpsychiatrie bei der Erforschung kindlicher Psychosen erhebliche Vorteile: Durch die persönliche Verfügbarkeit der Angehörigen ist das Spektrum der Erkenntnismöglichkeiten erheblich erweitert. Das eröffnet die Chance, detaillierte Informationen über den prä-, peri- und postnatalen Zeitraum und über die weiter zurückliegende sowie die dem Ausbruch der Psychose unmittelbar vorausgehende Entwicklungsperiode des betroffenen Kindes zu erhalten. Beides steht heute im Zentrum der Forschung (Stichworte: Früherkennung, Prävention). Darüber hinaus besteht die Möglichkeit, den Verlauf der psychotischen Erkrankung zumindest bis zur Adoleszenz oder zum frühen Erwachsenenalter zu verfolgen. Auch die Auswirkungen des psychotischen Zusammenbruchs und die dadurch ausgelösten Sorgen, Ängste und Irritationen bei den Familienangehörigen können u.U. unmittelbar miterlebt werden, sodass die Chance besteht, darauf therapeutisch Einfluss zu nehmen.

Die früh, d.h. vor dem 13. Lebensjahr beginnenden Schizophrenien sind allerdings wegen ihrer Seltenheit bislang noch wenig erforscht, und die Beschäftigung mit diesem Thema hat eine recht kurze Geschichte.

In der Epoche der Romantik glaubte man, die reine Kinderseele könne gar nicht an einer Psychose erkranken, und so nimmt es nicht wunder, dass erst ab Mitte des 19. Jahrhunderts vereinzelt psychotiforme Störungen bei Kindern beschrieben worden sind (s. Tab. 1). Aus heutiger Sicht würden wir diese Störungen eher als „emotionale Störungen" klassifizieren. Güntz (1859) sprach z.B. von sog. „*Überbürdungspsychosen*", worunter er psychische Dekompensationsbilder als Folge schulischer „Überbürdung" verstand; heute würden wir sagen, Folgezustände von „Schulstress". Kelp (1875) berichtete über 3 Kinder mit psychotischen Störungen, die jedoch nach modernen Maßstäben nicht als kindliche Schizophrenie zu klassifizieren wären. Einmal handelte es sich um ein histrionisches Zustandsbild, einmal um eine „*melancholie attonita*" und im 3. Fall um eine Erkrankung von zirkulärem Typus mit hochgradigen Erregungen, Schmieren mit Kot usw., die unverkennbar die Züge der Dementia praecox tragen (L. Voigt 1919). Bei diesem Patienten liegt eine hirnorganische Ursache nahe, das Krankheitsbild wäre am ehesten als eine frühkindliche Psychose vom Typ der Dementia praecocissima Sante de Sanctis (1908, 1958) bzw. eines Kramer-Pollnow-Syndroms (Kramer u. Pollnow 1932) zu diagnostizieren.

Tab. 1 Beschriebene psychotiforme Störungen bei Kindern (Mitte des 19. Jahrhunderts)

Frühe Erstbeschreibungen
FRIEDREICH (1835)
GRIESINGER (1845)
GÜNTZ (1859)
MOREL (1860)
EMMINGHAUS (1887)
MOREAU DE TOURS (1888)
CHASTENET (1890)

Bei den frühen Beschreibungen psychotiformer Erkrankungen des Kindesalters im späten 19. und frühen 20. Jahrhundert wurden häufig organisch bedingte psychotische Störungen miteinbezogen, z.B. im Rahmen einer Masernerkrankung oder eines zerebralen Anfallsleidens. Vereinzelt werden aber eindeutig schizophrene Psychosen bei Kindern beschrieben mit den klassischen Symptomen wie

- katatone und stuporöse Symptome,
- hebephrene, läppisch-manierierte Verhaltensweisen,
- Zerfahrenheit,
- Inkohärenz und Sprunghaftigkeit des Denkens und Wollens,

- Negativismus,
- Mutismus,
- Befehlsautomatismus,
- paranoide Wahnideen (vorwiegend Verfolgung und Vergiftung),
- akustische, optische und haptische Halluzinationen,
- sprachliche und motorische Stereotypien,
- Logorrhoe,
- Echolalie,
- Phonographismus.

Erst in der Mitte des letzten Jahrhunderts wurde von verschiedenen Kinderpsychiatern das Krankheitsbild „kindliche Schizophrenie" klinisch näher umgrenzt. Hier sind in erster Linie die beiden Schweizer Kinder- und Jugendpsychiater Jakob Lutz (1937, 1938) und Moritz Tramer (1964) sowie die russische Kinderforscherin G. Ssucharewa (1932, 1968) zu nennen. Die Beschreibungen entsprechen weitgehend den heutigen diagnostischen und klassifikatorischen Maßstäben.

Vor Einführung der DSM-III- bzw. DSM-III-R- und der ICD-9-Kriterien wurden v.a. in der angloamerikanischen Literatur ganz heterogene Krankheitsbilder unter dem Oberbegriff „childhood schizophrenia" subsumiert, wie autistische Syndrome, tiefgreifende Entwicklungsstörungen oder frühkindliche Demenzprozesse mit autistoiden Verhaltensweisen sowie sprachlichen und motorischen Auffälligkeiten. So stellte die berühmte amerikanische Kinderpsychiaterin Lauretta Bender (1953, 1956, 1958) fest: „Childhood schizophrenia does not always mean psychosis". Der bekannte englische Kinderpsychiater M. Rutter (1972) bezeichnete die diagnostische Situation, in Bezug auf die kindliche Schizophrenie als „chaotisch" und folgerte daraus, dass der Begriff ausgedient habe, weil er nicht mehr der wissenschaftlichen Verständigung und Klarheit diene, es sei deshalb höchste Zeit, ihn „höflich und respektvoll, aber fest" in das Schubfach „Geschichte der Psychiatrie" zu sperren. Nun, dies war ein voreiliger Vorschlag, der die Schwierigkeit einer befriedigenden Definition kindlicher Psychosen widerspiegelt. Dies hängt ganz wesentlich damit zusammen, dass *psychische Prozesse dynamischer Natur* sind, nicht statisch, und dass eine heterogene Vielfalt organischer, konstitutioneller, reifungsbiologischer, situativer, lebensgeschichtlicher und genetischer Determinanten sowohl das klinische Erscheinungsbild als auch die Verlaufsgestalt psychischer Erkrankungen bestimmen. Dies ist bei nosographischen, diagnostischen, differentialtypologischen und therapeutischen Überlegungen stets mit zu bedenken.

Für die Kinderpsychiatrie sinnvoll ist eine Beziehungssetzung zwischen Psychosedefinitionen und entwicklungspsychologischen Reifestadien bzw. Altersphasen des Kindes. Unter *Psychose* kann dabei ganz allgemein eine *schwere Störung der Beziehung sowohl zum eigenen Selbst als auch zur personalen Mit- und dinglichen Umwelt* verstanden werden. Diese Beeinträchtigung ist je nach dem Grad der Ich-Reife und dem erreichten Niveau der strukturellen Ausformung der Persönlichkeit sowie in Abhängigkeit vom Grundmorbus und von den erwähnten Determinanten unterschiedlich ausgeprägt.

Unter *entwicklungspsychologischen Aspekten* lassen sich demnach verschiedene Psychoseformen beschreiben, die von den französischen Autoren als „psychoses de développement" zusammengefasst werden. In frühen Entwicklungsstadien erscheinen psychotische Beziehungsstörungen unter dem Bild des frühkindlichen Autismus (Kanner 1957) oder der symbiotischen Psychose (Mahler 1954). Hierzu gehören weiterhin die pseudodefektive Form (Bender 1956) und der no-onset-type (Despert 1938) der kindlichen Schizophrenie. Die von Despert gewählte Bezeichnung weist schon darauf hin, dass ein eigentlicher Anfang und damit eine unauffällige prämorbide Entwicklung nicht abgrenzbar sind. Letzteres ist jedoch bei solchen Psychosen der Fall, die sich um das 3. bis 5. Lebensjahr herum manifestieren wie die Dementia infantilis Heller, die Dementia praecocissima Sante de Sanctis (1908) und die pseudoneurotische Form der kindlichen Schizophrenie (Bender 1956).

Die nosologische Zugehörigkeit dieser Psychosengruppen zur kindlichen Schizophrenie ist umstritten. Manche Autoren halten sie für Früh- oder Sonderformen schizophrener Erkrankungen. Solche Hypothesen sind jedoch recht spekulativ; je jünger das Kind ist, desto größer ist die Unsicherheit der nosologischen Zuordnung einer psychotiformen Störung. In diesem Alter ist die Gefahr groß, dass organische Befunde und eine bestehende frühkindliche Hirnschädigung übersehen werden.

Die Fähigkeit zur Produktion psychotischer Symptome, die denjenigen Erwachsener ähneln oder gar gleichen, hat bereits ein differenziertes geistig-seelisches Entwicklungsniveau, einen höheren Grad der Ich-Reife, zur Voraussetzung. Es ist dann eine solche Ich-Strukturierung erreicht, die z.B. das Entstehen von Schuldgefühlen oder Minderwertigkeitsideen und die Erfahrung von Ich-Fremdheit ermöglicht, was wiederum das Erleben der eigenen Identität zur Voraussetzung hat. („Ich bin, ich existiere, ich sammle Erfahrungen und bereichere mich und habe eine introjektive und projektive Interaktion mit dem Nicht-Ich, der wirklichen Welt der gemeinsamen Realität“, Winnicott 1974). Ein solches psychisches Integrationsniveau ermöglicht erst depressive oder schizophrene Psychosen, die als late-onset-psychoses bzw. psychoses de la phase de latence (Beginn kaum vor dem 5. Lebensjahr) bezeichnet werden, im Gegensatz zu den autistischen, symbiotischen oder organischen frühkindlichen Psychosen des Säuglings- und Kleinkindalters (infantile psychoses, early onset psychoses, psychoses précoces).

Inzwischen haben sorgfältige klinisch-phänomenologische und verlaufstypologische Untersuchungen die Existenz kindlicher Schizophrenien bewiesen. U.a. durch eigene Langzeituntersuchungen und durch die Verwendung der modernen Klassifikationssysteme konnte die *nosologische Zusammengehörigkeit schizophrener Psychosen des Kindes- und des Erwachsenenalters belegt* werden (Eggers u. Bunk 1997, 1999).

Für das Kindesalter ist eine alters- und entwicklungsbezogene Einteilung sinnvoll:

- Beginn vor dem 11./12. Lebensjahr: sehr früh beginnende Schizophrenien (Very Early Onset Schizophrenia, VEOS)
- Beginn zwischen dem 12. und 15. Lebensjahr: präpuberal bzw. früh beginnende Schizophrenie (Early Onset Schizophrenia, EOS)
- Beginn zwischen 15 und 20 Jahren: Psychosen der Adoleszenz (AdOS)

In den Richtlinien der Amerikanischen Akademie für Kinder- und Jugendpsychiatrie wird nur zwischen VEOS (< 13 Jahre) und EOS (< 18 Jahre) unterschieden (McClellan & Werry 2001).

Früher wurden der frühkindliche Autismus (Kanner), frühe desintegrative Psychosen und Demenzprozesse mit psychotiformen Symptomen, welche sich vor dem 5. Lebensjahr manifestieren, als EOS, und Psychosen mit Beginn nach dem 5. Lebensjahr als LOS (Late Onset Schizophrenia) bezeichnet, um zu einer nosologischen Abgrenzung zwischen den sowohl ätiologisch als auch symptomatologisch heterogenen

Krankheitsbildern zu gelangen (Kolvin 1971). Die Arbeitsgruppe um Judith Rapoport am NIMH in Washington hat eine genauere nosologische und symptomatologische Differenzierung sehr früh, i.d.R. vor dem 5. Lebensjahr sich manifestierenden psychotiformen Syndromen einerseits und eigentlichen frühkindlichen Schizophrenien (VEOS) andererseits vorgenommen (Kumra et al. 1998). Kinder der ersten Gruppe werden als *„multidimensional beeinträchtigt“* bezeichnet und den *„nicht näher zu klassifizierenden Psychosen des Kindesalters“* zugerechnet.

Kennzeichnend für die erste Gruppe sind

1. ein gegenüber den VEOS früherer Erkrankungsbeginn,
2. deutliche Knabenwendigkeit im Verhältnis 2:1 bzw. 3:1,
3. gestörter Realitätsbezug, Verschwimmen von Phantasie und Realität, flüchtige Beziehungsideen und Wahrnehmungsstörungen,
4. hohe emotionale Labilität mit fast täglich auftretenden unmotivierten, situationsunabhängigen Wut- und Erregungszuständen,
5. multiple kognitive Defizite und Beeinträchtigungen der Informationsverarbeitung und
6. Abwesenheit von formalen Denkstörungen.

Zu dieser Gruppe gehörig sind tiefgreifende Entwicklungsstörungen wie u.a. frühkindlicher Autismus Kanner, desintegrative dementielle Zustandsbilder mit motorischen und sprachlichen Auffälligkeiten, wie z.B. Echolalie, pronominale Umkehr, multiple Dysgrammatismen, Stereotypien, Manierismen, soziales Rückzugsverhalten, Neigung zu Selbstverletzungen. Typisch für diese frühen Entwicklungsstörungen ist eine deutliche Knabenwendigkeit im Gegensatz zu den eigentlichen VEOS, bei denen das Geschlechtsverhältnis vor Einsetzen der Pubertät ausgewogen ist (Eggers 1973, Eggers & Bunk 1997, Kumra et al. 1998, Werry et al. 1991). Dagegen berichten Autoren, die Kinder mit einem sehr frühen Beginn und mit Symptomen einer tiefgreifenden Entwicklungsstörung (Pervasive Developmental Disorder, PDD) in ihre Untersuchung einbeziehen, über ein Überwiegen des männlichen Geschlechts. Diese Kinder zeigen typische Phänomene wie autistische Beziehungs- und Verhaltensstörungen, Automutilationen, fehlende soziale Reagibilität und starke Retardierung der sprachlichen und motorischen Entwicklung.

2 Klassifikation

Erst mit der Entwicklung der ICD-9 bzw. ICD-10 und des DSM-III-R bzw. DSM-IV ist eine genauere Diagnostik früh beginnender schizophrener Psychosen sowie eine bessere Abgrenzung von frühkindlichen psychotiformen Zustandsbildern wie z.B. dem frühkindlichen Autismus (Kanner) und anderen tiefgreifenden Entwicklungsstörungen möglich (s. hierzu Kap. 7.1). Inzwischen kann, wie oben erwähnt, die nosologische Einheit der nach modernen Klassifikationssystemen diagnostizierten Schizophrenien des Kindes- und des Erwachsenenalters als gesichert betrachtet werden. Die ICD-10 und das DSM-IV legen diagnostische Kriterien für schizophrene Psychosen fest; abhängig von der vorherrschenden Symptomatologie unterscheiden beide Systeme Unterformen der Erkrankung (s. Tab. 2), die herausgearbeitet werden.

Tab. 2 Klassifikation schizophrener und wahnhafter Störungen

ICD-10	DSM-IV
Schizophrenie (F 20)	Schizophrenie (295.xx)
Paranoide Schizophrenie (F20.0)	Paranoider Typus (295.30)
Hebephrene Schizophrenie (F20.1)	Desorganisierter Typus (295.10)
Katatone Schizophrenie (F20.2)	Katatoner Typus (295.20)
Undifferenzierte Schizophrenie (F20.3)	Undifferenzierter Typus (295.90)
Postschizophrene Depression (F20.4)	
Schizophrenes Residuum (F20.5)	Residualer Typus (295.60)
Schizophrenia simplex (F20.6)	
Sonstige Schizophrenie (F20.8)	
Schizotype Störung (F21)	

ICD-10	DSM-IV
Anhaltende wahnhafte Störung (F 22)	
Wahnhafte Störung (F22.0)	Wahnhafte Störung (297.1)
Akute vorübergehende psychotische Störung (F23)	Kurze psychotische Störung (298.2)
Akute schizophreniforme psychotische Störung (F23.2)	Schizophreniforme Störung (295.40)
Induzierte wahnhafte Störung (F24)	Gemeinsame psychotische Störung+ (297.3)
Schizoaffektive Störung (F25)	Schizoaffektive Störung (295.70)
Nicht näher bezeichnete nicht-organische Psychose (F29)	Nicht näher bezeichnete psychotische Störung (298.9)

Wie aus Tabelle 2 ersichtlich, unterscheiden sich die zzt. gültigen Klassifikationssysteme der American Psychiatric Association (APA), das DSM-IV, und der WHO, die ICD-10, wenig von einander. Allerdings werden die schizotypen Störungen in der ICD-10 zu den schizophrenienahen Störungen gerechnet (F 21), während sie im DSM-IV unter die Persönlichkeitsstörungen eingeordnet werden. Die hebephrene Unterform der ICD-10 wird im DSM-IV als desorganisierter Typus (295.10), bezeichnet. Die Schizophrenia simplex (ICD-10: F 20.6) taucht im DSM-IV nicht auf und wird z.T. dem desorganisierten Typus (295.10), z.T. dem residualen Typus (295.6) zugerechnet.

Bei der ICD-10 ist für die Diagnose einer Schizophrenie ein besonders charakteristisches Symptom, ein Erstrangsymptom i.S.v. Kurt Schneider notwendig (formale Denkstörungen wie Gedankenlautwerden, Gedankenausbreitung, Gedankenentzug, Gedankeneingebung, kommentierende u./o. dialogische Stimmen, leibliche Beeinflussungserlebnisse, Gefühle des Gemachten bezogen auf Gedanken, Empfindungen und Bewegungen, Wahnwahrnehmungen). Ansonsten müssen mindestens zwei weniger charakteristische Symptome der 2. Gruppe vorhanden sein, um die Diagnose einer schizophrenen Psychose zu stellen. Die genannten Symptome müssen mindestens einen Monat andauern (s. Tab. 3).

Tab. 3 Allgemeine diagnostische Kriterien für eine schizophrene Psychose (modif. n. Möller et al. 2008)

ICD-10	DSM-IV
1. Mindestens eines der folgenden Kriterien a) Gedankenlautwerden, Gedankeneingebung, Gedankenentzug oder Gedankenausbreitung b) Kontrollwahn, Beeinflussungswahn, Gefühl des Gemachten, deutlich bezogen auf Körper- oder Gliederbewegungen oder bestimmte Gedanken, Tätigkeiten oder Empfindungen, Wahnwahrnehmungen c) Kommentierende oder dialogische Stimmen, die über die Person reden, oder andere Stimmen, die aus bestimmten Körperteilen kommen d) Anhaltender, kulturell unangemessener bizarrer Wahn	Charakteristische Symptome, mindestens zwei der folgenden, jedes bestehend für einen erheblichen Teil einer Zeitspanne von einem Monat (oder weniger, wenn erfolgreich behandelt): (Kriterium A Symptome) 1. Wahn 2. Halluzinationen 3. Desorganisierte Sprache 4. Massiv desorganisiertes Verhalten oder katatone Symptome 5. Negative Symptome, d.h. Affektverflachung, Sprachverarmung

ICD-10	DSM-IV
2. Oder mindestens zwei der folgenden Merkmale a) Anhaltende Halluzinationen jeder Sinnesmodalität, täglich oder während mindestens eines Monats, begleitet von flüchtigen oder undeutlich ausgebildeten Wahngedanken ohne deutliche affektive Beteiligung oder begleitet von langanhaltenden überwertigen Ideen b) Neologismen, Gedankenabreißen oder Einschiebungen in den Gedankenfluß, was zu Zerfahrenheit oder Danebenreden führt c) Katatone Symptome wie Erregung, Haltungsstereotypien oder wächserne Biegsamkeit, Negativismus, Mutismus, Stupor d) Negative Symptome wie auffällige Apathie, Sprachverarmung, verflachte oder inadäquate Affekte	Nur eines der obigen Symptome ist erforderlich ▪ wenn der Wahn bizarr ist ▪ oder wenn Halluzinationen aus einer Stimme bestehen, die einen fortlaufenden Kommentar über das Verhalten oder die Gedanken des Betroffenen abgibt, ▪ oder wenn 2 oder mehrere Stimmen sich miteinander unterhalten. Für eine bedeutende Zeitspanne seit dem Beginn der Störung sind ein oder mehrere Funktionsbereiche wie Arbeit, zwischenmenschliche Beziehungen oder Selbstfürsorge deutlich unter dem Niveau, das vor dem Beginn erreicht wurde.
Zeitkriterien	
Während der meisten Zeit innerhalb eines Zeitraumes von **mindestens einem Monat** sollte eine psychotische Störung mit entweder mindestens einem der unter 1. aufgezählten Symptome oder mit mindestens zwei der unter 2. aufgezählten Symptome bestehen	Zeichen des Krankheitsbildes halten für **mindestens 6 Monate** an. Diese 6-monatige Periode muß mindestens einen Monat mit Symptomen umfassen, die das Kriterium A (d.h. floride Symptome) erfüllen und kann Perioden mit prodromalen oder residualen Symptomen einschließen

Das DSM-IV fordert, dass mindestens 2 der sogenannten A-Kriterien gegeben sind, die für mindestens 1 Monat fortbestehen, wobei ein bizarrer Wahn oder die schon von K. Schneider beschriebenen Erstrangsymptome der kommentierenden oder dialogischen Stimmen für die Diagnose „Schizophrenie" ausreichen.

Mit der ICD-10 bzw. dem DSM-IV werden *einzelne Krankheitsepisoden* klassifiziert. Sie können im Gesamtverlauf einer Psychose je nach der jeweils vorherrschenden klinischen Symptomatologie unterschiedlich klassifiziert werden. Nach einem genügend langen Zeitraum kann dann eine Gesamtdiagnose (LEAD = longitudinal estimation of all data) vergeben werden. Ein Beispiel gibt die folgende Übersicht:

(Fallbeispiel Patient H.St).

Alter/Diagnose (ICD-10, DSM-IV)

12 Jahre
depressive Episode mit psychotischen Symptomen (F 32.3, 296.24)
Dauer: 3 Monate, vollständige Remission

14 Jahre
depressive Episode mit psychotischen Symptomen (F 32.3, 296.24)
Dauer: 3 Monate, vollständige Remission

15–26 Jahre
rezidivierende katatone Episoden (F 20.2, 295.2)
Dauer: jeweils 5 Monate, jeweils vollständige Remissionen

27–35 Jahre
Paranoide Episoden (F20.0, 295.3)
Dauer: jeweils 6–10 Monate, jeweils partielle Remissionen

37–46 Jahre
chronische paranoide Schizophrenie (F20.0, 295.3)

46 Jahre
Tod (Pneumonie, Herzversagen)

Gesamtdiagnose (LEAD): paranoide Schizophrenie (F 20, 295.30).

Die unterschiedlichen *Verlaufstypen* können sowohl nach ICD-10 als auch DSM-IV kodiert werden, wegen der guten Übersichtlichkeit und der weitgehenden Übereinstimmung beschränken wir uns auf die ICD-10 (s. Tab. 4).

Tab. 4 Klassifikation des Schizophrenieverlaufs nach ICD-10 (in Anlehnung an Möller et al. 2008)

ICD-10
kontinuierlich (keine Spontanremission, durchgängig psychotische Symptome) F 20. x0
episodisch, zunehmende Entwicklung von Negativsymptomen zwischen den Episoden F 20.x1
episodisch mit konstanter Negativsymptomatik zwischen den Episoden F 20.x2
episodisch mit Voll- oder sehr guter Remission zwischen den Episoden F 20.x3
unvollständige Remission F 20.x4
vollständige Remission F 20.x5
sonstiger Verlauf F 20.x8
Verlauf unsicher Beobachterzeitraum < 1 Jahr F 20. x9

Auf die Verlaufstypologie der Frühschizophrenie wird in Kapitel 8 detailliert eingegangen.

Die *Unterformen* der Schizophrenie werden in der ICD-10 und im DSM-IV ähnlich kategorisiert.

Unterformen der Schizophrenie im ICD-10 und DSM-IV

- paranoider Typus
- hebephrener (ICD-10) oder desorganisierter Typus (DSM-IV)
- katatoner Typus
- undifferenzierter Typus
- residualer Typus

Bei der *paranoiden Form* stehen Wahnideen und Halluzinationen ganz im Vordergrund, Denkstörungen und katatone Symptome sind von untergeordneter Bedeutung. Die *hebephrene* oder *desorganisierte* Unterform ist durch eine Verflachung und Inadäquatheit des Affekts („läppisch“, albern, unangemessen) sowie durch weitschweifiges, verschrobenes, zerfahrenes Reden, Denken und Verhalten gekennzeichnet. Wahn und Sinnestrug kommen vor, sind aber nicht bildbeherrschend.

Beim *katatonen Typus* stehen katatone Erregung u./o. stuporöse Bewegungsstarre im Vordergrund der Symptomatik, ergänzt durch Haltungs- und Sprechstereotypien, Manierismen, Grimassieren, Echolalie, Echopraxie, Negativismus. Typisch sind auch eine Katalepsie (Verharren in bizarren, starren Körperhaltungen), wächserne Biegsamkeit (Verharren von Extremitäten u./o. Rumpf in Haltungen, die von außen induziert werden), Befehlsautomatismus (automatische Befolgung von Anweisungen) sowie verbale Perseverationen (Verbigerationen).

Der *undifferenzierte Typus* stellt eine Restkategorie von verschiedenen Untergruppen dar, ohne dass ein eindeutiger Untertypus vorliegt, d.h. es werden die Kriterien gleich mehrerer Subgruppen erfüllt.

Beim *residualen Typus* (DSM-IV) bzw. *schizophrenen Residuum* (ICD-10) bestanden zuvor eindeutige schizophrene Symptome, zum Zeitpunkt der Diagnosestellung sind jedoch lediglich negative Symptome (u.a. Apathie, Affektarmut, Isolierung) vorhanden.

3 Prävalenz

Die *Prävalenz* schizophrener Psychosen mit Beginn vor dem 15. Lebensjahr wird auf 1,4 pro 100.000 geschätzt (McKenna et al. 1994). In der *Adoleszenz* kommt es zu einem deutlichen Anstieg mit einem Peak zwischen dem 16. und 30. Lebensjahr (McClellan & Werry 2001). In einer Studie, die alle in Dänemark über einen Zeitraum von 13 Jahren wegen einer Schizophrenie hospitalisierten Jugendlichen (n = 312) erfasst, hat Thomsen (1996) nur 4 Patienten mit einem Erkrankungsalter unter 13 und 28 unter 18 Jahren gefunden.

Die Prävalenz ist alters- und geschlechtsabhängig. Im Kindesalter ist die Prävalenz bisher nur schwer zu bestimmen. Asarnow et al. (1995) berichten bei 47 Kindern mit der Diagnose einer COS ein Geschlechtsverhältnis von 34 Knaben zu 13 Mädchen. Die 47 Kinder wurden in 4 Altersgruppen eingeteilt: 0–30 Monate, 31 Monate - 6 Jahre, 6–9 Jahre und 9–12 Jahre. Die Tatsache, dass bei über 70% dieser Kinder starke Defizite der sprachlichen und motorischen Entwicklung bestanden, spricht eindeutig dafür, dass es sich um eine Mischgruppe von PDD (Pervasive Developmental Disorders) und VEOS handelt, sodass Angaben zum Geschlechtsverhältnis bei Psychosen mit frühem Beginn kritisch zu bewerten sind. Wegen des großen symptomatologischen Überschneidungsbereichs der tiefgreifenden Entwicklungsstörungen (PDD) mit den kindlichen Schizophrenien, ist nach Jacobsen und Rapoport (1998) der Prozentsatz falsch positiver Diagnosen in der Altergruppe bis 12 Jahre vermutlich recht hoch. Anzunehmen ist daher, dass die Geschlechtsverteilung bei tatsächlichen kindlichen Schizophrenien vor dem 12. Lebensjahr tendenziell gleich ist (s. auch Kap. 7.1).

Die Inzidenzraten bei Männern liegen im Heranwachsendenalter zwischen dem 19. und 24. Lebensjahr deutlich höher als bei Frauen, bei denen zudem ein zweiter Erkrankungsgipfel zwischen dem 45. und 49. Lebensjahr beobachtet wird (Häfner et al. 1998). Diese Geschlechtsunterschiede sind unter anderem dadurch bedingt, dass mit Beginn der Pubertät die antidopaminerge und damit antipsychotische Wirkung der Östrogene einsetzt, welche mit dem Höhepunkt der Pubertät ihre volle Wirksamkeit erfährt. Da sich bei Mädchen etwa im Alter von 12 Jahren die Pubertätsentwicklung sehr intensiviert, fehlt davor der Östrogenschutz, woraus sich erklären lässt, dass Mädchen im frühen Schulalter etwas früher psychotische Symptome entwickeln als Jungen, wie das in unserer Untersuchungsstichprobe der Fall war (Eggers & Bunk 1997). So hatten Mädchen schon im Alter von 7 bis 10 Jahren produktiv-psychotische Symptome (Wahnideen, Halluzinationen) entwickelt, während dies bei Jungen frühestens ab dem 11. Lebensjahr der Fall war. Bis zum Alter von 15 Jahren waren alle 25 Mädchen produktiv-psychotisch erkrankt, während dies bei den 19 Jungen erst im Alter von 18 Jahren der Fall war. Die altersabhängige Punkt-Prävalenz wies beim weiblichen Geschlecht somit eine flachere Kurve während der Pubertät auf, als bei den 19 männlichen Patienten (s. Abb. 1). Ähnliche Befunde wurden auch von Galdos & van Os (1995) erhoben (vgl. auch Könnecke et al. 2000).

Östrogene haben jedoch nicht nur eine antidopaminerge sondern auch eine neurotrophe Funktion, und sie stimulieren neurale Entwicklungsprozesse. Insbesondere haben sie protektive Effekte auf die Dendritendichte und wirken der Reduktion der Synapsendichte entgegen, welche während der Pubertät und der Frühadoleszenz stattfindet (Wooley & McEwen 1994). Eine Reduktion der synaptischen Dichte in dieser Entwicklungsphase, vor allem im Bereich limbischer Strukturen und des präfrontalen Kortex, wird mit dem ersten Manifestationsgipfel der Schizophrenie in Verbindung gebracht. Die neurotrophe Funktion der Östradiole und die dadurch bewirkte Verzögerung im Abbau der synaptischen Dichte bietet eine weitere Erklärung für die

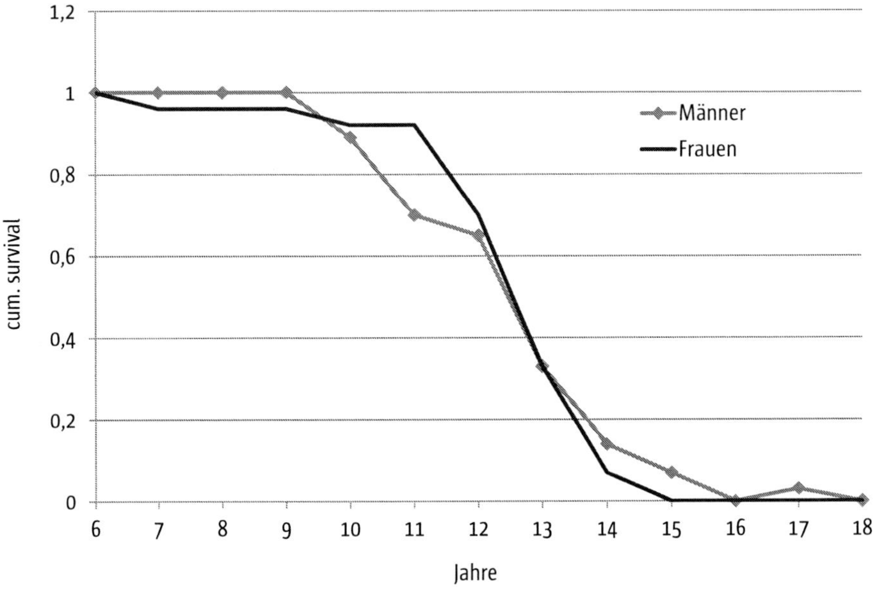

Abb. 1 Kaplan-Meier-Survival-Kurve zur Beziehung zwischen Erkrankungsalter (Alter bei Auftreten erster psychotischer Symptome) bei Mädchen und Jungen. Obwohl bei Jungen eindeutige psychotische Symptome etwas später (im Alter zwischen 10 und 18 Jahren) auftraten als bei Mädchen (7–15 Jahre) – die Survival-Kurve verläuft entsprechend flacher – bestanden keine Geschlechtsunterschiede in Bezug auf die Survival-Verteilung (log rank = 0.24, p = 0.62).

Verschiebung des Psychoserisikos bei postpubertären bzw. frühadoleszenten Mädchen in spätere Altersphasen. Im Übrigen haben Untersuchungen an manifest erkrankten weiblichen Jugendlichen in unserer Klinik gezeigt, dass bei ihnen der Östradiolspiegel gegenüber einer alters-gematchten gesunden Mädchengruppe im gleichen Monatszyklus signifikant erniedrigt war (Oades & Schepker 1994).

4 Symptomatologie

4.1 Allgemeines

Es ist nicht möglich, ausschließlich mit der Applikation von Klassifikationsschemata die Diagnose einer kindlichen Schizophrenie zu stellen!

Klassifikationsschemata dienen lediglich der kurzfristigen Verständigung, sie müssen notwendigerweise an der Oberfläche bleiben. Wichtig sind deshalb sorgfältige und detaillierte Kasuistiken, die am besten in Form eines weltweiten Archivs allen Forschern zur Verfügung gestellt werden sollten. Gerade wegen der Seltenheit des Krankheitsbildes „kindliche Schizophrenie" und wegen der großen Vielfalt der klinischen Erscheinungsweisen sowie der Heterogenität der Verlaufsmöglichkeiten sind solche ausführlichen Falldarstellungen von unschätzbarem Wert. So konnte der Verf. einer in einer auswärtigen kinderpsychiatrischen Klinik tätigen Kollegin bei der Diagnose einer kleinen Patientin helfen, auf deren Krankheitsverlauf an anderer Stelle eingegangen wird (s. Kap. 20 – Anhang 4.4.1.5a). Sowohl in diesem Kapitel als auch im Anhang werden deshalb ausführliche Fall- und Verlaufsbeschreibungen wiedergegeben.

Die Symptomatologie schizophrener Psychosen – so unverständlich und uneinfühlbar sie uns auch erscheinen mag – ist letztlich Ausdruck des Zusammenbruchs des Realitätsbezugs und der Entordnung intrapersonaler und intraindividueller Relationen des betroffenen Individuums. Eine tiefgreifende *Störung des Ich-Erlebens* ist die Folge, das eigene Ich und dessen Bezüge zur personalen und dinglichen Mitwelt werden als verändert, als fremd und unvertraut erlebt. Beim Erwachsenen äußert sich dies in einer *Störung der Meinhaftigkeit*, einem *zentralen Symptom* der Schizophrenie. Eigenes Denken, Fühlen, Handeln und Erinnern werden nicht mehr als der eigenen Person bzw. dem eigenen Ich zugehörig erfahren und somit nicht mehr als „meinhaftig" empfunden.

Die phänomenologischen Auswirkungen dieser Beeinträchtigung sind unterschiedlich und machen die Vielgestaltigkeit schizophrener Symptome aus. Es leuchtet ein, dass die Symptomatologie schizophrener Psychosen vom *Grad der Ich-Reife* und der strukturellen Ausformung der kindlichen Persönlichkeit bestimmt wird.

4.2 Symptomatologie im frühen Kindesalter

Die psychopathologische Symptomatik beim schizophrenen Kind ist umso ärmlicher, je jünger es ist. Vor dem 10. Lebensjahr herrschen *unproduktive Symptome* vor, vorwiegend auf dem Gebiet des Antriebes, des Kontaktes, der Motorik, der Emotionalität und der Sprache. Kindliche Lebensfreude und Aktivität gehen verloren, es kommt zu Verlust des Spielinteresses, zu einer Abkehr von der kindlichen Bezugswelt, zur Unfähigkeit, Bindungen aufrechtzuerhalten, und es treten Alterationen der Grundstimmung auf, oft zum Ängstlichen/Misstrauischen hin. Es macht sich eine vorher nicht beobachtete Stimmungslabilität und eine gefühlsmäßige Abstumpfung bemerkbar, die bis zur Gefühlskälte und Rohheit gehen kann. Typisch sind auch regressiv-atavistische Tendenzen wie Einkoten, Einnässen, Koprophagie, Kotschmieren, Essen von Abfällen, WC-Furcht und Zerstörungsdrang.

Typische negative, unproduktive Frühsymptome sind somit:

- Antriebsarmut, Verlust alterstypischer Interessen
- autistischer Rückzug, extreme Introversion
- Bindungsunfähigkeit
- ängstlich-misstrauische Grundstimmung
- grundlose und inadäquate eruptive Gefühls- u. Wutausbrüche
- gemütsmäßige Abstufung
- regressiv-atavistische Verhaltensweisen (Einkoten, Einnässen, Koprophagie, Kotschmieren, Essen von Abfällen, WC-Furcht, Zerstörungsdrang)

Wahnideen und *Halluzinationen* sind in dieser Altersphase *selten*. Sie können aber schon bei jüngeren Schulkindern vorkommen, wie das Beispiel eines 7,5-jährigen Mädchens zeigt, das u.a. Menschenstimmen in seinem Kopf hörte:

> *„Die reden immer etwas, du Krabbe, du Drecksau, lauter hässliche und unanständige Dinge sagen die mir."*

Das Kind fühlte eine Schlange in seinem Bauch, wähnte vergiftet zu werden, fühlte sich *„von bösen Mächten verfolgt"* und glaubte, das Essen sei *vergiftet*. Alles rieche nach Gift, überall sah das Mädchen Augen, die es beobachteten.

Transitivistische Depersonalisationserlebnisse

Charakteristische Frühformen des kindlichen Wahns sind sog. *transitivistische Depersonalisationserlebnisse*. Laroche (1961) beobachtete bereits bei 4- bis 5-jährigen Kindern diese wahnhaften Phänomene; sie können im Rahmen einer normalen Weiterentwicklung mit Elaboration eines adäquaten Realitätsbezugs durch das Kind später wieder verschwinden oder aber in eine kindliche Schizophrenie übergehen (Eggers 1967, Laroche 1961). Die betroffenen Kinder identifizieren sich mit Personen, Tieren oder Gegenständen der Umgebung, wie z.B. das bereits zitierte 7,5-jährige Mädchen: *„Ich bin die Liesel“, „ich bin die Lampe“.*

Transitivistische Depersonalisationserlebnisse gehen bei schizophrenen Kindern oft mit einer Physiognomisierung und Personifizierung der gegenständlichen Welt einher. So sagte das 7-jährige Mädchen: *„Der Zug niest und hustet ja“.* Dinge und Pflanzen der Umgebung werden anthropomorphisiert, sie sprechen, husten, niesen, haben Köpfchen, Händchen und Beinchen, mit denen sie etwas tun; die Kinder verwandeln sich in die Gestalt eines kleinen Tieres oder eines Spielzeugs. Hierin zeigt sich die Unfähigkeit des kindlichen Ichs, zwischen Ich und Nicht-Ich zu unterscheiden, zugleich Ausdruck der beginnenden psychotischen Desintegration der Persönlichkeit.

Coenästhopathien, Spaltungserlebnisse

Typisch für das Kindesalter sind weiterhin *coenästhopathische Leibempfindungen* und wahnhafte Befürchtungen, wie sie beispielsweise ein im Alter von 10 Jahren erkrankter Junge zu Beginn seiner Psychose äußerte: *„Der Nabel platzt“, „das Geschlecht geht entzwei“, „sind meine Pulsadern noch ganz?“, „das Herz bleibt stehen“, „ein Blitz geht durch mich durch“.* Hierin drückt sich der *Verlust des Erlebens der Ganzheit und Einheit der Person* aus. Hierauf weisen auch Äußerungen wie die eines 12-jährigen schizophrenen Mädchens hin: *„Ich bin nicht mehr ich selbst“, „ich bin in zwei kleine Menschlein geteilt“.* Das beweist, dass auch kindliche Schizophrene bereits *Spaltungserlebnisse* haben können, die der Krankheit ihren Namen gegeben haben (*„Spaltungsirresein“* – E. Bleuler 1911). Ein 9-jähriger Junge erlebte sich als *„fremd und unwirklich“*, er fühlte, dass *„die eine Hälfte meines Körpers weg, die andere aber noch da“* sei.

Ein 29-jähriger Patient, der mit 11 Jahren erkrankt war, sagte mir bei der Nachuntersuchung: *„Ich weiß, dass mein Ich gespalten ist“*, die Spaltung bestehe in *„appollinisch und dionysisch“*, zwischen *„Tiefe und Oberflächlichkeit“*. Auch *„Verdoppelungserlebnisse“* sind möglich. Ein 13-jähriges psychotisches Mädchen mit dem Namen „Gisela“ sagte: *„Die kleine Gisela ist in der großen Gisela drin.“*

Der Inhalt von *coenästhopathischen Wahnvorstellungen* spiegelt häufig alterstypische Befürchtungen wider, die sich auf die körperliche Integrität und die eigene Identität beziehen. In die psychotischen Ängste wird auch die Außenwelt einbezogen, wie dies bei zwei 10-jährigen Patienten der Fall war:

> *„Die Sonne fällt vom Himmel“, „der Regen wird nicht mehr aufhören“, „alle Menschen werden ertrinken.“* Ein 10-jähriges Mädchen hatte *„eine Beeinflussung aus der elektrischen Leitung“* bemerkt, aus ihr seien Strahlen herausgekommen, die es am Kopf, an den Armen und an der Brust und *„überhaupt überall hin getroffen“* hätten.

Ich-Identitätsstörung

Eine weitere charakteristische Störung des Ich- Erlebens, die sich auch bereits bei schizophrenen Kindern äußert, ist die *Störung der Identität des Ich*, d.h. des Bewusstseins, „in der Zeitfolge identisch derselbe zu sein“ (Jaspers 1959). Die Patienten behaupten, dass es gar nicht sie selbst gewesen seien, die vor der oder in der Psychose etwas Bestimmtes getan oder gesagt hätten. Oder sie seien „verhext" gewesen durch fremde Mächte oder durch Gegenstände wie z.B. eine Puppenstube. Das bereits zitierte 13-jährige Mädchen sagte:

> *„Als die Puppenstube mich ganz irre gemacht hat, habe ich von der furchtbaren Judenstirne träumen müssen."*

Im Verlauf mehrerer Wochen während der psychotischen Erkrankung fühlte sich dasselbe Mädchen als Ball, als Nacktfrosch, als Olive, die am Steuer sitzt, als Sternkind, als Marienkind.

> *„Der Nacktfrosch, die Olive, ich bin schon ganz komisch davon. So ein bunter Wechsel von der Olive, dann wieder ein Nacktfrosch, dann wieder die Gisela, dann von der kleinen Gisela reden."*

Zu den Störungen des Ich-Erlebens gehören auch Phänomene wie die Beeinflussung bzw. *Steuerung der eigenen Intentionen von außen*. Eigene Willensstrebungen, Bewegungen und Handlungen, z.T. auch sprachliche Äußerungen und eigenes Denken werden als von außen „gelenkt" und „gemacht" erlebt. So fühlte sich das o.g. Mädchen *„von der Olive gesteuert und gelenkt"*. Der im Alter von 10 Jahren erkrankte Junge mit den beschriebenen multiplen coenästhetischen Halluzinationen berichtete im Alter von 54 Jahren, dass er sich *„von fremden Mächten gesteuert"* fühle, *„die steuern mich in meinem Bauch und wollen mich umbringen"*.

Eine im Alter von 9 Jahren erkrankte Patientin klagte bei der Nachuntersuchung 47 Jahre später darüber, dass ihre Gedanken durch das Fernsehen *beeinflusst* würden und sie vom Fernsehen *beauftragt* würde, etwas zu singen und andere Aufträge auszuführen. Sie litt darüber hinaus unter optischen und akustischen Halluzinationen, Gedankenlautwerden und paranoiden und anderen Wahnsymptomen.

4.3 Symptomatologie im späteren Kindesalter

In der *präpuberalen Phase* erreicht die Entwicklung *kognitiver Fähigkeiten* eine Stufe rational-kritischer Reflektionsfähigkeit. Denken und Wahrnehmen sind nicht mehr so innig miteinander verwoben, das Kind bewältigt seine Umwelt jetzt mehr und mehr kritisch-intellektuell im Kontrast zu der früheren mehr naiv-realistischen, gefühlsbetonten Umwelterfassung. Die Erfahrung und das Erkennen werden zunehmend rationalisiert, in der Präpubertät erfahren das Subjekt-Objekt-Bewusstsein sowie das Abstraktionsvermögen eine zunehmende Differenzierung. Gleichzeitig tritt eine Bereicherung und Vertiefung des Motivationsgefüges ein, die eine Annäherung an die Lebensthematik der Erwachsenenwelt mit sich bringt.

Wahnsymptome

Die *Wahninhalte* werden entsprechend *präziser* und schärfer formuliert. Die *Thematik wechselt*, sie ist nicht mehr so leib-bezogen, der eigene Körper steht nicht mehr so sehr im Mittelpunkt und ist nicht mehr alleiniges Ausdrucks-Symbol der eigenen Befindlichkeit. Die Themen werden schließlich (im 13.–14. Lebensjahr) abstrakter und gleichen denen des Erwachsenenalters (s. Tab. 5).

Tab. 5 Häufigkeit der verschiedenen Wahnformen in Abhängigkeit vom Lebensalter bei 57 kindlichen und präpuberalen Jugendlichen (mit freundlicher Genehmigung von Springer Science+Business Media: Olbrich HM (Hrsg.) Halluzination und Wahn, Halluzination und Wahn im Kindes- und Jugendalter, 1987, Ch. Eggers)

Wahninhalte	Alter			
	7–8	9–10	11–12	13–14 J.
Gesamtzahl n = 57	3	8	14	32
Transitivistische Depersonalisationserlebnisse	1	1	–	–
Zönästhopathische Interpretationen	1	5	3	3
Beziehungsideen	1	1	14	17
Vergiftungsideen	1	1	6	10
Minderwertigkeitsideen	–	2	4	5
Bedrohtheitserlebnisse	–	3	5	5
Märchenhafte Inhalte	–	1	1	1
Beeinflussungsideen	–	1	6	11
Hypochondrische Ideen	–	–	7	15
Verfolgungsideen	–	–	6	14
Größen- und Sendungsideen	–	–	2	8
Beeinträchtigungen	–	–	2	2
Religiöse Ideen	–	–	1	4
Eingebildete Schwangerschaften	–	–	–	6

Wie aus Tabelle 5 ersichtlich, besteht eine Abhängigkeit der Wahninhalte von der Entwicklung bzw. geistig-seelischen Reifung des Kindes: zeitlich am frühesten treten transitivistische Depersonalisationserlebnisse sowie der coenästhopathisch-leibhypochondrische Inhaltstyp auf, vereinzelt in Gesellschaft mit Beziehungs- und Vergiftungsideen. Darauf folgen später Inhalte, die bereits ein reflektierendes bewussteres Erfassen sozialer Rollengefüge zur Voraussetzung haben: paranoide Wahnsymptome, die an Gewicht gewinnen, und hypochondrische Ideen. Verfolgungsideen treten – so berichten auch andere Autoren – erstmalig im 11. bis 12. Lebensjahr auf. Mit 13–14 Jahren kommen weitere, die kindliche Welt transzendierende Inhalte wie Größen-, Sendungs-, religiöse-, sexuelle-, depressive-, Selbstbeschuldigungs-, Maternitäts- und Liebes-Wahnideen hinzu. Ähnlich wie bei Erwachsenen sind in dieser Altersphase *paranoide* und *hypochondrische Themen* sowie *Verfolgungs-*, *Beeinflussungs-* und *Vergiftungsideen* vorherrschend (s. Tab. 6).

Tab. 6 Häufigkeit verschiedener Wahnthemen bei 57 schizophrenen Kindern (mit freundlicher Genehmigung von Springer Science+Business Media: Olbrich HM (Hrsg.) Halluzination und Wahn, Halluzination und Wahn im Kindes- und Jugendalter, 1987, Ch. Eggers)

	%
Paranoide Themen	58
Hypochondrische Themen	39
Verfolgungsideen	35
Vergiftungsideen	32
Beeinflussungserlebnisse	32
Bedrohtheitserlebnise	23
Minderwertigkeitsideen	19
Größenideen	9
Sendungsideen	9
Beeinträchtigungsideen	7
Märchenhafte Inhalte	5

Hypochondrische Wahnideen waren bei den Kindern häufig mit dem Wahn, sterben zu müssen, dem Tod geweiht zu sein oder keine Lebenskraft mehr zu haben, kombiniert.

Während vor dem 10. Lebensjahr Wahnideen relativ flüchtig und unbeständig sind, wird ab dem 12. Lebensjahr mitunter schon eine mehr oder weniger weitgehende Systematisierung von Wahnsymptomen beobachtet. Dabei handelt es sich in der Regel um überdurchschnittlich intelligente, feinsinnige und empfindsame Kinder mit einer schon früh sich zeigenden Neigung zu Grübeleien über metaphysische oder religiöse Probleme. So hatte einem im Alter von 11 Jahren erkrankter Junge mit einem ausgeprägtem Wahnsystem bereits mit 5 Jahren geäußert: *„Ich betrachte dieses Leben nur als Übergangszeit."* Ganz ähnlich drückte sich ein schizophrenes Mädchen zu Beginn ihrer Psychose im Alter von 11 Jahren aus: *„Man muss an den Herbst des Lebens denken."* – Schon L. Voigt (1919) hatte festgestellt, dass bei „manchen Formen von Hebephrenie" Kinder mit *„verblüffenden Einfällen, frühreifem und pseudogenialen Wesen"* zu beobachten seien, die *„als Wunderkinder die Bewunderung des engeren und weiteren Bekanntenkreises finden"*. Umso überraschender komme dann später die „ungünstige Fortentwicklung des Krankheitsprozesses" (Voigt 1919, S. 213).

Dies war auch bei dem oben genannten Mädchen der Fall. Allerdings gab es immer wieder positive und überraschende Aufwärtsentwicklungen, wie sie aus der nachfolgenden Beschreibung deutlich werden.

Im Alter von 12 Jahren kam es zu einer mehrere Wochen anhaltenden depressiven Verstimmung, die ohne ersichtlichen Grund aufgetreten war und folgenlos wieder abgeklungen ist. Im Alter von 13 Jahren, kurz nach dem mysteriösen Tod des Vaters, machte sich bei dem Mädchen eine übermäßige Betriebsamkeit und getriebene Unruhe bemerkbar, es traten zwanghafte Züge, insbesondere *Waschzwänge* auf. Das Mädchen fing an zu grübeln, beschäftigte sich sehr mit religiösen Fragen. Es entwickelte prinzipienhafte Lebensregeln und rebellierte vermehrt gegen die Mutter. Zeitweise war es läppisch, albern, manieriert, öfters „wie verträumt", zeitweise auch unruhig und redete verworren. Wochenlang war es „ganz normal". In den folgenden 3 Jahren war eine Psychoseaktivität kaum spürbar, es kam lediglich wiederholt zu 8 Tage lang anhaltenden Verstimmungszuständen. Im Alter von 16 Jahren wurde das Bild farbiger, die Psychose kam stärker zum Durchbruch, sie mutete vorwiegend hebephren an. Interessant ist auch hier, dass frühere *Gedanken* und *Themen wieder aufgegriffen* wurden, mit denen sich die feinsinnige Patientin schon früher beschäftigt hatte und die immer schon metaphysisch-religiösen Inhalts waren. Doch trat eine augenfällige Verflachung im Denken ein, das faselig, verschroben, versponnen wurde und damit an Überzeugungskraft bis zur Uneinfühlbarkeit verlor:

Das Mädchen sprach geziert und in manierierter Weise über Gott, den *„Spielleiter der Welt“*, und behauptete, dass *„die Welt nicht genügend spielt“*. Ihr Dasein habe es dadurch erwirkt, dass es *„den Mut vor die anderen menschlichen Eigenschaften gestellt“* habe. Unter Berufung auf die gesetzlich garantierte persönliche Freiheit fing es an, im Unterricht die Beine auf den Tisch zu legen oder begann dort plötzlich zu singen. Von Gott wähnte es einen Auftrag erhalten zu haben, etwas Entscheidendes zu tun. Das Mädchen „philosophierte“ über Gefühle wie: *„Hass und Furcht sind dasselbe ... die Teile sind ja eben nur Teile vom Ganzen. Das Gemeinschaftliche ist das Wesentliche und der Überbau.“*

Das insgesamt *hebephrene Bild* trug jedoch auch *katatone Züge*: neben Zeiten, in denen das Mädchen ausgesprochen läppisch, manieriert, gestelzt, distanzlos und enthemmt war und merkwürdigen ideologieartigen Gedankengängen nachhing, inhaltslose Allgemeinplätze von sich gab, skurrile Zeichnungen malte, die die *„Gesetze im Menschen darstellen“* sollten, gab es auch Phasen mit erregter Unruhe und Aggressionen. So hielt es einmal die Mutter 3 Stunden lang fest, drohte, ihr einen Knebel in den Mund zu stecken und wollte ein Messer haben, um sie umzubringen!

Dieses Erscheinungsbild blieb etwa für 3 Jahre konstant, dann trat eine *überraschende neue Wendung* ein: während das Mädchen bis dahin nicht einmal die Tonleiter auf einer Gitarre spielen konnte, obwohl es stundenlang damit beschäftigt war, nahm es jetzt mit Erfolg Klavierstunde und besuchte eine renommierte Werkkunstschule, die Aufnahmeprüfung hatte es trotz fehlender Lehre sehr gut bestanden. Diese Phase hielt jedoch nur ein halbes Jahr an, dann wurde das Mädchen wieder zunehmend unruhig, aggressiv, unbeständig, äußerte Wahnideen, redete zeitweise verworren, das Denken war zerfahren. Seit dem 20. Lebensjahr ist die Patientin dauernd in psychiatrischer Behandlung. Zeitweise ist sie anpassungsfähig, freundlich, fleißig, ihr Gedankengang logisch und geordnet. Zeitweise jedoch ist sie paranoid-versponnen und neigt zu unsinnigen Handlungen. Affektiv ist eine deutliche Nivellierung eingetreten mit Gleichgültigkeit und Mangel an Wärme. Die Patientin ist antriebsarm, wenig spontan, ihre Ze-ichnungen sind dürftig und durch Verschrobenheiten, inhaltliche Leere und Einfallsarmut gekennzeichnet. Produktiv-psychotische Zustände unterbrechen dieses Gleichmaß wenig florider Prozessaktivität nur noch selten, etwa alle paar Jahre. Sie sind durch *kataton-stuporöse Episoden mit Halluzinationen, Wahnideen, kataleptischen Haltungen, Mutismus, Negativismus, Nahrungsverweigerung* und immer wieder auftretende starke Erregungszustände mit Aggressionen gekennzeichnet. *Sowohl im Hinblick auf die klinische Phänomenologie als auch auf die Dynamik und Intensität des psychotischen Prozesses war der Krankheitsverlauf zu Beginn recht abwechslungsreich, während er später zunehmend spannungsärmer und farbloser wurde. Die psychosebedingte Persönlichkeitsveränderung blieb indessen so gut wie konstant, verschlimmerte sich auch nach Jahren nicht.*

Die Patientin kann in einem psychiatrisch betreuten Wohnheim für psychisch Kranke leben und arbeitet als Haushaltshilfe, ist aber nicht in der Lage, einen eigenen Haushalt zu führen. Organisatorische Dinge erledigt sie ebenfalls nicht. Trotz oberflächlicher Kontaktwünsche ist sie eher einzelgängerisch, die emotionalen Erwartungen ihrer Gruppe erfüllt sie nicht.

Zeiten mit verstärkter hebephrener Symptomatik mit läppisch-infantilem Verhalten wechseln sich ab mit relativ unauffälligen Phasen.

Bei der *Nachuntersuchung* durch den Verf. *40 Jahre nach Erkrankungsbeginn* zeigten sich bei der nunmehr 51,5 Jahre alten Patientin deutliche *Ordnungs- und Rückversicherungszwänge* sowie eine Neigung zu Ritualbildungen. Sie kann sich im Übrigen sinnvoll beschäftigen, sie hat Hobbys: Kegeln, Chorsingen, Schwimmen, Spaziergänge, Musikhören, VHS-Kurse besuchen, Tanzkurse, Reisen, Gruppenfahrten. Sie unternimmt gerne Städtereisen mit der Behinderten-VHS. Außerdem malt sie viel.

Seit 21 Jahren arbeitet sie in der Werkstatt „Spielkiste", während sie vorher jahrelang nur gemalt habe, arbeite sie jetzt vormittags dort, sie schneide Spielzeug, das aus Holz gefertigt werde, glasiere es und brenne es danach. Nachmittags male sie für sich selbst.

Wie schon 29 Jahre zuvor, fällt in affektiver Hinsicht eine *deutliche Nivellierung auf mit Verflachung der emotionalen Tiefe und einer nur gering ausgeprägten emotionalen Beeindruckbarkeit und Betroffenheit*. Ihre Malereien sind durch Verschrobenheit, inhaltliche Leere und Einfallsarmut gekennzeichnet. Sie neigt zu verblasenen Floskelbildungen, wie dies schon in den ersten Krankheitsjahren der Fall war. Auffallend sind stereotype Ritualbildungen, auch im Kontaktbereich. Die Beziehungen zu ihren Mitmenschen sind eher oberflächlicher Natur und ebenfalls von zwanghafter Rigidität gekennzeichnet. Vom äußeren Verhalten ist die Patientin gepflegt und adrett. Sie sieht differenziert aus, man merkt ihr die gute Herkunft an und vermutet mehr von ihr. Hinter der adretten Fassade verbergen sich aber Rigidität und Eintönigkeit. Es ist viel Fassade, Attrappe, die Beziehungen sind oberflächlich und nicht tiefgreifend, emotionale Wärme ist nicht spürbar, weder Betroffenheit noch herzliche fürsorgliche Anteilnahme. Die künstlerischen Interessen wirken plakativ.

In sozialer Hinsicht kommt die Patientin erstaunlich gut zurecht, sie hat sich im Wohnheim gut arrangiert, erfüllt die an sie gestellten, reduzierten Erwartungen. Sie fühlt sich offensichtlich wohl, weil sie nicht mehr kritikfähig ist, so wie sie es früher, im Alter von 18 Jahren (!) ausgedrückt hat: *„Mein Talent hat überhaupt nachgelassen in dieser Zeit, das merke ich ganz genau ... es wird alles weniger, es ist nicht mehr so viel da, ooch ich bin nicht mehr so schnell begeistert, früher war ich mal Feuer und Flamme für etwas, jetzt bin ich das nicht mehr, jetzt bin ich vernünftiger."*

4.4 Schicksal von Wahn und Halluzinationen im Weiterverlauf

Gerade bei früh, also vor dem 11. Lebensjahr erkrankten Kindern, kann der Eindruck der Unstetigkeit und Flüchtigkeit von positiv-produktiven Symptomen entstehen. Doch ist im Gegenteil häufig eine erstaunliche Konstanz der Wahn- und Halluzinationsthematik zu beobachten. So äußerte der Patient, der im Alter von 10 Jahren u.a. darüber berichtete, dass der *„Bauch offen"* sei, der Nabel platze, das *„Geschlecht entzwei"* gehe, bei der Nachuntersuchung 44 Jahre später, inzwischen 54 Jahre alt geworden: *„Der Apfel ist im Bauch und die Banane ist die Nase"*. Er fühlte eine „Kugel im Bauch" und verlangte deshalb immer wieder, am Bauch operiert zu werden. Er fühlte sich von fremden Mächten gesteuert:

> *„Die steuern mich in meinem Bauch und wollen mich umbringen." „Du hast mir eine Kugel in meinen Bauch gesteuert." „Meine Mutter soll in Zukunft zu Hause bleiben, die steuert*

mir dauernd in meinen Bauch und ihre Stimmen, die ich dauernd höre, kann ich nicht mehr ertragen."

Während des Interviews stellte er wiederholt fest:

„Mein Geschlecht, mein Geschlecht ist doch schöner als eine Feldmaus."

Auch bei dem im Alter von 7,5 Jahren erkrankten Mädchen war eine erstaunliche *Symptomkonstanz* der psychotischen Symptomatik festzustellen. Sie berichtete von fürchterlichen Qualen, die sie aushalten müsse und nach wie vor von einer Schlange, die ihr „den Magen zerfressen" würde. Ab dem 12. Lebensjahr leidet die Patientin unter *imperativen Stimmen*, die ihr Befehle erteilen, und denen sie Antwort geben muss. Daneben immer wieder Suizidimpulse sowie optische und coenästhetische Halluzinationen. Unter dem Eindruck imperativer Stimmen zerreißt sie mehrmals täglich ihre Wäsche und ihr Bett. Sie unterhält sich mit dem „Hedemichel", vor dem sie sich fürchtet. Dieser Zustand hält praktisch ununterbrochen 37 Jahre an, wobei Phasen mit stärkerer kataton-halluzinatorischer Symptomatik mit Phasen von völligem autistischen Zurückgezogensein miteinander abwechseln. Sie fühlt sich stets von dem „Hedemichel" verfolgt, geängstigt, der erteile ihr auch Befehle, z.B. Wäsche und Kleider zu zerreißen. Bei der Nachuntersuchung, 42 Jahre nach Beginn der Erkrankung, halluziniert die Patientin während des Gesprächs optisch, lacht plötzlich auf und sagt: *„Ei, der Kurt ist wieder da, da steht er doch."*

Halluzinationen

Halluzinationen werden *nicht durch äußere Sinnesreize ausgelöst*, wie dies bei illusionären Verkennungen der Fall ist. Sie beruhen vielmehr auf inneren Erregungsquellen. Hierfür sprechen sowohl fMRT- als auch PET-Untersuchungen (Copolew et al. 2000, McGuire et al. 2000). Die Patienten hören, sehen, riechen, schmecken oder fühlen etwas, was objektiv nicht nachvollziehbar ist.

Akustische Halluzinationen kommen bei erwachsenen Schizophrenen am häufigsten vor, dies ist auch bei früh beginnenden Schizophrenien ab etwa dem 12./13. Lebensjahr der Fall (s. Tab. 7).

Tab. 7 Häufigkeit von Halluzinationen verschiedener Sinnesqualitäten bei 57 schizophrenen Kindern (Alter 7–14 Jahre)

	%
akustisch	72
optisch	44
coenästhetisch	30
haptisch	12
olfaktorisch	0,9

Zu ganz ähnlichen Zahlen kamen auch Biederman et al. (2004), Garralda (1985) und Russell et al. (1989). L. Voigt (1919), der alle stationären Aufnahmen der Jahre 1905–1917 der psychiatrischen Universitätsklinik München (Leiter: E. Kraepelin) auf kindliche und jugendliche Schizophrenien durchforscht hatte, fand 103 Patienten (60% ♂, 40% ♀), die vor dem 18. Lebensjahr erkrankt waren. Von ihnen litten 52,4% unter akustischen Halluzinationen.

Auch bei den kindlichen Halluzinationen gibt es *alterstypische Besonderheiten*. *Abnorme coenästhopathische Leibempfindungen* kommen bereits vor dem 11. Lebensjahr vor: die Kinder spüren sprechende oder singende Stimmen im Kopf oder im Bauch, fühlen Tiere im Körper, haben das Gefühl, als ob Rauch durch den Leib ziehe, dass der Kopf immer länger und größer oder „ganz schief" werde, der Nabel platze, der Bauch offen sei, das Geschlecht „entzwei" gehe, „ein Blitz durch den Körper fahre" oder „eckige Steine" im Bauch lägen. Ein 12-jähriges Mädchen fühlte sich unter Strom gesetzt, *„das gab so einen Knacks bei mir im Kopf und dann zogen die Schmerzen die Wirbelsäule entlang"*. Es hatte das Gefühl, *„als ob mir die Hände gespreizt würden"*, und verspürte ein *„Zucken durch den ganzen Körper"*. Ein 14-jähriges Mädchen hatte u.a. das Gefühl, als ob es im Eiskasten liege und Strom durch den ganzen Körper gehe.

Neben coenästhetischen, akustischen, optischen und olfaktorischen Halluzinationen kommen bei jungen schizophrenen Kindern auch *Zwangshalluzinationen* vor. Sie sind an verschiedenartige Zwangssymptome gekoppelt, gegen die sich die Kinder oft verzweifelt wehren. Typisch für solche Zwangshalluzinationen ist die völlige Einbeziehung des halluzinatorischen Geschehens und Erlebens in die Thematik der Zwangsgedanken und -befürchtungen, die mit Sterbens-, Todes-, Erstickungs- und Vergiftungsfurcht sowie mit zahlreichen Krankheitsvorstellungen verbunden seien können. Auffallend ist die „geringe sinnliche Lebhaftigkeit" (Ziehen 1902) dieser Zwangshalluzination: Es handelte sich dabei um relativ unbestimmte Bilder und Visionen und kaum hörbare leise Stimmen.

> So sah ein 9-jähriges Mädchen Gesichter von Frauen, *„die gucken mich so böse an, die haben so große schreckliche Augen und kommen immer näher, als wollten sie mich packen"*. Sie raunten ihm leise zu: *„Du musst sterben."* Auch fühlte sich das Mädchen von jemandem angefasst, der zu ihm sagte: *„Du musst sterben."* Das war auch die Thematik seiner Zwangshandlungen und -befürchtungen: es musste auf alle Steine treten, sonst müsse es sterben, es musste seiner Mutter alles sagen, damit es nicht sterben müsse. Es litt unter der Idee, eine Nadel verschluckt zu haben und musste sich u.a. vorstellen, dass Knochen in den Speisen seien, an denen es ersticken könne, oder dass es einen Gehirnschlag bekomme, verunglücke oder blind werde.

Bei den *akustischen Halluzinationen* handelt es sich meistens um *Stimmen teilweise imperativer Natur*. Ein 12-jähriger Junge hörte beispielsweise die „Stimme des Teufels", die ihm Anweisungen gab und ihm alles mögliche Obszöne sagte. Häufiger werden Stimmen von Nachbarn, Freunden oder Bekannten gehört, die Handlungen kommentieren oder Drohungen („Ich bring dich um"), Beschimpfungen oder Beleidigungen ausstoßen. Es werden auch wispernde Stimmen wahrgenommen oder Musik aus dem Fußboden oder an den Wänden gehört. Zwei der von Eggers (1973) beschriebenen 57 Kinder hörten die Stimme Gottes bzw. himmlische Stimmen religiösen Inhalts. Interessant sind kindliche Versuche, sich gegen die akustischen Halluzinationen und quälenden Stimmen zu wehren. Ein im Alter von 10 Jahren erkranktes Mädchen sagte dazu:

> *„Am besten wird man das los, wenn man nicht antwortet oder quasselt"* (Eggers 1987).

Mannigfaltiger und bunter sind bei schizophrenen Kindern *optische Halluzinationen*. Teilweise handelt es sich um *Gestalten* („weiße Gestalt auf dem Flur", „Hexe, Engel, Schlange, Teufel, kleine Männchen", „toter Kopf auf der Strasse"), teilweise auch um groteske märchenhafte *Szenen*: so sah ein 11-jähriger Junge, *„einen Riesen aus Rauch sich um einen Apfel ringeln und den Menschen in die Münder kriechen"* und abends übergroße Männer mit Leuchtschildern durch die Räume gehen. Ein 12-jähriges Mädchen sah Vater und Mutter an der Decke in einer Unterhaltung begriffen und hörte das *„Welttelefon"* sprechen (s. Kap. 20, Anhang Nr. 4.4.1.6f.). Bei einigen Kindern hatten die optischen Halluzinationen bedrohlichen Charakter oder eine Beziehung zum Tode, sie sahen beispielsweise Totenköpfe, einen Totenkranz im Garten, einen Friedhof und einen Sarg darin, *„ein Bild an der Decke, von wo das Unheil herkommt"* oder Menschen, die durch das Fenster Benzin gossen (*„schönes Autobenzin"*), womit der Patient übergossen und verbrannt werden sollte.

Während *optische* Halluzinationen bei erwachsenen Schizophrenen eher eine untergeordnete Rolle spielen (Janzarik 1968), neigen psychotische Kinder zu *visuellen* Erlebnissen. Das hängt vielleicht mit der Affinität zu den zwischen Vorstellung und Wahrnehmung stehenden eidetischen Phänomen zusammen, die Jaensch (1921) u. Kroh (1944) häufig bei Kindern in der Phase des anschaulich-konkreten Denkens gefunden haben. *Eidetische Phänomene* weisen gleichzeitig Charakteristika des Wahrnehmens und des Vorstellens auf, stellen also Zwischenstufen zwischen Wahrnehmung und Vorstellung dar.

Fast die Hälfte der von uns untersuchten 57 schizophrenen Kinder litt unter optischen Halluzinationen, sie hatten häufig märchenhafte und teilweise groteske Gestalten und Szenen zu Inhalt.

Eine Übersicht über die Häufigkeit von Halluzinationen, Wahnsymptomen und Denkstörungen bei schizophrenen Kindern in verschiedenen Untersuchungsgruppen gibt Tabelle 8.

Tab. 8 Relative Häufigkeit positiver Symptome aus sechs verschiedenen Studien mit schizophrenen Kindern im Alter zwischen 5 und 13 Jahren (% der Fälle von n Patienten)

Studien	Halluzinationen auditorisch	Halluzinationen optisch	Halluzinationen andere	Wahnsymptome	Gedankenstörungen
Kolvin (1971) n = 24	82	30	30	58	60
Volkmar et al. (1988) n = 42	79	28	18	86	93
Russell et al. (1989) n = 35	80	13	23	63	40
Werry et al. (1991) n = 59	35	29	6	41	24
Green et al. (1992) n = 38	84	47	8	55	100
Eggers (1973) n = 57	50	36	21	63	29

Störungen der Motorik

Schizophrene Kinder weisen häufig eine auffallende *Motorik* auf. Sie ist durch eine Disharmonisierung, durch Stereotypien und bizarre, manierierte, automatenhaftsteife Körperbewegungen und gelegentlich kataleptische Verkrampfungen gekennzeichnet. In akuten Krankheitsstadien kann es zu katatonen Erregungszuständen und dranghafter Bewegungsunruhe kommen, z.T. mit Bewegungsstereotypien wie Händereiben, Grimassieren, Schaukeln mit dem Oberkörper, rastloses Bestreichen der Extremitäten mit den Händen, Zupfen und Nesteln an Lippen, Nase oder Kleidungsstücken.

Vor allem junge Kinder mit Erkrankungsbeginn vor dem 11. Lebensjahr sind häufig dranghaft enthemmt, zerstören sinn- und ziellos Dinge, koten ins Zimmer, masturbieren ohne Scham vor Fremden, sind maßlos im Essen, beschädigen sich selbst mit scharfen und spitzen Gegenständen oft lebensgefährlich und unternehmen gelegentlich auch Suizidversuche.

Sprachstörungen

Sprachstörungen können sich in verschiedener Weise äußern. Die Sprache wird häufig dysgrammatisch und dient nicht mehr der mitmenschlichen Kommunikation. Die Kinder sprechen häufig nicht mehr in der Ich-Form, sondern von sich in der dritten Person. Typisch sind Neologismen und Sprachflussstörungen; psychotische Kinder sind mindestens phasenweise mutistisch oder aber im Gegenteil logorrhoisch. Sie neigen zu *manieriert-gestelzten Sprechweisen* (Näheres s. Kap. 5).

Die *Manieriertheit*, eine verschiedene Bereiche umfassende Störung, äußert sich bei einigen psychotischen Kindern auch im Schriftbild oder im zeichnerischen Ausdruck. Dies ist in den Zeichnungen eines 14-jährigen schizophrenen Mädchens ersichtlich (s. Abb. 2–5). Hier imponiert die *starre Maskenhaftigkeit* der dargestellten Gesichter und die schematisch-konturenbetonte Linienführung, wobei die Grenzen einerseits überbetont sind, andererseits aber in Abbildung 2 trotzdem ein fast wirres Durcheinander und Ineinandergreifen verschiedener Figuren vorherrscht. Gerade hier ist das *Nebeneinander von forcierter Grenzziehung und entordneter Grenzvermischung* auffallend, wobei in der einzigen Figur, die eine ganze weibliche Gestalt darstellt, die fast tänzerische Anmut durch die dazu heftig kontrastierende grob-drastische Strichführung wieder aufgehoben wird. Das alles gibt dem Bild den Charakter des Disharmonisch-Verworrenen. Die dargestellten Gesichter wirken durch die schematisch-konturenbetonte Starre unlebendig und unnatürlich. Das *Maskenhafte* in der Darstellung hat möglicherweise eine *magische Bedeutung als Schutz gegen Angst*. Die scharfe Konturierung kann überdies als *Versuch der Abgrenzung* gegenüber der Außenwelt oder als versuchte Abwehr gegenüber einem Überwältigtwerden durch unheimliche und fremde, außerhalb des eigenen Selbst befindliche Kräfte interpretiert werden, die das Ordnungsgefüge des betroffenen Kindes zu zerstören drohen.

Die Abbildung 4 soll eine Kinderklinik mit 2 Wasserstrahlen davor darstellen, die sich in der Mitte vereinigen; rechts eine Schaukel. Man könnte die Zeichnung als Ausdruck des *Ringens um Einheit und Ordnung* deuten. Denn die dargestellten Dinge stehen relativ beziehungslos nebeneinander ohne einen echten Bedeutungszusammenhang, wenn auch alles mit z.T. schwungvollen, z.T. kantigen Linien miteinander verbun-

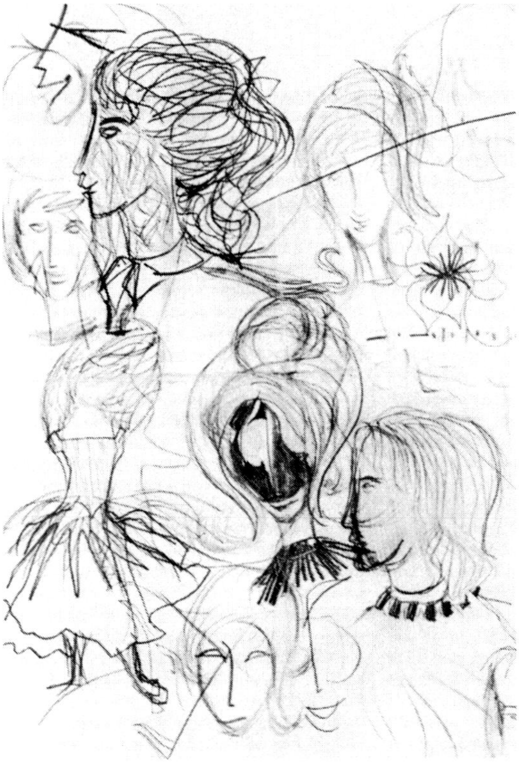

Abb. 2 „Figuren“

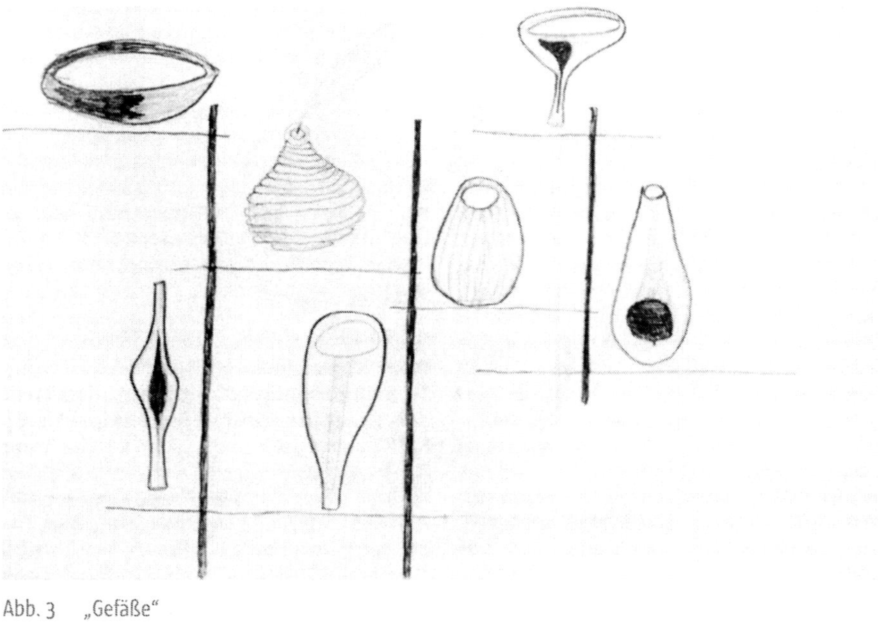

Abb. 3 „Gefäße“

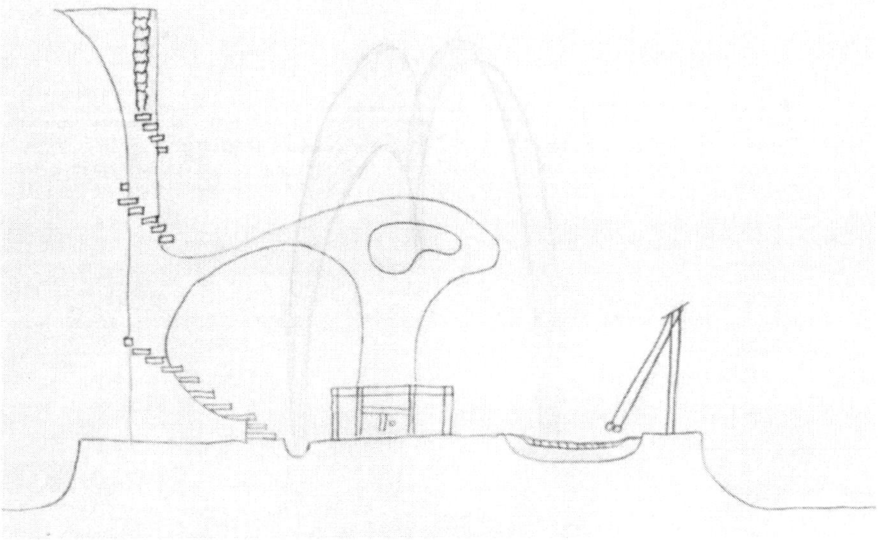

Abb. 4 „Kinderklinik“

den ist. Auffallend ist auch die surrealistisch anmutende Treppe links im Bild, die im Nirgendwo endet.

Das Ringen um Einheit und Ordnung ist auch Thema in Abbildung 5, einer Zeichnung desselben Mädchens. Eine schwebende Menschengestalt hält sich an 9 langen Strippen fest, die mit jeweils 3 Quadraten verbunden sind, die den „Geist“, den „Charakter“ und den „Körper“ darstellen. Die zerfallende Einheit, „das Gesetz“, kann, das ist wohl die Hoffnung der Patientin, *„jeden Moment wieder eingefangen werden, dann ist der Mensch wieder gesund“*. In dem Kommentar zu einer ähnlichen Zeichnung schreibt die Patientin:

> *„Wenn der Mensch ein Gesetz loslässt, gehen die anderen auch flöten und er ebenfalls. Flötengehen = Wahnsinn. Bald hinterher Selbstmord – kann auch scheinbar Verkehrsunfall o.ä. sein“.*

Negativsymptomatik

Aus den bisherigen Schilderungen lässt sich bereits deutlich erkennen, dass die schizophrene Erkrankung des Kindes auf der *symptomatologischen Ebene* als *heterogenes Bild* in Erscheinung tritt. Diese Heterogenität wird noch komplexer, wenn weitere Kernsymptome kindlicher Schizophrenien ins Auge gefasst werden. Dazu gehören neben den beschriebenen Wahnsymptomen, Halluzinationen, Eigentümlichkeiten von Sprache, Denken und Motorik auch sogenannte *negative Symptome* wie Adynamie, Abulie, Apathie, Motivationsverlust, affektive Verflachung, mimische und gestische Ausdrucksarmut, emotionale Erstarrung, Sprachverarmung (stereotypes Denken mit eingeschränktem Abstraktionsvermögen) sowie sozialer Rückzug mit auffälligem Nachlassen der sozialen Leistungsfähigkeit.

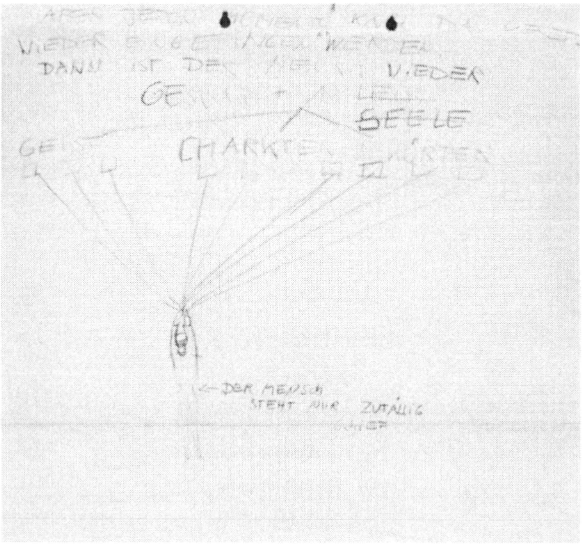

Abb. 5 „Schwebende Menschengestalt"

Bei der *Bewertung negativer Symptome* im Rahmen einer schizophrenen Erkrankung *muss sorgfältig geprüft werden* ob diese im *Vorfeld* der Psychose (Prodromalsymptom oder bereits prämorbide Fehlentwicklung), *während der schizophrenen Episode* oder *postepisodisch* als sog. Residualsymptomatik (passager oder endgültig) auftreten! Negative Symptome treten vorwiegend in *schleichend beginnenden und chronischen Verläufen* auf.

Dies war auch bei 13 *Kindern* der Fall, *die im Alter von 10 Jahren oder früher erkrankt* waren (Mittelwert 8,8 Jahre). Zur Klärung der Frage, ob negative oder positive Symptome bei Psychosebeginn überwiegen, wurde der PANSS-Typ berechnet (Differenz zwischen Anzahl der positiven und Anzahl der negativen Symptome). Tabelle 9 zeigt die Anzahl der Kinder mit positivem, negativem und undifferenziertem PANSS-Typ, aufgeteilt nach Typ des Psychosebeginns (akut: Beginn ≤ 1 Woche; schleichend: Beginn ≥ 4 Wochen).

Tab. 9 Verteilung der PANSS-Typen bei Psychosebeginn (n = 13)

Beginntyp	negativ	positiv	undifferenziert
akut	1	3	1
schleichend	6	0	2

Bei den fünf akut beginnenden Erkrankungen überwog zu Psychosebeginn der positive PANSS-Typ (60% der Patienten). Einmal war der PANSS-Typ negativ, einmal undifferenziert. Bei den acht schleichend beginnenden Psychosen zeigte sich häufiger der negative PANSS-Typ (75% der Patienten). Bei zwei Patienten war der PANSS-Typ undifferenziert, kein Patient mit schleichendem Psychosebeginn war dem positiven PANSS-Typ zuzuordnen. Demnach war die Initialsymptomatik bei den akut beginnenden Psychosen durch ein Überwiegen der positiven Symptome gekennzeichnet, während bei den schleichend beginnenden Psychosen negative Symptome im Vordergrund standen.

Interessant ist die Frage, wie sich die positiven und negativen Symptome bei den 13 kindlichen Patienten (Erkrankungsbeginn: ≤ 10 Jahre) im *Langzeitverlauf* in einem Zeitraum von durchschnittlich 36 Jahren nach Erkrankungsbeginn weiterentwickelt haben, und ob es vom Kindes- zum Erwachsenenalter zu einer Verschiebung der Symptome gekommen ist. Deshalb wurden die Häufigkeiten der einzelnen PANSS-Symptome bei Psychosebeginn und zum Zeitpunkt der 2. Nachuntersuchung (KAT II) gegenübergestellt (s. Tab. 10).

Tab. 10 Relative Häufigkeiten der positiven und negativen Symptome (PANSS) zu Erkrankungsbeginn und zum 2. Katamnesezeitpunkt (KAT II) (n = 13)

	Beginn %	KAT II %
Plusskala		
P1 Wahnvorstellungen	39	36
P2 formale Denkstörungen	31	46
P3 Halluzinationen	54	55
P4 Erregung	23	27
P5 Größenwahn	0	9
P6 Argwohn/Verfolgungswahn	62	27
P7 Feindseligkeit	39	0
Minusskala		
N1 Affektverarmung	54	27
N2 emotionale Isolation	31	46
N3 Kontaktmangel	39	46
N4 passiv-apathische Isolation	39	9
N5 vermindertes abstraktes Denken	15	36
N6 mangelnde Spontaneität u. Gesprächsfähigkeit	15	36

Zu *Beginn der Psychose* zeigte mehr als die Hälfte der 13 Patienten die Symptome Argwohn/Verfolgungswahn (62%), Halluzinationen (54%) und Affektverarmung (54%). Sehr selten traten stereotypes Denken (8%) und vermindertes abstraktes Denken (15%) auf. Größenwahn kam zu Psychosebeginn nicht vor. Zum Zeitpunkt der 2. Nachuntersuchung traten Halluzinationen ebenfalls bei über der Hälfte der Patienten auf (55%). Formale Denkstörungen, emotionale Isolation und Kontaktmangel wurden jeweils von 46% der Patienten gezeigt. Sehr selten kamen passiv-apathische Isolation (9%) und Größenwahn (9%) vor. Feindseligkeit wurde zum 2. Nachuntersuchungszeitpunkt nicht beobachtet. Im Vergleich zum Psychosebeginn haben bei der 2. Nachuntersuchung die Symptome Argwohn/Verfolgungswahn, passiv-apathische Isolation, Feindseligkeit und Affektverarmung um mindestens 25% abgenommen, während vermindertes abstraktes Denken, formale Denkstörungen, emotionale Isolation und stereotypes Denken um mindestens 10% zugenommen haben. Insgesamt ergibt sich also eine *erstaunliche Konstanz der Symptomatik* über den langen Zeitraum von 36 Jahren hinweg!

Crow (1980) nahm jeweils auf Grund vorherrschender Positiv- oder Negativsymptome eine Dichotomisierung der Symptomatologie schizophrener Psychosen in Typ I (vorwiegend positive Symptome) und Typ II (vorwiegend negative Symptome) vor. Andreasen u. Mit. (1994) haben eine Operationalisierung dieser Erscheinungsformen durchgeführt und Fragebögen zur Erfassung der Negativ- und der Positivsymptomatik entwickelt (Scales for the Assessment of Negative Symptoms/Scales for the Assessment of Positive Symptoms, SANS/SAPS). Die damit mögliche empirische Überprüfung der dichotomen Typisierung der Schizophrenie ergab, dass nur etwa 65% aller schizophrenen Patienten eindeutig der Gruppe der positiven oder der negativen Symptomatik zugeordnet werden konnten. Die übrigen ca. 35% der Patienten wiesen Mischsymptome auf, die sich keiner Gruppe zuordnen ließen.

Kay u. Mit. (1989) modifizierten die SANS/SAPS. Statt der 34 Positiv- und der 30 Negativsymptome von Andreasen und Olsen (1982) enthielt die von Kay et al. entwickelte PANSS (Positive and Negative Syndrom Scale) nur noch 7 eindeutig positive und 7 eindeutig negative Symptome, die durch 16 globale psychopathologische Merkmale ergänzt wurden. Kay u. Mit. kamen nach einer empirischen Überprüfung mit der PANSS zu dem Schluss, dass zwei Faktoren zur Beschreibung der Heterogenität der Symptomatik nicht ausreichend seien und die Negativ- und Positivsymptome in den Krankheitsepisoden nicht dichotom, sondern meist gemeinsam in unterschiedlicher Gewichtung auftreten! Liddle (1987) schlug aufgrund eigener Untersuchungen an Patienten mit der DSM-III-Diagnose „Schizophrenie“ eine Gruppierung der Symptome in *drei Bereiche* vor, die er als *„psychomotor poverty“* (Negativsyndrom), *„reality distortion“* (Positivsyndrom) und *„disorganisation“* (Desorganisation) bezeichnete. Allerdings können selbst mit einer Dreifaktorenlösung nicht mehr als 60% der Patienten sicher klassifiziert werden! Liddle (1987) nimmt daher an, dass die schizophrene Symptomatik nicht Ausdruck einer einheitlichen Erkrankung sei, sondern dass die Symptome das Ergebnis unterschiedlicher pathologischer Prozesse seien.

Die Typologie von Crow wurde teilweise durch Untersuchungen mit der Magnet-Resonanz-Tomografie (MRT) bestätigt. Knoll et al. (1998) konnten zeigen, dass Negativsymptome häufiger mit atrophischen Substanzveränderungen im Neocortex verbunden sind. Das gilt vor allem dann, wenn es sich um so genannte primäre Negativsymptome im Sinne von Carpenter et al. (1988) handelt, die nicht auf Medikamente oder Deprivationen zurückzuführen sind. Eine von Okubo et al. (1997) publizierte PET-Studie erbrachte den Nachweis einer Reduktion präfrontaler D_1-Rezeptoren bei schizophrenen Patienten, ein Befund, der mit dem Schweregrad negativer Symptome und mit kognitiven Leistungseinbußen im Wisconsin Card Sorting Test korrelierte. Diese Befunde stehen mit der Hypothese einer verminderten meso-kortikalen dopaminergen Aktivität bei vorherrschender Negativsymptomatik in Einklang.

Allerdings ergaben Längsschnittuntersuchungen, dass eindeutig identifizierbare stabile Positiv- und Negativsyndrome nicht die Regel sind. Marneros et al. (1998) berichten, dass nach einem Verlauf von ca. 20 Jahren 76% der von ihnen untersuchten Patienten einen Wechsel des Subtyps aufwiesen und nur bei 24% stabile Positiv- oder Negativsyndrome vorlagen.

Auch bei einem Erkrankungsbeginn im Kindes- oder Jugendalter ist eine prägnante Symptomatik, die sich in eindeutig positive oder negative Subtypen einteilen ließe, in den ersten Episoden die Ausnahme. In der von Eggers und Bunk (1997) untersuchten Gruppe kindlicher Schizophrenien (Erkrankungsbeginn vor dem 14. Lebensjahr) waren in den ersten Krankheitsepisoden eher unspezifische kognitive Auffälligkeiten und sozialer Rückzug zu beobachten sowie Störungen der Affekte und des Realitätsbezugs. Eine von Bunk et al. (1999) durchgeführte Faktorenanalyse der PANSS Symptome führte zwar zu einer interpretierbaren Fünf-Faktoren Lösung, diese wich jedoch erheblich von vergleichbaren Symptombeschreibungen des Erwachsenenalters (Andreasen et al. 1994) ab. Erst im weiteren Verlauf der Erkrankung ergaben sich die für das Erwachsenenalter typischen Symptomstrukturen mit Positiv- und Negativsymptomatik, psychomotorischer Erregtheit sowie affektiven und kognitiven Störungen.

Zwangssymptome

Vor allem in der älteren Literatur gibt es zahlreiche Abhandlungen über das Auftreten von Zwangssymptomen im Rahmen schizophrener Psychosen des Erwachsenenalters. Die darin vertretenen Meinungen differieren allerdings erheblich. So rechnete E. Bleuler (1911) Zwangssymptome zu den akzessorischen Schizophreniesymptomen und sah die Zwangsneurose als eine lavierte Form der Schizophrenie an. Kraepelin (1908) dagegen lehnte einen „Übergang von Zwangsvorstellungen in andere Geistesstörungen“ bzw. eine nosologische Beziehung zwischen Zwangsneurose und Schizophrenie ab und Bumke (1906) stellte fest, dass „Zwangsvorgänge in der Anamnese von Geisteskrankheiten nicht gerade häufig“ seien. W. Stöcker (1914), der die engen Beziehungen zwischen manisch-depressivem Irresein und Zwangsvorstellungen hervorhebt – er berichtet über 41 Patienten mit Kombination von depressiven und anankastischen Symptomen – kommt andererseits zu der Aussage, dass Zwangsvorstellungen auf dem Boden anderer Psychosen „sehr selten zu beobachten“ seien. Die Seltenheit der beobachteten Fälle ist für C. Schneider (1930) Anlass zu der Feststellung, dass ein „enger Wesenszusammenhang von Zwangskrankheit und Schizophrenie nicht zu erwarten“ sei. Den Zwangserscheinungen könne höchstens eine Auslösewirkung des schizophrenen Prozesses zuerkannt werden, da sie meist im Beginn gefunden würden. M. Bornsztajn (1922) betont, dass es jedoch einen bestimmten Typus von Schizophrenie gebe, der zu Beginn als Zwangsneurose imponiere, weil bei ihm das gesamte klinische Bild von Zwangsvorstellungen beherrscht werde. In ähnlicher Weise vertreten G. Fossi (1962) und C. Christozov (1965) die Ansicht, dass Symptome von Zwangscharakter zu Beginn oder im Verlauf einer schizophrenen Prozesspsychose vorkommen könnten und mit zum klinischen Bild gehörend, nicht als wesensfremde Elemente aufgefasst werden dürften. In neueren Kohortenstudien ist die Spannbreite für die Manifestation von Zwangssymptomen bei schizophrenen Erkrankungen recht groß und liegt zwischen 7% (Eisen et al. 1997) und 52% (Bland et al. 1987). Diese Divergenzen sind größtenteils methodisch bedingt und hängen u.a. davon ab, ob lediglich einzelne Zwangssymptome oder das Vollbild einer Zwangsstörung vorliegen – Übersichten u.a. Frommhold (2006), Mukhopadhaya et al. (2009), Ohta et al. (2003), Tibbo et al. (2000).

In kasuistischen Beschreibungen kindlicher Schizophrenien berichteten u.a. Kanner (1957), Laroche (1961), Lutz (1937, 1938), Spiel (1961), v. Stockert (1950), Thomsen (1994),

Tramer (1931), Uschakov (1965) über das Vorkommen von Zwangssymptomen. Unter 50 jugendlichen Patienten (durchschnittl. Erkrankungsalter: 14,8 Jahre) mit einer schizophrenen Psychose beobachteten Nechmad et al. (2003) 13 (26%), die gleichzeitig die DSM-IV-Kriterien für eine Zwangsstörung erfüllten. Diese 13 Patienten wiesen im Vergleich zu den schizophrenen Jugendlichen ohne Zwangssymptome signifikant höhere SANS-Werte für affektive Verflachung und Abstumpfung auf.

Wir haben bei 6% von 57 Patienten mit einer katamnestisch gesicherten Frühschizophrenie (Erkrankungsalter zwischen 7–14 Jahren) das Vorkommen von Zwangssymptomen in Form von *Zwangsdenken, Gedankenketten, Zwangsvorstellungen, Zwangsbefürchtungen, Zwangsimpulsen, Zwangshandlungen und Zwangsritualen* beobachtet. Der früheste Manifestationstermin von Zwangsphänomenen im Rahmen der untersuchten kindlichen Schizophrenien lag bei 9 Jahren. Bei 5 Patienten waren die Zwangssymptome relativ flüchtig und auf den *Beginn* der Psychose beschränkt. Bei einem Patienten waren sie jedoch *dauerhaft* und bestanden nach anfänglich flüchtiger paranoid-halluzinatorischer Symptomatik *jahrelang ohne begleitende* oder allenfalls nur zusammen mit im Hintergrund sich zeigender *psychotischer Symptomatik*, somit in diesem Fall über lange Strecken das Bild einer schweren Zwangsstörung vortäuschend, bevor nach 12-jährigem Krankheitsverlauf eine mehrere Wochen anhaltende schizophrene Episode kataton-paranoid-halluzinatorischer Symptomatik durchbrach (siehe nachfolgende Kasuistik).

Die Zwänge wurden von den Kindern als solche und nicht als Eingebungen oder Beeinflussungen erlebt. Sie wurden vielmehr als sinnlos oder, wie ein Patient sagte, als „blödsinnig" erkannt. Die Kranken setzten sich gegen sie zur Wehr.

Die *prognostische Bewertung* von Zwangssymptomen im Krankheitsverlauf fällt unterschiedlich aus. So sprechen Fenton und McGlashan (1986) von einer eher ungünstigen Prognose, allerdings seien schwere defektuöse Verläufe selten. Dagegen hat Stengel (1957), der sich schwerpunktmäßig mit den Beziehungen zwischen Zwangssyndromen und Schizophrenie beschäftigt hat, auf die günstige Verlaufsweise schizophrener Erkrankungen hingewiesen, wenn Zwangssymptome das psychopathologische Bild beherrschen.

Aufgrund unserer Untersuchungen zu *Zwangszuständen bei kindlicher Schizophrenie* (Eggers 1968, 1969) kommen wir zu dem Schluss, dass diese Formen prognostisch einen *mittleren Bereich* zwischen Vollheilung und sehr schlechter Remission einnehmen. Dem entsprechen auch neuere Untersuchungen bei erwachsenen Schizophrenen (Bürgy 2007, Craig et al. 2002, Toyurovsky et al. 1999). Reznik et al. (2005) vertreten die Auffassung, dass Zwangssymptome, die vor dem Einsetzen der schizophrenen Psychose manifest sind, eine protektive Wirkung ausüben und die Prognose verbessern, während Zwangssymptome, die zusammen mit der schizophrenen Symptomatologie oder im Verlauf der Psychose auftreten eher ein Indikator für einen ungünstigen Verlauf, eine stärkere soziale Beeinträchtigung und stärker ausgeprägte Persönlichkeitsveränderungen seien.

Dies traf auch bei einem im Alter von 11 Jahren erkrankten Jungen zu, bei dem eine deutliche Wesensänderung auftrat: Der zuvor brave, folgsame, fleißige und angepasste Junge wurde aufmüpfig, wollte immer die gleichen Speisen essen und stets dieselben Kleidungsstücke tragen, er wurde zunehmend stiller, der Kontakt immer schlechter. Schließlich wollte er nichts mehr essen, ging nicht mehr aus dem Haus; stand stundenlang auf einem Fleck und starrte vor sich hin. Er fürchtete, das Essen sei durch schädliche Strahlen des Fernsehapparates *vergiftet*. Er hielt seinen Stuhl zurück, beschmierte sich, wusch sich nicht mehr richtig und entwickelte eine zwanghafte Pendanterie beim Zurechtlegen der Kleider, was nach einem langdauernden Ritual geschah; stundenlang lief er mitunter zwischen Tür und Flur umher. Er entwickelte *Zwänge* im Ablauf des morgendlichen Waschens und Ankleidens, wurde immer schwieriger, sonderbarer und autistischer, zeigte an nichts mehr Interesse und nahm merkwürdige Gewohnheiten an (z.B. ständiges Öffnen und Schließen der Türe). Der Gang war steif und marionettenhaft. Der Patient sprach kaum noch, und wenn, dann nur in monotoner Weise; seine Haltung wurde zunehmend negativistisch, Antrieb und Interesse nahmen immer mehr ab.

Der Junge entwickelte eine Fülle von uneinfühlbaren absurden Zwangshandlungen, Zwangsgedanken und -befürchtungen. Die Zwangsvorstellungen und -handlungen sollten ihm als *Schutz gegen vermeintliche Strafen und bevorstehendes Unglück* dienen. Er *tyrannisierte* seine Eltern mit unsinnigen, ritenhaften Wiederholungszwängen. Beispielsweise näherte und entfernte er sich in einem oft stundenlang anhaltenden Zeremoniell in stereotypisierter Weise von seinem Stuhl, um ihn dann im Sprung zu erreichen, einige Zeit reglos zu verharren und dann wieder von neuem zu beginnen. Oder er gab den Eltern absurde Befehle, die Türe häufig hintereinander zu öffnen und zu schließen, die Vorhänge auf- und zuzuziehen oder so lange starr auf einem Fleck stehenzubleiben, während er unmotivierte Bewegungen mit den Armen ausführte und leise unverständliche Worte vor sich hinmurmelte, bis er sagte: „gut“. Wurde er in seinen Handlungen gestört oder weigerten sich die Eltern mitzumachen, geriet der Patient in Verzweiflungs- und Erregungszustände, in denen er schrie und tobte. Auch hatte er sich Hunderte von *Beschwörungsformeln* und *Bannsprüchen* ausgedacht, die er immer in der gleichen Reihenfolge, die schlimmste Bedeutung zuerst, sprechen musste, beispielsweise *„kein Beinbruch, kein Armbruch, keine Verletzung“*, oder *„kein Mord, kein Raub, kein Diebstahl“*. Bei jeder eintretenden Veränderung einer jeweiligen Situation musste der Junge sein Sprüchlein hersagen, um immer dann wieder von vorne zu beginnen, wenn eine neue Veränderung eintrat. *Zwangsbefürchtungen* äußerten sich besonders in der Furcht, epileptisch oder zuckerkrank zu werden oder die Bluterkrankheit oder eine Tuberkulose zu erwerben.

Im Alter von 12 Jahren erhielt der Junge eine erfolglose Behandlung mit 23 Elektro- und 17 Insulinschocks, mit 13 Jahren wurde er neun Monate lang stationär behandelt (Entlassungsdiagnose: „defektive Schizophrenie“). In der Folgezeit kam es zu einer deutlichen Besserung, der Junge konnte ein Internat besuchen; im Alter von 18 Jahren *Suizidversuch* mit Phasein und Omca, er wurde in völlig verwahrlosten Zustand in einem Heuschober aufgegriffen. Danach wieder Besserung, jedoch unterschiedlich starke depressive Schwankungen. Im Alter von 19 Jahren erneut unmotiviertes Fortlaufen, die schulische Leistungsfähigkeit war durch *Zwangsdenken und Gedankenketten* stark beeinträchtigt.

Ein halbes Jahr später lief er wieder aus dem Internat fort und fuhr ziellos mit der Bahn zwischen drei benachbarten Orten hin und her, er wusste nicht, ob er sich aus dem Zug stürzen oder in einen nahegelegenen See laufen sollte, bis er sich entschloss, nach Hause zu fahren, wo er völlig verstört und mit Weinkrämpfen geschüttelt ankam. Er gab an, dass seine Pläne sich dauernd änderten, sein Denken manchmal aussetze und sich *„dauernd etwas anderes vor seine Gedanken schiebe“*, so dass ihn die Verzweiflung gepackt habe und er weglief. Schon wochenlang vorher habe er nichts mehr arbeiten können, er halte es nicht mehr aus, habe Angst vor sich selbst und rief: *„Lauft zum Arzt bevor ich noch etwas sagen kann“*; er weinte viel.

Im Alter von 20 Jahren erfolgte die *erste Nachuntersuchung*. Der Patient sprach zunächst nur ganz selten, murmelte nur gelegentlich, kaum artikulierend, Unverständliches vor sich hin. Stattdessen benutze er seine Mutter als „Sprachrohr", d.h. er befahl ihr zu antworten und über seine Krankheit und auch über seine intimsten Erlebnisse zu berichten. Nach und nach wurde er jedoch zugewandter und aufgelockerter, so dass ein Gespräch mit ihm jetzt möglich wurde. Bis vor kurzem hatte er nicht über seine Krankheit gesprochen. Er erzählte nun ausführlich über seine Zwangssymptomatik. Nach seinem ersten Orgasmus habe er starke „Schuldkomplexe" entwickelt. Deshalb habe er sich hunderte von *Beschwörungsformeln und Bannsprüchen* „ausgedacht". Seine multiplen Zwangsgedanken, -impulse und -handlungen erkannte er als *„blödsinnig"* an, musste ihnen aber trotzdem nachgeben, er leide unter ihnen. In letzter Zeit leide er zusätzlich unter depressiven Stimmungen (Traurigkeits- und Einsamkeitsgefühle, Weinkrämpfe, Weltuntergangsstimmung, Suizidideen, Lust- und Interesselosigkeit, Antriebshemmung, Schlaf- und Appetitlosigkeit, Grübelneigung und stark hervortretende, multiple, vom Patienten nicht genau beschreibbare hypochondrische Beschwerden, merkwürdige *Missempfindungen* wie Kopfdruck, Ziehen im rechten Arm und Bein, Herzsensationen, Schmerzen *„vom rechten Auge bis zum linken Eckzahn ziehend"*). Der Patient zeigte eine ausgesprochene Neigung zu *paranoiden* Reaktionen. So äußerte er wiederholt die Befürchtung, dass ein Freund irgendwann in die Klinik kommen könnte, um die Aufzeichnungen über ihn und seine Erkrankung zu sehen und zu lesen; er fühlte sich beobachtet und glaubte, dass die Leute auf der Strasse ihm nachschauen würden. Außerdem berichtete er über *verschroben-läppische Verhaltensweisen*, wie sie für hebephrene Formen typisch sind: So lief er im Frühjahr zu Hause Weihnachtslieder singend und mit ausgebreiteten Armen herum, immer wieder flüsternd *„ich schwebe, ich schwebe"*. Auch wollte er nicht in einer Waldorfschule aufgenommen werden, weil er sich dort durch einen in der Ecke stehenden Globus gestört fühlte. Der Patient äußerte teilweise verstiegene Gedankengänge, formulierte nichtssagende Allgemeinplätze („eins bedingt das andere", „man denkt halt, was man so denkt") ohne Beziehung zum Gesprächsthema. Auf die Frage, warum er Goethes Faust schätze, antwortete er faselig, verworren und schließlich nur stereotyp „weil es so großartig ist", „weil es so dargestellt ist". Der Patient zeigte somit *deutliche Zeichen einer postpsychotischen Persönlichkeitsveränderung* mit hebephrenen Zügen, faseligem, a-logischem Denken und Affektverflachung.

Ein halbes Jahr nach der 1. Nachuntersuchung erkrankte der Patient, nachdem es ihm bis dahin gut ging (weder depressive noch anankastische Symptomatik) akut an einer *paranoid-halluzinatorischen Episode katatonen Gepräges* mit Verwirrtheit (Personen- und Ortsverkennungen) und einer stark *depressiv-hypochondrischen Komponente*. Nach 12 Wochen kam es zu einer deutlichen Besserung, und der Patient konnte sein Abitur machen. Die Mutter schrieb in einem Brief „Wenn wir an die vergangenen grauenvollen Jahre denken, da wir fast zugrunde gegangen wären, sind wir jetzt zufrieden und glücklich". Es bestand nur noch eine leichte Zwangssymptomatik, der Patient fügte sich gut ins Familienleben ein, war hilfsbereit, freundlich und zuvorkommend. Der briefliche und persönliche Kontakt mit dem Patienten und seiner Mutter ist nie abgebrochen und setzte sich bis ins 55. Lebensjahr des Patienten fort. Der Patient selbst schrieb viele Briefe und auch Gedichte *(*s. Kap. 5*)*.

Trotzdem konnten erst bei der *2. Nachuntersuchung*, 38 Jahre nach Erkrankungsbeginn (Alter des Patienten 49 Jahre), noch *neue, wesentliche Details zur Vorgeschichte* eruiert werden – ein Vorteil sorgfältiger und wiederholter Nachuntersuchungen und langer Beobachtungszeiten!

So leide ein Enkel der Schwester des Vaters ebenfalls unter Zwangs- und psychotischen Symptomen, eine Cousine des Vaters, litt an einer *manisch-depressiven Psychose* und beging im Alter von 22 Jahren *Suizid*.

Auch der Patient selbst erkrankte im Alter von 35 Jahren an einer *manischen Phase* mit Größenideen, Getriebenheit, Weltverbesserungsideen, inadäquatem Affekt, gehobener Stimmung, Logorrhoe, Distanzlosigkeit und unangepasstem Verhalten, welche 1 Jahr lang anhielt.

Im Übrigen war der Weiterverlauf erstaunlich homogen und nach wie vor durch seine *multiplen Zwangsgedanken* und *-handlungen* sowie *paranoide Wahnideen* gekennzeichnet (der Patient fühlte sich u.a. von einem Mikrophon im Garten und von *Teleskopen beobachtet*). Vom inzwischen verstorbenen Vater habe er sich *elektrisiert* gefühlt. Er leidet unter den gleichen *Gedankenketten* und *„Bannsprüchen"* wie früher, auch bezieht er nach wie vor seine Mutter in seine Zwangshandlungen ein. So ruft er: *„Mama, bitte, bitte geh' noch mal da hin."* Dann muss die Mutter wieder an einen bestimmten Ort zurückkehren, und er ruft dann *„wart, wart"*, bis sie sich dann wieder weiter bewegen darf. Jede zeitliche oder räumliche Begrenzung, z.B. Anfang oder Ende eines Radiovortrages, Anfang oder Ende eines Musikstücks, das Überschreiten einer räumlichen Schwelle von einem Zimmer ins andere, führen zu einer Aktivierung seiner Zwangssymptome, die letztlich der *Aufrechterhaltung des jeweils Gleichen*, der gleichen Situation dienen.

Der Patient lebt inzwischen mit seiner Mutter in einer 40m^2 großen Wohnung in einem Altenheim, der Tagesablauf ist fest programmiert und ritualisiert, seine Interessenschwerpunkte sind ebenfalls die gleichen geblieben, in einer festen Reihenfolge: Fremdsprachen, Etymologie, 2. Medizin, alle Gebiete, 3. Theologie, 4. Soziales, 5. Barockmusik.

10 Jahre lang, von 1970–1980, habe er immer nur Musik, alle Musikarten, Musikgeschichte, alles, was mit Musik zusammenhing, im Fernsehen und Radio gehört. Seit 1990 höre er nur noch Barockmusik, zehn Jahre lang habe er Musiklexika gesammelt und gelesen. Das Lesen sei für ihn *„ein schlimmes Leid, für mich als Philomat"*. Lesen sei eine *„Qual, weil ich nie zu Ende, weil ich immer neu wiederholen muss, immer von vorne anfangen muss"*.

Beurteilung

Schizophrene Psychose, die im Alter von 11 Jahren schleichend begonnen hat und durch ausgeprägte multiple Zwangssymptome gekennzeichnet ist. Der Gesamtverlauf (38 Jahre) ist abgesehen von einer paranoid-halluzinatorischen Episode im Alter von 21 Jahren und einer lang andauernden manischen Episode im Alter von 35 Jahren erstaunlich homogen, keine wesentliche Progredienz, insgesamt schlechte soziale Remission (DAS-3 Score: 4). Eindrucksvolle psychotische Persönlichkeitsveränderung mit recht skurrilen Zügen und ausgeprägtem sonderlingshaften Verhalten, Autismus, Kontaktängsten, paranoiden Tendenzen und symptombeherrschenden Zwängen. Aus entwicklungsdynamischer Sicht ist die sog. *Triangulierung missglückt*; der deutlich parentifizierte Patient befindet sich in einer *symbiotisch-oralen Abhängigkeitsbeziehung zu seiner Mutter*, aus der er sich nicht hat herausentwickeln können.

5 Denk- und Sprachstörungen von schizophrenen Kindern

5.1 Klinische Beobachtungen

Auf einige Besonderheiten sprachlicher Auffälligkeiten bei frühkindlichen Psychosen wurde bereits im Kapitel 4 kurz eingegangen. Wegen der Bedeutung – klinisch-phänomenologisch, neuropsychologisch, differentialtypologisch – wird das Thema eingehender in diesem Kapitel behandelt.

Die Sprache schizophrener Kinder ist durch einen ausgeprägten Verlust an Reichhaltigkeit und Ausdruckskraft gekennzeichnet. Die sprachlichen Äußerungen sind dürftig, schütter und inhaltsarm, und sie zeichnen sich durch eine Neigung zu stereotypen, nichtssagenden Floskelbildungen aus.

Ähnlich wie bei schizophrenen Erwachsenen sind bei kindlichen Schizophrenen eindrucksvolle Auffälligkeiten des Denkens und der Sprache zu beobachten:

Denkstörungen

- Denkzerfahrenheit, Gedankenabreißen, unverständlicher Sprachinhalt
- assoziative Lockerung, plötzlicher Themenwechsel, Ideenflucht
- verschrobenes Denken
- Vorbeireden
- Konkretismus

Auffälligkeiten der Sprache

- Mutismus
- Wortkargheit
- Logorrhoe, Rededrang

- Stereotypien
- Echolalie
- Paralalie, Stammeln
- monotones, modulationsarmes Sprechen
- Dysprosodie
- Clanging, es werden klangähnliche anstelle von bedeutungsangemessenen Wörtern benutzt
- hastiges Sprechen
- Sprechen in Halbsätzen
- Paragrammatismen, Paraphrasien
- a-logische, exzentrische Sprache
- mangelnde bzw. keine Verwendung von Konjunktionen
- mangelnde bzw. keine Verwendung von Kohäsionen
- Neologismen

Es gibt nur wenig systematische linguistische Studien über Sprachauffälligkeiten bei schizophrenen Kindern. Es gibt aber, vor allem in der älteren Literatur, sehr schöne Beschreibungen von Sprachauffälligkeiten bei solchen Kindern. Allerdings haben Sprachauffälligkeiten bei schizophrenen Kindern nicht das gleiche Interesse gefunden wie Sprachstörungen beim frühkindlichen Autismus Kanner.

Die Arbeitsgruppe um R. Caplan hat sich eingehend mit den sprachlichen Besonderheiten schizophrener Kinder beschäftigt und in Anlehnung an die Scale for the Assessment of Thought, Language and Communication (TLC) von Andreasen (1979) die Kiddie Formal Thought Disorder Rating Scale entwickelt. Mit diesem Instrument ist es möglich, Sprach- und Denkstörungen bei kindlichen Schizophrenen herauszufiltern, speziell eine Lockerung der Assoziationen und a-logisches Denken. Caplan et al. (1992) kamen zu dem Ergebnis, dass schizophrene Kinder ähnliche Sprechstörungen aufweisen wie schizophrene Erwachsene. Ihre Sprache sei durch 3 Charakteristika gekennzeichnet:

- eine Beeinträchtigung beim Herstellen von logischen, gedanklichen bzw. sprachlichen Verknüpfungen durch Zusammenfügen kontextrelevanter Sätze bzw. Satzteile (Konjunktionen)
- eine verminderte lexikale Kohäsion, Bedeutungszusammenhänge gehen verloren
- Neigung zu Auslassungen (ellipsis), es werden Wörter und Satzteile ausgelassen, welche eine Sinnbeziehung zum zuvor Gesagten herstellen

Die Sprach- und Sprecheigentümlichkeiten der Sprache bei schizophrenen Kindern (VEOS, Erkrankungsbeginn ≤ 13 Jahre) sind sehr *vielfältig* und *uneinheitlich*: *Mutismus, Rededrang*, teilweise beides bei ein und demselben Kind. Manche schizophrene Kinder zeigen einen unmotivierten Wechsel der Stimmstärke mit lautem oder leisem Vor-Sich-Hinreden. Die Äußerungen erscheinen unmotiviert und zusammenhangslos, teilweise mit phantastischen, unverständlichen Inhalten. Es kommt zu Wortveränderungen, Wortneubildungen (*Neologismen*), zum Aneinanderreihen scheinbar sinnloser Wörter, zu sinnlosem Wiederholen von Silben oder Wörtern oder Satzbruchstücken (*Verbigerationen*). Typisch sind *manierierte Gestelztheiten* oder *Verschrobenheiten* des sprachlichen Ausdrucks (ein 12-jähriger schizophrener Junge: *„Ich bin innerlich so ausgegloist"* – er meinte wohl „aus dem Gleis geraten" – engl. *derailment*).

Atschkova (1966) berichtet, dass bei schizophrenen Kindern ohne ersichtlichen Grund der Sprachgebrauch ausbleibe, dass manche Kinder im Flüsterton Selbstgespräche führen, aber Fragen nicht beantworten und keinen Gesprächskontakt mit den Angehörigen haben. Kudrjawzewa (1967) beobachtete bei den von ihr untersuchten schizophrenen Kindern, *Neologismen, Reimereien, Danebenreden* und *inhaltlose Reden* über technische Themen. Sie beschreibt *Monotonie* und *Armut* in der Sprache bei diesen Kindern. Das Kind benutze die Sprache selten als ein Kommunikationsmittel. Manche Autoren berichten vom *Sprech-* und *Rededrang* schizophrener Kinder (Kudrjawzewa 1967, v. Stockert 1956, Stutte 1963). Dieser zeige sich in *„fruchtloser Klügelei, in Vorbeireden oder Wiederholungen von Fragen“* (Kudrjawzewa 1967).

Manche Patienten formulieren recht *originelle Wortspiele*. So sagte ein Patient: *„Ich dacht', ich wär' ein Champion und werd' doch nur ein Champignon.“* Die darin sich zeigende Fähigkeit zur Selbstironie und zum selbstkritischen Wortspiel ist durchaus typisch für das Denken Schizophrener und für deren Kreativität.

Eine der ältesten Beschreibungen der Sprache bei kindlichen Schizophrenien stammt von L. Voigt aus dem Jahre 1919. Bei einem 10-jährigen von ihm beschriebenen Mädchen zeigt sich auch der *Verlauf einer psychotischen Sprachstörung*. Als das Mädchen das Vaterunser aufsagen soll, sagte es erst: *„Das darf man nicht“*, fängt dann aber an *„Vater, Vater, Vater unser, unser, unser, unser, im, im, im, im, Himmel, Himmel, Himmel, Himmel …“*. Auch beim Lesen wiederholt es jedes Wort mehrmals, liest aber sonst richtig. 3 Jahre später, im Alter von 13 Jahren, klingt die Sprache sehr abgehackt, das Mädchen artikuliert überdeutlich, monoton, langsam, wie auswendig gelernt, es spricht mit scharfer Betonung der Konsonanten, Wort für Wort ist scharf abgegrenzt. Manche sprachliche Äußerungen sind zwischendurch fließend, mit normaler, natürlicher Betonung und Sprachmelodik. Inhaltlich ist die Sprache verarmt, beschränkt sich auf wenige kurze Sätze, wie *„will brav sein, Verzeihung, will folgen“*, *„kann schreiben“*, *„kann lesen“*, *„schön lesen“*. Im Alter von 14 Jahren liest das Mädchen fließend mit natürlichem Wortklang, mit Verständnis für Sinn und Inhalt der Sätze. Im Alter von 15 Jahren wiederum *Verbigerationen*, das Mädchen wiederholt *stereotyp:*

> *„Ich will brav sein, ich will folgen, ich will es noch einmal versuchen.“*

5.2 Charakteristika sprachlicher Auffälligkeiten bei schizophrenen Kindern

Die Sprache schizophrener Kinder wird oft als *„desintegrative Sprache“* bezeichnet. Hinter diesem Begriff verbirgt sich eine ganze Reihe von linguistischen Phänomenen wie:

5.2.1 Veränderungen des Sprechrhythmus und der Sprechgeschwindigkeit

Die Veränderungen des Sprechrhythmus und der Sprechgeschwindigkeit zeigen sich in einer abgehackten Sprache, abnormen Betonungen von Konsonanten im Vergleich zu Vokalen, unüblichen Satzbetonungen, raschem Herunterleiern oder im Gegenteil in abnormen Überdehnungen von Wörtern und Sätzen.

5.2.2 Veränderungen der Sprachmelodie (Dysprosodie)

Schizophrene Kinder neigen zu singender Sprechweise, mehr oder weniger melodisch, meistens in abnormer Tonhöhe. Häufig verfallen die Kinder in ein singsangartiges Leiern, ein monotones Vorsichhinbrummen, oder sie wiederholen stereotyp, litaneiartig irgendwelche Melodien. Ein 10-jähriger schizophrener Junge spielte dabei „Orchester" und sprach in diesem Zusammenhang von „Hermann" (das Hermann-Hagestedt-Rundfunkorchester damit meinend – Eggers 1973, S. 66).

Typisch sind auch sinnlose Reimereien, wie bei einem 14-jährigen Jungen:

> *„Karl May ist vorbei, ach armes, deutsches Mägdelein, es kann ja nimmer sein ... Ströme inhaliert, doch nicht imponiert ... es ist vorbei, ich bin wie Brei, Gelenke gehören dein, die rechte ist nicht mein, es ist mir einerlei, der Tod, er eilt vorbei"* (Voigt 1919, S. 193).

5.2.3 Wiederholen von Silben, Wörtern und Satzteilen (Verbigerationen)

Nachfolgend ein Beispiel für Verbigerationen und sog. *Wörterketten („word chaining")* bei einem 53-jährigen Patienten, der im Alter von 10 Jahren akut an einer paranoid-halluzinatorischen Schizophrenie erkrankt war. Dieser Patient ist seit 30 Jahren hospitalisiert und antwortete mir bei der Nachuntersuchung auf die Frage, ob die Stimmen ihm etwas sagen würden:

> *„Ach so, ins Ohr rein, was erzählen, vom Fernsehen was ins Ohr rein, noch eintausendsiebenhunderte Jahre, zehn mal, tausend, tausend, tausend, tausend, eintausend, ja ja, also, ach ...".*

Auf meine Frage, was ihn von anderen Menschen unterscheide, antwortete er mir:

> *„Das Richtergeben, das hab' ich nicht gleich raus gehabt, du lieber Gott, ... die sind alle abgehauen, der frisst uns auf* **bleib hier, bleib hier, bleib hier**, *erstmal nicht, erst das Mädchen und ich möcht's nicht* **zeigen, sch***impfen,* **Sch***wein, ich kann's nicht mehr sprechen,* **zeig'** *doch, ich* **zeig's** *ja auch". Er lacht und klatscht dabei in die Hände. (Frage: Ist es also gefährlich?) Antwort: „Was?" (Frage: Dass da jemand Sie auffrisst?) Antwort: „Ach so, ja, wenn der wiederkommt auf die Welt." (Frage: Wer kommt denn wieder?) Antwort: „Ich komm' wieder auf die Welt, ich komm' wieder, das Un***kr***aut vergisst sich nicht, das kommt immer wieder, Un***kr***aut, Un***kr***aut, Jacobs* **Kr***önung, Un***kr***aut schmeckt auch."*

Beim Sprichwörterdeuten assoziiert der Patient zu dem Sprichwort „Der Apfel fällt nicht weit vom Stamm":

> *„Wenn der Apfel auf den Ast fällt, dann wird der Baum zum lieben Gott, dann fällt der Ast, der Apfel lässt sich vom Igel fressen. Der Apfel hat Angst der Baum wird der richtige Gott werden. Der Baum hält den Apfel fest, am Zweig. Bringt Kinder auf die Welt, der Apfelbaum. Es müsste mehr Bäume geben, der Apfelbaum reicht nicht aus,* **Tomate, Johannisbeeren, Himbeeren, Erdbeeren, Stachelbeeren** *...".*

Der letzte Satz ist ein Beispiel dafür, dass Früchtenamen kettenförmig aneinander gereiht werden (*„object chaining"*). Eine ausführliche Darstellung der gesamten Krankengeschichte vom 10. Lebensjahr bis zum Alter von 53 Jahren findet sich im Anhang (Kap. 20, Nr. 4.4.1.6b).

Einen ganz anderen Charakter hat das Wiederholen von klangähnlichen Buchstaben, Silben und Wörtern in Form von *Alliterationen*, welche v.a. die altgermanische Dichtung kennzeichnet (**R**oland de**r** **R**iese vo**r**m **R**athaus zu B**r**emen“). Es handelt sich dabei um ein poetisches Stilmittel in Form von Wiederholungen gleich klingender Anlaute in betonten Silben[1].

Nachfolgend zwei schöne Beispiele für solche gekonnt künstlerisch gestaltete Alliterationen eines im Alter von 11 Jahren an einer schleichend beginnenden kindlichen Schizophrenie erkrankten Patienten, die er im Alter von 27 bzw. 30 Jahren verfasst und dem Verfasser zugeschickt hat:

Neufassung 22.7.76
Urfassung 2.7.73

Was die Musik vermag!
Welch Wunder waltet in deinem Werke, mir zur Wonne?
Großer Meister der Musik!
Mach mir muntren Mut mit deinem klaren Klang!
Großer Freund der Feste!
Ferner Feiern frohes Feuer finde ich bei Dir,
Großer Held des Hellen!
Halte Dein hehres Herz holden Tönen geneigt,
welche der Seele Sehnsucht stillen!
Sing mir die Sorgen aus sehrem Sinn,
welcher mir mein trauriges Weltbild schuf!
Gib mir gütig, was zu geben Dir gegeben!
Schenk mir die Freude in diesem Jammertal!
Großer Meister der Musik!
Neuer Philomatos

Wonne tiefer Gedanken.
Tiefer Gedanke nach lehrreichem Wort:
Der Du uns Erinnerung an die Unlust des Mutterschoßes bringst,
wenn warme Schauer in wohliger Brust du zeugst;
Ich liebe Dich!
Ahnung der Geborgenheit im ewigen Geiste des wahren Lichts.
Ja, es gibt, was wir schon uranfänglich wollten!
Rätselhaftes Geheimnis, unser einziger Grund,
Dein ist jedes Gedächtnis!

Beiden Gedichten eignet durchaus ein Hang zum Pathetisch-Floskelhaften, aber man spürt die Sehnsucht des Patienten nach Trost und Geborgenheit, welche einem Ge-

1 Duden Band 8: Sinn- und sachverwandte Wörter und Wendungen. Mannheim-Wien-Zürich: Biographisches Institut. Dudenverlag 1972.

fühl der krankheitsbedingten Bedrohtheit und Verlassenheit entspringen mag. In einem Brief, den er als 31-Jähriger schrieb, schrieb er denn auch: „*Ich brauche Ruhe und Geborgenheit in Geistigkeit und Geistlichkeit.*“

Die Psychose des Patienten begann im Alter von 11 Jahren mit Widersetzlichkeit, sozialem Rückzug, uneinfühlbaren zwanghaften Ritualbildungen, in die er auch die Eltern einbezog, zunehmender Verschrobenheit, Negativismus, Nahrungsverweigerung, Gang- und Sprechauffälligkeiten (gestelzt-manierierte Sprache, marionettenhaft-steifer Gang) sowie paranoiden Wahnideen (z.B. das Essen sei durch Strahlen aus dem Fernsehapparat vergiftet) – Ausführliche Falldarstellung an anderer Stelle (s. Kap. 4.4). Das erste Gedicht unterschrieb der Patient mit „Neuro Philomatos“, damit spielte er auf seine Existenz als eine Art „Privatgelehrter“ an: Seit seinem Abitur und einigen Semestern an der Universität zog er sich völlig in das Haus seiner Eltern zurück und beschäftigte sich als „*Sprachwissenschaftler*“ bzw. als „*Philomat*“ (Philomathie (gr.) = Wissensdrang) mit Anglistik, Romanistik, Slawistik und Orientalistik sowie mit Theologie, Musik, Medizin, Philosophie, Psychologie, Soziologie, Politik, Wirtschaft, Botanik …

5.2.4 Assoziative Intrusionen

Dabei handelt es sich um das Einfließen unsinniger Wörter, die nur in sehr lockerer assoziativer Beziehung zu bestimmten Satzelementen des Gesprochenen stehen. So assoziiert der in Kapitel 5.2.3 zitierte Patient (Kap. 20, Nr. 4.4.1.6b) sein eigenes Wiederkommen mit dem Wiederkommen von Unkraut und dies geht über in *assoziative Silbenwiederholungen* („*Ich komm' wieder auf die Welt, ich komm' wieder, das Unkraut vergisst sich nicht, das kommt immer wieder, Unkraut, Unkraut, Jacobs Krönung, Unkraut schmeckt auch.*“)

Assoziationen müssen immer wieder auf ihren Sinn hin überprüft werden. Misslingt dies, kommt es zu *unkontrollierten, irrelevanten* Assoziationen. Vieles spricht dafür, dass bei schizophrenen Patienten der Prozess des kontrollierenden Planens, Vergleichens und Überprüfens beeinträchtigt ist. *Neurobiologisch* ist diese Fähigkeit auf der subkortikalen Ebene u.a. an ein intaktes Zusammenspiel des *hippocampal-amygdaloidalen Neuronenkreises* und auf der kortikalen Ebene u.a. an das geordnete Funktionieren des *dorsolateralen präfrontalen Cortex* (DLPFC) mit dem Sitz des sog. Arbeitsgedächtnisses und seiner Verschaltungen mit anderen Kortexregionen geknüpft (vgl. auch Kap. 5.8, 12.3 u. 12.4).

5.2.5 Paragrammatismen

Als Paragrammatismen werden verschiedene Sprachstörungen zusammengefasst, welche bei schizophrenen Kindern und Erwachsenen als „*Schizophrasie*“ bezeichnet werden. Die Sprache ist durch abnorme Satzkonstruktionen, ungewöhnliche Verknüpfungen von Wörtern und Phonemen, Alterationen lexikaler Phoneme, inadäquate Verknüpfungen lexikaler Morpheme und Affixen oder durch Verbigerationen gekennzeichnet. Syntaktische Regeln werden nicht beachtet. Daraus resultiert eine Unfähigkeit, phonetische Elemente in einen korrekten semantischen Zusammenhang zu integrieren und Morpheme in adäquater Weise zu Wörtern und schließlich zu Sätzen zusammen zu setzten. Diese Störungen können schließlich zu einem regelrechten „*Wort-Salat*“ führen.

Ein typisches Beispiel für ungewöhnliche, unkonventionelle Wortkombinationen (*semantische und phonemische Paraphrasien*) wird aus den Äußerungen eines 15-jährigen Jungen deutlich, der im Alter von 11 Jahren an einer schleichend beginnenden Schizophrenie erkrankte: Er klagte darüber, dass *„die Gedanken von mir übertragen werden"*, von wem wisse er nicht, es sei so eine Art *„Gedankenleitwerk"*. Ähnliche Beispiele: *„Zeitgefäß"* anstelle von Uhr, *„Nahrungsgefäß"* anstelle von Magen.

5.2.6 Abgeleitete oder zusammengesetzte morphemische Paraphrasien, Neologismen

Weitere typische Sprachstörungen sind sog. abgeleitete oder zusammengesetzte morphemische Paraphrasien: Lexikale Morpheme werden inadäquat mit einem Affix (*abgeleitete morphemische Paraphrasie*) oder mit einem anderen Morphem (*zusammengesetzte morphemische Paraphrasie*) verknüpft (Lecours 1993). Daraus resultieren ungewöhnliche Wortneuschöpfungen (*Neologismen*) wie z.B. „*Erhaltungsunannehmlichkeit*" (= zusammengesetzte morphemische Paraphrasie), „*Ernstlichkeit*", „*Apothekigkeit*" (= abgeleitete morphemische Paraphrasie). Diese ungewöhnlichen und fremdartigen Wortneuschöpfungen haben zwar einen umgangssprachlichen Ursprung, die verschiedenen lexikalischen Komponenten werden jedoch inkorrekt oder auf unkonventionelle Weise miteinander verknüpft.

Die eben genannten Beispiele für morphemische Paraphrasien stammen ebenfalls von einem im Alter von 13 Jahren akut erkrankten Mädchen, bei dem alle 7 Wochen jeweils 14 Tage lang anhaltende psychotische Phasen mit optischen und akustischen Halluzinationen, Beziehungsideen, Angstzuständen, Wahnstimmung und Schlaflosigkeit mit ängstlich-autistisch-abwehrendem Verhalten auftrat. Zwei Jahre nach der ersten Episode trat eine Verschlimmerung ein, die Patientin stand unter dem Einfluss imperativer akustischer Halluzinationen, die ihr Befehle erteilten, sie litt unter schweren katatonen Erregungszuständen verknüpft mit wahnhaften Bedrohtheitserlebnissen. Und in solch einem Erregungszustand schrie es: *„Das Feuer, das Feuer, es brennt, es brennt, es brennt"* (*Verbigerationen*). Das *Denken* des Mädchens war *zerfahren*. So antwortete es auf die Frage, ob es sich nicht wohl fühle:

> *„Ich bin verfolgt von den Menschen. Ich will sterben, ich war schon in Vergasung, aber mein Herz wollte nicht sterben. Sie schlachten die Mädels ab. Ich habe gehört von den Leuten.* **Erhaltungsunannehmlichkeit.** *Und mir fällt alles auf die Augen."* (Genaue Falldarstellung des Gesamtverlaufs siehe Kapitel 20, Nr. 4.4.1.4b)

5.2.7 A-logische, exzentrische, bizarre Sprache

Schizophrene Kinder können häufig keine kontextbezogenen Antworten geben, sie scheinen internen Gedanken und Inspirationen zu folgen, von denen sie anscheinend irgendwie vollständig gesteuert werden.

Ein 14-jähriges Mädchen antwortete auf die Frage warum es im Bett liege: *„Weil ich an die Englein glauben soll. Ich bin ein Backfisch und darum muss ich für die Kinder an die Englein glauben"*. Auf die Nachfrage, ob das der Grund sei, weshalb es nicht aufstehen könne, antwortete es: *„Nein, aber weil der Stuhl da so dicht am Tisch steht."* Auf die Frage, ob es krank sei antwortete es: „*Sie sagten, wenn sie von der Kirche kamen, mit dem Handschuh, mit dem Schlüssel.*" Merkwürdig verschroben erschien auch ihre Antwort auf die Frage, wo es ihr denn am meisten weh tue: „*An der Zunge.*" – [Die Zunge als Symbol für Denken und Sprechen?].

Die Sprache Schizophrener hat einen *egozentrischen Charakter* analog zur Sprache von Kleinkindern, die wie selbstverständlich davon ausgehen, dass der erwachsene Zuhörer ihr kindliches semantisches Referenzsystem teilt.

5.2.8 Lockerung der kohäsiven Bezüge, „Entgleisung" (derailment) des Gedankengangs

Die Gedanken verlieren ihre kohäsive Beziehung zueinander. Durch die Störung des formalen Ablaufs der Gedanken kommt es zu deren „Entgleisung", unabhängig von der Verwandtheit oder der Zusammengehörigkeit der jeweiligen Themen. Die spontansprachlichen Abweichungen beschränken sich nicht nur auf die Grammatik oder das Lexikon, sondern auch auf die Vertextung und die Art und Weise der Gesprächsführung und Gesprächsbeteilung. Die Sprache der Patienten kann sich „von einem eigentümlichen Bezugsrahmen zu einem anderen verlagern" (Andreasen 1979).

Bei der Nachuntersuchung einer 30-jährigen Patientin, die im Alter von 12 Jahren erkrankt war, konnte eine „semantische Dissoziation" ihrer Sprache festgestellt werden. Befragt nach dem Unterschied zwischen Teich und See antwortete sie: „*Der Teich ist mit Sand besät, der Fluss ist im Wasser und wenn man das Wasser mit dem Feuer zusammentut, ist es dasselbe – beides ist gefährlich, ich weiß was gemeint ist, aber wie das zusammenhängt, das weiß ich auch nicht.*" Sie war ebenfalls nicht in der Lage, Definitionen sinngemäß und richtig wiederzugeben. Auf die Bitte, die Bedeutung des Sprichwortes „Morgenstund hat Gold im Mund" zu erklären antwortete sie: „*Morgens darf man nicht singen oder pfeifen, sonst gibt's was Schlechtes zu hören*". Auf die Frage was das Wort „Gold" bedeute sagte sie: „*Von morgens 5 Uhr bis 7 Uhr bedeutet das.*" Ausf. Darstellung des Krankheitsverlaufs im Anhang (Kapitel 20, Nr. 4.4.1.6f)

In der Antwort der Patientin erkennt man eine Tendenz zum *Konkretismus*. Ebenso wird eine Missachtung dessen deutlich, was in dem Sprichwort zum Ausdruck gebracht werden soll. Die Patientin bleibt an bestimmten Wörtern hängen und vernachlässigt die übrigen Wörter und Satzteile, die wesentlich für das Verständnis des Gesamtzusammenhangs sind. Die Antworten haben somit den *Charakter des Zufälligen*, sie sind *nicht auf den relevanten Kontext bezogen*. Diese Form der kognitiven Störung könnte am ehesten als „*semantische Dissozation*" bzw. als „*kognitives Gleiten*" bezeichnet werden.

Auf der neurophysiologischen Ebene spiegelt sich die mangelnde semantische Kontextbezogenheit des Denkens bei schizophrenen Patienten in einer verzögerten Latenz sowie einer verstärkten Negativität der N400-Welle wider (Nestor et al. 1997). Die Negativität der N400-Amplitude wird verstärkt durch Sätze mit unsinnigen Satzenden (z.B. die Leute beten in ihrem lokalen Nest statt in ihrer lokalen Kirche) oder durch nicht zusammengehörige Wortpaare (z.B. Arzt-Brot statt Arzt-Krankenschwester). Die N400 ist ein ereigniskorreliertes Potential, welches 400 ms nach einem sensorischen Stimulus ausgelöst wird.

In einer experimentellen Studie zum Problemlöseverhalten schizophrener Jugendlicher konnten wir zeigen, dass sie im Vergleich zu neurotischen und gesunden jugendlichen Probanden in einer standardisierten Gesprächssituation signifikant mehr *Fokuswechsel* vornahmen und schon zu Gesprächsbeginn von der Problem- auf die Beziehungsebene wechselten (Wiemer et al. 1999), was als Ausdruck einer *mangelnden Kohäsion* zu interpretieren ist, ein Befund, der auch bei erwachsenen Schizophrenen erhoben worden ist (Harrod 1986).

5.3 Störung des Sprachverständnisses

Das eben beschriebene Beispiel zeigt, dass nicht nur die expressive Sprache betroffen ist bei schizophrenen Kindern und Erwachsenen, sondern auch die *rezeptive Sprache*, das heißt das Sprachverständnis. Schizophrene Patienten haben ebenso wie high-risk-for-schizophrenia-children (Kinder schizophrener Eltern) Schwierigkeiten, komplexe grammatikalische Strukturen zu verstehen (Eggers 1991). Diese Störung könnte auf eine Beeinträchtigung der Fähigkeit zurückgeführt werden, eine hierarchische Ordnung und Strukturierung von Wörtern und Sätzen herzustellen, die von Bedeutung für das Verständnis des jeweils Gesprochenen (oder Gelesenen) sind. Das Satzverständnis resultiert nicht aus einem bloßen Zusammenfügen von gesprochenen oder gelesenen Wörtern sondern aus einer logischen Evaluation der Wörter entsprechend ihrer individuellen Bedeutung. Es scheint so, als ob bei schizophrenen Patienten einzelne Wörter und Sätze in Bezug auf ihren Sinngehalt als *gleichrangig* bewertet werden und eine für das korrekte Verständnis notwendige Hierarchisierung der Bedeutungsrelevanz nicht erfolgt. Daraus könnte die für Schizophrene so typische *paralogische*, fremdartig-verworrene Sprache resultieren. Beringer (1926) sprach in diesem Zusammenhang von dem *„Charakter des Einfallmäßigen, Unverpflichtenden“* schizophrener Äußerungen sowie von *„Bedeutungsverschiebungen“*, welche er so häufig bei den sprachlichen Äußerungen seiner Patienten beobachtete.

5.4 Linguistische Befunde

Die Tendenz schizophrener Kinder und Jugendlicher Begriffen und Sätzen den gleichen Stellenwert zuzumessen und eine bedeutungsangemessene Hierarchisierung derselben außer Acht zu lassen, steht in Übereinstimmung mit bereits anfangs zitierten linguistischen Befunden von Caplan et al. (1990). Die Autoren fanden eine signifikante Beziehung zwischen dem Ausmaß a-logischen Denkens und einer verminderten Aufmerksamkeitsspanne. Das Aufmerksamkeitsdefizit und die Tendenz zu a-logischen Denken wurden auf der Basis freier Nacherzählungen einer zuvor erzählten Geschichte und eines freien Interviews evaluiert. Die assoziative Lockerung zeigte sich in unvorhersehbaren Fokuswechseln in Richtung zu Themen ohne jeden Bezug zum eigentlichen Gesprächsgegenstand, was es dem Zuhörer erschwert, dem Gespräch zu folgen. Caplan et al. (1996) berichten über ähnliche Beobachtungen wie sie Grinker und Holzman (1973) bei schizophrenen Adoleszenten und jungen Erwachsenen gemacht haben: Eine Lockerung der kohäsiven Bezüge und eine Beeinträchtigung der lexikalen Kohäsionen sowie Auslassungen von Wörtern, Sätzen oder Satzfragmenten, die in einem logischen Kontext zu dem zuvor Gesagten stehen.

Ähnlich wie Caplan u. Mit. bei schizophrenen Kindern beobachteten Docherty et al. (2006) bei schizophrenen Erwachsenen Störungen sowohl der Daueraufmerksamkeit („sustained attention") als auch der zielorientierten und planvollen Anordnung und Reihung von Wörtern und Satzfragmenten, kognitive Beeinträchtigungen, die für die Inkohärenz der Sprache und die typischen Denkstörungen Schizophrener verantwortlich zu machen seien.

Eggers (1991) hat auf die Schwierigkeiten hingewiesen, die sowohl schizophrene Kinder und Jugendliche als auch sog. high-risk-for-schizophrenia-children bei der Entwicklung erfolgversprechender Lösungsstrategien zur Bewältigung komplexer Problemlöseaufgaben haben. Wenn man in Anlehnung an Käsermann (1983, S. 137) Sprechen als ein Verhalten konzipiert, welches „zielgerichtet/funktional zur Lösung der Kommunikationsaufgabe (Realisierung der Intentionen) eingesetzt wird" auffasst, dann kann die Sprachstörung Schizophrener auch als eine Beeinträchtigung der Fähigkeit aufgefasst werden, adäquate Lösungsstrategien zur Bewältigung kommunikativer Probleme zu entwickeln und anzuwenden.

Bei linguistischen Auswertungen von Interviews, Bildbeschreibungen und Nacherzählungen (Leaper & Emmorey 1985) oder des Kiddie Formal Thought Disorder Spiels (Caplan et al. 1989) konnten Ähnlichkeiten zwischen schizophrenen Kindern und schizophrenen Erwachsenen beobachtet werden. Beide beachteten während ihren Beschreibungen und Erzählungen irrelevante Details und schenkten zuvor Gesagtem wenig Beachtung, es bestand also eine Lockerung der kohäsiven Bezüge, die sprachlichen Äußerungen erschienen infolgedessen fragmentiert und unzusammenhängend bzw. a-logisch.

In einer Untersuchung an schizophrenen Probanden im Alter von 15–41 Jahren fanden Morice u. Ingram (1983) eine Beziehung zwischen der syntaktischen Komplexität der Spontansprache der untersuchten Probanden und dem Erkrankungsalter:

> *Je geringer die linguistische Komplexität, desto früher der Erkrankungsbeginn.*

Diese Beziehung war unabhängig von der Krankheitsdauer.

Ausgehend von der Beobachtung, dass offensichtlich unangemessene assoziative Einfälle mit geringer oder fehlender Relevanz für den jeweiligen Inhalt bzw. das Thema eines Gesprächs bzw. Interviews oder einer Erzählung in das Sprechen (und Denken) des Patienten „eindringen" und zum Erscheinungsbild einer assoziativen Lockerung der Sprache bis hin zur Logorrhoe oder gar zum „Wort-Salat" führen, entwickelten Maher et al. (1993) die Hypothese einer verstärkten Aktivierung oder einer mangelnden Hemmung von gedanklichen Assoziationen bei schizophrenen Patienten.

Ein *kohärentes Denken und Sprechen* hat zur Voraussetzung, dass störende Einfälle und Gedanken unterdrückt werden. Normalerweise werden nur solche Gedanken zugelassen, die mit dem geplanten Sinn eines Denkinhalts bzw. einer Mitteilung im Einklang stehen. Bei denkgestörten Schizophrenen kommt es dagegen zu inadäquaten, kontextirrelevanten assoziativen Intrusionen in Form von Wiederholungen von Silben, Wörtern und Satzfragmenten („*word chaining*"), zu Klangassoziationen („*clanging*") oder zu tangentialen oder völlig abwegigen Sätzen oder Satzfragmenten infolge einer unverhältnismäßig starken Aktivierung assoziativer Netzwerke. Dieses psycholinguistische Phänomen steht neurobiologisch möglicherweise in einem Zusammenhang mit einer *Dysfunktion der dopaminergen Transmission*. Die Assoziationsstörung schizophrener Patienten kann in sog. *Priming*-Experimenten untersucht werden (Spitzer et al. 1993).

Das Wort „priming" = Bahnung, semantische Präaktivierung, steht in folgendem Zusammenhang: Wenn im Rahmen einer Wortentscheidungsaufgabe, bei der möglichst rasch ein Reiz- bzw. Zielwort (target) erkannt werden soll, ein Wort präsentiert wird, was der Bedeutung dieses Zielworts ähnlich ist (sog. prime-word), kommt es zu solch einer semantischen Präaktivierung, die ein rasches Erkennen des Zielwortes ermöglicht. (Beispiel: Birne-Apfel, die Birne wäre das Prime-Wort, der Apfel das Zielwort. Wird das Prime-Wort „Birne" gezeigt, erfolgt die Erkennung rascher als wenn ein bedeutungsmäßig nicht verwandtes Wort präsentiert wird, wie z.B. „Decke").

Das Ausmaß des semantic priming gibt an, um wie viel Millisekunden (ms) schneller die Targets bei semantischer Verwandtschaft des Prime-Worts erkannt werden, verglichen mit dem Erkennen des Target-Worts nach Darbietung semantisch nicht verwandter Prime-Wörter.

Bei denkgestörten Schizophrenen kommt es im Vergleich zu nicht denkgestörten Schizophrenen, zu Patienten mit unipolarer Depression und zu Gesunden zu einer vermehrten semantischen Bahnung bzw. Voraktivierung, was Hinweis für eine fehlende Hemmung bzw. verstärkte Aktivierung im Bereich semantischer Netzwerke sein kann. Dadurch könnte das Einstreuen von inkohärenten Assoziationen bzw. Idiosynkrasien (seltene Wörter) erklärt werden – vgl. hierzu Übersichtsarbeit von Maher u. Spitzer (1993).

Man unterscheidet einen automatischen, relativ rasch ablaufenden von einem langsam ablaufenden komplexeren Erkennungsvorgang (recognition process). Letzterer bedeutet, dass bei einem nicht verwandten Reizwort (prime-word) das Erkennen des Zielwortes erschwert ist, und dass ein vergleichsweise größeres lexikales Gedächtnis abgefragt werden muss. Und hierbei spielen die Erwartung (expectancy) und das semantische Erkennen bzw. Wiedererkennen eine Rolle. Letztere Prozesse laufen bei Schizophrenen langsamer ab als bei Gesunden. Neurobiologisch stehen die beschriebenen psycholinguistischen Auffälligkeiten u.a. in einem Zusammenhang mit Störungen fronto-temporaler Funktionen. So wird die Funktion des frontalen Kortex allgemein mit der Planung und Organisation zielgerichteter Verhaltensweisen in Verbindung gebracht. Voraussetzung hierfür ist die Repräsentation von Zielen und Kenntnissen, um diese Ziele verfolgen zu können. Dopamin wirkt ebenso wie Noradrenalin im frontalen zerebralen Kortex als Neuromodulator. Die Rolle des Frontallappens nicht nur für komplexe Problemlöseaufgaben wie den Wisconsin Card Sorting Test sondern auch für die Funktion des semantischen assoziativen Gedächtnisses lässt sich mittels bildgebender Verfahren wie der Positronenemissionstomographie (PET) nachweisen.

Mittels PET und fMRT konnte gezeigt werden, dass der Schweregrad positiver Denkstörungen bei Erwachsenen mit einer Abnahme der neuralen Aktivierung sprachrelevanter Areale im *linken superioren temporalen Gyrus* und einer Funktionsstörung im *anterioren Cingulum* korreliert, eine Region, die für die *exekutive Kontrolle von Sprache* von Bedeutung ist (Kircher et al. 2001, Liddle et al. 2002).

5.5 Differentialdiagnostische Hinweise

Sprachstörungen schizophrener Kinder und Jugendlicher sind durch die ganz unterschiedliche klinische Begleitsymptomatik von manischen und submanischen Episoden im Rahmen einer Bipolar-I- bzw. Bipolar-II-Störung abzugrenzen (Eggers 2011). *Logorrhoe* (gesteigerter Rededrang) und *Ideenflucht* (Gedankenjagen) sind typische Symptome im Rahmen (sub-)manischer Episoden, die jedoch oft kurzdauernd sind und einem *raschen Phasenwechsel („rapid cycling")* unterliegen. Insofern sind diese Sprachstörungen im Vergleich zur Logorrhoe bei schizophrenen Psychosen weniger tiefgreifend und erreichen selten das Ausmaß einer typischen Denkzerfahrenheit. Denn die Sprache Schizophrener verfügt über deutlich weniger strukturelle Verknüpfungen als die Sprache von manischen Patienten. Früh beginnende bipolare Störungen können in schizophrene oder schizoaffektive Psychosen übergehen. Kinder mit schizophrenen Psychosen und Kinder mit schizotypen Persönlichkeitsstörungen zeigen ähnliche Denk-, Sprach- und Kommunikationsstörungen (Tompson et al. 1997). Bei schizophrenen Kindern sind jedoch die Schwierigkeiten, lexikale und referentielle Kohäsionen adäquat zu nutzen und sich auf das Wesentliche eines Gesprächs zu fokussieren, stärker ausgeprägt (Caplan et al. 1990, Caplan u. Guthrie 1992).

In einer vergleichenden Untersuchung an Jugendlichen (Alter 12–18 Jahre) mit schizophrenen Psychosen (n = 20), mit einer major depression mit psychotischen Symptomen (n = 12) und nicht-psychotischen psychiatrischen Erkrankungen (n = 34) sowie einer Kontrollgruppe von Jugendlichen mit internistischen Erkrankungen konnten Makowski et al. (1997) feststellen, dass sich schizophrene Jugendliche hinsichtlich ihrer Denkstörung am deutlichsten von den drei anderen Gruppen unterschieden. Bei den schizophrenen Jugendlichen war eine Neigung zu einem *idiosynkratischen, eigenwilligen Sprachgebrauch*, zu *a-logischem Denken*, zu Konfusionen auf der *perzeptuellen Ebene*, zu *assoziativer Lockerung* und *Inkohärenz* zu beobachten, und es bestand eine Unfähigkeit, sich auf eine gestellte Aufgabe realitätsangemessen einzustellen. Das Ausmaß der Denkstörungen wurde mit dem *Thought Disorder Index* (TDI) bestimmt (Solovay et al. 1986). Die Ergebnisse entsprachen den Befunden einer anderen Studie an Jugendlichen, die mit demselben Instrument untersucht worden waren (Arboleda u. Holzman 1985). – Inzwischen ist ein zeitlich weniger aufwändiges Erhebungsinstrument zur Beurteilung auch subtiler formaler Denk- und Sprachstörungen entwickelt worden, der *Thought and Language Index* (TLI) – Liddle et al. (2002).

5.6 Prämorbide Sprech- und Sprachstörungen

Kinder und Jugendliche, die im Erwachsenenalter an einer Schizophrenie erkranken, weisen häufig Störungen ihrer motorischen, sprachlichen und psychosozialen Entwicklung auf (Cannon et al. 1999, Crow et al. 1995, Done et al. 1994, Jones et al. 1994). Bei 33 Kindern mit einer manifesten frühkindlichen Schizophrenie (Erkrankungsalter zwischen 5 und 15 Jahren) fanden Kolvin et al. (1971) in 49% der Fälle Hinweise auf Entwicklungsverzögerungen, davon häufig Störungen der Sprachentwicklung und der sozialen Adaptation (87%), andere Autoren berichten über ähnliche Zahlen (u.a. Alaghband-Rad et al. 1995, Hollis 1995, Russell et al. 1989). Unter 49 von Nicolson et al. (2000) untersuchten kindlichen Schizophrenien (Erkrankungsalter 12 Jahre) wiesen 55% Sprech- und Sprachstörungen auf (Störungen der Artikulation und des Sprechrhythmus, Beeinträchtigungen der expressiven und rezeptiven Sprache sowie Störungen der Sprachentwicklung). Ebenso häufig waren prämorbide Störungen der motorischen und sozialen Entwicklung. Kinder mit prämorbiden Sprach- und Sprechstörungen hatten eine stärkere familiäre Belastung mit schizophrenen Spektrumstörungen (Schizophrenie, schizoaffektive Psychosen, schizotypische und paranoide Persönlichkeitsstörungen) und mehr Geburtskomplikationen in der Anamnese.

Häufig werden vor allem von angloamerikanischen Autoren neben prämorbiden Beeinträchtigungen der sprachlichen, motorischen und sozialen Entwicklung auch intellektuelle Behinderungen bei ihren Patienten beschrieben (u.a. Asarnow et al. 1987, 1994, Hollis 1995, Watkins et al. 1988). Da es sich außerdem oft um sehr junge Kinder handelt (Erkrankungsalter vor dem 6./7. Lebensjahr) dürfte es sich bei einem Teil der mitgeteilten Fälle um primär hirnorganisch bedingte psychotiforme Krankheitsbilder mit entsprechenden Störungen der motorischen, sprachlichen, intellektuellen und psychosozialen Entwicklung handeln, nicht aber um echte frühkindliche Schizophrenien. Wir haben jedoch bei unseren 57 durchschnittlich nach 15-jährigem Krankheitsverlauf *erstmalig* nachuntersuchten Patienten, die im Alter zwischen 7 und 14 Jahren erkrankten, nur vereinzelt Entwicklungsstörungen beobachtet. Bei diesen 57 Patienten handelt es sich um eine Kerngruppe unter strengen Kriterien diagnostizierter und durch Katamnese und Nachuntersuchung verifizierter kindlicher Schizophrenien – von ursprünglich 71 kindlichen Patienten wurden 14 wegen Zweifeln an der ursprünglich gestellten Diagnose ausgesondert. Von den 57 Patienten waren 6 (10,5%) mäßig begabt oder debil – lediglich bei 3 Patienten lag der IQ (HAWIK) unter 80.

5.7 Sprachstörung als Störung der Kommunikation

Sprache steht im Dienste der Kommunikation. Sprache ist ein wesentlicher, wenn auch nicht ausschließlicher Bestandteil unseres Kommunikationsverhaltens, das bei schizophrenen Patienten grundlegend beeinträchtigt ist. So betont Lutz (1938/1939) den Beziehungscharakter der Sprache, und er fasst schizophrene Sprachstörungen entsprechend als „spezielle Beziehungsstörung“ auf.

Bereits lange vor dem Ausbruch einer schizophrenen Psychose können Sprach-, Denk- und Kontaktstörungen bei Risikoprobanden (Kinder schizophrener Mütter) beobachtet werden, welche sich von gesunden Kontrollprobanden unterscheiden. Unterscheidungsmerkmale waren: *Inkohärenz des Gedankengangs, Lockerung der gedanklichen Assoziationen, Stimmungsinkongruenz des Gesichtsausdrucks* und *Kontaktschwierigkeiten* (Parnas et al. 1982). Somit differenziert auch das *präverbale mimische Ausdrucksverhalten* Probanden mit einem genetischen Schizophrenierisiko von gesunden Individuen. Die Befunde von Parnas et al. (1982) stehen in Übereinstimmung mit einer anderen high-risk-Studie, bei der sich zeigte, dass die sprachlichen Äußerungen von Kindern schizophrener Eltern durch eine Lockerung gedanklicher und semantischer Bezüge gekennzeichnet waren (Harvey et al. 1982).

5.8 Kognitionen[2]

Davon ausgehend, dass Sprache als vorgegebene (Bedeutungs-)Struktur des Denkens (Posner 1976) aufgefasst werden kann, können die beschriebenen Denk- und Sprachstörungen als pathologische Ausdrucksformen beeinträchtigter kognitiver Fähigkeiten interpretiert werden, worauf wir im Kapitel 5.4 bereits kurz eingegangen waren. Es gibt ein *vorsprachliches Denken*, welches Voraussetzung für späteres sprachliches Denken sowohl in der *Ontogenese* als auch in der *Phylogenese* ist. So beginnen Kleinkinder etwa mit einem Jahr, Dinge ihrer Umwelt zu benennen. Diese Fähigkeit ist jedoch an kognitive Voraussetzungen geknüpft. Dazu gehören die Fähigkeit zur *Objektpermanenz*, zu *Mittel-Zweck-Analysen* und zur *Symbolisierung* (= Fähigkeit, beliebige Gegenstände als Stellvertreter für etwas anderes zu verwenden, z.B. ein Stück Holz für eine Auto, und damit zu spielen („*Symbolspiel*")).

Die moderne Entwicklungspsychologie hat Erkenntnisse von Piaget bestätigt, wonach das Kind bereits über angeborene Erkenntnisstrukturen verfügt, die es ihm erlauben, sich aktiv mit seiner Umwelt auseinandersetzten zu können, wozu neben Wahrnehmungskompetenzen auch „mentale Verarbeitungsmechanismen höherer Art" gehören könnten (Pauen 2006).

Ganz analog zur Fähigkeit von Schimpansen, außerhalb ihres Käfigs liegende Gegenstände durch das Ineinanderschieben von zwei Stöcken heranzuholen – sie waren sogar in der Lage, nicht passende Holzlatten an deren Enden solange probatorisch durch Nagen zu bearbeiten, bis sie in die Höhlung des anderen Holzes passten – sind auch junge Kleinkinder schon in der Lage, an entfernt liegende Objekte, welche sie begehren, heranzukommen. D.h. sie können, wie Primaten, Problemlösestrategien durch mentales Vorstellen von Probehandlungen entwickeln. Solche präverbalen kognitiven Leistungen bei Tieren (Dohlen, Schimpansen) und beim jungen Kind bezeichnete der Verhaltensforscher O. Koehler als „*unbenanntes Denken*" (O. Koehler 1953). Zu den Schimpansen-Versuchen: W. Köhler 1921.

> ***Allerdings:*** *Im* Kleinkindes- und Vorschulalter *erfolgt beim Kind normalerweise ein* Entwicklungsschub *in Richtung* abstrakter Konzeptbildungen des Zählens *und* räumlich-geometrischer Zusammenhänge*, die weit über das bei intelligenten Tieren Beobachtbare hinausgehen. Das* vorsprachliche Denken *bildet jedoch die Voraussetzung für die Befähigung zu sinnvoller verbaler Kommunikation.*

Der Begriff „Kognition" umfasst verschiedene mentale Prozesse wie Gedächtnis, Aufmerksamkeit, Wahrnehmung, problemlösendes und planendes Denken. Letztere gehören zu der Gruppe der „Exekutiven Funktionen", welche bei schizophrenen Patienten sehr häufig in unterschiedlichem Ausmaß beeinträchtigt sind. Exekutive Funktionen sind kognitive Funktionen höherer Ordnung, welche neben der fundamentalen Planung von Handlungssequenzen auch die gesamte Organisation von Handlungsweisen steuern. Dazu gehören die *Planung von Partialzielen*, das *vorübergehende Aufrechterhalten eines Plans* und gegebenenfalls dessen *Aktualisierungen* und *Modifikationen*. Außerdem beinhalten sie das *Monitoring*, welche Partialziele erreicht sind

2 Bei der Abfassung dieses Abschnitts war Frau Dipl.-Psych. Ch. Totzeck freundlicherweise behilflich.

und die *Inhibition* von (noch) nicht passenden Aktivitäten, sowie die *Fehlerentdeckung* und *Organisation einer adäquaten Reaktion auf Fehler* (Reischies 2007). Beeinträchtigungen dieser Handlungsschritte stellen einen wichtigen und eigenständigen Aspekt der schizophrenen Erkrankung dar. Wie durch High-Risk-Studien belegt wurde, sind Defekte der Exekutivfunktionen bereits vor Manifestation der Krankheit nachweisbar. So wurden in der „Edingburgh-High-Risk-Study" bei Kindern mit einem erhöhten Erkrankungsrisiko Gedächtnisdefizite und Beeinträchtigungen bei Aufgaben mit exekutiven Anteilen festgestellt (Byrne et al, 1999).

Auch bei kindlichen Schizophrenien wurde eine Beeinträchtigung exekutiver Funktionen gefunden. In der Studie von Rhinewine et al. (2005) wurden *Kinder mit frühem Krankheitsbeginn (< 18 Jahre) und sehr frühem Krankheitsbeginn (< 13 Jahre)* hinsichtlich kognitiver Leistungen untersucht und mit Kontrollprobanden verglichen. Die Ergebnisse zeigten deutliche kognitive Defizite der beiden Patienten-Gruppen, vor allem im Bereich der exekutiven Funktionen. Die Beeinträchtigungen exekutiver Funktionen scheinen zudem im Krankheitsverlauf verhältnismäßig stabil fortzubestehen. Rund et al. (2007) stellten über einen Zeitraum von drei Jahren bei 111 Patienten mit einer schizophrenen Erkrankung keine signifikante Veränderung der exekutiven Defizite fest. Dies entspricht den Befunden einer Review-Untersuchung von Frangou (2010). Die Autorin verweist darauf, dass bei schizophrenen Kindern eine altersabhängige Verbesserung kognitiver Funktionen ausbleibt bzw. diese langsamer verläuft im Vergleich zu gesunden Kindern und Jugendlichen, wodurch Diskrepanzen der kognitiven Leistungsfähigkeit erklärlich werden. Im Übrigen ist die Diskrepanz auch durch die bei schizophrenen Kindern und Jugendlichen vorhandene Erschwernis, neue Informationen zu aquirieren und problemlösungsrelevante kognitive Strategien zu entwickeln.

Die höheren kognitiven Leistungen sind an ein intaktes Funktionieren des *Arbeitsgedächtnisses* gebunden, das als kontrollierende und regulierende Instanz fungiert. Baddeley und Hitch (1974) bzw. Baddeley (2003) formulierten das Arbeitsgedächtnis als Drei-Komponenten-Modell mit einem Arbeitsspeicher für sprachliche und visuell-räumliche Informationen sowie einer weiteren Komponente für die exekutive Kontrolle. Es enkodiert, speichert und manipuliert vorübergehend relevante und nützliche Informationen, die dann höheren mentalen oder verhaltensrelevanten Prozessen zur Verfügung stehen. Zentraler Sitz des Arbeitsgedächtnisses ist der dorsolaterale präfrontale Cortex (DLPFC) mit seinen kortikalen und subkortikalen Verbindungen (s. Kap. 12.3 u. 12.7). Diese fronto-kortiko-subkortikalen Verschaltungen und Verknüpfungen mit multimodalen Assoziationsarealen bilden die Basis für die Integration unterschiedlicher Informationen, welche wiederum Voraussetzung für kohärente, zielgerichtete Handlungs- und Planungsvollzüge sind. Der präfrontale Kortex, speziell der DLPFC, hat eine große Bedeutung für die aktive Aufrechterhaltung von Informationen über ein bestimmtes Zeitintervall hinaus. Eine besondere Rolle scheinen dabei die *Sustained-activity-Neurone* im DLPFC zu spielen, die Informationen über eine Handlungstendenz auch gegen intermittierende Unterbrechungen der sensorischen Kontrolle aufrechterhalten (Fuster 1990; Goldman-Rakic und Selemon, 1997; Silver und Feldman, 2005). Es herrscht Konsens darüber, dass die Komplexität exekutiver Handlungskontrollen durch die *koordinierte Aktivität eines weiträumig verschalteten Netzwerkes von Hirnarealen* mit besonderer Beteiligung *frontaler Kortexregionen* gewährleistet wird.

Eine weitere für die Schizophrenie bedeutsame kognitive Beeinträchtigung betrifft den Transport von Informationen aus dem Arbeitsgedächtnis in das deklarative Gedächtnis. Bisherige ereigniskorrelierte fMRT-Studien fanden heraus, dass vor allem der *linke PFC an der Verarbeitung und Enkodierung von semantischen Informationen* und dem aktiven Abruf von Informationen aus dem Gedächtnis beteiligt ist. Neuere Studien konnten zudem zeigen, dass der *mediale Temporallappen* und insbesondere der in dessen Tiefe gelegene *Hippocampus* ebenfalls eine entscheidende Rolle bei Gedächtnisprozessen spielen (Wagner et al, 1998). Eine erfolgreiche Enkodierung von Informationen in das deklarative Gedächtnis wird nur durch die abhängige Zusammenarbeit von frontalen und mediotemporalen Hirnarealen ermöglicht (Fernandez und Tendolkar, 2001). Die frontalen Areale übernehmen hierbei eine vorgeschaltete organisierende Funktion, um die dauerhafte Überführung der zu speichernden Information durch den medialen Temporalkortex vorzubereiten.

Schizophrene Patienten zeigen verminderte kognitive Leistungen bei Aufgaben, die das Arbeitsgedächtnis beanspruchen. Während der Durchführung solcher Aufgaben ist die Aktivierung des DLPFC vermindert. Dies ist möglicherweise bedingt durch eine Beeinträchtigung GABAerg vermittelter inhibitorischer Prozesse im DLPFC. Denn: Sowohl die Synthese als auch die Wiederaufnahme freigesetzter GABA in die präsynaptische Nervenendigung, wo sie vor dem metabolischen Abbau geschützt ist, ist in den GABAergen Neuronen des DLPFC herabgesetzt (Lewis und Moghaddam 2006).

Infolge der GABA-Insuffizienz kommt es zu einer Aufhebung des inhibitorischen Einflusses auf die extrazelluläre Glutamatfreisetzung im DLPFC. Der dadurch bedingte Glutamatüberschuss hat wiederum exzitotoxische Auswirkungen auf die präfrontalen Neurone (s. Kap. 12.8). Die gleiche Situation (vermehrte kortikale Glutamatfreisetzung) kann auch durch die Applikation von NMDA-Rezeptorantagonisten herbeigeführt werden, wie dies u.a. durch fMRT-Studien belegt werden konnte (Jackson et al. 2004). Die Auswirkungen der GABAerg/glutamatergen Dysbalance zeigen sich klinisch in schizophrenietypischen kognitiven Dysfunktionen, speziell einer verminderten Effizienz des DLPFC und den entsprechenden Beeinträchtigungen des Arbeitsgedächtnisses.

Funktionsstörungen im Bereich des Arbeitsgedächtnisses manifestieren sich klinisch bei schizophrenen Patienten in den beschriebenen charakteristischen Denkstörungen, sowie in Beeinträchtigungen des zielorientierten und situationsadäquaten Verhaltens. Darüber hinaus führen sie als Folge desorganisierter kognitiver Prozesse zu schizophrenietypischen Defiziten der Handlungsplanung und Entscheidungsfindung.

Im Gegensatz zu produktiven psychotischen Symptomen sind kognitive Defizite bei Patienten mit einer schizophrenen Erkrankung bereits vor und während der Erstmanifestation nachweisbar (Bilder et al. 2000, Mayoral et al. 2008). Während produktive psychotische Symptome als „State-Marker" gelten, zeigen kognitive Beeinträchtigungen Charakteristika eines so genannten „Trait-Markers", das heißt, psychotische Symptome treten im Gegensatz zur kognitiven Symptomatik zustandsabhängig auf. Meist können kognitive Defizite im klinischen Alltag nur indirekt erschlossen werden, um genauere Angaben zu haben, muss eine neuropsychologische Untersuchung durchführt werden.

Es gibt eine Reihe von Varianten für die Untersuchung von *Arbeitsgedächtnisleistungen*. Ein Beispiel sind Aufgaben zur Zahlenspanne, die das Erinnern einer auditiv dargebotenen Zahlenreihe untersuchen, welche im nächsten Schritt rückwärts wiedergegeben werden soll. Dieses Testverfahren erfordert reine Gedächtnisleistungen, stellt aber auch Anforderungen an das Arbeitsgedächtnis, weil das Wiedergeben in umgekehrter Reihenfolge das kurzfristige Speichern und gleichzeitige Verarbeiten der wahrgenommenen Information voraussetzt. Ähnliche Anforderungen an das Arbeitsgedächtnis stellt auch der „Trail-Making-Test" (TMT), der ebenfalls aus zwei Teilen besteht. Zu Beginn werden Zahlen (von 1 bis 25) präsentiert, die der Proband in aufsteigender Reihenfolge schnellstmöglich miteinander verbinden soll. Der zweite Teil beinhaltet dann zusätzlich zu den Zahlen (von 1 bis 13) auch Buchstaben (A bis L), die dann im Wechseln aufsteigend miteinander verbunden werden sollen (Bsp. 1-A-2-B etc.).

Mit den so genannten Tower-Tests, wie dem „Tower of Hanoi" oder „Stockings of Cambridge", wird das *planende motorisch-räumliche Handeln* untersucht. Den Probanden werden je nach Testvariante variierende Elemente präsentiert, die es zu sortieren gilt. Dabei werden durch bestimmte Restriktionen die Handlungsmöglichkeiten begrenzt, sodass mehrere Handlungsschritte bereits im Voraus geplant werden müssen, um das Ziel zu erreichen.

Einer der in Studien zu Schizophrenie am häufigsten verwendete Test ist der „Wisconsin Card Sorting Test" (WCST), der von Berg (1948) zur Untersuchung der kognitiven Flexibilität bei Konzeptwechseln konzipiert wurde. Dem Probanden werden visuell Karten präsentiert, die unter unbekannten Zuordnungsregeln sortiert werden sollen. Während der Testdurchführung ändern sich die Regeln unangekündigt. Nur die Rückmeldung, ob die zuletzt präsentierte Karte korrekt sortiert wurde, bietet dem Probanden Hinweise auf Zuordnungsregeln.

Die kognitiven Beeinträchtigungen schizophrener Patienten können unterschiedliche Ausmaße erreichen. Bei etwa 20–25% sind die Unterschiede im Vergleich zu Gesunden relativ gering ausgeprägt. Neuropsychologisch stärker beeinträchtigte Patienten weisen eine stärkere Tendenz zu negativen Symptomen und einem früheren Erkrankungsbeginn auf (Kremen et al. 2000). Darüber hinaus bestehen neuroanatomische Unterschiede:

> *Patienten mit geringen Einbußen ihrer kognitiven Fähigkeiten weisen eine allgemeine Abnahme der grauen Substanz und erweiterte dritte Ventrikel auf, während bei kognitiv stärker beeinträchtigten Patienten* zusätzlich *eine* Abnahme der weißen Substanz *und Erweiterungen der Seitenventrikel bestehen (Wexler et al. 2009).*

5.9 Soziale Kognitionen[3]

Unter dem Begriff „Soziale Kognition" versteht man allgemein die Art und Weise wie Menschen über sich selbst und ihr soziales Umfeld denken, oder spezifischer, wie sie *soziale Informationen* selektieren, interpretieren und im Gedächtnis behalten, um Entscheidungen zu treffen und Urteile zu bilden (Aronson et al. 2004). Soziale

3 Bei der Abfassung dieses Abschnitts war Frau Dipl.-Psych. Ch. Totzeck freundlicherweise behilflich.

Kognitionen können in sozialen Interaktionen sowohl bewusst als auch unbewusst ablaufen. Sie umfassen neben dem Erkennen und Interpretieren von emotionalen Gesichtsausdrücken, Sprachmelodien (*Prosodie*) und Körperhaltungen auch das Differenzieren und Reflektieren eigener und fremder Absichten, Intentionen, Gedanken und Emotionen (Adolphs 2001, Brüne 2008). Letzteres geht auf Premack und Woodruff (1978) zurück und wird als „*Theory of Mind*" bezeichnet: Die kognitive Fähigkeit, sich selbst und anderen mentale Zustände (*mental states*) – wie Gedanken, Absichten, Wünsche, Erwartungen und Vorstellungen – zuschreiben zu können, und somit in der Lage zu sein, ein Verhalten zu erfassen, zu erklären, zu beeinflussen und vorherzusagen.

Das intakte Funktionieren sozialer Kognitionen ermöglicht das Herstellen und Aufrechterhalten von Beziehungen zwischen sich und anderen, um in soziale Gruppen aufgenommen zu werden (Frith 2008) und das soziale Verhalten zu steuern (Couture et al. 2006, Sergi et al. 2006). Neuropsychologische fMRT-Studien befassen sich zurzeit vor allem mit den neuroanatomischen Substraten sozialer Kognitionen und erforschen spezifische neurale Strukturen, Gene und Neurotransmitter-Systeme, welchen bei der Wahrnehmung und Verarbeitung sozialer Informationen eine entscheidende Rolle zukommt. Nach Adolphs (2001) sind bei der *Wahrnehmung* sozial-relevanter Stimuli vor allem die *kortikalen Regionen des Temporallappens* beteiligt. Um eine Verbindung herzustellen zwischen den wahrgenommenen sozialen Informationen und einer adäquaten Reaktion wie bspw. einer Emotion, ist jedoch ein neurales Netzwerk bestehend aus den *Amygdalae*, dem *präfrontalen*, *cingulären* und dem *somatosensorischen Cortex* notwendig (Lee et al. 2004).

Beeinträchtigungen der sozialen Kognitionen werden bei Patienten mit einer schizophrenen Erkrankung zunehmend als allgemein gültige, klinisch relevante Merkmale anerkannt. In besonderem Maße sind hierbei die Wahrnehmung und Verarbeitung emotionaler Gesichtsausdrücke betroffen (Heimberg et al. 1992). Klinische Befunde deuten auf Leistungsdefizite schizophrener Patienten hin, mimisch dargebotene Emotionen korrekt zu benennen und von anderen Emotionen unterscheiden zu können (Grüsser et al. 1990, Schneider et al. 2008). Die beeinträchtige Leistung hängt mit dem Schweregrad der Symptomatik, insbesondere der Negativ-Symptomatik, zusammen (Kohler et al. 2000, 2003), und bezieht sich vornehmlich auf das Erkennen der Emotionen *Angst* und *Ärger* (Rasetti et al. 2009, Williams et al. 2007). Neue fMRT-Befunde konzentrieren sich auf neuroanatomische Auffälligkeiten schizophrener Patienten während der Bewältigung von Aufgaben zur Diskrimination und Identifikation emotionaler Gesichtsausdrücke (Brunet-Gouet u. Decety 2006). Die Fähigkeit, visuell wahrgenommene emotionale Gesichtsausdrücke zu erkennen und zu deuten, ist vor allem im fusiformen Gyrus und dem Sulcus temporalis superior (STS) verankert (Haxby et al. 2000, Winston et al. 2004). Leitman et al. (2008) spezifizierten ihre fMRT-Untersuchung auf die Wahrnehmung *ängstlicher Gesichter* und fanden bei schizophrenen Patienten eine Störung der funktionellen neuralen Konnektivität zwischen Thalamus, Amygdala und präfrontalen Cortexarealen während der Durchführung von Aufgaben, bei denen mimische Ausdrucksformen von Angst und Bedrohung richtig erkannt und interpretiert werden sollten. Diese Befunde weisen darauf hin, dass die Beeinträchtigung der Fähigkeit, Angst in der Mimik eines Gegenübers wahrzunehmen und die damit zusammenhängende Bedrohung zu deuten, auf einer abnormalen Integration der wahrgenommenen sozialen Stimuli beruht. Dabei ist davon auszugehen, dass die Verarbeitung und Bewertung von Signalen der Bedrohung innerhalb der fronto-kortikalen Regionen und medialen Strukturen wie Amygdala und Thalamus unterbrochen wird und es dadurch zu einer Fehl-Interpretation der Situation und einer entsprechend inadäquaten Reaktion kommen kann. Emotionale Wahrnehmungsstörungen beschränken sich bei schizophrenen Erkrankungen nicht nur auf *angstbezogene Stimuli* sondern äußern sich in einer Beeinträchtigung, den Bedeutungsgehalt *emotionaler und sozialer Signale* der Außenwelt zu erfassen und korrekt zu interpretieren. Letzteres ist an das intakte Funktionieren des *ventromedialen präfrontalen* und *orbitofrontalen Kortex* gebunden. Neuroanatomische Läsionen in diesem Bereich führen zu *stereotypen* und *sozial unangemessenen Verhaltensweisen* (Adolphs 1999), welche auch meist bei schizophrenen Patienten zu beobachten sind.

Beeinträchtigungen der sozialen Kompetenz gehören zu den hervorstechendsten Merkmalen schizophrener Psychosen. Aus klinischer Sicht ist das inadäquate und oft bizarre Sozialverhalten der Patienten eines der charakteristischen Merkmale der Schizophrenie (Brüne 2005).

Beeinträchtigungen der sozialen Kompetenz sind bei schizophrenen Störungen im gesamten Verlauf der Erkrankung festzustellen. Bereits vor Beginn der psychotischen Kernsymptomatik zeigen sich sozial-kognitive Defizite, die sich im weiteren Verlauf meist verschlechtern (Davidson et al. 1999). Zudem scheinen die fehlenden sozialen Kompetenzen zu der Rezidivrate beizutragen (Perlick et al. 1992; Pinkham et al. 2003).

Eine Möglichkeit der testpsychologischen Untersuchung der ToM bieten Aufgaben zur Mentalisierungsfähigkeit, die in experimentell konstruierten Situationen das Reflektieren einer falschen Überzeugung anderer Personen über eine Handlung (Metarepräsentationen) erfordern, so genannte *„first order false belief" Tests*. Pilowsky et al. (2000) konnten in einer vergleichenden Studie mit 12-jährigen Kindern zeigen, dass sich schizophrene Kinder tatsächlich eher von eigenen Vorstellungen leiten ließen und den Kenntnisstand der handelnden Person ignorierten, was zu einer deutlich erhöhten False-belief-Fehlerrate führte. Komplexer wird die ToM-Testung in *„second order false belief"*- oder *„Faux pas"(FP)*-Tests, die Annahmen über eine weitere Person innerhalb derselben konstruierten Situation erfragen und damit eine höhere kognitive Leistung erfordern. In der Untersuchung von Herold et al. (2008) erbrachten Patienten bereits in der frühen Erkrankungsphase einer schizophrenen Störung (erste Symptome lagen weniger als 5 Jahre zurück) signifikant schlechtere Leistungen in FP-Tests. Die zusätzlich durchgeführte Voxel-basierte Morphometrie (VBM) ergab in der Patientengruppe eine signifikant verringerte Dichte der Grauen Substanz in bestimmten frontalen, temporalen und subkortikalen Hirnregionen. Die schwächere FP-Leistung der schizophrenen Patienten korrelierte mit den Reduktionen der Grauen Substanz im linken orbitofrontalen Cortex und dem rechten Temporallappen. Diese Befunde führen zu der Schlussfolgerung, dass bei Erkrankungsbeginn die herabgesetzten ToM-Fähigkeiten von schizophrenen Patienten mit Reduktionen der Grauen Substanz im linken orbitofrontalen Cortex und rechten Temporallappen assoziiert sein könnten (Herold et al. 2008).

Bisher konnte jedoch noch nicht eindeutig erwiesen werden, inwieweit die falschen Schlussfolgerungen schizophrener Patienten bei den bildlich dargebotenen Stimuli der False belief- und Fauxpas-Aufgaben auch durch eine fehlerhafte Wahrnehmung von visuellen Bewegungsabläufen entstehen können (Hooker & Park 2000). Diesen Einwand berücksichtigend führten Schiffman et al. (2004) eine weitere Untersuchung der ToM bei schizophrenen Kindern durch. In einer Langzeitstudie sollten Kinder mit familiärer genetischer Prädisposition für die Entwicklung einer Schizophrenie in einem so genannten *Role Taking Test* ihre Fähigkeit unter Beweis stellen, fremde Rollenmuster einnehmen zu können. Die Kinder, die 20 Jahre später an einer Schizophrenie erkrankten, erzielten tatsächlich deutlich schlechtere Test-Ergebnisse. Die fehlerhafte Zuschreibung innerer Zustände von fremden Personen erklärt Frith (1992, 2004) in seinem kognitionspsychologischen Modell als ein Defizit der Metarepräsentation bei Schizophrenen. Frith unterscheidet in seinem Modell drei Störungsmuster, die entsprechend unterschiedliche Symptomkonstellationen bedingen. Zum Einen ist bei schizophrenen Patienten eine *Störung des Handelns aufgrund eigener Willensbildung* („willed action") erkennbar, die das Umsetzen eigener Intentionen in Handlungen und das Generieren von spontanem Verhalten erschwert. Dies kann sich klinisch in negativen Symptomen und desorganisiertem Verhalten der Patienten äußern. Des Weiteren kann eine *Störung der Selbststeuerung* („self-monitoring") vorliegen, die erklärt, warum sich Patienten als fremdgesteuert empfinden und Ich-Störungen (wie bspw. Gedankeneingebung und Gedankenausbreitung) auftreten. Die dritte Form bezeichnet Frith als *Störung des Reflektierens der Intentionen Anderer* („monitoring the intentions of others"). Schizophrene Patienten weisen meist Defizite auf, die Intentionen und Absichten Anderer korrekt zu bewerten und darauf adäquat zu reagieren, was sich zum Beispiel in Verfolgungs- und Beziehungswahn bemerkbar machen kann (siehe auch Brüne 2008).

Zusammenfassend lässt sich sagen, dass die stärkere Beachtung sozial-kognitiver Prozesse das Verständnis der schizophrenen Kernsymptomatik fördert. Insbesondere für die nicht-medikamentösen Therapiestrategien spielen die bei schizophrenen Erkrankungen nachgewiesenen sozial-kognitiven Störungen eine Schlüsselrolle, die bereits in der Prävention psychotischer Störungen erfasst und berücksichtigt werden sollten (s. Kap. 13.3).

6 Diagnostik

6.1 Psychopathologische Diagnostik

Grundlage für jede Diagnostik ist der psychopathologische Befund, also die sorgfältige Beschreibung der Ausdrucks- und Verhaltensweisen des Kindes. Dazu gehören insbesondere die Beurteilung kognitiver Funktionen wie Denken und Wahrnehmen. Bei Verdacht auf eine kindliche Psychose ist auf das Vorliegen *formaler Denkstörungen* zu achten, wie

- gedankliche Fixierungen auf einen bestimmten Inhalt (das Denken bleibt „in einer Rille stecken" und dreht sich immer um den gleichen Punkt),
- gedankliches Abschweifen,
- Inkohärenz,
- gelockerte Assoziationen bis hin zur Denkzerfahrenheit,
- Gedankenabreißen,
- Denkblockaden.

Sorgfältig zu eruieren sind *inhaltliche Denkstörungen* wie Wahnideen, magisch-animistisches Denken, das Gefühl, eigene Gedanken und Vorstellungen würden durch andere beeinflusst oder weggenommen bzw. „abgezogen" (Gedankenentzug) oder aufgezwungen („Gedankeneingebungen").

Des Weiteren: *Wahrnehmungsstörungen*, die alle Sinnesgebiete umfassen (akustisch, optisch, olfaktorisch, coenästhetisch, haptisch), ebenso das eigene Ich- und Körpererleben betreffend (Ich-Entfremdung, Spaltungserleben, Depersonalisation, Derealisation). Bei jungen Kindern ist auf sog. transitivistische Depersonalisationserlebnisse zu achten, die Kinder identifizieren sich mit Personen und Dingen der Umgebung, („Ich bin die Liese, ich bin die Lampe da".) Zu beurteilen sind weiterhin Stimmungen und Affekte, insbesondere Ängste und Befürchtungen, Gedächtnis- und Bewusstseinsfunktionen, Orientierungsvermögen, das Kontaktverhalten, Selbstsicherheit, das Vorliegen von Zwängen und Phobien sowie aggressiv-dissoziale Verhaltensweisen. Zu beschreiben ist auch das psychomotorische Ausdrucks- und Bewegungsverhalten des Kindes.

Zur Diagnostik gehört natürlich auch die sorgfältige Erhebung der Familien- und Eigenanamnese. Von großer Bedeutung ist die Beurteilung der familiären Interaktions- und Beziehungsmodi sowie des Erziehungsstils der Eltern und der jeweiligen Großeltern mütterlicher- und väterlicherseits. Zu erfragen ist die störungsspezifische Entwicklungsgeschichte des Kindes bzw. des Jugendlichen. Dazu gehören insbesondere die Schwangerschafts- und Geburtsanamnese, die Beurteilung der prämorbiden Vorgeschichte und das Aufspüren kognitiver, sprachlicher, motorischer, sensorischer und sozialer Entwicklungsauffälligkeiten. Des Weiteren muss nach somatischen Vorerkrankungen und nach durchgemachten psychosozialen Stressoren gefragt werden. Behutsam muss auch das evtl. Vorliegen einer Suizidalität eruiert werden.

6.2 Interviewinstrumente

Schedules for the Clinical Assessment in Neuropsychiatry (SCAN)

Die Schedules for the Clinical Assessment in Neuropsychiatry (SCAN), eine Weiterentwicklung der PSE (Present State Examination, Wing et al. 1974), sind ein im Auftrag der WHO entwickeltes Erhebungsinstrument zur Erfassung der grundlegenden Psychopathologie für die wichtigsten psychiatrischen Störungen des Erwachsenenalters (van Gülick-Bailer et al. 1995). Das Instrument besteht aus einem strukturierten Interview (PSE 10), einem Glossar mit Definitionen der Symptome, einer Item Group Checklist und dem Clinical History Schedule. Der Untersucher beurteilt Vorliegen und Ausprägung der Symptome. Ein erster Teil beinhaltet Abschnitte für nicht-psychotische Symptomatik, z.B. physische Gesundheit, Sorgen, Anspannung, Panik, Angst und Phobien, Zwangssymptome, depressive Stimmung, Beeinträchtigungen des Denkvermögens, der Konzentration, der Energie, der Interessen, körperlicher Funktionen wie Gewicht und Schlaf, Essstörungen, Alkohol- und Drogenmissbrauch. Ein zweiter Teil umfasst psychotische Symptome, kognitive Einschränkungen und Auffälligkeiten von Verhalten, Sprache und Affektivität.

Interview for the Retrospective Assessment of the Onset of Schizophrenia (IRAOS)

Das Interview for the Retrospective Assessment of the Onset of Schizophrenia (IRAOS, Häfner et al. 1990) erlaubt in fünf Sektionen eine objektive, reliable, valide und detaillierte Einschätzung von 40 Symptomen, vorausgehenden Episoden, Verhaltensänderungen und Behandlungen, regelmäßigen Tätigkeiten, Medikamentencompliance, demografischer und sozialer Charakteristika ab der Kindheit. Es wurde entwickelt, da der ersten psychiatrischen Untersuchung häufig bereits eine lange Anamnese mit vielfältigen Verlaufsformen vorausgehen kann, die prädiktiv bedeutsam ist (Häfner 2000, Röpcke und Eggers 2005). Dieses Instrument ist als halbstrukturiertes Interview mit Patienten und Angehörigen angelegt. Auch alle anderen Informationen über vorausgehende Behandlungen werden einbezogen. Es werden ein Zeitraster und ein Episodenkalender erstellt, um Zusammenhänge zwischen Erkrankungszeiten und Lebensereignissen zu verdeutlichen.

Kiddie-Schedule for Affective Disorders and Schizophrenia – Present and Lifetime Version (K-SADS-PL)

Die Kiddie-Schedule for Affective Disorders and Schizophrenia – Present and Lifetime Version (Chambers & Puig-Antich 1985) ist ein halbstrukturiertes, diagnostisches Interview zur Erfassung der Pychopathologie des Kindes- und Jugendalters und der Vorgeschichte psychischer Störungen, das in der Kinder- und Jugendpsychiatrie weltweit Einsatz findet. Erfahrungen mit zahlreichen anderen Verfahren sind hier eingeflossen. Informanten sind sowohl die Eltern der betroffenen Kinder bzw. Jugendlichen, als auch die Patienten selbst. Das K-SADS-PL erfasst 22 Diagnosen des Kinder- und Jugendalters, demografische Variablen und das soziale Funktionsniveau. Die deutsche Version ist im Internet frei verfügbar.

Modified Premorbid Adjustment Scale (M-PAS)

Die prämorbide Anpassung im Kindes-, Jugend- und Erwachsenenalter kann mit der Modified Premorbid Adjustment Scale (Cannon-Spoor 1982) eingeschätzt werden. Diese enthält drei Kategorien: soziale Isolation, Beziehungen zur Altersgruppe und Interessen/Hobbys. Die Einschätzung erfolgt auf einer vierstufigen Skala.

Premorbid Symptom Checklist (PSCL)

Ausführlicher für die Beurteilung prämorbider Auffälligkeiten bei schizophrenen Psychosen als die M-PAS ist die Premorbid Symptom Checklist (Eggers et al. 2000, Bunk et al. 2003). Es handelt sich um eine Skala von zehn verschiedenen Kategorien:

- Interessenverlust,
- Depression,
- Suizidgedanken/-absichten,
- Paranoia,
- Angst,
- Schüchternheit,
- bizarres Verhalten,
- Aggression,
- Isolation und
- Zwänge,

zu denen jeweils zugehörige Symptome aufgeführt werden. Zur Überprüfung der externen Validität wurde die PSCL mit der M-PAS verglichen, die Validität erwies sich als zufriedenstellend (Bunk et al. 2003). Bei der PSCL werden die Symptome als vorhanden bzw. nicht vorhanden zugeordnet. Auffällig sind die Kategorien Schüchternheit, bizarres Verhalten, Angst, Aggression, sowie Isolation ab einem Auftreten von zwei oder mehr Symptomen. Die Kategorien Paranoia, Suizidalität, Interessenverlust, Depression sowie Zwänge sind auffällig ab einem Auftreten von einem oder mehr Symptomen.

Disability Assessment Schedule (DAS)

Die Psychiatric Disability Schedule der Weltgesundheitsorganisation (World Health Organisation, WHO-DAS) wurde mit Manual von der WHO 1988 veröffentlicht, um ein einfaches Instrument zur Einschätzung von Störungen der sozialen Anpassung und des Verhaltens von Patienten mit psychischen Störungen zur Verfügung zu stellen. Die deutsche Fassung wurde vom WHO Collaborating Center in Mannheim erstellt und validiert (Schubart et al. 1986). Die Mannheimer Skala zur Einschätzung sozialer Behinderung ist eine überarbeitete deutsche Version (Jung et al. 1989). Die WHO-DAS II ist ein halbstrukturiertes Interview, das besonders geeignet ist für Patienten mit Schizophrenie.

In einer **ersten Sektion** wird das Allgemeinverhalten erfasst. Die hierin enthaltenen Items sind:

- Sorge um Selbstdarstellung,
- Freizeitaktivität,
- Tempo bei der Bewältigung täglicher Aufgaben,
- Kommunikation/sozialer Rückzug,
- Rücksichtnahme und Reibungen im Umgang mit Menschen und
- Verhalten in Notfällen und Krisensituationen.

Sektion zwei enthält Items zu den wichtigsten Rollen eines Individuums:

- Haushaltsrolle/Teilnahme am Familienleben,
- Partnerrolle (Gefühlsbeziehung, sexuelle Beziehung),
- Elternrolle,
- heterosexuelles Rollenverhalten,
- Arbeitsverhalten,
- Interesse an einem Arbeitsplatz,
- Interessen und Informationsbedürfnis/Rolle als Konsument.

In **Sektion drei** wird eine Gesamteinschätzung der sozialen Anpassung vorgenommen. Der Grad der sozialen Anpassung wird auf fünf Stufen beurteilt (von „gute soziale Anpassung“ bis „fehlende soziale Anpassung“). Zur zusammenfassenden Darstellung der WHO-DAS II-Items wurde von Wiersma et al. (2000) ein Algorithmus entwickelt.

Die Gütekriterien der WHO-DAS wurden umfassend getestet. Aufgrund der Ergebnisse wurde das Instrument von 89 auf 36 Items gekürzt (WHO-DAS II). Außerdem wurde ein Screening-Fragebogen mit zwölf Items entwickelt. Die Sensitivität für Veränderung und Prognose wird weiter untersucht. Die deutsche Fassung wurde vom WHO Collaborating Center in Mannheim erstellt und validiert (Schubart et al. 1986). Sie ist über das Internet frei verfügbar.

Die Kiddie Formal Thought Disorder Rating Scale (K-FTDS)

Formale Denkstörungen sind typisch für Schizophrenie, oft auch schon im Prodromalstadium. Gleichzeitig können sie in der kindlichen Entwicklung etwa bis zum siebten Lebensjahr auftreten. Dass solche Störungen zur Diagnostik dennoch geeignet sind, zeigten Caplan et al. (1994) mit der Kiddie Formal Thought Disorder Rating Scale. Hierzu wurden Sprachproben aus dem Nacherzählen und Erfinden von Geschichten sowie aus der Beantwortung von Fragen zum Inhalt von geschulten Ratern auf unlogisches Denken, Inkohärenz, gelockerte Assoziationen und Verarmung der Sprache eingeschätzt. Es konnte eine gute Übereinstimmung zwischen den Ratern erzielt werden. Unlogisches Denken und assoziative Lockerung erwiesen sich als geeignet, um zwischen Kindern mit Schizophrenie und gesunden Kindern zu unterscheiden. Die Werte von Kindern mit schizotypen Zügen lagen zwischen den Werten gesunder Kinder und solcher mit Schizophrenie. Unter Berücksichtigung von Entwicklungsstand und Intelligenz kann die K-FTDS auch bei Kindern unter sieben Jahren angewandt werden (s.a. Kap. 5).

Die K-FTDS liegt nicht in deutscher Übersetzung vor. Die Autoren knüpften an Gardners (1971) klinisches Instrument für die therapeutische Kommunikation mit Kindern an. Die verwendeten Themen für das Erfinden von Geschichten sind: „Traum von einem freundlichen Geist", „ein verstoßener kleiner Junge", „ein unglaublicher Riese", „eine Hexe mit einem guten oder bösen Kind" und „ein unglückliches Kind". Wenn ein Kind keine Geschichten erfindet, kann man z.B. einfache Fabeln von Äsop nacherzählen lassen. Auf der Grundlage klinischer Erfahrung können damit wertvolle diagnostische Informationen erhoben werden.

6.3 Beurteilungsskalen zur Bestimmung der psychopathologischen Symptomatologie und postpsychotischer Defizienzverfassungen

Positive and Negative Syndrome Scale (PANSS)

Die PANSS ist eine Fremdbeobachtungsskala, die bei Patienten mit psychotischen Erkrankungen aktuelle psychopathologische Symptome erfasst (Kay et al. 1987). Das Instrument basiert auf der Scale for Assessment of positive Symptoms (SAPS, Andreasen 1984), der Scale for Assessment of negative Symptoms (SANS, Andreasen 1983), sowie auf der Brief Psychiatric Rating Scale (Overall und Gorham 1962). Theoretische Fundierung, Spektrum der erfassten Symptome und psychometrische Absicherung wurden weiter entwickelt. Sieben der 30 Items der PANSS beinhalten Aspekte des positiven Syndroms (Wahngedanken, Zerfall der Denkprozesse, Halluzinationen, Erregung, Größenideen, Misstrauen/Verfolgungswahn und Feindseligkeit). Weitere sieben Items repräsentieren Aspekte des negativen Syndroms (Affektverflachung, emotionale Zurückgezogenheit, mangelnde Beziehungsfähigkeit, sozialer Rückzug, Störungen des abstrakten Denkens, mangelnde Spontaneität und Redefluss sowie stereotypes Denken). 16 Items betreffen allgemeine psychopathologische Symptome. Maßgeblich für die Auswahl der 30 Items waren die Übereinstimmung mit dem Konzept der Unterscheidung positiver und negativer Symptome, die Möglichkeit einer eindeutigen Zuordnung und das Bestreben, heterogene Bereiche kognitiver, affektiver, sozialer und kommunikativer Funktionen abzudecken (Kay et al. 1989). Jedes Item ist durch operationalisierte Kriterien definiert, die detaillierte Beurteilungsrichtlinien für jede Ausprägung auf der siebenstufigen Schweregradskala (1 = fehlt bis 7 = extrem) nennen. Ergebnisse der PANSS zeigen gute Übereinstimmung verschiedener Rater und interne Konsistenz (Kay et al. 1989). Jüngere Untersuchungen fanden geringere Übereinstimmung auf der Item-Ebene, bestätigten aber gute Übereinstimmung für die Summen der Subskalen (Bentsen et al. 1996, Norman et al. 1996). Bei Stichproben von chronisch kranken Patienten wurde die Retest-Reliabilität gesichert (Kay et al. 1989). In zahlenmäßig starken Kohorten schizophrener Patienten wurde auch die Validität der Skala untersucht. Interpretierbare Korrelationen bestehen zwischen den PANSS-Skalen und anderen psychometrischen Symptom-Ratings sowie biographischen, klinischen und soziodemographischen Parametern (Kay et al. 1989).

Die Global Assessment of Functioning Scale (GAF)

Die Global Assessment of Functioning Scale (GAF) ist eine Weiterentwicklung der von Endicott et al. (1976) konzipierten Global Assessment Scale (GAS). Bei der GAF schätzt der Untersucher das psychische, soziale und berufliche Funktionsniveau zusammengefasst auf einer Skala von 1–100 ein (Kaplan und Sadock 1995). Die Werte unter 50 bedeuten eine ernsthafte Beeinträchtigung, Werte von 51 bis 60 eine mäßige Beeinträchtigung und Werte von 61 und höher eine leichte Beeinträchtigung. Die Skala ist in Intervalle von zehn Punkten aufgeteilt, wobei jedem Intervall eine detaillierte Beschreibung zugeordnet ist. Als Beurteilungszeitraum wird die zurückliegende Woche verwendet.

Die psychometrischen Eigenschaften der Skala wurden umfassend untersucht, Reliabilität und Validität der Skala sind gesichert (Endicott et al. 1976). Die GAF wurde in zahlreichen Untersuchungen zu Verlauf und Ausgang psychischer Erkrankungen verwendet und in das Diagnostische und Statistische Manual der American Psychiatric Association (seit DSM-III-R) aufgenommen. Es wurden Modifikationen der GAF vorgeschlagen, z.B. eine Separation der Beurteilung von Symptomen und der sozialen Beeinträchtigung (Goldman et al. 1992, Patterson und Lee 1995, Sartorius et al. 1996). Die Originalskala selbst, die Informationen über den Schweregrad der Symptomatik sowie der Beeinträchtigung des Verhaltens und der sozialen Funktionsfähigkeit integriert, erwies sich als konzeptuell tragfähig sowie klinisch valide (Yamauchi et al. 2001) und wird daher weiter verwendet.

Clinical Global Impression (CGI)

Die Skala Clinical Global Impression (CGI) des National Institute of Mental Health dient der Erfassung des Schweregrades der globalen Erkrankung auf einer siebenstufigen Skala (1: Patient ist überhaupt nicht krank, 7: Patient ist extrem schwer krank). Mit diesem Verfahren ist auch die Beurteilung der Veränderung des psychopathologischen Zustandes möglich.

7 Differentialdiagnose

7.1 Frühkindlicher Autismus Kanner und andere Autismusformen, tiefgreifende Entwicklungsstörungen (PDD)

Historisches

In Kapitel 1 wurde bereits darauf hingewiesen, dass vor allem im angloamerikanischen Schrifttum in der DSM-II-Ära unter dem Begriff *„childhood schizophrenia“* ein sehr breites Spektrum psychotiformer Entwicklungsstörungen des Kindesalters subsumiert wurden. Es handelte sich dabei um ein ganzes Syndrom-Cluster, welches sich im Wesentlichen auf Störungen der sprachlichen, motorischen und kognitiven Entwicklung bezog sowie auf phänomenologische Auffälligkeiten wie sprachliche und motorische Stereotypien und Manierismen, bizarre Körperhaltungen, Gangauffälligkeiten (z.B. Zehengang), Wedeln mit Händen und Armen, Ritualbildungen, Echolalie, Phonographismus, Mutismus, Kontaktstörungen (Autismus oder symbiotische Beziehungsmuster), affektive Teilnahmslosigkeit, unmotivierte Wutausbrüche oder Lachanfälle.

Kolvin (1971) und Werry (1979) haben dann aber die kindliche Schizophrenie eindeutig von Entwicklungsstörungen wie dem *frühkindlichen Autismus (Kanner)* und sog. *pervasiven Entwicklungsstörungen (PDD)* unterschieden, was auch Grundlage der DSM-III-Klassifikation wurde. Dadurch ist es in dieser Frage zu einer Annäherung an die klassische deutsche bzw. zentraleuropäische Kinderpsychiatrie gekommen, und die Diagnose einer kindlichen Schizophrenie orientierte sich an der entsprechenden klassischen Psychopathologie des Erwachsenenalters. Im Übrigen hat L. Kanner (1943) das von ihm erstmalig beschriebene und nach ihm benannte Krankheitsbild des frühkindlichen Autismus nie in einen Zusammenhang mit der kindlichen Schizophrenie gebracht, wie dies spätere Autoren wie z.B. L. Bender (1947) oder R. Lempp (1973) getan haben.

7.1.1 Frühkindlicher Autismus Kanner

Der frühkindliche Autismus Kanner wird heute zu den sog. *tiefgreifenden Entwicklungsstörungen* (ICD-10: F84) bzw. *Pervasive Development Disorders (PDD)* – DSM-IV: 299 gerechnet. Dazu gehören die in Tabelle 11 aufgelisteten Entwicklungsstörungen des Kindesalters.

Tab. 11 Tiefgreifende Entwicklungsstörungen des Kindesalters nach Bölte u. Poustka (mit freundlicher Genehmigung von Springer Science+Business Media: Petermann F, Niebamk K, Scheithauer H (Hrsg.) Entwicklungswissenschaft, Tiefgreifende Entwicklungsstörungen, 2004, Bölte S und Poustka F)

ICD-10	DSM-IV
frühkindlicher Autismus (F84.0)	Autistische Störung (299.00)
Asperger-Syndrom (F84.5)	Asperger-Störung (299.80)
atypischer Autismus (F84.1)	NNB* Tiefgreifende Entwicklungsstörung (NNB-TE; 299.80)
Rett-Syndrom (F84.2)	Rett-Störung (299.80)
andere desintegrative Störungen des Kindesalters (F84.3)	Desintegrative Störung im Kindesalter (299.10)
überaktive Störung mit Intelligenzminderung und Bewegungsstereotypien (F84.4)	Keine Entsprechung im DSM-IV
sonstige tiefgreifende Entwicklungsstörungen (F84.8)	NNB-TE
nicht näher bezeichnete tiefgreifende Entwicklungsstörung (F84.9)	NNB-TE

*NNB = nicht näher bezeichnete Störung; Restkategorie, die diagnostiziert wird, wenn z.B. das Symptombild nicht vollständig erfüllt wird, das Symptombild als solches nicht in den Störungskategorien vollständig abgebildet ist, aber ein klinisch bedeutsames Leiden vorliegt

Die Hauptsymptome des frühkindlichen Autismus sind:

1. **Beziehungsstörungen** mit Unfähigkeit der normalen Kontaktaufnahme mit der personalen und dinglichen Umwelt, wobei sich häufig bis zur Faszination gesteigerte selektionierte Spezialinteressen an bestimmten bevorzugten Gegenständen (besonderes Spielzeug, Türgriff, Stofflappen, Schnur u.ä.) herausbilden können.
2. **Tendenz zur Bewahrung der Gleichheit** der Umwelt und der Situation, in der sich das Kind befindet, oft verbunden mit zwanghaften Ritualisierungen von Verhaltensweisen, Veränderungsangst.
3. **Sprachstörungen**: Echolalie, Phonographismus, Wortverstümmelungen oder -neubildungen, Agrammatismen, pronominale Umkehr, Störungen in der Erfassung von Lauten und im Verständnis von Sprache; nur etwa zwei Drittel der autistischen Kinder sind fähig zum Spracherwerb.
4. **Intelligenzstörung** als Folge der affektiven Blockade des beziehungsgestörten Kindes und/oder einer kognitiven Dysfunktion mit oder ohne Vorliegen einer manifesten Zerebralschädigung. Man unterscheidet in Abhängigkeit von der intellektuellen Entwicklung einen „high functioning Autismus" ohne wesentliche Intelligenzminderung oder mit Lernbehinderung (IQ > 70) von einem „low functioning Autismus" (IQ < 70). Bei etwa 3% liegt die Intelligenz im Normbereich, bei etwa 17% im Grenzbereich, etwa 20% sind lernbehindert (IQ < 85) und etwa 60% weisen eine geistige Behinderung auf (IQ < 70).

5. **Abnorme Reaktionen auf sensorische Reize** mit Neigung zu Kinästhesien, Perzeptionsstörungen. Typisch sind sensorische Selbststimulationen z.B. in Form von kräftigem Bohren mit dem Finger in die Augen, um Photome zu erzeugen, oder stereotypes u.U. stundenlanges Wedeln mit gespreizten Fingern vor den Augen.
6. **Motorische Auffälligkeiten** mit Manierismen, geschraubt-eckig-steifen Bewegungen, Stereotypien, Grimassieren. Extremer Zehenspitzengang oder stundenlanger Kopfstand (u.U. > 12 Stunden!). Die Kinder haben eine ausgeprägte Neigung zu Selbstverletzungen (Beißen, Schlagen mit dem Kopf gegen Wand oder Fußboden, Boxhiebe gegen das Gesicht).

Die **Symptomatik** zeigt sich für gewöhnlich von der Geburt an oder in der frühen Säuglingszeit, fast stets jedoch vor dem 2./3. Lebensjahr. Die *Prognose* ist ungünstig, sie ist abhängig von der Intelligenz- und Sprachentwicklung sowie vom Vorliegen und vom Ausmaß hirnorganischer Schädigungen.

Die *wesentlichen Unterscheidungsmerkmale* gegenüber einer frühkindlichen Schizophrenie sind folgende Gegebenheiten:

- Erkrankungsbeginn
- Knabenwendigkeit
- familiäre Belastung
- sehr seltener Übergang in eine schizophrene Psychose

Eine kindliche Schizophrenie kann vor dem 6./7. Lebensjahr nicht mit hinreichender Sicherheit diagnostiziert werden bzw. ist in dieser Altersstufe extrem selten! Bei strenger Diagnosestellung (Ausschluss einer PDD!) ist das *Geschlechtsverhältnis* bei der kindlichen Schizophrenie ausgeglichen oder, vor der Pubertät (!), leicht mädchenwendig, so war das Verhältnis von männlich zu weiblich bei unseren 57 Patienten 26:31 (0.84:1). Beim Kanner'schen Autismus besteht dagegen eine typische Knabenwendigkeit (3.5–4.0:1). Beim frühkindlichen Autismus und den anderen tiefgreifenden Entwicklungsstörungen ist die prämorbide Entwicklung i.d.R. von Anfang an auffällig, während bei kindlichen Schizophrenien die vorausgehende Entwicklung entweder völlig unauffällig verläuft oder aber wesentlich weniger gravierende Beeinträchtigungen aufweist (s. Kap. 9). Auch findet sich beim frühkindlichen Autismus keine erhöhte Belastung mit Psychosen aus dem schizophrenen Formenkreis, wie dies bei der kindlichen Schizophrenie der Fall ist *(Kap. 12.2)*. Verwandte ersten Grades autistischer Kinder weisen dagegen eine höhere Belastung mit autistischen Störungen auf. Und schließlich ist ein Übergang in eine schizophrene Psychose sehr selten – dies war nur bei 1 Patienten unter 163 Patienten mit einem frühkindlichen Autismus der Fall, die von Volkmar u. Cohen (1991) untersucht worden waren, das entspricht einer Häufigkeit von 0,6%, also derjenigen in der Allgemeinbevölkerung. Ein weiterer Unterschied zwischen frühkindlichem Autismus und der kindlichen Schizophrenie besteht darin, dass bei ersteren eine deutlich höhere Komorbidität mit Hirnschädigungen und mit zerebralen Anfallsleiden vorliegt (Ghaziuddin 2005). In ihrer Untersuchung über tiefgreifende Entwicklungsstörungen bei Vorschulkindern beobachteten Chakrabati und Frombonne (2005) bei knapp 67% der Kinder mit einem frühkindlichen Autismus eine mentale Retardierung im Vergleich zu 12% bei Kindern mit anderen tiefgreifenden Entwicklungsstörungen und 0% bei Kindern mit Asperger-Autismus.

Die genannten Befunde sprechen dafür, dass es sich beim frühkindlichen Autismus und bei der kindlichen Schizophrenie um unterschiedliche Krankheitsbilder handelt, die sich eindeutig trennen lassen. Aber es gibt auch Gemeinsamkeiten und Überschneidungen insbesondere in Bezug auf die prämorbide Frühentwicklung kindlicher Schizophrenien, welche durch sprachliche, motorische und v.a. soziale Auffälligkeiten gekennzeichnet sein kann (Alaghband-Rad et al. 1995, Ghaziuddin 2005, Schaeffer u. Ross 2002, Sporn et al. 2004) (s.a. Kap. 9).

Zur besseren diagnostischen Eingrenzung autistischer Störungen des Kindesalters wurden zwei Verfahren entwickelt: die Autism Diagnostic Observation Schedule (ADOS – Lord et al. 1999) und das Autism Diagnostic Interview-Revised (ADI-R, Lord et al. 1994). Beim ADOS handelt es sich um ein semistrukturiertes Interview mit dem Kind und seinen Eltern in einer standardisierten Spielsituation, bei dem ADI-R um ein semistrukturiertes Interview mit den Bezugspersonen. In beiden Verfahren geht es um die Evaluation des Kommunikations- und Interaktionsverhaltens sowie repetitiver und stereotyper Verhaltensmuster beim Kind. Reaven et al. (2008) prüften die Frage, ob diese Instrumente geeignet sind, zwischen autistischen und COS-Kindern eindeutig zu differenzieren und kamen zu dem Ergebnis, dass die Sensitivität und Spezifität dieser beiden Instrumente hierfür nicht ausreichte. Dies liegt eben darin begründet, dass gerade in der Vorgeschichte kindlicher Schizophrenien Störungen des Sozial- und Kommunikationsverhaltens zu beobachten sind, die denjenigen autistischer Kinder gleichen.

Der frühkindliche Autismus Kanner (F84.0) wird von Rapoport et al. (2009) zur engeren, die übrigen autistischen Syndrome (der atypische Autismus F84.1, das Rett-Syndrom F84.2, die desintegrative Störung F84.3 und der Asperger-Autismus F84.5) zur breiteren Kategorie tiefgreifender Entwicklungsstörungen (Pervasive Developmental Disorders, PDD) gerechnet. Zu letzteren gehört noch eine weitere Kategorie: die nicht näher bezeichnete tiefgreifende Entwicklungsstörung (PDD not otherwise specified, PDD-NOS). Hierbei handelt es sich um eine diagnostische Restkategorie, die für tiefgreifende Entwicklungsstörungen verwendet wird, welche nicht eindeutig die Kriterien der F84- bzw. DSM-IV-PDD- Kodierungen erfüllen.

In *neuroanatomischer Hinsicht* gibt es keine bzw. nur sehr geringe Überschneidungen zwischen frühkindlichen Autismus Kanner und kindlicher Schizophrenie (COS). Bei ersterem ist ein vergrößerter Kopfumfang bzw. ein vergrößertes Hirnvolumen in den ersten drei Lebensjahren zu beobachten, was mit der klinischen Symptomatologie parallel geht. Bei der COS beobachtete die Arbeitsgruppe um Rapoport einen eindrucksvollen Verlust an grauer Substanz in den ersten Lebensjahren, der sich bis in die Adoleszenz fortsetzt, im weiteren Verlauf wieder abnimmt und auf die präfrontale und die superiore Temporalregion beschränkt bleibt (Rapoport et al. 2009). Letzteres ist typischerweise auch bei erwachsenen Schizophrenen zu beobachten (s. Kap. 12.3 u. 12.4). Es scheint so, dass es beim frühkindlichen Autismus in den ersten drei Lebensjahren zu einer akzelerierten Hirnentwicklung kommt, bei der kindlichen Schizophrenie sich dieser Prozess dagegen erst im späteren Kindes- bzw. in der Frühadoleszenz (zw. 10 und 16 Jahren) abspielt.

7.1.2 Atypischer Autismus

Der „*atypische Autismus*“ (F84.1) unterscheidet sich vom frühkindlichen Autismus Kanner durch den späteren Krankheitsbeginn (im oder nach dem 3. Lebensjahr) und dadurch, dass i.d.R. eines der für den Kanner-Autismus essentiellen Symptombereiche nicht vorhanden ist (Störung der sozialen Interaktion und Kommunikation, repetetiv-stereotypes, ritualisierendes Verhalten). Die Kinder sind meistens sehr stark intellektuell behindert und/oder leiden unter schweren umschriebenen Entwicklungsstörungen der rezeptiven Sprache. Verwandte diagnostische Begriffe sind „Intelligenzminderung mit autistischen Zügen“ und „atypische kindliche Psychose“. Die Abgrenzung zur frühkindlichen Schizophrenie ist durch das unterschiedliche Erkrankungsalter, die Intelligenzminderung und die andersartige Psychopathologie nicht schwer.

7.1.3 Rett-Syndrom

Dies gilt auch für das *Rett-Syndrom* (F84.2), welches mit einer schweren intellektuellen Behinderung einhergeht und nur bei Mädchen vorkommt. Nach normaler psychomotorischer Entwicklung kommt es nach dem 7.–8. Lebensmonat zu einer Stagnation und schließlich rasanten Verschlechterung psychomotorischer Fähigkeiten und zur Ausbildung einer *Demenz* mit deutlich „*autistischen Zügen*“. Zwischen dem 1. und 4. Lebensjahr kommt es zu einem Verlust erworbener sinnvoller Handfunktionen. Sehr charakteristisch sind *Handstereotypien*, „waschende Handbewegungen“, stereotypes Handreiben, stereotypes Benetzen der Finger mit Speichel, stereotypes Aneinanderlegen der Hände in Brust- oder Kinnhöhe. Typisch sind weiterhin:

- Gang-Rumpf-Ataxie,
- Anämie,
- Akinesie,
- breitbeiniges Stehen,
- Verlangsamung der allgemeinen Spontanmotorik,
- Hyperaktivität.

Kinder mit einem Rett-Syndrom bewegen ihren Kopf häufig horizontal und scheinen auf etwas in der Ferne Gerichtetes zu schauen. Wenn sie ihren eigenen Körper oder in der Nähe befindliche Objekte betrachten, tun sie es in einer seltsam verlorenen Weise, welche an das Verhalten autistischer Kinder erinnert. Die visuomotorischen Leistungen von knapp 2-jährigen Kindern mit einem Rett-Syndrom entsprechen denjenigen von zehn Monate alten gesunden Säuglingen. Pathogenetisch liegt dem Rett-Syndrom eine Mutation des auf dem X-Chromosom gelegenen MECP-2-Gens zugrunde („methyl-cytosine-binding-protein 2“).

7.1.4 Desintegrative Störung

Bei der *desintegrativen Störung des Kindesalters* (F84.3) verläuft die psychomotorische Entwicklung bis zum 2.–4. Lebensjahr unauffällig, danach kommt es zu einer Rückbildung erworbener Fähigkeiten mit Spiel- und Interessensverlust, schwerer Kommunikationsstörung, Sprachauffälligkeiten, motorischen Stereotypien und Manierismen, Reizbarkeit, Affektlabilität und dann affektiver Abstumpfung. Die *Sprachstö-*

rungen manifestieren sich in Form von Echolalie, Phonographismus, Neologismen, Laut- und Wortvertauschungen, Wortverstümmelungen und schließlich Telegrammsprache. Es zeigt sich häufig ein sinnloser Zerstörungsdrang, manche Kinder erwecken den Eindruck, als ob sie unter akustischen und optischen Halluzinationen litten. Schließlich kommt es zum Sprachverlust und zur Ausbildung einer schweren Demenz, wobei charakteristischer Weise eine intelligent wirkende, differenzierte Physiognomie über viele Jahre hinweg erhalten bleibt („*Prinzengesicht*"). Das Krankheitsbild entspricht der Dementia infantilis Heller.

7.1.5 Asperger-Autismus

Im Gegensatz zu den bisher beschriebenen autistischen Syndromen des Kindesalters weisen Kinder mit einem *Asperger-Autismus* (F84.5) keine Beeinträchtigung ihrer sprachlichen Entwicklung auf, im Gegenteil der Spracherwerb erfolgt relativ früh, und die meisten Kinder entwickeln eine recht differenzierte sprachliche Ausdrucksform. Die stimmliche Modulation ist dagegen recht karg, monoton und dünn, ihre Sprechweise häufig gespreizt, manieriert, dozierend. Die motorische Entwicklung verläuft eher verzögert, die Kinder sind häufig motorisch recht ungeschickt. Die intellektuelle Entwicklung ist oft frühreif, die Begabung ist durchschnittlich oder häufig deutlich überdurchschnittlich. Früh entwickeln die Kinder besondere, oft ungewöhnliche Spezialinteressen, die sie z.T. mit regelrechter Verbissenheit verfolgen, später ergreifen sie entsprechend ausgefallene Berufe und entwickeln darin großen Ehrgeiz. Die Betroffenen sind sehr ordnungsliebend und neigen zu einer oft ins Zwanghafte gesteigerten Pedanterie. Zwangssymptome können so stark ausgeprägt sein, dass differentialdiagnostisch eine Zwangsstörung auszuschließen ist. Manche Patienten entwickeln eine Tic-Störung oder eine Anorexie.

In ihrem Kommunikationsverhalten sind die Patienten enorm eingeschränkt, sie sind äußerst kontaktunwillig oder in ihren dann zwanghaft anmutenden Kontaktbemühungen ungeschickt, distanz- und taktlos, und sie laufen daher Gefahr, zurückgewiesen zu werden. Solche Zurückweisungen werden nicht verstanden und sind Anlass für verstärkten Rückzug in eine Eigenwelt.

Schizophrene Kinder können in ihrer prämorbiden Entwicklung Asperger-ähnliche Kommunikations- und Verhaltensauffälligkeiten aufweisen (s. Kap. 9). Kinder mit einem Autismus Asperger entwickeln aber nicht häufiger eine schizophrene Psychose als die Durchschnittsbevölkerung. Die *Prävalenz* des Asperger-Syndroms im Schulalter liegt bei etwa 2–3/10.000, die Knabenwendigkeit ist noch ausgeprägter (8♂:1♀) als beim frühkindlichen Autismus Kanner (3♂:1♀).

Zur Illustration differential-diagnostischer Schwierigkeiten v.a. zu Beginn des Störungsbildes im Säuglings- und Kleinkindesalter hier ein Fallbeispiel aus der eigenen Sprechstunde, bei dem sich Symptome des Kanner'schen und Asperger'schen Autismus anfänglich durchmischen und die Differentialdiagnose erst im Schulalter gelang.

Vorstellungsanlass

Der Junge wird im Alter von 8 Jahren von seiner Mutter vorgestellt. Sie berichtet über eine starke *Eigenwilligkeit* und eine *hohe Eigenmotivation* bei ihrem Sohn. Er lasse sich bei seinen Vorhaben weder beeinflussen noch lasse er sich ablenken. Er lebe ausschließlich in einer *„spinnerten" Phantasiewelt*, auf die seine Mutter sehr eingehen müsse, da es sonst zu *Aggressionsdurchbrüchen* komme. Es gebe Zeiten, da A. in nahezu *zwanghafter* Art alle Möbel und seinen Bruder berühren müsse, wenn er selbst berührt würde, müsse er die Berührung „zurückgeben". Tue er dies nicht, gerate er schnell in einen *Verzweiflungszustand*. Andererseits *vermeide* er ebenso *zwanghaft*, z.B. durch Hüpfen, den Boden zu berühren, da sich das jedoch kaum vermeiden lasse, sei er an manchen Tagen sehr unglücklich und gerate in starke Unruhe- und Erregungszustände. Oder er sitze stundenlang lethargisch vor sich hinbrütend herum. Er *beschäftige sich fast ausschließlich nur mit Zahlen, lebe in seiner eigenen Welt und negiere häufig Realitätsanforderungen*. Z.B. esse er gelegentlich nicht, ziehe sich nicht an oder aus oder vergesse die Toilettengänge. A. bevorzuge seine *Nahsinne* (Berühren, Ertasten, Belecken, Beriechen).

In der Schule (1. Klasse einer KB-Schule) störe A. durch ständiges Herumlaufen und lautes Schreien. Er sei recht aggressiv zu den anderen Kindern und beteilige sich nicht am Unterrichtsstoff der Klasse. Er ziehe sich auf seine recht weit entwickelten mathematischen Fähigkeiten zurück und störe teils durch „sinnlose" *stereotype Fragen*. Es sei nur dem hohen emotionalen Einsatz der Klassenlehrerin zu verdanken, dass A. in der Klasse verbleiben könne. Von der Mutter werden außerdem weitere *zwanghafte, stereotype Verhaltensmuster* beschrieben: So sei A. beim Spiel von einem Reifen getroffen worden. Als es ihm nicht sofort gestattet worden sei, diesen Reifen nochmals zu berühren, sei er in *Panik* geraten. Wenn er zufällig von einem anderen Kind berührt werde, so müsse er diese Berührung sofort zurückgeben. Wenn sich eine Idee in seinem Kopf festgesetzt habe, so erfordere dies unmittelbare Befriedigung seiner Ideen und Vorstellungen, sonst gerate A. ebenfalls in Panik.

Vorgeschichte

A. ist das erste Kind der Familie. Der Schwangerschaftsverlauf war unauffällig. Die Geburt erfolgte 10 Tage nach dem errechneten Termin, wurde 2 Tage ohne Erfolg eingeleitet, es kam zur Entbindung durch die *Saugglocke*. Geburtsgewicht 3.900 g, Länge 54 cm (APGAR 10).

In der Neonatalperiode fiel das Kind durch *schrilles Schreien*, durch eine starke *Schreckhaftigkeit* und *Trinkschwäche* auf. Das Neugeborene wurde alle 2 Stunden gefüttert. Seit der Geburt besteht eine Ptose durch Lidhebeschwäche des rechten Auges. Es bestand eine allgemeine Schlaffheit der Muskulatur *(„floppy infant")*. Der Säugling lag häufig in einer Opisthotonushaltung da. Wegen der Bewegungsstörung erfolgte vom 2. Lebensmonat ab bis zum 6. Lebensjahr kontinuierlich eine krankengymnastische Behandlung an der Abteilung für Risikokinder der Univ. - Kinderklinik Hamburg- Eppendorf. Der Junge lernte erst mit 16 Monaten laufen. Es bestand eine deutliche Störung des Gleichgewichtes und der Koordination.

Die *Sprachentwicklung* verlief sehr *verlangsamt*. Keine Lallmonologe, der Junge sprach mit 2,5 Jahren erst sieben Worte, danach weitere Verlangsamung der Sprachentwicklung. A. sei ein sehr ruhiges und *abweisendes* Baby gewesen. Er habe *nie gelächelt*, der Mutter *nie die Arme entgegen gestreckt*. Er habe nicht nach der Flasche gegriffen und sich nicht freuen können. Nach dem ersten Lebensjahr wurden *autoaggressive Tendenzen* deutlich. Der Junge habe viel geschrien, sich hingeworfen, mit dem Kopf gegen die Wand geschlagen oder sich mit den Fäusten selber geschlagen. Spielzeug wurde mit Ausnahme eines Kippautos nicht beachtet. Dagegen zeigte A. andauerndes Interesse an Schaltern, Hebeln, Knöpfen, die stundenlang, teils tage- und wochenlang immer wieder stereotyp hin und her bewegt wurden. A. sei nicht kontaktfähig gewesen und zeigte starke *Veränderungsängste,* hatte

Angst vor jedem fremden Weg, vor Bäumen und Geschäften, es bestand eine erhebliche *Licht- und Geräuschempfindlichkeit.*

Im Alter zwischen 2 ¾ und 5 Jahren wurde A. im Institut für Therapie autistischer Verhaltensstörungen in Hamburg behandelt. Im Alter von 4 und 5 Jahren besuchte A. den Kindergarten für Geistigbehinderte, er konnte sich nicht in die Kindergruppe integrieren und nahm keinerlei Kontakt zu anderen Kindern auf, habe weitgehend nur allein gespielt. Mit 6 ¾ Jahren kam A. in die Vorstufe einer Körperbehinderten-Schule.

In der Untersuchungssituation verhielt sich A. zunächst freundlich, hielt kurz Blickkontakt, wandte sich dann rasch ab, verlangte Papier und Bleistift und begann intensiv zu malen und zu rechnen. Dabei war er sehr konzentriert und ausdauernd, solange er sich mit der selbst gestellten Aufgabe beschäftigte. Er saß völlig in sich gekehrt am Schreibtisch, ohne seine Umgebung wahrzunehmen. Seine *Eigenmotivation war sehr hoch*. Es war nicht möglich, A. zu anderen Testaufgaben zu bewegen, er zeigte eine sehr gute Durchsetzungsfähigkeit. Später wurde er motorisch unruhig, lief ziellos hin und her, er schien Personen und Gegenstände seiner Umwelt nur recht partiell aufzunehmen und weitgehend in einer *eigenen Phantasiewelt* zu leben, die sich aus Zahlen und Maßeinheiten zusammensetzt, von der er nur durch seine Malereien Mitteilung macht. Die *verbale Mitteilungsmöglichkeit* des Jungen war sehr gering. Die Einschätzung der intellektuellen Entwicklung erfolgte mit dem Progressiven Matrizen-Test (Raven) und dem Hannover-Wechsler-Intelligenztest für das Vorschulalter (HAWIVA), es ergab sich eine überdurchschnittliche Intelligenz mit einem IQ-Wert von 120, hohe Werte im rechnerischen Denken, ansonsten Leistungsschwankungen infolge mangelhafter Kooperationsbereitschaft. Es wurde eine heilpädagogische Therapie des Kindes und eine gesprächstherapeutische Beratung der Mutter empfohlen und durchgeführt.

A. bringt offensichtlich durch seine Beschäftigung mit Zahlen, Mengen- und Maßeinheiten, Berechnungen von Zeitabständen, räumlichen Entfernungen, Wärme- und Kältegraden, Tachometergeschwindigkeiten, Phonstärken etc. eine Art *Ordnung* in seine Welt. Seine *Wahrnehmungs-* und *Verarbeitungsfähigkeit* von Erlebnissen scheint qualitativ anders zu sein als bei anderen Kindern. Entsprechend lebt er in einer *für andere unzugänglichen Eigenwelt* und beschäftigt sich ausgiebig mit *Spezialthemen* wie Erdtiefe, Planetensysteme, Vulkanausbrüche, Flussmündungen, Schwimmbad-Hubboden, Flaggen etc.

Dies spiegelt sich auch in den Zeichnungen des damals 8-jährigen Jungen wider (s. Abb. 6).

Erneute Vorstellung

Wenige Wochen später wurde mir A. erneut vorgestellt. Die Vorstellung begann damit, dass A. zwanghaft die Mutter bedrängte, sich aufzuschreiben, dass die „Kassette" ins Regal müsse. Die Kassette bestand aus einer Papierrolle mit einem papierartigen Überbau, auf dieser Rolle hatte A. Vierer-Reihen geschrieben.

A. malte dann einige Minuten lang jeweils Vierer-Reihen oder Verdopplungen und kam dabei bis auf eine Zahl in Milliardenhöhe. Anschließend erzählte er spontan, dass er in alle Stockwerke eines Hochhauses gehen müsse und von Wohnung zu Wohnung mit einem Stein, 30 x 30 cm, Leute totschlagen wolle. Dann wollte er mit einem Stein, 1 x 1 m, das Haus demolieren. Dies trug er in schriller Stimme vor und musste dabei sehr heftig dranghaft lachen, jedoch ohne Affekt. Schließlich erzählte er von einem Revolver, mit dem er Leute

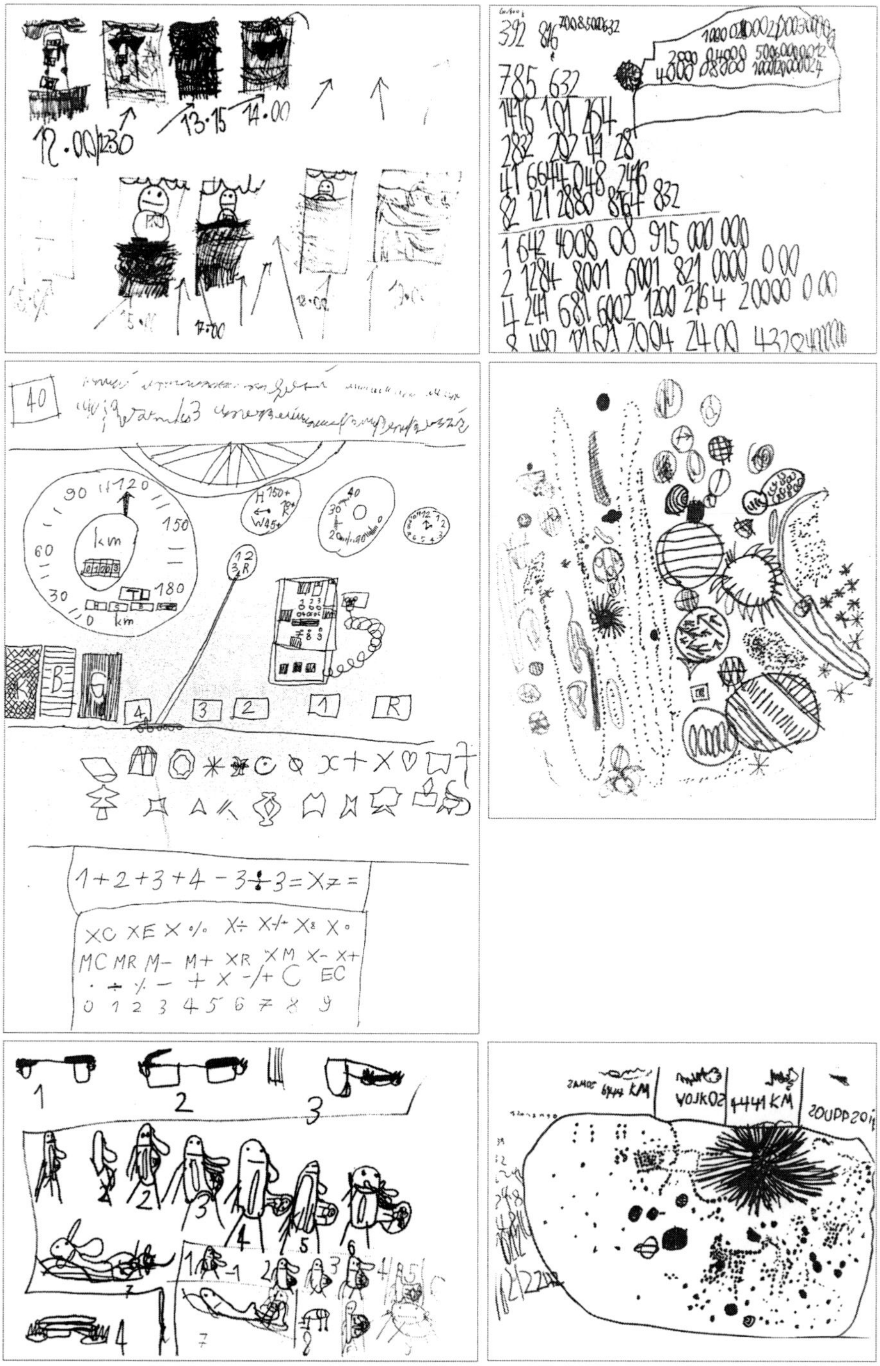

Abb. 6 Zeichnungen eines 8-jährigen Jungen mit Asperger-Autismus

„abknallen" wolle. Er schmückte die Geschichte bunt aus, lachte dazu und war nicht zu bremsen. „Dann mache ich noch ein Stinke-Aa dazu, ein Aa, was extra stinkt". Auch hierbei hielt er sich minutenlang auf und war durch Fragen oder Feststellungen wie „Du musst ja eine Stinkwut haben", überhaupt nicht zu beeinflussen.

Die Mutter berichtete, dass A. jetzt einen eigenwilligen und ebenfalls sehr sonderlingshaften „Freund" gefunden habe, mit dem und dessen Hund er durch die Gegend tolle. Ein richtiger Kontakt bestünde jedoch nicht, jeder tue eigentlich, was er wolle. Auch ziehe A. sich, wenn dieser Freund komme, gerne zurück, z.B. ins Bad, wo er Wasserspiele mache.

Die Mutter berichtete weiter, dass A. jetzt nicht mehr berührt werden wolle, selbst bei entfernter Annäherung gerate er bereits in Panik.

Ein Arzt habe Aolept verschrieben, der Junge erhalte phasenweise 3 x 2 Tropfen bis zu 3 x 3 Tropfen Aolept. A. besuche weiterhin die Körperbehindertenschule.

Eindrucksvoll ist der Bericht der Mutter über ihre früheren und jetzigen *Beziehungsprobleme* mit A. A. habe sie sehr stark abgelehnt und sie habe deshalb oft gedacht, „dann suche dir doch eine andere Mutter". Andererseits klebte A. an ihrem Rockzipfel, wenn sie zum Arzt ging, so dass dieser ihr Vorwürfe machte, sie verwöhne den Jungen und könne sich nicht von ihm trennen. Aber es sei doch genau umgekehrt, sie sei doch so stark von ihm abgelehnt worden. Sie habe sich zehn Jahre lang das Kind gewünscht, beide Eltern mussten sich jedoch diesen Wunsch versagen, da beide Eltern lungenkrank waren. Nach zehn Jahren habe sie den Jungen dann bekommen. Sie habe dieses Kind wegen seiner Unruhe und seinem ständigen Schreien im Wald herumgetragen und versucht es zu beruhigen. Sie habe es ganz wörtlich „unter dem Herzen getragen" und habe es doch nicht beruhigen können, der Junge habe andauernd und fortwährend schrill geschrien, sich gegen sie gewehrt, gestrampelt und geboxt. Sie sei mit ihren Gefühlen manchmal „ganz durcheinander" gewesen. Es sei ein „Tohuwabohu" von Gefühlen in ihr entstanden. An dieser Stelle lenke ich ein, dass es tatsächlich schwierige Kinder gebe und dass die Klischeevorstellung von falsch erziehenden Müttern eben doch sehr einseitig sei. Dabei kamen deutliche Schuldgefühle zutage, die Mutter schien recht dankbar, dass wir ihr vermittelten, dass sie ein schwieriges Kind habe und sich große Mühe gegeben habe und wirklich bis zur Grenze der Belastbarkeit gegangen sei.

Dabei kam heraus, dass die Mutter viel gelitten und sehr viel für ihr Kind getan hat. So *musste* der Junge früher, etwa mit 2,5–3 Jahren, auf alle Bänke steigen und Treppen x-mal rauf- und runtergehen. Der Mutter kam dann in den Sinn, dass sie mit dem Kind zusammen gehe, und ganz allmählich und ganz langsam konnte sie den Jungen dazu bewegen, immer weniger oft die Treppe hinauf- und hinunterzugehen, bis es dann mit einem Mal genug war. Ähnlich verhielt es sich mit den Bänken, die auf der Strasse standen. Auch *musste* die Mutter dauernd singen und fröhlich sein, obwohl es „mir oft gar nicht danach zumute war", um den Jungen bei Laune zu halten und überhaupt zu ermöglichen, dass der Junge körperlichen Kontakt mit ihr aufnahm, sich ausziehen ließ usw.

Schließlich kam die Mutter auf die Idee, dem Jungen jeden Baum zu zeigen und diesen *befühlen* ließ, die Beschaffenheit der Rinde erklärte, besonders das Raue der Rinde erklärte, und sie merkte, dass dies den Jungen beruhigte. Beim nächsten Baum machte sie es dann wieder so. Daraufhin war es leichter, mit dem Jungen spazieren zu gehen. Die Mutter verstand, dass der Junge durch zu viel Eindrücke von außen im höchsten Maße beunruhigt war. Auch schilderte sie eindrucksvoll die *Veränderungsangst*. So durfte sie nur bestimmte Sachen anhaben oder dem Jungen auch nur bestimmte Sachen in bestimmten Farben anziehen mit einer bestimmten Stoffqualität, *sonst geriet er in Panik*.

Die Mutter ist also sehr empathisch auf die Schwierigkeiten ihres Jungen eingegangen, besonders auch auf die *Erschwernis, auf neue Reizgegebenheiten zu reagieren* und sich auf diese einzulassen; stattdessen das *stereotype Haften* an Altbekannten und *monotone Wiederholen* des immer Gleichen!

Weiterverlauf

Im Alter von 11 Jahren wurde mir der Junge erneut vorgestellt, er besuchte jetzt die 4. Klasse einer Spezialschule für Kinder mit minimaler zerebraler Dysfunktion. Im Rechnen war er der Beste, insgesamt war er ein sehr, sehr guter Schüler, Noten nur 1 und 2. Seine Schularbeiten machte A. allein und war dabei sehr ehrgeizig. Sein *Berufswunsch „Raumschiff-Führer"*. A. ist wesentlich ruhiger, leichter führbar und umgänglicher geworden. Nach wie vor zeigt er starke Eigentendenzen, bewegt sich jetzt aber wesentlich mehr in der Realität, als noch 2 Jahre zuvor.

Mit 12 Jahren kam A. in die 5. Klasse einer Realschule. Dort war er jedoch intellektuell unterfordert und kam dann aufs Gymnasium, hatte immer sehr gute Noten. A. ist ein sehr guter Schachspieler. Er beschäftigt sich sehr viel mit seinem Computer, in Musik weiß er sehr viel. Nach wie vor bestehen *starke Eigentendenzen* und Schwierigkeiten, mit der Umwelt klar zu kommen und die *Perspektive des Anderen* einnehmen zu können.

Als er 14,5 Jahre alt war schrieb die Mutter: *„Zur Zeit haben wir ein sehr gutes Einvernehmen mit A. Dadurch, dass er so groß und körperlich schon recht stark geworden ist, fühlt er sich sicherer im Umgang mit seinen Mitschülern. Er wirkt gelöst, fröhlich und wird schlagfertig und witzig, so dass wir viel zusammen lachen und flachsen. Es macht Freude, ihn zu haben – alle Mühe hat sich gelohnt!"*

Im Alter von 20,5 Jahren machte A. Abitur mit einem Notendurchschnitt von 2,0.

Im Alter von 25 Jahren stellte sich A. spontan bei mir vor und berichtete von seinen pädophilen Neigungen, er habe entsprechende Onanie-Phantasien, stelle sich dabei androgyne Jungen bzw. Mädchen vor, jeweils im Alter zwischen 8 und 10 Jahren, Jungen mit mädchenhaften Zügen und umgekehrt Mädchen mit jungenhaften Zügen. Außer einen Liebesbrief, den er vor vielen Jahren an einen Jungen geschrieben habe, sei es nicht zu aktiven Kontakten gekommen. A. hat sich zu einem sehr schlanken, sportlichen jungen Mann entwickelt, der Langstreckenlauf macht und an einer Fernuniversität Mathematik und Informatik studiert, ist also den Zahlen treu geblieben.

7.1.6 Multiple Complex Developmental Disorder (MCDD)

Inzwischen wurde eine weitere Kategorie einer tiefgreifenden Entwicklungsstörung herausgearbeitet, die eine nähere nosologische Verwandtschaft zur kindlichen Schizophrenie aufzuweisen scheint: die *Multiple Complex Developmental Disorder*, MCDD (Towbin et al. 1993). Die Störung umfasst 3 Symptombereiche:

1. Affektive Regulationsstörungen und Ängste (ungewöhnliche oder eigenartige Befürchtungen und Phobien, bizarre Angstreaktionen, wiederkehrende Panikattacken, überflutende Ängste, Episoden mit desorganisiertem, z.T. gewalttätigem Verhalten)
2. Störung des Sozialverhaltens (soziales Desinteresse, Vermeidungs- u. Rückzugsverhalten)

3. Denkstörungen (magisches, irrationales Denken, plötzliche Gedankeneingebungen, bizarre Ideen, Neologismen, Wiederholungen von unsinnigen Wörtern, leichte Verwirrbarkeit, überwertige Ideen einschließlich Omnipotenzphantasien, paranoide Tendenzen, Eigenbeziehungen, Phantasiegefährten)

Eine spätere Weiterentwicklung der MCDD in eine schizophrene Psychose in der Adoleszenz und im Erwachsenenalter wurde beschrieben (Rapoport et al. 2009). Gegenüber Kindern mit einer PDD ist die Störung des Sozialverhaltens bei Kindern mit einer MCDD weniger stark ausgeprägt, aber letztere zeigen vermehrt Angstsymptome, stärkere disruptive Verhaltensauffälligkeiten und psychotische Züge, insbesondere Denkstörungen (DeBruin et al. 2007).

Differentialdiagnostische Schwierigkeiten bereitet die Kombination multipler psychomotorischer und sprachlicher Entwicklungsverzögerungen und Beeinträchtigungen der Affektmodulation, Kontakt- und Interaktions- sowie Denkstörungen. Diese Kinder können schizophrenieähnliche Symptome zeigen und werden als *„multidimensionally impaired“* (Gordon et al. 1994, Kumra et al. 1998) bezeichnet. Sie bedürfen einer besonders sorgfältigen diagnostischen Abklärung und Abgrenzung von tiefgreifenden Entwicklungsstörungen (PDD) einerseits und frühkindlichen Schizophrenien (VEOS) andererseits, was i.d.R. nur nach einer längeren Verlaufsbeobachtung über mehrere Jahre gelingt.

7.1.7 Lujan-Fryns-Syndrom

Andererseits muss bei solchen Zustandsbildern differentialdiagnostisch auch an hirnorganisch bedingte Psychosyndrome gedacht werden wie z.B. das *Lujan-Fryns-Syndrom* (DeHert et al. 1996). Es handelt sich dabei um eine X-chromosomal gebundene leichte geistige Behinderung mit marfanoiden Symptomen, welche mit psychiatrischen Symptomen einhergeht. So beobachteten Spaepen et al. (1994) bei den von ihnen beschriebenen 14 Jungen typische Symptome eines frühkindlichen Autismus (n = 4) bzw. einer PDD (n = 8), bei einem Jungen wurden akute psychotische Episoden beobachtet, was auch für andere Fallbeschreibungen mit diesem Syndrom zutrifft (Laletta et al. 1991). Der von DeHert et al. (1996) beschriebene Patient wies anamnestisch Anzeichen einer psychomotorischen Retardierung und einer leichten Lernbehinderung auf, er entwickelte im Alter von 18 Jahren das Vollbild einer paranoid-halluzinatorischen Schizophrenie, welche neuroleptisch schlecht zu behandeln war und mit fortbestehender paranoid-halluzinatorischen Symptomatik, ausgeprägten negativen Symptomen und einer starken psychosozialen Einschränkung einherging. – Der Verlauf schizophrener Psychosen bei Kindern mit einer mentalen Retardierung (IQ < 70) geht typischer Weise mit einer Verschlechterung der kognitiven Leistungsfähigkeit einher (Lee et al. 2003).

7.2 Schizotype Persönlichkeitsstörungen

Die Diagnose einer Persönlichkeitsstörung sollte vor Abschluss der Adoleszenz vermieden werden, da die Persönlichkeitsentwicklung bis dahin i.d.R. noch nicht zum Abschluss gekommen ist!

Differentialdiagnostisch gegenüber der Schizophrenie entscheidend ist, dass die einer Persönlichkeitsstörung zugeschriebenen Wesensauffälligkeiten und Charaktermerkmale relativ stabil sind, wenn auch in der Pubertät und in der Adoleszenz Verhaltensschwankungen und -instabilitäten typisch und reifungspsychologisch normal sind. Keineswegs sind jedoch abgrenzbare psychotische Episoden zu beobachten wie sie bei rezidivierenden Schizophrenien vorkommen.

Schizotype Wesenszüge zeigen sich u.a. in Form von:

- eingeschränkter emotionaler Reagibilität
- affektiver Kühle
- überbetont distanziertem Verhalten
- Kontaktschwierigkeiten, Isolationstendenzen
- Hang zu exzentrischem, sonderlingshaftem Verhalten
- Neigung zu exklusiven Beziehungen
- gekünstelter, u.U. pathetischer Sprechweise
- gespreizt-manierierten, phrasenhaften Äußerungen
- ungewöhnlichen Überzeugungen
- misstrauisch-paranoiden Einstellungen
- Entfremdungserlebnissen

Wenn die genannten Symptome sehr stark ausgeprägt sind, wenn Beziehungs- und andere paranoide Wahnideen, Zwangssymptome mit aggressiven, sexuellen und dysmorphophoben Inhalten, Depersonalisations- und Derealisationserlebnisse sowie Störungen des Körpererlebens (z.B. der körperlichen Einheit), Vagheit und Umständlichkeit des Denkens und gelegentlich psychotiforme Episoden mit illusionären Verkennungen und flüchtigen Halluzinationen und Wahnideen das Symptombild bestimmen ist eine *„schizotype Störung"* entsprechend ICD-10:F21 zu diagnostizieren, welche den schizophrenen Spektrumsstörungen zugerechnet wird – synonyme Bezeichnungen:

- latente Schizophrenie,
- pseudoneurotische Schizophrenie,
- pseudopsychopathische Schizophrenie,
- schizotype Persönlichkeitsstörung.

Asarnow (2005) stellte bei mehr als der Hälfte von 12 Kindern, bei denen sie eine schizotype Persönlichkeitsstörung nach DSM-III diagnostiziert hatte, noch zusätzliche Diagnosen: ADHD (50%), Verhaltensstörung mit oppositionellem Verhalten (58%) und depressive Störung (58%). Dies spricht schon für die Schwierigkeit der diagnostischen Eingrenzung schizotyper Störungen im Kindesalter! Das zeigt sich auch beim Studium des Weiterverlaufs: Nach einer 3-jährigen Verlaufsbeobachtung wurde die ursprüngliche Diagnose nur bei der Hälfte der Kinder (n = 6) bestätigt, bei 1 Kind wurde eine Schizophrenie, bei 2 Kindern eine schizoaffektive Psychose und bei einem weiteren Kind eine „atypische bipolare Störung" diagnostiziert (Arsanow 2005).

Abgrenzungsschwierigkeiten einer schizotypen Störung bestehen zur schizoiden und zur „emotional instabilen Persönlichkeitsstörung" (F60.1, F60.31) sowie zur Schizophrenia simplex (F20.6). Eine andere Bezeichnung für „emotional instabile Persönlichkeit" ist die sog. „Borderline-Persönlichkeit". Hier ist wichtig, dass der Realitätsbezug bei diesen Patienten recht labil ist, dass die *personalen Beziehungen* oft *brüchig* sind, und sie zu abrupten Kontaktabbrüchen neigen, weil sie schnell frustriert und von ihren Bezugspersonen tief enttäuscht sind, wenn diese den Idealvorstellungen der Patienten nicht entsprechen. Es besteht eine ausgeprägte *Stimmungslabilität* mit starken Schwankungen ins Extreme („Himmel hoch jauchzend, zu Tode betrübt"). Pathognomonisch ist die *Ich-Schwäche*, was u.a. zur Folge hat, dass die Abgrenzung zwischen Phantasiewelt und Realität nicht gelingt, d.h. die „Überstiegsfähigkeit" (Conrad) beeinträchtigt ist. Das kann sich in passageren psychotiformen wahnhaft-halluzinatorischen Zuständen mit Entfremdungserlebnissen (Derealisation und Depersonalisation) und in Störungen des Ich- und Körpererlebens bis hin zu Spaltungserlebnissen äußern. Diese psychotischen Phasen sind allerdings kurzdauernd und reversibel, die Realitätsbezugsstörung erreicht nicht das Ausmaß einer veritablen Schizophrenie.

Die beiden genannten Persönlichkeitsstörungen (F60.1, F60.31) sollten im Kindesalter und in der Adoleszenz nicht diagnostiziert werden!

Die differentialdiagnostischen Abgrenzungsschwierigkeiten zwischen Schizophrenie, schizotyper Persönlichkeitsstörung, multidimensionally impaired children, multiple complex developmental disorder und tiefgreifenden Entwicklungsstörungen vom Typ Asperger sind dadurch bedingt, dass zwischen diesen Krankheitsbildern symptomatologische Überschneidungen bestehen. Tabelle 12 gibt eine Übersicht über die diagnostischen Merkmale der genannten Störungen entsprechend DSM-IV-TR (APA 2000, TR = Text Revision) wider (Carlson u. Fish 2005, p. 72).

Der Zusammenhang zwischen *schizothymen* (E. Kretschmer 1955) bzw. *seelisch-asthenischen* (K. Schneider 1943) Wesenszügen und einer Neigung zu *Derealisations- und Depersonalisationserlebnissen*, z.T. mit *Mikro-* und *Makropsien* wird in der folgenden Fallgeschichte deutlich. Die bei der Nachuntersuchung zu beobachtende Persönlichkeitsstörung weist starke Anklänge einer schizotypischen Persönlichkeitsstörung auf, entspricht aber nicht dem Vollbild einer F21-Störung.

Auffällige Familienanamnese

Die Großmutter väterlicherseits litt an rezidivierenden schizoaffektiven Psychosen, ihr Bruder suizidierte sich.

Der prämorbid ängstlich-selbstunsichere Junge, guter Schüler, interessiert, litt im Alter von 8 Jahren an plötzlich auftretenden Angstzuständen, Kontaktverlust und Schlaflosigkeit. Er schrie: *„Mutti, die Welt geht unter, wo bist du denn? Die Welt wird dunkel, es ist alles kleiner, ich sehe dich ja gar nicht mehr richtig"*. An den folgenden Tagen wollte er von anderen Kindern nichts wissen und nicht zur Schule gehen, schlief schlecht. Nach vier Tagen erneut Angstzustände: *„Mutti, es geht wieder los, wo bin ich denn, es wird alles kleiner ... alles ist ganz klein ... ich glaube ich werde, ich werde nie mehr gesund ... ich glaube, ihr müsst mich in eine Anstalt bringen"*. *„Hilfe, Hilfe, wo bin ich, das Bett fährt weg, jetzt sind wir ganz tief unten in der Erde drin"*. Ein anderes Mal sagte er: *„Es ist, als ob es ganz von alleine spräche, als ob ich gar nicht selbst spräche"*.

Während der 11-wöchigen Klinikbeobachtung war der Junge kontaktfähig, zugewandt, unbeschwert, jedoch traten 2mal Angstzustände auf (er schrie völlig unvermittelt voller Angst, sagte hinterher dazu, es sei *„alles anders"* gewesen, *„das Bett sei schief"* gewesen, es sei, *„als ob das Bett mit ihm nach rechts davonfahre"*).

Neurologischer Befund, Liquorbefund und Pneumenzephalographie unauffällig, IQ (HAWIK): 110.

Nachuntersuchung:

Bei der Nachuntersuchung im Alter von 17 Jahren wirkte der Patient etwas unschlüssig, wenig spontan, überlegte lange, bevor er antwortete, wirkte ernst, feinfühlig, differenziert, nach außen hin kühl, innerlich aber angespannt und nervös. Nach der Entlassung habe er die Volks- und Mittelschule mit guten Zeugnissen abgeschlossen und anschließend eine 4-jährige Schlosserlehre absolviert mit dem Ziel, den Ingenieurberuf zu ergreifen.

Die Angstzustände hätten an Häufigkeit und Intensität nachgelassen. Besonders schlimm sei es im Alter von 8–9 Jahren gewesen („*irgendwie rückte alles von mir ab, ich fühlte mich so eingeengt*", „*es kam einfach, dass ich schrie*"). Seine Entfremdungserlebnisse schilderte er mit den Worten „*plötzlich war alles so ganz unwirklich, irgendwas war, was mich entrückt hatte, so dass ich mir etwas anders vorkam*". Das letzte Mal habe er vor einem halben Jahr solch einen Zustand gehabt. Manchmal komme es zu kurzdauernden grundlosen Verstimmungen („*alles unheimlich traurig*"). Seine Gefühle zu den Menschen seien „*irgendwie verblasst*", „*zu einer richtigen tiefen Zuneigung kann ich gar nicht mehr kommen*". Das sei so allmählich gekommen. Früher sei er teilnahmefähiger, seine Gefühle herzlicher und inniger gewesen. Jetzt habe er „*keine echten Gefühle*" mehr zu anderen Menschen, er stelle sich dabei vor, dass er das „*gar nicht mehr braucht*", das er ganz für sich allein sein könne. Auch den Eltern gegenüber empfindet er „*keine richtige tiefe Zuneigung*", bei seiner Freundin sei es ähnlich, manchmal sei „*diese Gleichgültigkeit*" für kurze Zeit weg, einen Anlass dafür gebe es nicht, „*das kommt dann einfach so, ich stelle mich einfach darauf ein, gleichgültig und unbeteiligt zu sein*". Er habe keinen richtigen Freund, jedoch Bekannte, der Kontakt zu ihnen sei jedoch oberflächlich. Auf die Frage, ohne was er nicht leben könne, antwortete er: „*Gar nichts*", er könne „*ganz für sich allein leben*".

7.3 Zwangsstörungen

Es besteht kein Zweifel, dass Zwangssymptome im Verlauf schizophrener Psychosen vorkommen und sogar über weite Strecken bildbeherrschend sein können (vgl. Kap. 4.4 u. 5.2.3). Auch können sie recht bizarrer Natur sein, so dass eine differentialdiagnostische Abgrenzung von psychotischen, insbesondere Wahnsymptomen schwierig sein kann.

Zwischen *Zwang* und *Wahn* gibt es einen *qualitativen Unterschied*: Beim *Zwang* ist die *Reflexionsfähigkeit* erhalten, der Patient erkennt die Unsinnigkeit seiner Gedanken, Vorstellungen, Impulse und Handlungen und *wehrt sich gegen* die entsprechenden Bewusstseinsinhalte. Für den *Wahn* ist dagegen die *Unkorrigierbarkeit* und *Unbeeinflussbarkeit* durch Argumente anderer kennzeichnend.

K. Jaspers (1959, S. 112f.) unterscheidet zwischen *Zwangsaffekten* (als fremdartig empfundene Gefühle, gegen die sich der Betroffene erfolglos wehrt), *Geltungszwang* (Zwang, etwas für wahr bzw. richtig halten zu müssen, dessen Unmöglichkeit zugleich eingesehen wird) und *Zwangsimpulsen* bzw. *-handlungen*, die als unsinnig und dem Wesen nicht entsprechend angesehen werden.

Tab. 12 Synopsis der Differentialdiagnose zwischen Schizophrenie, schizotyper Persönlichkeitsstörung, multidimensionally impaired children, multiple complex developmental disorder und Asperger-Syndrom nach DSM-IV-TR (APA 2000), modifiz. n. Carlson u. Fish 2005

Symptombereiche	Schizophrenie (APA 2000)	Schizotype Persönlichkeitsstörung (APA 2000)	Multi-dimensionally impaired (Kumra et al. 1998)	Multiple complex developmental disorder PDD-NOS (Towbin et al. 1993)	PDD/Asperger-Syndrom (APA 2000)
Soziale Interaktion	Negative Symptome: Affektive Verflachung: Beeinträchtigung der emotionalen Ausdrucksfähigkeit und Reagibilität Amotivation: Mangel an Energie, Antrieb und Interessensverlust Anhedonie: Schwierigkeit Freude zu empfinden	Keine engen Freunde oder Vertraute Unangemessener Affekt oder eingeschränkte emotionale Reagibilität	Beeinträchtigte Beziehungsfähigkeit gegenüber Anderen trotz entsprechender Beziehungswünsche	Soziales Desinteresse, Kontaktvermeidung oder sozialer Rückzug, Unfähigkeit, Peer-Beziehungen zu initiieren oder aufrechtzuhalten Unfähigkeit zur Empathie und zur Einfühlung in die Gefühle Anderer	Qualitative Beeinträchtigungen in sozialen Interaktionen Exzentrischer und einseitiger sozialer Zugang auf Andere
Kommunikationsstörung	Positive Symptome: Formale Denkstörungen, alogisches Denken, Denkzerfahrenheit, ausdrucks- u. inhaltsarme Sprache	Verschrobenes Denken und Sprechen (vage, umständlich, metaphorisch, gekünstelt, manieriert)	Keine formalen Denkstörungen		Neigung zu tangentialer Sprache, ungewöhnliche Interessenschwerpunkte
Halluzinationen, Wahnideen	Positive Symptome müssen deutlich ausgeprägt sein	Ungewöhnliche Wahrnehmungen, merkwürdige Überzeugungen, magisches Denken, Misstrauen oder paranoide Gedanken	Mangelnde Unterscheidungsfähigkeit zwischen Phantasie und Realität (z.B. Beziehungsideen), kurzdauernde Wahrnehmungsstörungen (z.B. in Stress- oder Einschlafsituationen)	Ungewöhnliche Überzeugungen, Wahnsymptome, Omnipotenzphantasien, übersteigerte Einbildungskraft, Wahrnehmungsstörungen	

Symptombereiche	Schizophrenie (APA 2000)	Schizotype Persönlichkeitsstörung (APA 2000)	Multi-dimensionally impaired (Kumra et al. 1998)	Multiple complex developmental disorder PDD-NOS (Towbin et al. 1993)	PDD/Asperger-Syndrom (APA 2000)
Positive Symptome, Desorganisiertes Verhalten	Grimassieren, abnorme Körperhaltungen, Manierismen, ritualistische oder stereotype Verhaltensweisen	Merkwürdiges, exzentrisches, sonderlingshaftes Verhaltens		Offenkundig unlogische Gedanken, läppisches Verhalten, regressiv-atavistische, primitive oder selbstverletzende Verhaltensweisen	Eingeschränkte Interessen
Aufmerksamkeits-störungen	Neuropsychologische Defizite	Störung der Informationsverarbeitung, Aufmerksamkeits-probleme	Multiple Störungen der Informationsverarbeitung	Mangelnde gedankliche Stringenz	Neigung zur Hyperaktivität und Unaufmerksamkeit
Stimmung/Angst	Assoziierte Symptome: Depersonalisation, Derealisation, somatische Beschwerden, Ängste, Phobien	Soziale Ängste auch gegenüber vertrauten Personen	Fast täglich unangemessene emotionale Verstimmungs-zustände in keinem Verhältnis zum Anlass stehend	Katastrophenängste, ungewöhnliche Befürchtungen, Phobien	Zwanghafte Verhaltensweisen

Zwangsaffekte manifestieren sich i.d.R. als *Zwangsbefürchtungen*, z.B. an unheilbaren Krankheiten zu leiden, sterben zu müssen, vergiftet zu werden etc. Hier ist die differentialtypologische Abgrenzung von Wahnideen zwingend, wobei das differenzierende Kriterium die Unkorrigierbarkeit des Wahns ist – im Gegensatz zur Zwangsvorstellung bzw. -befürchtung, welche als widersinnig und als im Gegensatz zu eigenen Vorstellungen stehend erkannt werden, von denen die Betroffenen aber nicht loskommen können. Wie in einem Kampf gegen Windmühlen drängen sich die Zwangsvorstellungen und -befürchtungen immer wieder gegen den eigenen Willen auf.

In neuerer Zeit wird versucht, durch neuroradiologische Untersuchungen (MRT, fMRT) Gemeinsamkeiten und Unterschiede zwischen Zwangsstörungen und Schizophrenie herauszuarbeiten. So konnten Kwon et al. (2003) bei 22 schizophrenen und 22 Zwangs-Patienten im Vergleich zu 22 Gesunden magnetresonanztomographisch bilaterale Volumenreduzierungen beider Hippocampi feststellen, jedoch war bei den Zwangspatienten im Gegensatz zu den schizophrenen Probanden das Volumen der linken Amygdala vergrößert. Die Amygdala haben eine große Bedeutung für Emotionen, insbesondere für Angst und Furcht, welche bei der Zwangskrankheit pathogenetisch eine wichtige Rolle spielen.

In Bezug auf die Thalamusaußenfläche konnten Kang et al. (2008) Unterschiede zwischen schizophrenen und Zwangspatienten feststellen: Während Zwangspatienten Deformitäten in der anterior-lateralen Region des rechten Thalamus und der hinteren Portion des hinteren linken Thalamus aufwiesen, bestand bei den schizophrenen Patienten eine Oberflächendeformität der dorso-medialen Portion des linken Thalamus und der postero-lateralen Portion des rechten Thalamus. Der medio-dorsale Thalamuskern hat enge neurale Verknüpfungen mit dem dorsolateral-präfrontalen Cortex (DLPFC), der eine zentrale Bedeutung für exekutive Funktionen und Aufmerksamkeitsprozesse hat, die bei schizophrenen Patienten beeinträchtigt sind. Dagegen sind der anteriore und ventrale laterale Thalamuskerne involviert bei der Unterdrückung unerwünschten und ungewollten Verhaltens. Diese Hemmfunktionen sind wiederum bei Zwangspatienten beeinträchtigt. Es scheint also so zu sein, dass unterschiedliche neuroanatomische Veränderungen der verschiedenen Thalamuskerne bei der Pathogenese der Zwangskrankheit einerseits und der Schizophrenie andererseits beteiligt sind.

7.4 Körperlich begründbare Psychosen

Jede im Kindes- oder Jugendalter neu auftretende schizophrene Psychose *muss dringend* differentialdiagnostisch auf das Vorliegen einer körperlichen Grunderkrankung hin untersucht werden, und zwar nicht nur einmal sondern u.U. mehrmals im Frühverlauf weil z.B. ein Hirntumor im Anfangsstadium leicht übersehen werden kann!

Kinder und Jugendliche mit psychotischen Symptomen müssen sorgfältig pädiatrisch und neurologisch untersucht werden, inklusive EEG, EKG, bildgebende Verfahren wie Magnetresonanztomographie (MRT), Blutbildkontrolle und Drogen-Screening.

Durch eine körperliche Erkrankung hervorgerufene Psychosen werden als „körperlich begründbare Psychosen“ (K. Schneider 1947) bezeichnet. Weitgehend synonym hiermit werden folgende Termini verwandt: „akute exogene Reaktionstypen“ (Bonhoeffer), „symptomatologische Psychosen“ (Gruhle), „Geistesstörungen im engen Zusammenhang mit Körperkrankheiten“ (E. Bleuler). Es hat sich jedoch eingebürgert, kurz von „organischen“, „symptomatischen“ oder „exogenen“ Psychosen zu sprechen. Durch die erwähnten Begriffe soll zum Ausdruck gebracht werden, dass die damit bezeichneten Psychosen – im Unterschied zu den endogenen Psychosen – auf eine *direkte* oder *indirekte Hirnerkrankung* zurückzuführen sind. Diese Psychosen könnten nicht vorkommen ohne eine hirnorganische Bedingtheit, die für ihr Auftreten unerlässlich ist, wenn sie auch nicht ausschließlich für deren Genese und Phänomenologie verantwortlich ist (Huber 1972).

Da wir heute sehr viel mehr über organische, d.h. neuro- und molekularbiologische Bedingtheiten sogenannter *endogener* Psychosen – in erster Linie schizophrener und affektiver Psychosen – wissen, ist diese Unterscheidung zumindest fragwürdig geworden. Gleichwohl sind bei den körperlich begründbaren (exogenen) Psychosen die jeweils auslösenden Noxen wie u.a. internistische und neurologische Erkrankungen, Schädel-Hirntraumen, Intoxikationen etc. als wesentliche ursächliche Grundbedingungen anzusehen.

Neben der organischen Schädigung sind andere Faktoren am Entstehen sowie an der phänomenologischen Ausgestaltung der Psychosen beteiligt. Dazu gehören *individualtypische Determinanten*, die für das Zustandekommen und die Ausprägung einer exogenen Psychose von Bedeutung sind:

- die prämorbide Persönlichkeitsartung,
- das Lebensalter,
- das jeweils erreichte psychophysische Reifungs- und Entwicklungsniveau des Kindes,
- die Stoffwechsellage,
- Leber- und Nierenfunktion (deren Intaktheit besonders bei Intoxikationen wichtig ist) und
- situative Gegebenheiten, insbesondere die Art der familiären Verankerung und Beschützung.

Die zuletzt genannten Einflüsse schränken die *pathoklitische Spezifiät* exogen-psychotischer Zustandsbilder ein. Deren phänomenologische Variabilität wird durch die Heterogenität der erwähnten Bedingtheiten mitbestimmt.

Der ätiologische Einfluss bzw. die pathogenetische Bedeutung der den exogenen Psychosen des Kindesalters zugrundeliegenden Noxen hängt jeweils von deren schädigenden Potenz ab.

Körperlich begründbare Psychosen sind ebenso wie schizophrene Psychosen durch Störungen der Wahrnehmung, des Denkablaufes, des Antriebs, der Stimmung und der emotionalen Steuerung gekennzeichnet. Die Wahrnehmungsstörungen zeigen sich in optischen, akustischen, selten auch olfaktorischen oder gustatorischen Sinnestäuschungen. Das Denken kann inkohärent bis zerfahren oder delirant-verworren sein. Der Antrieb ist reduziert, von der Apathie bis zum Stupor, oder gesteigert bis zur katatonen Erregung. Die Emotionalität ist so gut wie immer verändert, entweder freudig-euphorisch-maniform oder depressiv-herabgedrückt, moros, reizbar, quengelig oder hochgradig angstvoll-verzweifelt, gepeinigt. Auch hier sind flukturierend-wechselnde Übergänge im zeitlichen Verlauf möglich.

Im Gegensatz zur Schizophrenie, die häufig multiepisodisch-rezidivierend oder schleichend-progredient verläuft, sind die psychotischen Phänomene bei den exogenen Psychosen auf die Dauer der Einwirkung der Noxe (z.B. bei einer Intoxikation) bzw. eines somatischen Krankheitsprozesses (z.B. Fieberdelir im Rahmen eines fieberhaften Infektes) beschränkt. Aber es gibt auch Ausnahmen wie z.B. bei drogeninduzierten Psychosen, einer Temporallappenepilepsie oder bei manchen Vergiftungen wie z.B. Kohlenmonoxyd-Vergiftungen. So wurde von K. Schneider (1947) ein Patient beschrieben, der wiederholt von ihm untersucht und dessen Krankheitsbild als Schizophrenie eingestuft worden war. Erst autoptisch gelang die Zuordnung zur Kohlenmonoxyd-Vergiftung. Es hatten sich ausgedehnte Zerstörungsherde im Frontal- und Okzipitalbereich, eine beidseitige Ammonshornsklerose und symmetrische Ausfälle im Pallidum gezeigt, ein Befund, der die Bedeutung limbischer, insbesondere amygdalo-pallido-striärer Faserverbindungen und deren Funktionen für die Genese halluzinatorisch- wahnhafter Phänomene unterstreicht (vgl. Kap. 12.3).

Andererseits kann die psychotische Symptomatologie gelegentlich der körperlich-neurologischen Symptomatik vorausgehen, wie dies z.B. bei der Subakuten Sklerosierenden Panenzephalitis oder bei manchen Hirntumoren, selten einmal auch bei systemischen Bluterkrankungen (Anämien, Leukosen) vorkommen kann. Gerade die psychopathologische Symptomatologie zu Beginn einer Subakuten Sklerosierenden Panenzephalitis (SSPE) ähnelt sehr prämorbiden und prodomalen Erscheinungsweisen kindlicher Schizophrenien: Knickhaft einsetzende Wesensänderung mit desinteressiert-teilnahmslosem oder aggressivem Verhalten, Unkonzentriertheit und nachlassenden Schulleistungen. Fokale oder generalisierte Krampfanfälle, Gleichgewichtsstörungen und eine generalisierte Steigerung des Muskeltonus sowie plötzlicher Tonusverlust mit Stolpern und Fallneigung sind neurologische Frühsymptome, die auf eine neurologische Genese der Psychopathologie hinweisen. Im weiteren Verlauf hinzukommende rhythmische extrapyramidal-motorische Hyperkinesien sowie typische Myoklonien oder 1 bis 3 Sekunden dauernde atonische oder tonische Anfälle, die mit entsprechenden charakteristischen EEG-Veränderungen korrelieren (sog. Radermecker-Komplexe), verweisen auf die Diagnose einer SSPE. Radermecker-Komplexe sind periodische, in Abständen von 3,5–12 Sek. repetitiv auftretende hochvoltige slow-wave Komplexe. Im weiteren Verlauf kommt es zu einer allmählich fortschreitenden Dezerebrierung mit Sprachzerfall, intellektuellem Abbau, affektiv-emotionaler Verarmung, Kontaktabbruch, akinetischem Mutismus, ungezielten Erregungen mit Schreiattacken („cris encéphaliques“), Rigor, Spasmen, Tetraspastik, Erblindung und Entwicklung eines apallischen Syndroms mit schließlich letalem Ausgang nach monate- bis jahrelangem Verlauf. Bei der SSPE handelt es sich um eine chronisch-progredient verlaufende, durch eine persistierende Maserninfektion hervorgerufene entzündliche Erkrankung des ZNS.

Häufig gehen exogen verursachte Psychosen mit deliranten Symptomen und einer Bewusstseinstrübung einher (z.B. Fieberdelir). Wenn eine solche vorliegt, ist die differentialdiagnostische Abgrenzung zur Schizophrenie relativ leicht, obwohl bei Kindern auch „endogene“ schizophrene Störungen v.a. im Akutstadium mit Verwirrtheitszuständen, räumlicher und zeitlicher Desorientiertheit, Ratlosigkeit und mnestischen Störungen einhergehen können, also mit Symptomen, die an sich typisch für hirnorganisch bedingte Psychosen sind. Andererseits fehlen gerade bei Kleinkindern Bewusstseinsstörungen nicht selten auch bei bedrohlichen körperlichen Grunderkrankungen (Eggers 1975), und selbst schwere Schädel-Hirn-Traumen hinterlassen in dieser Altersphase häufig keine bleibenden Persönlichkeitsveränderungen oder Intelligenzeinbußen (Lange-Cosack u. Tepfner 1973).

Eine fehlende Bewusstseinstörung und das Fehlen eines zurückbleibenden hirnorganischen Psychosyndroms (Adynamie, Umständlichkeit, Denk- und Konzentrationsstörungen, Gedächtnisstörungen, psychomotorische Verlangsamung, Reizlabilität, Affektinkontinenz) können die Abgrenzung zwischen kindlichen Schizophrenien und exogenen, körperlich begründeten Psychosen schwierig gestalten. Jedoch ist die psychopathologische Symptomatologie bei den somatogenen Psychosen im Kindesalter *bewegter* und *farbiger* als bei den schizophrenen Psychosen des Kindesalters. Die exogen bedingten Halluzinationen stehen in der Regel realen Wahrnehmungen sehr viel näher, als dies bei endogenen Störungen der Fall ist. Sie sind häufig lebhaft, farbig, bewegt und bunt. Den halluzinierten Gestalten fehlt im allgemeinen das Befremdliche, Uneinfühlbare, Neuartige, das die Halluzinationen schizophrener Kinder kennzeichnet, wenn sie z.B. das „Welttelefon" an der Zimmerdecke oder einen „Riesen aus Rauch sich um den Apfel ringeln und den Menschen in die Münder kriechen" sehen. Auch die Wahnerlebnisse sind bei exogenen Psychosen alltäglicher, banaler, „welthafter". Exogen psychotische Kinder sehen bevorzugt Tiere, aber auch Menschen aus ihrer gewöhnlichen Umgebung. Nicht selten bestehen Beziehungen zwischen den halluzinierten oder phantasierten Inhalten und (Fernseh-)Filmen, die die Kinder kurz zuvor gesehen haben, oder anderen rezenten Ereignissen, wie beispielsweise dem Besuch eines Zoos.

Bemerkenswert ist, dass exogene Psychosen so gut wie nie das Bild einer Hebephrenie oder einer Dementia simplex imitieren. Zeigt eine frühkindliche Psychose (insbesondere vor dem 6./7. Lebensjahr) ein buntes Erscheinungsbild und ähnelt es phänomenologisch einer akuten Erwachsenenschizophrenie, so handelt es sich eher um eine exogene Psychose, auch wenn Bewusstseinstrübungen oder delirante Symptome fehlen.

Als Sondertyp kindlicher exogener Psychosen, die durch ihre Flüchtigkeit leicht von kindlichen Schizophrenien abzugrenzen ist, wurde von uns die sog. *akute optische Halluzinose des Kindesalters* beschrieben (Eggers 1975). Sie ist durch das Hervortreten optischer gegenüber anderen Sinnestäuschungen und durch das Fehlen von deliranten Symptomen und Bewusstseinstrübungen gekennzeichnet. Die Stimmung ist entweder hochgradig ängstlich oder aber freudig-euphorisch erregt, wobei das gesamte Ausdrucksverhalten des betroffenen Kindes völlig dieser gesteigerten Emotionalität entspricht. Die Halluzinosen pflegen innerhalb weniger Stunden bis Tage folgenlos abzuheilen, ohne bleibende körperliche oder psychopathogenetische Residualsymptome zu hinterlassen.

Exogene Psychosen des Kindesalters können als Folge einer ganzen Reihe von pädiatrischen, internistischen und neurologischen Erkrankungen auftreten (s. Tab. 13).

Beim Kind treten flüchtige exogene Psychosen häufig im Rahmen hochfieberhafter Infekte auf als Fieberhalluzinosen oder als flüchtige delirante Zustände.

So halluzinierte ein 5½-jähriger Junge, der an einem hochfieberhaften Infekt mit Temperaturen um 40° erkrankt war, lebhaft optisch (Schlangen, Frösche, Hasen,

Tab. 13 Somatische Ursachen exogener Psychosen des Kindesalters

Neurologische Erkrankungen	Pädiatrisch-internistische Erkrankungen
Schädel-Hirn-Traumen	Allgemeininfektionen
Meningo-Enzephalitiden	Viruserkrankungen (z.B. Masern, Mumps)
Enzephalotoxikosen	Metabolische und endokrinologische Erkrankungen
Neurometabolische Hirnerkrankungen	Hepato- u. Nephropathien
Heredodegenerative Abbauprozesse	Intoxikationen
Hirntumore	Neoplasien
	Postoperative Krisen, insbes. nach Herzoperationen
	Hypoxämische Zustände bei kardio-vaskulären Erkrankungen
	Schwere Anämien

Schiffe, Ringe, Bälle). Er sah diese Dinge auf seinem Bett und zeigte mit der Hand darauf. Außerdem hörte er Stimmen (z.B. von Nachbarskindern), mit denen er sich unterhielt. An der Wand sah er eine nicht vorhandene Uhr, las von ihr die Zeit ab, sah Frösche auf dem Boden herumhopsen und äußerte u.a. „da springen Männer hoch wie Porsche", wobei er auf das Fenster wies. Die Stimmung des Buben war ängstlich-erregt, das Bewusstsein war nicht getrübt. Am Tag darauf (Temperatur 38°) sagte der Junge: *„Jetzt ist alles weg."*

Ähnliche Erscheinungsbilder können auch als Prodromalerscheinungen oder im Verlauf spezifischer Viruserkrankungen wie *Masern* oder *Mumps* auftreten, ohne dass eine begleitende Meningoenzephalitis nachweisbar ist. Akute reversible exogene Psychosen können bei endokrinen Störungen, wie bei der Hyperthyreose, beim Morbus Addison oder beim Hyperparathyreoidismus intermittierend-episodenhaft in Erscheinung treten; durch eine entsprechende Substitutionstherapie können sie wieder beseitigt werden.

Psychotische Episoden und autistische Symptome sind auch bei Störungen des Aminosäurenstoffwechsels beschrieben worden, wie z.B. bei der *Phenylketonurie* oder bei der *Histidinämie*. Auch bei Lipidosen sind vereinzelt psychotiforme Syndrome beobachtet worden, u.a. halluzinatorische und expansiv-manische Zustände bei der sog. *amaurotischen Idiotie*. Weinschenk (1976) berichtete über eine schubweise verlaufende paranoid-halluzinatorische Psychose mit intermittierenden depressiven und manischen Verstimmungen bei einem 15-jährigem Knaben mit einem Morbus Gaucher.

Typisch für das Kindesalter ist, dass in dieser Altersphase eine ganze Anzahl verschiedener Substanzen und Substanzgruppen exogene halluzinatorische Symptome hervorrufen können, und zwar nicht nur im eigentlichen Sinne psychotomimetisch wirksame Substanzen sondern auch unspezifische Pharmaka wie Analgetika oder antiinfektiös wirksame Mittel, Substanzen, die bei Erwachsenen nur in seltenen Ausnahmefällen analoge Symptome hervorrufen würden. Hierfür zwei Beispiele:

Ein 3 Jahre alter Junge hat drei Stunden nach Einnahme von 10 Dragées Tantum (= 500 mg Benzydamin), einem entzündungshemmend, analgetisch und antiödematös wirksamen Medikament, eine akute optische Halluzinose entwickelt. Das prämorbid gemüthafte, phantasiebegabte und tierliebe Kind geriet in einen hochgradigen Erregungszustand mit starker *Angst*. Es schrie: „Ich bin von einer *Schlange* gebissen", „da ist ein *Krokodil*"; „bringt die *Tiere* weg", „da ist Blut". Das Kind versuchte, die Tiere, die es halluzinierte, tot zu treten oder sich durch *heftige Abwehrbewegungen* vor ihnen zu schützen. Die äußerst starke motorische Unruhe mit choreatiformen Bewegungen hatte paroxysmalen Charakter, wobei die Intervalle zwischen den „Anfällen" sehr kurz waren (Sekunden bis Minuten). Der Junge halluzinierte weiterhin „Schlangen, Krokodile, Elefanten und Hunde", die ihn beißen wollten und sah Blut an sich selbst, an der Mutter und am Arztkittel. Das Bewusstsein war erhalten; der Junge war voll orientiert und antwortete adäquat auf Fragen. Nach etwa 12 Stunden war der Junge wieder unauffällig, die *Stimmung* war jedoch *deutlich gehoben, heiter*; der Junge war *logorrhoisch, freundlich*, zugewandt und lebhaft. – Erwähnenswert ist, dass der 3-jährige Junge einen Tag vor der Erkrankung einen Zoo besucht und abends im Fernsehen einen Tierfilm (Daktari) gesehen hatte.

Ein 4½-jähriger Junge, dem vom Hausarzt wegen Erbrechens Paspertin-Saft (Metoclopramid) in einer Dosis von 3 x 5 mg verschrieben worden war, entwickelte ein extrapyramidal-dystones Syndrom mit Torticollis, Opisthotonushaltung, extrapyramidalen Hyperkinesien beider Oberarme, verkrampfter Handstellung und anfallsartigen Seit- und Rückwärtsbewegungen des Oberkörpers. Die Symptomatik verschwand nach Gabe von 1 Ampulle Akineton (Biperiden) i.v. völlig. 2 Stunden später traten jedoch optische Halluzinationen sowie Makropsien bei erhaltenem Bewusstsein auf. Der Junge sah plötzlich eine Sonne, einen Hubschrauber, ein Auto, dem ein Rad fehlte, eine Hexe, rote Schnecken an der Decke und auf dem Fußboden, tote Vögel und einen „kaputten Sessel" in der Ecke stehen; er sah u.a. Blätter und Zigaretten im Bett liegen sowie „Knallfrösche" und einen Pilz auf dem weißen Handtuch. Zur Schwester sagte der Junge: „Mensch, bist du aber groß". Plötzlich schrie er: „Da kommt schon wieder so ein Ding, die haben sich ja maskiert, und was für große Zehen die haben". Der Junge war dabei stark ängstlich, zwischendurch aber freudig erregt, er lachte hin und wieder und fragte dabei, woher die „Dinger" denn kämen. Er war stets voll bewusstseinsklar und orientiert; er nannte seinen Namen, sein Alter, seinen Herkunftsort. Er benannte Dinge korrekt, unterhielt sich, wenn er nicht zu stark von seinen Halluzinationen abgelenkt war, sinnvoll und flüssig, z.B. über sein Spielzeug und über seine bevorzugten Spiele. Die Halluzinose klang nach etwa 12 Stunden allmählich ab, nach 20 Stunden halluzinierte der Junge nicht mehr.

Tabelle 14 enthält eine Übersicht über Substanzgruppen, die bei Kindern zu exogenen Psychosen führen können.

Alle die in Tabelle 15 aufgelisteten viralen Meningo-Enzephalitiden können potentiell im Prodromalstadium mit halluzinatorischen und/oder deliranten Zustandsbildern einhergehen, wobei zu den deliranten Symptomen Bewusstseinsstörungen verschiedener Schweregrade gehören. Die klinischen Begleitsymptome (Fieber, Appetitlosigkeit, Übelkeit, Erbrechen, Abgeschlagenheit, Kopfschmerzen, Benommenheit) weisen auf eine infektiöse Genese hin. Bei der *Herpes-Simplex-Enzephalitis* kann es nach der Prodromalphase, etwa 4–6 Tage nach Erkrankungsbeginn, zu einem *psychotischen Durchgangsstadium* mit unspezifischen psychischen Auffälligkeiten und schließlich *Halluzinationen, illusionären Verkennungen, Verwirrtheit, Geruchsmissempfindungen* und *aphasischen Symptomen* kommen, welche aber mit Fieber und Meningismus einhergehen und zur Verdachtsdiagnose einer Herpes-Enzephalitis führen müssen, v.a. wenn dann zusätzlich fokale und/oder generalisierte Krampfanfälle hinzukommen! *Spätestens zu Beginn dieses Stadiums, also wenn nach einem als grippaler Infekt imponierenden Zustands-*

Tab. 14 Substanzgruppen mit möglichen psychischen Nebenwirkungen

Belladonnaalkaloide	Anthelminthika
Antihistaminika	Analgetika
Anticholinergika	Tranquilizer
Psychotomimetika	Antipsychotika (Neuroleptika u. Antidepressiva)
Hypnotika u. Narkosemittel	Organische Lösungsmittel
Sedativa u. Antikonvulsiva	Digitalisalkaloide
Quecksilber u. Quecksilberalkyle	Zystostatika
Brom, Blei, Thallium	Stimulanzien
Kohlenmonoxid	Giftige Pilze

Tab. 15 Virale Entzündungen des ZNS

Virus	Krankheitsbezeichnung
Herpes-Virus	Herpesenzephalitis
Adeno-Virus	Subakute Enzephalitis
Arbo-Virus	Frühsommermeningoenzephalitis (FSME)
Paramyxo-Virus	Mumps-, Masernenzephalitis
Rubella-Virus	Progressive Rubellapanenzephalitis („slow virus infection")

bild eine plötzliche Verhaltensänderung auftritt – „das Kind verhält sich so merkwürdig" – *müssen eine EEG- und MRT- Untersuchung durchgeführt und eine antivirale Therapie mit Aciclovir eingeleitet werden*! Das EEG zeigt eine allgemeine Verlangsamung und/oder temporale Herde mit Spitzenpotentialen, das MRT Entzündungsherde temporo-basal.

Auch im Verlauf einer durch das Epstein-Barr-Virus hervorgerufenen Meningoenzephalitis im Rahmen eines Pfeiffer'schen Drüsenfiebers (infektiöse Mononukleose), welche typischerweise Jugendliche und junge Erwachsene befällt, kann es neben Kopfschmerzen, Bewusstseinsstörungen und einer Lichtempfindlichkeit zu plötzlichen Verhaltensänderungen mit halluzinatorischen Symptomen kommen!

Die durch Zecken übertragene *Frühsommermeningoenzephalitis* (FSME) weist in etwa 4% der Fälle zu Beginn ein psychotiformes Bild auf mit vorwiegend depressiven Symptomen. Bei ca. ⅔ der Erkrankten kommt es nach einer Inkubationszeit von 7–12 Tagen im Rahmen einer Virämie zu sehr hohen Fieber und Magen- Darmerscheinungen. Nach einem beschwerdefreien Intervall von 2–5 Tagen tritt erneut hohes Fieber auf mit Kopfschmerzen, Lichtscheu und Übelkeit, in 50–70% der Fälle kommt es zu einer Meningitis, bei ca. 30% zu einer Meningo-Enzephalitis mit Bewusstseinsstörungen bis hin zum Koma, extrapyramidalmotorischen Symptomen und Krampfanfällen. Die ZNS-Symptomatik bildet sich im günstigsten Fall rasch nach wenigen Tagen zurück, kann aber auch noch wochenlang andauern. Die Sicherung der Diagnose erfolgt im Frühstadium durch den direkten Erregernachweis im Blut, eventuell auch aus dem Liquor.

Typhuserkrankungen können mit akuten exogenen Psychosen schizophreniformer oder hypomanischer Prägung sowie mit deliranten Zuständen einhergehen. Auch bei einer *akuten Niereninsuffizienz* können flüchtige schizophreniforme, paranoid-halluzinatorische Psychosen vorkommen.

Nach einer *Mumpserkrankung* traten bei einem 9,3-jährigen Jungen Angst- und Erregungszustände mit optischen Halluzinationen auf (*„eine Reihe von Händen fahren vor meinen Augen her“*, er sah sich und die Kameraden beim Fußballspiel, *„jetzt kommen sie, die Hände, ich sehe Fußballer“*, er sah einen großen Zahn, der sich vor seinen Augen hin und her bewegte, und 2 große Greifer, die *„Korn zwischen sich gequetscht“* und zwischen die er hineingefallen sei). Nach wenigen Tagen wieder unauffällig, voll remittiert entlassen.

Nachuntersuchung im Alter von 19 Jahren

In der Zwischenzeit nie wieder erkrankt. Der Jugendliche wirkte geistig beweglich, voller Schwung, seine Grundstimmung war heiter, ausgeglichen. Er schilderte sich als gesellig, habe viele Freunde und zahlreiche Hobbies (Sport, Skat, Stammtisch). Im Kontaktverhalten war er freundlich, höflich, zugewandt, erschien teilnahmefähig, gutmütig-humorvoll, offenherzig, aufgeschlossen, lebens- und realitätsnah. Der junge Mann nimmt das Leben von der guten Seite, schildert sich als Optimist, er lasse sich nicht so leicht aus der Ruhe bringen und habe Freude am Beruf, sei praktisch veranlagt und verfüge über ein gutes Selbstvertrauen.

Bei älteren Schulkindern und Jugendlichen mit dem Erscheinungsbild einer schizophrenen Psychose sind eine detaillierte *Drogenanamnese* sowie ein *Drogenscreening* anzuraten. Denn drogeninduzierte Psychosen sind im akuten Stadium phänomenologisch nicht von einer Schizophrenie zu unterscheiden. Bildbeherrschend sind optische und akustische Halluzinationen, psychomotorische Unruhe- und Erregungszustände, motorische Getriebenheit, Angst und Panik, paranoide Wahnsymptome, vegetative Begleiterscheinungen wie Tachykardie, Blutdruckirregularitäten, Schwitzen, Störungen der Pupillenmotorik.

Cannabis-Psychosen sind durch Stimmungssteigerung oder dysphorische Verstimmungen, formale Denkstörungen, panische Angstzustände, paranoide Wahnideen, illusionäre Verkennungen und Sinnestäuschungen gekennzeichnet, es kann typischerweise zu Horror-Trips und Flash-Back-Zuständen (sog. Nachhallpsychosen) kommen. Es gibt Hinweise darauf, dass die psychotomimetischen Effekte des Cannabis dopaminerg vermittelt werden, wofür auch Untersuchungen an Ratten sprechen, die belegen, dass Cannabinoide die *Dopaminfreisetztung* im N. accumbens fördern (s. Kap. 12.12). Cannabis setzt aber eine ganze Kaskade von Veränderungen im Neurotransmittersystem frei. So regulieren Cannabisrezeptoren neben Dopamin auch die Freisetzung u.a. von GABA, Glutamat und Serotonin, welche für die Genese schizophrener Psychosen von großer Bedeutung sind. Die *psychotropen Effekte des Cannabis* werden hauptsächlich durch den Einfluss des Δ9-Tetrahydrocannabinols (Δ9-THC) auf spezifische neurale Cannaboidrezeptoren vermittelt. Während das Δ9-Tetrahydrocannabinol im Wesentlichen für die psychotomimetischen Wirkungen des Cannabis verantwortlich ist (D'Souza et al. 2004), verfügt eine andere Cannabiskomponente, das Cannabidiol (CBD), über anxiolytische und antipsychotische Eigenschaften. Beide Substanzen sind in Haaranalysen nachweisbar. Inzwischen setzt sich mehr und mehr der Gebrauch einer besonders potenten Form von Cannabis durch (Skunk).

Skunk enthält etwa 12–18% des psychotomimetisch wirksamen THC und nur 1,5% des antipsychotisch wirksamen Cannabidiol. Dadurch ist die Wahrscheinlichkeit, eine schizophreniforme Psychose zu entwickeln etwa um das 7-fache erhöht (Di Forti et al. 2009).

Neben den beschriebenen vegetativen Symptomen sind buntfarbige optisch-szenische Halluzinationen typisch für *Halluzinogene* wie LSD und Meskalin; außerdem eine breite Palette psychotischer Symptome wie Depersonalisations- und Derealisationsphänomene, Veränderungen des Raum- Zeiterlebens, Halluzinationen, Wahnideen, Angst- und Panikattacken, depressive Stimmungen und Suizidimpulse im Verbund mit Horror- und Flash-Back-Zuständen.

Kennzeichnend für *Amphetamin-Psychosen* sind wahnhafte Beziehungs- und Verfolgungsideen, optische und akustische Halluzinationen, Veränderungen des Körpererlebens und eine gesteigerte motorische Hyperaktivität mit Stereotypien sowie kardio-vaskuläre Symptome wie Tachykardie, Arrhythmie, Hypertonie und erhöhte Atemfrequenz.

Ein buntes psychopathologisches Bild mit akustischen, optischen, haptischen und Geschmackshalluzinationen, Entfremdungserlebnissen, Störungen des Ich- und des Raum- und Zeiterlebens, gelockerten Assoziationen, Denkzerfahrenheit, Angst- und Panikzuständen, Suizidideen, aber auch abnormen Glücks- und Omnipotenzgefühlen sind charakteristisch für durch *Phencyclidin* (PCP, „angel dust") ausgelöste Psychosen.

Inhalationen von *Schnüffelstoffen* führen zu neurologischen Begleiterscheinungen wie Ataxie, Dysarthrie und Nystagmus sowie zu einer Pupillenerweiterung (*Mydriasis*). Psychopathologisch kommt es zu deliranten Zuständen mit Bewusstseinsstörungen, starker psychomotorischer Unruhe, illusionären Verkennungen, Halluzinationen und Wahnideen.

Ein 16-jähriger Junge fiel durch häufige Zustände von „Geistesabwesenheit mit starrem Blick" auf. Er fürchtete, umgebracht zu werden, litt unter *Verfolgungsideen, akustischen, optischen* und *haptischen Halluzinationen* und *abnormen Körpersensationen („es ist als ob der Körper beengt wäre, als ob ich in einer Papierrolle drinstecken würde und nicht atmen könnte.")* Er sah einen Mörder vor sich stehen und fürchtete von ihm, umgebracht zu werden. Des Weiteren berichtete er über *Beeinflussungserlebnisse*, er könne seine psychotischen Erlebnisse nur loswerden, *„wenn derjenige will"*. An seinem Hals fühlte er Finger bzw. eine Hand, die ihn berührten. Nach knapp 3 Wochen kam es zur Spontanremission.

Prämorbide Entwicklung

Zunächst ein guter Schüler, kam es im Alter von 9–10 Jahren zu einem Leistungsabfall, zu Erziehungsschwierigkeiten, Davonlaufen, Herumstreunen, Angstzuständen und Misstrauen. Mit 14 Jahren Weglaufen mit gestohlenem Geld und Schmuck, Gelddiebstähle, Handel mit Morphium, deshalb 4 Wochen Jugendgefängnis. Der Junge stammte aus einfachen Verhältnissen, der Vater wurde als streng geschildert. Keine Auffälligkeiten in der Familienanamnese.

Nachuntersuchung

Bei der Nachuntersuchung im Alter von 31 Jahren gab der Patient an, dass er vor dem Klinikaufenthalt an *„Benzinsucht"* gelitten habe, er habe damals in einer chemisch-pharmazeutischen Fabrik gearbeitet, es sei zum „Rausch" gekommen, er habe dabei „*Halluzinationen*" gehabt. Seitdem sei er nie wieder psychotisch gewesen.

Der Patient gab sich ungeniert, weltmännisch-augenzwinkernd, wirkte sehr selbstbewusst, war stets höflich und zugewandt. Er redete fast ununterbrochen, erzählte ausführlich und umständlich, neigte dabei zum Protzen und Aufschneiden. Emotional wirkte er flach, ohne gemüthaften Tiefgang. Er bot das Bild eines kalten Egoisten, nur auf seinen Vorteil bedacht, auch bereit, Delikte zu begehen, z.B. Diebstähle, wenn er sich dadurch bereichern könnte, er würde sich vorher aber „ausrechnen, ob es sich lohnt". Er sei sich des Unrechts zwar bewusst, lasse es aber außer acht, wenn er Profit davon habe, auch wenn ein Armer betroffen würde. Er selbst bezeichnete sich als willenstark, draufgängerisch, skrupellos, zu Stimmungsschwankungen neigend, er sei jähzornig. Er schlug einmal kurzerhand einen Hund tot, der sein Kind leicht gebissen hatte. Er stellte sich als unbeherrscht, explosiv dar, vergesse sich leicht, er sei als Schläger bekannt und schlage auch seine Frau. Er betrachte seine Frau vorwiegend als Sexualpartner, der außerdem den Haushalt zu versorgen habe. Sich selbst gestatte er eine „Hausfreundin". Mit seinen Kindern verfahre er gutmütig oder auch grob, wie es ihm passe. Im Beruf zeigte er Initiative, Schwung, Ehrgeiz, Fleiß und Ausdauer, hatte es bis zum Ortsältesten im Bergbau gebracht, besuchte gleichzeitig eine Bergbauschule um Steiger zu werden. Er zeigte Sinn für Humor, und erwies sich als schlagfertig, als einer, der das Herz „auf dem rechten Fleck hat". Sich selbst bezeichnete er nicht als krank, und meinte, man hätte ihn „in eine Erziehungsanstalt tun müssen, da hätte ich hingehört". Seit dem Alter von 24 Jahren sei er verheiratet, seitdem kam es zu einer allmählichen Stabilisierung in seinem Leben.

Epileptische Psychosen

Epileptische Psychosen treten meistens im Zusammenhang mit *komplexen fokalen (partiellen) Anfällen* auf, im EEG sind typischerweise fokale Herdbefunde in der Temporalregion zu registrieren. Diese Psychosen sind durch akustische, olfaktorische und gustatorische Halluzinationen, Bewusstseinstrübungen und Desorientiertheit gekennzeichnet. Während der dem eigentlichen Anfall vorausgehenden *Aura* können neben der Bewusstseinstrübung („Umdämmerung") *Halluzinationen* auftreten, die umso vielfältiger sind, je älter das Kind ist: bei jüngeren Kindern stehen coenästhetische Sensationen im Vordergrund („komisches Leibgefühl, Engegefühl im Hals- und Brustbereich"), später kommen auch optische, akustische, gustatorische und v.a. olfaktorische Halluzinationen hinzu. Typisch sind auch *Déjà-vu-* und *Déjà-vécu-Erlebnisse*, traumhaft-oneiroide-Zustände (*„dreamy-states"*), wie sie meisterhaft von Mörike in seiner Novelle „Mozart auf der Reise nach Prag" beschrieben worden sind!

Die Symptome dieser Epilepsieform („psychomotorische Epilepsie"), insbesondere Halluzinationen und Dreamy-states, verweisen auf das limbische System als neuralen Ausgangsort der psychomotorischen Epilepsie. Die psychoseähnlichen Phänomene haben nicht nur symptomatologisch, sondern sicher auch ätiopathogenetisch eine Nähe zu schizophrenen Psychosen, die ebenfalls mit limbischen Dysfunktionen verknüpft sind (Eggers 1981).

Bei einem nachfolgend beschriebenen Patienten musste die ursprüngliche Diagnose „kindliche Schizophrenie" aufgrund der katamnestischen Erhebung revidiert werden. Die halluzinatorischen und produktiv-psychotischen Episoden mit Erregungs- und motorischen Unruhezuständen erwiesen sich retrospektiv als epileptische Äquivalente bei einer *Temporallappen-Epilepsie*. Bei dem Patienten hatten sich schließlich eine epileptische Wesensänderung mit auffälligen Störungen der Affektivität und eine ausgeprägte Neigung zu oft gefährlichen dissozialen Handlungen herausgebildet. In letzter Zeit traten immer wieder schwere episodische Verstimmungen und Verhaltensauffälligkeiten mit teilweise brutalen Aggressionen zutage, die als produktiv-psychotische Dämmerzustände aufzufassen waren. Als Kleinkind hatte der Patient bereits generalisierte Anfälle mit Bewusstseinsverlust und „Schaum vor dem Mund" gehabt, wie katamnestisch vom Vater zu erfahren war. Elektroencephalographisch war ein *epileptogener Fokus links temporal* nachweisbar. Die Ursache der Temporallappen-Epilepsie dürften die vom Vater katamnestisch beschriebenen cerebralen Anfälle im Kleinkindesalter bilden, die nach Untersuchungen von Scholz (1951) sowie von Corsellis (1970) und Falconer (1971) zu pathologisch-anatomischen Schäden des Temporallappens führen können.

Der prämorbid als kontaktschwacher Einzelgänger geschilderte Junge war folgsam, willig und durchschnittlich begabt. Mit etwa 11 Jahren fielen Verhaltensstörungen auf: Geistesabwesenheit in der Schule, schlechte Schulleistungen, Mangel an Ausdauer, völlig unmotiviertes Verlassen der Schule, häufiges Weglaufen, Herumtreiben, kleine Diebstähle. Der Junge zog sich immer mehr zurück und *hörte* zeitweise *imperative Stimmen*, die ihm allerhand zuflüsterten *(„tu'das", „nimm das", „das darfst du nicht machen")*. Während des Klinikaufenthaltes im Alter von 11 Jahren war er zunächst ruhig und unauffällig, zwischendurch aber immer wieder ungezogen, eigensinnig, herausfordernd und frech. Zeitweise geriet er in starke Erregungszustände mit gefährlichen Aggressionen, in denen er völlig unbeeinflussbar war und einmal auf 4 Pfleger gleichzeitig einschlug und sie trat, so dass sie ihn kaum bändigen konnten. Unmittelbar nach einem weiteren Erregungszustand gab der Junge an, dass er eine *Stimme* gehört habe, *die ihm befohlen habe, aus dem Fenster zu springen*. – Ein Pfleger hatte ihn daran gehindert, worauf es zu der Erregung kam.

In der Folgezeit kam es wiederholt zu Erregungszuständen, der Junge berichtete häufiger von *akustischen Halluzinationen imperativen Charakters*. Die katamnestischen Erhebungen ergaben, dass der Junge später fast ununterbrochen insgesamt 7 Jahre in einem Psychiatrischen Krankenhaus gewesen ist. Dort war das Verhalten ebenfalls wechselnd, Zeiten relativer Angepasstheit und Unauffälligkeit wechselten ab mit Zeiten, wo er rüpelhaft, frech und aufsässig war, er unternahm dann immer wieder Fluchtversuche mit Diebstählen und Aggressionen. Auffallend waren Selbstbeschädigungen des Patienten, er verschluckte u.a. Drahtstücke und Teile einer Stahlrahmeneinlage seines Bettes, so dass zweimal eine Magenoperation notwendig war. Zwischendurch war der Patient monatelang entlassungs- und arbeitsfähig. Seit 1962 kam es etwa alle 2–3 Monate zu sinnlosem Weglaufen, Diebstählen und starkem Alkoholgenuss, insbesondere bei Mondwechsel. Wenn er „seine Zeiten" hatte, meist einen Tag vor dem Mondwechsel, war „mit ihm nichts mehr anzufangen"; er war dann nervös und unruhig und auffallend blass. An solchen Tagen war er immer besonders gefährdet, versuchte sich Geld zu beschaffen, lief von zu Hause und von der Arbeitsstelle fort und fing an zu trinken. Zwischenzeitig war er jedoch ein tüchtiger, fleißiger und zuverlässiger Arbeiter und gemütswarmer, tierlieber Mensch. 1965 trat eine Verschlechterung ein, der inzwischen 22-jährige Patient tötete sinnlos Tiere, schlug seine Schwester bewusstlos, streunte umher, trank viel, verübte unmotivierte Einbruchdiebstähle und nächtigte wochenlang im Wald, er war oft „wie ein gefährliches Raubtier" (Angaben des Vaters). Begründungen für sein Verhalten konnte der Patient nie angeben, er habe sich nie etwas dabei gedacht und seine teils kriminellen Handlungen nie vorbereitet. Im Oktober 1965 hatte er nachts einen Stallhasen getötet, am Gartenzaun aufgehängt und anschließend einen Einbruchsdiebstahl begangen, um sich Spirituosen zu besorgen – ohne Vorsichtsmaßnahmen und so vernunftswidrig, dass er auf frischer Tat ertappt worden war. Später gab der Patient an, dass er den Hasen habe streicheln wollen und ihn erst getötet habe, als dieser geschrien habe. Er selbst habe „Blut sehen wollen". Wegen dieses Delikts erfolgte eine Begutachtung auf seine strafrechtliche Verantwortlichkeit hin. Dabei zeigte der Patient weder formale noch inhaltliche Denkstörungen, und es waren keinerlei Zeichen einer affektiven Verödung noch sonstige schizophrene Persönlichkeitszüge nachweisbar. Ein abgeleitetes EEG zeigte nach wie vor einen *epileptogenen Fokus temporal links*. Seit dieser Zeit befindet sich der Patient dauernd in stationärer psychiatrischer Behandlung.

Im Verlauf einer Epilepsie können *episodische Psychosen* auftreten, die nosologisch zum Formenkreis der exogenen (somatogenen) Psychosen gehören. Das Bewusstsein ist in der Regel erhalten oder nur leicht getrübt; die Symptomatologie ist schizophrenieform (Wahnvorstellungen, Halluzinationen, Entfremdungserlebnisse). Das EEG ist normal. Psychosen können sich auch im Rahmen einer „*forcierten Normalisierung*" (Landolt 1963) manifestieren, unter der antiepileptischen Medikation kommt es hierbei zu einer Normalisierung des pathologischen EEGs und gleichzeitig zum Auftreten der „Alternativpsychose" mit produktiv-psychotischen und affektiv-ängstlichen Symptomen.

Über die Beziehungen zwischen Schizophrenie bzw. schizophrenieähnlichen Psychosen und Epilepsie gibt es in der traditionellen psychopathologischen Literatur zahlreiche Abhandlungen (Übersicht bei Prüter und Pohlmann-Eden 2002). Die Koinzidenz ist zumindest z.T. durch eine *gemeinsame entwicklungsneurobiologische Vulnerabilität* bedingt, insbesondere durch neuroanatomische Veränderungen im Bereich medialer Strukturen des Temporallappens (Amygdala, Hippocampus, Parahippocampus).

Iktale Psychosen manifestieren sich als zeitlich begrenzte, nur Stunden oder Tage andauernde schizophrenieforme Zustände mit bunten halluzinatorischen Bildern, Wahnsymptomen und formalen Denkstörungen. Die Mehrzahl der iktalen Psychosen geht mit einem Herdbefund in der Temporalregion einher, etwa ein Drittel der Patienten weisen einen extratemporalen Herd auf, in der Regel im Cingulum oder in der Frontalregion (Sachdev 1998).

Postiktale Psychosen treten meistens bei Patienten auf, die jahrelang, häufig mehr als 10 Jahre, an sekundär generalisierenden komplexen Partialanfällen leiden. Ätiologisch dürften funktionelle oder anatomische Veränderungen im Bereich des Temporallappens, z.B. hippocampale oder amygdaloidale Sklerosen, eine Rolle spielen (Kanemoto et al. 1996, Umbricht et al. 1995).

Exkurs: Entwicklungspsychologische Hypothesen für die Genese exogen-psychotischer Phänomene im Kindesalter

Das kindliche Gehirn ist offensichtlich anfälliger für Noxen, die bei Erwachsenen keine psychotomimetischen Auswirkungen haben. Dies dürfte auf der *somatischen Ebene* in der mangelnden Ausreifung neuraler Strukturen des kindlichen ZNS begründet sein. Auf der *psychologischen Ebene* sind es Bedingungsfaktoren wie Stimmung,

Emotionalität, Antrieb, Eidetik, Vigilanz und Aufmerksamkeit, welche an der Genese psychotischer Phänomene wie z.B. optische Halluzinationen entscheidend beteiligt sind.

Diese Faktoren sind nicht isoliert voneinander zu betrachten, sondern sie hängen eng miteinander zusammen. So spricht man von „Allgegenwart des Gefühls" (Krueger 1953) in der menschlichen Person und sieht in ihm das zentrierende, integrierende, alle Bereiche und Schichten verflechtende Moment (Vetter). Die *Affektivität* spielt in einer früheren Lebensphase, nämlich zur Zeit des *physiognomisch-animistischen Weltbildes des Klein- und jungen Schulkindes* sogar eine sehr dominierende Rolle (Werner 1959) und drängt z.B. die rationale Realitätskontrolle zurück.

Dass unter dem Druck starker Affekte (Angst, Erwartung, Wünsche) illusionäre Umdeutungen real vorhandener Gegenstände der Umgebung vorkommen können, ist jedem bekannt. Auch entspricht es allgemeiner Erfahrung, dass unter dem Einfluss von Stimmungen wie Freude, Trauer oder einer gesteigerten affektiven Erregung die Umgebung des Menschen auch beim Erwachsenen Züge wesenhaften Ausdrucks erhält, d.h. man wird durch die Außenwelt auf dem Boden der Gefühlsdynamik physiognomisch-ausdrucksmäßig angesprochen, gepackt, in Bann gezogen, wie sonst nur vom personalen Ausdruck. Die Affektlage hat somit einen wichtigen Anteil am Wahrnehmungserleben insbesondere der Wesens- und Ausdruckseigenschaften eines Wahrnehmungsgegenstandes und spielt bei der Genese optischer Sinnestäuschungen eine Rolle.

Nun beeinflussen nicht nur die emotionale Einstellung und Gestimmtheit des Wahrnehmenden den Wahrnehmungsvorgang, sondern auch umgekehrt hat das Wahrgenommene Wirkungen auf die Emotionalität selbst. Diese Wirkungen machen einen gewichtigen Teil dessen aus, was Tellenbach (1968) als das „Atmosphärische" beschrieben und in seiner anthropologischen Bedeutung diskutiert hat. Er hat es folgendermaßen definiert:

> *„In nahezu jeder Erfahrung unserer Sinne findet sich ein Mehr, das unausgedrückt bleibt. Dieses Mehr, das über das Reale, Faktische hinaus liegt, das wir aber in eines damit spüren, können wir das Atmosphärische nennen (S. 47)."*

Am Beispiel der Dostojewski-Figur des Iwan Karamasoff hat Tellenbach (1968) aufgezeigt, wie es durch „Atmosphärisierung des Daseins" zu einer kritischen Abwandlung in eine *Halluzinose* kommen kann.

In Goethe's Gedicht *„Erlkönig"* wird deutlich, wie sehr beim Kleinkind das affektive dynamische Zentrum den Wahrnehmungsvorgang beeinflusst, und nicht von ungefähr ist es in der Sage vom Erlkönig *ein Kind, das halluziniert*, das *„so bang"* sein Gesicht verbirgt. Die unheimliche Umgebung des schwarzen Moors mit dem gespenstig aussehenden Gestrüpp und dem schleirigen Nebel sind mitauslösend für die *Angst* des kleinen Jungen, den der Vater nicht beruhigen kann. Die hochgradig ängstlich-erregte Stimmung bereitet den Boden für die wahnhaft-illusionäre, phantasiehafte Verkennung und Umdeutung der Umgebung.

Über ähnlich wahnhafte Bedrohtheitserlebnisse unter dem Einfluss einer situationsgebundenen ängstlichen Erregung, die in einer fremden und auf das Kind unheimlich wirkenden Umgebung entstanden war, berichtet Bella Chagall in ihren Kindheitserinnerungen (*„Brennende Lichter"*). Über ihren ersten Besuch als kleines Kind im rituellen Bad erzählte sie, wie sie auf den Ruf einer alten Badefrau: „koscher" zusammenschreckte:

> *„Ich zucke zusammen, wie vom Donner gerührt, stehe bebend da und warte. Gleich wird von den schwarzen Balken der Decke ein Blitz niederfahren und uns alle töten. Oder aus der steinernen Wand werden sich Fluten ergießen und uns alle ertränken."*

Das Kindheitserlebnis von Bella Chagall spiegelt ebenso wie die Ballade vom Erlkönig die *„urtümliche dynamisierte und physiognomisierte Anschauungsweise"* (Werner) *des Kindes* wider, die in hohem Maße vom Gefühl bestimmt ist. Dass die Wahrnehmungswelt des Kleinkindes eine „Welt des Ausdrucks, eine physiognomische Welt" (Werner) ist, geht Hand in Hand mit einem Mangel an Differenzierung. Dabei treten u.a. die Unterschiede zwischen Vorstellung und Wahrnehmung noch weitgehend zurück, wodurch in dieser Altersphase leichter Phänomene auftreten, die dem Erwachsenen als illusionäre Verkennungen oder gar als Tugendwahrnehmungen imponieren.

Nun treten körperlich begründbare Psychosen nicht nur bei Klein- und jungen Schulkindern sondern auch bei älteren Kindern auf, also in einer Alterphase, in der eine rational-kritische Weltbetrachtung immer mehr an Boden gewinnt, wobei die dingliche Umwelt den Ausdruckscharakter verliert zu Gunsten einer allmählichen Versachlichung und Desillusionierung des Weltbildes. Es ist zu vermuten, dass es hier durch *exogene Einflüsse* wie Fieber, Pharmaka, Allgemeininfektionen und Entzündungen im Bereich des Zentralnervensystems und die dadurch hervorgerufenen neurophysiologischen und neurochemischen Veränderungen zu einer Entdifferenzierung zwischen Wahrnehmung und Vorstellung, zwischen objektivem und subjektivem Erleben, und zu einem Überwiegen des gefühlshaft-subjektiven Erlebens kommt.

Diese Verwischung von Wahrnehmungs- und Vorstellungswirklichkeit, wobei die Vorstellung mehr Wahrnehmungscharakter gewinnt als es der rational-kritischen Weltbetrachtung des älteren Schulkindes gemeinhin entspricht, ist für die Neigung zur Ausbildung halluzinatorischer Erlebnisse mitverantwortlich.

Emotionale Spannungszustände mit gesteigerten affektiven Reaktionsbereitschaften, insbesondere wenn sie durch eine Abschwächung externer Stimuli (Dämmerung, Dunkelheit) und die dadurch bedingte Versunkenheit und intensivere Zuwendung zur unmittelbaren Umgebung unterstützt werden, können beim Kind halluzinatorisch-illusionäre Erlebnisse fördern. Das sei anhand einer Selbstschilderung von Friedrich Hebbel verdeutlicht, die die visionär gesteigerte Einbildungskraft und Erlebnisfähigkeit des jungen Friedrich Hebbel anschaulich wiedergibt (Tagebücher 1885–1887):

> *„Schon in frühster Zeit war die Phantasie außerordentlich stark in mir. Wenn ich des Abends zu Bett gebracht wurde, so fingen die Balken über mir zu kriechen an, aus allen Ecken und Winkeln des Zimmers glotzten Fratzengesichter hervor und das Vertrauteste, ein Stock, auf dem ich selbst zu reiten pflegte, der Tischfuß, ja die eigenen Bettdecke mit ihren Blumen und Figuren wurden mir fremd und jagten mir Schrecken ein."*

Aus diesem Selbstbericht geht nicht hervor, ob es sich bei dem Geschilderten um leibhaftig Erlebtes oder eher um Subjektiv-Vorgestelltes, also um Halluzinationen oder um Pseudo-Halluzinationen handelt. Die Unterscheidung zwischen Wahrnehmungs- und Vorstellungscharakter optischer Phänomene ist im Kindesalter verständlicherweise schwierig, was mit dem zu diesem Zeitpunkt noch wenig entwickelten Abstraktions- und Differenzierungsvermögen des Kindes zusammenhängen dürfte.

7.5 Akute vorübergehende psychotische Störungen

Im Gegensatz zur Schizophrenie handelt es sich bei den akuten vorübergehenden psychotischen Störungen um *akute, kurzdauernde*, rezidivierende Psychosen mit *günstiger Prognose*. Sie sind *selten*, genaue Häufigkeitsangaben für das Kindesalter gibt es nicht. Das Krankheitsbild wird in der ICD-10 unter F 23 verschlüsselt. Die psychotische Symptomatik setzt akut innerhalb eines Zeitraums von zwei Wochen oder weniger ein. Das psychopathologische Zustandsbild ist unterschiedlich und wechselhaft („*polymorph*"). Nicht selten geht der psychotischen Episode ein aktuelles psychosozial belastendes Ereignis voraus (Liebesenttäuschung, Verlust eines nahen Angehörigen, Trennung oder Scheidung vom Partner).

In der französischen Literatur sind diese Krankheitsbilder als „bouffées délirantes aigues" beschrieben. Es handelt sich dabei um flüchtige, aus „heiterem Himmel" akut auftretende wahnhaft-halluzinatorische Störungen mit starken affektiven und psychomotorischen Erregungszuständen, die nach wenigen Tagen wieder abklingen. Meist sind die Kinder hochgradig ängstlich erregt, emotional aufgewühlt und antriebsgesteigert. Ratlosigkeit und/oder Verkennungen von Personen und Orten sind ebenfalls zu beobachten.

Fallbeispiel

Aszendenz

Der Großvater mütterlicherseits litt an Depressionen, eine Cousine väterlicherseits als Kind unter Angstzuständen und Somnambulismus.

Familiensituation

Vater gefallen, der Stiefvater, von Beruf Lehrer, wurde als nervös, unbeherrscht beschrieben, die Mutter als autoritär, die ihre Familie mit ihren Launen unter Druck setzte. Es gab viel Streit und Spannungen zwischen den Eltern.

Vorgeschichte

Der Junge war jedes Jahr etwa 14 Tage lang bedrückt, unkonzentriert und antriebsarm.

Prämorbid

Sehr guter Schüler, gut kontaktfähig, heiter, fröhlich.

Erkrankungsbeginn: Plötzlich

Erkrankungsalter: 11 Jahre

Psychopathologisches Bild

Konzentrationsstörungen, Angstzustände, traurige Verstimmung, optische und Geruchshalluzinationen, Vergiftungsideen, abnorme Körpersensationen („Gefühl, als ob Rauch durch den Körper ziehe"). Nach wenigen Tagen Abklingen der Symptome.

Therapie: Keine

Nachuntersuchung

Alter des Patienten 24 Jahre. Nachbeobachtungszeit 13 Jahre. Der Patient ist in der Zwischenzeit nicht wieder erkrankt. Nach der Erkrankung sei er noch eine Zeitlang misstrauisch gewesen, mit der Zeit habe er sich aber eine „dickes Fell" zugelegt. Abitur und Studium der Medizin, zzt. 6. Semester. Der Patient erschien freundlich, höflich, machte einen warmherzigen, gutmütigen, differenzierten und sensiblen Eindruck. Er sei beliebt, hilfsbereit, etwas scheu und zurückhaltend, aber kontaktfähig. Keinerlei Persönlichkeitsauffälligkeiten.

Das beschrieben Krankheitsbild ist als „akute polymorphe psychotische Störung ohne Symptome einer Schizophrenie" (F 23.0) einzuordnen.

Wenn zusätzlich schizophrene Symptome entsprechend F 20.0 - F 20.3 ständig vorhanden sind, ist das Krankheitsbild unter F 23.1 als *„akute polymorphe Störung mit Symptomen einer Schizophrenie"* zu verschlüsseln. Die schizophrene Symptomatik dauert nicht länger als einen Monat an. Es sollte mindestens eins der Symptome von F 20 G 1.1a - G 1.2c nachweisbar sein:

- formale Denkstörungen wie Gedankenlautwerden,
- Gedankeneingebung,
- Gedankenentzug oder Gedankenausbreitung,
- Kontrollwahn,
- Beeinflussungsideen,
- Gefühl des Gemachten,
- kommentierende oder dialogische Stimmen,
- bizarre Größenideen,
- Halluzinationen verschiedener Sinnesmodalitäten,
- Neologismen,
- Gedankenabreißen,
- Denkzerfahrenheit,
- katatone Symptome,
- Negativismus,
- Mutismus,
- Stupor.

Fallbeispiel

Aszendenz

Schwester des Vaters mehrfach in stationärer Behandlung wegen paranoider Schizophrenie mit Denkzerfahrenheit und stuporös-katatonen Zuständen.

Familiensituation: Unauffällig

Prämorbide Entwicklung

Unauffällig, das Mädchen wird als ausgeglichen, aufgeschlossen, vergnügt, sensibel, gewissenhaft, fleißig geschildert, es sei eine gute Schülerin, singt und tanzt gern, musiziert und hat Freundinnen.

Erkrankungsbeginn: 14 Jahre plötzlich.

Psychopathologisches Bild

8 Tage dauernde flüchtige psychotische Episode, der Schlaflosigkeit, Appetitlosigkeit, Konzentrationsstörungen und eine Neigung zu Tagträumereien vorausgegangen waren. Das Mädchen hatte wahnhaft-illusionäre Erlebnisse, stand unter dem Einfluss von imperativen akustischen und optischen Halluzinationen, litt unter Veränderungsgefühlen und Derealisationserlebnissen, unter einem quälenden Grübelzwang und Angstzuständen („*dass die Russen kommen würden, Atombomben fielen und sie sterben müsse*") und äußerte Beziehungsideen. Das Mädchen fühlte sich „*von fremden Mächten beeinflusst*" und glaubte, dass seine Handlungen „*von außen gesteuert*" würden. Nach Abklingen der Episode verhielt sich das Mädchen ruhig, bescheiden, wirkte harmonisch und gut kontaktfähig.

Therapie: Keine

Katamnese (Brief der Mutter) nach 13 Jahren

Die Patientin ist nie wieder erkrankt, hatte gute berufliche Erfolge. Heirat 1958. Lebt seit 1959 in den USA, hat eine 5-jährige Tochter. Die Stimmung sei gut, die Patientin sei sehr beliebt.

Eine weitere Untergruppe einer akuten polymorphen Störung ist die „*akute schizophreniforme psychotische Störung*" (F 23.2). Hier sind die schizophrenen Symptome (Wahnideen, Halluzinationen, Denk- und Sprachstörungen, hebephrene und/oder katatone Symptome) stabil und erfüllen die Kriterien entsprechend F 20, dauern aber weniger als 4 Wochen an.

Correll et al. (2008) haben 26 Jugendliche im Alter von durchschnittlich 15,9 Jahren mit kurz dauernden akuten psychotischen Störungen und nicht näher bezeichneten akuten vorübergehenden psychotischen Störungen prospektiv über einen Zeitraum von durchschnittlich 22 Monaten untersucht und festgestellt, dass 7 von ihnen eine schizophrene oder schizoaffektive und 4 eine bipolare Störung, davon 1 mit psychotischen Symptomen, entwickelt haben. Die Entwicklung in eine schizophrene, schizoaffektive oder eine bipolare Störung mit psychotischen Symptomen war mit dem Vorliegen einer *schizotypen Persönlichkeitsstörung* vor Erkrankungsbeginn („baseline") sowie mit einer Beeinträchtigung exekutiver Funktionen assoziiert (untersucht mit dem Wisconsin Card Sorting Test). Dagegen war die Entwicklung zu einer Bipolar-Störung mit dem gleichzeitigen Vorliegen einer *Angststörung* verknüpft – was bei den psychotischen Störungen *nicht* der Fall war. Auch andere Autoren bewerten das Vorliegen einer schizotypen Persönlichkeitsstörung als Risikofaktor für das Entstehen schizophrener Psychosen (McGlashan et al. 2005, Siever u. Davis 2004). Angststörungen sind dagegen mit einem erhöhten Risiko für die spätere Manifestation bipolarer Störungen verknüpft, vor allem bei bipolaren Störungen mit frühem oder sehr frühem Erkrankungsbeginn (Birmaher et al. 2002, Perlis et al. 2004, Wozniak et al. 2002).

7.6 Psychotische affektive Störungen

Im Rahmen affektiver Störungen können zusätzlich zu den depressiven, manischen oder manisch-depressiven Symptomen auch psychotische Symptome (Wahnideen und Halluzinationen) auftreten, z.B. als schwere depressive Episode mit psychotischen Symptomen (F 32.3) oder als Manie mit psychotischen Symptomen (F 30.2). Die Wahnsymptome und Halluzinationen können *stimmungskongruent* (z.B. Größenwahn bei der Manie oder Schuld-, Versündigungs- oder Verarmungswahn, hypochondrischer Wahn, z.B. an Krebs erkrankt zu sein oder einen langsam verfaulenden Körper zu haben, selbstanklagende Stimmen bei der Depression) oder seltener *stimmungsinkongruent* sein (z.B. Verfolgungswahn, Vergiftungswahn, Wahn des Gemachten – das eigene Handeln unterliege fremder Kontrolle). Das Auftreten stimmungsinkongruenter Symptome geht häufig mit einer schlechten Prognose einher. Unter 2000 Kindern mit einer affektiven Störung fanden Ulloa et al. (2000) in mehr als 9% der Kinder assoziierte psychotische Symptome, einschließlich optischen und akustischen Halluzinationen oder Wahnideen. Bei Jugendlichen und Erwachsenen liegt die Häufigkeit bei etwa 15% (Coryell et al. 1996, Ryan et al. 1987). Verlaufsuntersuchungen von Kindern mit psychotischen affektiven Störungen sind *selten*.

Die Arbeitsgruppe um Rapoport und Leibenluft (Calderoni et al. 2001) beobachtete häufig, dass Kinder mit einer psychotischen affektiven Störung als „kindliche Schizophrenie" fehlgedeutet wurden. Ähnliche Beobachtungen wurden von Werry et al. (1991) gemacht: 50% der Kinder und Jugendlichen mit einer bipolaren Störung wurden ursprünglich als schizophren eingestuft. Die differentialdiagnostischen Schwierigkeiten sind durch mangelnde klinische Erfahrungen aufgrund der Seltenheit psychotischer Störungen des Kindesalters bedingt. Daraus ist zu folgern, dass sorgfältige Nachuntersuchungen und Verlaufsstudien zur Sicherung der Diagnosen bei Kindern erforderlich sind!

Ein Beispiel macht dies deutlich:

Ein Mädchen erkrankt im Alter von 14 Jahren an einer 11 Monate lang andauernden paranoid-halluzinatorischen Episode entsprechend DSM-IV 295.30 bzw. F20.0 (ICD-10). Im späteren Verlauf kommt es zu mehreren, jeweils 2 bis 6 Monate lang anhaltenden depressiven Episoden mit psychotischen Symptomen mit jeweils vergleichbarer Psychopathologie: Schlaf- und Appetitstörungen, diffuse Ängste, Lustlosigkeit, tiefe traurige Verstimmung, Grübelneigung und Müdigkeit. Hinzu kommen *stimmungskongruente hypochondrische Wahnideen*: Die Patientin befürchtet, an einer Blutvergiftung zu sterben, einen Milzriss oder eine Gehirnblutung zu haben. Sie glaubt, „Eiter im Bauch" zu haben, der bereits „in ihr Blut übergegangen" sei. Sie glaubt, sterben zu müssen und hat das Gefühl, dass ihr Körper abstirbt. Immer wieder klagt sie darüber, dass sich ihre Glieder anfühlten, als ob sie abgestorben seien. Da die *affektiven* Störungen während dieser Episoden *überwiegen*, und da es sich zu diesem Zeitpunkt um *stimmungskongruente Wahnideen und coenästhetische Sensationen handelt, muss die Diagnose lauten*: rezidivierende depressive Episoden mit psychotischen Symptomen (DSM-IV 296.34, F33.3).

Bei der ersten psychotischen Episode im Alter von 14 Jahren überwog dagegen die schizophrene Symptomatik: *stimmungsinkongruente* Beziehungs-, Beeinflussungs- und Vergiftungsideen (die Patientin ißt nichts mehr, weil sie meint, das Essen sei vergiftet), optische und akustische Halluzinationen u.a. in Form von *kommentierenden Stimmen*. Auch in der ersten Episode schon Angstzustände und hypochondrische Befürchtungen, an einer Blutvergiftung zu sterben (sie *sieht* in ihrem Gesicht bereits rote Streifen), glaubt, eine Gehirnblutung zu haben, glaubt, sterbenskrank zu sein. Daneben einige Tage lang traurige Verstimmung mit Weinen, Schlaflosigkeit und Rückzug sowie auch tagelang euphorische Stimmung, nach Absetzen von Megaphen wiederum wahnhaft-halluzinatorisch, Beginn einer Elektroschock-Therapie. Nach insgesamt 11 Monaten Vollremission. Während der ersten Episode *überwiegt* also eindeutig die *schizophrene Symptomatik*, und die affektiven Symptome treten demgegenüber weitgehend in den Hintergrund. Danach ändert sich die Psychopathologie, die Psychose geht über in rezidivierende depressive Episoden mit psychotischen Symptomen.

Vor allem die Unterscheidung zwischen stimmungskongruenten und -inkongruenten psychotischen Symptomen (Wahnideen und Halluzinationen) ist wichtig für die diagnostische Einschätzung. Diese hat prognostische und therapeutische Konsequenzen: Die Prognose affektiver Störungen mit psychotischen Symptomen ist günstiger als die der kindlichen Schizophrenie, und sie sollten in erster Linie mit Antidepressiva bzw. Stimmungsstabilisierern behandelt werden. Im Übrigen unterscheiden sich beide Krankheitsbilder auch hinsichtlich der familiären Belastung – überwiegend depressive und bipolare Erkrankungen in der Aszendenz von Kindern mit affektiven Störungen und vice versa.

7.7 Schizoaffektive Psychosen

Die schizoaffektiven Psychosen nehmen nosologisch eine Mittelstellung zwischen schizophrenen Psychosen einerseits und affektiven Störungen andererseits ein. Die Diskussion um die Berechtigung einer gesonderten diagnostischen Kategorie für diese Psychosengruppe hält bis in die Gegenwart an (Craddock et al. 2009, Lake u. Hurwitz 2007, Laursen et al. 2009, Marneros 2006). In einem späteren Kapitel werden wir uns mit dieser Thematik unter dem Stichwort „*Einheitspsychose*" (s. Kap. 8.4.8.6) auseinandersetzen. Vor allem aus praktischen, nämlich prognostischen und therapeutischen Gründen ist es sinnvoll, am Krankheitskonzept der schizoaffektiven Psychosen festzuhalten, und wir stimmen mit Marneros darin überein, dass psychiatrische Diagnosen praxisorientiert und sowohl für den Arzt, Patient und Forscher nützlich sein und nicht „als ein algorithmisches Konstrukt" betrachten werden sollten, welche „feste, unerschütterliche nachgewiesene biologisch-genetische Zustände" beschreibt (Marneros 2008, S. 359).

Es wird kritisch diskutiert, ob die schizoaffektiven Psychosen eine eigenständige nosologische Entität oder lediglich Varianten schizophrener oder affektiver Erkrankungen darstellen.

Von den beiden gegenwärtigen etablierten internationalen Klassifikationssystemen psychiatrischer Erkrankungen in ihrer jeweils revidierten Fassung ist die ICD-10 relativ weitherzig, dafür eher praxisorientiert im Vergleich zum recht eng gefassten DSM-IV, das verfeinerter, raffinierter, deutlich anspruchsvoller ist und großen Wert auf Operationalisierbarkeit der Kriterien legt.

Beide Klassifikationssysteme legen zu recht Wert darauf, dass die Diagnose einer schizoaffektiven Störung nur dann gestellt werden darf, wenn neben eindeutig schizophrenen Symptomen wie Wahn und Halluzinationen, die mindestens 2 Wochen anhalten müssen, affektive Störungen vorkommen, die ebenfalls zeitlich einen erheblichen Anteil an der Symptomatik ausmachen müssen. Das heißt, kurzfristige depressive oder maniforme Erscheinungen im Rahmen einer rezidivierenden oder chronisch verlaufenden Schizophrenie und vice versa, im Vergleich zum Gesamtverlauf kurzfristig oder nur wenig ausgeprägt wahnhafte oder halluzinatorische oder andere schizophrene Symptome im Verlauf einer affektiven Störung, rechtfertigen nicht die Diagnose einer schizoaffektiven Erkrankung.

In der ICD-10 hat die Diagnose einer schizoaffektiven Psychose zur Voraussetzung, dass sowohl affektive als auch schizophrene Symptome in derselben Krankheitsepisode unzweideutig mindestens zwei Wochen lang vorhanden sind. Je nach der vorherrschenden affektiven Symptomatik werden die einzelnen Episoden als *„schizoaffektive Störung gegenwärtig manisch“*, *„gegenwärtig depressiv“* oder *„gegenwärtig gemischt“* klassifiziert, wobei im letzeren Fall schizophrene Symptome und Symptome einer gemischten bipolaren Störung nebeneinander vorkommen. Wichtig ist, dass die psychotischen Symptome (Wahn, Halluzinationen) *stimmungsinkongruent* sind. Zur Veranschaulichung sei das Krankheitsbild einer Patientin unserer Essener Klinik wiedergegeben.

Fallbeispiel

Die Mutter und Großmutter mütterlicherseits litten beide an rezidivierenden depressiven Verstimmungszuständen und sind beide deshalb wiederholt stationär behandelt worden. Die Mutter des Mädchens hat 2-mal einen Suizidversuch unternommen. Ein ½ Jahr vor Beginn der Erkrankung machte das zu diesem Zeitpunkt 15 ½ Jahre alte Mädchen eine reaktive Depression durch, nachdem es erfahren hatte, dass die Großmutter mütterlicherseits an Krebs erkrankt war. Das Mädchen hatte panische Angst, dass die Großmutter sterben könnte und reagierte auf einen Streit zwischen der Mutter und der Großmutter mit einer starken *depressiven* Verstimmung. Das Mädchen habe furchtbar geweint und sei lange Zeit sehr traurig gewesen. Im Alter von 16 Jahren erkrankte das Mädchen dann akut an einer *schizomanischen* Phase mit Größenideen, starker Hypermotorik, Schlaflosigkeit, Konzentrationsstörung, Logorrhoe, Ideenflüchtigkeit und umtriebigem Verhalten. Das Mädchen schlief schließlich überhaupt nicht mehr, war äußerst umtriebig, dauernd in Aktivität, habe nachts laute Musik gehört, zeitweilig habe es nur noch französisch gesprochen, dann nur noch sinnlos aneinandergereihte Fremdwörter. Es habe geäußert, sich mit Paul McCartney von den Beatles zu treffen, der in sie verliebt sei, er hole sie von der Schule ab und fliege mit dem Hubschrauber mit ihr zusammen fort. Die Stimmung war euphorisch gehoben, manisch, der Gedankengang inkohärent, es bestanden eine ausgeprägte Logorrhoe, Wahneinfälle, Wahnvorstellungen, Personenverkennungen und *stimmungsinkongruente optische Halluzinationen*. So hatte die Patientin u.a. einen gelben Ring gesehen.

Alles, was schwarz war, hatte sie als teuflisch bzw. als vom Teufel kommend erlebt. Sie hatte gemeint, dass Frauen tagsüber blondes und nachts schwarzes Haar hätten.

Außerdem litt das Mädchen an *paranoiden Ideen*, es glaubte, dass die Mitpatienten in der Klinik Masken aufhätten und es vergiften wollten, deshalb hatte es zeitweise nichts gegessen; auch hatte sich das Mädchen vorgestellt, dass es „die Eva aus dem Paradies“ sei und dass sein Leben „wieder bei Null beginnen“ könne. Später, nach etwa ½ Jahr, meinte die Patientin, dass sie vielleicht deswegen krank geworden sei, weil sie so schreckliche Erlebnisse mit ihrer Mutter und Großmutter gehabt habe. Das Mädchen zog sich nackt aus, tanzte in der Wohnung und außerhalb der Wohnung herum und musste schließlich 6 Wochen lang geschlossen stationär behandelt werden. Die *schizomanische* Phase ging in ein *depressives* Zustandsbild mit Apathie, trauriger Verstimmung, Grübelneigung, Selbstvorwürfen, Rückzug und Aspontaneität über, was etwa ein Vierteljahr anhielt. Danach wieder euphorische Stimmung, Konzentrationsstörungen, Müdigkeit, kleinkindhaftes Verhalten mit sozialen Anpassungsstörungen und auffallende Apathie, deutlich reduzierte affektive Reagibilität, das Mädchen schien emotionsarm, war passiv, desinteressiert, äußerte, sich weder freuen noch traurig sein zu können, es wirkte unlebendig und starr. Ein Dreivierteljahr nach Beginn der Erkrankung wirkte das Mädchen affektflach, antriebsarm, retardiert, es schien insgesamt auf der Entwicklungsstufe eines 10-jährigen Mädchens zu stehen und verhielt sich nicht altersadäquat. Es bestanden leichte, aber deutliche Zeichen einer postpsychotischen Defizienz mit Antriebsarmut, affektiver Verflachung und mangelnder emotionaler Reagibilität.

Das beschriebene 16-jährige Mädchen war mütterlicherseits (Großmutter, Mutter) mit schweren Depressionen belastet. Es litt selber an einer lang dauernden *schizomanischen* Episode mit eindeutigen manischen und psychotisch-schizophrenen Symptomen, die *gleichzeitig* (*konkurrent*) nebeneinander bestanden. Nach Abklingen der schizomanischen Episode folgte unmittelbar eine *rein depressive Episode* (3 Monate), auf die wiederum eine *manische* Phase ohne psychotische Symptome folgte. Das Krankheitsbild entsprach somit entsprechend ICD-10 einer schizoaffektiven Psychose (F 25.20).

Nach DSM-IV ist Voraussetzung für die Diagnose einer schizoaffektiven Störung das Vorhandensein einer ununterbrochenen Krankheitsepisode, während der für einige Zeit eine Episode einer major depression, eine manische Episode oder eine gemischte Episode gleichzeitig mit schizophrenen Symptomen (Wahn, Halluzinationen, katatone oder desorganisierte Verhaltensweisen) vorkommen. Zusätzlich wird gefordert, dass während ein und derselben Krankheitsperiode *mindestens zwei Wochen lang Wahn oder Halluzinationen* vorkommen, *ohne* „dass ausgeprägte affektive Symptome bestanden haben", d.h. wenn affektive Symptome vorhanden sind, sollen sie in dieser Zeit nicht im Vordergrund stehen. Im Übrigen müssen die affektiven Symptome „während eines erheblichen Teils der gesamten Krankheitsdauer" vorhanden sein. Hinzu kommt, dass die affektive und schizophrene Symptomatologie im Verlauf einer „einzigen, ununterbrochenen Krankheitsperiode" auftritt. Mit dem Begriff „Krankheitsperiode" ist der Zeitabschnitt gemeint, während dessen der Patient fortlaufend floride oder residuale Symptome seiner psychotischen Erkrankung zeigt. Wie bei schizophrenen Psychosen ist die *Mindestdauer* der schizoaffektiven Störung ein Monat, die Episode einer major depression muss mindestens zwei Wochen, eine manisch oder gemischte Episode mindestens eine Woche andauern, Wahnphänomene oder Halluzinationen müssen ebenfalls mindestens zwei Wochen andauern, und zwar bei gleichzeitiger Abwesenheit ausgeprägter affektiver Symptome.

Weiterhin ist zu beachten, dass die depressive Symptomatologie bei den schizoaffektiven Störungen in Analogie zur Diagnose einer major depression nicht nur Symptome von Freudlosigkeit oder Interessensverlust oder Initiativearmut umfassen dürfen, sondern dass stets eine „tiefgreifende depressive Stimmungslage" vorliegen muss!

Nach DSM-IV wird gefordert, dass die affektiven Symptome „für einen erheblichen Anteil an der Gesamtdauer der Störung" andauern, das bedeutet, dass, wenn affektive Symptome relativ kurz im Vergleich zur Gesamtdauer der Psychose vorhanden sind, die Diagnose einer Schizophrenie zu stellen ist. Außerdem legt das DSM-IV Wert darauf, dass Wahn oder Halluzinationen für mindestens 2 Wochen bei gleichzeitigem Fehlen ausgeprägter affektiver Symptome bestehen. Treten psychotische Symptome nur im Verlauf *einer* Periode einer affektiven Psychose auf, dann muss die Diagnose heißen: „affektive Störung mit psychotischen Merkmalen". Auch muss geprüft werden, ob die depressiven Symptome wie Schlafstörungen, Appetit- und Essstörungen, Gewichtsabnahme nicht Folge von schizophrenen Symptomen sind, also z.B. von imperativen akustischen Halluzinationen oder von Vergiftungsideen.

Ein Beispiel für die *Unterschiedlichkeit* der diagnostischen Kriterien von ICD-10 und DSM-IV ist die im Alter von 13 Jahren beginnenden Psychose eines intellektuell und musikalisch sehr begabten Jungen, der väterlicherseits mit depressiven Erkrankungen belastet ist. Die Psychose begann im Alter von 13 Jahren mit einer manisch-depressiv-schizophrenen Mischsymptomatik. Morgens war er depressiv, abends manisch. *Konkurrent* traten schizophrene Symptome auf in Form von *dialogischen Stimmen* und *stimmungsinkongruenten Beziehungs- und Beeinflussungsideen*. Dauer: 2 Monate.

Unter Zugrundelegung der ICD-10 wäre die Diagnose: *„gemischte schizoaffektive Störung"* (F25.2): Kennzeichnend sind Störungen, bei denen Symptome einer Schizophrenie (F20.0) mit solchen einer gemischten bipolaren Störung (F31.6) *gemeinsam* vorhanden sind und *gleichzeitig* bestehen.

Nach DSM-IV muss die schizophrene Symptomatologie jedoch *getrennt*, d.h. ohne gleichzeitige affektive Störung zwei Wochen lang anhalten, was hier nicht der Fall war, sondern es handelte sich um ein *gleichzeitiges* Vorkommen von depressiven, manischen und stilrein schizophrenen Symptomen während ein und derselben Krankheitsepisode. D.h. nach DSM-IV muss die Diagnose lauten: *„gemischte Episode mit psychotischen Symptomen"* (296.64).

Eine *Hauptschwierigkeit* der beiden Klassifikationssysteme liegt darin, dass jeweils *einzelne Episoden* klassifiziert werden, nicht jedoch der Gesamtverlauf. Dies bereitet bei der Vergabe von Gesamtdiagnosen im Langzeitverlauf erhebliche Probleme, und Marneros (1995) stellt zu recht die Frage: „Haben diese Patienten mehrere unterschiedliche Erkrankungen? Soll immer wieder eine neue Diagnose gestellt werden?". Und er spricht sich gegen unterschiedliche diagnostische Etikettierungen der verschiedenen Episoden im Gesamtverlauf aus („Psychische Erkrankungen sind keine Eintagsfliegen"). Stattdessen stellt er eine „empirisch-klinische" Definition der schizoaffektiven Störungen vor, die sich auf *Langzeitverläufe* stützt. So definiert er schizoaffektive Erkrankungen als Störungen, „die *gleichzeitig* eine schizophrene und eine affektive Symptomatik aufweisen" oder bei denen die beiden Symptomkonstellationen *abwechselnd* vorkommen, unabhängig von der Dauer des dazwischen liegenden Intervalls. Es werden also *konkurrente* und *sequentielle* Verlaufsformen unterschieden. Es ist leicht einsehbar, dass diese praxisorientierte Definition pragmatischer und einfacher handhabbar ist.

Die diagnostische Einschätzung einer schizoaffektiven Störung bereitet also ganz besondere Schwierigkeiten. Umso mehr *Sorgfalt* muss angewendet werden.

Gerade im Jugendalter bestehen große Unsicherheiten bei der Differenzierung affektiver, schizoaffektiver und schizophrener Störungen. Darauf wird auch immer wieder hingewiesen. So hat Joyce (1984) 200 konsekutive Aufnahmen einer Klinik in Neuseeland mit der DSM-III Diagnose „Affektive Psychose" nachuntersucht und dabei aus den Krankenakten die früheren Diagnosen bei deren Erstmanifestation erfasst. Dabei ergab sich, dass bei 66 von den 200 Patienten (33%) die Diagnose Schizophrenie gegeben worden war. Diese „Fehlklassifizierungen" waren stark altersabhängig: Bei einer Erstmanifestation unter 20 Jahren waren es 36 von 60 (60%), im Alter von 20–29 Jahren 23 von 73 (32%) und bei den über 30 Jahre erstmals erkrankten Patienten waren es nur noch 7 von 67 (10%), bei denen ursprünglich eine Schizophrenie diagnostiziert worden war.

Interessant ist, dass bei den unter 20-jährigen die Diagnose Schizophrenie in 38% der depressiven und in 72% (!) der manischen Störungen gegeben wurde, was der bekannten Tatsache entspricht, dass Manien in einem früheren Lebensalter häufig als Schizophrenie fehlinterpretiert werden.

Carlson et al. (1994) diskutieren mögliche Gründe für diese Abweichungen in der Klassifizierung. Sie vermuten, dass die manischen Störungen im Jugendalter komplizierter sind als bei Erwachsenen und häufig kombiniert sind mit Alkohol- und Drogenkonsum, Verhaltensstörungen u.a. Die Autoren haben überprüft, ob der „Bias" zur Schizophrenie bei jugendlichen affektiven Störungen nach Einführung der ICD-10 und des DSM-IV noch fortbesteht und gefunden, dass die Diagnose „Manische Störung" bei Jugendlichen immer noch unterrepräsentiert ist, jetzt allerdings, vermutlich wegen der enger gefassten Diagnose, nicht mehr als „Schizophrenie" sondern z.B. als „schizophrenieform" oder als „reaktive Schizophrenie" eingestuft wird.

Die zahlenmäßig umfangreichste Untersuchung zum Thema „Fehldiagnosen" im Jugendalter hat Thomsen (1996) vorgelegt. Er hat alle Patienten unter 18 Jahren erfasst, die in Dänemark in den Jahren 1970–1993 mit der ICD-8 Diagnose „Schizophrenie" stationär aufgenommen worden sind. Von diesen 312 Patienten konnte er bei 209 den Verlauf über 10 Jahre verfolgen. In n = 134 Fällen (64%) wurde die Diagnose bestätigt. Bei den übrigen 75 (36%) wurden nach dieser Zeit andere Klassifizierungen vorgenommen, davon in über 50% Persönlichkeitsstörungen (meist „Borderline"). Bei 10 der 209 jugendlichen Patienten wurde nach 10-jährigem Verlauf die Diagnose einer manisch-depressiven Störung gestellt.

Im *Langzeitverlauf* können auch stilrein schizophrene Episoden mit schizoaffektiven oder affektiven Episoden getrennt voneinander abwechseln. Das entspräche dem *sequentiellen* Typ einer schizoaffektiven Psychose. Unsere Untersuchungen haben ergeben, dass es im Langzeitverlauf zu einem Syndromwechsel („*syndrome shift*") vom Schizophrenen zum Affektivem und umgekehrt kommen kann, und dass sich stilrein schizophrene mit depressiven Episoden abwechseln können (Eggers 1989, Eggers et al. 2002, Röpcke und Eggers 1999) (Näheres hierzu im Kap. 8).

Fallbeispiel

Bei einem hochgradig mit affektiven Störungen und Suiziden in der Aszendenz belasteten Mädchen trat im Alter von 6 Jahren ein kurzdauernder depressiver Zustand mit Weinen, Antriebslosigkeit, schwerer Schlafstörung und Grübelneigung auf. Im Alter von 12 Jahren erneute mehrere Wochen anhaltende depressive Phase, mit 13 Jahren kam es zu einer mehrwöchigen *schizomanischen* Phase, auf die wiederholt kurzdauernde *depressive* Verstimmungszustände folgten. Ab dem Alter von 16 Jahren entwickelte sich eine *hebephrene* Symptomatik, die mit 18/19 Jahren zunehmend eine *paranoide* Färbung mit *katatonen* Erregungszuständen, *Denkzerfahrenheit* und *akustischen Halluzinationen* annahm. Seit dem

20. Lebensjahr kommt es immer wieder zu rezidivierenden kataton-stuporös-halluzinatorischen Episoden mit zunehmender Persönlichkeitsveränderung. Zwischen den psychotischen Episoden besteht eine konstante paranoid-hebephrene Symptomatik.

In diesem Krankheitsverlauf kommen anfänglich *schizomanische* und rein *depressive* Episoden vor, die im Alter von 16 Jahren in eine rezidivierende rein schizophrene Psychose *ohne* weitere affektive Elemente einmündet.

Es gibt auch die umgekehrte Verlaufsrichtung: Beginn mit schizoaffektiven Episoden und Übergang in eine rezidivierende bipolare Störung.

Fallbeispiel

Im Alter von 13 Jahren erkrankte ein Junge an einer 2 Monate anhaltenden *schizoaffektiven Störung, gegenwärtig bipolar*, entsprechend F 25.2 bzw. 295.70. Außer einer Großmutter väterlicherseits, die an rezidivierenden Depressionen litt, war die Familienanamnese unauffällig. Die prämorbide Entwicklung des Jungen verlief völlig regelrecht, der Junge galt als etwas verschlossen und zu Jähzorn neigend, war gut kontaktfähig, hatte Freunde, spielte Geige und trieb Sport. Gute Intelligenz (HAWIE: Gesamt-IQ 113 (121/103)).

Die schizoaffektive Episode war gekennzeichnet durch ein Nebeneinander von depressiven, manischen und paranoid-halluzinatorischen Symptomen. Der Junge war „verstört", litt unter Antriebs- und Sprachlosigkeit, machte sich Vorwürfe, er sei schlecht und komme deshalb auf den elektrischen Stuhl, er sei der Teufel, er sei Adolf Hitler, habe die Prostituierte Nitribitt ermordet und Schloss Linderhof bestohlen. Abends war er manisch, aufgedreht, logorrhoisch, trieb allerlei Schabernack und äußerte Größenideen, z.B. sei er der Fußballspieler Pelé. Gleichzeitig litt er unter Beziehungsideen und hörte imperative und kommentierende Stimmen. Er glaubte, dass schlecht über ihn geredet würde und dass in den Deckenlampen Fernsehapparate eingebaut seien, die ihn beobachteten. Therapie: ES (Elektroschocks), IS (Insulinschocks), Neuroleptika.

Das Krankheitsbild ging 2 Monate später in eine *zyklothyme Störung* (F 34.0, 301.13) über, welche 1 Jahr und 10 Monate andauerte. Im Alter von 15,3 Jahren erkrankte der Patient wiederum an einer 4 Monate andauernden schizoaffektiven Störung vom gemischt-bipolaren Typ. Es bestand eine Mischsymptomatik mit hebephrenen, katatonen, paranoiden und halluzinatorischen sowie wechselnd depressiven und manischen Symptomen. Der Junge fühlte sich verfolgt und hörte die Stimmen von Geistern und Kobolden. Sein *Denken* war *zerfahren* (*„Man kann denken, spricht es aber nicht aus ... Krankheit kann man nicht selbst machen, Gesundheit kann man sich selbst nicht geben. Machen und Geben und Dürfen, dasselbe ... Wenn man es vom ersten Ursprung betrachtet, dann ist es die Menschheit, das Geschöpfte und Tieres ... Man bezeichnet es Neutron ...*). Sein Ausdrucksgebaren war *manieriert, bizarr*, der Patient *grimassierte*, war läppisch, albern, zynisch, umtriebig, gereizt und affektiert. Immer wieder erhebliche Unruhezustände mit unmotiviertem Schreien, Kotschmieren und -werfen, Bespucken der Wände unter Mitpatienten. Therapie: ES, IS, Neuroleptika. Teilremission.

Ab dem Alter von 16 Jahren traten bis zum Zeitpunkt der zweiten Nachuntersuchung im Alter von 45,6 Jahren zunächst eine gemischte Bipolar-I-Störung (F 31.6, 296.63) und anschließend 15 manische Episoden ohne psychotische Symptome auf entsprechend F 31.1, 296.43, die bis zu 6 Monaten anhielten, schwer bis mittelschwer ausgeprägt waren und jeweils voll remittierten.

Nachuntersuchung

Der Patient zeigt ein freundliches, sympathisches, offenes Wesen mit jungenhaftem Charme. Er ist gemütsmäßig schwingungsfähig, stets freundlich, zugewandt, stellt sich gut auf die Gesprächsthemen ein und strahlt viel Sympathie aus. Seine Stimmung wirkt leicht gehoben, der Antrieb etwas gesteigert, oberhalb der Norm. Pausenlos ist er in Aktion, holt Sachen hervor, ist beschäftigt, das macht ihn gelegentlich etwas anstrengend, was auch seine Frau bestätigt. Dabei ist er empathisch und freundlich, bedankt sich und richtet Grüße aus. Etwa alle 2 Jahre traten bei ihm maniforme Phasen mit motorischer Unruhe, rastloser Getriebenheit, Schlaflosigkeit, Rededrang, inkohärentem Gedankengang, starker Gereiztheit und Aggressivität auf. Sie dauerten jeweils 1 ½ bis 2 ½ Monate und traten regelmäßig in den Herbstmonaten auf. Seit 4 Jahren ist der Patient verheiratet, er hat viele Musikerfreunde, spielt in zwei Orchestern der Stadt Frankfurt, beherrscht 4 Instrumente (Tenor-Saxophon, Klarinette, Geige und Bratsche) und komponiert Streichquartette und Streichtrios. Ansonsten arbeitet er in der Finanzbuchhaltung der Caritas.

Die folgende Fallgeschichte ist ein eindrucksvolles Beispiel für die *Verlaufsentwicklung vom Schizophrenen zum Affektiven:* Nach einer fast ein Jahr andauernden schizophrenen Episode (F 20.0, 295.30) im Alter von 14 Jahren kommt es bei dem prämorbid völlig unauffälligen Mädchen zu rezidivierenden Episoden einer Major Depression mit psychotischen Episoden (F 33.3, 296.34), welche bis zu 5 Monate lang anhalten und intervallär mit Teil- oder Vollremissionen einhergehen. Ab dem Alter von 25 Jahren traten saisonale leichte bis mittelgradige depressive Phasen jeweils im Frühjahr und Herbst auf (F 33.0, F 33.1, 293.31), welche ab dem Alter von 14 Jahren in hochgradig hypochondrisch-ängstliche Verstimmungszustände mit Körpermissempfindungen, Panikattacken und Todesangst übergehen (F 41.0), die jeweils 4–8 Wochen andauern. Interessant ist, dass somit die Thematik der ersten psychotischen Episode im Alter von 14 Jahren wieder erscheint – s. Fallbeispiel! Bei der zweiten Nachuntersuchung im Alter von 55 Jahren, knapp 41 Jahre nach Erkrankungsbeginn, bestanden keinerlei Anhaltspunkte für eine postpsychotische Wesensänderung, weder hypochondrische Ideen, noch Ängste, somit Vollremission. Heirat im Alter von 24 Jahren, 5 Jahre später Geburt ihres Sohnes.

Fallbeispiel

Familienanamnese

Der Großvater väterlicherseits der Patientin litt an rezidivierenden *Depressionen*, eine Schwester des Vaters unternahm wiederholt *Selbstmordversuche*, eine andere „nervenkrank", Alkoholikerin. Eine Schwester der Patientin erkrankte im Alter von 24 Jahren an einer *schizoaffektiven* Psychose.

Die *prämorbide Entwicklung* ist unauffällig. Das Mädchen hat 12 jüngere Geschwister. Es wird als gute Schülerin, weich, gutmütig, sehr gut kontaktfähig beschrieben.

Erkrankungsbeginn: Plötzlich mit Unruhe, Angst, hypochondrischen Ideen, Beziehungs- und Vergiftungsideen, optischen und (imperativen) akustischen Halluzinationen. Das Mädchen steht nachts plötzlich auf, steht auf dem Flur, ist ratlos, beschaut sich von oben bis unten und fragt, „Ob ich auch keine Blutvergiftung kriege". Es hat Angst, alle möglichen Krankheiten zu bekommen, bezieht alles auf sich, wenn es irgendetwas über Krankheiten hört, ißt nicht mehr und glaubt, das Essen sei vergiftet. Das Mädchen äußert immer wieder, nicht mehr lange zu leben und fragt immer wieder, „Es wird doch nicht so schlimm sein?". Es steht dauernd vor dem Spiegel, will nachts nicht alleine schlafen. Es äußert, es werde „ihre Gedanken nicht los". Das Mädchen berichtet über optische Halluzinationen: „Da sehe ich den Friedhof und jetzt sehe ich noch den Sarg". Nachts sehe sie dunkle Männer auf dem Friedhof, alles sei „wie in die Ferne gerückt".

Die Patientin glaubte, dass ihre *Gedanken beeinflusst* würden, „der Böse" sei bei ihr und beeinflusse sie. Wenn sie etwas vom „Heiland" lese, dann sage jemand „lies das nicht". Es seien *„Gedanken, die das so sagen"*. Sie ist überzeugt, *„eine Gehirnblutung"* zu haben. Sie hört *Stimmen*, die *ihr Handeln kommentieren und ihr Befehle geben*. Außerdem „höre sie ihre eigenen Gedanken" (*Gedankenlautwerden*). Sie klagt darüber, keine Luft zu bekommen und leidet täglich unter Angstzuständen, glaubt fest daran, krank zu sein, eine schwere Gehirnblutung, eine Blutvergiftung, eine Darmverschlingung etc. zu haben. Sie glaubt, ihre Milz sei zerrissen.

Weiterverlauf (Nachbeobachtungszeit 41 Jahre)

Rezidivierende depressive Episoden mit psychotischen Symptomen und später, ab dem Alter von 25 Jahren, depressive Phasen ohne psychotische Symptome. Die *hypochondrischen Themen* mit entsprechenden Ängsten, an unterschiedlichen Krankheiten zu leiden und sterben zu müssen, bleiben konstant. Immer wieder hat sie die Vorstellung, an einer „Eiteransammlung" im Unterbauch zu leiden und dass der Eiter bereits ins Blut übergegangen sei und dass sie eine Blutung im Gehirn habe. Die Krankheits- und Todesvorstellungen nehmen teilweise zwanghaften Charakter an in Form von *Zwangsgedanken und -befürchtungen*. *„Diese Gedanken gehen und gehen oft nicht aus dem Kopf heraus"*. Bei der *ersten Nachuntersuchung* im Alter von 27 Jahren äußert die Patientin *leibhypochondrische* Beschwerden. Vor allem morgens beim Aufwachen verspüre sie „schon mal so einen *Schlag in meinem Kopf, ganz eigenartig, ganz fremdartig*", sie könne das gar nicht recht beschreiben, es sei, *„als wenn etwas zerplatzt"*, *„wie eine Blase in meinem Kopf"*. Ansonsten bestehen Ängste vor Verkehrsunfällen. Psychotische Symptome, wie sie während der ersten Episode vorkamen, sind nicht mehr aufgetreten. Die depressive Symptomatik im Herbst und im Frühjahr sei seit etwa 15 Jahren fast ganz verschwunden, sie leide aber noch immer unter etwas trüberen Gedanken und Stimmungen in dieser Jahreszeit. Es sei aber gar kein Vergleich mehr mit den früheren Zuständen. Außer Flugangst habe sie auch keine Ängste mehr.

Bei der *zweiten Nachuntersuchung* im Alter von 55 Jahren schildert sie sich als gewissenhaft, ordentlich, auch skrupulös. Sie mache sich viele Gedanken und sorge sich. Sie vermeide das Alleinsein und im Kollegenkreis sei sie sehr beliebt. Sie erscheint ausgesprochen sympathisch und warmherzig.

Fazit: Bei dem im Alter von 14 Jahren erkrankten, prämorbid unauffälligen und familiär mit affektiven und schizoaffektiven Psychosen belasteten Mädchen bestand nur zu Erkrankungsbeginn eine schizophrene paranoid-halluzinatorische Symptomatik von 11 Monaten Dauer. Danach war die Symptomatik ausschließlich affektiver Natur: Häufig rezidivierende Episoden einer Major Depression mit psychotischen Symptomen und mittelschweren Bipolar-I-Störungen (gemischt, manisch oder depressiv) gingen schließlich in leichtere bis mittelgradige saisonale Frühlings- und Herbstdepressionen über, die jeweils bis zu 12 Wochen anhielten. Erstaunlich ist die *Kontinuität* der depressiv-ängstlich gefärbten leibhypochondrischen Befürchtungen und Empfindungen, wobei sich die Symptomatik in den letzten Jahren fast vollständig zurückgebildet hat (Vollremission).

Die rein schizophrene Symptomatik kann sich bei *sequentiellen Verlaufsformen* schizoaffektiver Psychosen des Kindes- und Jugendalters aber auch *erstmalig spät* manifestieren und dann bildbeherrschend sein und zu einem ungünstigen Krankheitsausgang führen. So traten bei einer im Alter von 14 Jahren akut an einer 5 Monate andauernden schizoaffektiven Psychose (F 25.2, 295.70) erkrankten Mädchen erstmals im Alter von 49 Jahren jeweils ein Monat andauernde paranoid-halluzinatorische Episoden auf (F 20.0, 295.30), während zwischen dem Alter von 16 bis 52 Jahren sehr häufig rezidivierende schizoaffektive Episoden (vorwiegend gemischt-bipolar, F 25.2, 295.70) und Bipolar-I-gemischte oder depressive Phasen mit und ohne psychotische Symptome (F 31.6, 296.6, F 31.5, 296.54, F 31.4, 296.53) das Symptombild beherrschten und jeweils bis zu 6 Monate anhielten. In den schizoaffektiven Episoden hörte die Patientin u.a. Stimmen, mit denen sie sich unterhielt, und die ihre Gedanken und Handlungen kommentierten. Ab dem Alter von 52,4 Jahren traten nur paranoid-halluzinatorische und keine schizoaffektiven oder affektiven Episoden mehr auf. Zum Zeitpunkt der zweiten Nachuntersuchung im Alter von 55,2 Jahren bestanden eine kontinuierliche paranoid-halluzinatorische Symptomatik (F 20.0, 295.30), welche 2½ Jahre andauerte, und gleichzeitig ausgeprägte postschizophrene Persönlichkeitsveränderungen sowohl in affektiven als auch intentionalen Bereich (F 20.5, 295.60). Schlechte Sozialremission (DAS-M: 4).

Die Patientin leidet an einer chronischen akustischen Halluzinose mit *kommentierenden Stimmen*, mit denen sie sich unterhält, sowie an paranoiden *Verfolgungs-, Beziehungs-, Beeinträchtigungs- und Größenideen*; dazu: *formale Denkstörungen, Denkzerfahrenheit und Gedankendrängen*. Die Stimmen würden schlecht über sie reden, z.B. sie sei eine Hure, eine „Tussi", ein „schlechtes Mädchen". Sie sei von „Selbstbefriedigern" umstellt, die sie verfolgten mit „Anspielungen" und Telefonanrufen. Immer wieder glaubt sie, umgebracht zu werden und ruft dann die Polizei an. Vor allem Frauen sind es, die sie durch ihren Neid und ihre Eifersucht verfolgen, aber auch die Liebesobjekte selbst, die Objekte ihres „Liebeswahns", reden schlechten über sie und bestechen andere mit sehr viel Geld, damit diese schlecht über sie reden. Dies alles macht sie sehr zornig und wütend, sie schreit mit lauter und greller Stimme ihren Zorn aus sich heraus. Andererseits ist sie *depressiv verstimmt*, vorwiegend morgens. Zeitweise ist die Patientin aber auch *manisch-enthemmt*, übertrieben heiter, energiegeladen, und sie glaubt, dass sie es ist, die den Weltfrieden gerettet und den Dritten Weltkrieg verhütet habe (*maniforme Größenideen*). Es kommt zu *jähen Stimmungsumschwüngen* zwischen depressiver Verstimmtheit mit Apathie einerseits und manischer Gehobenheit andererseits. Während des Gesprächs mit ihr sind solche Stimmungsumschwünge immer wieder zu beobachten, von weinerlich-klagsamer Verzweiflung bis zu läppisch anmutender Heiterkeit. Trotz einer deutlichen affektiven Verflachung verfügt sie über Humor und auch Zeichen von echt anmutender Teilnahmefähigkeit!

Bemerkenswert ist auch bei dieser Patientin die *Kontinuität der psychotischen Inhalte* im Langzeitverlauf: Bereits bei Erkrankungsbeginn im Alter von 13 Jahren hatte die Patientin die gleichen paranoiden Ideen wie heute: Alle Leute auf der Straße schauten sie so komisch an und lachten sie aus. Sie glaubte, dass man vielleicht über sie rede. Auch damals grundloses Weinen und rascher Stimmungsumschwung von Weinen zu läppisch gehobener Stimmung mit inadäquatem Lachen. Auch damals akustische

Halluzinationen, die zunächst vorwiegend mit der Mutter zu tun hatten. Auch damals schon die Wahnvorstellung, dass sie *umgebracht* werden solle.

Bei einer anderen Patientin trat die erste paranoid-halluzinatorische Episode (F 20.0, 295.3) im Alter von 24 Jahren auf und hielt 5 Monate lang an. Zuvor war die Patientin *bereits im Alter von 9 Jahren* (!) an einer 3 Monate andauernden depressiven Phase mit multiplen somatischen Symptomen (Globusgefühl, Beklemmungsgefühle, Herzsensationen, Erstickungsfurcht) und ausgeprägter Zwangssymptomatik erkrankt (F 32.11, 296.22). Nach einem symptomfreien Intervall von 1½ Jahren Dauer kam es im Alter von 10,7 Jahren zu einem Rezidiv, einer 3 Monate anhaltenden depressiven Episode mit psychotischen Symptomen (F 33.3, 296.34). Bis zum Alter von 24 Jahren erkrankte die Patientin an vier weiteren jeweils 3–5 Monate andauernden depressiven Episoden mit somatischen u./o. psychotischen Symptomen, bevor die Psychose in abwechselnd schizophrene (paranoid-halluzinatorische) und schizoaffektive Episoden überging mit Ausbildung eines schizophrenen Residuums (ab dem Alter von 28 Jahren).

Der gesamte Krankheitsverlauf über einen Zeitraum von 47 Jahren ist in Tabelle 16 dargestellt.

Tab. 16 Krankheitsverlauf einer schizoaffektiven Psychose – Verlaufsrichtung vom Affektiven zum Schizophrenen – Erkrankungsbeginn 9 Jahre

Zeitraum	Alter	Diagnose	Behandlung
1. Episode 1947	9 Jahre (3 Monate)	Mittelgradige depressive Episode mit somatischen Symptomen (F32.11/296.22)	–
Intervall 1947 bis 1949	9 bis 10;7 Jahre (1;7 Jahre)	Vollremission	–
2. Episode Anfang 1949	10;7–10;10 Jahre (3 Monate)	Rezidivierende depressive Störung, gegenwärtig schwere Episode mit psychotischen Symptomen (F33.3/296.34)	–
Intervall 2. Hälfte 1949	10;10 bis 11;5 Jahre (7 Monate)	Vollremission	–
3. Episode Ende 1949	ca. 11;5–11;7 Jahre (2 Monate)	Rezidivierende depressive Störung, gegenwärtig mittelgradige Episode mit somatischen Symptomen (F33.11/296.32)	–
Intervall Anfang 1950	11;7–12;5 Jahre (10 Monate)	Vollremission	–
4. Episode Nov. 1950 bis April 1951	12;5–12;10 Jahre (5 Monate)	Rezidivierende depressive Störung, gegenwärtig schwere Episode mit psychotischen Symptomen (F33.3/296.34)	–
Intervall April 1951 bis Juni 1962	12;10–24 Jahre (11;2 Jahre)	Partielle Remission mit dysthymer Störung (F34.1/300.4)	–

Zeitraum	Alter	Diagnose	Behandlung
5. Episode Juni 1962 bis Sept. 1962	24–24;3 Jahre (3 Monate)	Rezidivierende depressive Störung, gegenwärtig schwere Episode mit psychotischen Symptomen (F33.3/296.34)	Neuroleptika, ES
6. Episode Sept. 1962 bis Feb. 1963	24;3–24;8 Jahre (5 Monate)	Paranoide Episode (F20.0/295.3)	Antidepressiva, ES
Intervall Feb. 1963 bis Juli 1963	24;8–25;1 Jahre (5 Monate)	Schizophrenes Residuum (20.5/295.6)	Neuroleptika
7. Episode Juli 1963 bis Nov. 1963	25;1–25;5 Jahre (4 Monate)	Schizoaffektive Störung, gegenwärtig depressiv (F25.1/295.7)	Neuroleptika, Antidepressiva
Intervall Nov. 1963 bis Juni 1966	25;5–28;0 Jahre (2;7 Jahre)	Schizophrenes Residuum (F20.5/295.6)	Antidepressiva
8. Episode Juni 1966 bis November 1966	28;0–28;5 Jahre (5 Monate)	Paranoide Episode (F20.0/295.3)	Neuroleptika
Intervall Nov. 1966 bis April 1967	28;5 bis 28;10 Jahre (5 Monate)	Schizophrenes Residuum (F20.5/295.6)	Neuroleptika
9. Episode April 1967 bis Okt. 1968	28;10–30;4 Jahre (1;6 Jahre)	Schizoaffektive Störung, gegenwärtig depressiv (F25.1/295.7)	Neuroleptika
Intervall Okt. 1968 bis Juni 1969	30;4–31;0 Jahre (8 Monate)	Schizophrenes Residuum (F20.5/295.6)	–
10. Episode Juni 1969 bis Juni 1972	31;0–34;0 Jahre (3 Jahre)	Schizoaffektive Störung, gegenwärtig depressiv (F25.1/295.7)	Neuroleptika
Intervall Juni 1972 bis Juli 1987	34;0–49;1 Jahre (15;1 Jahre)	Schizophrenes Residuum (F20.5/295.6)	Neuroleptika
11. Episode Juli 1987 bis Mai 1994	49;1–55;11 Jahre (6;10 Jahre)	Paranoide Schizophrenie (F20.0/295.3), schizophrenes Residuum (F20.50/295.6), kontinuierlicher Verlauf	Neuroleptika

Bei der Patientin ist also ein eindrucksvoller Übergang der Psychopathologie vom Affektiven zum Schizophrenen im Alter von 24 Jahren zu beobachten, wobei die affektive Symptomatik bemerkenswert früh, bereits im Alter von 9 Jahren, begann. Die Abfolge der verschiedenen psychopathologischen Episoden und Zustände ist in Abbildung 7 nochmals graphisch dargestellt.

Auch in der *Aszendenz* kam beides vor: Die Mutter litt an einer endogenen Depression, die Großmutter mütterlicherseits wurde 11 Jahre lang wegen einer Schizophrenie behandelt und verstarb in einem Psychiatrischen Landeskrankenhaus. Der jüngste von drei Brüdern der Patientin war wiederholt in stationärer psychiatrischer Behandlung wegen einer paranoid-halluzinatorischen Schizophrenie mit agitiert-depressiv-hypochondrischen Zügen behandelt worden, er wies also eine ähnliche Symptomatik auf wie die Patientin selbst!

Die schizophrene Psychopathologie ab dem Alter von 24 Jahren war sehr vielgestaltig und umfasste wahnhafte Bedeutungs- und Beziehungsideen, Gedankenlautwerden, optische Halluzinationen, Entfremdungserlebnisse, Beeinflussungsideen, die Patientin glaubte u.a., dass sie absichtlich von anderen gequält werde und litt unter heftigen Suizidimpulsen. Die 1. und 2. schizophrene Episode im Alter von 24 und 25 Jahren dauerte jeweils 4 Monaten, die 3. im Alter von 28 Jahren 5 Monate. Im Alter zwischen 28,10 und 30,4 Jahren war die Symptomatik durch das gleichzeitige (*konkurrente*) Nebeneinander von schizophrenen und affektiven Symptomen gekennzeichnet:

- inhaltliche und formale Denkstörungen,
- Ich-Erlebensstörungen,
- Veränderungserlebnisse,
- Beeinflussungs- und Bedeutungsideen und
- heftige Suizidimpulse.

Daneben ängstlich-depressive Verstimmungszustände, vorwiegend im Frühjahr. Im Alter von 31–34 Jahren 3 Jahre lang anhaltende schizoaffektive Phase wechselnder Akuität. Die Patientin sieht u.a. „*überall Augen, die mich ganz böse ansehen*". Im Alter von 39 Jahren schizoaffektive Psychose mit formalen Denkstörungen, Wahnvorstellungen, taktilen und optischen Halluzinationen, subdepressiver Stimmung. Dauer: 6 Monate.

Bei der *Nachuntersuchung im Alter von 56 Jahren* besteht eine starke postpsychotische Wesensänderung mit Reduzierung von Antrieb und beeinträchtigter emotionaler Modulationsfähigkeit. Nach wie vor bestehen optische und akustische Halluzinationen, Gedankenlautwerden, paranoide Beziehungsideen, Versündigungsideen, Minderwertigkeitsideen und Beeinflussungsideen (Gedanken werden durch das Fernsehen beeinflusst, sie wird vom Fernseher beauftragt, etwas zu singen und Aufträge auszuführen, wobei sie die Botschaften aus dem Fernsehgerät auch hört). Schlechte Sozialremission.

Auch bei dieser Patientin ist die *Symptomkonstanz* bemerkenswert: Sowohl in den depressiven, als auch in der schizoaffektiven und schizophrenen Phasen bzw. Episoden klagt sie über Erstickungsängste, Vorstellungen, eine Nadel verschluckt zu haben und sieht Gesichter, die sie verfolgen.

Wenn man die bisherigen Verlaufsbeschreibungen synoptisch zusammenfasst und die Heterogenität der beschriebenen Krankheitsbilder zu ordnen versucht, so lassen sich ganz grob drei Patientengruppen herausarbeiten:

1. Eindeutig schizophrene Patienten mit gelegentlichen affektiven (depressiven, manischen, bipolar manisch-depressiven) Symptomen und Phasen
2. Patienten mit eindeutigen affektiven Störungen und gelegentlich auftretenden schizophrenen Symptomen oder Episoden
3. Patienten, bei denen das Verhältnis von schizophrenen und affektiven Symptomen und Episoden im Querschnitt und im Längsschnitt in etwa ausgeglichen ist.

Sowohl unter phänomenologischen (Querschnittsbetrachtung) als auch verlaufstypologischen Aspekten lassen sich also Gemeinsamkeiten bzw. „Überschneidungen"

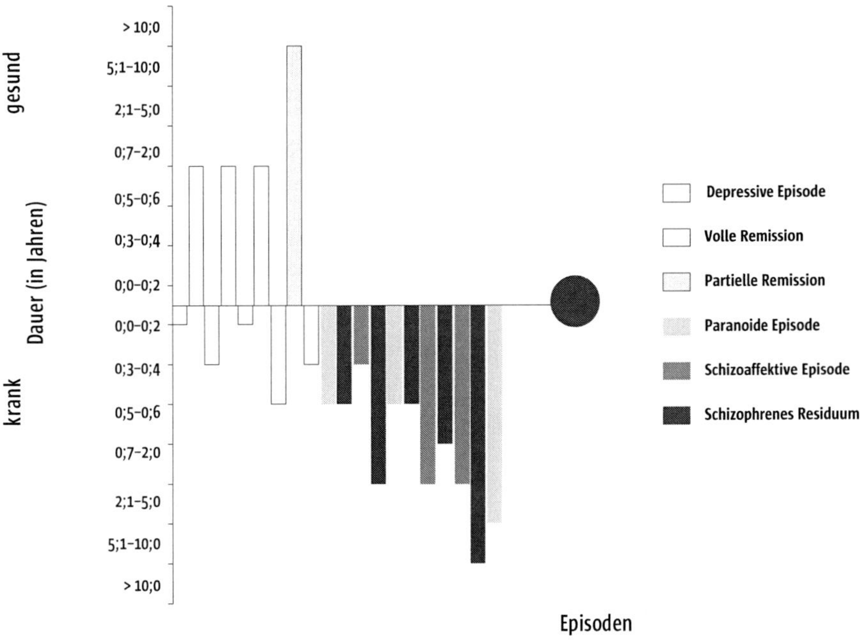

Abb. 7 Abfolge der verschiedenen Krankheitsstadien in einem Zeitraum von 47 Jahren

in Bezug auf schizophrene und affektive Syndrome beobachten. Insbesondere sprechen molekulargentische Untersuchungen dafür, dass es Überschneidungen zwischen schizophrenen und affektiven Psychosen gibt. So erhöhen Varianten des Neuregulin 1 (NRG1)-Gens das Manifestationsrisiko sowohl für schizophrene als auch für affektive Psychosen, dies gilt vor allem auch für das Disrupted in Schizophrenia 1 (DISC1)-Gen (Hodgkinson et al. 2004, OWEN et al. 2007) (s. auch Kap. 12.2).

Die 10 schizoaffektiven Patienten der 2. Untersuchungsstichprobe (n = 44, durchschnittliche Nachbeobachtungszeit: 42 Jahre) erreichten folgende Remissionsgrade:

- 5 Voll-Remissionen (DAS: 1–2)
- 2 Teil-Remissionen (DAS: 3–4)
- 3 Schizophrenes Residuum (DAS: 5–6)

Dies entspricht einer relativ günstigen Gesamtprognose schizoaffektiver Psychosen des Kindesalters im Langzeitverlauf und steht in Übereinstimmung einer früheren Untersuchung an 16 schizoaffektiven Psychosen des Kindesalters (Eggers 1989) sowie mit Ergebnissen bei erwachsenen Patienten, welche gezeigt haben, dass die Prognose schizoaffektiver Psychosen besser ist als bei schizophrenen, jedoch ungünstiger als bei affektiven Psychosen (Harrow et al. 2000, Marneros 2008, Malhi et al. 2008).

Bei den 3 Patienten, die ein schizophrenes Residuum (F 20.5, 295.6) entwickelt hatten, war die affektive Symptomatik in eine vorherrschende schizophrene Symptomatik übergegangen. In einer vergleichenden Musteranalyse bei 16 schizoaffektiven Psychosen im Vergleich zu 41 rein schizophrenen Psychosen des Kindes- und Jugendalters zeigte sich, dass letztere signifikant längere Krankheitszeiten aufwiesen (Bunk und Eggers 1990).

Darüber hinaus bestand eine signifikante positive Korrelation zwischen dem Auftreten von Residualzuständen und der Frequenz langdauernder schizophrener Episoden (r = 0.40; p = 0.008) bzw. mit einer langen Dauer anhaltender schizophrener Symptomatik (r = 0.57; p = 0.02). Dagegen bestand eine signifikant negative Korrelation zwischen postpsychotischen Defizienzzeichen und Frequenz der Episoden (r = - 0.61; p = 0.01). Das spricht dafür, dass *kurzdauernde affektive und schizoaffektive Episoden* und die *Abwesenheit langdauernder schizophrener Episoden mit einer günstigen Prognose einhergehen*.

Einen Überblick über die Phasendauer schizophrener (n = 41) im Vergleich zu schizoaffektiven Psychosen (n = 16) unserer ersten Untersuchungsstichprobe (n = 57, durchschnittliche Nachbeobachtungszeit 15 Jahre) gibt Tabelle 17.

Tab. 17 Dauer der Phasen (in Monaten)

	n	Streubreite	Median	Weniger als 6 Monate	Mehr als 6 Monate	Summe
Schizoaffektive Psychosen	16	0,5–60	3	103 (93%)	8 (7%)	111
Schizophrene Psychosen	41	0,5–204	4,28	101 (67%)	50 (33%)	151

Auch aus Tabelle 17 ist ersichtlich, dass über 90% der Phasen schizoaffektiver Psychosen nur maximal 6 Monate andauerten. Demgegenüber hielten zwei Drittel der schizophrenen Episoden bis zu 6 Monate und ein Drittel mehr als 6 Monate an.

Ein weiterer Unterschied zwischen stilrein schizophrenen und schizoaffektiven Psychosen ist die höhere Phasen- bzw. Episodenfrequenz im Verlauf schizoaffektiver gegenüber schizophrenen Psychosen (s. Tab. 18)

Tab. 18 Anzahl der Phasen

	n	Streubreite	Median	Mittelwert (X, S)	Summe
Schizoaffektive Psychosen	16	1–15	7	6,9 ± 3,3	111
Schizophrene Psychosen	41	1–15	4	3,7–3,2	151

Bei den meisten Patienten kamen im Verlauf schizophrene, schizoaffektive und affektive Phasen gemeinsam vor (8 Patienten). 5 Patienten wiesen nur schizoaffektive, manisch-depressive oder rein depressive Phasen auf. Bei 3 Patienten kamen im Verlauf ihrer Psychose abwechselnd rein schizophrene und bipolare manisch-depressive affektive Phasen mit und ohne psychotische Symptome, jedoch keine schizoaffektiven Phasen mit *konkurrenten* (gleichzeitigen) schizophrenen und affektiven Symptomen vor (s. Tab. 19).

Tab. 19 Kombination von schizophrenen, schizoaffektiven und manisch-depressiven Phasen bei 16 Patienten

Schizophrene und schizoaffektive Episoden	8 Patienten
Schizoaffektive und manisch-depressive und/oder depressive Phasen	5 Patienten
Schizophrene und bipolar manisch-depressive Phasen	3 Patienten

Zyklothyme Symptome können bei Kindern und Jugendlichen als *Prodromalerscheinungen* vor dem Einsetzen schizophrener Psychosen vorkommen, in Form von kurzdauernden depressiven, manisch-depressiven und manischen Verstimmungen, die der Psychose in der Regel einige Tage bis Wochen vorauslaufen und dann kontinuierlich in die schizophrene Erkrankung übergehen. Die *kurzfristigen prodromalen Stimmungsschwankungen* erreichen *nicht* den Schweregrad von bipolar-affektiven Störungen (F 31) oder rezidivierenden depressiven Störungen (F 33).

Solche *zyklothymen Prodrome* sind jedoch nicht so selten und kamen bei 13 Kindern der ersten Untersuchungsstichprobe (n = 57) vor. Bei ihnen dominierte der schizophrene Charakter der Erkrankung ganz eindeutig, sodass diese Verläufe nicht als schizoaffektiv bezeichnet werden können. Die *manische* Symptomatik war jeweils durch drangvolle Getriebenheit, Überaktivität mit Arbeitswut, Logorrhoe, Inkohärenz des Gedankenganges und Lockerung der assoziativen Bezüge, durch euphorisch gehobene Stimmungslage, übertriebene Lustigkeit und Schlaflosigkeit, teilweise in Kombination mit Sendungs- und Größenideen gekennzeichnet. So kamen bei einem 13-jährigen Mädchen manische Prodrome 3mal in 28tägigen Abständen vor, bevor die paranoid-halluzinatorische Psychose mit Symptomen ersten und zweiten Ranges nach K. Schneider ausbrach. Die *manisch-depressiven Prodrome* waren durch gleichzeitiges Vorkommen von Traurigkeit, Verzweiflung, Suizidabsichten, Todes- und Krankheitsfurcht, starke Selbstvorwürfe, Selbstbeschuldigungs- und Versündigungsideen, extreme Stimmungsschwankungen, Appetit- und Schlafstörung, Apathie, Rückzug auf der einen Seite und maniforme Symptome (Logorrhoe, gehobene Stimmung, exaltiertes Gebaren, dranghafte Unruhe, Widersetzlichkeit, Größenideen) auf der anderen Seite gekennzeichnet.

Hinsichtlich *prämorbider Wesensauffälligkeiten* zeigte sich ein deutlicher Unterschied zwischen den schizophrenen und den schizoaffektiven Patienten. Letztere wiesen nur in knapp einem Drittel prämorbide Auffälligkeiten auf (Introversion, Scheu, Gehemmtheit, Furchtsamkeit, Unsicherheit, Kontaktarmut), während knapp 60% der schizophrenen Kinder als auffällig einzustufen waren. Dies entspricht auch Befunden bei schizophrenen Erwachsenen (Saracco-Alvarez et al. 2009).

Zwischen schizophrenen und schizoaffektiven Psychosen gibt es auch Unterschiede auf neuropsychologisch- neurophysiologischer Ebene, z.B. im Bereich ereigniskorrelierter Potentiale. Die P300 ist eine späte Komponente ereigniskorrelierter akustisch evozierter Potentiale, welche dann auftritt, wenn im Rahmen gleichförmiger Standardtöne neue, abweichende Stimuli dargeboten werden, z.B. infrequente eingestreute Töne, die beachtet werden sollen. Die P300 tritt etwa 300 ms nach dem abweichenden Stimulus auf. Die P300- Komponente stellt ein elektrophysiologisches Korrelat der *gezielten Aufmerksamkeit* dar. Eine Reduktion der P300 Amplitude ist ein typischer neurophysiologischer Befund, der bei schizophrenen Patienten immer wieder beschrieben wurde und auf gestörte Aufmerksamkeitsprozesse hinweist. Die *Latenz* bis zum Auftreten der P300 ist ein Maß für die Verarbeitungsgeschwindigkeit und -effizienz bei der Reizwahrnehmung und -einordnung. Während schizophrene Patienten sowohl Amplitudenminderungen als auch Latenzverzögerungen aufweisen, sind bei Patienten mit schizoaffektiven Störungen nur Latenzverzögerungen, nicht aber Reduktionen der P300-Amplitude zu beobachten, was dafür spricht, dass die Ressourcenkapazität für die Beachtung neuer, ungewöhnlicher Stimuli bei schizoaffektiven Psychosen nicht beeinträchtigt ist (Mathalon et al. 2010).

8 Verlauf und Prognose*

8.1 Vorbemerkungen

Wenn Eltern ihr Kind bzw. ihren Jugendlichen mit der Verdachtsdiagnose „Schizophrenie“ vorstellen, nimmt die Frage nach den Verlaufsmöglichkeiten und Heilungsaussichten eine zentrale Stellung ein. Der Verlaufsforschung kindlicher und jugendlicher Schizophrenie kommt nicht zuletzt aus diesen Gründen eine große Bedeutung zu. Da die Schizophrenie i.d.R. eine rezidivierende und chronisch verlaufende Erkrankung ist, sind Untersuchungen des Langzeitverlaufes sinnvoll. Je länger der Beobachtungszeitraum desto größer die Aussicht auf valide Erkenntnisse.

Zunächst aber ist zu klären, was unter „Verlauf“ zu verstehen ist. Eine empirisch orientierte Wissenschaft hat ihre zentralen Begriffe operational zu definieren. Der überwiegende Teil der Publikationen zum Thema des Verlaufs von schizophrenen Psychosen setzt ein Begriffsverständnis von „Verlauf“ implizit voraus, ohne dass näher definiert wird, was mit diesem Terminus explizit gemeint ist. Eine umfassende Definition stammt von Jules Angst (1986):

> *„The course can be defined as the signs and symptoms over the whole lifetime following the first manifestation of a psychiatric disorder. Its criterial elements are onset, episodes or cycles, intervals, and outcome, which normally designates the present state at the last follow-up.“*

Der Begriff „Verlauf der Schizophrenie“ subsumiert letztlich alle Symptome und Phänomene, die während der Gesamtlebenszeit des Patienten nach Ausbruch der Psychose auftreten. Weitere verlaufsbezogene Fachbegriffe (wie z.B: Outcome, Prognose, Prodrom, Residuum, prämorbid etc.) sind ebenfalls vieldeutig und bedürfen wegen ihrer Multidimensionalität der spezifischen Operationalisierung. Kritische Überlegungen zur Problematik der empirischen Bestimmung verlaufsbezogener Fachbegriffe und den damit verbundenen Konnotationen finden sich z.B. in den Veröffentlichungen der Arbeitsgruppe um Marneros (1991). Eine empirisch orientierte

* Dieses Kapitel ist unter Mitarbeit von H. Behr, D. Bunk und Th. Schebaum-Stein entstanden.

Forschung kann auf solche Reflexionen nicht verzichten, denn das verwendete Begriffsinventar muss im Hinblick auf die jeweils untersuchten Verlaufsaspekte spezifiziert sein.

Das erkenntnisleitende Interesse, welches den Ausgangspunkt für Verlaufsstudien in der Schizophrenieforschung bildet, wurde von Manfred Bleuler (1973) wie folgt beschrieben:

> *„Darüber, wie die Schizophrenien auf lange Sicht verlaufen, sollten wir viel wissen. Wir brauchen dieses Wissen, um zu beurteilen, wie sich unsere Behandlung und Pflege auf lange Sicht auswirken und wie wir sie gestalten sollen; wir brauchen es, um endlich eine bestimmte Auffassung über das Wesen der Krankheit zu gewinnen; um die soziale Bedeutung schizophrener Entwicklungen zu ermessen, und wir brauchen es ja auch, um an unserem Bild vom Menschen weiterzuarbeiten, um die Kenntnis von uns selbst – ja noch mehr –, unser Vertrauen in uns selbst und an eine Ordnung in unserer Welt zu festigen."*

Auch unter diesen Gesichtspunkten sind für die Erforschung des Verlaufs schizophrener Erkrankungen Langzeitstudien erforderlich. Doch Längsschnittstudien haben auch Nachteile (Esser 2000):

1. Längsschnittstudien sind teuer und überaus zeitaufwändig.
2. Sie arbeiten deswegen zwangsläufig mit relativ kleinen Stichproben, in denen die über lange Zeit zu erwartenden hohen Drop-Out-Raten umso schwerer wiegen.
3. Auch Längsschnittstudien beschreiben nicht wirklich kontinuierlich den gesamten Beobachtungszeitraum, sondern wegen der teilweise sehr geringen Validität retrospektiv gewonnener Daten allenfalls Momentaufnahmen aus der Entwicklung von Kindern und Jugendlichen.
4. Längschnittstudien haben sich in besonderer Weise mit den Problemen der Veränderungsmessung auseinanderzusetzen. Zum Zeitpunkt der jeweiligen Follow-up-Untersuchung ist neben dem zwischenzeitlichen Forschungsstand auch dem sich teilweise dramatisch veränderten Entwicklungsstand der jungen Patienten durch eine Modifikation der Untersuchungsinstrumente Rechnung zu tragen.

Mit Langzeitstudien verbindet sich die Hoffnung, Einblicke in die Lebensschicksale der Erkrankten zu gewinnen sowie allgemeine Einflüsse zu identifizieren, die für die Entwicklung der Erkrankung von Bedeutung sind. So sollen Verlaufsmerkmale und Outcome-Charakteristika die Identifikation möglicher Subgruppen erlauben, oder auch als Kriterium zur Bewertung der Wirksamkeit therapeutischer und rehabilitativer Maßnahmen dienen (an der Heiden 1996).

Da die Definition von Krankheiten in nosologischen Systemen wie der ICD-10 oder dem DSM-IV nach bestimmten Ursachen, Symptomen, Verlauf und Ausgang erfolgt, hat die Verlaufsforschung zudem eine wichtige Funktion für die Validierung bestehender Krankheitskonzepte. Damit lässt sich das Verwertungsinteresse an psychiatrischer Verlaufsforschung in 3 Schwerpunktbereiche gliedern:

- Suche nach verlaufsdeterminierenden und verlaufsmodifizierenden Faktoren
- Entwicklung und Validierung therapeutischer Interventionsstrategien sowie von Versorgungsstrukturen
- Validierung bestehender Krankheitskonzepte

8.2 Methodische Erfordernisse der Verlaufsforschung zur Schizophrenie

Die Aussagekraft von Verlaufsstudien wird wesentlich von der Güte ihrer methodischen Konzeption bestimmt (Häfner u. an der Heiden 2000). Der Vergleich von empirischen Arbeiten über den Langzeitverlauf schizophrener Psychosen (an der Heiden 1996) weist eine große Heterogenität dahingehend auf, welche Zielsetzungen und Forschungsinteressen jeweils verfolgt wurden und inwieweit die einzelnen Ergebnisse davon mitbestimmt worden sind. Mangels einheitlicher Standards fehlt es oftmals an den nötigen Voraussetzungen für einen Vergleich der Ergebnisse einzelner Studien.

Wie Häfner und an der Heiden (2000) darlegen, sind Verlaufsstudien grundsätzlich umso aussagekräftiger, je länger der Untersuchungszeitraum währt. Um das Fehlerrisiko bei Langzeitstudien zu verringern, sollten die Beobachtungszeiträume für alle untersuchten Patienten möglichst identisch sein. Grundsätzlich sollte auch der Beginn der Beobachtungsphase für die gesamte Untersuchungspopulation gleich sein und mit dem eigentlichen Beginn der Erkrankung zeitlich möglichst zusammenfallen. Für die Verallgemeinbarkeit der Ergebnisse ist erforderlich, dass die Untersuchungsstichprobe für die Allgemeinbevölkerung repräsentativ ist, und zwar sowohl bei Beginn einer Studie als auch bei späteren Querschnittsuntersuchungen. Die Verlaufs- und Ausgangscharakteristika bedürfen einer präzisen Definition, und die Erhebung sollte mit standardisierten Inventaren erfolgen. Dabei sind prospektive Untersuchungen den retrospektiven Auswertungen vorzuziehen, da die prospektive Methode eine genauere Ermittlung des Status, der Symptomatologie und der Lebenssituation der Patienten ermöglicht. Zudem können die Befunde anhand im Voraus festgelegter wissenschaftlicher Kriterien abgeschätzt werden, während bei retrospektiven Auswertungen die Befundunterlagen weder nach einheitlichen wissenschaftlichen Kriterien verfasst worden sind noch die Qualifikation der untersuchenden Ärzte ein einheitliches Niveau aufweist (vgl. Retterstol 1987). Allerdings wird man auch bei methodisch sorgfältig angelegten Studien nicht gänzlich auf retrospektive Datenerhebungen verzichten können, was zur Entwicklung geeigneter und standardisierter Erhebungsinstrumente beigetragen hat (an der Heiden u. Krumm 1991).

In der Praxis ist die Einhaltung aller methodischen Erfordernisse schwerlich zu realisieren, so dass man oft auf Kompromisslösungen angewiesen ist, welche die Aussagekraft der Ergebnisse relativieren. Insofern erscheint es nachvollziehbar, wenn mitunter die Frage nach dem Erkenntnisfortschritt auf dem Gebiet der Verlaufsforschung gestellt bzw. thematisiert wird, welche Erkenntnisse der Verlaufsforschung denn nun definitiv als gesichert gelten können (z.B. Schüttler 2001; Gross u. Huber 2000; Riecher-Rössler u. Rössler 1998). Die Frage, ob die Resultate der bisherigen Langzeit-Verlaufsstudien verallgemeinert werden können, ist jedenfalls umstritten. Einigkeit besteht insoweit, dass die Erkrankung nicht zwangsläufig einen chronischen Verlauf nimmt und mit ungünstiger Prognose im Sinne der von Kraepelin (1899) beschriebenen „Dementia praecox" verbunden sein muss. Unbestritten ist auch die *Vielfalt der möglichen Krankheitsverläufe und -ausgänge*. Somit erscheint die Vermutung gerechtfertigt, dass es eben gerade die Vielzahl von kaum vorhersehbaren Entwicklungs- und Verlaufsmöglichkeiten ist, die das Wesen dieses Krankheitsbildes ausmacht.

Diese Hypothese ist sowohl durch Querschnitts- als auch durch Längsschnittuntersuchungen von schizophrenen Psychosen des Kindes- und Erwachsenenalters bestätigt worden (Bleuler 1972, Eggers 1973, Ciompi u. Müller 1976, Huber et al. 1979). Nach langjährigem Krankheitsverlauf ist eine große *Heterogenität der psychopathologischen Zustandsbilder und Defizienzverfassungen* festzustellen: von Vollremissionen bis zu schwersten Residuen und psychosozialen Beeinträchtigungen (Eggers u. Bunk 1997, Eggers u. Klapal 1997, Johnstone et al. 1990, Marneros et al. 1998).

Inzwischen existieren mehr als 800 Langzeitstudien zu Verlauf und Ausgang schizophrener Psychosen des Erwachsenenalters, jedoch sind die Beobachtungszeiträume (Follow-up-Perioden) dieser Studien erstaunlich kurz, nämlich nur durchschnittlich 5.6 Jahre (Hegarty et al. 1994)!

Langzeituntersuchungen schizophrener Psychosen bei Erwachsenen mit einer Katamnesenfrist von mehr als 15 Jahren sind sehr selten (Bleuler 1978, Ciompi u. Müller 1976, Harding et al. 1987, Huber et al. 1979, Marneros et al. 1991). Vergleichbare Untersuchungen zum Langzeitverlauf schizophrener Psychosen des Kindes- und Jugendalters sind extrem selten, in erster Linie aufgrund der Seltenheit des Krankheitsbildes in dieser Altersphase (vgl. Kap. 3).

Einen Überblick über die Katamnesenfristen von Verlaufsuntersuchungen bei Kindern und Jugendlichen gibt Tabelle 20.

Tab. 20 Katamnesenfristen bei Verlaufsstudien des Kindes und Jugendalters

Autoren	Katamnesenfristen	Erkrankungsalter	Zahl der Pat.	Weibl./männl.
Asarnow	1–7 Jahre	6–11	21	6/15
Eggers u. Bunk (1997)	42 Jahre	7–14	44	25/19
Krausz u. Müller-Thomsen (1993)	11–16 Jahre	14–18	61	33/28
Lay et al. (2000)	10 Jahre	11–18	96	41/55
Remschmidt et al. (2000)	42 Jahre	5–14	38	15/23
Röpcke u. Eggers (2005)	15 Jahre	Ø 16 Jahre	39	19/20

Sowohl unsere eigenen als auch die Untersuchungen von Rapaport und ihrer Arbeitsgruppe haben die *Kontinuität* der psychopathologischen Symptombilder schizophrener Psychosen des Kindes-, Jugend- und Erwachsenenalters belegt. Allerdings sind die Heilungsaussichten früh beginnender Psychosen deutlich schlechter als bei Beginn im Erwachsenenalter. In ihrer epidemiologischen Studie berichten Eaton et al. (1992), dass sich das Risiko für eine Rehospitalisierung innerhalb von 3 Jahren nach Entlassung verdoppelt bei einem Erkrankungsbeginn unter 18 Jahren. Auch Lay et al. (2000) beobachteten bei 66% ihrer Patienten, die vor dem Alter von 18 Jahren erkrankt waren, schwere oder sehr schwere postpsychotische psychosoziale Beeinträchtigungen. Daraus ist bereits zu schließen, dass schizophrene Psychosen des Kindes- und Jugendalters eine *ungünstige Prognose* aufweisen.

Aber auch aus anderen Gründen ist das Verlaufsstudium früh beginnender Schizophrenien besonders interessant. Es sollte über einen genügend langen Zeitraum durchgeführt werden, welcher möglichst bis ins mittlere bzw. höhere Erwachsenenalter reichen sollte.

> ***Denn:*** *Nur eine Analyse des Krankheitsverlaufes über die Lebensphasen der Betroffenen hinweg vermag die Verlaufsgestalt der Störung zutreffend zu beschreiben.*

Zum einen tritt in der frühen Phase der Erkrankung die Symptomatik individuell sehr variabel und vor allem unspezifisch auf, was deren Identifikation als Vorboten bzw. Prodromalsymptome einer Schizophrenie erschwert (Adam u. Lehmkuhl 2002, Eggers et al. 2003). So sind insbesondere in der Pubertät knickhaft einsetzende und wenig einfühlbare Verhaltensstörungen, die im Gegensatz zur bisherigen Persönlichkeitsentwicklung stehen, im Querschnitt nicht sicher als schwere Entwicklungsstörung oder als beginnende Psychose zu klassifizieren. Dies gilt auch für allmählich sich entwickelnde Adynamien in Kombination mit schweren Kontaktstörungen, Zwangsstörungen, bizarrem Verhalten, motorischen und sprachlichen Stereotypien und psychoseähnlichen Syndromen, die u.U. im Rahmen von Persönlichkeits- und Verhaltensstörungen auftreten (Eggers u. Klapal 1997 – s. auch Kap. 9). Zum anderen ist die Manifestation der Schizophreniesymptome entwicklungsabhängig (Neumärker 1999). Die Erkrankung kann in sehr unterschiedlichen Entwicklungsphasen auftreten und in jeweils anderer, dem Entwicklungsstand der Patienten entsprechender Symptomatik erscheinen.

Darüber hinaus ist mit der Möglichkeit eines „diagnostic shift", einer Veränderung der kriterienorientierten Klassifikation der Störung auf Grund veränderter Symptomatik, zu rechnen. Dies gilt in Bezug auf die Zuordnung zu Subtypen der Schizophrenie ebenso wie in Bezug auf die Unterscheidung zwischen schizophrenen, schizoaffektiven und affektiven Psychosen. Studien mit kurzen Katamnesefristen sind nicht in der Lage, solche Veränderungsprozesse zu erfassen und zu beschreiben. Schließlich ermöglichen lange Katamnesefristen auch eine weitaus zuverlässigere Einschätzung des Ausgangs der Erkrankung, was für die Identifikation prognostisch bedeutsamer Faktoren von besonderer Relevanz ist.

Da wir über eine weltweit einzigartige Verlaufsuntersuchung an einer sehr hohen Zahl sorgfältig nach ICD-10- u. DSM-IV-Kriterien diagnostizierter Patienten mit einer Frühschizophrenie (Erkrankungsalter zwischen 7 und 14 Jahren) mit einer lebenslangen Nachbeobachtungszeit von durchschnittlich 42 Jahren verfügen – die Patienten wurden zweimal im Krankheitsverlauf von mir persönlich nachuntersucht! – soll an dieser Stelle ausführlich darüber berichtet werden. Die Untersuchung sollte die eingangs erwähnten Qualitätsmerkmale erfüllen. Die Ergebnisse werden nach wissenschaftlichen Gesichtspunkten ausgewertet und in entsprechend abstrahierter Form dargestellt (quantitative Analyse). Dadurch gehen notwendigerweise eindrucksvolle und relevante qualitative Erkenntisse verloren. Um diesen Mangel auszugleichen, werden zusätzlich kasuistische Beschreibungen einzelner Krankheitsverläufe vorgenommen, wie dies bereits in früheren Kapiteln durchgeführt wurde.

8.3 Beschreibung der eigenen Verlaufsstudie[4]

8.3.1 Fragestellungen

Die Fragen, die durch die Langzeitstudie einer Klärung zugeführt werden sollen, lassen sich in drei Bereiche gliedern:

1. Die Untersuchung zeitlich früher klinischer Charakteristika und deren prognostischer Bedeutung für die nachfolgende Symptomatik und den Endzustand.
2. Die Beschreibung der Krankheitsverläufe und die Herausarbeitung von Verlaufstypen.
3. Die Beschreibung des Ausgangs der Erkrankung in Bezug auf die psychopathologischen Merkmale sowie die psychosoziale Anpassung der Patienten und die Untersuchung der Abhängigkeit dieser Parameter von psychopathologischen Charakteristika des Erkrankungsbeginns und der Symptomatik im Verlauf.

Im einzelnen wurde bezüglich der zeitlich frühen Charakteristika der Erkrankung die Frage bearbeitet, ob sich prämorbide Auffälligkeiten identifizieren und systematisieren lassen. Hierzu wurden die zu beobachtenden prämorbiden Verhaltensauffälligkeiten deskriptiv analysiert, und es wurde der Versuch unternommen, die Dimensionalität bzw. die Faktorstruktur der erfassten Symptome aufzuklären. Des Weiteren war von Interesse, welche systematischen Zusammenhänge zwischen der prämorbiden Entwicklung, den Symptomen der ersten psychotischen Episode, dem Alter bei Beginn der Erkrankung sowie dem Typ des Beginns mit der Symptomatik im Verlauf und dem Ausgang der Erkrankung bestehen. Schließlich wurde untersucht, inwieweit Geschlechtsunterschiede in Bezug auf prämorbide Verhaltensauffälligkeiten und die prämorbide Anpassung bestehen.

Bei der Analyse der Krankheitsverläufe stand die Frage im Vordergrund, ob sich Gesetzmäßigkeiten im Verlauf der Erkrankung identifizieren lassen und ob mehr oder weniger prägnante Verlaufstypen isolierbar sind, was Rückschlüsse auf dynamische Prozesse erlauben würde, die der Erkrankung immanent sind. Deren Kenntnis würde einen wichtigen Beitrag zur Prognose des Krankheitsverlaufes leisten. Drängende Fragen in dieser Hinsicht betreffen den Typ des Erkrankungsbeginns, das Lebensalter bei Erkrankungsbeginn, die Dauer der akuten Episoden, die Veränderung der Episodendauer im Krankheitsverlauf, die Frequenz auftretender Rezidive im Verlauf der Psychose sowie die Veränderung der Rezidivhäufigkeit.

Eine wichtige Frage ist die Identifikation eines Punktes im Krankheitsverlauf, an dem erste Defektzeichen auftreten und der damit gewissermaßen einen Wendepunkt im Lebenslauf der Patienten markiert. Existiert ein solcher Wendepunkt? Ist er für uns mit unseren klinischen Erhebungsmethoden fassbar?

Eng mit dieser Frage verbunden ist die Untersuchung der Weiterentwicklung positiver bzw. negativer Symptome nach der ersten akuten psychotischen Episode. Finden sich geschlechtsspezifische Unterschiede in Bezug auf die Häufigkeit affektiver (zyklothymer) Phasen? Kommt es zu einer „Verdünnung“ der Psychopathologie wie z.B. zu einer Abnahme des Paranoiden (vgl. hierzu u.a. Depue u. Woodburn 1975)? Ergänzend sind hier Kenngrößen wie die Hospitalisierungsdauer und die Anzahl stationärer Aufenthalte für eine Verlaufsbeschreibung bedeutsam.

4 Die Untersuchung wurde von der DFG (AZ: EG 51/6-1/6-2) gefördert.

Neben den stärker deskriptiven Fragestellungen wurde im Zusammenhang mit der Analyse der Krankheitsverläufe auch untersucht, welche Zusammenhänge zwischen den beobachteten Verlaufsweisen und der prämorbiden Anpassung der Patienten sowie dem Typ des Erkrankungsbeginns aufgezeigt werden können.

Im Rahmen der Analyse des Ausgangs der Erkrankung wurde zunächst gefragt, welche Remissionsgrade und Residualzustände beobachtet werden können. Hinsichtlich der psychosozialen Anpassung der Patienten wurde das erreichte psychosoziale Funktionsniveau (Beschäftigung/Berufstätigkeit, Wohnen, Grad der Selbständigkeit, Leben in einer Partnerschaft) beschrieben. Darüberhinaus wurden auch Zusammenhänge zwischen relevanten Charakterisitka des Erkrankungsbeginns (Alter bei Beginn, Typ des Beginns), und des Verlaufs der Erkrankung (Häufigkeit und Dauer der Episoden, Anzahl negativer, positiver und globaler Symptome, Verlaufstyp, Subtyp der Gesamtdiagnose) mit dem Ausgang der Erkrankung untersucht.

8.3.2 Methodik

Gewinnung der Stichprobe

Das Projekt begann 1965 mit einer ersten Nachuntersuchung von 71 Patienten, die in den Jahren 1925 bis 1961 in der Universitäts-Nervenklinik in Marburg/Lahn mit der Verdachtsdiagnose „frühkindliche" oder „präpuberale Schizophrenie" stationär behandelt worden waren. Die Ausgangsstichprobe wurde rekrutiert aus der vollständigen Inanspruchnahmepopulation des oben genannten Zeitraums. Eingeschlossen wurden alle Patienten, die in diesem Zeitraum mit den genannten Diagnosen stationär aufgenommen worden waren und die vor Abschluss des 14. Lebensjahres erkrankt sind.

Der Zeitpunkt des Erkrankungsbeginns wurde definiert als das Lebensalter, bei dem die ersten psychiatrischen Symptome zu beobachten waren, die bereits zur Verdachtsdiagnose einer kindlichen Schizophrenie geführt hatten. Diagnostisches Auswahlkriterium war damals die an E. Bleuler (1911) sowie Kurt Schneider (1992) orientierte Definition schizophrener Erkrankungen. Damit wurden auch Fälle mit nicht defektuösem Verlauf erfasst, was im Gegensatz zu Positionen stand, die von Autoren wie Bürger-Prinz, Bradley, Heuyer und Lutz vertreten wurden, nämlich, dass die Diagnose einer kindlichen Schizophrenie auf ungünstige Verläufe einzuschränken sei. Da schizoaffektive Psychosen vor 1978 nicht als eigenständige nosologische Entität von schizophrenen Psychosen differenziert wurden, unterblieb diese Trennung zwangsläufig auch bei der Rekrutierung der Stichprobe. Ausgeschlossen wurden Patienten mit Krankheitsbildern, die klinisch-neurologische Auffälligkeiten, pathologische Liquor-, EEG- oder PEG[5]-Veränderungen aufwiesen oder bei denen anamnestisch Hinweise auf eine frühkindliche Hirnschädigung vorlagen. Ebenso ausgeschlossen wurden Kinder, bei denen der Verdacht auf eine psychogene, lebensgeschichtlich verstehbare abnorme Entwicklung oder eine reaktive, neurotische Fehlhaltung bestand sowie Kinder, deren schizophrenieähnliche Psychosebilder als Begleiterscheinung hirnorganischer oder anderer körperlicher Erkrankungen verstehbar und somit als Symptome exogener Prägung zu interpretieren waren.

5 PEG = Pneumoenzephalogramm

Nach diesen Kriterien wurden ursprünglich 71 Patienten identifiziert, 37 männliche und 34 weibliche.

Messzeitpunkte und Studiendesign

Eine erste Nachuntersuchung fand zwischen 1965 und 1967, eine zweite im Jahre 1994 statt. Biographische Daten und Daten zur prämorbiden Symptomatik, zum Erkrankungsbeginn, zur Symptomatologie und zum Verlauf der Erkrankung wurden retrospektiv mittels Auswertung der Krankenakten erhoben und detailliert dokumentiert. Von den Krankenakten der Klinik wurden ausführliche Exzerpte erstellt, die es erlaubten, die darin enthaltenen Informationen auch zum Zeitpunkt derzweiten Nachuntersuchung 42 Jahre nach Erkrankungsbeginn verfügbar zu haben und für die verschiedenen Fragestellungen auswerten zu können. Ebenso sorgfältig und detailliert wurden die Ergebnisse der beiden Nachuntersuchungen verschriftlicht. Die entsprechenden Daten wurden jeweils mittels einer ausführlichen persönlichen Exploration der Patienten und/oder deren Angehörigen in deren häuslichem Milieu erhoben. Die Dauer der Gespräche betrug im Allgemeinen mindestens 2½ Stunden. In einigen Fällen war es auch möglich, einen ganzen Tag in der Familie zu verbringen. Die Explorationen der ersten und zweiten Nachuntersuchung erfolgten durch denselben Untersucher. Reliabilitätsmängel, die auf mangelnde Übereinstimmung der Untersucher in der Durchführung der Datenerhebung und der Dokumentation der Befunde zurückzuführen sind (Versuchsleitereffekte, mangelnde Beurteilerübereinstimmung bei wenig objektiven Messinstrumenten), sind auf diese Weise ausgeschlossen.

Es liegt somit eine multimodal erfasste, multivariate Einschätzung des biographischen Status und psychopathologischer Variablen zu drei Messzeitpunkten vor: zum Zeitpunkt der ersten Hospitalisation sowie zum ersten und zum zweiten Katamnesezeitpunkt. Die Bewertung der erhobenen Daten im Sinne der diagnostischen Beurteilungen und die Bestimmung der Symptomatologie wurde in einem gesonderten Schritt von zwei trainierten und fachlich versierten Ratern (Dipl. Psychologen) unabhängig voneinander durchgeführt. Für jeden Probanden wurden vier Diagnosen gestellt: eine Einschätzung der Symptomatik bei Psychosebeginn, bei der ersten und der zweiten Nachuntersuchung sowie eine diagnostische Klassifikation des gesamten Krankheitsverlaufs gemäß DSM-IV (APA 1994) und ICD-10 (Dilling et al. 1991). Zur Bestimmung der drei ersten Diagnosen im Sinne einer querschnittlichen Betrachtung wurde ein Beobachtungszeitraum von einem Jahr vor dem Untersuchungszeitraum festgelegt. Die Diagnostik der ersten Episode schloss den prodromalen Verlauf mit ein.

Die Auswertungen bezüglich der (zufriedenstellenden) Beurteilerübereinstimmungen werden im Ergebnisteil dargestellt (s. Abb. 8).

Stichprobenumfang, experimentelle Mortalität

1. Nachuntersuchung 1965 bis 1967, n = 57, Kat.frist Ø 14,9 Jahre

Im Rahmen der erneuten diagnostischen Beurteilung der Krankheitsverläufe zum ersten Katamnesezeitpunkt zwischen 1965 und 1967 (die Katamnesefristen lagen zu diesem Zeitpunkt zwischen 5 und 40 Jahren, im Durchschnitt bei 14,9 Jahren) wurden 14 Patienten ausgesondert, da bei ihnen aufgrund der Nachuntersuchungen und

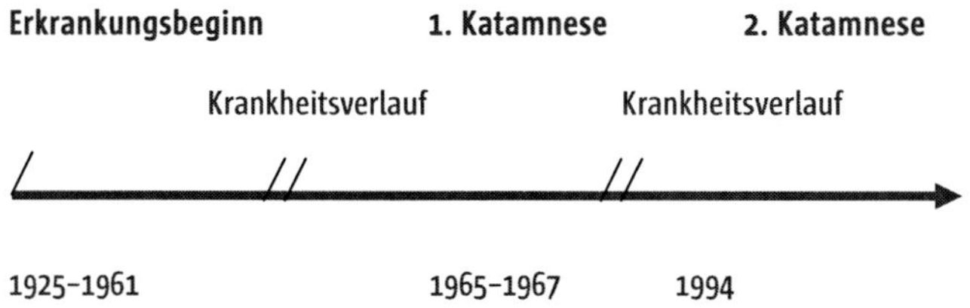

Abb. 8 Untersuchungszeiträume

katamnestischen Erhebungen Zweifel an der ursprünglich gestellten Diagnose aufgekommen waren. Es verblieben also für den *Zeitpunkt der ersten Nachuntersuchung 57 katamnestisch gesicherte Fälle (26 männliche, 31 weibliche Patienten)*. Eine detaillierte Untersuchung dieser Stichprobe wurde von Eggers (1973) vorgelegt.

2. Nachuntersuchung 1994, n = 44, Katfrist: Ø 42 Jahre

Zum Zeitpunkt der zweiten Nachuntersuchung 1994 konnten von diesem Kollektiv noch 44 Patienten (77% der Stichprobe der ersten Nachuntersuchung, 19 männliche, 25 weibliche Patienten) erreicht werden. Sieben Patienten waren verstorben, 5 unbekannt verzogen und ein Patient erfüllte nicht die DSM-IV- Kriterien für Schizophrenie bei der Rediagnose des Erkrankungsbeginns (vgl. Eggers u. Bunk 1997).

Die Stichprobe beschränkt sich damit auf Krankheitsfälle mit eindeutig schizophrenen Erkrankungen des Kindesalters und der Präpubertät und klammert z.B. Fälle, die dem Formenkreis der tiefgreifenden Entwicklungsstörungen zuzuordnen sind, aus (s. auch Kap. 7). Die langen Katamnesefristen stellen sicher, dass dies überhaupt mit hinreichender Sicherheit möglich ist (s. Tab. 21).

Tab. 21 Stichproben der zwei Nachuntersuchungen

1. NU: 1965–1967	n = 57	(26♂, 31♀)
2. NU: 1994	n = 44	(19♂, 25♀)
Verstorben:	n = 7	
Unbekannt verzogen:	n = 5	
DSM-IV-Kriterien nicht erfüllt	n = 1	
Σ	n = 13	

Es wurden alle im genannten Zeitraum von 36 Jahren (1925 bis 1961) behandelten Patienten mit der Verdachtsdiagnose „kindliche Schizophrenie“ aus dem Versorgungsgebiet der Marburger Klinik bei der Stichprobenziehung berücksichtigt. Daher kann die Stichprobe als repräsentativ für die damalige Inanspruchnahmepopulation der Klinik gelten. Diese Klinikpopulation ist auslesefrei erfasst worden, die Stichprobe ist altersselektiert. Aus neueren epidemiologischen Studien mit repräsentativen Bevölkerungsstichproben ist bekannt, dass die Belastung des Bevölkerungsanteils der bis 18-jährigen mit psychiatrischen Symptomen und Verhaltensauffälligkeiten überregional kaum bedeutsame Unterschiede aufweist (Remschmidt u. Walter 1990). Eine Generalisierung der Befunde über die geographische Region hinaus ist daher erlaubt.

Die Seltenheit der Erkrankung erforderte schon aus pragmatischen Gründen einen Verzicht auf die Beschränkung auf eine Kohorte, um eine genügend große Anzahl von Patienten für eine lange katamnestische Studie rekrutieren zu können. Die Geburtsjahrgänge der Stichprobe variieren entsprechend von 1912 bis 1954, wobei etwa zwei Drittel aller Patienten zwischen 1934 und 1946 geboren wurden.

Das Erkrankungsjahr variiert zwischen 1926 und 1961, das Jahr des ersten Auftretens psychotischer Symptome zwischen 1926 und 1965. Das Alter bei Erkrankungsbeginn lag zwischen 7 und 14 Jahren (Details s. Kap. 8.4.2). Der puberale Wachstumsschub beginnt bei Mädchen durchschnittlich im Alter von 10,5 Jahren, bei Jungen im Alter von 12,5 Jahren. Die Blüte der Pubertät wird auch von Mädchen nicht vor dem 12. Lebensjahr erreicht. In Deutschland fand eine positive Verschiebung des säkularen Trends erst nach Eintritt einer verbesserten Ernährungssituation nach Beendigung des II. Weltkrieges statt (van Wieringen 1978). Leider waren in den klinischen Aufzeichnungen keine Bestimmungen des Pubertätsstadiums der Patienten anhand objektiver Kriterien enthalten, sodass an dieser Stelle nur im Rückschluss abgeleitet werden kann, dass sich die Patienten bei Erkrankungsbeginn noch im präpubertären Entwicklungsstadium befunden haben.

Die untersuchte Stichprobe der 2. Katamnese umfasst 44 Patienten, die teils unterschiedlichen Generationen entstammen (s. Abb. 9). Auch ein Blick auf die Zeiträume, in denen die ersten Manifestationen der Erkrankung auftraten (zwischen 1926 und 1961) zeigt, dass die erfassten Erkrankungsverläufe verschiedene kulturgeschichtliche Perioden umfassen. Es ist daher anzunehmen, dass die Sozialisations- und Lebensbedingungen sowie die Zuweisungs- und Behandlungsroutinen zeitgeschichtlich variierten. Das impliziert, dass die Inhomogenität der Stichprobe Probleme mit nicht kontrollierbaren Drittvariablen in sich birgt, die die interne Validität der Studie bedrohen und zu einer Erhöhung der Fehlervarianz führen könnten. Kausale Schlußfolgerungen sind daher nicht mit einer Sicherheit ableitbar, die experimentelle Studiendesigns durch die strikte Kontrolle der Randbedingungen ermöglichen. Die vorliegende Studie verfolgt dementsprechend einen quasiexperimentellen, vornehmlich deskriptiven Ansatz. Dieses Vorgehen erschien angesichts des Mangels an gesicherten Erkenntnissen über basale Kenngrößen der Verlaufsformen kindlicher und jugendlicher Schizophrenien auch forschungsstrategisch als vordringlich. In Bezug auf die externe Validität der Untersuchung ist die Variabilität der Stichprobe und der gesellschaftlichen Rahmenbedingungen sowie der deskriptive Ansatz im Übrigen von

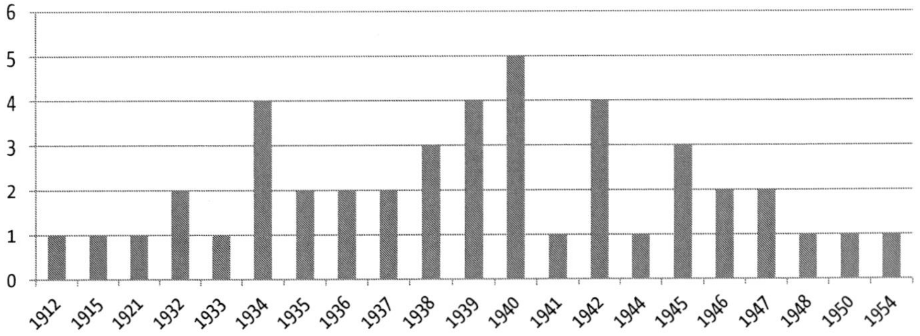

Abb. 9 Geburtsjahrgänge der 44 Patienten der 2. Stichprobe (2. NU)

Vorteil, da eine Einschränkung auf streng kontrollierte und damit immer auch artifizielle experimentelle Settings entfällt.

Datenerhebung und Messinstrumente

35 der 44 Patienten, die 27 Jahre nach der ersten Nachuntersuchung erneut untersucht werden konnten, wurden vom Autor persönlich interviewt. Bei 9 Patienten konnten Verwandte ersten Grades zusätzlich detailliert befragt werden. 2 Patienten verweigerten zwar einen Hausbesuch, waren aber bereit zu ausführlichen telefonischen Interviews. Für diese beiden Patientengruppen lagen vollständige klinische Akten bezüglich ihrer stationären und ambulanten psychiatrischen Behandlungen vor. 7 Patienten verstarben zwischen der ersten und zweiten Katamnese. Von diesen Patienten lagen ebenfalls vollständige Krankenunterlagen vor. Darüber hinaus waren ihre Verwandten zu Interviews bereit. Eine Patientin verstarb nur 10 Wochen nach der zweiten Katamnese, 28 Jahre nach der ersten Begegnung mit dem Untersucher.

Erhoben wurden Daten zur prämorbiden sozialen Anpassung, der psychopathologischen Symptomatik im Verlauf sowie zum psychosozialen Funktionsniveau zum zweiten Katamnesezeitpunkt.

Basis der Datenerhebung zum *ersten Katamnesezeitpunkt* (1965 bis 1967) war ein *halbstrukturiertes Interview*, ergänzt um Informationen aus den Krankenakten, Befragungen der Verwandten und eine kurze unstandardisierte Testung des Abstraktionsvermögens und der Fähigkeit zur Sinnerfassung. Das Interview diente zur Vervollständigung der genauen Familien- und Eigenanamnese und erhob Informationen über biografische Begebenheiten und Befinden seit der Entlassung aus der Klinik, Funktionsniveau im Berufsleben, soziale Kompetenzen, soziales Funktionsniveau und soziale Integration, Realitätsbezug, Affektivität, emotionale Steuerungsfähigkeit und exekutive Funktionen wie Aufmerksamkeit und Motivation/Volition („Wille und Antrieb"). Hinzu kamen Fragen nach Feizeitgestaltung, Zukunftsplänen, Einstellungen und Werthaltungen. Obwohl zeitlich vorausgehend und breiter angelegt, umfasste das Interview bereits die Informationen, die durch die später von Wing et al. (1974) vorgelegte Present-State-Examination (PSE) erhoben werden, sodass eine Vergleichbarkeit auch der frühen Daten mit Informationen, die mit modernen, standardisierten Erhebungsverfahren gewonnen wurden, gewährleistet ist! Die Testung des Abstraktionsvermögens und der Fähigkeit zur Sinnerfassung geschah mit Hilfe von eingekleideten Rechenaufgaben, Nacherzählen einer Fabel, Bilder-Deuten, Deuten von Sprichwörtern, Begriffsbildungsaufgaben und Aufgaben zum Auffinden von Sinnwidrigkeiten (in Anlehnung an Kloos 1958).

Basis der Datenerhebung zum *zweiten Katamnesezeitpunkt* waren ebenfalls sämtliche verfügbaren Krankenunterlagen sowie die ausführliche persönliche Exploration der Patienten oder deren Angehörigen. Zur Exploration wurde die deutsche Version der Present-State-Examination (PSE; Wing et al. 1974) als strukturiertes klinisches Interview eingesetzt. Um die Symptomatologie während der Erstmanifestation der Erkrankung weiter zu analysieren, wurden die Häufigkeiten positiver, negativer und globaler Symptome entsprechend der Positive and Negative Syndrome Scale (PANSS; Kay et al. 1987) nachträglich anhand der Daten aus der Exploration und den Krankenunterlagen eingeschätzt. Wegen der retrospektiven Einschätzung wurde dieses Rating auf dichotomisierte Urteile über das Vorhandensein oder Nichtvorhandensein der entsprechenden Symptome beschränkt. Mit Hilfe des Retrospective Assessment of Onset of Schizophrenia IRAOS; Häfner et al. 1992) wurden außerdem die Krankenunterlagen sowie die Daten der ersten Katamnese evaluiert. Die Krankenunterlagen derjenigen Patienten, die vor der zweiten Katamnese verstorben waren, wurden ebenfalls anhand der genannten Instrumente analysiert. Die kriterienorientierte Klassifikation auf Basis der ICD-10 sowie des DSM-IV wurde für die drei Erhebungszeitpunkte: Erstmanifestation, erste und zweite Nachuntersuchung sowie für den Gesamtverlauf durch vier klinische Experten vorgenommen (zwei Psychiater, zwei Psychologen, Kappa: 0.83 bis 0.91). Im Falle mangelnder Beurteilerübereinstimmung wurde in Konsensusdiskussionen (Methode der kommunikativen Validierung) eine endgültige Klassifikation festgelegt. Die prämorbide Entwicklung wurde mittels der Modified Premorbid Adjustment Scale (M-PAS, Cannon-Spoor et al. 1982) ebenfalls retrospektiv unter Verwendung aller verfügbaren Informationen eingeschätzt. Der Grad der psychosozialen Anpassung der Patienten wurde zum zweiten Katamnesezeitpunkt nach der Methode von Eggers (1973) sowie unter Verwendung des Disability Assessment Schedule-Mannheim (DAS-M; Jung et al. 1989) bewertet. Die Ratings basierten auf den Daten des PSE-Interviews und der Einschätzung mit Hilfe des IRAOS. Die Zuordnung der Erhebungsinstrumente zu den Merkmalsdimensionen und den Zeiträumen, auf die sich die Beurteilungen erstrecken, wird in der nachfolgenden Grafik veranschaulicht (s. Abb. 10).

Es stehen somit neben der klassifikatorischen Einordnung der Symptomatik zu drei Erhebungszeitpunkten sowie über den gesamten Erkrankungsverlauf detailliertere Einschätzungen des Vorhandenseins psychopathologisch relevanter Verhaltensmerkmale sowie Einschätzungen des psychosozialen Funktionsniveaus vor der Erkrankung und nach einem jahrzehntelangen Erkrankungsverlauf zur Verfügung. Letzteres ist auch deshalb von Bedeutung, weil bei chronischen Erkrankungen wie den Psychosen des schizophrenen Formenkreises die Einschätzung des Remissionsgrades und des Behandlungserfolges nicht vollständig durch die Beurteilung des Abklingens der Primärsymptomatik geschehen kann, sondern zusätzlich andere Outcomevariablen

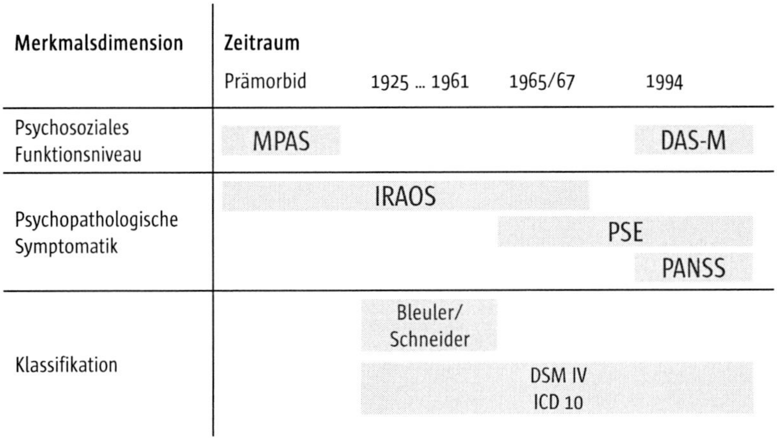

Abb. 10 Erhebungsinstrumente

herangezogen werden müssen, wenn man den differenzierten Behandlungszielen und individuell sehr unterschiedlichen Erkrankungsverläufen gerecht werden will.

Die retrospektive Analyse der Krankengeschichten und die teils nachträgliche Anwendung der modernen strukturierten Erhebungsverfahren sowie der Klassifikationssysteme und deren operationalisierten Kriterien mag Zweifel an der Validität der Urteile wecken. Es wäre sicherlich wünschenswert, wenn für alle Patienten der Stichprobe einheitliche, standardisierte Anamnesen und Symptomlisten über die untersuchten Zeiträume hinweg zur Verfügung stünden. Dies ist aufgrund des Langzeitcharakters der Untersuchung über viele Jahrzehnte (!) hinweg auch gar nicht möglich! Folglich stellt das Vorgehen einen unvermeidlichen Kompromiss dar zwischen dem, was für eine zeitgerechte empirische Studie wünschenswert ist und dem, was angesichts der sich über die Zeit ändernden Erhebungsmethoden, Diagnosekriterien und Klassifikationssysteme möglich war. Im Übrigen ist in Bezug auf die Validität der Urteile anzumerken, dass aus dem Vorgehen dieser Untersuchung sowohl Gefährdungen als auch Verbesserungen der Validität resultieren. Problematisch ist sicherlich, dass die Symptomatik, über die die Befragten Auskunft zu geben hatten, von diesen nicht zeitnah beobachtet werden konnte, und die retrospektive Beurteilung durch Gedächtnislücken und den konstruktiven Charakter von Erinnerungen verfälscht sein können. Auch ist mit selektiver Dokumentation der Symptomatik in den ausgewerteten Krankengeschichten zu rechnen (wenngleich die Beschreibungen der Symptomatik in alten Krankenakten häufig weniger abstrakt und indifferent sind als heute). Andererseits trägt die retrospektive Beurteilung über große Zeiträume hinweg dazu bei, gestalthafte Zusammenhänge zwischen Verhaltensweisen erfassen zu können, die bei zeitnaher und hochauflösender Beobachtung nicht zu entdecken wären. Da die Urteile auf großen „Ereignisstichproben" basieren, ist es dem Urteiler auch besser möglich, typische von weniger relevanten, nur vereinzelt auftretenden Episoden zu trennen. Die Aggregation der Erfahrungen der Patienten bzw. der Angehörigen mit der Erkrankung über viele Jahre hinweg ist vergleichbar mit einer Metaanalyse. Auch hier wird die Validität der Schlussfolgerungen dadurch erhöht, dass die unsystematischen, von den besonderen Randbedingungen einzelner Beobachtungen der Zielvariablen abhängigen Effekte mit Hilfe der Aggregation der Ergebnisse einzelner Studien erkannt werden können. Wie stets bei empirischen Studien kommt es in Bezug auf die Validität der Schlussfolgerungen darauf an, die Datenanalyse und den Geltungsbereich der abgeleiteten Interpretationen auf die Qualität der Datenbasis abzustimmen. In unserem Fall wäre es in Bezug auf Teile der Daten zum prämorbiden Verlauf (etwa retrospektiv eingeschätzte Persönlichkeitsmerkmale oder Angaben über das subjektive Befinden der Patienten) sicherlich unangemessen, über eine deskriptive Darstellung hinaus elaborierte inferenzstatistische Analysen vorzunehmen. Dagegen ist die Einschätzung des psychosozialen Funktionsniveaus zum zweiten Katamnesezeitpunkt ohne Einschränkungen als valide anzusehen. Bei der differenzierten Beurteilung der psychopathologischen Symptomatik wurden die quantitativ abgestuften Ratings der standardisierten Erhebungsinstrumente wie oben erwähnt durch sicherer zu beurteilende dichotome Einschätzungen (Symptom vorhanden vs. nicht vorhanden) ersetzt. Die Beurteilungen zur kategorialen Einordnung des Störungsbildes nach DSM-IV und ICD-10 sind u.E. durch den langen Beobachtungszeitraum und die sorgfältigen Konsensusdiskussionen ebenfalls als zuverlässig anzusehen. Die Einschätzung des Remissionsgrades erfolgte, wie erwähnt, auf Basis der DAS-M und dem von Eggers (1973) entwickelten Klassifikationsschema. Das Instrument berücksichtigt sowohl klinische als auch soziale Variablen und kategorisiert den Grad der Remission wie folgt:

1. Vollständige Remission
   Der Patient hat sich vollständig von seinen psychotischen Erfahrungen distanziert, uneingeschränkte Fähigkeit zu arbeiten, keine krankheitsbezogenen psycho-pathologischen Auffälligkeiten.
2. Sehr gute soziale Remission
   Wie 1., außer leichten psycho-pathologischen Abweichungen, wie Stimmungsschwankungen, leichte Irritierbarkeit, geringfügig reduzierte Kapazität der Affektmodulation, leichte Reduktion sozialer Kontakte.
3. Gute bis zufriedenstellende soziale Remission
   Leichte defizitäre Anzeichen, geringgradiger Verlust der kreativen Energie, reduzierte Stresskapazität, affektive Instabilität, Impulsivität, deutlich reduzierte emotionale Responsivität, bizarres Verhalten.
4. Mittelmäßige bis schlechte Remission
   Fortdauernd psychotische Symptome, deutliche Defizite in Motivation und affektiver Reaktivität, eingeschränkte Fähigkeit zu arbeiten.
5. Sehr schlechte Remission
   Wie 4., vollständige Unfähigkeit zu arbeiten oder nur mit intensiver Unterstützung durch andere, deutliche Zeichen von Apathie.
6. Ernste residuale Störung
   Mit oder ohne psychotische Symptome keine Kommunikation möglich; Mutismus oder Verwirrung.

Das DAS-M und die Skala nach Eggers korrelieren signifikant (Pearson $r = 0.93$, $p < 0.05$). Daher wurde ein dreistufiges Rating, welches beide Klassifikationsschemata benutzt, vorgenommen. Die gebildeten Kategorien lauten:

- komplette Remission (Grad 1–2),
- teilweise Remission (Grad 3–4),
- schlechte Remission (Grad 5–6).

Hier wurde also durch die multimethodale Merkmalserfassung und eine Reduktion der differenzierten Einschätzungen auf wenige, relativ globale Kategorien einer Gefährdung der Validität der Urteile entgegengewirkt unter Verzicht auf den in den ursprünglichen Ratings enthaltenen höheren Informationsgehalt. Dies illustriert, dass der Validität der zu interpretierenden Datenbasis Vorrang eingeräumt wurde, wo immer es möglich war.

Überprüfung der Übereinstimmung der diagnostischen Beurteilungen

Wie oben beschrieben erfolgte die klassifikatorische Einordnung anhand der Kategorien des DSM-IV. Die Einschätzung der Symptomatik wurde für 4 Zeitpunkte vorgenommen: Zu Beginn der Psychose, bei erster und zweiter Katamneseerhebung sowie für den gesamten Erkrankungsverlauf. Für die querschnittliche Betrachtung der drei erstgenannten Diagnosezeiträume wurde ein Referenzzeitraum von einem Jahr vor dem Untersuchungszeitraum festgelegt. Die Diagnostik der ersten Episode schloß den prodromalen Verlauf mit ein. Die Diagnosestellungen wurden unabhängig voneinander von zwei klinisch geschulten Ratern durchgeführt, die an der Datenerhebung nicht beteiligt waren. Die Übereinstimmungskoeffizienten (Kappa) betrugen (s. Tab. 22).

Tab. 22 Beurteilerübereinstimmung der DSM-IV Diagnosen

Diagnosezeitraum	Kappa
Erkrankungsbeginn	0.91
Erste Katamnese	0.80
Zweite Katamnese	0.83
Gesamtverlauf	0.76

In den Fällen abweichender Beurteilung wurden in Übereinstimmungsdiskussionen Konsensdiagnosen erarbeitet, die den weiteren Auswertungen zugrundegelegt wurden.

Bei der Betrachtung der Übereinstimmungskoeffizienten wird deutlich, dass die Beurteilungen für den Gesamtverlauf stärker differieren als die Urteile, die sich auf eine querschnittliche Diagnose beziehen. Die qualitative Analyse der Ratings ergab, dass die Unterschiede in der Beurteilung auf unterschiedliche Gewichtungen der berichteten Symptomatik bei stark heterogenen Verläufen zurückzuführen sind. Hier offenbart sich die Abhängigkeit der klassifikatorischen Einordnung vom Zeitpunkt der Diagnostik im Krankheitsverlauf. Eine eindeutige und stabile Zuordnung zu einem Subtyp nach DSM-IV oder ICD-10 ist in Bezug auf den gesamten Verlauf nur bei entsprechend stabiler Symptomatik möglich. Angesichts der oft erheblichen Heterogenität und Veränderlichkeit der Symptomatik, auf die später noch eingegangen werden wird, muss eine Generalisierung der klassifikatorischen Zuordnung über einen umgrenzten Beurteilungszeitpunkt hinaus entsprechend interpretiert werden. Die Zuordnung, z.B. zum paranoiden Subtyp, bedeutet dann nicht notwendigerweise, dass durchgängig die entsprechenden operationalisierten Kriterien der Klassifikationssysteme zutrafen, sondern dass in der Gesamtbetrachtung eben die paranoide Symptomatik überwog.

Die Erfassung der Symptomatik mit Hilfe der PANSS wurde für die ersten drei Referenzzeitpunkte und von denselben Beurteilern wie oben beschrieben vorgenommen. Die Quantifizierung der Beurteilerübereinstimmung erfolgte durch die Berechnung der Korrelationskoeffizienten (nach Pearson) für die Summenwerte der Positiv-, Negativ- und Globalsymptomatik auf Basis der dichotomisierten Urteile. Die Korrelationen der Urteile werden in Tabelle 23 dargestellt.

Tab. 23 Interrater-Korrelationen. Für alle r gilt $p < .000$

PANSS-Skala	Erkrankungsbeginn	1. Katamnese	2. Katamnese
Positiv	.80	.83	.99
Negativ	.92	.78	.98
Global	.89	.96	.99

Die ermittelte Beurteilerübereinstimmung ist zufriedenstellend. Für den Fall abweichender Übereinstimmung werden auch hier Konsensusdiskussionen geführt.

8.4 Ergebnisse

Im Folgenden stellen wir die Ergebnisse der Datenanalysen dar. Wir besprechen zunächst deskriptive Analysen zur Katamnesedauer und zu den Eigenschaften der Stichprobe. Es folgen deskriptive und interferenzstatistische Auswertungen der Verlaufsweisen. Abschließend stellen wir die beobachteten Ausgänge der Erkrankungsverläufe dar und berichten von deren Zusammenhängen mit Variablen des Erkrankungsbeginns und -verlaufs. Die Ergebnisdarstellung orientiert sich somit an der Chronologie der Erkrankung und erweitert die Analysen jeweils um die Darstellung der Interdependenzen der aktuell zu besprechenden Variablen mit den zuvor besprochenen.

8.4.1 Katamnesefristen

Die Katamnesefristen der 44 Probanden der Analysestichprobe (Intervall von Erkrankungsbeginn bis zur Nachuntersuchung) betrugen, wie oben bereits erwähnt, zum ersten Untersuchungszeitraum durchschnittlich 14 Jahre und zum zweiten Katamnesezeitraum durchschnittlich 42 Jahre. Die Standardabweichungen sowie der Wertebereich sind in Tabelle 24 aufgeführt.

Tab. 24 Katamnesefristen

Untersuchungszeitraum	Durchschnittliche Katamnesefrist (Median) (Jahre)	Standard-abweichung	Minimum	Maximum
Erste Katamnese	14	7.1	4	38
Zweite Katamnese	42	8.2	20	68

Zum Zeitpunkt der zweiten Nachuntersuchung liegen die Katamnesefristen zwischen 20 und 68 Jahren, in über 80% aller Fälle zwischen 34 und 47 Jahren. Diese außerordentlich langen Katamnesezeiten ermöglichen eine Beurteilung der Symptomatik und des Erkrankungsverlaufes über verschiedene Entwicklungsphasen und Lebensperioden hinweg. Kurzfristige Schwankungen durch wechselnde und umschriebene Einflussfaktoren erhalten dadurch in der Gesamtbewertung weniger Bedeutung als eventuell sich entfaltende krankheitsimmanente, deterministische Prozesse.

8.4.2 Eigenschaften der Stichprobe

Altersstruktur

Das durchschnittliche Lebensalter lag zum Zeitpunkt der Ersthospitalisierung bei 14 Jahren, zum Zeitpunkt der beiden Nachuntersuchungen bei 27 bzw. 54 Jahren. Bei

Ersthospitalisierung waren alle Probanden im Kindesalter bzw. in der Präpubertät. Zum Zeitpunkt der zweiten Katamnese befanden sich die Probanden bis auf wenige Ausnahmen im mittleren Erwachsenenalter zwischen 40 und 60 Jahren. Der Blick auf die Tabelle 25 verdeutlicht, dass in der Untersuchung ein fast lebenslanger Verlauf der Erkrankungsgeschichte aller Probanden beschrieben wird.

Tab. 25 Altersstruktur der Stichprobe zu den 3 Untersuchungszeitpunkten

Untersuchungszeitraum		Altersdurchschnitt	Standardabweichung	Minimum	Maximum
Ersthospitalisierung	1925–1961	14	1.5	9	16
Erste Katamnese	1965–1967	27	7.8	13	52
Zweite Katamnese	1994	54	8.9	31	82

Geschlechterverteilung und soziodemographische Variablen

Das Verhältnis von männlichen zu weiblichen Probanden der 2. Katamnesestichprobe (n = 44) beträgt 19:25. Dies weicht nicht bedeutsam von der aus epidemiologischen Studien bekannten ausgewogenen Geschlechterverteilung ab. Umfang und Art der Stichprobe lassen eine weitergehende Interpretation des Geschlechterverhältnisses als nicht sinnvoll erscheinen.

Der soziale Status wurde anhand der Methode von Moore und Kleining (1960) nach dem Beruf des Vaters bestimmt. Dies mag heute kritisch betrachtet werden, stellt aber für den Zeitraum, in dem die Patienten erkrankten, eine durchaus realistische Methode der Einschätzung des sozialen Status dar. 64% der Patienten sind demnach der unteren, 26% der mittleren und 10% der oberen sozialen Klasse zuzuordnen. Die Verteilung unterscheidet sich signifikant ($\chi^2 = 7.7$, $p = .02$) von der von Moore und Kleining (1960) berichteten Normpopulation (49% untere, 45% mittlere und 6% obere soziale Klasse). *Die untere soziale Klasse ist in unserer Stichprobe überrepräsentiert*. Dies entspricht den Befunden, welche bei erwachsenen Schizophrenen erhoben worden sind (u.a. Bleuler 1972, Huber et al. 1979, Shepherd et al. 1989, Marneros et al. 1991).

Eine dichotome Einschätzung des *Herkunftsmilieus* durch den Autor zeigte in 20 Fällen ein unauffälliges, in 24 Fällen ein auffälliges Herkunftsmilieu (z.B. debile Eltern, Ein-Eltern-Familie). Die Familienanamnese war in 16 Fällen unauffällig, in 28 Fällen auffällig (z.B. Schizophrenie, Depression, Suizid). Das entspricht einem prozentualen Verhältnis von ca. 36% zu 64%.

8.4.3 Krankheitssymptomatik

Die genauere Untersuchung der Psychopathologie frühkindlicher Schizophrenien mag uns vielleicht eine Antwort auf die Frage geben, wie sich schizophrene Psychosen des Kindes- von denen des Erwachsenenalters phänomenologisch unterscheiden. Die psychopathologische Symptomatik der 44 Patienten zum Zeitpunkt der Erstuntersuchung und der beiden Nachuntersuchungen wurde mittels der Positive-and-Negative-Syndrome-Scale eingeschätzt. Die Einschätzung der einzelnen Items der PANSS erfolgte retrospektiv durch Auswertung der Krankenakten zum Zeitpunkt der Ersthоspitalisation sowie der Krankenunterlagen über alle weiteren Krankenhausaufenthalte und der Gesprächsprotokolle zu den beiden Nachuntersuchungen. Dabei wurde das ursprünglich fünfstufige Rating dichotomisiert und von zwei unabhängigen Ratern durchgeführt. Die Interrater-Stabilität lag zwischen r = .82 und r = .98.

Tabelle 26 gibt einen Überblick über die Verteilung der vergebenen Diagnosen zum Zeitpunkt der ersten Einschätzung sowie über den gesamten Verlauf.

Tab. 26 DSM-IV-Klassifikation der ersten psychotischen Episode und der längsschnittlichen Experteneinschätzung über die gesamten Verläufe

DSM-IV Klassifikation	erste Episode		Gesamtdiagnose	
	n	%	n	%
Paranoider Typ	14	31,8	15	34,1
Desorganisierter Typ	3	6,8	6	13,6
Katatoner Typ	7	15,9	10	22,7
Undifferenzierter Typ	1	2,3	1	2,3
Schizophrenieforme Störung	11	25,0	–	–
Schizoaffektive Störung	8	18,2	10	22,7
Residualer Typ	–	–	2	4,5
Gesamt	**44**	**100,0**	**44**	**100,0**

Aus der Tabelle 26 ist zu ersehen, dass die *paranoid-halluzinatorische Verlaufsform* am *häufigsten* vorkommt und eine erstaunliche *Konstanz über den Langzeitverlauf* von durchschnittlich 42 Jahren aufweist! Die *katatone* und die *schizoaffektive Unterform* kommen am zweithäufigsten vor und sind im Gesamtverlauf etwas häufiger als zu Erkrankungsbeginn vertreten. Dagegen kommt die „schizophrenieforme Störung" als Gesamtdiagnose nicht mehr vor, was dafür spricht, dass *im Langzeitverlauf die Prägnanz der klassischen Unterformen der Schizophrenie* eine *deutlich zunehmende Gewichtung erfährt*.

Wenn man verschiedene Altersstufen in Bezug auf die Verteilung der verschiedenen Unterformen miteinander vergleicht, so zeigt sich, dass auch bei den adoleszenten und erwachsenen Patienten der *paranoide* Typ überwiegt (s. Tab. 27).

Sowohl bei Kindern als auch bei Jugendlichen weist die Diagnose der Schizophrenie *eine hohe Stabilität über den gesamten Krankheitsverlauf* auf (s. Tab. 28 und 29):

- So war bei 31 Patienten der VEOS-/EOS- und bei 37 Patienten der Adoleszenten-Psychosen (AdOS) die Anfangs- und die Gesamtdiagnose „Schizophrenie" konstant geblieben.
- Fünf der anfänglich als schizophren diagnostizierten VEOS-/EOS- Patienten entwickelten eine schizoaffektive Psychose, bei den Adoleszenten-Psychosen war dies nur bei einem Patienten der Fall.
- Von den vier VEOS-/EOS- Patienten mit der Erstdiagnose „affektive Psychose" ist eine in eine Schizophrenie, die übrigen drei in eine schizoaffektive Psychose übergegangen.

Tab. 27 Verteilung der Gesamtverlaufdiagnosen in 3 Gruppen schizophrener Patienten mit unterschiedlichem Manifestationsalter (VEOS/EOS, AdOS, AOS).

Diagnose (DSM-IV)	VEOS[a]/EOS[b] (Eggers et al. 1999)		AdOS[c] (Röpcke & Eggers 1998)		AOS[d] (Huber et al. 1979)	
	n	%	n	%	n	%
Desorganisiert	6	13,6	15	24,1	55	11,1
Kataton	10	22,7	2	4,5	23	4,7
Paranoid	15	34,1	14	31,8	270	54,6
Schizo. Residuum	2	4,5	2	4,5	0	0
Schizo-affektiv	10	22,7	5	11,4	0	0
Undifferenziert	1	2,3	2	4,5	67	13,6
Depr./coenästhet.	0	0	0	0	79	16
Schizophrenieform	0	0	4	9,1	0	0
Summe	**44**	**100**	**44**	**100**	**494**	**100**

[a] VEOS = Krankheitsbeginn vor dem 11. Lebensjahr
[b] EOS = Krankheitsbeginn zwischen 11 und 14 Jahren
[c] AdOS = Krankheitsbeginn zwischen 15 und 20 Jahren
[d] AOS = Krankheitsbeginn im Erwachsenenalter

Tab. 28 Gegenüberstellung der Veränderung von Erstdiagnose bei Erkrankungsbeginn und Gesamtverlaufsdiagnose bei zwei Untersuchungsgruppen

DSM-IV Gesamtverlaufsdiagnose bei Nachuntersuchung				
DSM-IV-Diagnose bei Erkrankungsbeginn	**Schizophrenie**	**Affektive Psychose**	**Schizoaffektive Psychose**	**n gesamt**
	n	n	n	n = 44a/44b
Schizophrenie	31[a]/37[b]	0[a]/0[b]	5[a]/1[b]	36[a]/38[b]
Affektive Psychose	1[a]/0[b]	0[a]/0[b]	3[a]/0[b]	[a]/0[b]
Schizoaffektive Psychose	2[a]/2[b]	0[a]/0[b]	2[a]/4[b]	4[a]/6[b]

[a] Eggers und Bunk (1997; VEOS/EOS)
[b] Röpcke und Eggers (1998; AdOS)

- Von den vier anfänglich schizoaffektiven Episoden der VEOS-/EOS- Gruppe sind zwei konstant geblieben und zwei haben eine Schizophrenie entwickelt.
- Von den sechs ursprünglich schizoaffektiven Psychosen der AdOS- Gruppe sind vier konstant geblieben und zwei in eine Schizophrenie übergegangen.

Umgekehrt kann man feststellen, dass von 36 Erstdiagnosen „Schizophrenie" in der VEOS-/EOS-Gruppe 31 Patienten auch die Gesamtdiagnose „Schizophrenie" erhielten (86,1%), bei den Adoleszenten- Psychosen war das Verhältnis 38:37 (97,4%, s. Tab. 28 und 29). Damit kommt der *Erstdiagnose* eine *hohe prädiktive Aussagekraft* bezüglich der Konstanz der ursprünglichen diagnostischen Einschätzung kindlicher und jugendlicher Schizophrenien zu.

Tab. 29 Vergleich von VEOS/EOS- und AdOS- Patienten: Häufigkeiten und Prozentanteile (alle DSM-IV-Subtypen eingeschlossen) kontinuierlich diagnostizierter Schizophrenien bei erster Episode und nach Beurteilung des Gesamtverlaufs bei der Nachuntersuchung

Studie	Schizophrenie, erste Episode (n)	Nachuntersuchung (n)	(%)
Eggers und Bunk (1997)	36	31	86,1%
Röpcke und Eggers (1998)	38	37	97,4%

Dieses Resultat steht in Übereinstimmung mit anderen Autoren, die sich mit Schizophrenien des Kindes- und Jugendalters beschäftigt haben (McClellan et al. 1993). Hollis (2000) berichtet über eine diagnostische Stabilität bei 80% seiner 51 Patienten mit kindlichen und jugendlichen Schizophrenien. Verlaufsstudien mit follow-up-Perioden von mehr als 10 Jahren bei Erwachsenen verweisen auf eine Diagnosestabilität zwischen 90 und 100% (Übersicht bei Bromet et al. 2005).

Es entspricht unseren Erfahrungen, dass ein Syndromwechsel vorwiegend in den ersten Krankheitsphasen auftritt (Fraguas et al. 2008, McClellan u. McCurry 1999). Das Ausmaß der diagnostischen und syndromatologischen Konstanz ist bei schwereren, schleichend-chronischen Verläufen mit geringer oder fehlender Komorbidität mit somatischen und/oder psychiatrischen Erkrankungen stabiler als bei Verläufen mit lebhaft fluktuierender Symptomatik (Jakobsen et al. 2007).

Wenn auch die Initialsymptomatik im Anfangsstadium der Psychose relativ stabil bleiben kann, so kann es doch zu Änderungen der psychopathologischen Phänomenologie kommen. In Längsschnittstudien kindlicher und präpuberaler Schizophrenien hat sich wiederholt gezeigt, dass die Häufigkeit negativer Symptome relativ konstant bleibt, während die Frequenz positiver und globaler Symptome im Verlauf schwankt bzw. tendenziell abnimmt (Dollfus u. Petit 1995, Eggers u. Bunk 1997). In Abbildung 11 ist beispielhaft die Verteilung durchschnittlicher Häufigkeiten positiver, negativer und globaler Symptome über den Langzeitverlauf von durchschnittlich 42 Jahren bei 44 Patienten mit einer kindlichen Schizophrenie dargestellt.

Es zeigt sich, dass die Häufigkeit negativer Symptome im Gesamtverlauf erstaunlich konstant bleibt, während globale und positive PANSS- Symptome zwischen Erkrankungsbeginn und erster Nachuntersuchung nach durchschnittlich 15 Jahren Verlauf deutlich abnehmen, um dann wieder anzusteigen, ohne jedoch das alte Niveau zu Erkrankungsbeginn wieder zu erreichen.

Zu ähnlichen Ergebnissen kommt man, wenn man eine Diskriminanzanalyse der PANSS- Werte über den Gesamtverlauf der 44 Patienten durchführt. Die Einschätzung der PANSS- Items erfolgte zu den drei Messzeitpunkten: Erkrankungsbeginn, erste und zweite Nachuntersuchung mit dichotomen Rating. Über alle Items der PANSS wurde eine Diskriminanzanalyse mit den drei Messzeitpunkten als gruppierende Variable berechnet. Das Ergebnis dieser Analyse ließ dabei wichtige Dimensionen zur Beschreibung des Krankheitsverlaufs erwarten. Bestimmte Verlaufstypen waren jedoch nicht zu erwarten, da die drei Messzeitpunkte nur Momentaufnahmen der Veränderung darstellen.

Es ergaben sich zwei Diskriminanzfunktionen. Die erste Funktion ist hoch signifikant ($p = .00$).

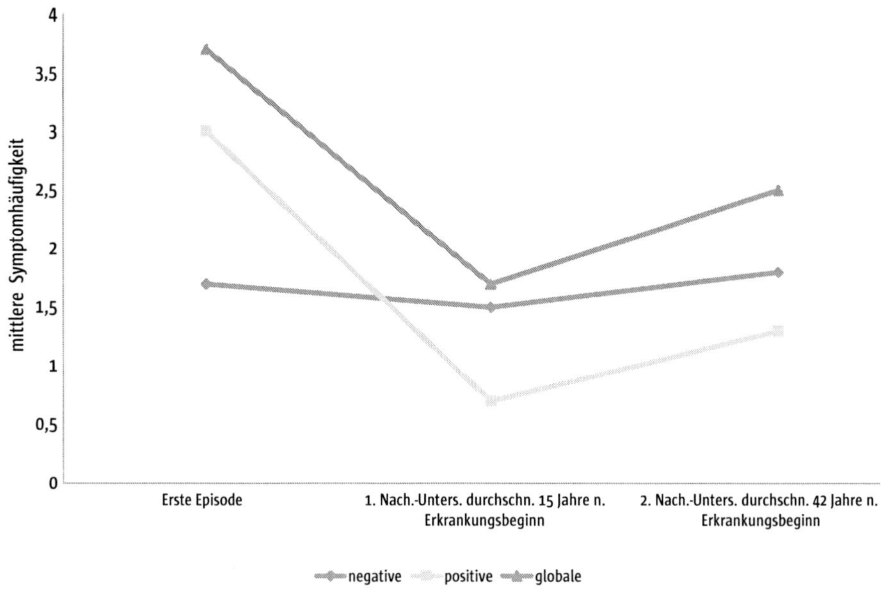

Abb. 11 Mittlere Häufigkeit positiver, negativer und globaler PANSS- Symptome zu drei Untersuchungszeitpunkten bei Langzeitverläufen kindlicher Schizophrenien (durchschnittliche Katamnesefrist 42 Jahre)

Die Items der Positiv-Symptomatik des PANSS (*Wahnvorstellungen*, *formale Denkstörungen*, *Erregung* etc.) besitzen bei der ersten Diskriminanzfunktion ausnahmslos positive Gewichte (s. Tab. 30). Globale Symptome, die ebenfalls eine hohe Ladung besitzen sind *Angst*, *leibliche Befindlichkeitsstörungen*, *ungewöhnliche Denkinhalte*, *Aufmerksamkeitsschwäche* und *aktive soziale Meidung*. Den negativen Pol bilden die Items *Gespanntheit* und *gestörte Willensbildung* der globalen Symptome sowie *vermindertes abstraktes Denkvermögen*, *emotionale Isolation*, *Kontaktmangel* und *stereotypes Denken* der Negativsymptome.

Demnach sind bei Krankheitsbeginn Positivsymptome und sozialer Rückzug vorherrschend. Im Verlauf der Erkrankung kommt es zu einer Wandlung hin zu Anspannung und Isolation, die insbesondere nach ca. 13 Jahren ihren Höhepunkt erreicht.

Den positiven Pol der zweiten Diskriminanzfunktion bilden die Items Gespanntheit, Erregung, Manieriertheit/Posieren, ungewöhnliche Denkinhalte und Unkooperativität. Die Items Schuldgefühle, verminderte Urteils- und Einsichtsfähigkeit, Angst, aktive soziale Meidung sowie vermindertes abstraktes Denkvermögen besitzen die größten Gewichte des negativen Pols (s. Tab. 31).

Nach diesen Ergebnissen ist zu Beginn der Erkrankung über mehrere Jahre hinweg das psychopathologische Erscheinungsbild v.a. durch angstvolle Gespanntheit, Erregungszustände, ungewöhnliche Denkinhalte, Kontaktängste und soziales Vermeidungsverhalten gekennzeichnet. Im weiteren Verlauf kommt es zu einer Verschiebung in Richtung von Schuld- und Angstgefühlen, die durch aktive soziale Meidung abgewehrt werden.

Tab. 30 Erste Diskriminanzfunktion der PANSS-Items für alle Messzeitpunkte

positiver Pol		negativer Pol	
Item der PANSS	**Gewichtung**	**Item der PANSS**	**Gewichtung**
P03: Halluzinationen	.45	G04: Gespanntheit	–.17
P01: Wahnvorstellungen	.35	G13: gestörte Willensbildung	–.14
P06: Argwohn/Verfolgungswahn	.29	N05: vermind. abstraktes Denkvermögen	–.09
G02: Angst	.28	N02: emotionale Isolation	–.09
P02: formale Denkstörungen	.25	N03: Kontaktmangel	–.08
P07: Feindseligkeit	.23	N07: stereotypes Denken	–.07
G01: leibl. Befindlichkeitsstörungen	.20	G12: vermind. Urteils- und Einsichtsfähigkeit	–.05
P04: Erregung	.20	N06: mangelnde Spontaneität und Gesprächsführung	–.03
G09: ungewöhnliche Denkinhalte	.19	G05: Manieriertheit/Posieren	–.01
N04: passiv-apathische Isolation	.17	G14: mangelnde Impulskontrolle	.05
G11: Aufmerksamkeitsschwäche	.16	N01: Affektverarmung	.06
G16: aktive soziale Meidung	.16	G15: Selbstbezogenheit	.07
G06: Depression	.15	G07: verlangsamte Motorik	.11
P05: Größenwahn	.15	G08: Unkooperativität	.12
G10: Desorientierung	.14	G03: Schuldgefühle	.14

Tab. 31 Zweite Diskriminanzfunktion der PANSS-Items für alle Messzeitpunkte

positiver Pol		negativer Pol	
Item der PANSS	**Gewichtung**	**Item der PANSS**	**Gewichtung**
G04: Gespanntheit	.44	G03: Schuldgefühle	–.32
P04: Erregung	.35	G12: vermind. Urteils- und Einsichtsfähigkeit	–.22
G05: Manieriertheit/Posieren	.32	G02: Angst	–.18
G09: ungewöhnliche Denkinhalte	.32	G16: aktive soziale Meidung	–.16
G08: Unkooperativität	.31	N05: vermind. abstraktes Denkvermögen	–.14
N06: mangelnde Spontaneität und Gesprächsführung	.16	G06: Depression	–.12
N03: Kontaktmangel	.15	P05: Größenwahn	–.11
P02: formale Denkstörungen	.13	G10: Desorientierung	–.07
G13: gestörte Willensbildung	.12	N04: passiv-apathische Isolation	–.07
G11: Aufmerksamkeitsschwäche	.09	N01: Affektverarmung	–.05
P07: Feindseligkeit	.08	G01: leibl. Befindlichkeitsstörungen	–.04
G14: mangelnde Impulskontrolle	.05	G15: Selbstbezogenheit	–.04

positiver Pol		negativer Pol	
Item der PANSS	**Gewichtung**	**Item der PANSS**	**Gewichtung**
P01: Wahnvorstellungen	.04	P06: Argwohn/Verfolgungswahn	-.01
N07: stereotypes Denken	.04	G07: verlangsamte Motorik	.01
N02: emotionale Isolation	.04	P03: Halluzinationen	.03

Mittels der beiden Diskriminanzfunktionen können 77,69% aller Fälle richtig zugeordnet werden. Die Zuordnung der Erstuntersuchung sowie zum ersten Katamnesezeitpunkt beträgt sogar 86,36% bzw. 81,82%.

8.4.4 Erkrankungsalter, Geschlecht, Beginntyp

In Bezug auf das Erkrankungsalter sind *drei Zeitpunkte* von einander zu unterscheiden:

1. Alter beim Auftreten erster unspezifischer psychischer Auffälligkeiten bzw. erster psychopathologische Symptome – entsprechend sog. globaler Symptome der PANNS (Age at first symptoms, AFS).
2. Alter beim Auftreten eindeutiger psychotischer Symptome – entsprechend positiver oder negativer Symptome der PANNS (Age at first psychotic symptoms, AFPS).
3. Alter bei Ersthospitalisation (AFH).

Tabelle 32 gibt die entsprechende Altersverteilung der von uns untersuchten Patienten wieder.

Tab. 32 Durchschnittsalter bei Auftreten erster psychiatrischer Symptome (AFS), erster eindeutiger psychotischer Symptome (AFPS) und bei Ersthospitalisation

	AFS	AFPS	AFH
Mittelwert	11,8	13,0	13,4
SD	2,0	1,7	1,5
Range	6–14	7–18	9–16

Das durchschnittliche Alter der Patienten beim Auftreten erster Verhaltensauffälligkeiten liegt bei 11,8 Jahren (SD = 2,0). Es variiert zwischen 6 und 14 Jahren. Die ersten eindeutig psychotischen Symptome treten durchschnittlich im Alter von 13,0 Jahren auf (SD = 1,7). Der jüngste Patient ist zu diesem Zeitpunkt 7, der älteste 18 Jahre alt. Der Zeitpunkt des Psychosebeginns ist breiter gestreut als der des Erkrankungsanfangs. Die erste stationäre Aufnahme erfolgt durchschnittlich im Alter von 13,4 Jahren (SD = 1,5). Der jüngste Patient ist bei Ersthospitalisation 9, der älteste 16 Jahre alt.

Die Zeitspanne zwischen dem Auftreten erster unspezifischer Auffälligkeiten und der Manifestation eindeutig psychotischer Symptome ist relativ kurz. Mit etwas über einem Jahr ist sie kürzer als die Zeitspanne, die von anderen Autoren bei kindlichen

Schizophrenien gefunden wurde. Sowohl bei Russell et al. (1989) als auch bei Green et al. (1992) beträgt sie mehr als zwei Jahre. Dies könnte auf das deutlich niedrigere Erkrankungsalter zurückzuführen sein, das bei Green auf 6,4 Jahre und bei Russel auf 4,6 Jahre eingeschätzt wurde.

Damit wird ein erster Einfluss des Alters auf die Erscheinungsweise der schizophrenen Erkrankung deutlich: Je jünger das Kind ist, desto länger kündigen unspezifische Symptome die schizophrene Erkrankung an. Bei älteren Kindern bzw. bei Kindern in der Präpubertät erfolgt die Manifestation eindeutig psychotischer Symptome relativ unverzüglich auf die ersten Verhaltensauffälligkeiten.

In Abbildung 12 ist diese Altersverteilung bei den 44 Patienten der zweiten Nachuntersuchung graphisch dargestellt. Es zeigt sich ein Häufigkeitsgipfel in der Altersgruppe zwischen 12 und 14 Jahren. 14 Kinder sind vor dem Alter von 12 Jahren und 30 Kinder zwischen dem Alter von 12 und 14 Jahren erkrankt.

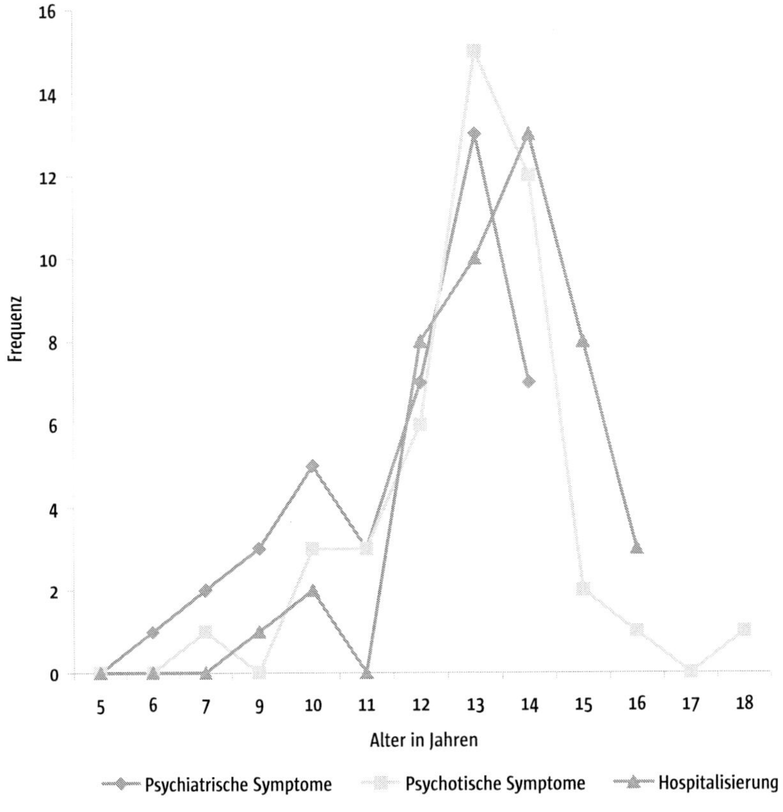

Abb. 12 Altersverteilung der 44 Patienten beim Auftreten erster unspezifischer psychiatrischer Auffälligkeiten und eindeutig psychotischer Symptome sowie bei Ersthospitalisation

Geschlechtsverteilung

Es bestand ein leichtes Überwiegen des weiblichen Geschlechtes (25 ♀:19 ♂). Eine Einwegvarianzanalyse ergab keine signifikanten Geschlechtsunterschiede in Bezug auf das Alter bei der Erstmanifestation erster unspezifischer (AFS) und eindeutig psychotischer Symptome (AFPS) sowie das Zeitintervall zwischen AFS und Ersthospitalisation (ASH).

Beginntyp

In Anlehnung an das DSM-IV und an Shepherd et al. (1989) kann man die unterschiedlichen Formen des Beginns folgendermaßen einteilen:

- **akut:** Entwicklung der Psychose innerhalb 1 Woche.
- **subakut:** Entwicklung der Psychose innerhalb von 4 Wochen.
- **chronisch:** Entwicklung der Psychose vollzieht sich über einen Zeitraum von mehr als 1 Monat, der genaue Beginn ist nicht exakt zu bestimmen.

Gemäß dieser Einteilung verteilt sich der Beginntyp bei unseren 44 Patienten wie folgt:

- **akut:** 6 Patienten (13,6%)
- **subakut:** 27 Patienten (61,4%)
- **chronisch:** 11 Patienten (25,0%)

33 Patienten hatten also einen akuten bzw. subakuten und 11 Patienten einen schleichenden Krankheitsbeginn (s. Abb. 13)

Über eine ähnliche Verteilung berichten Schubart et al. (1986) bei schizophrenen Jugendlichen: Hier zeigten 55,7% einen subakuten, 35,7% einen schleichenden und nur 8,6% einen akuten Beginn.

Ein *akuter* Beginntyp war nach *dem Alter von 12 Jahren signifikant häufiger*, während vor dem 12. Lebensjahr die schleichend beginnenden Verläufe überwogen ($X^2 = 16.9$; $p = 0.000$).

Wenn man nun drei Altersgruppen in Bezug auf den Erkrankungsbeginn miteinander vergleicht, so zeigt sich, dass bei einem Erkrankungsbeginn vor dem Alter von 12

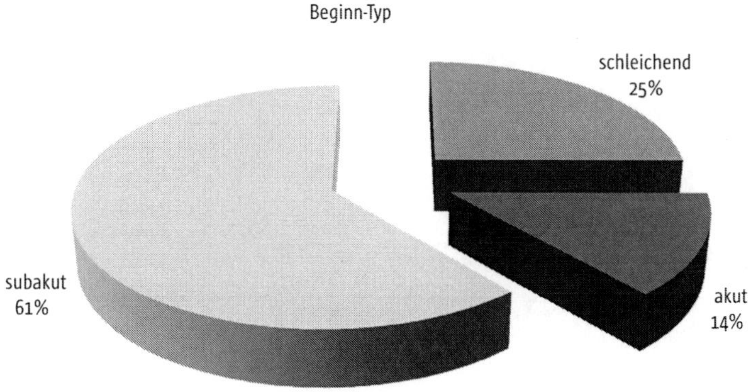

Abb. 13 Art des Psychosebeginns bei 44 Patienten der zweiten Katamnesestudie

und nach dem Alter von 15 Jahren der schleichende Beginntyp überwiegt, während zwischen 12 und 15 Jahren eindeutig der akute Beginntyp häufiger ist. So waren die Unterschiede unter Hinzunahme einer Vergleichsgruppe von 44 schizophrenen Adoleszentenpsychosen mit einem durchschnittlichen Erkrankungsalter von 16,6 Jahren (range 14–18 Jahre) signifikant ($chi^2 = 16.0$, $p < 0.000$) (s. Abb. 14).

11 der 44 Patienten der zweiten Katamnesestudie (25%) zeigten erste psychische Auffälligkeiten vor dem Alter von 10 Jahren, das früheste Auftreten war im Alter von 6 Jahren (s. Abb. 15). Dabei müssen natürlich Unsicherheiten in den subjektiven Angaben der Angehörigen bedacht werden, die negative Symptome wie Abnahme der Schulleistungen, sozialer Rückzug, Interessensverlust, Spielunlust, Apathie und vermehrte Furchtsamkeit als Unarten, Launen oder Faulheit missdeuten und somit falsch einschätzen mögen.

Eindeutige psychotische Symptome wie Sinnestäuschungen, Wahnsymptome, Denkzerfahrenheit oder kataton-stuporöse Zustände sind dagegen sehr viel alarmierender. Das jüngste Kind unserer Stichprobe, welches eindeutige psychotische Symptome entwickelt hatte (akustische, haptische, coenästhetische und optische Halluzinationen, Vergiftungs- und Verfolgungsideen) war 7½ Jahre alt. Ein Auftreten eindeutig positiver produktiver psychotischer Symptome vor dem 10. Lebensjahr ist allerdings sehr selten (Eggers 1978, Garralda 184, Green et al. 1992, Russell et al. 1989).

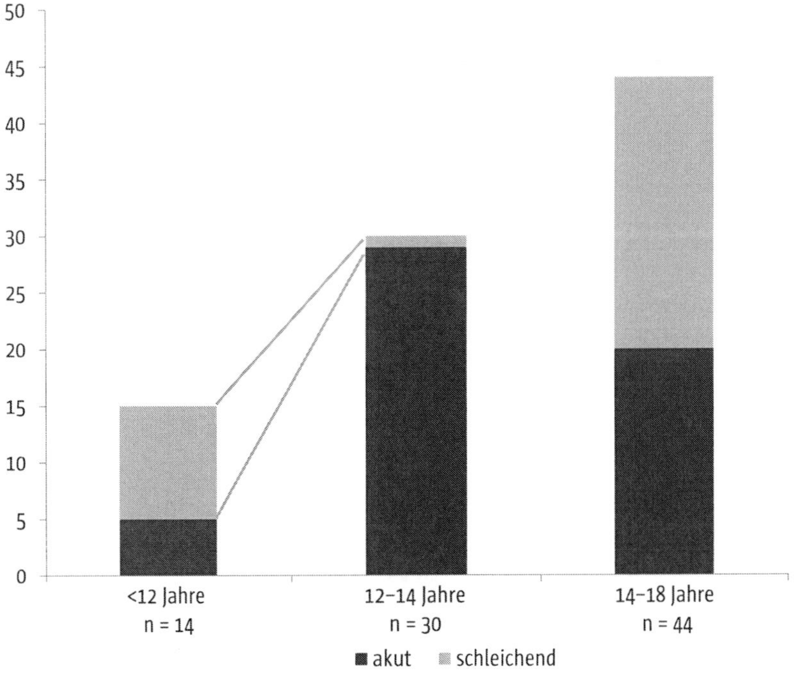

Abb. 14 Unterschiede im Beginntyp in Abhängigkeit vom Erkrankungsalter ($Chi^2 = 16.0$, $p< .000$)

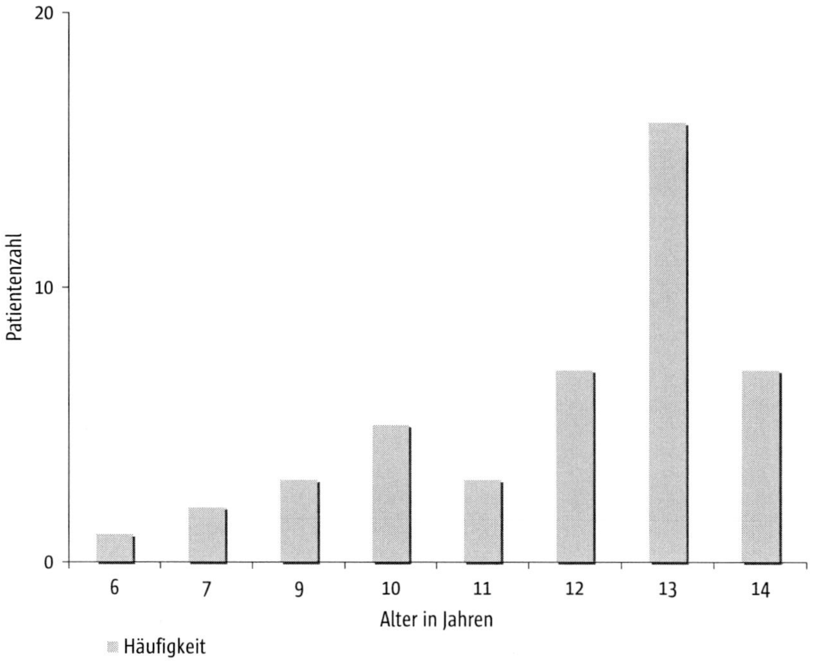

Abb. 15 Alter beim erstmaligen Auftreten unspezifischer psychiatrischer Symptome (AFS)

8.4.5 Remissionsgrade, Prognose

Unter Anwendung der in Kapitel 8.3.2 beschriebenen Beurteilungsmaßstäbe können die Remissionsgrade für die 44 Patienten nach durchschnittlich 42-jährigem Krankheitsverlauf wie folgt eingeschätzt werden:

- Sehr gute bzw. Voll-Remission: 11 Patienten (25%)
- Teil-Remission: 11 Patienten (25%)
- Sehr schlechte Sozial-Remission/schweres Residuum: 22 Patienten (50 %)

Die Ergebnisse entsprechen denjenigen anderer Autoren, die kindliche Schizophrenien untersucht haben (Asarnow et al. 1994, Kumra et al. 1999). Allerdings berichten Maziade et al. (1996) über deutlich schlechtere Remissionsquoten bei 40 von ihnen untersuchten Patienten mit einem durchschnittlichen Erkrankungsalter von 14 Jahren und einer mittleren Verlaufsperiode von 14,8 Jahren. Nur zwei Patienten waren voll ausgeheilt, 74% waren mäßig bis schwer beeinträchtigt.

Bei einem Vergleich unserer Ergebnisse mit Langzeitstudien schizophrener Psychosen des Erwachsenenalters sind die Heilungsquoten ähnlich (Bleuler 1978, 208 Pat.; Ciompi 1980, 289 Pat.; Huber et al. 1979, 758 Pat.; Tsuang et al. 1979, 186 Pat.).

Interessant ist der Vergleich von Langzeituntersuchungen bei schizophrenen Patienten unterschiedlichen Alters. In Abbildung 16 werden die Remissionsquoten vier verschiedener Stichproben miteinander verglichen: die erste und zweite Katamnesestudie von Eggers 1973 und Eggers u. Bunk 1997, die Verlaufsuntersuchung von Röpcke u. Eggers (1998) an 44 jugendlichen Schizophrenien mit einem durchschnittlichen

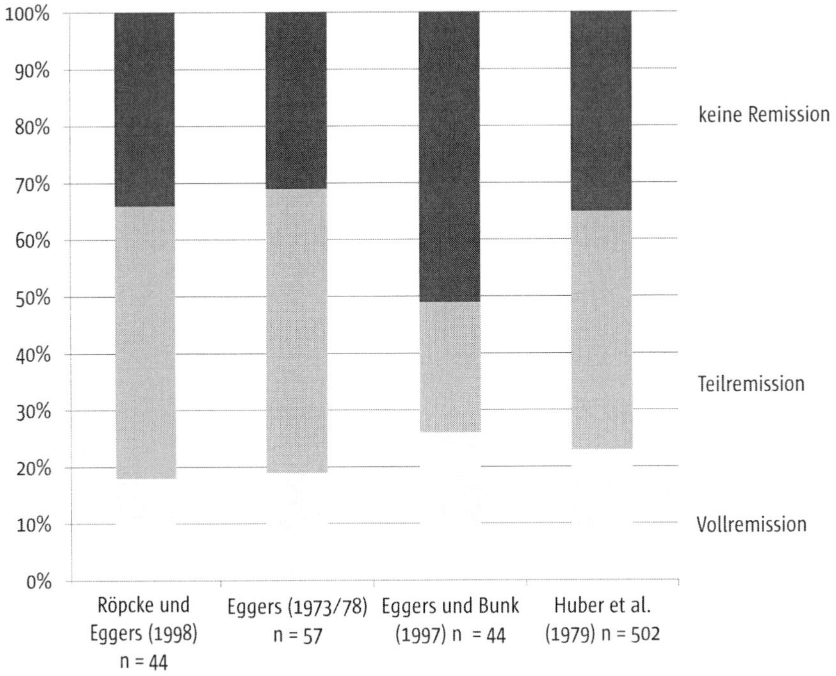

Abb. 16 Remissionsquoten schizophrener Psychosen des Kindes- (VEOS/EOS), Jugend- (AdOS) und Erwachsenenalters. Die vier Stichproben setzen sich wie folgt zusammen: Verlaufsuntersuchung bei 44 AdOS (1. Säule), 57 VEOS/EOS nach erster Nachuntersuchung (2. Säule), 44 VEOS/EOS nach zweiter Nachuntersuchung (3. Säule), Erwachsenenalter (4. Säule) – aus Eggers et al. 2002

Erkrankungsalter von 16,6 Jahren und die Langzeitstudie bei 502 erwachsenen Patienten von Huber et al. 1979.

Die Ergebnisse ähneln sich sehr in den verschiedenen Untersuchungsgruppen, allerdings ist bei den kindlichen Schizophrenien nach sehr langer Verlaufsbeobachtung die Anzahl der Patienten mit schlechten Remissionen deutlich höher, der Anteil an Vollremissionen dagegen ähnlich wie bei der Huber'schen Gruppe. Die sozialen Funktionseinbußen der früherkrankten Patienten spiegeln sich auch in den persönlichen Bindungen wider:

- 59% (n = 26) der im Kindesalter erkrankten und durchschnittlich 42 Jahre nach Krankheitsbeginn zum 2. Mal nachuntersuchten 44 Patienten (VEOS/EOS) lebten immer allein,
- bei den übrigen 41% (n = 18) bestand vorübergehend eine partnerschaftliche Beziehung, die bei drei Patienten zum Zeitpunkt der 2. Nachuntersuchung noch vorhanden war (s. Abb. 17).

Daraus ist ersichtlich, dass geglückte und stabile soziale Partnerschaften selten sind. Auch der Arbeits- und Beschäftigungsstatus der im Kindesalter Erkrankten ist niedrig: 27% der Patienten waren auch vor dem Pensionierungsalter nicht zu einer arbeitsähnlichen Beschäftigung in der Lage (s. Abb. 18).

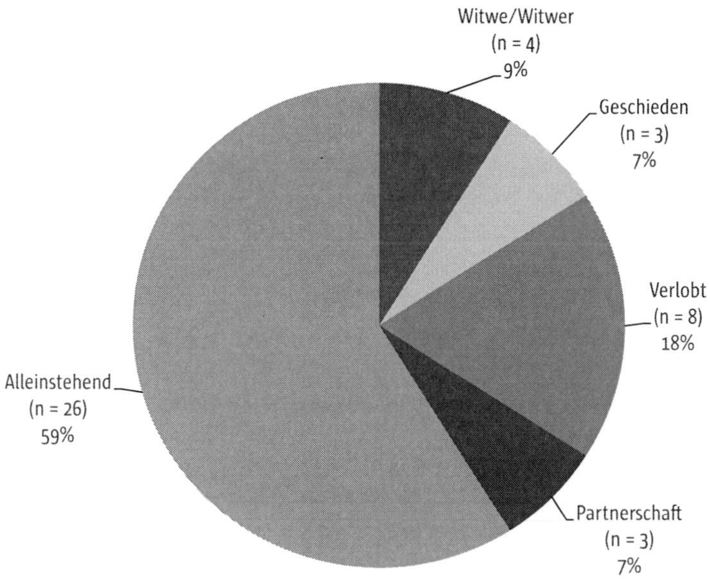

Abb. 17 Familienstand bei der 2. Katamneseuntersuchung von 44 VEOS/EOS-Patienten (Prozentsatz der Patienten, die zeitweise in einer gegengeschlechtlichen Partnerschaft lebten)

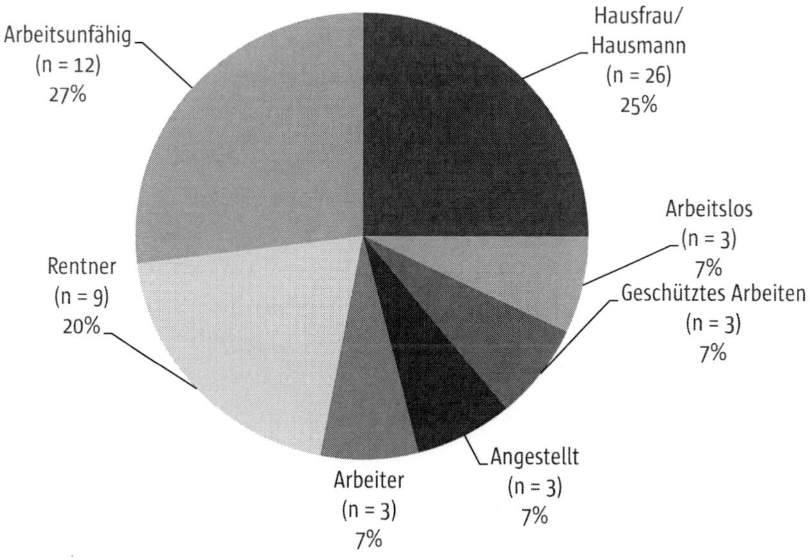

Abb. 18 Erwerbsstatus der 44 VEOS/EOS- Patienten zum Zeitpunkt der 2. Nachuntersuchung

Eine Studie von LAY et al. (2000) an 65 zwischen dem 12. und 18. Lebensjahr schizophren Erkrankten bestätigt diese Ergebnisse. Der psychosoziale Status der Patienten wurde 12 Jahre nach Erkrankungsbeginn und erster stationärer Behandlung untersucht. Nur 31% der Patienten konnten ihre begonnene Schulausbildung abschließen, im Vergleich zu 66% der gesunden Vergleichspopulation. Bei über 70% der Patienten war ein sozialer Abstieg zu verzeichnen: Verglichen mit ihrer Herkunftsfamilie lebten sie in sozial deutlich schlechter gestellten Verhältnissen. Wenn auch zu unterschiedlichen Lebensaltern nachuntersucht, so fanden die Autoren im Vergleich zu unserer Langzeitstudie bei ihren Patienten einen ähnlichen Beschäftigungsstatus: 25% gingen keinerlei Arbeit nach, 23% führten Arbeiten im Rahmen der stationären Unterbringung aus, 23% bekleideten einen extramuralen, geschützten Arbeitsplatz, nur 29% konnten einer Tätigkeit auf dem normalen Arbeitsmarkt nachgehen.

Die Ergebnisse zeigen, dass bei *jungen schizophrenen Patienten ein hohes Risiko besteht, ein sozial relativ isoliertes Leben zu führen und in ihrer Arbeits- und Berufsfähigkeit erheblich eingeschränkt zu sein*!

Bisher ist für ca. 14% bis 16% der Erkrankungsfälle immer noch eine ungünstige Prognose zu erwarten: Schwerste psychische und soziale Beeinträchtigungen bleiben dauerhaft bestehen und stellen für den Patienten und seine Angehörigen ein außergewöhnlich belastendes Leidenspotential dar.

Die *Prognose* kindlicher Schizophrenien hängt ganz wesentlich vom *Erkrankungsalter* ab. Bei einem Erkrankungsalter unter 12 Jahren sind die Remissionsquoten deutlich schlechter als bei einem Beginn zwischen 12 und 14 Jahren (s. Abb. 19). Hier sind die mittleren Werte der Mannheimer Version der „Disability Assessment Schedule" (DAS-M, JUNG et al. 1989) im Vergleich der beiden Altersgruppen (Beginn < 12 Jahre versus ≥ 12 Jahre) dargestellt.

Die *ungünstige prognostische Bedeutung* eines früheren Krankheitsbeginns dürfte durch zwei Faktoren bedingt sein:

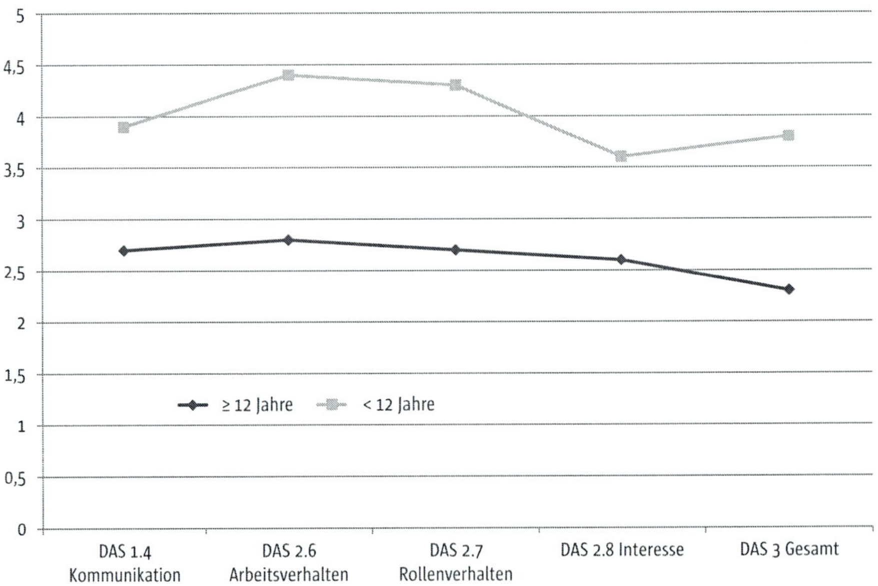

Abb. 19 Mittelwerte der DAS-Scores von 44 schizophrenen Patienten der 2. NU mit Psychosebeginn < 12 Jahre (n = 14) und ≥ 12 Jahre (n = 30); benutzt wurde die Mannheimer Form (DAS-M; JUNG et al. 1989). Die durchschnittliche Gesamtbeobachtungsdauer betrug 42 Jahre

- Unreife des zentralen Nervensystems, speziell der ätiologisch und prognostisch bedeutsamen neuralen Verbindungen zwischen dem dorsolateralen präfrontalen Cortex (DLPFC) und mesolimbischen Strukturen (u.a. Hippocampus, Septum, Amygdala), und
- Überwiegen schleichender Verläufe bei jungen Kindern, die vor dem 12. Lebensjahr erkrankten.

Bei der Suche nach *Prädiktoren des Krankheitsverlaufs* kindlicher und jugendlicher Schizophrenien hat sich herausgestellt, dass neben dem Erkrankungsalter prämorbide Verhaltensauffälligkeiten den Verlauf besser vorhersagen, als es die Initialsymptomatik ermöglicht. Außerdem hat sich gezeigt, dass multivariate Verfahren erforderlich sind, um die vielfältig verknüpften Einflussgrößen in ihren Auswirkungen auf den Krankheitsverlauf angemessen bewerten zu können (Bartko et al. 1988). Als besonders relevante Prädiktoren haben sich in multivariaten Analysen bisher erwiesen:

- das Erkrankungsalter,
- die prämorbide soziale Anpassung (Bailer et al. 1996),
- die Dauer der unbehandelten Psychose (Birchwood et al. 1997, McGorry et al. 1995, 2002) und
- die *Akuität des Erkrankungsbeginns* (Röpcke u. Eggers 1998, Wiersma et al. 1998).

Eine gute prämorbide soziale Anpassung und ein akuter Krankheitsbeginn scheinen mit einer besseren Verlaufsprognose verknüpft zu sein als die Kombination von prämorbiden sozialen Auffälligkeiten und schleichendem Psychosebeginn (s. Tab. 33). Negativsymptome neigen zu höherer Persistenz und geringerer Fluktuation als Positivsymptome, deren Vielfalt in den späten Krankheitsphasen abzunehmen scheint (Eggers et al. 1999, vergl. auch Parnas et al. 1990, 1995). Dominieren Negativsymptome im Verlauf, kann sich das Risiko nachhaltiger psychosozialer Funktionsstörungen erhöhen (McClellan et al. 2002). Dennoch besteht im Einzelfall weder ein eindeutiger Zusammenhang zwischen der Initialsymptomatik und den Heilungsaussichten noch zwischen Remissionsgrad und den verschiedenen Unterformen der Schizophrenie.

Kinder mit einem Erkrankungsalter unter 12 Jahren (n = 14) zeigten signifikant mehr prämorbide Auffälligkeiten als Kinder, die zwischen 12 und 14 Jahren psychotisch wurden (n = 30) (s. Abb. 20).

Tab. 33 Beziehungen zwischen prämorbider Anpassung, Beginntyp und Remission

n (%)	prämorbide Anpassung	Beginntyp	Remission
8 (18)	unauffällig	akut	gut
2 (4,6)	auffällig	akut	gut
1 (2,3)	unauffällig	schleichend	nicht gut
9 (20)	auffällig	schleichend	nicht gut
0	unauffällig	schleichend	gut
1 (2,3)	auffällig	schleichend	gut
12 (27,3)	unauffällig	akut	nicht gut
11 (25)	auffällig	akut	nicht gut

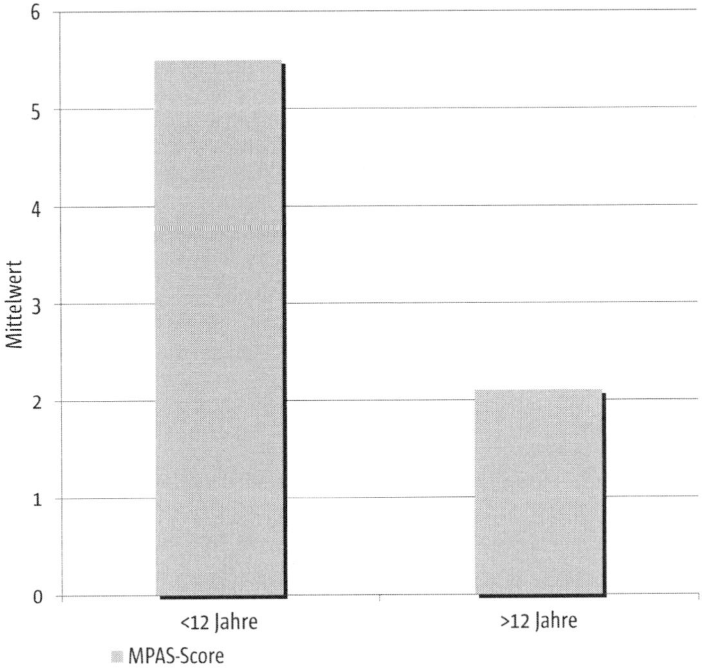

Abb. 20 M-PAS-Scores in Abhängigkeit vom Erkrankungsalter (< 12 Jahre, n = 14; > 12 Jahre, n = 30)

In Abbildung 20 sind die durchschnittlichen M-PAS-Scores bei den beiden Altersgruppen dargestellt.

Um etwaige Bezüge zwischen prämorbider psychosozialer Anpassung (M-PAS) und Krankheitsausgang (DAS-M) zu untersuchen, wurde eine stufenweise lineare Regressionsanalyse durchgeführt, wobei die drei Subskalen der M-PAS (Rückzugsverhalten, Peer-Beziehungen und Interessen) als Eingangsvariablen mit der abhängigen Variable der DAS-M-3 in Beziehung gesetzt wurde. Dabei ergab sich eine signifikante Korrelation zwischen dem M-PAS-Item „Rückzug" und dem DAS-M-3 Score (allgemeine soziale Anpassung).

Das heißt: ***Soziales Rückzugsverhalten in der prämorbiden Entwicklung schizophrener Kinder*** **ist als** ***prognostisch ungünstiges Zeichen*** **für das spätere postpsychotische psychosoziale Anpassungsniveau und somit den Heilungsausgang anzusehen!**

8.4.6 Veränderungen relevanter Symptomdimensionen im Langzeitverlauf

Einschätzung der PANSS-Items

Um die Dimensionalität der Krankheitssymptome zu untersuchen wurde die PANSS faktorenanalytisch untersucht. Die Frage, die mit der faktorenanalytischen Untersuchung beantwortet werden soll, richtet sich auf die relevanten Symptomdimensionen zur Beschreibung der frühkindlichen Schizophrenien (Erstuntersuchung) sowie deren Veränderung über die gesamte Katamnesezeit (zur ersten und zweiten Nachuntersuchung).

Zur Validierung der Faktorenstruktur der Erstuntersuchung und der Vorhersage der sozialen Anpassung werden Korrelationen der Faktorscores der Erstuntersuchung mit dem Remissionsgrad zur zweiten Nachuntersuchung vorgenommen. Der Remissionsgrad bei der zweiten Nachuntersuchung (durchschnittliche Gesamtkatamnesefrist: 42 Jahre) wurde über die Skala zur Beurteilung sozialer Behinderungen (Disability Assessment Schedule, DAS-M; JUNG et al., 1989) erhoben. Dabei wurden neben dem Gesamtscore, welcher das Ausmaß an Defiziten bezüglich sozialer Rollen erfasst, noch 4 weitere der insgesamt 10 DAS-Einzelitems ausgewählt: Kommunikation/sozialer Rückzug (DAS 1.4), Arbeitsverhalten (DAS 2.6), Interessen und Informationsbedürfnis (DAS 2.8) sowie Interesse an einem Arbeitsplatz (DAS 2.7).

Außerdem werden Gruppenunterschiede der Faktorscores zum Zeitpunkt der Erstuntersuchung mit den unabhängigen Faktoren Geschlecht und Typ des Erkrankungsbeginns (akut vs. schleichend) zur Validierung der gefundenen Ergebnisse heran gezogen (s. Kap. 8.4.4). Hierbei ist neben der Prüfung der Faktorstruktur auch eine Aussage darüber möglich, inwieweit sich das Geschlecht bzw. der Erkrankungsbeginn auf die verschiedenen Symptomdimensionen auswirkt.

Für die Einschätzungen der PANSS-Items wurde über alle Personen und alle drei Messzeitpunkte eine Hauptachsen-Faktorenanalyse mit anschließender Varimax-Rotation berechnet. Als Abbruchkriterium diente die Summe der vorausgeschätzten Reliabilitäten, die 11,65 beträgt. Es ergeben sich daraus sieben Faktoren, die 36,28% der Varianz aufklären und deren Summe der Faktorenstärke 10,88 ergibt.

Der erste Faktor (s. Tab. 34) ist unipolar, und die höchsten Ladungen besitzen folgende Items aus der Skala der Positivsymptomatik: *Wahnvorstellungen*, *Halluzinationen* und *formale Denkstörungen*. Dieser Faktor fasst die Positiv-Symptomatik zusammen, wobei die Wahnphänomeme und Halluzinationen im Vordergrund stehen, und wird dementsprechend mit *Wahn/Halluzination* bezeichnet.

Tab. 34 Faktoren eins und zwei der PANSS über alle Messzeitpunkte (varimaxrotiert)

Item der PANSS	Faktor 1
P01: Wahnvorstellungen	.75
P03: Halluzinationen	.58
P02: formale Denkstörungen	.57
P05: Größenwahn	.47
P06: Argwohn/Verfolgungswahn	.36
P04: Erregung	.28
G09: ungewöhnliche Denkinhalte	.28
G03: Schuldgefühle	.27
G02: Angst	.26
G10: Desorientierung	.19

Item der PANSS	Faktor 2
N04: passiv-apathische Isolation	.64
N06: mangelnde Spontaneität u. Gesprächsführung	.58
G07: verlangsamte Motorik	.50
N01: Affektverarmung	.50
N02: emotionale Isolation	.47
N05: vermind. abstraktes Denkvermögen	.24
G08: Unkooperativität	.24
N03: Kontaktmangel	.23
G13: gestörte Willensbildung	.22
G16: aktive soziale Meidung	.22
G15: Selbstbezogenheit	.20
P04: Erregung	–.08
G01: leibl. Befindlichkeitsstörungen	–.13
P05: Größenwahn	–.15
G04: Gespanntheit	–.19

Beim zweiten Faktor, der bipolar ist, sammeln sich auf dem positiven Pol die Items *passiv-apathische Isolation*, *mangelnde Spontaneität u. Gesprächsfähigkeit*, *verlangsamte Motorik*, *Affektverarmung* und *emotionale Isolation*. Zusammenfassend lassen sich diese Items als *Passivität* kennzeichnen. Die Items *Gespanntheit*, *Größenwahn* und *Erregung* stellen den negativen Pol dar. Diese Items lassen sich gemeinsam als *Anspannung* interpretieren.

Die Items mit den höchsten Ladungen des dritten Faktors (s. Tab. 35) sind *Depression*, *leibliche Befindlichkeitsstörungen*, *Angst* und *aktive soziale Meidung*, der daher mit *sozialer Rückzug* benannt wird. Der negative Pol kann als *Schwierigkeiten bei der Interaktion* bezeichnet werden, da hier die Items *Manieriertheit/Posieren*, *emotionale Isolation*, *formale Denkstörungen*, *Unkooperativität* und *mangelnde Spontaneität und Gesprächsfähigkeit* die höchsten Ladungen besitzen.

Tab. 35 Faktoren drei und vier der PANSS über alle Messzeitpunkte (varimaxrotiert)

Item der PANSS	Faktor 3
G06: Depression	.54
G01: leibl. Befindlichkeitsstörungen	.53
G02: Angst	.53
G16: aktive soziale Meidung	.41
G03: Schuldgefühle	.27
P06: Argwohn/Verfolgungswahn	.23
P03: Halluzinationen	.22

Item der PANSS	Faktor 3
N04: passiv-apathische Isolation	.21
G10: Desorientierung	.16
G14: mangelnde Impulskontrolle	-.02
G15: Selbstbezogenheit	-.06
G12: vermind. Urteils- und Einsichtsfähigkeit	-.06
G13: gestörte Willensbildung	-.10
N06: mangelnde Spontaneität u. Gesprächsführung	-.11
G08: Unkooperativität	-.12
P02: formale Denkstörungen	-.18
N02: emotionale Isolation	-.23
G05: Manieriertheit/Posieren	-.26
Item der PANSS	**Faktor 4**
G14: mangelnde Impulskontrolle	.80
P04: Erregung	.49
P07: Feindseligkeit	.20
P03: Halluzinationen	.20
P06: Argwohn/Verfolgungswahn	.19
G04: Gespanntheit	.18
G10: Desorientierung	-.05
N03: Kontaktmangel	-.05
N07: stereotypes Denken	-.05
N01: Affektverarmung	-.07
G01: leibl. Befindlichkeitsstörungen	-.08
P02: formale Denkstörungen	-.11
G16: aktive soziale Meidung	-.21
G07: verlangsamte Motorik	-.30
G15: Selbstbezogenheit	-.32

Den positiven Pol des vierten Faktors (s. Tab. 35) bilden die Items *mangelnde Impulskontrolle* und *Erregung*. Der Pol wird mit *Impulsivität/Erregung* interpretiert, da auch die Items *Feindseligkeit*, *Argwohn/Verfolgungswahn* und *Gespanntheit* hierauf hohe Ladungen besitzen. Die Items *Selbstbezogenheit*, *verlangsamte Motorik*, *aktive soziale Meidung*, *formale Denkstörungen*, *leibliche Befindlichkeitsstörungen*, *Affektverarmung*, *stereotypes Denken* und *Kontaktmangel* bilden den negativen Pol, die zu *Rückzug auf sich selbst* zusammenfassend interpretiert werden.

Die Items mit den höchsten positiven Ladungen des fünften Faktors (s. Tab. 36) sind die Items gestörte Willensbildung, Kontaktmangel, Gespanntheit, formale Denkstörungen, Manieriertheit/Posieren, Aufmerksamkeitsschwäche und vermindertes abstraktes Denkvermögen. Den negativen Pol bilden die Items verminderte Urteils- und Einsichtsfähigkeit und Schuldgefühle. Zusammenfassend wird dieser Faktor mit kognitive vs. affektive Umweltinteraktion benannt.

Tab. 36 Faktoren fünf und sechs der PANSS über alle Messzeitpunkte (varimaxrotiert)

Item der PANSS	Faktor 5
G13: gestörte Willensbildung	.61
N03: Kontaktmangel	.43
G04: Gespanntheit	.39
P02: formale Denkstörungen	.36
G05: Manieriertheit/Posieren	.35
G11: Aufmerksamkeitsschwäche	.25
N05: vermind. abstraktes Denkvermögen	.24
N06: mangelnde Spontaneität u. Gesprächsführung	.23
N07: stereotypes Denken	.21
G12: vermind. Urteils- und Einsichtsfähigkeit	–.19
G03: Schuldgefühle	–.19
Item der PANSS	**Faktor 6**
N07: stereotypes Denken	.75
G12: vermind. Urteils- und Einsichtsfähigkeit	.36
N05: vermind. abstraktes Denkvermögen	.35
G15: Selbstbezogenheit	.33
N06: mangelnde Spontaneität u. Gesprächsführung	.26
G09: ungewöhnliche Denkinhalte	.16
N04: passiv-apathische Isolation	–.07
G06: Depression	–.07
G16: aktive soziale Meidung	–.09
G02: Angst	–.10
P03: Halluzinationen	–.10
P07: Feindseligkeit	–.15

Auf dem positiven Pol des sechsten Faktors (s. Tab. 36) besitzen die Items *stereotypes Denken*, *verminderte Urteils- und Einsichtsfähigkeit* sowie *vermindertes abstraktes Denkvermögen* die höchsten Ladungen, der somit mit *Kognitive Fähigkeiten benannt wird*. Die Items *Feindseligkeit*, *Halluzination*, *Angst* und *aktive soziale Meidung* bilden den negativen Pol des sechsten Faktors. Diese Items werden als *Aggression/Rückzug* zusammenfassend interpretiert.

Tab. 37 Faktor sieben der PANSS über alle Messzeitpunkte (varimaxrotiert)

Item der PANSS	Faktor 7
P07: Feindseligkeit	.66
G08: Unkooperativität	.45
G15: Selbstbezogenheit	.43
G14: mangelnde Impulskontrolle	.20
G04: Gespanntheit	.20
G09: ungewöhnliche Denkinhalte	.19
G02: Angst	–.03
G06: Depression	–.06
N02: emotionale Isolation	–.08
N05: vermind. abstraktes Denkvermögen	–.09
G13: gestörte Willensbildung	–.13
G10: Desorientierung	–.14
G03: Schuldgefühle	–.19

Der siebte Faktor (s. Tab. 37) fasst auf der positiven Seite die Items *Feindseligkeit*, *Unkooperativität*, *Selbstbezogenheit*, *mangelnde Impulskontrolle* und *Gespanntheit*, so dass er mit *Aggressivität* interpretiert wird. Den negativen Pol dominieren die Items *Schuldgefühle*, *Desorientierung*, *gestörte Willensbildung*, *vermindertes abstraktes Denkvermögen* und *emotionale Isolation*. Zusammenfassend wird er mit *Abkapselung* benannt.

Tab. 38 Übersicht über die Benennung der sieben varimaxrotierten Faktoren der PANSS-Einschätzung über alle Untersuchungszeitpunkte

Faktor	Benennung
Faktor 1	Wahn/Halluzination
Faktor 2	Passivität vs. Anspannung
Faktor 3	Rückzug vs. Schwierigkeiten bei Interaktion
Faktor 4	Impulsivität/Erregung vs. Rückzug auf sich selbst
Faktor 5	Kognitive vs. affektive Umweltinteraktion
Faktor 6	Kognitive Fähigkeiten vs. Aggression/Rückzug
Faktor 7	Aggression vs. Abkapselung

In Tabelle 38 werden die Benennungen der Faktoren zusammenfassend dargestellt.

Validierung der Faktorstruktur

Mit den erhaltenen Faktorscores werden zur Validierung und Vorhersage des Krankheitsausgangs Korrelationen der Faktorscores zu Krankheitsbeginn mit den Remissionsgraden (DAS-Scores) bei der zweiten Nachuntersuchung herangezogen. Zur weiteren Validierung werden die Faktorscores zu Krankheitsbeginn (erster Untersuchungszeitpunkt) mittels Varianzanalyse mit den beiden unabhängigen, zweifach gestuften Variablen *Geschlecht* (männlich - weiblich) und *Typ des Krankheitsbeginns* (akut - schleichend) berechnet.

Korrelationen der Faktorscores zu Krankheitsbeginn mit dem Remissionsgrad

Zur Validierung der Faktorenstruktur und Vorhersage des Krankheitsausgangs wurden zwischen den Faktorscores zu Krankheitsbeginn und dem Remissionsgrad (DAS-Werte) zur zweiten Nachuntersuchung lineare Zusammenhänge über Korrelationen berechnet. Es ergab sich daraus lediglich ein signifikanter Zusammenhang zwischen dem DAS 2.6 Score (Arbeitsverhalten) und dem Faktor 6 „Kognitive Fähigkeiten vs. Aggression/Rückzug" ($p \leq .05$, $r = .32$). Zwischen diesem Faktor und dem DAS-Score 2.7 (Interesse an einem Arbeitsplatz, Verhalten in speziellen Rollen) bestand lediglich eine Korrelation auf dem 10%-Niveau ($r = .27$). Dasselbe gilt auch für die Korrelationen zwischen dem 7. Faktor (Aggression vs. Abkapslung) und der Gesamteinschätzung des psychosozialen Adaptationsniveaus (DAS 3.0), dem Arbeitsverhalten (DAS 2.6) und dem allgemeinen Interesse und Informationsbedürfnis (DAS 2.8) (s. Tab. 39). Initiale Symptome der Aggression könnten somit Hinweise auf spätere Beeinträchtigungen der sozialen Anpassung darstellen, insbesondere auf Schwierigkeiten im Arbeitsverhalten, wohingegen kognitive Fähigkeiten sich auf das Arbeitsverhalten und das Verhalten in speziellen Rollen auswirken.

Tab. 39 Korrelationen der Faktoren des PANSS zu Krankheitsbeginn mit Remissionsgraden des DAS zur zweiten Nachuntersuchung

Faktoren	Kommunikation/ sozialer Rückzug (DAS 1.4)	Arbeitsverhalten (DAS 2.6)	Verhalten in speziellen Rollen (DAS 2.7)	Interesse/ Informationsbedürfnis (DAS 2.8)	Remissionsgrad insgesamt (DAS 3.0)
Wahn/Halluzination	-.17	-.03	.01	-.01	-.05
Passivität vs. Anspannung	.08	.11	.08	.20	.20
Rückzug vs. Schwierigkeiten bei Interaktion	.02	-.07	.00	.12	-.05
Impulsivität/Erregung vs. Rückzug auf sich selbst	-.20	-.07	-.09	.05	.03
Kognitive vs. affektive Umweltinteraktion	.00	-.14	-.04	.06	-.08
Kognitive Fähigkeiten vs. Aggression/Rückzug	.23	**.32**	*.27*	.23	.06
Aggression vs. Abkapselung	.24	*.27*	.23	*.27*	*.28*

signifikante Ergebnisse ($p \leq .05$) sind fett; tendenziell signifikante Ergebnisse ($p \leq .10$) sind kursiv dargestellt

Varianzanalyse der Faktorscores mit Geschlecht und Beginntyp

Die erhaltenen Faktorscores werden mittels einer Varianzanalyse auf Mittelwertunterschiede getestet. Dabei werden als gruppierende Variablen *Geschlecht* (männlich vs. weiblich) und *Beginntyp* (akut vs. schleichend) angenommen. Vorab werden die Faktorscores auf Varianzhomogenität getestet, da homogene Varianzen Voraussetzung für die Durchführung einer Varianzanalyse sind. Tabelle 40 zeigt die Ergebnisse des Levene-Tests auf Varianzhomogenität für alle sieben Faktoren

Tab. 40 Varianzhomogenität (Levene-Test) der PANSS-Faktoren für die 2x2-Varianzanalyse (Beginntyp; Geschlecht)

Faktor	F	p
Wahn/Halluzination	.65	.59
Passivität vs. Anspannung	1.89	.15
Rückzug vs. Schwierigkeiten bei Interaktion	.37	.77
Impulsivität/Erregung vs. Rückzug auf sich selbst	1.29	.29
Kognitive vs. affektive Umweltinteraktion	2.23	.10
Kognitive Fähigkeiten vs. Aggression/Rückzug	1.32	.28
Aggression vs. Abkapselung	3.99	.01
df1 = 3; df2 = 40		

Für den siebten Faktor ergeben sich hier inhomogene Varianzen. Die beiden Haupteffekte (Geschlecht und Beginntyp) des siebten Faktors werden nichtparametrisch getestet. Der durchgeführte Mann-Whitney-U-Test hat nicht als Voraussetzung die Varianzhomogenität. Die Ergebnisse werden nachfolgend besprochen.

Die Varianzanalyse für den Faktor *Passivität vs. Anspannung* ergibt einen tendenziell signifikanten (p = .07) Unterschied beim Geschlecht (s. Tab. 41), wobei Frauen hier einen höheren Score erreichen also eher durch Passivität gekennzeichnet sind. Männer hingegen besitzen bei diesem Faktor einen Mittelwert nahe 0. Einen hochsignifikanten Unterschied (p = .00) gibt es für den siebten Faktor *Aggression vs. Abkapselung*. Männliche Patienten haben hier einen sehr hohen Mittelwert (.74). Bei den Frauen liegt der Durchschnitt bei -01. Dieses Ergebnis wurde aufgrund der inhomogenen Varianzen des Faktors nichtparametrisch überprüft. Der Mann-Whitney-U-Test ergab hierfür keine Signifikanz (p = .32).

Beim Beginn der Erkrankung (akut oder schleichend) ergeben sich für den zweiten (*Passivität vs Anspannung*) und vierten Faktor (*Impulsivität/Erregung vs. Rückzug auf sich selbst*) zwei signifikante Haupteffekte (s. Tab. 42). Ein schleichender Beginn geht mit einer höheren *Passivität* einher (p = .01). Für den 4. Faktor zeigt sich, dass der akute Beginn der Erkrankung mit *Impulsivität/Erregung* in Verbindung zu bringen ist, während der schleichende Beginn mit einem *Rückzug auf sich selbst* zusammen hängt.

Tab. 41 Haupteffekte der Faktoren der PANSS für die gruppierende Variable Geschlecht der 2x2-Varianzanalyse (Beginntyp, Geschlecht)

Faktor	Geschlecht					
	männlich		weiblich		F	p
	Mittelwert	sd	Mittelwert	sd		
Wahn/Halluzination	.69	1.02	.57	.80	.04	.84
Passivität vs. Anspannung	–.06	.86	.24	.88	3.48	*.07*
Rückzug vs. Schwierigkeiten bei Interaktion	.18	.90	.40	.84	.33	.57
Impulsivität/Erregung vs. Rückzug auf sich selbst	–.10	.97	.09	1.00	.00	.99
Kognitive vs. affektive Umweltinteraktion	–.17	.72	.03	.85	.64	.43
Kognitive Fähigkeiten vs. Aggression/Rückzug	–.02	.84	–.29	.72	.17	.69
Aggression vs. Abkapselung	.74	1.36	–.01	.73	9.12	**.00**

signifikante Ergebnisse (.05) sind fett; tendenziell signifikante Ergebnisse (.10) sind kursiv dargestellt

Tab. 42 Haupteffekte der Faktoren des PANSS für die gruppierende Variable Beginntyp der 2x2-Varianzanalyse (Beginntyp, Geschlecht)

Faktor	Beginn der Erkrankung					
	akut		schleichend		F	p
	Mittelwert	sd	Mittelwert	sd		
Wahn/Halluzination	.73	.88	.29	.89	1.86	.18
Passivität vs. Anspannung	–.06	.80	.63	.90	8.24	**.01**
Rückzug vs. Schwierigkeiten bei Interaktion	.38	.81	.08	1.03	.61	.44
Impulsivität/Erregung vs. Rückzug auf sich selbst	.19	.96	–.54	.86	4.46	**.04**
Kognitive vs. affektive Umweltinteraktion	–.12	.77	.12	.85	1.11	.30
Kognitive Fähigkeiten vs. Aggression/Rückzug	–.28	.65	.15	1.06	1.95	.17
Aggression vs. Abkapselung	.14	.92	.82	1.46	1.23	.27

signifikante Ergebnisse (.05) sind fett; tendenziell signifikante Ergebnisse (.10) sind kursiv dargestellt

Für den Faktor *Wahn/Halluzination* ergibt sich eine tendenziell signifikante Interaktion (p = .07) der beiden gruppierenden Variablen Geschlecht und Beginntyp. Der Faktor *Wahn/Halluzination* unterscheidet innerhalb der männlichen Personen zwischen akutem und schleichendem Beginn: Jungen mit akutem Krankheitsbeginn haben hier den höchsten (1.06), mit schleichendem Beginn den niedrigsten Wert (.06) (s. Tab. 43).

Für den siebten Faktor *Aggression vs. Abkapselung* konnte eine signifikante Interaktion (Geschlecht, Beginntyp) festgestellt werden. Diese kommt jedoch aufgrund inhomogener Varianzen zustande und kann parametrisch nicht abgesichert werden. Wenn die Homogenitätsannahme der Varianzen außer Acht gelassen wird, zeigt sich innerhalb des schleichenden Beginns für Jungen ein hoher (1.52) und für Mädchen ein niedriger (-.40) Score in Bezug auf den siebten Faktor *Aggression vs. Abkapselung*, letztere zeigen bei einem schleichendem Beginn dagegen eine starke Tendenz zur Abkapselung.

Tab. 43 Interaktionen der Faktoren der PANSS der 2x2-Varianzanalyse (Beginntyp, Geschlecht)

Faktor	Beginntyp	Geschlecht des Patienten: männlich Mittelwert	männlich sd	weiblich Mittelwert	weiblich sd	F	p
Wahn/Halluzination	akut	1.06	.85	.55	.86	3.41	*.07*
	schleichend	.06	1.03	.70	.46		
Passivität vs. Anspannung	akut	-.32	.65	.08	.86	.25	.62
	schleichend	.38	1.03	1.07	.40		
Rückzug vs. Schwierigkeiten bei Interaktion	akut	.28	.88	.44	.78	.01	.93
	schleichend	.00	.98	.22	1.24		
Impulsivität/Erregung vs. Rückzug auf sich selbst	akut	.15	.85	.22	1.04	.03	.85
	schleichend	-.52	1.07	-.58	.38		
Kognitive vs. affektive Umweltinteraktion	akut	-.31	.51	-.01	.88	.05	.83
	schleichend	.06	.98	.23	.69		
Kognitive Fähigkeiten vs. Aggression/Rückzug	akut	-.11	.72	-.37	.60	.27	.61
	schleichend	.14	1.07	.17	1.19		
Aggression vs. Abkapselung	akut	.28	1.15	.06	.77	5.74	**.02**
	schleichend	1.52	1.40	-.40	.22		

signifikante Ergebnisse (.05) sind fett; tendenziell signifikante Ergebnisse (.10) sind kursiv dargestellt

8.4.7 Pattern-Analyse der Krankheitsverläufe

Für alle 44 Probanden erfolgte eine Einschätzung der Diagnoseverläufe über die gesamte Katamnesedauer von durchschnittlich 42 Jahren. Diese Kategorisierungen wurden über Ratings dreier unabhängiger Personen gewonnen, die Diagnosen gemäß DSM-IV bestimmt. Es wurden zuerst aufgrund der Interviewprotokolle Diagnosen für die Erstuntersuchung sowie die beiden Nachuntersuchungen vergeben (siehe hierzu auch Kap. 8.4.3). Im Weiteren erfolgte dann die Vergabe der Diagnosen über die gesamte Krankheitsdauer, bei der als kleinster Zeitabschnitt ein Monat zugrunde gelegt wurde. Außerdem wurden für alle Patienten Gesamtdiagnosen vergeben, die sich auf den gesamten Krankheitsverlauf beziehen. In der vorliegenden Stichprobe (zweite Katamnesestudie) gibt es 10 Patienten mit der Gesamtdiagnose „Schizoaffektive Störung" und 34 Patienten mit der Gesamtdiagnose „Schizophrenie". Die einzelnen, sehr detaillierten Diagnosen (Subtypen der Schizophrenie, Stärke einer affektiven Störung) wurden gemäß Tabelle 44 zusammengeführt. In Anlehnung an das DSM-IV wurde die Länge der Perioden in zwei Kategorien aufgesplittet: kürzer als sechs Monate und sechs Monate oder länger.

Tab. 44 Diagnose-Codes zur Beschreibung der Krankheitsverläufe

Diagnose	Dauer < 6 Monate	Dauer ≥ 6 Monate
Schizophren	A	B
Schizoaffektiv	C	D
Symptomfrei	E	F
Affektive Störung: Depression	G	H
Affektive Störung: Bipolar	I	J
Affektive Störung: manisch	K	L
fehlende Werte	M	M

Für jeden Probanden entsteht aufgrund dieser Einschätzungen und Kodierung eine Folge von Buchstaben, die den individuellen Krankheitsverlauf repräsentiert. In Tabelle 45 und Tabelle 46 finden sich die Krankheitsverläufe aller Probanden jeweils aufgeteilt nach der Gesamtdiagnose „Schizoaffektive Störung" bzw. „Schizophrenie".

Tab. 45 Diagnosesequenzen aller Probanden mit der Gesamtdiagnose „schizoaffektive Psychose" (n = 10)

Probanden	Diagnoseverlauf
1	AFCFCF
2	CFGFGE
3	AFCFCFCB
4	GEGEGEIEAFHF
5	BFGFGEGFGFGFGF
6	CFCFCFGFGEGFJBJFJFIFIEIEIEIEIFCFAECFAFAFAECECFCEAEB
7	HAFJAFIFJFIAFIFIFM
8	GFGFGFGFGBCBDBDB
9	JCFAFBFAFBFAFAJEIF
10	CFCFIFIFIFIFJFIFIFIFIFIFIFIFIF

Eine Betrachtung der deskriptiven Parameter (Episodenzahl, Dauer in Monaten, relative Dauer einzelner Diagnosen) ist in Tabelle 47 dargestellt. Patienten mit schizoaffektiver Störung als Gesamtdiagnose zeigen demnach eine erhöhte Anzahl an Episoden, d.h. es kommt bei ihnen häufiger zu einem Wechsel der psychotischen Aktivität. Schizophrene Patienten zeigen eine erhöhte relative Dauer mit einer stilrein schizophrenen Symptomatik. Bei Patienten mit der Gesamtdiagnose „schizoaffektive Störung" weisen längere Remissionszeiten einerseits und längere Phasen mit schizoaffektiver Symptomatik andererseits auf.

Tab. 46 Diagnosesequenzen aller Probanden mit der Gesamtdiagnose „Schizophrenie" (n = 34)

Probanden	Diagnoseverlauf	Probanden	Diagnoseverlauf
1	MAF	18	BF
2	BF	19	BEBEBF
3	AF	20	B
4	AEAF	21	BKAKBKBKBKB
5	GFGFAFGEAFAEAFAFAFAFAFCFBFAFBFGFJFB	22	MBFBFBEAFBKFAFIF
6	BEAEAEAEAEAEAEAEAEAFIFAFIFMFIFAFAFAF	23	AFBGBHB
7	BGB	24	BFB
8	BGEGEAFAFGFGFGFHMHAEAGFGFB	25	BEAFAFB
9	AFHEAFAEGFIFIFAFAFBEAF	26	BEBFGEBLB
10	AEAEAEAEAEAEAEAEAEAEAFB	27	GFGFGFBEBF
11	AFAFBFGFGB	28	CECFAEAFBFBMBFB
12	B	29	B
13	B	30	B
14	BFB	31	B
15	B	32	JBEB
16	MFMFBFAFAFAFBGBCBCB	33	B
17	BFAFBEBFBJ	34	AFAFAFHF

Diagnosekodierung gemäß Tabelle 44

Tab. 47 Mittelwertsunterschiede für Anzahl der Episoden und Krankheitsdauer je Diagnose in Monaten

	Schizophrenie		Schizoaffektiv		T-Test (df = 42)	
	MW	sd	MW	sd	T	p
Episodenanzahl	8.94	9.73	17.90	13.65	−2.33	**.02**
Anzahl Monate gesamt	507.44	95.74	46.50	111.70	1.31	.20
rel. Dauer Bipolar-Störung	.02	.11	.05	.08	−.88	.39
rel. Dauer Depression	.02	.07	.02	.03	−.21	.84
rel. Dauer Manie	.00	.01	.00	.00	.82	.41
rel. Dauer fehlender Werte	.01	.03	.00	.00	.78	.44
rel. Dauer Schizoaff. Störung	.00	.00	.02	.03	−3.45	**.00**
rel. Dauer Schizophrenie	.60	.40	.10	.19	3.83	**.00**
rel. Dauer Remission	.35	.38	.80	.23	−3.54	**.00**

MW = Mittelwert; Signifikanzen ≤ .05 sind fett markiert

Zur weiteren Analyse der Krankheitsverläufe werden die Häufigkeiten über die Paare aufeinanderfolgender Diagnosen nach Kodierung in Tabelle 44 gebildet und für beide Gruppen als relative Anteile gegenübergestellt. Eine Umrechnung in relative Häufigkeit ist dabei vonnöten, da die Gesamtanzahl der Diagnosepaare zwischen den einzelnen Patienten sehr variiert. Aus den relativen Häufigkeiten des Auftretens ausgewählter Diagnosepaare werden für beide Gruppen die Mittelwerte verglichen (s. Tab. 48), um daraus Aussagen über häufig vorkommende Abfolgen zu treffen.

Tab. 48 Mittelwerte und T-Tests der relativen Häufigkeiten ausgewählter Diagnosefolgen

Episode	Schizophrenie				Schizoaffektiv				Levene-Test	
	MW	Sd	min	max	MW	sd	min	max	F	p
AE	.04	.09	.00	.33	.01	.02	.00	.06	4.57	**.04**
AF	.21	.27	.00	1.00	.08	.08	.00	.20	3.21	*.08*
EA	.05	.10	.00	.33	.01	.03	.00	.09	6.30	**.02**
FA	.06	.08	.00	.29	.03	.08	.00	.24	1.39	.25
BE	.05	.10	.00	.40	.00	.00	.00	.00	9.39	**.00**
BF	.14	.23	.00	1.00	.02	.04	.00	.12	5.08	**.03**
EB	.05	.11	.00	.40	.00	.01	.00	.02	7.96	**.01**
FB	.10	.14	.00	.50	.01	.04	.00	.12	7.63	**.01**
CF	.00	.01	.00	.07	.11	.14	.00	.40	45.19	**.00**
FC	.00	.01	.00	.03	.09	.17	.00	.43	39.18	**.00**
EG	.00	.01	.00	.05	.03	.06	.00	.18	16.41	**.00**
FG	.04	.08	.00	.22	.11	.17	.00	.40	16.63	**.00**
GE	.01	.03	.00	.13	.06	.10	.00	.27	19.50	**.00**
GF	.04	.08	.00	.33	.09	.14	.00	.38	6.34	**.02**
EI	.00	.00	.00	.00	.02	.04	.00	.09	101.50	**.00**
FI	.01	.03	.00	.10	.07	.14	.00	.41	2.52	**.00**
IE	.00	.00	.00	.00	.02	.04	.00	.09	43.05	**.00**
IF	.01	.03	.00	.10	.07	.13	.00	.41	14.93	**.00**

Bei Patienten mit der Gesamtdiagnose „Schizophrenie" kommt es häufig zu einem Wechsel zwischen kurzen schizophrenen Episoden (< 6 Monate) [A] und symptomfreien Zeiten [E]. Diese sind bei schizoaffektiven Patienten sehr selten. Außerdem kommt es bei den schizophrenen Patienten auch häufiger zu einem Wechsel zwischen längeren (≥ 6 Monate) und kürzeren (< 6 Monate) Episoden mit schizophrener Symptomatik [B] und kürzeren oder längeren psychosefreien Phasen [E, F].

Bei den schizoaffektiven Patienten ist häufiger ein Wechsel zwischen kurzen (< 6 Monate) schizoaffektiven Episoden [C] und längeren symptomfreien Intervallen zu beobachten [F]. Tendenziell erhöht sind auch Paarungen von kurzen (< 6 Monate) symptomfreien Zeiten [E], die von kurzen Episoden mit einer bipolaren Störung [I] abgelöst werden.

8.4.8 Markow-Analyse der Krankheitsverläufe[6]

Begründung für die Durchführung der Analyse

Für alle 44 Patienten liegen DSM-IV-Diagnosen in der Zeitachse von durchschnittlich 42 Jahren vor. Für sie wurde die Wahrscheinlichkeit errechnet, mit der im Gesamtverlauf ein Wandel symptomatologischer Zustandsbilder und der entsprechenden diagnostischen Kategorien eintrat. In Tabelle 49 sind Häufigkeiten und Zeitdauer aller diagnostisch abgrenzbaren Krankheitszustände (Diagnosekategorien) bei den 44 Langzeitverläufen aufgelistet.

Tab. 49 Häufigkeiten und Zeitdauer aller diagnostisch abgrenzbaren Krankheitszustände (Diagnosekategorien), Gesamtstichprobe aller 44 Verläufe

Diagnosekategorie	Häufigkeit Episode	Gesamtdauer aller Episoden in Monaten	durchschnittliche Dauer in Monaten
Bipolare Episode	39	486	12,46
Depressive Episode	41	353	8,61
Manische Episode	7	25	3,57
Desorganisierte Episode	33	1402	42,48
Katatone Episode	53	1607	30,32
Paranoide Episode	77	1439	18,69
Schizophreniforme Episode	1	5	5,00
Residuum	78	5514	70,69
Schizoaffektive Episode	21	118	5,62
Undifferenzierte Episode	1	24	24,00
Schizophrenia Simplex	3	183	61,00
Teilremission	130	4224	32,49
Vollremission	76	6296	82,84
andere psych. Erkrankungen	6	277	46,17

Betrachtet man Zustände der Teil- und Vollremission als Phasen relativer psychischer Gesundheit, so zeigt sich, dass der schizophrene Residualzustand mit Abstand der häufigste mit der größten zeitlichen Krankheitsbelastung ist, gefolgt von der katatonen, paranoiden und desorganisierten Episode. Vergleichsweise selten treten manische, undifferenzierte und schizophreniforme Zustände auf.

Da es um die Frage *möglicher regelhafter psychopathologischer Zustandsänderungen im Langzeitverlauf* geht, diagnostische Zuordnungen von Krankheitsepisoden jedoch lediglich Nominalskalenniveau besitzen, zeitlich geordnet und paarweise disjunkt sind, bieten sich zur Verlaufsbeschreibung Markow-Ketten beziehungsweise Markowprozesse an. Mit *Markow-Ketten* können bestimmte stochastische (zufallsabhängige) Prozesse über längere Zeiträume ex post facto analysiert werden.

6 Diese Analyse wurde von der DFG unterstützt (Aktenzeichen: EG 51/10-1). Sie wurde im Wesentlichen von meinen Mitarbeitern A. Horenburg und D. Bunk durchgeführt.

Theoretischer Hintergrund der Markow-Analyse

Aus den vorliegenden Diagnoseverläufen aller Patienten lassen sich Übergangswahrscheinlichkeiten ($p_{i,j}$) von einer Diagnose (D_i) zu einer darauf folgenden Diagnose (D_j) bilden. Die Zeit bzw. die Anzahl der dazwischen liegenden Diagnosen (Zeitintervalle) ist durch t angegeben.

$$p_{i,j} = p(D_j^t \mid D_i^{t-l})$$

Die Wahrscheinlichkeit $p_{i,j}$ berechnet sich als Wahrscheinlichkeit, dass zu einem Zeitpunkt t die Diagnose j und zu einem vorherigen Zeitpunkt t–l die Diagnose i vorliegt. Einschränkend ist anzumerken, dass die Übergangswahrscheinlichkeiten nicht von l abhängig sein sollen. Alle Übergangswahrscheinlichkeiten lassen sich in einer quadratischen Matrix P zusammenfassen, die soviel Zeilen (Spalten) enthält, wie es unterschiedliche Diagnosen gibt.

$$P = \begin{array}{c} \\ D_1 \\ D_2 \\ D_3 \\ \dots \\ D_k \end{array} \begin{array}{c} \begin{array}{ccccc} D_1 & D_2 & D_3 & \dots & D_k \end{array} \\ \left[\begin{array}{ccccc} p_{1,1} & p_{1,2} & p_{1,3} & p_{1,\dots} & p_{1,k} \\ p_{2,1} & p_{2,2} & p_{2,3} & p_{2,\dots} & p_{2,k} \\ p_{3,1} & p_{3,2} & p_{3,3} & p_{3,\dots} & p_{3,k} \\ p_{\dots,1} & p_{\dots,2} & p_{\dots,3} & \dots & p_{\dots,k} \\ p_{k,1} & p_{k,2} & p_{k,3} & p_{k,\dots} & p_{k,k} \end{array}\right] \end{array}$$

Für alle $p_{i,j}$ gilt somit

$$p_{i,j} = h_{i,j} \mid \Sigma_{j=1}^{k} h_{i,j} \text{ und } \Sigma_{j=1}^{k} p_{i,j} = 1$$

Hier gibt $h_{i,j}$ die Häufigkeit des Auftretens einer Diagnose i, die von einer Diagnose j gefolgt wird, wieder.

Alle $p_{i,j}$ variieren im Intervall zwischen 0 und 1. Die Zeilensummen aller Zeilen der Matrix P betragen jeweils 1, da nach einem Zustand D_i mit Sicherheit (Wahrscheinlichkeit = 1) einer der paarweise disjunkten Zustände D_j folgt.

Eine Übergangsmatrix ist stochastisch, wenn

$$p_{i,j} \geq 0 (i,j = 1 \dots m); \; \Sigma_{j=1}^{m} p_{i,j} = 1$$

gilt. D.h. Alle Elemente sind positiv oder 0 und die Zeilensummen ergeben 1. Die Übergangsmatrix lässt sich daher mit den üblichen Methoden der Matrizenrechnung untersuchen (Gantmacher 1986).

Die Übergangsmatrix P lässt sich als Input-Output-System interpretieren, indem man eine Basiszerlegung vornimmt:

$$P = M \times D \times Q',$$

wobei D eine Diagonalmatrix ist und M (Input) und Q (Output) längennormierte, orthogonale Spalten enthalten (Lehmann 2002). Es gilt somit:

$$M'M = Q'Q = QQ' = I.$$

Die Matrix D enthält in der Hauptdiagonalen ($D_{k,k}$) die Übertragungsstärken von Faktor k in M zu Faktor k in Q.

M ist demnach eine Faktorstruktur (Input), die Ladungen der Diagnosen enthält. Q enthält ebenfalls Faktorladungen der Diagnosen (Output). Der erste Inputfaktor liefert Diagnosen mit betragsmäßig hohen Ladungen, die häufig von Diagnosen mit betragsmäßig hohen Ladungen des ersten Outputfaktors gefolgt werden. Die beiden ersten Faktoren hängen mit der Stärke des Eigenwertes der jeweiligen Faktoren zusammen.

Die Markow-Prozesse lassen sich nicht nur zu direkt aufeinander folgenden Diagnosen annehmen (lag1) sondern auch, wenn mehrere Zeitintervalle (s.o.; l) dazwischen liegen (lag2, lag3 usw.). Einerseits lassen sich die Übergangsmatrizen P zu jedem beliebigen lag aus den Daten bestimmen, zum anderen ergibt die Potenz der Matrix P zum lag1 (P_1) eine äquivalente Schätzung. Beispielsweise ist P_1^4 die Schätzung von P_4 (lag4) aus P_1. Die Annahmen eines Markow-Prozesses können überprüft werden, indem aus der Übergangsmatrix zum lag1 (P_1) die Übergangsmatrix zu einem anderen lag (P_1^3 für lag3) geschätzt wird und mittels eines χ^2-Tests die Gleichheit der Verteilung überprüft wird.

Die hier durchgeführte Analyse bezieht sich allerdings nur auf das Zeitintervall zum lag1. Im Markow-Prozess wird also nur der unmittelbar nächstfolgende Krankheitszustand berücksichtigt. Komplexere Annahmen wie etwa, dass ein bestimmter Krankheitszustand im Verlauf erst in der zweiten folgenden Episode nach einem anderen Zustand auftritt, sind klinisch und wissenschaftlich bei den hier untersuchen Psychopathologien gegenwärtig nicht zu begründen. Außerdem reicht der Datenumfang für Analysen höherer Schrittordnung nicht aus.

Besonderheit des Datenmaterials

Kennzeichnend für die hier vorliegenden Daten sind deren Detailliertheit sowie das seltene Auftreten von Diagnosewechseln im Krankheitsverlauf. Da beispielsweise die Diagnose einer Schizophrenie bei vielen Patienten nur wenige Monate in Anspruch nimmt, jedoch dazwischen recht lange Zeiten von manchmal bis zu mehreren Jahren der Voll- bzw. Teil-Remission vorkommen, ist eine ausschließliche Berücksichtigung von Diagnosewechseln in der Krankengeschichte wenig sinnvoll und nicht vielversprechend. Auch müssen solche Patienten berücksichtigt werden, die während des gesamten Katamnesezeitraums ein kontinuierlich bestehendes Krankheitsbild aufwiesen, ohne dass ein Diagnosewechsel vorkam. In diesen Fällen liegt kein Diagnosewechsel vor. Es wird daher von der Möglichkeit innerhalb der Markow-Analyse Gebrauch gemacht, dass eine Diagnose nach einem bestimmten Zeitintervall in sich selbst übergehen kann und die Matrix P in der Hauptdiagonalen somit auch Werte < 0 enthalten kann. Die Krankheitsverläufe wurden zu diesem Zweck entsprechend dem Zeitkriterium der DSM-IV für die diagnostische Sicherheit in Abschnitte von sechs Monaten unterteilt, die separat diagnostisch verschlüsselt wurden.

Durchführung der Analysen

Da die Programmierung und Auswertung der vorliegenden Daten mittels SPSS oder SAS sehr aufwendig und wenig flexibel war, wurde von Andreas Horenburg, der ab

August 2004 dem Projektteam angehörte, ein Auswertungsprogramm für Maple 6 entwickelt. Aufgrund des statistisch-mathematischen Hintergrundes, der Markow-Prozessen zugrunde liegt (s. Kap. 8.4.8 Theoretischer Hintergrund der Markow-Analyse), wurde ein sehr flexibles Programm konzipiert, welches die vorliegenden Daten verarbeiten kann. Darüber hinaus ermöglicht es verschiedene Anpassungsmöglichkeiten für die Episodendauern (ein oder mehrere Monate) und das Zusammenfassen der detaillierten Diagnosen zu übergeordneten Diagnosekategorien. Außerdem ist die Berechnung zu verschiedenen lags (s. Kap. 8.4.8 Theoretischer Hintergrund der Markow-Analyse) sowie das Herausnehmen einzelner Patienten möglich.

Die Anpassung der Analysemöglichkeiten erfolgte sowohl theoretisch (Bildung von Diagnosegruppen) als auch explorativ während der Analysephase.

Ergebnisse der Markow-Analysen

Diagnostische Zuordnungen

Die Diagnosen für die einzelnen Episoden wurden nach dem fünfstelligen Diagnoseschlüssel des DSM- IV sehr detailliert vergeben, um sie später zu verschiedenen übergeordneten Diagnosekategorien zusammenzufassen. Für einzelne Krankheitsepisoden wurden die folgenden Diagnosen kodiert (s. Tab. 50). Für besondere Krankheitszustände, die im DSM- IV nicht gesondert verschlüsselt sind, wurden eigene Kodierungen gewählt (z.B. Schizophrenia simplex).

Die vergebenen Diagnosen wurden anschließend zu übergeordneten Diagnosekategorien zusammengefasst. Es wurden mehrere Arten der kategorialen Diagnosezusammenfassungen erprobt, die auch unterschiedliche Anzahlen von Oberkategorien beinhalteten, um damit die Markow-Analysen durchzuführen.

Tab. 50 Übersicht der vergebenen Diagnosen für einzelne Krankheitsepisoden

Diagnose(DSM-IV)	Diagnose
295.10	Schizophrenie, Desorganisierter Typus
295.20	Schizophrenie, Katatoner Typus
295.30	Schizophrenie, Paranoider Typus
295.40	Schizophreniforme Störung
295.60	Schizophrenie, Residualer Typus
295.70	Schizoaffektive Störung
295.90	Schizophrenie, Undifferenzierter Typus
296.03	Bipolar I Störung, einzelne Manische Episode, schwer, ohne Psychotische Merkmale
296.10	Depressive Episode
296.20	Major Depression, Einzelne Episode, unspezifisch
296.21	Major Depression, Einzelne Episode, leicht
296.22	Major Depression, Einzelne Episode, mittelschwer
296.23	Major Depression, Einzelne Episode, schwer ohne Psychotische Merkmale
296.24	Major Depression, Einzelne Episode, schwer mit Psychotischen Merkmalen

Diagnose(DSM-IV)	Diagnose
296.31	Major Depression, Rezidivierend, leicht
296.32	Major Depression, Rezidivierend, mittelschwer
296.34	Major Depression, Rezidivierend, schwer, mit Psychotischen Merkmalen
296.40	Bipolar I Störung, letzte Episode Hypoman
296.41	Bipolar I Störung, letzte Episode Manisch, leicht
296.42	Bipolar I Störung, letzte Episode Manisch, mittelschwer
296.43	Bipolar I Störung, letzte Episode Manisch, schwer, ohne Psychotische Merkmale
296.52	Bipolar I Störung, letzte Episode Depressiv, mittelschwer
296.53	Bipolar I Störung, letzte Episode Depressiv, schwer, ohne Psychotische Merkmale
296.54	Bipolar I Störung, letzte Episode Depressiv, schwer, mit Psychotischen Merkmalen
296.60	Bipolar I Störung, letzte Episode Gemischt, unspezifisch
296.62	Bipolar I Störung, letzte Episode Gemischt, mittelschwer
296.63	Bipolar I Störung, letzte Episode Gemischt, schwer, ohne Psychotische Merkmale
296.64	Bipolar I Störung, letzte Episode Gemischt, schwer, mit Psychotischen Merkmalen
296.80	Manische Episode bzw. Hypomanische Zustände
298.80	Kurze Psychotische Störung
300.30	Zwangsstörung
300.40	Dysthyme Störung
301.13	Zyklothyme Störung
307.42	Primäre Insomnie
311.00	Depressive Störung, NNB
Md	fehlender Wert
Pr	Prodrome
Si	Schizophrenie, Schizophrenia simplex
Tr	Teilremission
Vr	Vollremission

Eine Zusammenfassung zu sieben und 16 Diagnosekategorien hat sich theoretisch und praktisch als günstig erwiesen. Im Folgenden werden die Markow-Analysen für diese beiden Aufteilungen dargestellt. Dabei wurde angenommen, dass die Diagnosen nach sechs Monaten in sich selbst übergehen (s. Kap. 8.4.8 Besonderheiten des Datenmaterials). Prodrome blieben in den Markow-Analysen unberücksichtigt, da sie per definitionem nur auf den Beginn des Krankheitsprozesses beschränkt sind und später nicht noch einmal auftreten.

Aufteilung in sieben Diagnosekategorien

Die Bildung von sieben übergeordneten Diagnosekategorien ist in Tabelle 51 dargestellt. Die nachfolgenden Ergebnisse beziehen sich auf die Analyse zum lag1 (siehe Kap. 8.4.8 Theoretischer Hintergrund der Markow-Analyse), bei der fehlende Werte (md) für die weitere Analyse nicht berücksichtigt wurden.

Tabelle 52 zeigt den Eigenwertverlauf der Markow-Analyse. Der erste Faktor hat einen Eigenwert > 1 und der zweite Faktor liegt knapp darunter. Daher werden diese beiden Faktoren interpretiert.

Tab. 51 Zusammenführung der Diagnosen zu sieben Diagnosekategorien

Diagnosekategorien	Diagnose (DSM-IV)
Bipolare Episoden	296.40, 296.41, 296.42, 296.43, 296.52, 296.53, 296.54, 296.60, 296.62, 296.63, 296.64
Depressive Episoden	296.10, 296.20, 296.21, 296.22, 296.23, 296.24, 296.31, 296.32, 296.34, 311.00
Manische Episoden	296.03, 296.80
fehlende Werte	md, pr
Schizophrenie	295.10, 295.20, 295.30, 295.40, 295.60, 295.70, 295.90, 298.80, si
Teilremission	tr
Vollremission	vr
andere psychische Erkrankungen	300.30, 300.40, 301.13, 307.42

Tab. 52 Eigenwertverlauf für sieben Diagnosekategorien

Faktor	Eigenwert
Faktor 1	1.25
Faktor 2	.98
Faktor 3	.89
Faktor 4	.88
Faktor 5	.55
Faktor 6	.41
Faktor 7	.09

Die ersten beiden Faktoren klären 55,51% der Varianz auf. Nachfolgend werden die ersten beiden Input- und Output-Faktoren jeweils gegenüber gestellt und interpretiert. In Tabelle 53 sind der erste Input-Faktor (M) und der erste Output-Faktor (Q) gegenübergestellt. Innerhalb beider Faktoren wurden die Faktorladungen nach Größe geordnet.

Beim ersten Input- und Outputfaktor handelt es sich um unipolare Faktoren, die nur positive Ladungen aufweisen. Auf dem ersten Input-Faktor besitzen die Diagnosekategorien *Schizophrenie*, *Manische Episode* und *Teilremission* substanzielle Ladungen.

Tab. 53 Erster Input- (M) und Output-Faktor (Q) für sieben Diagnosekategorien geordnet nach Höhe der Ladung

Input-Faktor		Output-Faktor	
Diagnosecode	**Faktor 1**	**Diagnosecode**	**Faktor 1**
Schizophrenie	.6729	Schizophrenie	.8954
Manische Episoden	.5791	Teilremission	.3759
Teilremission	.3314	Vollremission	.1780
Depressive Episoden	.1866	Bipolare Episoden	.0945
Bipolare Episoden	.1742	Depressive Episoden	.0811
Vollremission	.1591	andere psych. Erkrank.	.0785
andere psych. Erkrank.	.1074	Manische Episoden	.0599

Der erste Output-Faktor wird durch die Diagnosekategorien *Schizophrenie* und *Teilremission* konstituiert. Demnach folgen auf schizophrene oder manische Episoden sowie auf Teilremissionen häufig schizophrene Zustände oder Teilremissionen.

In Tabelle 54 werden der zweite Input- und Outputfaktor gegenübergestellt.

Den positiven Pol des zweiten Input-Faktors bilden die Diagnosekategorien *Vollremission* und *Depressive Episoden*. Auf dem negativen Pol laden *Schizophrenie* und *Manie* hoch. Der positive Pol des Output-Faktors wird durch *Vollremission* und *Teilremission* gebildet. Auf der negativen Seite besitzt nur die Diagnose „*Schizophrenie*" eine hohe Ladung.

Tab. 54 Zweiter Input- (M) und Output-Faktor (Q) für sieben Diagnosekategorien geordnet nach Höhe der Ladung

Input-Faktor		Output-Faktor	
Diagnosecode	**Faktor 2**	**Diagnosecode**	**Faktor 2**
Vollremission	.8365	Vollremission	.8814
Depressive Episoden	.3122	Teilremission	.2686
Bipolare Episoden	.2218	Depressive Episoden	.1674
Teilremission	.2053	Bipolare Episoden	.1492
andere psych. Erkrank.	-.0207	andere psych. Erkrank.	-.0152
Manische Episoden	-.2108	Manische Episoden	-.0279
Schizophrenie	-.2582	Schizophrenie	-.3157

Vollremissive Zustände bleiben häufig länger als sechs Monate bestehen. Nach depressiven Episoden sind in der Regel Voll- oder Teilremissionen zu beobachten. Schizophrene Episoden dauern oft länger als sechs Monate. Das spiegelt sich in den hohen Ladungen auf denselben Polen beider Faktoren. Außerdem gehen manische Zustände oft in schizophrene Episoden über.

Aufteilung auf sechzehn Diagnosekategorien

Die Subsumierung aller schizophrener Unterformen lediglich unter eine Kategorie „*Schizophrenie*" reduzierte die Variabilität der schizophrenen Episoden mit erheblichem Informationsverlust. Vielversprechender war die Aufteilung in 16 Diagnosekategorien, wobei jeder Subtyp eine eigene Kategorie erhielt.

Die Aufteilung der detaillierten Diagnosen auf 16 Kategorien ist in Tabelle 55 dargestellt.

Auch diese Berechnungen wurden zum lag1 (siehe Kap. 8.4.8 Theoretischer Hintergrund der Markow-Analyse) durchgeführt sowie die fehlenden Werte (md) aus den weiteren Berechnungen eliminiert.

Tab. 55 Zusammenführung der Diagnosen zu 16 Oberkategorien

Diagnosekategorien	Diagnose (DSM-IV)
Bipolare Episoden	296.40, 296.41, 296.42, 296.43, 296.52, 296.53, 296.54, 296.60, 296.62, 296.63, 296.64
Depressive Episoden	296.10, 296.20, 296.21, 296.22, 296.23, 296.24, 296.31, 296.32, 296.34, 311.00
Manische Episoden	296.03, 296.80
fehlende Werte	md, pr
S_Desorg	295.10
S_Kataton	295.20
S_Paranoid	295.30
SchizoForm	295.40
S_Resid	295.60
SchizoAffekt	295.70
S_Undiff	295.90
Psychot Episode bis 1 Monat	298.80
S_Simplex	Si
Teilremission	Tr
Vollremission	Vr
andere psych. Erkrankungen	300.30, 300.40, 301.13, 307.42

Der Eigenwertverlauf des Markow-Prozesses mit 16 Kategorien ist Tabelle 56 zu entnehmen.

Es ergaben sich drei Faktoren mit Eigenwerten größer als 1. Sie klären 57,61% der Varianz auf. Interpretierbar sind die drei Faktoren.

In Tabelle 57 wird der erste Input- bzw. Output-Faktor jeweils nach Höhe der Ladung geordnet wiedergegeben. Es handelt sich hierbei um zwei unipolare Faktoren.

Tab. 56 Eigenwertverlauf für 16 Diagnosekategorien

Faktor	Eigenwert
Faktor 1	1.64
Faktor 2	1.42
Faktor 3	1.01
Faktor 4	.91
Faktor 5	.87
Faktor 6	.85
Faktor 7	.79
Faktor 8	.68
Faktor 9	.58
Faktor 10	.48
Faktor 11	.43
Faktor 12	.20
Faktor 13	.11
Faktor 14	.00

Tab. 57 Erster Input- (M) und Output-Faktor (Q) für 16 Diagnosekriterien geordnet nach Höhe der Ladung

Input-Faktor		Output-Faktor	
Diagnosecode	Faktor 1	Diagnosecode	Faktor 1
SchizoForm	.5678	S_Resid	.9339
S_Resid	.5325	Teilremission	.3193
Manische Episoden	.4530	Vollremission	.1009
S_Undiff	.2199	S_Undiff	.0672
SchizoAffekt	.1950	S_Paranoid	.0546
Psychot Episode bis 1 Monat	.1942	S_Kataton	.0517
Teilremission	.1686	Manische Episoden	.0369
S_Paranoid	.0969	Bipolare Episoden	.0348
S_Kataton	.0854	S_Desorg	.0347
Bipolare Episoden	.0828	SchizoAffekt	.0299
Depressive Episoden	.0783	Depressive Episoden	.0260
Vollremission	.0592	andere psych. Erkrank.	.0112
S_Desorg	.0545	S_Simplex	.0034
andere psych. Erkrank.	.0116	Psychot Episode bis 1 Monat	.0003
S_Simplex	.0039	SchizoForm	.0000

Auf dem ersten Input-Faktor haben die schizophreniforme Störung (*SchizoForm*), der residuale Typus (*S_Resid*) und manische Zustände hohe Ladungen. Der erste Output-Faktor wird durch den residualen Typus (*S_Resid*) gebildet. Demnach gehen eine schizophreniforme Störung, der residuale Typus oder eine manische Episode in einen residualen Typus über.

In Tabelle 58 sind der zweite Input- bzw. Output-Faktor gegenübergestellt. Es handelt sich hierbei um zwei bipolare Faktoren.

Tab. 58 Zweiter Input- (M) und Output-Faktor (Q) für 16 Diagnosekategorien geordnet nach Höhe der Ladung

Input-Faktor		Output-Faktor	
Diagnosecode	**Faktor 2**	**Diagnosecode**	**Faktor 2**
Psychot Episode bis 1 Monat	.6471	Teilremission	.9158
Teilremission	.5475	Vollremission	.1306
Bipolare Episoden	.2268	Bipolare Episoden	.1102
SchizoAffekt	.2219	Depressive Episoden	.0685
Depressive Episoden	.1823	S_Paranoid	.0664
S_Paranoid	.0916	S_Desorg	.0509
Vollremission	.0900	SchizoAffekt	.0410
S_Desorg	.0714	S_Kataton	.0348
S_Kataton	.0439	andere psych. Erkrank.	.0285
andere psych. Erkrank.	.0341	S_Simplex	.0101
S_Simplex	.0104	Psychot Episode bis 1 Monat	.0010
S_Undiff	-.0741	SchizoForm	.0000
Manische Episoden	-.1004	Manische Episoden	-.0101
S_Resid	-.2221	S_Undiff	-.0264
SchizoForm	-.2405	S_Resid	-.3404

Den postiven Pol des zweiten Input-Faktors bilden die kurze Psychotische Episode (*Psychot*) sowie *Teilremission* und *Bipolare Störung*. Der negative Pol wird durch den residualen Typus (*S_Resid*) und die schizophreniforme Störung (*SchizoForm*) konstituiert. Auf dem positiven Pol des zweiten Output-Faktors besitzt nur die *Teilremission* eine hohe Ladung. Die mit Abstand höchste Ladung des negativen Pols des zweiten Output-Faktors besitzt der residuale Typus (*S_Resid*). Eine Teilremission wird daher häufig nach einer kurzen psychotischen Episode auftreten. Wenn es einmal zu einer Teilremission gekommen ist, tritt auch der darauf folgende Zeitabschnitt als Teilremission in Erscheinung. Auch bei Berechnung des 2. Input-/Output-Faktors ergab sich ein Zusammenhang zwischen vorausgehender schizophreniformer Störung und nachfolgendem Residuum.

Der dritte Input- und Outputfaktor wird in Tabelle 59 dargestellt. Es handelt sich wiederum um zwei bipolare Faktoren, bei denen die negativen Pole keine sehr hohen Ladungen auf sich vereinigen.

Auf dem positiven Pol des dritten Input- und Outputfaktors hat die *Vollremission* mit Abstand die höchste Ladung. Der negative Pol des dritten Input-Faktors wird durch *Teilremission* und die kurze psychotische Episode (*Psychot*) gebildet.

Tab. 59 Dritter Input- (M) und Output-Faktor (Q) für 16 Diagnosekategorien geordnet nach Höhe der Ladung

Input-Faktor		Output-Faktor	
Diagnosecode	**Faktor 3**	**Diagnosecode**	**Faktor 3**
Vollremission	.8924	Vollremission	.9523
Depressive Episoden	.2346	Depressive Episoden	.1312
S_Undiff	.1819	S_Paranoid	.1292
S_Paranoid	.1564	S_Undiff	.0903
SchizoAffekt	.1038	S_Simplex	.0798
S_Simplex	.0818	S_Kataton	.0548
S_Kataton	.0614	andere psych. Erkrank.	.0456
Bipolare Episoden	.0455	Bipolare Episoden	.0296
andere psych. Erkrank.	.0446	SchizoAffekt	.0250
S_Desorg	-.0041	SchizoForm	.0000
S_Resid	-.0547	Psychot Episode bis 1 Monat	-.0004
SchizoForm	-.0624	S_Desorg	-.0032
Manische Episoden	-.0709	Manische Episoden	-.0092
Teilremission	-.1416	S_Resid	-.0627
Psychot Episode bis 1 Monat	-.1836	Teilremission	-.1847

Die höchste negative Ladung des negativen Pols vom dritten Output-Faktor besitzt die *Teilremission*. Wenn es zu einer Vollremission gekommen ist, bleibt diese auch für lange Zeit bestehen, auch die Teilremission ist sehr stabil und kann nach einer kurzen psychotischen Episode folgen.

Schlussfolgerung

Ziel der vorausgegangenen Analyse war die Suche nach Regelmäßigkeiten aufeinander folgender unterschiedlicher Krankheitsepisoden. Bei unserer ersten Verlaufsuntersuchung an 57 diagnostisch gesicherten schizophrenen Psychosen des frühen Kindesalters (Erkrankungsalter zwischen 7½ und 14 Jahren) mit einer durchschnittlichen Katamnesefrist von 15 Jahren konnte zweierlei beobachtet werden: eine relative Stabilität sowohl von produktiven (paranoid-halluzinatorischen) Zustandsbildern als auch von symptomarmen Residualzuständen. Von Interesse ist die Frage, ob bei der 2. Verlaufsuntersuchung mit einer sehr langen Nachbeobachtungszeit von durchschnittlich 42 Jahren eindeutigere Aussagen über die Abfolge symptomatologisch unterschiedlicher Erkrankungsphasen gemacht werden können.

Die Krankheitsepisoden wurden zuerst in 7 Oberkategorien mit der Einordnung aller schizophrenen Zustände in eine Kategorie und danach für eine weitere Analyse in 16 Oberkategorien aggregiert. Hier wurde die diagnostische Unterscheidung einzelner schizophrener Subtypen beibehalten. Die jeweils zwei bzw. drei höchsten Ladungen des Input- und Outputfaktors des Markow-Prozesses lassen sich klinisch-verlaufsanalytisch als Wahrscheinlichkeit des Auftretens einer Krankheitsepisode nach einer vorausgegangenen interpretieren.

Die Verlaufanalyse mit 7 Oberkategorien zeigt, dass in der Stichprobe der zweiten Katamnesestudie (n = 44) ein schizophrener Zustand mit großer Wahrscheinlichkeit von einem schizophrenen Zustand gefolgt wird und weniger häufig von einer Teilremission. *Das bedeutet, schizophrene Zustände sind beständig und weisen eine hohe Chronizität auf, wenn sie länger als sechs Monate andauern!*

Manische Episoden gehen mit hoher Wahrscheinlichkeit in schizophrene Zustände über und weniger häufig in schizophrene Residuen bzw. Teilremissionen, äußerst selten dagegen in Vollremissionen (vgl. Tab. 53). Sie zeigen also entweder einen progredienten oder retrogredienten Verlauf an. Die manische Episode ist demnach verlaufsprognostisch ambitendent.

Auf depressive Episoden folgen oft Teil- oder Vollremissionen. Sie können verlaufsprognostisch bei Psychosen aus dem schizophrenen Formenkreis als Krankheitszustände betrachtet werden, welche eine Genesungsphase anzeigen. Aus psychotherapeutischer Sicht können depressive Phasen in einem schizophrenen Krankheitsverlauf das Sich-bewußt-werden des Patienten über seine seelische Konfliktlage ausdrücken. Sie repräsentieren damit einen Zustand höherer psychischer Integrität verknüpft mit der Fähigkeit, u.a. Gefühle der Schuld, des Versagens, des Mangels und der Unvollkommenheit als zu sich selber gehörig zu erleben und zu akzeptieren. Diese integrativ-synthetische Kraft ist dem Patienten im Zustand der psychotischen „Verworrenheit'“ abhanden gekommen, weshalb z.B. die Außenwelt als böse, verfolgend oder gar als vernichtend (wahnhafte Todesangst) erlebt wird.

Auf der phänomenologischen Ebene spricht das Vorkommen von depressiven, manischen und bipolar manisch-depressiven Episoden im Verlauf schizophrener Psychosen gegen das Konzept distinkter, nosologisch scharf abgrenzbarer „Formenkreise“ mit krankheitsspezifischen Symptomen und charakteristischen verlaufsdynamischen Gesetzmäßigkeiten. *Sinnvoller* ist es dagegen, sich die Möglichkeiten der Manifestation psychotischer Krankheitsprozesse als ein kontinuierliches *Spektrum* psychotischer Symptome vorzustellen, das aufgrund verschiedener somatopsychischer Gegebenheiten, genetischer Determinanten, unterschiedlicher Persönlichkeitsstrukturen und individueller entwicklungsdynamischer Bedingungsfaktoren je unterschiedliche Prägnanztypen aufweist. Die weit auseinander liegenden Außenpole eines solchen Spektrums würden in diesem Bild auf der einen Seite typisch schizophrene Psychosen mit Ausbildung schwerer Defizienzverfassungen, auf der anderen Seite jeweils voll ausheilende phasisch verlaufende affektive Störungen repräsentieren. Etwa in der Mitte eines solchen Spektrums wären die schizoaffektiven Psychosen anzusiedeln.

Auf schizophrene Episoden von bis zu sechs Monaten Dauer folgen häufig Remmissionsphasen. *Allein aus der Beobachtung einer schizophrenen Episode sollte daher prognostisch keineswegs auf einen infausten Erkrankungsverlauf geschlossen werden.* Die Markow-Analyse mit 16 Oberkategorien stützt tendenziell diese Schlussfolgerung. Schizophreniforme Störungen gehen in Residuen oder Teilremission über (vgl. Tab. 57). Kurze psychotische Episoden (Brief Psychotic Disorders) mit schizophrenen Symptomen und manische Episoden gehen ebenfalls in Residuen oder Teilremission über (vgl. Tab. 58). Für alle anderen Krankheitsepisoden konnte mit der Markow-Analyse keine systematische Regelhaftigkeit in ihrer Abfolgesequenz gefunden werden, selbst wenn Episoden in den Verläufen sehr häufig beobachtet werden. Sie treten unsystematisch auf.

Verlaufsanalysen mit modernen sequenzanalytischen Methoden können klinische Erfahrungen auf einer höheren Stufe der Evidenz sichern. Unsere retrospektiv explorative Untersuchung mit klinischer Beurteilung von Befunddokumentationen verdeutlicht die Notwendigkeit eines validen Instrumentariums zur differenzierten symptomatologischen Beschreibung von psychischen Krankheitszuständen in prospektiven Verlaufsstudien. Die Beschreibung von Krankheitsprozessen und die Erfassung ihrer Verlaufsregeln ist weit mehr als für die Lehre der Psychopathologie zukünftig auch für die Darstellung von Versorgungsprozessen in Stichproben diagnostisch definierter Einzelfälle von großem Wert. Durch die Abfolge von ihnen in Anspruch genommener Versorgungseinrichtungen (Praxen, Kliniken) und durchgeführter Therapien können Fehlzuweisungsprozesse identifiziert werden, worin sich die Effizienz des Gesundheitsversorgungssystems abbildet.

9 Frühentwicklung, prämorbide Symptome, Prodrome, Vorpostensyndrome

9.1 Einleitung

Von gleich großer Bedeutung wie die Erforschung und Bewertung des Spätverlaufs kindlicher und jugendlicher Schizophrenien ist die Beschreibung des Frühverlaufs, d.h. die Beurteilung früher Anzeichen und Hinweise für die etwaige Manifestation einer späteren Schizophrenie. Die Früherkennung der Schizophrenie ist mit Schwierigkeiten verbunden. Zum einen erschwert die individuell sehr variable und vor allem unspezifische Symptomatik in der frühen Phase der Erkrankung die Identifikation der Symptome als Vorboten bzw. Prodromalsymptome einer Schizophrenie (Adam u. Lehmkuhl 2002). Dies gilt in besonderem Maße für schizophrene Psychosen des Kindes- und Jugendalters. Ein diagnostisches Problem stellt hier die entwicklungsabhängige Manifestation schizophrener Symptome dar, denn die Erkrankung beginnt in sehr unterschiedlichen Entwicklungsphasen und die Symptome zeigen ein entsprechendes altersabhängiges Kolorit.

Im Vorfeld einer schizophrenen Psychose sind verschiedene Phasen voneinander zu unterscheiden:

- die prämorbide Entwicklung
- das Prodromalstadium und
- die psychotische Vorphase.

9.2 Prämorbide Entwicklung

Der Begriff „prämorbid" ist mehrdeutig. Er bezieht sich auf Wesenszüge und Verhaltensauffälligkeiten eines Patienten, welche bereits vor einer eindeutigen psychotischen Episode manifest sind. In der klassischen Schizophrenieliteratur wurde vom

„prämorbiden Charakter" gesprochen, ein Begriff, der für Kinder und Jugendliche ungeeignet ist, da deren Persönlichkeitsentwicklung noch in vollem Gang befindlich ist. Im Übrigen können prämorbid beobachtbare Verhaltensauffälligkeiten fließend in Prodrome übergehen bzw. schwer von solchen abgrenzbar sein (Perkins et al. 2000, Yung et al. 1996). Aus diesen Gründen verwenden wir den Terminus „prämorbide Entwicklung".

Die prämorbide Entwicklung von Kindern mit frühem Erkrankungsbeginn lässt sich deshalb gut erfassen, weil die Eltern zeitnah darüber berichten können. Bei den von uns untersuchten Patienten lagen entsprechend detaillierte, plastische und umfassende Beschreibungen in den Krankenakten vor. Bei 26 (45.5%) der 57 Patienten der ersten Verlaufsstudie fanden wir keine prämorbiden Auffälligkeiten: Die Kinder wurden als kontaktfähig, fröhlich, ausgeglichen, emotional schwingungsfähig, liebevoll, zärtlich, fleißig, lebenslustig, sportlich, ohne neurotische Tendenzen und als gute oder durchschnittliche Schüler mit altersgemäßen Interessen und Hobbies geschildert. 31 Patienten (54,5%) zeigten dagegen bereits prämorbide Wesenszüge und Verhaltensweisen, die auf Störungen im Kontaktbereich, im Anpassungsverhalten und im Durchsetzungsvermögen hindeuteten. Es handelte sich um kontaktschwache Einzelgänger, zu „Überempfindlichkeit" neigende, übersensible, leicht beleidigte Kinder, die sich ernst, still grübelnd in sich zurückzogen, häufig wenig anhänglich und liebevoll waren, Zärtlichkeiten zurückwiesen, teilweise auch sehr ich-bezogen und eigensinnig oder eigenbrötlerisch-sonderlingshaft und ängstlich waren (s. Tab. 60). Vergleichbare prämorbide Auffälligkeiten wurden auch von Alaghband-Rad (1995), Hollis (1995), Maziade et al. (1996) und McClellan & McCurry (1999) berichtet. Bemerkenswerter Weise hat bereits L. Voigt im Jahre 1919 ganz ähnliche Beobachtungen gemacht. In Anlehnung an seinen Lehrer Kraepelin beschrieb er bei den von ihm untersuchten schizophrenen Kindern folgende prämorbide *„Charakteranomalien"*:

1. Scheue, stille und zurückgezogene Kinder, die keine Freundschaften schlossen und „nur für sich lebten",
2. reizbare, empfindliche, leicht aufgeregte, nervöse und eigensinnige Kinder mit Neigung zur Bigotterie (vorwiegend Mädchen),
3. träge, arbeitsscheue, unstete Kinder, „zu schlechten Streichen geneigt" (meist Knaben),
4. lenksame, gutmütige, ängstlich-gewissenhafte, fleißige, sehr brave Kinder, die „sich von allen jugendlichen Unarten fernhielten" (L. Voigt 1990, S. 217)

Vor allem die unter 1., 2. und 4. genannten Eigenschaften konnten auch wir bei den von uns untersuchten kindlichen Patienten beobachten.

Tabelle 60 gibt die Häufigkeit prämorbider Auffälligkeiten bei 31 schizophrenen Kindern (1. Katamnesestudie) wieder.

Wie auch in Verlaufsstudien des Erwachsenenalters fanden wir bei der ersten Stichprobe eine *positive Beziehung zwischen guter prämorbider Anpassung und Remissionsgrad*, prämorbid unauffällige Kinder hatten ungleich bessere Heilungschancen als prämorbid auffällige Kinder.

In unserer 2. Verlaufsstudie an einer verbleibenden Restgruppe von insgesamt 44 der ursprünglich 57 Patienten verwandten wir die modifizierte Beurteilungsskala zur Einschätzung der prämorbiden Entwicklung (M-PAS). Dabei zeigt sich ein Zusammenhang zwischen schleichendem Beginn, frühem Erkrankungsalter und prämor-

Tab. 60 Prämorbide Auffälligkeiten bei 31 Kindern (Erkrankungsalter 7–14, 1. Katamnesestudie, n = 57, Eggers 1973)

Symptom	Zahl der Patienten	(%)
Kontaktstörungen	28	(90%)
Introvertiertheit	14	(45%)
Psychasthenische Züge	13	(42%)
Anpassungsstörungen und gesteigerte Aggressivität	8	(26%)
Defizit im Bereich der Expansivität	5	(16%)
Ich-Schwäche	4	(13%)

biden Auffälligkeiten. Kinder mit einem Psychosebeginn vor dem Alter von 12 Jahren wiesen bevorzugt einen schleichenden Beginntyp auf, waren prämorbid auffälliger und hatten eine ungünstigere Prognose als Kinder, die nach dem 12. Lebensjahr erkrankten (s. Kap. 8.4.5).

Die M-PAS umfasst 3 Subskalen, welche folgende Bereiche abdecken: Kontaktverhalten (gute Kontaktfähigkeit versus Rückzug), Peer-Beziehungen und Interessen (s. Tab. 61).

Tab. 61 Modified Pre-morbid Adjustment Scale (M-PAS); Subskalen der M-PAS:

Name (deutsch)	name (english)	Kürzel
Rückzug	withdrawal	WD
Peer-Gruppen-Beziehung	peer-relationship	PR
Interessen	interests	I

Da wir die M-PAS für ein unzureichendes diagnostisches Inventar zur Beurteilung von prämorbiden Auffälligkeiten bei schizophrenen Psychosen halten, haben wir eine eigene Skala zur Bewertung prämorbider psychopathologischer Auffälligkeiten entwickelt (Eggers et al. 2000). Es handelt sich um eine 10-stufige Skala (s. Tab. 62).

Die in Tabelle 62 wiedergegebenen prämorbiden Auffälligkeiten werden größtenteils durch die M-PAS *nicht* abgedeckt. Sie wurden bei unseren Patienten im Alter zwischen 3 und 10 Jahren beobachtet. Die aufgelisteten Symptome wurden in 10 Kategorien zusammengefasst:

- Interesseverlust,
- depressive Verstimmung,
- Scheu,
- Paranoia,
- Ängste,
- Suizidalität,
- bizarres Verhalten,
- Aggression,
- Isolation und
- Zwanghaftigkeit.

Tab. 62 Premorbid Symptom Checklist (PSCL)

Interessenverlust	Depression	Suizidgedanken/-absichten	Paranoia	Angst
Teilnahmslosigkeit	häufige Trauer	Suizidgedanken	Glaube, dass andere ihn/sie necken oder über ihn/sie lachen	Besorgnis
Verlust von Interesse	depressive Stimmung	Denken an Tod	Misstrauen	Angst vorm Tod
		Suizidversuch	Glaube, dass andere feindliche Absichten haben	Angst nicht zu bestehen
			Gefühle, zurückgewiesen zu werden	Angst zu ersticken
				Angstträume
				Bedrohtheitsgefühle
				Hypochondrie
Schüchternheit	**bizarres Verhalten**	**Aggression**	**Isolation**	**Zwänge**
wehrlos	unangepasst	Kratzen und Beißen	introvertiert	zwanghaftes Verhalten
gehemmt	widersprüchlich	hoch erregt	wenig Kontakt	zwanghafte Gedanken
reserviert	unbeständig	wird schnell wütend	keine echten Freunde	großes Interesse an genauen Details
schüchtern	eigenartig	unverschämt	Außenseiter	nachdenklich
ruhig	herumschweifend	boshaft	nicht umgänglich	
furchtsam	törichtes Lachen	ungezogen	zurückgezogen	
empfindlich	eigensinnig	hartnäckig	Schwierigkeiten beim Herstellen sozialer Kontakte	
unterwürfig	leicht beleidigt	Diebstähle	ablehnend	
empfindsam	selbstbezogen	streitsüchtig	Schwierigkeiten bei der Integration in soziale Gruppen	
devot	spirituell	rebellisch	zurückgezogen auf sich selbst	
sanft	naiv	Vandalismus		
emotional empfänglich	nachdenklich	sadistisch		
	sonderbar	quält Tiere oder jüngere Kinder		
		sexuell gewalttätig		
		reizbar		
		wild		

Unter Zugrundelegung der von uns entwickelten Skala zur Einschätzung der prämorbiden Entwicklung schizophrener Kinder (Premorbid Symptom Checklist, PSCL) kamen wir bei allen 44 Patienten der 2. Verlaufsuntersuchung zu einer ähnlichen Einschätzung der prämorbiden Entwicklung wie bei der 1. Verlaufsuntersuchung: 41% waren prämorbid unauffällig, 59% zeigten dagegen Auffälligkeiten in ihrer emotionalen und sozialen Entwicklung (Bunk et al. 2003). Auch in der 2. Nachuntersuchung zeigte sich eine positive Korrelation ($r = 38$, $p < 0.05$) zwischen prämorbidem sozialen Rückzugsverhalten mit Scheu und Introvertiertheit einerseits und einer schlechten sozialen Anpassung andererseits, gerated durch die Mannheimer Version der Disability Adaption Scale (M-DAS).

Zur statistischen Untersuchung wurden die summierten Symptomfrequenzen der zehn PSCL-Kategorien z-transformiert. Die interne Konsistenz (Cronbach's Alpha) über alle zehn Kategorien betrug .65, was noch akzeptabel für eine Reliabilität ist. Auf der anderen Seite spricht es für eine niedrige Korreliertheit der eingegangenen Kategorien. Dies spricht für unterschiedliche psychopathologische Dimensionen, die hinter der PSCL stehen. Von Bunk et al. (2003) wurde daher der Schluss gezogen, dass die prämorbiden Störungen sich nicht additiv aus zehn Skalen zusammensetzen sondern als unabhängige Dimensionen angesehen werden müssen. Daher wurde eine Faktorenanalyse (Hauptkomponentenlösung mit Varimax-Rotation) mit den z-transformierten Werten der zehn Kategorien durchgeführt. Es kam zu einer Vier-Faktoren-Lösung mit dem Abbruchkriterium Eigenwert < 1, die 75,3% der Varianz aufklärt. Aufgrund des Bartlett-Tests auf Sphärizität (236.07, $p < .000$) lässt sich auf einen starken Zusammenhang der Variablen schließen. In Tabelle 63 wird die rotierte Faktormatrix wiedergegeben.

Der erste Faktor fasst die Symptomkategorien „Interessenverlust", „Depression" und „Schüchternheit" zusammen und wird als „*emotionale Zurückgezogenheit und Sensitivität* (EZS)" benannt. Der zweite Faktor wird interpretiert als „*Existenzangst (EA)*", da auf ihm die Kategorien „Paranoia", „Angst" und „Suizidgedanken/-absichten" hohe Ladungen besitzen. Der dritte Faktor fasst die Items „bizarres Verhalten" und „aggres-

Tab. 63 Rotierte Faktormatrix der z-transformierten PSCL-Einschätzung nach BUNK et al. (2003)

Sub-Skalen	EZS	EA	SFF	SVV
Interessenverlust	.816			
Depression	.806			
Schüchternheit	.792			
Paranoia		.910		
Angst		.820		
Suizidgedanken/-absichten	.458	.819		
bizarres Verhalten			.875	
aggressives Verhalten			.750	
Isolation				.856
Zwänge	.482			-.540
% der Varianz	30.1	18.0	16.1	11.2

sives Verhalten" zusammen. Er wird als *„soziale Fehlanpassung und Feindseligkeit (SFF)"* benannt. Auf dem vierten Faktor besitzt die Symptomkategorie „Isolation" eine hohe positive und „Zwänge" eine hoch negative Ladung. Der vierte Faktor wird daraufhin mit *„sozial vermeidendes Verhalten (SVV)"* benannt. Die ersten beiden Faktoren repräsentieren Symptome der emotionalen Reagibilität und der inneren Gefühle. Die Faktoren drei und vier zeigen extrovertiertes, unsoziales Verhalten sowie die Tendenz zum Rückzug aus sozialen Beziehungen.

Die inneren Konsistenzen der vier Faktoren wurden separat über Cronbach's Alpha getestet, wobei nur konsistuierende Kategorien eingingen. Für die ersten drei Faktoren ergaben sich hohe positive Werte (.77, .83, .57). Der vierte Faktor erbrachte einen negativen Wert. Dies kommt durch die negative Korrelation der Kategorie „Zwänge" mit dem Faktor zustande. Zur Analyse der Reliabilität über Cronbach's Alpha müssen alle eingehenden Items positiv miteinander korreliert sein.

Zur weiteren Analyse wurden die 10 PSCL-Kategorien aufgrund der Ergebnisse der Faktorenanalyse zu vier Sub-Skalen zusammengefasst. Um die Zusammenhänge mit der M-PAS zu überprüfen, wurden zwischen den PSCL-Bereichen und den M-PAS-Subskalen Korrelationen berechnet. Tabelle 64 zeigt diese Korrelationen.

Tab. 64 Korrelationen zwischen zusammengefassten Subskalen der PSCL und den Subskalen des M-PAS

	WD		PR		I	
EZS	.83	***	.53	***	.67	***
EA	–		.30	*	–	
SFF	.31	*	–		–	
SVV	.49	**	.68	***	.68	***

p < .05; ** p < .01; *** p < .001; – nicht signifikant

Die PSCL-Dimension *„emotionale Zurückgezogenheit und Sensitivität (EZS)"* besitzt mit allen drei Subskalen der M-PAS signifikante positive Korrelationen. Mit der Subskala der M-PAS *„sozialer Rückzug (withdrawal, WD)"* besitzt sie die höchste Korrelation. Der PSCL-Bereich *„sozial vermeidendes Verhalten (SVV)"* ist eng verbunden mit der Subskala der M-PAS *„Gruppenbeziehungen (Peer relationship, PR)"* und *„Interesse (Interests, I)"*. Eine niedrige jedoch signifikante Korrelation zeigt sich für *„Existenzangst (EA)"* mit dem M-PAS-Score *„Gruppenbeziehungen (Peer relationship, PR)"* genauso wie dies bei dem PSCL-Faktor *„soziale Fehlanpassung und Feindseligkeit (SFF)"* und dem PAS-Faktor *„sozialer Rückzug (withdrawal, WD)"* der Fall ist.

Auch bei Zugrundelegung der PSCL ergaben sich Zusammenhänge zwischen prämorbiden Auffälligkeiten und Erkrankungsalter einerseits sowie Beginntyp andererseits. Kinder mit einem Erkrankungsalter vor 12 Jahren und mit schleichendem Beginn zeigten signifikant mehr emotionales Rückzugsverhalten, Depression, Introversion und existenzielle Ängste (s. Abb. 21 u. 22).

Unsere Befunde sprechen dafür, dass das Vorhandensein prämorbider psychosozialer Normabweichungen ein Prädiktor für ein frühes Erkrankungsalter ist – ähnliche Befunde haben Foerster et al. (1991) auch bei schizophrenen Erwachsenen erhoben.

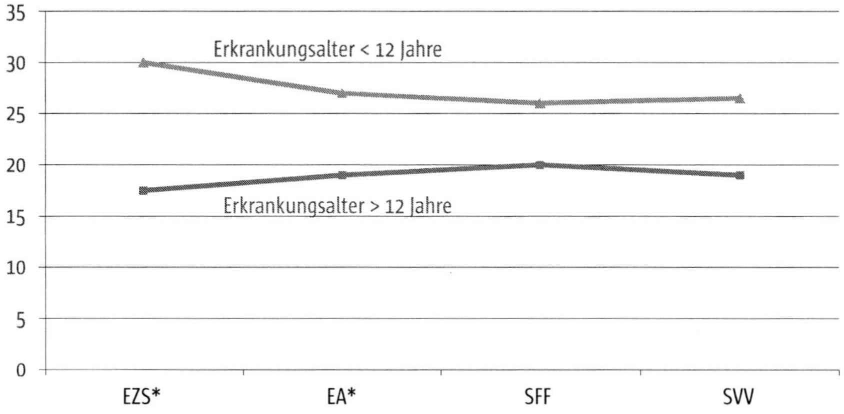

Abb. 21 Beziehungen zwischen PSCL-Subskalen und Lebensalter (* = p < .01)

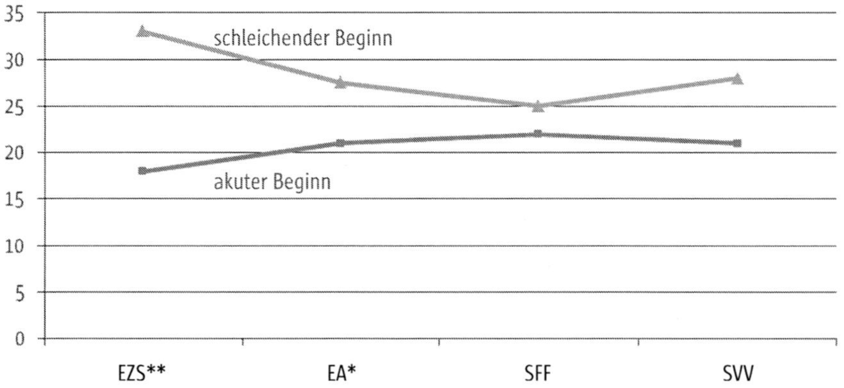

Abb. 22 Beziehungen zwischen PSCL-Subskalen und Beginntyp (** = p < .001; * = p < .01)

Es wurde geprüft, ob ein Zusammenhang besteht zwischen den drei Items der MPAS und psychopathologischen Symptomen, speziell positiven, negativen und oder globalen PANSS-Symptomen zu Erkrankungsbeginn. Dabei ergab sich lediglich ein signifikant positiver Zusammenhang zwischen dem Item „Zurückgezogenheit" und negativen PANSS-Symptomen (s. Tab. 65). Daraus ist zu schließen, dass prämorbid zurückgezogene, introvertierte Kinder zu Psychosebeginn eine negative Symptomatik aufweisen. Auch Hollis (2003) fand einen Zusammenhang zwischen prämorbiden Auffälligkeiten (hohe PAS-Werte) und negativer Symptomatik bei 61 kindlichen und jugendlichen Schizophrenien.

Des Weiteren wurde gefragt nach einem möglichen Zusammenhang zwischen M-PAS-Items und der relativen zeitlichen Dauer von psychotischen Episoden mit unterschiedlichen DSM-IV-Diagnosen. Hierzu wurden Korrelationen zwischen den Skalen der M-PAS und der relativen Dauer verschiedener Diagnosen im Krankheitsverlauf (Längsschnitt) berechnet. Dabei ergaben sich jeweils statistische Zusammenhänge zwischen den 3 M-PAS-Items und dem M-PAS-Gesamtscore einerseits und der relati-

Tab. 65 Korrelationen zwischen M-PAS und PANSS

M-PAS	positive PANSS-Items		negative PANSS-Items		globale PANSS-Items	
Zurückgezogenheit	-.039	n.s.	.305	*	.005	n.s.
Peer-Beziehung	.012	n.s.	.218	n.s.	-.156	n.s.
Interessenlosigkeit	-.169	n.s.	.055	n.s.	-.219	n.s.
Gesamt	-.051	n.s.	.244	n.s.	-.138	n.s.

n.s. = nicht signifikant; * = p < .05 (zweiseitig)

ven Dauer der als Schizophrenie entsprechend DSM-IV 295.XX diagnostizierten Episoden bzw. Zustände. Das heißt, prämorbid auffällige Kinder weisen im Langzeitverlauf längere Zeiten auf, zu denen sie an einer schizophrenen Psychose leiden. Wie aus Tabelle 66 ersichtlich ist, bestehen zwischen der relativen zeitlichen Dauer von Remissionszuständen und den M-PAS-Scores negative Korrelationen, das heißt, je stärker ausgeprägt prämorbide Auffälligkeiten sind, um so ungünstiger der Verlauf bzw. die Gesamtprognose.

Es bestehen positive Korrelationen zwischen der M-PAS und der relativen Dauer der Diagnose „Schizophrenie" sowie negative Korrelationen zwischen M-PAS und Remissionsdauer.

Die Frage, die sich stellt, ist, weshalb etwa ⅔ der Kinder mit einer Frühschizophrenie prämorbid auffällig sind, ca. ⅓ aber eine in dieser Hinsicht normale Vorgeschichte aufweisen. Diese Unterschiede mögen u.a. darin begründet sein, dass die Schizophrenie letztlich mehr oder weniger unterschiedliche Störungsbilder („Symptomverbände" - C. Schneider 1942) umfasst und heterogene Ursachen hat. Für früh beginnende Schizophrenien sind neurale Reifungs- und Umbauprozesse ätiologisch besonders bedeutsam, die individuell sehr variabel verlaufen. Je nach Ausmaß und Lokalisation können sie für unterschiedlich ausgeprägte kognitive, affektive und

Tab. 66 Zusammenhang zwischen M-PAS und Erkrankungsverlauf: Korrelationen zwischen den Skalen der M-PAS und der relativen Dauer verschiedener Diagnosen im Krankheitsverlauf (Längsschnitt)

	relative Dauer der Diagnose	Zurückgezogenheit		Peer-Beziehung		Interessenlosigkeit		gesamt	
bipolare Störung	296.xx	-.055	n.s.	.094	n.s.	-.029	n.s.	.023	n.s.
Depression	296.xx	-.175	n.s.	-.192	n.s.	-.013	n.s.	-.172	n.s.
Manie	296.0x	.059	n.s.	.081	n.s.	.072	n.s.	.084	n.s.
fehlende Werte		-.070	n.s.	.130	n.s.	.057	n.s.	.059	n.s.
schizoaffektive Störung	295.70	.208	n.s.	-.074	n.s.	.275	n.s.	.106	n.s.
Schizophrenie	295.xx	.391	**	.441	**	.392	**	.483	**
Remission		-.371	**	-.460	**	-.417	**	-.492	**

n.s. = nicht signifikant, ** = p < .01 (zweiseitig)

behaviorale Auffälligkeiten verantwortlich sein, die sich in der prämorbiden Entwicklungsphase schizophrener Kinder beobachten lassen.

Hierfür sprechen auch rezente magnetresonanztomographische Befunde bei Jugendlichen mit einem erhöhten genetischen Schizophrenierisiko durch ein oder mehrere schizophrene Eltern (Keshavan et al. 2005, Rajarethinam et al. 2007). Eine schlechte prämorbide soziale Anpassung und eine Abschwächung des schulisch-akademischen Leistungsniveaus zwischen Kindheit und Adoleszenz vor allem bei schizophrenen Patienten mit homologer familiärer Belastung aber auch bei nicht erkrankten Probanden mit psychotischen Erkrankungen bei Verwandten ersten und zweiten Grades wurden von Walshe et al. (2007) beschrieben, ein Befund, der ebenfalls für eine genetische Komponente bei der Ausprägung prämorbider sozialer und kognitiver Beeinträchtigungen spricht.

Neben genetischen Determinanten, welche wiederum verschiedenartige Auswirkungen haben können, sind auch unterschiedliche Erziehungsmuster und intrafamiliäre Bindungsstile wirksam und üben einen zumindest modifizierenden Einfluss auf individuelle Charaktermerkmale und das jeweilige Verhaltensrepertoire eines Kindes aus. Eine biologische Vulnerabilität interagiert mit intrafamiliären und intrapsychischen dynamischen Wechselbeziehungen, die höchst komplexer Natur sind und entsprechend vielfältige psychopathologische Phänotypen hervorrufen. Für kindliche Schizophrene sind von der Arbeitsgruppe um Rapoport (Giedd et al. 1999, Rapoport et al. 1997) z.T. progrediente neuropathologische Normabweichungen beschrieben worden (s. Kap. 12.4). Bereits prämorbid sich manifestierende psychosoziale Auffälligkeiten könnten als Resultat einer gestörten Interaktion zwischen neuralen Veränderungen einerseits und beeinträchtigten Eltern-Kind-Beziehungen andererseits und eine dadurch hervorgerufe Dysbalance der emotionalen, kognitiven und sozialen Entwicklung des Kindes aufgefasst werden.

Unter den prämorbiden Wesensauffälligkeiten der von uns untersuchten schizophrenen Kinder dominieren schizotype Züge, v.a. Scheu, Introversion, starke Empfindsamkeit, soziale Ängstlichkeit, Rückzugstendenzen, Selbstunsicherheit mit Selbstzweifeln, aber auch Misstrauen bis hin zu paranoiden Ideen und feindselig abwehrenden Einstellungen der Mitwelt gegenüber. Hier bestehen deutliche Übereinstimmungen mit prämorbiden Eigenschaften des „ängstlich-unsicheren Typs", welche von Zerssen (1996) bei Kindern, die später als Erwachsene eine schizophrene Psychose entwickelten, beschrieben hat. Auch bei den von Fleischhaker et al. (2005) untersuchten 101 schizophrenen Patienten mit Beginn im Jugendalter überwogen internalisierende (63,6%) gegenüber externalisierenden (29,3%) prämorbiden Symptomen.

Die skizzierten prämorbiden Verhaltensweisen lassen sich mit den beiden Beurteilungsskalen (M-PAS und PSCL) sehr gut objektivieren, wobei, wie oben beschrieben, die Faktoren „emotionaler Rückzug und Sensitivität" und „vermeidendes Sozialverhalten" der PSCL mit allen drei Items der M-PAS positiv korrelieren. Hierbei handelt es sich offensichtlich um sehr typische Verhaltens- und Wesensmerkmale, die sich sehr deutlich von der Vorgeschichte von Kindern mit nicht-psychotischen psychiatrischen Krankheitsbildern unterscheiden.

9.3 Vorläufersymptome

Vorläufersymptome werden als Prodrome (*prodromos*, griech. = Vorläufer) bezeichnet. Sie sind als relativ ausgestanzte, der Psychose vorausgehende Verhaltensabweichungen von den beschriebenen prämorbiden Wesensauffälligkeiten abzugrenzen. Dies gelingt allerdings am besten bei akut rezidivierenden Psychosen und relativ schlecht bei schleichend beginnenden, progredient verlaufenden Psychoseformen. Prodrome unterscheiden sich von prämorbiden, emotionalen und behavioralen Auffälligkeiten v.a. durch die *Intensität des Symptomenspektrums*, welches schließlich eindeutig einen psychotischen Charakter annimmt.

Prodromale Symptome sind relativ unspezifische Phänomene. Psychopathologisch zeichnen sie sich vorwiegend durch eine *Negativsymptomatik* aus, wie sozialer Rückzug, Interessenverlust, Adynamie, scheue Gehemmtheit, Vernachlässigung der körperlichen Hygiene, bizarre Gedankengänge und läppische Verhaltensweisen, Schlaf- und Appetitlosigkeit, abnehmende Schulleistungen, ungewöhnliches Misstrauen bis hin zu Beziehungsideen („Der schaut mich so komisch an“, „Der will mir was“, „Alle haben sich gegen mich verschworen“). Es kommt zu gedanklichen Einengungen, die Patienten kommen immer wieder „über denselben Punkt“, die Gedanken kreisen um die gleichen Inhalte, bleiben am „Beginn einer Rille“ stecken. Die eigene Person und die Umgebung werden als verändert erlebt, alles hat etwas „zu bedeuten“. Auch unmotivierte Aggressivität mit Wut- und Zornesausbrüchen und, im Jugendalter, Substanzmissbrauch können vorkommen und u.U. zu einer Fehldiagnose führen.

In der ursprünglichen Stichprobe der ersten Verlaufsuntersuchung wiesen 31 der 57 Patienten (55%) im Vorfeld ihrer Psychose Prodrome auf. Sie hielten meistens nicht länger als ein bis zwei Wochen, ganz vereinzelt bis zu 8 Wochen und nur einmal 1 Jahr lang an. Größtenteils waren sie einmalig und gingen kontinuierlich in die Psychose über. Es handelte sich dabei um kurz dauernde wahnhaft-depressive oder maniforme Verstimmungszustände, einmal um ein halluzinatorisches Erlebnis mit optischen Halluzinationen und ängstlich-wahnhafter Erregung.

Die *Phänomenologie* der Prodrome war recht vielfältig. Die häufigsten Symptome bei den 31 Kindern sind in Tabelle 67 aufgelistet.

Prodromal-Symptome entsprechen weitgehend den von Huber (2002) beschriebenen uncharakteristischen BasisSymptomen. Prämorbide Verhaltensabweichungen, Prodromalerscheinungen und attenuierte psychotische Symptome können ineinander übergehen (Perkins et al. 2000). Die prodromalen Erscheinungen können entweder kontinuierlich in die akute psychotische Episode einmünden oder Tage bis Wochen oder sogar Monate der akuten Phase vorausgehen. Prodrome können als sog. Vorpostensyndrome in Form von eigenständigen, zeitlich umgrenzten psychpathologischen Zustandsbildern der Psychose in einem Zeitabstand von bis zu mehreren Jahren vorausgehen. Dies konnten wir bei 3 von 11 Kindern mit einem Psychosebeginn vor dem 11. Lebensjahr beobachten, die Vorpostensyndrome traten jeweils im Alter von 6, 7, und 8 Jahren auf und hielten einige Wochen bis Monate an. Das Intervall bis zur ersten psychotischen Episode lag bei diesen Kindern zwischen 3 und 8 Jahren (Eggers et al. 2000).

Eine schematische Darstellung des Übergangs von prodromanen Erscheinungen in die manifeste Psychose ergibt Abbildung 23.

Tab. 67 Prozentuale Häufigkeit der Prodromalsymptome bei n = 31 Pat.

Symptome	Zahl der Patienten (%)
1. Bedrücktheit	15 (48,3%)
2. Antriebsminderung, Interesseverlust	10 (32,3%)
3. Schlaflosigkeit	10 (32,3%)
4. Wahnideen	8 (25,8%)
5. Angst	8 (25,8%)
6. Widersetzlichkeit	8 (22,6%)
7. Grundloses Weinen	6 (19,4%)
8. Konzentrationsstörungen	6 (19,4%)
9. Unruhe, Erregung	6 (19,4%)
10. Mutismus	5 (16,1%)
11. Schulschwierigkeiten	5 (16,1%)
12. Coenästhetische Beschwerden	5 (16,1%)

In der *Querschnittsbetrachtung* ist die adäquate Bewertung und korrekte Klassifizierung von Prodromalerscheinungen bei Kindern und Jugendlichen äußerst schwierig, eine Schwierigkeit, die keinesfalls unterschätzt werden darf! Die eindeutige Zuordnung von ungewöhnlichem Verhaltens- und Wesensauffälligkeiten als Prodromalerscheinungen ist letztlich nur retrospektiv möglich, nämlich nach der Manifestation eindeutiger psychotischer Symptome! Immerhin konnten in der Mannheimer ABC-Studie mit dem IRAOS, einem Instrument zur retrospektiven Erfassung des frühen Psycho-

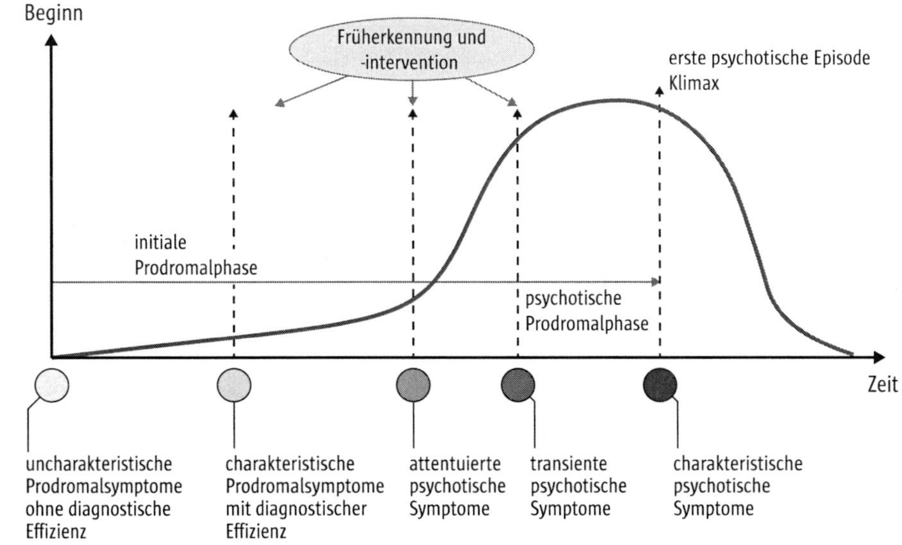

Abb. 23 Psychoseentwicklung/Frühsymptome (mit freundlicher Genehmigung von Springer Science+Business Media: Prävention psychischer Erkrankungen, 2008, Joachim Klosterkötter)

severlaufs, bei 4% der untersuchten Patienten *Prodromalsymptome* schon *vor dem 10. Lebensjahr* belegt werden (Häfner et al. 2002).

Die Schwierigkeit, eine beginnende schizophrene Psychose zu diagnostizieren, zeigt sich auch in den üblicherweise langen Zeitstrecken mit unterschiedlichsten psychiatrischen Diagnosen und Behandlungsversuchen im Vorfeld der korrekten Diagnosestellung bei schizophrenen Erkrankungen. Schaeffer und Ross (2002) belegen dies sehr eindrücklich in ihrer empirischen Studie zu den Krankengeschichten von an einer Frühschizophrenie erkrankten Patienten. Vor der endgültigen Diagnosestellung bekamen die 17 Kinder, deren Krankengeschichten analysiert wurden, 43 verschiedene Diagnosen wie Entwicklungsverzögerung, ADHD, bipolare und depressive Störungen, Zwangsstörungen, generalisierte Angststörungen und Störung des Sozialverhaltens. Es wurde eine breite Palette psychotroper Medikamente angewendet, darunter Stimulantien, Antidepressiva, Lithium, Clonidin und Neuroleptika. Sechs der 17 Patienten, also mehr als ein Drittel, wurden ausschließlich mit Massagen, Kamillebädern oder mit pflanzlichen Mitteln behandelt. In Übereinstimmung mit Befunden anderer Autoren (vgl. Larsen et al. 2001) vergingen im Durchschnitt 2 Jahre zwischen dem Auftreten der ersten psychotischen Symptome und der korrekten Diagnose und Behandlung der Störung. Den ersten Kontakt mit einem Arzt/Psychologen hatten die Patienten durchschnittlich 2,5 Jahre vor dem Auftreten der akuten psychotischen Symptome. Eine frühere Identifikation von Risikopatienten wäre also in vielen Fällen möglich gewesen.

In Bezug auf den *Frühverlauf* schizophrener Psychosen entwickelte Klosterkötter (1988) die sogenannte „*Übergangsreihenhypothese*", wonach aufgrund einer zunehmenden affektiven Gespanntheit sich zunächst uncharakteristische Basissymptome der Stufe 1 in charakteristische schizophrenietypische Basissymptome der Stufe 2 entwickeln, welche bereits als attenuierte psychotische Symptome imponieren, jedoch noch nicht dem Vollbild einer produktiven Psychose entsprechen.

Bei den Basisstörungen handelt es sich um *subjektive Erlebnisse und Erfahrungen* von Patienten im *Vorfeld* einer schizophrenen Psychose, die behutsam und sorgfältig eruiert werden sollten. Sie können auch im Rahmen eines drohenden Rezidivs auftreten, also Hinweiszeichen für einen Rückfall sein. Daher sind sie sowohl als *Risikofaktoren für eine Erstmanifestation* als auch als *Frühwarnzeichen für ein Rezidiv* sehr ernst zu nehmen und sollten u.U. Anlass für therapeutische Präventionsmaßnahmen sein.

Es ist zwischen sog. *uncharakteristischen* und *charakteristischen* Basissymptomen zu unterscheiden, wobei letztere bereits einen psychotiformen Charakter annehmen und als Vorstufe für eindeutige Schizophreniesymptome angesehen werden können.

In Tabelle 68 sind Beispiele für solche Basisstörungen und mögliche Übergänge in sog. Erstrangsymptome nach K. Schneider (vgl. auch Kapitel 4).

In der neueren Forschung zu Vorläufersyndromen schizophrener Psychosen des Erwachsenenalters wird zwischen sog. „*psychosefernen*" und „*psychosenahen*" Prodromen unterschieden. Unter psychosenahen Vorläufersymptomen versteht man abgeschwächte psychotische Symptome wie paranoide Vorstellungen, extremes Misstrauen, Beziehungsideen, die der psychotischen Symptomatik sehr ähnlich sind und in einem unmittelbaren zeitlichen Zusammenhang mit dem vollen Ausbruch der Psychose stehen.

Tab. 68 Übergangsreihen von uncharakteristischen Basissymptomen (Stufe 1) über mehr oder weniger charakteristische Basissymptome (Stufe 2) zu Erstrangsymptomen (Klosterkötter 1988)

uncharakteristische Basissymptome (Stufe 1)	charakteristische Basissymptome (Stufe 2)	Symptome 1. Ranges (K. Schneider)
uncharakteristische Leibsensationen	qualitativ eigenartige Missempfindungen	leibliche Beeinflussungserlebnisse
Uncharakteristische Denkstörungen	Gedankenblockierung Gedankeninterferenz	Gedankenentzug Gedankeneingebung
Konzentrationsstörungen	Gedankendrängen	akustische Halluzinationen
Verschwommensehen, Licht-, Geräuschüberempfindlichkeit	kognitive Wahrnehmungsstörungen	Wahnwahrnehmungen
Handlungsbeeinträchtigungen	motorische Interferenz motorische Blockierung	Willensbeeinflussung

Bei 23 Probanden (52,3%) der Stichprobe unserer zweiten Verlaufsuntersuchung (n = 44) konnten wir solche psychosenahen Prodrome beobachten, die Verteilung ist in Tabelle 69 dargestellt.

Tab. 69 Häufigkeiten und prozentuale Verteilung der Prodrome bei n = 44 Pat.

Prodrome	Anzahl	Prozentanteil
keine Prodrome	21	47,7
paranoide Prodrome	9	20,5
katatone Prodrome	5	11,4
depressive Prodrome	6	13,6
manische Prodrome	3	6,8

9.4 Diagnostisches Vorgehen zur Beurteilung des Frühverlaufs von Psychosen

Die eleganteste und aussagekräftigste Vorgehensweise zur Erfassung von Frühsymptomen sind *prospektive Längsschnittuntersuchungen*. Sie sind allerdings mit Schwierigkeiten verbunden: Man braucht einen „langen Atem". Am besten geht man von einer bestimmten Grundpopulation zu einem definierten Zeitpunkt aus. Am sinnvollsten sind Geburtskohorten eines bestimmten Zeitraums, welche dann in regelmäßigen Abständen von Geburt an bis zum Zielzeitpunkt möglichst von denselben Forschern nachuntersucht werden (z.B. Cannon et al. 2002).

Bei zwei rezenten prospektiven Längsschnittstudien, bei denen in regelmäßigen Intervallen (kinder-)psychiatrische Verlaufsuntersuchungen bis ins Erwachsenenalter hinein durchgeführt wurden (Cannon et al. 2002, Poulton et al. 2000) ergaben sich folgende *Prädikatoren für eine Psychose im Erwachsenenalter*:

- ungewöhnliches Misstrauen,
- hohe Sensitivität,
- soziales Rückzugsverhalten und
- Selbstberichte über abstruse Vorstellungen und Wahrnehmungen im Kindesalter.

Analoge Befunde erhoben Polanczyk et al. (2010) in ihrer prospektiven Geburtskohortenstudie an 2.232 12-jährigen Kindern, welche vom 5. Lebensjahr an prospektiv untersucht worden waren.

In einer groß angelegten, über vier Dekaden sich erstreckende britische Kohortenstudie an 5.362 Individuen, die zwischen dem 03. und 09. März 1946 geboren wurden, haben Jones et al. (1994) prospektive Daten zu jeweils 11 Messzeitpunkten bis zu einem Alter von 16 Jahren erhoben. Bei Kindern, die später, zum Teil erst im Erwachsenenalter eine Schizophrenie entwickelten, konnten die Autoren folgende Auffälligkeiten in unterschiedlichen kindlichen Entwicklungsphasen feststellen:

- eine verzögerte motorische und sprachliche Entwicklung,
- eine Tendenz zu Rückzug und Einzelgängertum im Alter von vier bis sechs Jahren
- soziale Unsicherheit mit 13 Jahren und
- schlechtere Schulleistungen im Vergleich zur Altersgruppe.

Im Alter von 15 Jahren wurden die Kinder, die später eine Schizophrenie entwickelten, von den Lehrern als auffallend ängstlich eingestuft. Im Alter von 8, 11 und 15 Jahren wiesen diese Kinder gegenüber der Altersnorm niedrigere IQ-Werte auf. Zu ähnlichen Ergebnissen gelangten DONE et al. (1994) in einer Kohortenstudie bei 7–11-jährigen Kindern, die später an Schizophrenie erkrankten. Die Ergebnisse der finnischen Kohortenstudie stützen diese Befunde (Übersicht bei Isohanni et al. 2000). Done et al. (1994) fanden darüber hinaus Geschlechtsunterschiede: Jungen zeigten mit elf Jahren ein überreaktives acting-out-Verhalten, während Mädchen in diesem Alter eher ein gegenteiliges Muster sozialer Fehlanpassungen aufwiesen, sie waren zurückhaltend, weniger mitteilsam, gehemmt und sozial zurückgezogen.

Zusammenfassend lassen sich somit in der Vorgeschichte von im Erwachsenenalter erkrankten Patienten psychosoziale und emotionale Verhaltensabweichungen auf der einen und kognitive Beeinträchtigungen auf der anderen Seite feststellen. Letztere gehen z.T. mit sprachlichen, perzeptiven und motorischen Entwicklungsstörungen einher. Welham et al. (2009) haben eine kritische meta-analytische Übersicht über prospektive Geburtkohortenstudien durchgeführt, welche die Evaluation von Entwicklungsauffälligkeiten als Vorläufer- bzw. Risikosymptome für die spätere Manifestation einer Schizophrenie zum Ziel hatten. Dabei konnte bestätigt werden, dass Kinder, die später (in der späten Adoleszenz oder im frühen Erwachsenenalter) eine Schizophrenie entwickeln, eine Reihe von mehr oder weniger subtilen psychopathologischen Auffälligkeiten, kognitiv-intellektuellen und sprachlichen Defiziten und Verzögerungen der frühen motorischen Entwicklung aufweisen. Ihnen kommt aber insgesamt nur eine geringe prädiktive Valenz zu.

9.5 Frühwarnzeichen

In jüngster Zeit zentriert sich das Forschungsinteresse auf die Frage, ob sich möglichst lange Zeit vor dem eigentlichen Ausbruch der Psychose sog. *Frühwarnzeichen* herausarbeiten lassen, deren rechtzeitige Diagnose zu einer *Verkürzung* des der Psychose vorausgehenden Intervalls führen könnte. Durch eine Abkürzung der unbehandelten Periode (= DUP, Duration of Untreated Psychosis) erhofft man sich eine Verbesserung der Gesamtprognose.

Über die vor mehr als 10 Jahren gegründete International Early Psychosis Association (www.iepa.org.au) erfolgt ein intensiver Gedanken- und Forschungsaustausch mit dem Ziel, unser Wissen über Frühdiagnose und optimale Behandlungsmöglichkeiten zu erweitern (MC Gorry et al. 2008).

Die in Kapitel 9.2 dargestellte PSCL eignet sich als *prospektive Screeningmethode* zur Aufdeckung von Verhaltensauffälligkeiten die auf ein mögliches Schizophrenierisiko im Sinne von sog. *Frühwarnzeichen* hindeuten könnten. Prämorbide Störungen wurden in unserer Untersuchungsgruppe ca. 6 Monate bis zwei Jahre vor der Erstmanifestation diagnostisch eindeutig psychotischer Erkrankungsphasen beobachtet. Sie sind demnach als Frühwarnzeichen klinisch erst zu nehmen.

Zur Beurteilung der prädiktiven Validität prodromaler Symptome wurden bei Erwachsenen 2 Checklists entwickelt, die „Criteria for Prodromal States" (COPS) - Miller et al. (2003) und das „At-Risk Mental State" (ARMS) - Yung et al. (2005). In prospektiven Studien erwies sich zwar, dass etwa ein Drittel solcher Patienten, die nach therapeutischer Hilfe suchen und die COPS- bzw. ARMS- Kriterien erfüllen, eine Psychose, vorwiegend eine Schizophrenie entwickeln, dass die Ergebnisse allerdings nicht generalisierbar und nur mit Vorsicht zu behandeln sind Perkins (2009). Sie können deshalb nicht ohne weiteres auf die Allgemeinbevölkerung übertragen werden. Zudem bestehen Unsicherheiten bezüglich der diagnostischen Spezifität - ein Teil der Patienten entwickelte z.B. keine Schizophrenie-Spektrum-Störung sondern eine affektive Psychose. Ein Screening der Allgemeinbevölkerung kann nützlich sein, bleibt aber nach dem gegenwärtigen Stand der Prognosesicherheit aus ethischen Gründen wegen der dadurch hervorgerufenen Beunruhigung und potentiellen Stigmatisierung zumindest fragwürdig.

Interessant ist, dass *bereits bei High-Risk Probanden (ARMS)* durch PET- und fMRT-Untersuchungen während kognitiver Tests, welche Funktionen des Arbeitsgedächtnisses überprüfen (wie z.B. sog. N-back-tasks - vgl. Kap. 5.8), Beziehungen zwischen präfrontalen Aktivitätsminderungen einerseits und erhöhter striataler dopaminerger Aktivität andererseits beschrieben wurden (Fusar-Poli et al. 2010). Dadurch wird die Hypothese gestützt, dass sowohl schizophrenietypische kognitive Dysfunktionen als auch psychotische Symptome pathophysiologisch mit einer Störung dopaminerg vermittelter frontostriataler Interaktionen einhergehen (frontale Hypoaktivität und meso-striatale Hyperaktivität - vgl. auch Kap. 12.8), und dass diese Interaktionsstörungen bereits im Prodromalstadium nachweisbar sind, also dem Einsetzen der manifesten Psychose vorausgehen (s. Kap. 5.8).

Ob die modernen bildgebenden Verfahren im Bereich hirnstruktureller Aberrationen auch für die Früherkennung nutzbar gemacht werden können, hängt entscheidend von der Frage ab, ob solche Auffälligkeiten Ursache oder Folge der Erkrankung sind. Nach dem derzeitigen Kenntnisstand ist davon auszugehen, dass die Hirnanomalien überwiegend schon *vor Ausbruch der Erkrankung* in Form einer manifesten Psychose entstanden sind und nach dem Krankheitsausbruch mit progredienten Substanzverlusten in kortikalen und subkortikalen Hirnregionen einhergehen. So konnten Job et al. (2005) bei High Risk Probanden, die inzwischen eine schizophrene Psychose entwickelt hatten, bereits zwei Jahre vor Erkrankungsbeginn Reduzierungen der grauen

Substanz im linken Temporallappen und im rechten Cerebellum feststellen. Magnetresonanztomographische Befunde bei 60 Patienten mit einer kindlichen Schizophrenie (durchschnittliches Erkrankungsalter 14,5 Jahre) erbrachten eine Beziehung zwischen prämorbiden sprachlichen, motorischen, und psychosozialen Auffälligkeiten sowie der Schwere der psychopathologischen Symptomatik (SAPS, SANS; BPRS) einerseits und Volumenabnahme der grauen Substanz im frontalen, parietalen und temporalen Kortex andererseits (Sporn et al. 2003).

Prospektive magnetresonanztomographische Längsschnittstudien werden möglicherweise bei der Klärung der Frage behilflich sein, ob hirnstrukturelle Normabweichungen für die *Früherkennung* nutzbar sein werden. So zeigte sich in einer prospektiven Studie bei 70 schizophrenen Kindern, die jeweils im Alter von 7 bis 26 Jahren magnetresonanztomographisch untersucht worden waren, eine signifikante Abnahme der Hirnrindendichte, welche sich in der parietalen Hirnregion im Weiterverlauf normalisierte, in der präfrontalen und temporalen Region jedoch in etwa konstant blieb oder sich leicht verbesserte, wobei bemerkenswerterweise das Hirnrindenmuster der im Kindesalter erkrankten schizophrenen Patienten im Alter von 26 Jahren weitgehend den Rindenanomalien bei schizophrenen Erwachsenen entsprach Greenstein et al. (2006). Inzwischen gibt es Hinweise darauf, dass durch magnetresonanztomographische Untersuchungen eine frühe Differenzierung von Risikoprobanden (ARMS) in unterschiedlichen prodromalen Stadien möglich ist – der Übergang von prodromalen Zuständen in die schizophrene Psychose war mit Reduktionen der grauen Substanz in der perisylvischen, limbischen und perilimbischen Region sowie im anterioren Cingulum assoziiert (Koutsouleris et al. 2009), wobei offen bleiben muss, ob sich diese neuroanatomischen Veränderungen als mögliche Biomarker zur Früherkennung schizophrener Psychosen nutzen lassen.

Die klinische *Spezifizierung* von Frühsymptomen und Frühwarnzeichen vor Beginn einer Psychose ist jedoch nach wie vor problematisch. Gerade für Kinder und Jugendliche sind sie als eher unspezifisch anzusehen. Die geringe Spezifität und nur mäßige prognostische Valenz von Risikobedingungen und Frühwarnzeichen lassen eine verantwortbare Aussage über die Wahrscheinlichkeit einer psychotischen Erkrankung im Einzelfall keineswegs zu. Auch Malla (2008) und Warner (2001) kommen in ihrer kritischen Bewertung entsprechender Studien zu dem Schluss, dass wegen der *Unspezifität* der Symptome in der Prodromalperiode das Risiko, zu falsch-positiven Ergebnissen zu kommen, relativ hoch sei.

Auch Ruhrmann et al. (2009) kommen zu dem Schluss, dass die bisher vorliegenden Präventionsstudien letztlich noch keine abschließenden Aussagen zur Wirksamkeit präventiver Therapien zulassen. Die Übergangsraten von kognitiv-perzeptiven Basisstörungen (COPER, COGDIS) einerseits und von sog. Ultra-High-Risk-Kriterien andererseits in eine spätere manifeste Psychose schwanken je nach Studie und in Abhängigkeit von der Beobachtungsdauer. Zu den *Ultra-High-Risk (UHR-Kriterien)* gehören *attenuierte psychotische Symptome* wie Beziehungsideen, eigentümliche Sprech- und Denkweisen, ungewöhnliche Wahrnehmungserlebnisse, magisches Denken, paranoide und Beziehungsideen und *transiente psychotische Symptome* (Halluzinationen, Wahnideen, formale Denkstörungen und desorganisiertes Verhalten). Wenn genetische (homologe Belastungen bei Verwandten ersten Grades) und/oder andere (z.B. prä-/perinatale) Risikofaktoren vorliegen, erhöht sich die Wahrscheinlichkeit eines späteren Übergangs in eine Psychose (Yung et al. 2008).

Dies wurde bestätigt durch eine prospektive Longitudinalstudie über 2 ½ Jahre bei 291 erwachsenen Patienten, die mit dem SIPS-Interview untersucht worden waren (Structured Interview for Prodromal Symptoms) – Cannon et al. 2008. Dieses Interviewinstrument wurde von Miller et al. (2003) entwickelt zur Bewertung der prädiktiven Validität prodromaler Erscheinungen. Die SIPS-Kriterien ermöglichen die Beurteilung des Beginns und des Zeitpunkts einer Verschlechterung attenuierter psychotischer Symptome in den zurückliegenden 12 Monaten, beurteilt werden insbesondere das Auftreten folgender Kategorien:

- ungewöhnliche, bizarre Denkinhalte,
- Misstrauen/Paranoia,
- Wahrnehmungsanomalien,
- Größenideen und
- abnormes Kommunikationsverhalten.

Fünf Variablen erwiesen sich zur Beurteilung des Erkrankungsrisikos als besonders aussagekräftig:

- genetische Belastung in Kombination mit einer rezenten Verschlechterung des psychosozialen Funktionsniveaus,
- ungewöhnliche Denkinhalte,
- Misstrauen/Paranoia,
- stärkere psychosoziale Beeinträchtigungen und
- Drogenabusus.

Das Risiko des Überganges in eine schizophrene Psychose innerhalb des Beobachtungszeitraumes von 30 Monaten lag bei 35%. Beeinträchtigungen der sozialen Anpassung haben sich in unserer Untersuchung zur Frühentwicklung als typische prämorbide Auffälligkeiten erwiesen (Eggers und Bunk 2009); sie erwiesen sich in der Untersuchung von Cannon et al. (2008) als robuste Hinweiszeichen für einen drohenden Übergang in eine Psychose, wenn sie mit ausgeprägten attenuierten psychotischen Symptomen (APS), insbesondere mit ungewöhnlichen Denkinhalten und Misstrauen, kombiniert waren! Für sich alleine genommen und ohne weitere prodromale Phänomene, wie sie z.B. mit dem SIPS erfasst werden können, kommt ihnen jedoch nur eine geringe prognostische Valenz zu (Welham et al. 2009).

In einer retrospektiven Evaluation früher prodromaler Symptome bei 126 Patienten im Alter von durchschnittlich 30 Jahren, die an einer ersten schizophrenen Episode erkrankt waren, konnten Schultze-Lutter et al. (2010) bei der Mehrzahl der Patienten die vermutete Verlaufsentwicklung von unspezifischen Symptomen zu prädiktiven Basissymptomen (auf Selbstberichten basierende subtile, subklinische Denk-, Sprach- und Wahrnehmungsstörungen, die sich der Außenwahrnehmung entziehen) bestätigen, ebenso deren Weiterentwicklung zu attenuierten psychotischen Symptomen (APS) und schließlich zu vorübergehenden intermittierenden psychotischen Symptomen (u.a. Entfremdungserlebnisse, visuelle oder akustische Perzeptionsstörungen). Ein Drittel der Patienten berichtete allerdings über ein früheres, gleichzeitiges oder gar späteres Auftreten von Basissymptomen gegenüber attenuierten psychotischen Symptomen, wobei die Berichte über die erinnerten Vorläufersymptome vom Bildungsgrad der interviewten Patienten abhing – Patienten mit einer höheren Schulbildung berichteten über die erwartete Reihenfolge.

Aufgrund etwaiger vorliegender Risikofaktoren lässt sich ein Stufenschema psychoseferner und psychosenaher Risikostadien konzipieren, wie dies vom Kompetenznetzwerk „Schizophrenie" vorgeschlagen wurde (Ruhrmann et al. 2009) (s. Abb. 24).

Zur Vermeidung unerwünschter Nebenwirkungen und in Anbetracht bestehender diagnostischer Unsicherheiten bezüglich der prognostischen Valenz von Frühwarnzeichen und psychoseferner und psychosenaher Risikofaktoren ist es notwendig, sichere, nebenwirkungsarme und trotzdem effektive Therapien zu entwickeln, die einen Einsatz in frühen prodromalen Krankheitsphasen rechtfertigen (McCorry et al. 2009). So hat sich die kognitive Verhaltenstherapie bei Probanden mit einem erhöhten Psychoserisiko als sichere und wirksame Behandlungsmethode erwiesen (Bechdolf et al. 2007, Morrison et al. 2007). Weitere Vorteile dieses Vorgehens sind die gute Akzeptanz durch die Betroffenen sowie günstige Effekte auch bei sogenannten falsch positiven Probanden, die keine Psychose entwickeln. Dies gilt auch für eine nebenwirkungsfreie Therapie mit Omega-3-Fettsäuren, welche sich bei jugendlichen Risikoprobanden (erhöhtes familiäres Risiko plus Bestehen attenuierter psychotischer Symptome) als wirksam in Bezug auf eine Verminderung der Übergangswahrscheinlichkeit in eine schizophrene Erstepisode erwiesen hat (Amminger et al. 2007).

In Bezug auf die *Früherkennung* schizophrener Psychosen ist gerade bei Kindern, deren *Verhaltensrepertoire* als *pluripotent* anzusehen ist, äußerste Vorsicht und Zurückhaltung angebracht. Kinder, die eingangs beschriebene prodromale unspezifische Verhaltensauffälligkeiten zeigen, entwickeln nur sehr selten eine psychotische Erkrankung, und es wäre verheerend, diese Kinder alle als potentiell psychosegefährdet anzusehen und einem Screeningverfahren zu unterwerfen! Bislang bewegt man sich hier zwischen Skylla und Charybdis: zwischen möglichem jedoch ungesichertem Nutzen und unnötiger und ungerechtfertigter Verunsicherung von jungen Patienten und deren

Psychosefernes Risikostadium	**Psychosenahes Risikostadium**	**Frühe Psychose**
Basis-Symptome: 1 von 10 kognitiv-perzeptiven Basisstörungen (COPER) und/oder genetischer/perinataler Risikofaktor + Abfall des allgemeinen Funktionsniveaus	**Attenuierte Positivsymptome (APS)** und/oder **Transiente psychotische Symptome (BLIPS)**	**Übergangskriterium:** Persistenz von ≥ 1 psychotischen Symptom für mehr als eine Woche
Fokus auf kognitiv-behavioraler *Prävention*	Fokus auf pharmakologischer *Prävention*	Fokus auf *Behandlung*

Abb. 24 Psychosefernes und psychosenahes Risikostadium (mit freundlicher Genehmigung von Schattauer: Ruhrmann S, Schultze-Lutter F, Paruch J, Klosterkötter J. Prädiktion und Prävention psychischer Störungen am Beispiel der Psychosen. Die Psychiatrie 2009; 6:216)

Angehörigen. Sinnvoll ist eine behutsame und taktvolle Beobachtung solcher Kinder, bei denen der Verdacht auf Risiken einer psychotischen Erkrankung besteht, keineswegs aber therapeutische Schnellschüsse, vor allem nicht mit nebenwirkungsreichen Psychopharmaka. Dabei ist insbesondere zu berücksichtigen, dass wir so gut wie nichts wissen über die langfristigen Auswirkungen sowohl typischer als auch atypischer Neuroleptika auf das noch in Entwicklung befindliche kindliche und jugendliche Gehirn.

Trotz dieser Einschränkungen ist es jedoch angebracht, *möglichst frühzeitig Risikogruppen zu erfassen und in regelmäßigen Intervallen zu untersuchen* und ggf. nach dem sog. psychoedukativen Modell zu behandeln (familiäres Krisenmanagement, Stressbewältigung, Verbesserung der Coping-Strategien, rechtzeitiges Erkennen von Frühwarnzeichen). Multiprofessionelle, familienorientierte, ambulante Interventionsprogramme haben sich dabei als vielversprechend für Jugendliche mit erhöhtem Psychoserisiko erwiesen (Granö et al. 2009).

Bei komplexen pluriphänomenalen Krankheitsverläufen sind Langzeitstudien zur Abschätzung prämorbider und interkurrenter Risikofaktoren trotz methodologischer Schwierigkeiten und Schwächen durch retrospektiv erhobene und von daher unsichere Daten nach wie vor angebracht. Die biologische und psychosoziale Entwicklung im Kindes- und Jugendalter ist prägend für spätere Risiken der psychischen Gesundheit und muss bestens gefördert werden. Im Hinblick aber auf schwere und sigmatisierende Erkrankungen wie die schizophrenen Psychosen ist zum Personenschutz eines jungen Patienten mit Entwicklungsstörungen bei prognostischen Überlegungen äußerste Vorsicht geboten. Die Aussagekraft wissenschaftlicher Ergebnisse für einen Beweis der Kausalität von speziellen Entwicklungsstörungen vor Manifestation der Psychose ist noch zu schwach. Deshalb sind wir mit Jones und Tarrant (1999) der Ansicht, dass die fehlende Spezifität von Vorläufersymptomen und Entwicklungsabweichungen und die Überschneidungen mit anderen Krankheitsrisiken „bis heute keine praktikable Früherkennung einer zukünftigen Erkrankung auf individueller Ebene“ erlauben. Auch Isohanni et al. (2000) kommen aufgrund ihrer prospektiven Langzeitstudie an einer Geburtskohorte von insgesamt 12.058 Lebendgeburten zu dem Ergebnis, dass keines der von ihnen beschriebenen prämorbiden Symptome und Risikofaktoren sich als spezifisch für die spätere Entwicklung einer schizophrenen Psychose erwiesen hat und irgendwie geeignet wäre, das Risiko für eine Schizophrenie in der Allgemeinbevölkerung vorauszusagen.

Kinder, die sich in ihrem Verhalten ohne hinreichenden Grund verändern, sollten jedoch dem Kinder- und Jugendpsychiater vorgestellt werden, nach dem Motto: „lieber einmal zu viel als einmal zu wenig“. Wenn Verhaltensauffälligkeiten wie Kontaktstörungen, Neigung zu sozialem Rückzug, ungewöhnliche Denkinhalte, starke Ängstlichkeit, ungewöhnliches Misstrauen, abnorme Gedankeninhalte, ausgeprägte Konzentrations- und Aufmerksamkeitsstörungen und unerklärliches, grundloses aggressives Verhalten vorliegen, sollten die Betroffenen besonders sorgfältig, regelmäßig und behutsam nachuntersucht und weiterbetreut werden, ohne sie vorzeitig zu stigmatisieren und zu beunruhigen.

10 Mortalität

Patienten, die an einer schizophrenen Psychose leiden, haben eine deutlich reduzierte Lebenserwartung, eine finnische Studie ergab eine Verkürzung um mehr als 20% gegenüber der Allgemeinbevölkerung (Tiihonen et al. 2009). Durch Bestimmung der standardisierten Mortalitätsrate (SMR) lassen sich belastbare Zahlen gewinnen, sie wird ermittelt durch einen Vergleich der beobachteten Mortalitätsrate in einer bestimmten Patientengruppe (z.B. Schizophrenie) mit der alters- und geschlechtsspezifischen Mortalitätserwartung einer Standardpopulation. So würde eine standardisierte Mortalitätsrate von 2,0 bedeuten, dass schizophrene Patienten ein im Vergleich zur Allgemeinbevölkerung doppelt so hohes Sterbensrisiko haben als die Durchschnittsbevölkerung. Verschiedene Metaanalysen ergaben SMRs von 1,51 bzw. 1,57 für schizophrene Patienten (Brown 1997, Harris und Barraclough 1998). Saha et al. (2007) berichten in ihrer Metaanalyse von 37 Studien aus 35 Ländern über einen linearen Anstieg des Mortalitätsrisikos bei schizophrenen Patienten in den letzten 26 Jahren und fanden eine Erhöhung der Sterblichkeitsquote von 2,5 gegenüber der Allgemeinbevölkerung.

Die Reduzierung der Lebenserwartung bei Schizophrenen ist durch mehrere Faktoren bedingt. In ca. 60–70% sind es natürliche Todesursachen, welche die Lebenserwartung bei schizophrenen Patienten um etwa 10 Jahre verkürzen. Insbesondere sind hierfür Herz- und Kreislauf-Erkrankungen verantwortlich zu machen, welche wiederum durch Faktoren wie Adipositas, Rauchen, arterielle Hypertension, Hyperglykämie (Diabetes) und Hyperlipidämie bedingt sind. Die zuletzt genannten Faktoren werden unter dem unpräzisen Begriff des „metabolischen Syndroms" zusammengefasst, welches bei schizophrenen Patienten gegenüber der Allgemeinbevölkerung in der gleichen Altersgruppe um das 2–3fache erhöht ist (De Hert et al. 2009).

Einen Überblick über die Prävalenz und das relative Risiko kardiovaskulärer Faktoren gibt Tabelle 70.

Tab. 70 Prävalenz und relatives Risiko (RR) kardiovaskulärer Erkrankungen bei Schizophrenie (aus de Hert et al. 2009)

Risikofaktoren	Schizophrenie
Adipositas	45–55 (1,5–2)
Rauchen	50–80 (2–3)
Diabetes	10–15 (2)
Hochdruck	19–58 (2–3)
Dyslipidämie	25–69 (≤5)
Metabolisches Syndrom	37–63 (2–3)

Für das erhöhte Vorkommen kardiovaskulärer Erkrankungen sind mehrere Gründe verantwortlich zu machen, wie Gleichgültigkeit gegenüber gesundheitlichen Erfordernissen und krankheitsbedingten Einschränkungen v.a. bei chronisch Erkrankten mit vorherrschender Negativsymptomatik, ungesunde Ernährung, Bewegungsmangel und verbreiteter Nikotinabusus. Der Anteil von Rauchern ist bei schizophrenen Patienten gegenüber der Allgemeinbevölkerung mehr als doppelt so hoch (Fleischhacker et al. 2008). Das ist auch die Ursache für das erhöhte Vorkommen von pulmonalen Erkrankungen (u.a. Lungenkrebs).

Neben den genannten Erkrankungen haben Schizophrene erhöhte Prävalenzen für HIV-Infektionen und Hepatitis (Folge von Drogenabusus), Osteoporose, verminderte Schmerzempfindlichkeit, sexuelle Dysfunktionen (Übersicht bei Leucht et al. 2007). Mit Ausnahme des Lungenkrebses ist die Inzidenz von Krebserkrankungen eher niedrig (Catts et al. 2008).

Wie in Kapitel 8.3.2 (Stichprobenumfang, experimentelle Mortalität) beschrieben, sind zwischen der ersten und zweiten Nachuntersuchung 7 Patienten verstorben. Ein Überblick über Todesursachen und Todesalter gibt Tabelle 71.

Für den Anstieg der Mortalitätsraten in den letzten 2–3 Jahrzehnten werden von zahlreichen Autoren die erhöhte Verschreibung von Antipsychotika der 2. Generation (sog. Atypika) verantwortlich gemacht, da sie häufig mit einer starken Gewichtszunahme einhergehen (s. Kap. 13.2.6). Dies trifft insbesondere für *Olanzapin*, *Clozapin*, *Risperidon und Quetiapin* zu. Neuere Studien deuten darauf hin, dass Kinder und Jugendliche, die neuroleptisch behandelt werden, ein höheres Risiko für Gewichtszunahme und metabolische Effekte aufweisen (Correll 2008, Kumra et al. 2008).

Jedoch sind die Ergebnisse durchaus widersprüchlich. So fanden Ray et al. (2009) in ihrer Studie an 44.000 Patienten mit einer Monotherapie mit typischen Neuroleptika und 46.000 Patienten mit ebenfalls monotherapeutisch verordneten Atypika gleichermaßen ein *dosisabhängig erhöhtes Risiko* für plötzlichen Herztod, unabhängig von der Einnahme typischer oder atypischer Neuroleptika. Dagegen berichten Tiihonen et al. (2009) aufgrund ihrer Untersuchung an 30.803 Männern und 36.078 Frauen, dass eine Langzeitbehandlung mit Neuroleptika im Vergleich zu unbehandelten Patienten mit einer geringeren Sterblichkeitsrate einhergeht. Eine Behandlung mit *Quetiapin* war mit dem höchsten Risiko, eine *Clozapin*-Therapie dagegen mit dem geringsten Mortalitätsrisiko verknüpft, ein Befund, den die Autoren mit der besonders sorgfältigen Überwachung von Clozapin-Patienten und mit deren vermindertem Suizidrisiko

Tab. 71 Todesursachen bei 7 im Zeitraum zwischen erster und zweiter Katamnese verstorbenen Patienten

Pat/ Geschlecht	Erkrankungs-alter	Sterbe-alter	Todesursache	Diagnose
1 w	10 J	42 J	Unglücksfall (Strangulation bei Fixierung i.R. eines katatonen Erregungszustandes)	katatoner Subtyp F20.2 schweres Residuum F20.5
2 w	11 J	29 J	Unglücksfall (Zimmerbrand)	schizoaffektive Störung F25.20 schizophrenes Residuum F20.5
3 w	12 J	46 J	Bronchopneumonie mit Sepsis u. Atem- u. Kreislaufinsuffizienz	paranoider Subtyp F20.0 schizophrenes Residuum F20.5
4 w	12 J	75 J	Pneumonie	desorganisierter Untertyp F20.1 schizophrenes Residuum F20.5
5 w	12 J	60 J	Herzversagen	paranoider Subtyp F20.0 schizophrenes Residuum F20.5
6 w	12 J	56 J	Zustd. n. schwerem Schädel-Hirn-Trauma mit Tetraspastik, hirnorg. Psychosyndrom, Status epilepticus, hypoxäm. Hirnschädigung. Osteomyelitis, Porphyrie, Multiorganversagen	paranoider Subtyp F20.0 schizophrenes Residuum F20.5
7 m	13 J	44 J	wahrsch. Suizid	paranoider Subtyp F20.20 schizophrenes Residuum F20.5

erklären. Im Übrigen beobachteten die Autoren keine Abnahme der Lebenserwartung der von ihnen untersuchten Patienten im Zeitraum zwischen 1996 und 2006. Interessanterweise war der Unterschied in Bezug auf die Lebenserwartung zwischen schizophrenen Patienten und Allgemeinbevölkerung im Alter von 20 Jahren größer (durchschnittlich 25 Jahre) als bei 40-jährigen Patienten (durchschnittlich 18 Jahre), was auf ein erhöhtes Suizidrisiko bei jüngeren Patienten hinweisen dürfte.

In Bezug auf unterschiedliche psychiatrische Erkrankungen ist das *Suizidrisiko* bei Patienten mit schizophrenen sowie mit bipolaren und unipolaren affektiven Störungen am höchsten. Dies ergab eine schwedische prospektive Verlaufsstudie an einer Kohorte von 39.685 Patienten, die wegen eines Suizidversuchs in einem Zeitraum zwischen 1973 und 1982 stationär behandelt worden waren – die Verlaufsbeobachtung erstreckte sich auf Perioden zwischen 21 und 31 Jahren (Tidemalm et al. 2008). Bakst et al. (2010) haben das Suizidrisiko bei 529 ersthospitalisierten schizophrenen Patienten im Alter zwischen 15 und 60 Jahren in einer Verlaufsstudie 6, 24 und 48 Monate nach der stationären Behandlung untersucht und folgende Risikofaktoren für Suizidabsichten und Suizidversuche eruiert (in absteigender Reihenfolge):

- vorausgegangene Suizidgedanken und -versuche
- Schweregrad depressiver Symptome (Hamilton-Skala)
- Drogenabusus
- inhaltliche und formale Denkstörungen
- jüngeres Alter (< 28 Jahre)

Vor der stationären Aufnahme hatten 28% und während der 48-monatigen Verlaufsbeobachtung 13,6% der Patienten Suizidversuche unternommen. – Auch andere Studien haben bei jüngeren Patienten ein erhöhtes Suizidrisiko gefunden (Addington et al. 2004, Verdoux et al. 2001). Die ausgeprägteren suizidalen Tendenzen bei jüngeren Patienten werden mit einem verstärkten Drogenabusus in dieser Altersgruppe in Verbindung gebracht.

In ihrer groß angelegten Metaanalyse zur Mortalität bei Schizophrenie stellten Saha et al. (2007) fest, dass der *Suizid* mit 12.86 das höchste SMR aufwies, d.h. dass das Suizidrisiko bei Schizophrenen gegenüber der Allgemeinbevölkerung um das 12-fache erhöht ist! Als *Hauptrisikofaktoren* für einen Suizid identifizieren Hawton et al. (2005) in ihrer Metaanalyse an 29 prospektiven und retrospektiven Kohorten- und Fallkontrollstudien affektive Symptome und Syndrome im Rahmen einer schizophrenen Erkrankung, Suizidgedanken und -versuche, agitiertes und ruheloses Verhalten, Einsicht in die Tatsache einer krankheitsbedingten Beeinträchtigung kognitiver Fähigkeiten, Alkohol- und Drogenmissbrauch, rezente Verlusterlebnisse und mangelnde Behandlungscompliance.

In ihrer Chestnut-Lodge-Verlaufsstudie an insgesamt 322 Patienten mit einer Schizophrenie-Spektrum-Störung (darunter 187 schizophrene und 87 schizoaffektive Psychosen), die durchschnittliche Verlaufsdauer lag bei 19 Jahren, beobachteten Fenton et al. (1997) bei 40% der Patienten Suizidgedanken, 23% berichteten über Suizidversuche und 6,4% starben in Folge eines erfolgreichen Suizids. Patienten mit einer paranoiden Unterform hatten das größte Suizidrisiko (12%). Patienten, die erfolgreich Suizid begingen, wiesen einen signifikant niedrigeren Schweregrad negativer Symptome bei der Krankenhausaufnahme auf als Patienten ohne suizidale Tendenzen. Patienten mit einem residualen Syndrom hatten ein erniedrigtes Suizidrisiko (1,5%), ebenso solche mit einem hebephrenen Untertyp. Enttäuschungen über eigenes Versagen bzw. Diskrepanzen zwischen Idealvorstellungen und realistischen Möglichkeiten, dysphorische Zustände, Stress, Einsamkeit und die Einsicht über abnehmende Leistungsfähigkeit und entsprechende Gefühle von Hoffnungslosigkeit, Verzweiflung und herabgesetztem Selbstvertrauen waren mit suizidalem Verhalten verknüpft.

Das *Suizidrisiko* ist bei schizophrenen Patienten in allen Altersstufen etwa gleich groß (s. Tab. 72–74).

Aus den Tabellen ist ersichtlich, dass die Anzahl der Suizidhandlungen (Suizidversuche + erfolgreiche Suizide) bei schizophrenen Patienten aller Altersstufen bei etwa 25% liegt. Die Rate an erfolgreichen Suiziden liegt im Langzeitverlauf zwischen 5 und 10% (Bleuler 1972, Eggers 1974, Fenton et al. 1997, Huber et al. 1979).

Tab. 72 Todesgedanken, Suizidideen und Suizidhandlungen bei 57 schizophrenen Kindern im Alter zwischen 7 und 14 Jahren (Längsschnitt-Studie), durchschnittl. Kat.frist 15 Jahre

Todesgedanken	14 Patienten	(25%)
Suizidabsichten	9 Patienten	(15%)
Suizidversuche	11 Patienten	(20%)
Suizide	3 Patienten	(5%)
Summe	**37 Patienten**	**(65%)**

Tab. 73 Todesgedanken, Suizidideen und Suizidversuche bei 64 schizophrenen Jugendlichen im Alter zwischen 13 und 18 Jahren (Querschnitt-Studie)

Todesgedanken	14 Patienten	(22%)
Suizidgedanken	9 Patienten	(14%)
Suizidversuche	18 Patienten	(28%)
Summe	**41 Patienten**	**(64%)**

Tab. 74 Suizidrate bei Schizophrenen (Langzeitstudien)

Autor	Pat.-Zahl	%
Bleuler 1972	208	4,5%
Eggers 1973	57	5,4%
Fenton et al. 1997	187	6,4%
Huber et al. 1979	758	4,3%

Die aufgrund von Querschnittsbeobachtungen gewonnene Ansicht, dass Suizidhandlungen vorwiegend zu Erkrankungsbeginn unternommen werden, muss aufgrund unserer Langzeituntersuchungen relativiert werden: Die drei geglückten Selbstmorde (57 Patienten der 1. Katamnese-Studie) ereigneten sich erst 6, 13 und 14 Jahre nach Ausbruch der Psychose im Kindesalter. Alle drei Patienten waren weiblich. Sie suizidierten sich im Alter von 19, 21 und 22 Jahren, jeweils nach dem 3., 4. und 7. schizophrenen Schub. In einem Fall blieb die gewählte Todesart unbekannt, das Mädchen wurde tot aufgefunden. Eine Patientin legte sich vor einen D-Zug, die dritte strangulierte sich. Alle drei Mädchen litten bereits früh, vor Ausbruch der schizophrenen Psychose – die jüngste Patientin bereits mit 8 Jahren – an depressiven Verstimmungen. Im späteren Ablauf der Psychose, die jeweils zu leichten bis sehr schweren Persönlichkeitsveränderungen geführt hatte, hatten sie wiederholt Suizidabsichten geäußert oder Suizidversuche unternommen (Sturz vom Balkon, Strangulationsversuche, Giftpilze). Die Todesgedanken durchzogen *leitmotivartig* die ansonsten an schizophrenen Inhalten äußerst reichen und eindrucksvollen Psychosen. Dies sei am Beispiel eines bei Erkrankungsbeginn 8-jährigen Mädchens erläutert.

Das prämorbid stille, scheue, zurückhaltende und wenig zärtliche Mädchen, das sich leicht zurückgesetzt fühlte, unter Minderwertigkeitsgefühlen litt und eine mäßige Schülerin war, erkrankte 8-jährig an einer mehrere Wochen lang anhaltenden depressiven Phase, die durch den Tod einer Freundin ausgelöst worden war. Es war still, „ganz depressiv", zog sich zurück, sprach kaum noch, verweigerte die Nahrung, schlief sehr schlecht, grübelte viel und war „ganz anders". Immer wieder äußerte es Todesgedanken: „ach, wenn ich doch gestorben wäre, das wäre doch viel besser". Nach Ablauf dieser Phase erschien das Kind wie früher.

Nach einem 6-jährigen erscheinungsfreien Intervall setzte im Alter von 14 Jahren der erste Schub einer schizophrenen Prozesspsychose ein, der 3 Monate lang anhielt und leichte aber deutliche Defektzeichen hinterließ. 3 Jahre später kam es zum zweiten schizophrenen Schub, in dessen Verlauf die Patientin unter dem Einfluss imperativer akustischer Halluzinationen mehrere Suizidversuche unternahm (Strangulation, Trinken von Salzsäure). Ein Jahr später, im Alter von 18 Jahren, setzte der dritte schizophrene Schub ein, der zu einer starken Persönlichkeitsveränderung und nicht mehr zur Remission führte. Die Patientin musste wegen stetiger Suizidversuche und Suizidimpulse mit teilweise erheblichen Selbstbeschädigungen dauernd beaufsichtigt werden. In den letzten Tagen vor dem Suizid wirkte sie jedoch auffallend ruhig, ausgeglichen und luzide. Am Abend vor dem Selbstmord fragte sie nach dem Tod ihrer Freundin, der 14 Jahre zuvor die depressive Phase bei ihr ausgelöst hatte. An diesem Abend nahm sie gegen ihre übliche Gewohnheit keine Schlafmittel und hatte im Gegensatz zu sonst in dieser Nacht gut geschlafen. Auch am Morgen verhielt sie sich völlig unauffällig, hatte ihr Bett gemacht, den Tisch gedeckt und erschien auffallend ruhig. Während die Eltern noch am Tisch saßen, ging sie fort und warf sich vor den morgendlichen D-Zug Hamburg-Basel. Nach ihrem Tod wurden folgende Tagebuchnotizen der Patientin gefunden: *„Mir ist, als könnte ich meine Gedanken nicht mehr zusammenhalten, als wollte der Wahnsinn mich erreichen, wie ist mir bang"; und „sehnsüchtig gehen meine Blicke zum Mond, er scheint so hell, aber auch er vermag mir keinen Trost zu übersenden".*

Das Todes-Thema klang in dieser Psychose bemerkenswert früh, im Alter von 8 Jahren, im Rahmen einer depressiven Phase an, deren Symptomatik sich in nichts von derjenigen einer typischen depressiven Phase eines Erwachsenen unterschied. Die Thematik setzte sich dann immer stärker und bedrängender in der 6 Jahre später einsetzenden schizophrenen Prozesspsychose fort, die im Alter von 21 Jahren mit dem Selbstmord endete. Der Suizid erfolgte in einer Phase anscheinend ruhiger Gelassenheit und Luzidität und wirkte geplant. Wie auch die Tagebuchnotizen der Patientin vermuten lassen, stand sie zu diesem Zeitpunkt unter einem erheblichen Leidensdruck und schien zumindest ein Gefühl des Bedrohtseins bzw. der „tödlichen Gefährdung" (Battegay 1970) des eigenen Selbst durch den psychotischen Prozess zu haben.

Suizidversuche wurden bei den 11 Patienten (20%) der ersten Katamnesestudie (s. Tab. 72) bis zu 20 Jahre nach Erkrankungsbeginn beobachtet. Die durchschnittliche Latenzzeit zwischen Psychosebeginn und Suizidversuch betrug bei ihnen 8,4 Jahre. Nur zwei der 11 Patienten unternahmen ihren ersten Suizidversuch unmittelbar nach Psychosebeginn. Die überwiegende Mehrzeit von 18 jugendlichen schizophrenen Patienten der jugendpsychiatrischen Abteilung des ev. Krankenhauses Essen-Werden, die im Alter zwischen 13 und 18 Jahren im Zeitraum von 1973 bis 1980 stationär behandelt worden waren, unternahmen dagegen erste Suizidversuche schon im ersten Krankheitsjahr (s. Tab. 75).

Der Unterschied zwischen der COS-Gruppe und den Adoleszenten ist möglicherweise altersbedingt, jugendliche schizophrene Suizidanten verhalten sich in dieser Hinsicht wie erwachsene Schizophrene, bei denen Suizidhandlungen vorwiegend in frühen Krankheitsstadien beschrieben werden.

Tab. 75 Zeitpunkt des 1. Suizidversuchs (18 Pat. des ev. Krankenhauses E-Werden)

Zeitpunkt	Pat.	%
Im 1. Krankheitsjahr	12	67%
Im 2. Krankheitsjahr	3	17%
Im 3. Krankheitsjahr	1	5%
Im 4. Krankheitsjahr	2	11%
Summe	**18**	**100%**

Das *hohe Suizidrisiko* schizophrener Psychosen des Kindes- und Jugendalters wird nicht nur durch die genannten Zahlen sondern auch durch die große Zahl an wiederholten Suizidversuchen belegt: Die *14 Patienten* mit *aktiven Suizidhandlungen* der ersten Katamnesestudie (s. Tab. 72) unternahmen jeweils bis zu 15 Suizidversuche in einem Zeitraum von durchschnittlich 15 Jahren nach Erkrankungsbeginn. 1 Patient der zweiten Katamnesestudie verstarb 31 Jahre nach Ausbruch seiner Psychose im Alter von 13 Jahren an einem fraglichen Suizid im Alter von 44 Jahren, nach einem vorausgegangenem Suizidversuch im Alter von 40 Jahren (Öffnen der Pulsadern). Ein Patient unternahm zwei Suizidversuche im Alter von 37 und 54 Jahren, jeweils 27 und 44 Jahre nach Beginn seiner Psychose im Alter von 10 Jahren. Ähnlich wie dies bei erwachsenen Schizophrenen der Fall ist, überwogen bei den Selbstmordhandlungen symptomatologisch die paranoid-halluzinatorischen Verlaufsformen!

Bei den meisten Suizidversuchen handelte es sich um „missglückte" Unternehmungen, deren Gelingen nur durch rechtzeitiges Eingreifen durch Pflegepersonal oder Familienangehörige verhindert werden konnte. Die ganz überwiegende Mehrzahl (80%) der im Kindesalter erkrankten Patienten wählte *aktive Methoden* (Strangulation, Aufschneiden der Pulsadern, Sturz aus großer Höhe, vor den Zug werfen und Sprung ins Wasser).

Bei den 14 Patienten der 1. Katamnesestudie mit wiederholten Suizidversuchen bzw. mit entgültigem Suizid (s. Tab. 72) bestanden Zusammenhänge zwischen aktiven Suizidhandlungen und primärcharakterlichen Wesenseigentümlichkeiten: Bei den Patienten mit Suizidhandlungen überwogen die prämorbid auffälligen Charaktere gegenüber prämorbid syntonen Persönlichkeiten signifikant auf dem 0,01% Niveau ($X^2 = 14,6$; $p < 0.001$). Prämorbid schizoide, kontaktschwache und überempfindliche Kinder sind im Rahmen schizophrener Psychosen *suizidgefährdeter* bzw. prädisponieren eher zu autoaggressiven Akten als solche, die prämobid unauffällig sind.

Todesgedanken in Form von Ängsten und/oder Überzeugungen sterben zu müssen wurden von 14 (25%) der 57 Patienten der 1. Katamnesestudie geäußert und zwar jeweils zu Beginn der Psychose. Sie glaubten sterben zu müssen und fürchteten sich vor dem Tod, ließen aber *nie Todeswünsche oder Sterbenssehnsucht* erkennen. Dies war jedoch bei den 23 Patienten der Fall, die Suizidabsichten geäußert und aktive Suizidhandlungen begangen hatten (s. Tab. 72). 8 der 14 Kinder mit Todesgedanken hatten genauere Vorstellungen darüber, wie bzw. woran sie sterben würden (z.B. Gehirnschlag, Erstickungstod, Ermordung). Ein 14-jähriger Junge halluzinierte ein Bild an der Zimmerdecke, von wo aus Benzin auf ihn gegossen würde, mit dem er angesteckt und wie eine Fackel lebendig verbrannt würde. Die übrigen 6 Patienten mit wahnhaften Todesgedanken hatten keine genauen Angaben über die von ihnen befürchtete Todesart gemacht, litten aber ebenfalls unter starken Angstgefühlen. Ein 12-jähriges Mädchen schloss sich mit der Bibel ein mit der Begründung, dass es nun sterben müsse. Alle 14 Patienten mit Todesgedanken waren zum Zeitpunkt ihrer Todesäußerung unter 14 Jahre, der Jüngste 9 Jahre alt. Sie standen alle am *Beginn* ihrer Erkrankung.

9 der 57 Patienten der 1. Katamnesestudie äußerten *sowohl Suizidgedanken als auch Suizidabsichten*, ohne jeweils einen Suizidversuch zu unternehmen. Im Gegensatz zu den eben erwähnten ängstlich-wahnhaften Todesgedanken ohne Verknüpfung mit Selbsttötungsabsichten wurden Selbstmorddrohungen und -absichten auch im späteren Verlauf der schizophrenen Psychose, bis zu 20 Jahre nach Erkrankungsbeginn, oft zum wiederholten und teilweise auch zum ersten Mal geäußert. 2 Patienten drohten nur zu Beginn ihrer Psychose im Alter von 11 bzw. 12 Jahren mit Selbstmord, während die übrigen 7 Patienten auch später Suizidabsichten hegten. 2 Patientinnen äußerten erstmalig im 7. (Alter: 21 Jahre) bzw. im 8. Schub (Alter: 32 Jahre) der schizophrenen Psychose Suizidgedanken unter Einfluss imperativer akustischer Halluzinationen bzw. in einem akut-psychotischen, erregt-verworrenen Zustand. Nur eine der beiden Patientinnen hatte zu Beginn der Erkrankung Todesgedanken gehabt.

Sechs der 9 Patienten hatten bei Ausbruch der Psychose im Alter zwischen 11 und 13 Jahren auch unter wahnhaften Todesvorstellungen gelitten bzw. glaubten, sterben zu müssen. Ein 12-jähriger Junge, der familiär hochgradig mit Suiziden belastet war und an einer malignen, progredienten Prozesspsychose erkrankte, befahl beispielsweise seinem Bruder: *„Nimm das Messer und schneide mir den Hals durch"* und sagte: *„das beste wäre, wenn sie mich totmachen würden"*. Später hat er häufig rezidivierende schizophrene Schübe durchgemacht mit gefährlichen und bizarren Selbstbeschädigungen und häufig geäußerten Suizidabsichten, ohne jedoch bislang einen ernsthaften Suizidversuch unternommen zu haben.

Die Tatsache, dass 65% der 57 Patienten der 1. Katamnesestudie unter quälenden Todesvorstellungen und Sterbensangst litten sowie Selbstmordabsichten geäußert oder immer wieder aktive Suizidhandlungen unternommen hatten, zeigt, welche Bedeutung die Auseinandersetzung mit dem Todesthema bei kindlichen Psychosen hat! Dahinter steckt aber auch die Beschäftigung mit dem Einbruch in das persönliche Leben durch die Psychose.

Bemerkenswert früh, bereits im Alter von 8 und 9 Jahren, beschäftigten sich die schizophrenen Kinder mit dem Tod bzw. äußerten Sterbenswünsche. Schon im 11. Lebensjahr wurden Suizidversuche unternommen. Entsprechend den Untersuchungen von E. Stern (1957) besitzen bereits 6–7-jährige Kinder Vorstellungen vom Tod, die denen der Erwachsenen ähneln, durch deren Erziehung sie beeinflusst sind. Vorher zeigt das Kind im Allgemeinen noch keine affektiven Reaktionen gegenüber dem Tod, seine Vorstellungen vom Tod sind äußerlich, undifferenziert und dinghaft, was sich nicht bewegt, wird als tot angesehen. Todesangst wird bei Kindern in der Regel erst vom 8. Lebensjahr ab beobachtet, so wie es bei unseren Patienten auch der Fall war. Es scheint aber so, dass der Tod als solcher in seiner Bedeutung vom Kind in dieser Altersstufe noch nicht unbedingt verstanden wird. So fürchtete sich ein 9-jähriges psychotisches Mädchen mit Sterbensangst weniger vor dem Sterben selbst als vor der Vorstellung, im Grabe zu liegen. Nicht der Tod selbst in seiner Fremdheit bzw. Unvertrautheit und Endgültigkeit wird als bedrohlich empfunden.

Es sind eher die Begleitumstände des Abgeschlossen- und Getrenntseins die ängstigen, worin sich ebenfalls eine mehr äußerliche Betrachtungsweise des Todes durch das Kind offenbart.

Deutungsversuche

Das Verhältnis schizophrener Patienten zum Tod ist so erregend wie die Krankheit selbst, an der sie leiden. Eine verstehenspsychologische Deutung der Einstellung Schizophrener zum Tod ist außerordentlich schwierig. Das Todesproblem wird schon vom Gesunden in jeweils höchst unterschiedlicher Weise reflektiert.

In einem Vortrag an der Heidelberger Universität im Jahre 1972 stellte Gadamer die Frage:

> *„Weiß das Kind sein Wissen? Weiß irgendjemand von uns was er weiß, wenn er weiß, dass er sterben muss? Ist unser Fragen nach dem Tod nicht immer und notwendig ein Verdecken dessen, was man weiß, ein Verdecken von etwas undenkbarem, dem Nicht-Sein?“ (Gadamer 1972).*

Die Beschäftigung mit dem Thema des Sterbens beim inzwischen erwachsen gewordenen Schizophrenen gerade auch beim sog. „Defekt-Schizophrenen“ kann vielleicht als ein Nicht-Verdecken-Können der Todesproblematik verstanden werden, d.h. als eine Unfähigkeit der Schizophrenen auszuweichen und zu verschleiern. Denn der Schizophrene zeigt auch sonst wenig Geschick im taktischen Manövrieren sowohl im Denken als auch im Handeln. Es gibt auch andere sehr eindrucksvolle und oft ergreifende Hinweise dafür, dass der schizophrene Patient das agile und gleichfalls naheliegende Taktieren des „Common sense“ und das verdeckende Ausweichen des Gesunden nicht mehr beherrscht.

Die Suizidneigung schizophrener Kinder hat sicher noch andere Gründe, sie ist gleichfalls vieldeutig. Sie kann, soweit sie irgendwie einfühlbar ist, Ausdruck introjizierter Aggressivität im Rahmen depressiver Verstimmungszustände sein. Bei einigen sonst heteroaggressiven Schizophrenen dürfte sicher auch der Umschlag von Heteroaggressivität in Autoaggressivität eine Rolle gespielt haben. Einige Suizidhandlungen schienen Folge raptusartiger sinnloser Impulshandlungen zu sein, entsprangen offenbar mannigfaltigen Wahnbildungen oder entstanden unter Einfluss imperativer Halluzinationen und unmotivierter Ängste. Einige Patienten, wie das oben beschriebene Mädchen, standen unter einem quälenden Leidensdruck mit unbeschreiblichen Vernichtungs- und Bedrohtheitsgefühlen, die zum Selbstmordentschluss beigetragen haben dürften.

Auch Patienten mit einem postpsychotischen Residualsyndrom unternahmen aktive Suizidhandlungen. Zu einer Abstumpfung oder Gleichgültigkeit gegenüber der Erkrankung war es bei ihnen nicht gekommen. Ihre Äußerungen zeugten im Gegenteil von tiefer Leidensfähigkeit und zumindest zeitweise auch von Krankheitseinsicht. Sie beklagten die von ihnen registrierte Denkschwäche oder die Unfähigkeit, nicht mehr leistungsfähig zu sein oder sich nicht mehr freuen zu können. Das Leben sei deshalb sinnlos und sie seien es nicht mehr wert zu leben. Sie haben dafür ihre eigenen Worte wie: Sie fühlten sich *„innerlich ganz verbrannt“* oder *„innerlich ganz steif“*. Ein Patient sagte bei der Nachuntersuchung im Alter von 29 Jahren: *„früher bin ich ge-*

mütsempfindend gewesen, jetzt bin ich schon so ausgegloist"; ein anderer *„es ist in mir alles so leer, so schwarz. Mein Ich ist anders geworden. Ich habe keine Lust mehr zu leben"*. Ein weiterer Patient drückte die von ihm empfundene Leistungsminderung so aus: *Sein Gehirn sei wie eine „Streichholzdose"* geworden.

„Nur solange es noch das Dunkel des gelebten Augenblicks gibt, haben wir Zukunft und werden von der Hoffnung bestimmt", so hat es der Tübinger Philosoph Walter Schulz in seiner Gedenkrede auf Ernst Bloch formuliert. Dem Schizophrenen aber erscheint sowohl das Gegenwärtige als auch das Zukünftige dunkel, ohne Hoffnung. Der Selbstmord mag diesen Patienten als der einzig mögliche Ausweg erscheinen, um dem Gefühl des drohenden Zerfalls durch den psychotischen Prozess zu entgehen. Das Suizidrisiko ist jedenfalls erheblich und Suizidabsichten, die im Rahmen einer schizophrenen Psychose geäußert werden, müssen sehr ernst genommen werden.

11 Straftaten

7 der 57 Patienten der ersten Katamnesestudie (12,3%) begingen zu Beginn oder im Verlauf ihrer Psychose Straftaten. Es handelte sich um 2 Mädchen und 5 Jungen. Bei einem Patienten, der im 13. Lebensjahr erkrankte, bestanden sie in zahlreichen *Verkehrsdelikten*, 2–3 Jahre nach Psychosebeginn, 5 Jahre danach desertierte er aus der Bundeswehr, nachdem er dort wegen seines auffälligen Verhaltens auf seinen Geisteszustand hin untersucht werden sollte - er hatte sich z.B. mit einer Pistole in ein WC eingeschlossen und damit die Türe durchschossen, mit der Begründung, „es einmal auszuprobieren". Zwei weitere Patienten unternahmen zu Beginn ihrer Psychose im Alter von 9 bzw. 12 Jahren kleinere *Eigentumsdelikte* (innerhalb der Familie). Bei beiden Patienten waren die Vergehen u.a. Ausdruck der bereits mit Psychosebeginn sich zeigenden Wesensänderung. Relativ geringfügig waren auch die beiden Diebstähle, die ein im 12. Lebensjahr erkrankter Patient 4 Jahre später, unmittelbar vor einem weiteren psychotischen Schub beging. Bei ihm bestanden bereits nach dem 1. Schub leichte Zeichen eines postpsychotischen Residualsyndroms.

Über ganz ähnliche Beobachtungen bei seinen 103 Patienten mit einer kindlichen Schizophrenie berichtete L. Voigt (1919): 11 von ihnen (10%) begingen Diebstähle, Unterschlagungen, Zechprellereien und Körperverletzungen (1 Patient).

> *„Die unbegreiflichen, mit dem bisherigen Leben der Kranken im Widerspruch stehenden Handlungen waren oft das erste schärfer hervortretende Zeichen der psychischen Veränderung"* (L. Voigt 1919, S. 230).

Weiter schreibt der Autor: *„Eine nicht kleine Anzahl der weiblichen Kranken verfiel früh der Prostitution"*.

Während die Delikte der eingangs erwähnten 4 Patienten relativ harmlos waren, waren die Straftaten der übrigen 3 Patienten wesentlich ernster, und sie mussten alle mehrmals eine Haftstrafe verbüßen. Ein im Alter von 10 Jahren erkrankter Junge geriet 7 Jahre später in tätliche Auseinandersetzungen mit seiner Mutter und fuhr ohne Erlaubnis mit einem fremden Wagen. Im Alter von 21 Jahren verbüßte er eine viermonatige Gefängnisstrafe wegen Diebstahls, er hatte u.a. die Strickjacke seiner Wirtin gestohlen! Ein Jahr später wurde erneut eine Gefängnisstrafe wegen eines Einbruchdiebstahls (Kiosk) verhängt. Es folgten in den nächsten 2 Jahren weitere Eigentumsdelikte, so dass der Patient im Alter von 24 Jahren, 14 Jahre nach Erkrankungsbeginn, erneut in Strafhaft kam, von wo er wegen seines absonderlichen Gebarens (er zerstörte u.a. so leise wie möglich das Inventar seiner Zelle) in ein Psychiatrisches Krankenhaus eingeliefert wurde. Dort gab er an, dass er sich *beeinflusst* fühle, die *„Gedanken"* würden ihm *aufgezwungen: „da waren wieder die Stimmen da, die sagen, dass ich das alles auch noch kaputtmachen sollte"*. Er sprach mit leiser, monotoner Stimme, verhielt sich ruhig, sprach gelegentlich vor sich hin, saß tatenlos an seinem Platz herum, verweigerte die Nahrung, rief plötzlich um Hilfe, weil er sich von Mitpatienten bedroht fühlte, die ihn ergreifen und seine Kehle zudrücken wollten, und die auch über ihn sprachen. Sein Verhalten war teilweise läppisch-hebephren, teilweise negativistisch. Er hatte *Angst, vergiftet zu werden,* und erklärte, es seien ihm *„Gedanken eingegeben"* mit dem Inhalt, nichts zu essen. Es liege eine *„Fernwirkung"* vor. Sein Denken war zerfahren. Er klagte über merkwürdige, abnorme *Cönaesthopathien: „Ihre Stimmen fielen auf mich. Ich hatte so viel Strahlen in mir, ich war ganz hell im Gesicht. Da war ich mit einem Mal mit allen Köpfen verbunden"*. Er habe *„Auswüchse am Kopf"* gehabt, hatte *„Strahlen am Kopf"*. Sein Gedankengang war verstiegen und uneinfühlbar (*„ich hätte einen Menschen umbringen können. Wenn ich auf ein Gänseblümchen gesehen habe, wurden die anderen ganz hell"*. Und *„mit Strahlen kann man einen Menschen umbringen, das hat man auch schon bei mir gemacht. Innerlich war ich damals ganz verbrannt. Der hat mich aber auch wieder ganz normal gemacht durch sein Sprechen. Die Worte, die ich rausgebracht habe, hat er mir anders wieder reingesetzt. Da hat mir das Leben wieder Spaß gemacht"*). Bei der Zerstörung seiner Zelle habe er *Stimmen gehört: „Bring sie um mit deinen Strahlen."* Ein Mithäftling habe damals etwas an seinem Körper gemacht, dass er habe wieder essen können. Manchmal habe er auch nicht essen können, weil er eine *„Fernsprechung" empfunden* habe. – Der Patient wurde aufgrund seiner eindrucksvollen Denk- und Sprachstörungen bereits in Kapitel 5.2.3 erwähnt – die Beschreibung des sehr interessanten Krankheitsverlaufs über einen Zeitraum von 43 Jahren findet sich in Kapitel 20, Nr. 4.4.1.6b.

Ähnlich wie dies bereits von L. Voigt (1919) beschrieben wurde, kam es bei einem Mädchen, das im Alter von 13 ½ Jahren an einer *katatonen* Episode (F 20.2) erkrankte, welche in eine *paranoid-halluzinatorische* Schizophrenie (F 20.0) überging und ½ Jahr andauerte, im Anschluss zu deutlichen Anzeichen von sexueller Enthemmung, Verwahrlosung mit aggressiven und distanzlosen Verhaltensweisen und Herumstreunen mit Soldaten, deshalb Unterbringung in einem Erziehungsheim.

Während der *katatonen* Episode im Alter von 13½ Jahren war das Mädchen *stuporös*, es reagierte nicht auf Ansprache oder auf Anforderungen, verweigerte die Nahrung, war negativistisch, musste gefüttert werden, lag *„wie ein Denkmal im Bett"*. Das Bild ging dann, wie beschrieben, in eine paranoid-halluzinatorische Psychose über mit *haptischen* (das Mädchen fühlte Würmer an seinem Körper entlangkriechen) und *imperativen akustischen Halluzinationen* (Stimmen erteilten ihr Befehle und schimpften mit ihr). Im Alter von 14 ½ Jahren litt das Mädchen an einer wochenlang andauernden *depressiven Phase*, es war zeitweise völlig apathisch und stumpf, saß nur zu Hause herum und sprach nicht. Diese Phase ging plötzlich in ein *maniformes Bild* über, das Mädchen war laut, frech, albern, enthemmt, lief weg und war aggressiv.

Im Alter von 15 Jahren entwickelte sich ein stuporöses Zustandsbild, ähnlich wie im Alter von 13 ½ Jahren, welches in eine *desorganisierte Psychose* überging. Zwischendurch immer wieder Erregungszustände, das Mädchen schlug die Mutter, bedrohte sie mit dem Messer, Zerstörungswut, sprang aus dem Fenster, kam nachts nicht nach Hause, sprach oft durcheinander, behauptete, nachts im Wald gefilmt worden zu sein.

Im Alter von 15 ½ Jahren wiederum eine *paranoide* Episode mit *Wahnstimmung, Verfolgungsideen, Beziehungsideen, akustischen Halluzinationen und Vergiftungsideen.* Das Mädchen glaubte, dass Mutter und Schwester sie totschlagen würden, es hörte *Stimmen*, die ihr *Befehle gaben.* Behandlung: Megaphen und Elektroschocks. 3 Monate später entwickelte sich die Symptomatik wiederum in eine etwa 5 Monate andauernde *desorganisierte* Episode (Behandlung mit Neuroleptika und Cardiazolschocks). Das Mädchen war distanzlos, enthemmt, läppisch, lärmte den ganzen Tag herum, lief immer wieder aus der Klinik weg und wurde nur notdürftig bekleidet aufgefunden. Es war sexuell enthemmt, aggressiv, sang laut Schlager. Immer wieder ließ es sich gegen ärztlichen Rat entlassen.

In der Folgezeit kam es zu einer zunehmenden Verwahrlosung mit sozialem Abgleiten. Wegen Verletzung der Unterhaltspflicht für ihr uneheliches Kind, völliger sexueller Verwahrlosung und wiederholten Beischlafdiebstählen erhielt die Patientin mehrere Haftstrafen im Alter von 19, 20 und 21 Jahren. Aus der Haft heraus wurde die Patientin jedes Mal in ein psychiatrisches Krankenhaus verlegt, teils wegen kataton-stuporöser, teils wegen desorganisierter Episoden. Nach der letzten stationären Behandlung im Alter von 21 Jahren (Dauer des stationären Aufenthaltes: 14 Monate, Behandlung mit Neuroleptika) kam es zu einer erstaunlichen Stabilisierung des Zustandbildes. Mit 22 Jahren ist die Patientin psychisch weitgehend unauffällig, sie wird als „lebhaft, freundlich und zugewandt" geschildert, sie betreibt mit ihrem Mann eine Gastwirtschaft, sie sei sauber, ordentlich, wirke „etwas aufgemacht".

Das gleiche Bild bot sich dem Verf. bei der 2. Nachuntersuchung 32 Jahre später: Die nunmehr 54 Jahre alte Patientin erschien als eine wendige, ziemlich schlanke, aktive, sehr gepflegt aussehende Person, die auch sehr gut angezogen ist und teure Kleider anhat. Sie erschien als eine sehr selbstbewusste, aktive und durchsetzungsfähige Frau. Bei der Exploration war die 2 Jahre ältere Schwester zugegen, die an einer rezidivierenden schizoaffektiven Psychose leidet und mit einem Neuroleptikum, einem Antidepressivum und Lithium behandelt wird. Die Patientin selbst hat 3 Söhne, der erste aus einer vorehelichen Schwangerschaft im Alter von 18 Jahren, zu ihm besteht kein Kontakt mehr, er ist inzwischen 36 Jahre alt. Außerdem hat sie noch einen 29-jährigen Sohn, der zwei Kinder hat, und einen nicht verheirateten 22-jährigen Sohn, der noch bei ihr lebt.

Die Patientin hat ein sehr bewegtes Leben geführt, u.a. als Animierdame in mehreren Bars und Gastwirtschaften im In- und Ausland, sehr viele Stellen- und Ortswechsel. Immer wieder hat sie sich von ihrem Mann getrennt und ist weggelaufen, einmal hat sie ein missglücktes Attentat mit der Gaspistole auf ihren Mann verübt. Im Alter von 47 Jahren trennte sie sich von ihrem Mann, zu dem sie eine hörige, sado-masochistische Unterwerfungsbeziehung unterhalten hatte. Im Rahmen der schweren Auseinandersetzungen mit ihrem Mann habe sie insgesamt *3 Suizidversuche* unternommen, u.a. durch Aufschneiden der Pulsadern.

Die Patientin ist religiös gebunden und bezeichnet sich als gläubige Christin. In sexueller Hinsicht ist sie recht aktiv. Sie hat eine gute Freundin. Als Hobbys gibt sie an: Schwimmen, Politik, Lesen, Blumen, außerdem fährt sie gerne Fahrrad.

Interessant ist, dass sich die Patientin sehr gut an ihre Krankenhausaufenthalte im Kindes- und frühen Jugendalter erinnern kann, an die Elektroschocks und die dazugehörige Situation. Sie habe sich damals aktiv gewehrt, habe sich in die Toilette eingeschlossen und den Griff festgehalten, bis sie überwältigt worden sei, sie sei dann im Bett mit einem Netz überspannt worden, habe dann aber die Sprungfedern herausgelöst und sei unter dem Netz herausgekrochen. Sie war offensichtlich schon damals sehr aktiv und wusste sich zu helfen. Im Grunde handelt es sich um eine sehr ich-starke Frau, die mit vielen schlimmen Dingen einigermaßen gut zurechtgekommen ist. – Insgesamt hat sie eine sehr gute Sozialremission erreicht, was in Anbetracht der frühen Krankheitsgeschichte sehr erstaunlich und eindrucksvoll ist!

Der dritte Patient, der ebenfalls wiederholt in Haft gekommen war, war bereits im Alter von 10 Jahren an einer schleichend einsetzenden, sich immer mehr verstärkenden „psychotisch akzentuierten Wesensänderung" (Janzarik) erkrankt, die im Alter von 13 Jahren in eine Psychose vom *desorganisierten* Typ (F 20.1) überging. Der prämorbid sehr empfindsame und kontaktschwache Junge erhielt seine erste Jugendstrafe im Alter von 14 Jahren wegen wiederholter Diebstähle (Altmetall, Moped, Kioskeinbruch). Mit 17 Jahren äußerte er Selbstmordabsichten, lief von zu Hause weg, wollte nach Afrika fahren und dort eine Blockhütte bauen. Nach Verbüßung einer weiteren Jugendstrafe wegen Diebstahls machte sich der Patient mit 18 Jahren einer Geldunterschlagung schuldig (2000,– DM), kaufte sich ein Fernrohr und ging damit zur Bahnhofsmission; dort wurde er festgenommen. Aus der Untersuchungshaft wurde er schließlich aufgrund seines absonderlichen Verhaltens zur psychiatrischen Begutachtung eingewiesen. Später, nach 2 phasenhaft abgrenzbaren schizophrenen paranoid-halluzinatorischen Schüben, hat der Patient 23-jährig einen Brand gelegt mit der Begründung, er wolle damit beweisen, dass er nicht schwachsinnig sei.

Auch dieser Verlauf ist eindruckvoll und lehrreich, weshalb er kurz dargestellt wird. Eine frappierend ähnliche Krankengeschichte eines 12-jährigen Jungen wurde von Gartner et al. (1997) veröffentlicht.

Der Junge stammt aus geordneten familiären Verhältnissen (Beamtenfamilie, Vaters Beruf: Regierungsamtrat). Eine Tante (Schwester des Vaters) litt an einer „endogenen Psychose". Der Patient hat einen *Zwillingsbruder (eineiig)*, der später ähnliche Störungen aufwies wie der Patient selbst: starke Beziehungsschwierigkeiten, vier Ehescheidungen, Spielleidenschaft, Suizidversuch und einmal Untersuchungshaft wegen ausbleibender Unterhaltszahlungen.

Der Patient wurde als zweiter Zwilling nach seinem Bruder geboren, und es bestand eine *perinatale Asphyxie. Prämorbid* als *sehr empfindsamer Einzelgänger* beschrieben, setzte bei ihm im Alter von 10 Jahren eine schleichende, sich allmählich verstärkende Wesensveränderung ein: der Junge wurde zunehmend frech und flatterhaft, ließ in seinen Schulleistungen nach, hatte kein Interesse mehr an Dingen, die ihm sonst Spaß bereiteten und litt unter Angstträumen. Im Alter von 13 Jahren kam es zu einer knickhaften Akzentuierung der Wesensauffälligkeiten: Zeitweise hatte der Junge einen *„ganz absonderlichen Gesichtsausdruck"* und *„starrte, als wolle er einen anspringen"*. Manchmal habe er *„leicht gesponnen"* (Angaben des Vaters) und später *unverständliches Zeug gesprochen.* Bisweilen nahm er die Verhaltensweisen eines kleinen Kindes an. Über seine

Zukunft nachdenkend, meinte der Junge, er wolle nicht heiraten, wolle frei bleiben, wolle wie Robinson leben. Eines Tages fuhr er unmotiviert weg in entferntere Städte. Hinterher gab er an, einen Schulkameraden besucht zu haben, dessen Adresse er jedoch nicht angeben konnte. Einmal sprang er plötzlich von seinen Schularbeiten auf, setzte sich in den Zug und fuhr in eine benachbarte Universitäts-Stadt, stellte sich nach 2 Tagen der Polizei und gab bei der Rückkehr auf Befragen an, es sei so über ihn gekommen. *Mit 14 Jahren* erneuter Knick: mehrere Einbrüche, Moped- und Altmetall-Diebstähle, ein Kioskeinruch. Deshalb *Jugendstrafe* und *Fürsorgeerziehung. Mit 16 Jahren erneute Jugendstrafe:* damals äußerte er, er könne sich nicht hundertprozentig begeistern, er könne nicht über den Gedanken hinwegkommen, „dass der Mensch nicht richtig in der Gemeinschaft drinsteht". Er zeigte keinen merkbaren affektiven Tiefgang und äußerte einmal Selbstmordabsichten. Es sei plötzlich völlig ohne Grund über ihn gekommen, von daheim wegzulaufen mit dem Wunsch, nach Afrika zu fahren, wobei er sich vorgestellt habe, sich dort eine Blockhütte zu bauen, um als freier Mann zu leben und keinem gehorchen zu müssen.

Im Alter von 17 Jahren unterschlug er eine Summe von über 2.000 DM, kaufte sich ein Zelt und ein Fernrohr und ging wieder auf Reisen, die er jedoch wieder unterbrach und sich bei der Polizei meldete. Im Alter von 18 Jahren fiel er während des Absitzens einer *erneuten Jugendstrafe* durch Briefe verworrenen Inhalts auf *(„... du Nacht, mir tausend Tage fern und jetzt so nah, du setzt mir jetzt das Tier und wählt der Mensch wie seinesgleichen nur im Modestiche seinen Partner, dass er immer ist und tausendfach sich baut und gibt ...").* Der Patient berichtete über *Wahnideen* und *Halluzinationen,* sein *Denken* war *zerfahren*, im Affekt zeigte er sich wenig moduliert, er grimassierte gelegentlich und klagte über Kontaktstörungen. Über sich selbst sagte er, dass er im Alter von 10 Jahren flatterhaft wurde. Er führte Tagebuch, in dem u.a. zu lesen war „... *du sprichst mit Macht den Geist in meine Feder und lenkst die Hand zu deutlichen Worten, doch muss ich auch deinen Schlüssel kennen ..., ich muss jetzt schließen, wie du willst ... du kannst mich immer wieder rufen*". Die Gedankengänge des Patienten waren äußerst verschroben, unsinnig und das *Denken zerfahren*. Nach einer Elektroschock- und Insulinschock-Therapie kam es zur Remission, die 4 Jahre lang anhielt; jedoch zeichnete sich der Patient in seinem Berufsleben durch Unstetigkeit aus. Seine Behandlung kommentierte er damals (Alter: 18 Jahre) mit den Worten:

> *„Ihre Behandlung, die Schocks und das Insulin sind gut. Sie lassen die Abenteuerlust und das in mir untergehen, aber, dass das andere in mir untergeht gelingt Ihnen nicht, denn das ist der größte Schatz in mir und eher den Tod als diesen Preis".*

Nach 4 Jahren, im Alter von 22 Jahren, war der Patient wiederum auffällig durch Morddrohungen sowie durch eine völlig unmotivierte Brandstiftung. Wegen eines Psychose-Rezidivs Behandlung in einem Psychiatrischen Krankenhaus. Dort wurde er nach einjähriger Behandlung gebessert entlassen.

Bei der *ersten Nachuntersuchung,* 3 Jahre später, bot der inzwischen 26-jährige Patient das Bild einer ausgeprägten schizophrenen Persönlichkeitswandlung. Der Kontakt mit dem leptomorphen, sehr gepflegt aussehenden Patienten war zwar gut herstellbar, jedoch kein emotionales Mitschwingen; im Verlauf des ganzen Gesprächs war der Patient gleichbleibend kühl, sachlich, ohne spürbare affektive Beteiligung mit gleichbleibend starrer Mimik. Über sich selbst sagte er, er sei früher „gemütsempfindend" gewesen, „das möchte ich so als Plus bezeichnen". Er habe aber früh erkannt, dass „das ein Minus" sei. Zu keinem Menschen habe er innige Beziehungen, sie seien „verflacht", „auch durch mein Verschulden". Auf Fragen gab er an, dass ein etwaiges plötzliches Ableben der Eltern ihn nicht beeindrucken würde, das habe er ihnen auch schon öfters gesagt, *„das berührt mich gar nicht, obwohl eine gewisse geistige Verbundenheit da ist"*. Auf die Frage, ob er auch heute noch Mordgedanken habe, antwortete er bejahend und meinte, er könne auch den Untersucher umbringen, falls dieser ihn als gemeingefährlich ansehen und ihn in eine Anstalt einweisen würde, kriminaltechnische Methoden kenne er genügend. Der Gedankenlauf war sprunghaft, teilweise leicht zerfahren. Der Patient geriet immer wieder ins Stocken, beendete oftmals den Satz anders als er ihn inhaltlich oder formal begonnen hatte. Er zeigte eine ausgesprochene Neigung zum Faseln (*„die Ursachen liegen in der Tiefe und, möchte ich sagen, hat schon als Kleinkind seine Ursache"*). So verstiegen seine Gedankengänge waren, so ambivalent war er in seinen Gefühlsäußerungen und so uneinfühlbar waren seine Erlebnisweisen. So gab er als Lieblingsbeschäftigung an: Beschneiden der Bäume, bevor er einen Ast abschneide, versetze er sich in den Baum hinein. Er suche gern Friedhöfe und Leichenhäuser auf, den Sektionsraum ziehe er einem guten Kinostück vor, er versuche sich in die Leiche hineinzuversetzen und stelle sich vor, wie sie verwese, wenn er dann an die Seele im Himmel denke, müsse er lachen. Außerdem besuche er gern Teiche, um Schwäne zu füttern: Zwischen Tieren und Menschen sehe er keinen Unterschied. Weiter berichtete er, dass für ihn das Gespräch wie ein Film ablaufe, er betrachte sich dabei als dritte Person, es komme ihm dabei auch vor, als ob manches bei ihm nicht ganz normal sei. Nach Angstträumen befragt, erzählte er von im Abstand von 2 Jahren auftretenden Zuständen (bislang etwa 3–4-mal), in denen er am ganzen Körper „so eine unheimliche Spannung empfinde", als ob er „an ein Stromfeld angeschlossen" sei. Er sei dann „wie erstarrt" und habe Angst. Das Verhältnis zu den Arbeitskollegen sei gut, jedoch sei er Einzelgänger und misstrauisch. Auf die Frage, was er sich am liebsten wünsche, wünschte er sich: „Heute noch eine Sektion sehen zu dürfen". Wenn er mit seiner Freundin ausgehe und dabei einen Leichenwagen mit einer Leiche in die Pathologie fahren sehe, gehe er schnell hin, um zu sehen, wie die Leiche hineingeschoben würde. Zukunftspläne habe er nicht, da er sich für Politik interessiere. Wenn ihm alle Möglichkeiten offenstünden, würde er „im Mittelalter oder in der Renaissance" leben wollen, damals sei es interessanter gewesen, der Mensch sei „reifer" gewesen, „geistiger". Heute seien die Menschen „lahm, lasch, wohllebig". Er habe den Wunsch, „frei zu handeln, frei zu denken und frei beurteilt zu werden ohne Vorurteil". Seit seiner Entlassung aus dem Psychiatrischen Krankenhaus arbeitete der Patient in einer Eisenfabrik, er wohnte getrennt von seinen Eltern in einem Lehrlingsheim.

Die *zweite Nachuntersuchung* fand 45 Jahre nach Erkrankungsbeginn in der Wohnung des Verf. statt, der Patient war inzwischen 55 Jahre alt geworden. Seit der ersten Nachuntersuchung, die 28 Jahre zuvor stattgefunden hatte, ist der Patient weder ambulant noch stationär behandelt worden. Er habe viel als Gelegenheitsgärtner gearbeitet, sehr häufig, alle paar Wochen bis Monate die Stelle gewechselt. Im Alter von 32 Jahren reiste er völlig unmotiviert „mit einem Kumpel" nach Ostberlin, von dort nach München, wo sie 2 Kioske aufgebrochen hatten, weshalb er 8 Wochen in Untersuchungshaft kam. Seither habe er weder eine Straftat begangen, noch sei er psychiatrisch behandelt worden. Wie 28 Jahre zuvor ist sein *Gedankengang verworren*, *„versponnen"*, er äußert abstruse Ideen. Als ich ihn auf seine Neigung anspreche, gerne Bäume abzuschneiden und sich in diese hineinzuversetzen, sagt er, dass er *heute* *noch gerne Bäume und Sträucher abschneide und sich in sie hineinversetze.* – Er hat mir dies bereits vor 28 Jahren erzählt! Unvermittelt stellte er in diesem Zusammenhang fest: *„Sie sind noch net' mal ein Baum, sie sind als Eiche zu bezeichnen"* (Frage: Wie meinen Sie das?) Antwort: *„Weil Sie Professor sind"*.

Der Patient bezeichnet die „Gesamtmenschheit" als „Wald". Wörtlich fährt er fort: „Sie als Professor würde ich als tragenden Stamm bezeichnen". „Die anderen sind Jungbäume, mich würde ich als Laub bezeichnen, nein als die Blätter, die Blätter sind natürlich als gefährdet zu betrachten, die fallen beim Sturm oder wenn Läuse kommen, die fressen die Blätter ab, da kriegen die Blätter Krankheiten, und fallen ab, ... psychische Krankheiten, die die Menschen angreifen".

An anderer Stelle der Exploration entwickelt der Patient seine „Lebensphilosophie". Er zeichnet einen Kreis, das sei der Kopf, „das Zentrum". Er malt über den Kreis zwei kleine Kreise, das seien die Augen. Dann trennt er den Kreis in zwei Hälften, oben sei das Bewusstsein, unten das „Unbewusstsein". In die untere Hälfte malt er noch die „Mutterglocke", die „Vaterglocke" und unten die „Es-Glocke". Die näheren Ausführungen sind sehr verschroben und verworren.

(Anmerkung: Sie beschäftigen sich mit Philosophie?) Antwort: „Nein, aber ich höre das gerne an". Das Gehirn sei für ihn das „Maßgebende". „Man muss den Tag bewusst leben". „Das Hundertprozentige, was dir passieren kann, ist, dass du abends tot bist, alles andere ist Zufall; du kannst bei mir als Leiche dekoriert werden, das kost' vielleicht einen Tausender ...". Er lacht. Er beschreibt dann, wie er die Knochen „in die Kiste reingetan und in das Grab geschüttet habe und dann war das Grab für den nächsten Gast fertig". – Der Patient hat eine Zeit lang als Friedhofsgärtner gearbeitet.

Spontan fährt Herr K. fort, er glaube nicht an Gott, „für mich bestimmt das Sein das Bewusstsein und nicht das Bewusstsein das Sein". Er spricht dann in höchst verschrobener Weise über Keime, Pflanzen, Leben, Bäume, Tiere, Kreislauf. Das alles ist sehr verstiegen, er lässt sich aber von diesem Thema und diesen Verstiegenheiten überhaupt nicht abbringen, kommt jetzt wieder auf den „Glockenstuhl" zu sprechen und lässt sich kaum auf ein anderes Thema bringen.

Der Patient berichtet, er habe keine intimen sexuellen Beziehungen zu seiner derzeitigen Freundin oder zu anderen Frauen. Es sei eine platonische Beziehung. Er gehe schon mal in den Puff. Er war auch vor einiger Zeit oder vor einigen Jahren mit einer Prostituierten in einem Hotel zusammen, er verlangte von ihr einen „Nackttanz". Sie habe jedoch keine Musik dabei gehabt, „da hab' ich das halt gepfiffen". Er stehe auf „nackten Ärschen", er sei ein „Nacktarsch-Fetischist". Herr K. spricht sehr offen und ziemlich distanzlos von seinem Sexualverhalten. Seine Hauptaktivität ist die Onanie. – Auch hierin kommt seine schwere Kontaktstörung zum Ausdruck, die bereits prämorbid sehr ausgeprägt war.

Der Denkablauf des Patienten ist inkohärent bis zerfahren, zahlreiche logische Sprünge, er kann kaum „den Faden halten", der immer wieder abbricht. Dabei bleibt er in der Rille, lässt sich kaum von einem Thema abbringen, das er in sehr verschrobener und verstiegener Weise umständlich und penibel ausführt.

Auf Befragen berichtet er über gelegentliche *Beeinträchtigungs- und Beziehungsideen*, sowie *Gedankendrängen* („das abzustellen, das geht net"). Erstaunlich ist sein *Einfühlungsvermögen*, er ist *teilnahmefähig* und *mitfühlend*, was ihn sehr sympathisch macht.

Seit dem 24. Lebensjahr ist der Patient nicht mehr akut psychotisch gewesen. Es besteht eine deutliche postpsychotische Persönlichkeitsveränderung *mit skurrilen, verstiegenen, abstrusen Gedankengängen, inkohärentem bis zerfahrenem Denken, eigentümlichen, absonderlichen Interessen (Leichen, Bäume und Sträucher schneiden).*

In den letzten 30 Jahren ist das Bild *erstaunlich konstant* geblieben. Insgesamt noch befriedigende Sozialremission, aber deutliches Residuum i.S. eines schizophrenen Sonderlings mit abstrusen, uneinfühlbaren, verstiegenen Gedankengängen.

In Bezug auf die Art der Delikte standen bei den 7 Patienten *Eigentumsdelikte* im Vordergrund, die bei den 3 ausführlich besprochenen Patienten so schwer waren, dass Arreststrafen die Folge waren. Nur einer der 7 Patienten hatte keine Diebstähle, sondern *Verkehrs- und militärische Delikte* begangen. *Brandstiftung* kam 1mal vor. *Sittlichkeitsdelikte* und *aggressive Handlungen*, die zu Straffälligkeit führten, kamen überhaupt nicht vor. *Vorstrafen* oder strafbare Handlungen vor Ausbruch der Erkrankung waren bei keinem der besprochenen 7 Patienten bekannt. Alle Straftaten standen in Zusammenhang mit der schizophrenen Psychose.

Die Straftaten wurden zweimal nur zu Beginn und bei den übrigen 5 Patienten erstmalig 3, 4, 6 und 11 Jahre nach Psychosebeginn begangen. Die 7 Patienten waren zu diesem Zeitpunkt jeweils 9, 13, 14, 15, 16, 19 und 21 Jahre alt. 3 Patienten begingen die Straftaten unmittelbar vor Ausbruch eines psychotischen Schubes. Die übrigen 4 Patienten begingen sie in intervallären Phasen ihrer Erkrankung mit meist nur relativ geringfügiger psychotischer Aktivität; lediglich bei 2 von ihnen kamen kriminelle Handlungen zusätzlich auch im Rahmen akut-psychotischer Schübe vor.

6 der 7 kindlichen Schizophrenien, in deren Verlauf es zu strafbaren Handlungen kam, waren *paranoid-halluzinatorischer Natur*, eine hatte rein katatonen Charakter. Zwei Verläufe waren schleichend-progredient, die übrigen akut-rezidivierend. Nur einer der 7 Patienten ist bislang voll remittiert (Nachbeobachtungszeit: 21 Jahre); einer hat eine befriedigende Sozialremission erreicht, alle übrigen Patienten sind sehr schlecht remittiert und sind größtenteils dauerinstitutionalisiert (3 Patienten). Eine Patientin hat Selbstmord begangen. Auch bei erwachsenen Straftätern, welche an einer schizophrenen Psychose leiden, werden paranoid-halluzinatorische Formen am häufigsten beschrieben (u.a. Haller et al. 2001). Das ist aber auch nicht verwunderlich, da dieser Subtyp der häufigste und dominierende unter den verschiedenen Unterformen ist.

Vier der sieben Patienten waren *prämorbid* auffällig: scheue Einzelgänger, schüchtern und empfindsam; eine Patientin war zusätzlich unzufrieden, rasch beleidigt und zänkisch; ein Patient war schwer lenkbar, wild und zeigte nur mäßige Schulleistungen. Die 3 übrigen Patienten waren prämorbid völlig unauffällig.

Nur 2 Patienten lebten in einer geordneten *Familienatmosphäre!* Die Ehe der Eltern von 2 Patienten war geschieden, bei einem von ihnen war Fürsorgeerziehung notwendig, da die Mutter nicht zu einer ordnungsgemäßen Erziehung des Jungen in der Lage war. In einer Familie war die mütterliche Linie hochgradig mit schizophrenen Prozess-Psychosen belastet, die alle im Suizid endeten; die Mutter der Patientin hatte in einem psychotischen Verwirrtheitszustand versucht, die Patientin zu erwürgen und sich selbst später stranguliert. Die Eltern eines weiteren Patienten waren Vetter und Cousine und lebten in primitiven Verhältnissen. Der letzte Patient schließlich war in asozialen Verhältnissen aufgewachsen (Vater und Mutter bereits jeder in erster

Ehe geschieden, wollten sich erneut scheiden lassen, Vater Trinker, Straßenmusikant auf der Reeperbahn; Mutter wiederholt in stationärer psychiatrischer Behandlung wegen „psychopathischer Verhaltensweisen").

Es erhebt sich die Frage nach der *Motivation* bzw. nach dem Zusammenhang zwischen Tatmotiv und Psychose. Bei den beiden Patienten, die zu Beginn ihrer Psychose kleinere Diebstähle begingen, sind die Delikte als Folge einer sich deutlichmachenden Wesensänderung aufzufassen, die sich auch in anderen Symptomen wie depressiven Verstimmungen, aggressiven Verhaltensweisen, Appetit- und Schlafstörungen, Angstzuständen, Schulschwänzen, Lebensüberdruss, sexueller Enthemmung und zunehmender Isolierung äußerte. Imperative akustische Halluzinationen und Wahnideen spielten bei diesen beiden Patienten noch keine Rolle. Beide befanden sich aber bereits in einer tiefgreifenden Beziehungsstörung zur Mit- und Umwelt. Diese *autistische Abkapselung* in eine eigene, andersartige Welt mit pathologischen Vorstellungen und Maßstäben, die von den Normen und Wertungen gesunder Menschen abweichen, dürfte in der Hauptsache für die Eigentumsdelikte in dieser Phase der Erkrankung verantwortlich sein.

Eine *Nivellierung ethischer Wertungen* und Strebungen ebenso wie der affektiv-emotionalen Ansprechbarkeit des Gewissens und Gemüts war bei 4 Patienten nachweisbar, die bereits deutliche und teilweise schwere postpsychotische Persönlichkeitsveränderungen und Defizienzzeichen aufwiesen. Hier dürften somit zumindest 2 Komponenten bei dem Zustandekommen von Straftaten mit eine Rolle spielen: Rückzug aus der natürlichen Verbundenheit mit der Umwelt in eine autistische Eigenwelt *und* psychosebedingte *Strukturverformung der Persönlichkeit*, die insbesondere den ethischen und emotional-affektiven Bereich erfasst.

Aber auch das *Denken* wird bei manchen Patienten durch die Psychose umstrukturiert; es wirkt daher nicht im Sinne einer intellektuellen Sozialanpassung korrigierend auf das Verhalten, das dadurch dem Außenstehenden seltsam, uneinfühlbar, verschroben und abstrus erscheint. Die uneinfühlbare Motivierung der Straftaten Schizophrener zeigte sich beispielsweise bei dem dritten zuvor beschriebenen Patienten in der merkwürdigen Begründung, die er für die von ihm durchgeführte Brandstiftung gab, er wolle dadurch beweisen, dass er „nicht schwachsinnig" sei.

Bei 2 Patienten dürften *imperative Halluzinationen* und *paranoide Wahnideen* die kriminellen Handlungen ausgelöst haben, die in Zeiten stärkerer psychotischer Aktivität erfolgten. Bei dem einzigen Patienten, der keine Eigentumsvergehen, sondern Verkehrs- und militärische Delikte begangen hat, äußerte sich die autistische Wesensänderung in einer Unfähigkeit, zwischenmenschliche Regeln und staatsbürgerliche Pflichten einzuhalten, worin die Ursache für die geschilderten Vergehen zu sehen ist.

In der Literatur der fünfziger bis siebziger Jahre herrschte die Ansicht vor, dass die Kriminalitätsrate schizophrener Patienten nicht über derjenigen der Allgemeinbevölkerung liege. Seit den 90er Jahren wurde v.a. der Frage nachgegangen, ob bei schizophrenen Erwachsenen eine erhöhte Neigung zu Gewalttaten bestehe. Inzwischen herrscht die Meinung vor, dass schizophrene Patienten ein höheres allgemeines Risiko für aggressive Gewaltdelikte aufweisen, dass hierfür aber nur eine kleine Subgruppe verantwortlich zu machen sei (Böker u. Häfner 1973).

Prospektive Verlaufsuntersuchungen an bestimmten Geburtskohorten kamen zu dem Ergebnis, dass schizophrene Erwachsene eine höhere Neigung zu Gewalttätigkeiten haben (Arseneault et al. 2000, Brennan et al. 2000). Gewaltdelikte waren bei den von uns untersuchten im Kindesalter erkrankten Patienten nicht zu beobachten, lediglich Sachbeschädigungen im Zustand akut-wahnhafter Verworrenheit und unter dem Einfluss imperativer akustischer Halluzinationen. Das relative Risiko, eine strafrechtlich relevante und zu juridischen Konsequenzen führende Straftat zu begehen, ist bei Schizophrenen gegenüber der Allgemeinbevölkerung leicht, um den Faktor 1,55, erhöht (Haller et al. 2001).

In Bezug auf ein mögliches Risiko für Gewalttaten ist zu bedenken, dass der Anteil gewaltbereiter Schizophrener im Verhältnis zur Durchschnittsbevölkerung relativ gering ist - etwa vergleichbar bei männlichen Jugendlichen und Heranwachsenden mit niedrigem Bildungsstand und aus niedrigen sozio-ökonomischen Verhältnissen stammend (Angermeyer u. Schulze 1998). Walsh et al. (2002) verweisen darauf, dass 99,97% aller Schizophrener innerhalb eines Jahres keine ernsthaften Gewalttaten begehen, und die Wahrscheinlichkeit einer Tötungshandlung durch einen schizophrenen Patienten sehr gering sei (das jährliche Risiko liege bei 1:3000 für Männer und 1:33000 für Frauen). Die Autoren plädieren daher für eine ausgewogene Beurteilung dieser Problematik, auch um unnötige Stigmatisierungen zu vermeiden. Allerdings erhöht sich das Risiko für Gewalttaten, wenn eine komorbide Alkohol- oder Drogenabhängigkeit besteht (Fazel et al. 2009, Haller et al. 2001, Wallace et al. 2004).

12 Ätiopathogenese

12.1 Vorbemerkungen

Es ist eine Vielzahl von genetischen Komponenten und lebensgeschichtlichen Ereignissen, welche Auswirkungen auf menschliches Verhalten im Allgemeinen und schizophrene Phänomene im Speziellen haben. In Bezug auf die Ätiopathogenese der Schizophrenie kann deshalb nur von einem äußerst komplizierten, multifaktoriellen Modell pathogenetischer Bedingungsfaktoren ausgegangen werden, welche en detail und v.a. in ihrem Zusammenwirken letztlich noch weitgehend unverstanden sind. Trotzdem ist es sinnvoll, Detailwissen über Ursachenfaktoren zusammenzutragen. Vor voreiligen Schlussfolgerungen ist aber zu warnen, wenn auch die Verführung, zu raschen Synthesenbildungen und entsprechenden einheitlichen Modellbildungen zu kommen, verständlicherweise sehr groß ist. In Bezug auf die Schizophrenie ist davon auszugehen, dass ein sehr komplexes Zusammenwirken genetischer und umweltabhängiger, entwicklungsneurobiologischer und psycho-/soziodynamischer Faktoren maßgeblich für das Entstehen einer schizophrenen Erkrankung ist.

Am plausibelsten ist ein *polygenes Modell der Ätiopathogenese der Schizophrenie*, welches konsistent ist mit der *phänotypischen Heterogenität* der Schizophrenie. Sie ist bedingt durch das je individuelle Repertoire von Risikogenen eines bestimmten Individuums einerseits und dessen besonderen lebensgeschichtlichen und umweltabhängigen Background andererseits, wozu natürlich auch prä-, peri- und postnatale sowie im weiteren Lebensverlauf einwirkende Stressoren (z.B. Drogenabusus) zu rechnen sind. All diese Komponenten wirken nicht nur additiv entsprechend einer Formel G + U = P (G = genetische Varianz, U = Umweltbedingungen, P = Phänotyp), sondern sie interagieren auf höchst komplexe Weise miteinander (vgl. auch Kap. 12.12).

Gemäß dem Veranlagungs-Schwellenmodell (*liability threshold model- Wray u. Visscher* 2010) tritt eine Erkrankung erst dann auf, wenn die individuelle Veranlagung einen bestimmten Schwellenwert überschreitet, wobei diese Veranlagung, wie erwähnt, eine genetische und umweltabhängige Komponente hat. Zu bedenken ist, dass die reduzierte Fertilität schizophrener Patienten zu einer Abnahme, über Generationen hinweg akkumulierende Mutationen einschließlich der mit dem Alter des Vaters assoziierten De-novo-Mutationen jedoch zu einer Zunahme der genetischen Varianz führt (Lichtenstein et al. 2006, Malaspina et al. 2001).

Insgesamt spricht also vieles dafür, dass ungünstige genetische „endogene" Bedingungen und aversive externe Ereignisse (z.B. prä- und perinatale Noxen) zu unterschiedlichen neuralen Entwicklungsstörungen führen, welche für den Phänotypus „Schizophrenie" verantwortlich zu machen sind. Dabei ist außerdem zu berücksichtigen, dass nosologische Kategorien wie „Schizophrenie" oder „Affektive Störungen" zu *komplex* sind, um sie auf einfache neurobiologische Konstrukte oder gar spezifische „biologische Marker" zurückführen zu können.Im Übrigen gibt es schon allein in genetischer Hinsicht Überschneidungen zwischen schizophrenen, schizoaffektiven und bipolaren Psychosen. So kommen bei Verwandten von schizophrenen Patienten gehäuft bipolare Psychosen vor und umgekehrt und mehrere Suszeptibilitätsgene wie das DISC1-, das G72- und das NRG1-Gen sind für *beide Psychoseformen* ätiologisch relevant.

Es ist außerdem davon auszugehen, dass sogenannte Suszeptibilitätsgene, welchen eine pathogenetische Bedeutung für die Schizophrenie zugeschrieben wird, nicht im engeren Sinne am Entstehen schizophrener Spektrumstörungen per se beteiligt sind, sondern eher an psychotischen Störungen, welche umfassendere dimensionale Konstrukte darstellen, als dies bei nosologisch eng gefassten Kategorien wie z.B. „Schizophrenie" und deren Unterformen der Fall ist.

Die Heterogenität schizophrener Psychosen betrifft nicht nur die vielfältigen phänomenologischen Ausgestaltungen und symptomatologischen Varianzen (sog. „Unterformen"), welche die klassifikatorischen Einordnungen so schwierig machen, sondern auch die unterschiedlichen Verlaufsmöglichkeiten und psychosebedingten Persönlichkeitsvarianten. Ebenso trägt die unübersehbar große Anzahl ätiologischer Bedingungsfaktoren zu dieser Heterogenität bei – bzw. dürften hierfür verantwortlich sein. Für so komplexe Störungen wie die Schizophrenie sind einfache, lineare ätiologische Beziehungsmodelle völlig unzureichend. Vielmehr sind Wechselbeziehungen zwischen genetischen und nicht-genetischen Risikokonstellationen und deren unterschiedliche Auswirkungen auf zentralnervöse Strukturen in den Blick zu nehmen. Dabei ist auch zu berücksichtigen, zu welchem Zeitpunkt der prä- und postnatalen Entwicklung die jeweiligen miteinander interagierenden Risikofaktoren auf das heranreifende Gehirn einwirken.

Abbildung 25 stellt ein vereinfachendes Schema dieser Zusammenhänge dar (modifiziert nach Caspi u. Mofitt 2006).

Um das Zusammenwirken von genetischen und umweltabhängigen Einflüssen genauer prüfen zu können, haben Caspi u. Mit. (2002) eine Geburtskohorte von insgesamt 1.037 Kindern prospektiv in regelmäßigen Abständen zwischen dem Alter von 3 bis 26 Jahren untersucht. 52% der untersuchten Kinder waren männlich. Im Zeitraum zwischen 3 und 11 Jahren waren 8% der Kinder schwer misshandelt worden. Die Autoren konnten nun nachweisen, dass Knaben mit einer genetisch bedingten MAO-A-Defizienz, die in ihrer Kindheit misshandelt worden waren, signifikant mehr antisoziales Verhalten zeigten als Knaben mit dem gleichen Gendefekt, welche

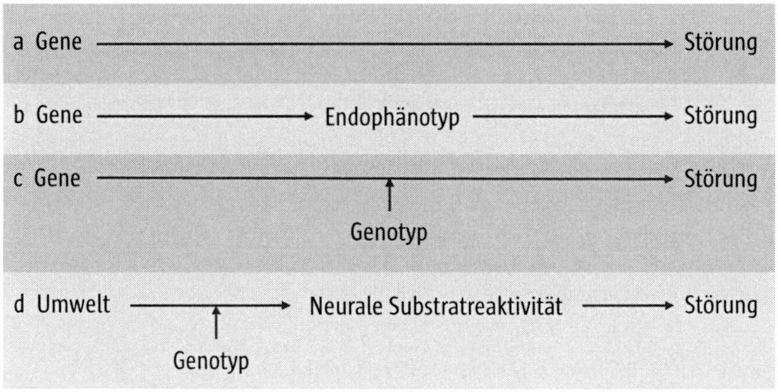

Abb. 25 Modellvorstellungen zu störungsbezogenen Interaktionsmöglichkeiten zwischen Genen, Umwelt und neuralem Substrat (modif. mit freundlicher Genehmigung von Macmillan Publishers Ltd: Nature Reviews Neuroscience, Caspi A u. Moffitt TE. Gene-environment interactions in psychiatry: joining forces with neuroscience, 2006)

aber nicht misshandelt worden waren. Andererseits hatten Knaben mit normaler MAO-A-Aktivität, also fehlendem Gendefekt, keinerlei dissoziales Verhalten ausgeübt, auch wenn sie schwer körperlich misshandelt worden waren! Diese Befunde sind von größter Bedeutung, denn sie belegen den modifizierenden Einfluss von erbgenetischen Determinanten auf die Auswirkungen negativer Kindheitserfahrungen und umgekehrt!

12.2 Genetische Faktoren

Familien- und Zwillingsuntersuchungen belegen die Bedeutung erbgenetischer Faktoren für die Verursachung schizophrener Psychosen. So ist für die Schizophrenie von einer *Heritabilität* von ca. 80% auszugehen (O'Donovan et al. 2008, Owen et al. 2005). Bei erbgleichen (homozygoten) Zwillingen liegt die Wahrscheinlichkeit, an einer Schizophrenie zu erkranken, knapp unter 50%, bei zweieiigen (heterozygoten) Zwillingen dagegen lediglich bei circa 17% (Riley u. Kendler 2004). Bei Verwandten ersten Grades (Eltern, Kinder, Geschwister) ist das Schizophrenierisiko circa zehn Mal höher als in der Allgemeinbevölkerung. Kinder von erkrankten und nicht-erkrankten eineiigen Zwillingen haben das gleiche Erkrankungsrisiko, ein Befund der die Relevanz erbgenetischer Faktoren unterstreicht. Sullivan et al. (2003) führten eine quantitative Metaanalyse über 12 publizierte Zwillingsstudien durch und kamen zum Ergebnis einer hohen Heritabilität von 81% und einem signifikanten Einfluss von umweltabhängigen Faktoren wie u.a. gestörte Eltern-Kind-Beziehungen, traumatische Lebensereignisse, prä- und perinatale Noxen.

Früh, im Kindesalter, beginnende Schizophrenien scheinen einem höheren genetischen Einfluss zu unterliegen als Schizophrenien des Erwachsenenalters: Eltern von Kindern, die an einer *kindlichen Schizophrenie* (COS) leiden, haben ein signifikant höheres Risiko an einer Spektrumstörung zu erkranken als Eltern von erwachsenen Schizophrenen (Nicolson et al. 2003). Die Tatsache, dass gesunde Geschwister von COS-Patienten gleichsinnige neuroanatomische Veränderungen aufweisen wie ihre psychotisch erkrankten Geschwister (Reduktionen der grauen Substanz in präfrontalen und temporalen Kortexarealen), spricht ebenfalls für die Bedeutung erbgenetischer Komponenten an der Verursachung kindlicher Schizophrenien, die neuralen Substanzverluste in den genannten Hirnregionen können somit als genetische trait marker angesehen werden (Gogtay et al. 2003). Das familiär gehäufte Auftreten schizophrener Psychosen ist in genetischer Hinsicht durch das Zusammenwirken zahlreicher Genkonstellationen bedingt, wobei jedes einzelne Gen jeweils nur einen geringen Teil zum Erkrankungsrisiko beiträgt (Maier et al. 1999). In genetischer Hinsicht ist die Schizophrenie also als eine *polygene*, multifaktoriell bedingte Störung anzusehen (Wagner und Maier 2008).

Die genetische Architektur einer Krankheit wird bestimmt durch Zahl, Frequenz und Effektstärke genetischer Risikogene und deren Interaktion untereinander. Die an der Ätiologie schizophrener Psychosen beteiligten Gene werden als *Suszeptilitäts-* bzw. *Vulnerabilitätsgene* bezeichnet. Die meisten der 16.000 Gene, die im ZNS exprimiert sind, sind oft unterschiedlich und in verschiedenen Hirnregionen exprimiert, sie interagieren mit genetischen und nicht-genetischen Faktoren. Sie haben unterschiedliche Funktionen und sind unter anderem für die neuronale Entwicklung, Migration von Neuronen, Zelldifferenzierung etc. zuständig.

Es ist zu bedenken, dass die sog. Suszeptibilitäts- bzw. Risikogene höchstwahrscheinlich eher einen *indirekten Einfluss* auf die Entstehungsbedingungen einer Psychose ausüben. Sie haben, wie noch aufgezeigt werden wird, Auswirkungen auf *entwicklungsneurobiologische Prozesse* wie Ausdifferenzierung der Neurone und ihrer interneuronalen Verbindungen, also der Dendritenbäume mit ihren verschiedenen Synapsen, sowie die Heranreifung der verschiedenen Überträgersubstanzen (Neurotransmitter), die Ontogenese der verschiedenen Gliazellen, die Markscheidenreifung etc. Dies alles bestimmt die sog. *Neuroplastizität*.

Störungen der Neurogenese wiederum können das Manifestationsrisiko für eine Schizophrenie erhöhen. Auch ist es möglich, dass Dispositionsgene über eine *Erhöhung der Sensitivität für umweltbedingte Ereignisse und Risiken*, z.B. für prä-/ oder perinatale Noxen oder Drogeneinflüsse, das Psychoserisiko verstärken (s. Abb. 26).

Ein interessantes Beispiel für interaktionelle Beziehungen zwischen Umweltbedingungen in Form von ungünstigen psychosozialen Einflüssen und genetischen Konstellationen ist die Wechselwirkung zwischen Polymorphismen des Serotonintransportergens und aversiven sozialen Erfahrungen wie Kindesmisshandlung oder Vernachlässigung. Serotonintransporter, welche den Rücktransport von Serotonin aus dem synaptischen Spalt in die präsynaptische Nervenendigung bewerkstelligen, werden durch das Serotonintransporterpromotorgen (5-HTTLPR-Gen) gesteuert. Polymorphismen dieses Gens enthalten kurze (s = short) und lange (l = long) Allele. Träger des kurzen Allels tendieren leichter zu depressiven Störungen nach einem vorausgegangenen emotional belastenden Ereignis (Jacobs et al. 2006). Homozygote Träger des s/s Allels sind durch eine relativ langsame Aktivität des Serotonintransporters gekennzeichnet mit der Folge eines verlangsamten Rücktransports von Serotonin aus dem synaptischen Spalt. S-s Träger weisen ein erhöhtes Risiko für Depressionen auf, und sie sind besonders empfindlich gegenüber aversiven sozialen Stimuli und ungünstigen Lebensereignissen, wobei letztere mit s-Allelen des 5-HTTLPR-Gens inter-

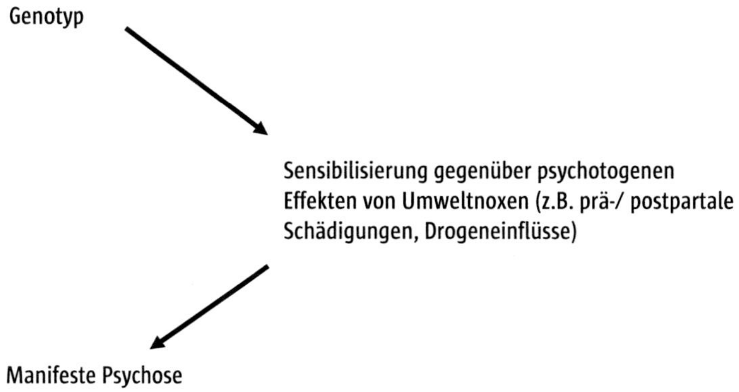

Abb. 26 Beispiel für eine Gen-Umwelt-Interaktion via Sensibilisierung eines Individuums für psychotogene Umweltnoxen (in Anlehung an van Os et al. 2008)

agieren. Hierfür sprechen Befunde bei misshandelten Kindern, welche, wenn sie Träger des s-Allels sind, vermehrt depressive Symptome entwickeln (Kaufman et al. 2004). Durchgemachte Misshandlungs- und Vernachlässigungserfahrungen erhöhen nur bei Vorliegen des s-Allels des Serotonintransportergens das Erkrankungsrisiko für Depressionen (Cervilla et al. 2007, Caspi et al. 2003). Allerdings wird das Depressionsrisiko trotz genetischer Belastung und durchgemachter Misshandlung vermindert, wenn die betroffenen Kinder positive soziale Erfahrungen mit anderen Personen ihrer Umgebung (Nachbarn, Verwandte, Lehrer) machen konnten (Kaufman et al. 2006).

Es bestehen somit interaktionelle wechselseitige Beziehungen zwischen ungünstigen psychosozialen Einflüssen, Polymorphismen des Serotonintransportergens und dem Risiko für das Entstehen depressiver Störungen.

Die s-Allel-Variante des 5-HTTLPR-Genotypes beeinflusst auch kognitive Einstellungen und ist offensichtlich mit negativen Voreingenommenheiten und Erwartungen gegenüber zukünftigen Ereignissen bei Kindern und Jugendlichen verknüpft (Beck 2008). Letztere rufen bei Trägern dieser Genkonstellation eine verstärkte neurophysiologische Aktivität der Amygdalae hervor (Abler et al. 2007).

Serotonin moduliert u.a. die Aktivität der *Amygdalae* und des benachbarten *ventralen präfrontalen Cortex* (VPFC). Diese Strukturen sind wichtig für die emotionale Bewertung von Ereignissen und Situationen sowie für die entsprechenden affektiven Reaktionen darauf. Es ist sehr wahrscheinlich, dass das neurale Zusammenspiel von Amygdalae und VPFC durch frühe lebensgeschichtliche Erfahrungen moduliert wird, welche wiederum unter genetischem Einfluss stehen. So dürften Varianten der verschiedenen Allele des 5-HTTLPR-Gens in unterschiedlicher Weise die Auswirkungen solch früher Lebensereignisse mitbestimmen z.B. durch eine erhöhte Stressempfindlichkeit (Goodyer 2008).

Argumente für die Vermutung, dass Varianten des Serotoninstransportergens die psychischen Reaktionen auf Stresserfahrungen moderieren, liefern sowohl klinische als auch magnetresonanztomographische Studien. Letztere haben zeigen können, dass Individuen mit ein oder zwei Kopien des s-Allels auf furchterregende Stimuli im Vergleich zu homozygoten Trägern des l-Allels mit einer erhöhten neuronalen Aktivität der Amygdalae reagieren. Auch konnte in der prospektiven Dunedin Multidisciplinary Health and Development Study bei 1037 Kindern, die von Geburt bis zum Alter von 26 Jahren regelmäßig untersucht worden sind, die erhöhte Sensibilität von homozygoten Trägern des s-Allels gegenüber stressvollen Lebensereignissen und ein damit zusammenhängendes erhöhtes Depressionsrisiko belegt werden (Caspi et al. 2003).

Durch *Koppelungs-* und *Assoziationsstudien* konnten mehrere Genorte u.a. auf den Chromosomen 1q, 2q, 3p, 5q, 6p, 8p, 11q, 14p und 22q gefunden werden, auf denen Dispositionsgene lokalisiert sind, die mit großer Wahrscheinlichkeit eine ätiologische Rolle bei schizophrenen Psychosen spielen (Lewis et al. 2003). Viel versprechende und inzwischen mehrfach replizierte Befunde betreffen die Genorte für *Dysbindin* (DTNBP1) auf Chromosom 6p22, für *Neuregulin-1* (NRG1) auf Chromosom 8p12-21 und für die *Catechol-O-methyltransferase* (COMT) auf Chromosom 22q11. Single Nukleotid Polymorphismen des DTNBP1-Gens sind offenbar v.a. mit *prämorbiden* kognitiven und sozialen Normabweichungen bei *Kindern* mit schizophrenen und schizophrenieähnlichen Psychosen assoziiert (Gornick et al. 2005). Dies ist gut nachvollziehbar, da die genannten Risikogene wesentlich für neurale Reifungs- und Differenzierungsprozesse verantwortlich sind. So scheint das DTNBP1-Gen die praesynaptische Freisetzung von Glutamat zu beeinflussen, eine herabgesetzte Expression dieses Gens führt zu einer reduzierten Glutamatfreisetzung (Numakawa et al. 2004). Das NRG1-Gen ist in präsynaptischen glutamatergen Vesikeln vertreten und reguliert die Expression von N-methyl-D-Aspartat-Rezeptoren (Owen et al. 2004).

Das bereits erwähnte DISC1-(Disrupted in Schizophrenia 1)-Gen liegt auf Chromosom 1 und gehört zu den potentiellen Kandidatengenen für schizophrene, schizoaffektive und bipolare Psychosen. Post mortem Untersuchungen ergaben eine hohe Expressionsrate von DISC1 im Gyrus dentatus des Hippocampus, dem ja eine wichtige ätiopathogenetische Bedeutung für die Schizophrenie zukommt (vgl. Kap. 12.3). Veränderungen des DISC1-Gens gehen mit schizophrenietypischen kognitiven Beeinträchtigungen (Arbeitsgedächtnis!) und mit Dysfunktionen und strukturellen Veränderungen des dorsolateralen präfrontalen Cortex (DLPFC) und des Hippocampus einher (Chubb et al. 2008, Hennah et al. 2006, Roberts 2007). Das DISC1-Gen ist in Kooperation mit dem NRG1-Gen involviert in wichtige entwicklungsneurobiologische Prozesse wie das Neuritenwachstum, neurale Migration und in mitochondriale Funktionen (Wood et al. 2009). Dies geht wiederum mit neuroanatomischen Auswirkungen einher. So korreliert ein Phenylanalin/Leuzin-Polymorphismus (Leuzin wird durch Penylanalin ersetzt) mit einer Abnahme der grauen Substanz im superioren frontalen Gyrus und im anterioren Cingulum (Szeszko et al. 2008). Diese neuroanatomischen Veränderungen sind wiederholt bei Schizophrenen beschrieben worden (vgl. Kap. 12.3). Das DISC1-Gen ist ebenso wie das NRG1-Gen verantwortlich für die ontogenetische Ausdifferenzierung von Oligodendrozyten und damit auch für die Myelinisierung der Neuriten. Beide Gene sind somit bedeutsam für die *neurale Morphogenese.*

Inzwischen wurde ein neues Suszeptibilitätsgen entdeckt, das Zinkfinger Gen ZNF804A, Allele dieses Gens erhöhen das Risiko für schizophrene und bipolare Psychosen (Donohoe et al. 2010, O'Donovan et al. 2008) (s.a. Kap. 12.8).

Wenn auch die ätiologische Relevanz der verschiedenen Suszeptibilitätsgene für schizophrene Psychosen bis dato im einzelnen noch schwer zu beurteilen ist, so sind entsprechende Genvarianten jedoch für *neurale Entwicklungsstörungen* und entsprechende Auswirkungen auf der Verhaltensebene verantwortlich zu machen, welche für das Entstehen einer Schizophrenie relevant sind. So gibt es zum Beispiel Beziehungen zwischen dem DTNBP1-(*Dysbindin-1*)-Gen und der *glutamatergen Neurotransmission* im Hippocampus, einer Region, welche in ätiologischer und funktionell-anatomischer Hinsicht von großer Bedeutung für die Schizophrenie ist.

Die Arbeitsgruppe um J. Rapoport (Addington et al. 2005) berichtet über eine Assoziation zwischen *kindlichen Schizophrenien (COS)* und Polymorphismen (Single Nucleotid Polymorphisms, SNPS) des auf Chromosom 2q31.1 gelegenen GAD1-Gens, welches das GABA- synthetisierende Enzym Glutamat-Decarboxylase (GAD67) kodiert. Expressionsstudien haben eine Verminderung der GAD67 mRNA-Spiegel im dorsolateralen präfrontalen Kortex (DLPFC) bei schizophrenen und bipolaren Psychosen des Erwachsenenalters gefunden (Akbarian et al. 1995, Guidotti et al. 2000), Ergebnisse, die auf die Bedeutung des GAD1-Gens für die Ätiologie endogener Psychosen hinweisen. Dies wird unterstützt durch entsprechende Befunde bei schizophrenen Psychosen des Erwachsenenalters (Straub et al. 2003). Für schizophrene und bipolare Psychosen sind vereinzelt Assoziationen zu den miteinander interagierenden Genen G72 und G30 auf Chromosom 13q22-34 beschrieben worden, dies gilt auch für *Schizophrenien* und schizophrenieähnliche Psychosen *des Kindesalters* (Addington et al. 2004). Chumakov et al. (2002) identifizierten das Enzym D-Aminoacidoxydase (DAO) als mit dem Protein G72 interagierenden Partner. Das G72-Gen ist ein primatenspezifisches Gen, welches im Caudatum und in den Amygdala exprimiert ist (Kirov et al. 2005). Die DAO oxydiert die Aminosäure D-Serin, welche glutamaterge NMDA-Rezeptoren aktiviert. Das G72-Gen wird deshalb als D-Aminoacidoxydase Aktivator bezeichnet (Addington et al. 2004).

Dem COMT-Gen auf Chromosom 22q11.2 wird eine wichtige Bedeutung für psychiatrische, insbesondere schizophrene Erkrankungen zugeschrieben. Die COMT metabolisiert Monoamine wie Dopamin und Noradrenalin. Das COMT-Gen weist einen funktionellen Polymorphismus (Val 108/158 Met) auf. Das Val-Allel des COMT-Gens führt zu einer verstärkten COMT-Aktivität und somit zu einer verminderten Verfügbarkeit von Dopamin im präfrontalen Kortex. Dies ist mit einer Zunahme perseverativer Fehler im Wisconsin-Card-Sorting-Test verknüpft, ein Test der die Leistungsfähigkeit des dorsolateralen präfrontalen Kortex widerspiegelt. Die Met/Met-Variante ist im Vergleich zum Val/Val-Genotyp mit einer drei- bis vierfach erniedrigten Enzym-Aktivität assoziiert, was zu einem verminderten Dopaminabbau und entsprechend zu einem Anstieg der Dopaminkonzentration im praefrontalen Cortex führt (Egan et al. 2001b). Es gibt Hinweise dafür, dass bei Trägern der MET^{158}-Variante die erhöhte Dopaminkonzentration im PFC mit einer Verbesserung kognitiver, speziell exekutiver Funktionen als Folge einer effizienteren kortikalen Aktivität einhergeht (Barnett et al. 2008). Auch *präattentive Prozesse* sind bei homozygoten Trägern des Met-Allels im Vergleich zu heterozygoten Trägern des Met/Val- oder erst recht homozygoten Trägern des Val/Val-Allels verbessert, was zum Beispiel ablesbar ist an einer verstärkten Prepulse Inhibition, welche bei schizophrenen Patienten vermindert ist – siehe Abschnitt „Endophänotypen". Bei *Kindern* mit dem MET^{158}-Genotypus konnte nachgewiesen werden, dass die Verbesserung kognitiver Fähigkeiten mit einer Zunahme der kortikalen Hirnrindendichte im rechten inferioren frontalen und superioren temporalen Gyrus einhergeht, ersterer ist funktionell für das Arbeitsgedächtnis relevant (Shaw et al. 2009). Zu diesen Befunden passen Beobachtungen, dass Patienten mit einer im jüngeren Alter auftretenden fronto-temporalen Demenz zu Beginn schizophreniforme Psychosen entwickeln können (Velakoulis et al. 2009).

Ein erhöhter präfrontaler Dopaminkatabolismus, wie dies bei Trägern des Val-Allels der Fall ist (verstärkte COMT-Aktivität) scheint mit einem erhöhten Schizophrenierisiko einherzugehen (Egan et al. 2001), während ein erniedrigter Dopaminkatabolismus mit einer verminderten therapeutischen Ansprechbarkeit auf Neuroleptika verknüpft ist (Illi et al. 2003, Inada et al. 2003) – eine jüngere Metaanalyse kommt allerdings zu einem negativen Ergebnis im Bezug auf eine Assoziation zwischen einem funktionellen Met/Val-Polymorphismus des COMT-Gens und Schizophrenie (Munafo et al. 2005). Dies gilt auch für das DTNBP1-Gen (Mutsuddi et al. 2006).

Zwischen den präfrontalen und mesokortikalen dopaminergen Neuronensystemen bestehen enge bilaterale neurale Verknüpfungen. Die Aktivität mesokortikaler dopaminerger Neurone des Mittelhirns stehen unter der exzitatorischen und inhibitorischen Kontrolle des präfrontalen Kortex, und diese Interaktionen sind bedeutsam für kognitive und verhaltensphysiologische Parameter wie belohnungsabhängiges Lernen, Arbeitsgedächtnis und motivationale Prozesse (Meyer-Lindenberg et al. 2006). Dabei spielen Polymorphismen des COMT-Gens eine wichtige Rolle. Postmortem-Untersuchungen haben ergeben, dass die Zahl der Valin-Allele eine Voraussage über die Steigerung der Dopaminsynthese im Mesokortex ermöglichen (Akil et al. 2003). Die erwähnten Untersuchungen belegen eine Einflussnahme funktioneller Polymorphismen des COMT-Gens auf dopaminerg vermittelte neurale Interaktionen zwischen dem präfrontalen Kortex und Mittelhirn. Bei der Schizophrenie herrscht ein *Ungleichgewicht* vor i.S. einer *dopaminergen Hypofrontalität* einerseits und einem *verstärkten mesokortikalen Dopaminturnover* andererseits, welches sowohl die Manifestation positiver und negativer Symptome als auch schizophrenietypischer kognitiver Leistungseinbußen (Arbeitsgedächtnis!) verständlich macht. Auch gibt es Hinweise dafür, dass Träger des Valin-Allels des COMT-Gens empfindlicher reagieren auf psychotomimetische Effekte von Halluzinogenen, auf Stress und auf psychotraumatische Erfahrungen wie sexuellen Missbrauch (Caspi et al. 2005, Henquet et al. 2006, Stefanie et al. 2007).

Die Bedeutung der Chromosomenregion 22q11.2 ergibt sich auch aus der Tatsache, dass Mikrodeletionen in diesem Bereich zu einem vermehrten Auftreten von schizophrenen Psychosen führen kann, wie dies zum Beispiel beim *velokardiofazialen Syndrom* (VCFS) der Fall ist (Murphy und Owen 2001). Das VCFS (DiGeorge-Syndrom) ist relativ häufig, die Prävalenz liegt bei mindestens 1:4000 Lebendgeburten (Botto et al. 2003). Etwa ein Drittel der Probanden mit VCFS entwickeln schizophrene oder schizophrenieähnliche Psychosen (Gothelf et al. 2007). Während bei schizophrenen Psychosen des Erwachsenenalters die Rate an VCFS bei 0,2–0,6% liegt (Ivanov et al. 2003, Kirov et al. 2009), weisen 5–6% von Patienten, die bereits im *Kindesalter* an einer Schizophrenie erkranken, ein VCFS infolge einer Mikrodeletion des Chromosoms 22q11 auf (Bassett et al. 2000, Sporn et al. 2004). Die Rate solcher Mikrodeletionen ist bei *Schizophrenien des Kindesalters* somit etwa *10-mal höher* als bei Schizophrenien des Erwachsenenalters.

Kinder mit einem VCFS sollten also sorgfältig prospektiv auf das Auftreten psychotischer Zustände untersucht und gegebenenfalls frühzeitig therapiert werden.

MRT-Untersuchungen bei 15 Kindern und Jugendlichen mit einem VCFS ergaben Volumenminderungen sowohl der grauen als auch weißen Substanz, wobei die Reduktion der weißen Substanz mit 16,3% stärker ausgeprägt war als die der grauen Substanz (7,5%) – Eliez et al. (2000). Der Frontallappen war in dieser Studie relativ unverändert, dagegen war die graue Substanz des Parietallappens signifikant vermindert. Ganz ähnliche Befunde erhoben Kates et al. (2001) bei 10 Kindern mit VCFS, auch bei ihnen war der frontale Cortex relativ intakt, während die weiße Substanz des Parietal- und Temporallappens signifikant reduziert war, möglicherweise als Folge von Myelinisierungsstörungen. Offenbar besteht ein signifikanter Zusammenhang zwischen Reduktion der *grauen Substanz* und einer Deletion auf dem mütterlichen *Chromosom 22*. Deletionen *väterlichen* Ursprungs wiesen dagegen nur Volumenminderungen der *weißen Substanz* auf (Eliez et al. 2001).

Neben dem COMT-Gen werden das NRG1-Gen auf Chromosom 8p12-21 und das DTNBP1-Gen auf Chromosom 6p22 als Dispositionsgene diskutiert, deren Sequenzvarianten u.a. für Störungen im Bereich der Zellmigration, Synapsenausdifferenzierung, Expression von Neurotransmitterrezeptoren und Dendritenwachstum verantwortlich gemacht werden. Das DTNBP1-Gen ist bei Schizophrenen im dorsolateralen präfrontalen Cortex (DLPFC) und im Hippocampus vermindert exprimiert (Weickert et al. 2008). Klinisch-genetische Studien sprechen für einen Zusammenhang zwischen dem DTNBP1-Gen und negativen Symptomen. O'Tuathaigh et al. (2010) geben einen Überblick über Beziehungen zwischen Maus-Mutanten mit Gendefekten, die für die Ätiologie schizophrener Psychosen verantwortlich gemacht werden, und Veränderungen des Sozialverhaltens wie verminderte soziale Neugier oder eingeschränktes Dominanzverhalten als mögliche Äquivalente negativer Symptome bei der Schizophrenie.

Die Identifizierung einer das Schizophrenierisiko unzweideutig erhöhenden Genvariante steht jedoch noch aus – Polymorphismen des auf Chromosom 6p21.3 gelegenen NOTCH4-Gens (NOTCH ist ein Transmembranprotein), welches ebenfalls für wichtige Prozesse der Neurogenese, insbesondere für die Differenzierung GABAerger Neurone, verantwortlich ist, wird mit einem *frühen Erkrankungsalter* schizophrener Psychosen in Zusammenhang gebracht (Anttila et al. 2003).

Es wird angenommen, dass eine genetisch bedingte Funktionsstörung *neurotropher Faktoren* (sog. *Neurotrophine*) zu einer erhöhten Vulnerabilität gegenüber prä- und perinatalen Noxen führt, worin sich eine *Verschränkung genetischer und umweltabhängiger Risikobedingungen* zeigt. Zu den Neurotrophinen gehören u.a. der NGF („nerve growth factor"), die Zytokine (z.B. das Interleukin 6), das BDNF („brain derived neurotrophic factor") und der IGF-1 („insuline growth factor"). Sie haben *neuroprotektive*, antiapoptotische Eigenschaften und sind unter anderem für Migrations- und Myelinisierungsprozesse, die Zuordnung von Neuronen zu Neurotransmittern und die synaptische Organisation zuständig, Voraussetzung für eine normale Hirnentwicklung. Bei schizophrenen Patienten wurden *erniedrigte* IGF-1-Spiegel im Serum und eine erhöhte Insulinresistenz mit entsprechend erhöhten Insulinserumspiegeln gefunden (Venkatasubramian et al. 2007). Bei diesen Patienten bestand eine inverse Korrelation zwischen IGF-1-Serumspiegel und positiven Schizophreniesymptomen, was für eine potentielle Rolle des IGF-1 bei der Schizophrenieentstehung spricht. Im Übrigen ist der Genort für IGF-1 auf Chromosom 12p13-q21 eng benachbart mit einer für die Schizophrenie möglicherweise relevanten Kandidatenregion (DeLisi et al. 2003). In einer rezenten Untersuchung wurden verschiedene Varianten von SNPs im Interleukin 3-Gen bei schizophrenen Patienten gefunden (Chen und Kendler 2008).

Der brain derived neurotrophic factor (BDNF) ist sehr stark exprimiert in der Hippocampusformation und moduliert die hippocampale Plastizität und somit hippocampale Gedächtnisfunktionen. Ein SNP („single nucleotide polymorphism") im auf Chromosom 11p13 gelegenen BDNF-Gen – die Aminosäure Valin wird durch Methionin ersetzt – führt zu Beeinträchtigungen der Hippocampusfunktion, speziell des episodischen Gedächtnisses. Homozygote Träger des Val/Val-Genotyps des BDNF-Gens haben größere Hippocampusvolumina als Val/Met-Heterozygote, der Unterschied ist bei schizophrenen Patienten ausgeprägter als bei Gesunden (Szeszko et al. 2005). F-MRT-Studien haben ergeben, dass das Met-Allel des BDNF-Gens mit einer hippocampalen Aktivitätsminderung einhergeht (Egan et al. 2003). Ein anderes Suszeptibilitätsgen, das DISC1-Gen, übt ebenfalls Einfluss auf die Struktur des Hippocampus aus.

Die Forschung über die ätiologische Bedeutung verschiedener Dispositionsgene ist vielversprechend, noch längst nicht abgeschlossen und hat bisher auch zahlreiche widersprüchliche Ergebnisse gebracht – gute und kritische Übersichten: Harrison und Weinberger (2005), Kirov et al. (2005). Die bislang identifizierten Suszeptibilitätsgene haben einen großen Einfluss auf die verschiedenen Hirnfunktionen, insbesondere infolge deren molekularbiologischen Auswirkungen auf die *Synapsentätigkeit*. Sie betreffen u.a. Effekte auf neurale Rezeptoren, prä- und postsynaptische Signalübertragung und die Synaptogenese. Störungen in diesem entwicklungsneurologischen Differenzierungsprozess führen zu Beeinträchtigungen der Informationsaufnahme und -verarbeitung (sensorischer In- und Output), welche bei schizophrenen Psychosen eine erhebliche Rolle spielen, und die sowohl auf der klinisch-symptomatologischen als auch neuropsychologisch-neurophysiologischen Ebene zu nachweisbaren Funktionseinbußen führen.

Zusammenfassend ist festzustellen, dass die *Effektstärke* der verschiedenen Genvarianten jeweils *sehr gering* ist, und dass bei Trägern einer der beschriebenen Genvarianten Aussagen über ein etwaiges Erkrankungsrisiko allergrößte Zurückhaltung angezeigt ist! Vielversprechender sind Untersuchungen über die Manifestation neuroanatomischer, neurophysiologischer, behavioraler und kognitiver Besonderheiten bei Trägern von Risikoallelen. Zu bedenken ist, dass eine genetische Überlappung besteht zwischen schizophrenen Spektrumstörungen und anderen schweren psychischen Erkrankungen, z.B. mit bipolaren Störungen. Die Schizophrenie weist in ätiologischer Hinsicht einen sehr hohen Grad an Heterogenität auf und ist deshalb als eine „hyperkomplexe" Erkrankung zu bezeichnen, für deren Verständnis aus genetischer Sicht sehr viel kompliziertere Modelle als die bisher verfügbaren zu entwickeln sind (Sullivan 2005).

Im Gegensatz zu genetischen Modellen, die von unterschiedlichen Genveränderungen mit jeweils geringen Effektstärken ausgehen, postulieren Walsh et al. (2008) eine alternative Hypothese: sie gehen davon aus, dass analog zum *frühkindlichern Autismus* rezente und individuell sehr seltene, aber hoch penetrante De-novo-Mutationen in Form von *genomischen Mikrodeletionen* und *Mikroduplikationen* an der Genese schizophrener Psychosen entscheidend mitwirken, u.a. über deren Einflüsse auf entwicklungsneurobiologische Prozesse. Schätzungen gehen davon aus, dass schizophrene Patienten gegenüber Gesunden ein ca. dreifach erhöhtes Risiko für solche strukturellen genomischen Abweichungen in sich tragen, wobei das Risiko bei *früh*, vor dem 18. Lebensjahr *beginnenden Psychosen*, sogar *vierfach* erhöht ist! (Walsh et al. 2008). Unter 83 Individuen mit einer *kindlichen Schizophrenie* fanden die Autoren bei 23 Kindern (28%) solche strukturellen Veränderungen in Form von Gendeletionen oder -duplikationen, welche Auswirkungen haben u.a. auf Neuronenwachstum u. -differenzierung, neurale Zellmigration, Proliferation und Synapsenbildung. Insbesondere das Neuregulin 1-Gen bzw. der Neuregulin 1-ERBB4-Komplex greifen regulierend in neuronale Migrations- und Differenzierungsvorgänge, in die Expression von Neurotransmitter-Rezeptoren, die gliale Proliferation und die Synapsenbildung ein. Dies trifft insbesondere, wie oben erwähnt, für die neurale Entwicklung und Ausdifferenzierung glutamaterger Neuronenverbände zu, – dem Glutamat als exzitatorischer Neurotransmitter kommt eine wichtige ätiopathogenetische Bedeutung für die Schizophrenie zu (vgl. Kap. 12.8).

Endophänotypen

Da die Beziehungen zwischen dem höchst komplexen und symptomatologisch vielfältigen Erscheinungsbild („*Phänotyp*") Schizophrenie und möglichen ätiologisch bedeutsamen Genorten schwer zu fassen sind, wird versucht, einfache Parameter zu untersuchen, welche einerseits *stabile*, gut definierte und replizierbare Merkmale (*traits*) der Krankheit darstellen und andererseits *genetisch* beeinflusst sind, wobei von der Vermutung ausgegangen wird, dass sie durch eine geringere Anzahl von Genen determiniert sind als der komplexe Phänotyp (Braff et al. 2007, Turetsky et al. 2007).

Für die Schizophrenie bieten sich gut untersuchte und mit relativ einfachen Methoden an großen Stichproben reproduzierbare neurobiologische Parameter an, die in einem engen Zusammenhang mit der pathogenetischen Krankheitsverursachung gesehen werden. Diese Parameter werden als „*Endophänotypen*" bezeichnet. Hierzu gehören neurophysiologisch nachweisbare Störungen der frühen und späteren Informationsverarbeitung wie früheste präattentive Aufmerksamkeitsstörungen als Folge einer beeinträchtigten Inhibition irrelevanter Stimuli einerseits und einer inadäquaten Beachtung relevandter Reizkonfigurationen andererseits, die familiär tradiert werden. Dazu gehört auch eine verminderte Inhibition reflexiver Saccaden bei langsamen Augenfolgebewegungen („*smooth pursuit eye movements*") welche auch bei nicht erkrankten biologischen Verwandten schizophrener Patienten zu beobachten sind (Calkins et al. 2004, ROSS et al. 1998).

Ein gut untersuchtes elektrophysiologisches Korrelat für die Fähigkeit, irrelevante Informationen zu unterdrücken und sich somit auf Neues einstellen zu können, ist die P50. Wenn einem Stimulus ein erster Stimulus um ca. eine Zehntelsekunde vorausgeht, so kommt es bei dem nachfolgenden zweiten Stimulus zu einer Amplitudenreduktion der P50-Komponente. Das Ausmaß der Amplitudenreduktion der akustischen P50-Antwort auf den zweiten Stimulus kann als quantitatives Maß zentralnervöser *inhibitorischer Gating-Prozesse* angesehen werden. Gesunde zeigen auf akustische Reizwiederholung eine Amplitudenreduktion auf weniger als 15% der ursprünglichen Reaktion, während sie bei schizophrenen Patienten nur auf etwa 85% zurückgeht (Flach et al. 1996).

Als „**gating**" wird die Fähigkeit verstanden, die Türe für eintreffende externe oder interne sensorische Signale je nach Relevanz entweder zu öffnen oder zu schließen, das heißt darüber zu entscheiden, welche Information als bedeutsam durchgelassen oder als irrelevant ausgeschlossen wird und damit unbeachtet bleibt.

Die Beeinträchtigung sensorischer Gating-Prozesse ist Ausdruck einer typischen neurophysiologischen Filterstörung, welche sich auch bei nicht-erkrankten Verwandten manifest schizophren Erkrankter beobachten lässt (Schreiber et al. 1996). Dies spricht für eine *genetische Determinierung von Gating-Prozessen*, eine Hypothese, welche durch *Linkage-Studien* erhärtet wird. So konnten Freedman et al. (1997) eine Beziehung zwischen dem P50-Defizit bei Verwandten schizophrener Patienten und einer Aberration auf dem Chromosom 15q13-14 feststellen, dem *Genort* für den *a7-Nikotin-Rezeptor*! Dieses Ergebnis spricht dafür, dass die erwähnte Unterfunktion der Nikotinrezeptoren genetisch bedingt und in der Tat für das Gating- Defizit und somit für die Beeinträchtigung sensorischer inhibitorischer Prozesse verantwortlich ist.

Das P50-Defizit wird mit einem SNP („*single nucleotid polymorphism*") auf dem Chromosom 15q14 in Zusammenhang gebracht, dem Genort für das α-7-Nikotin-Acetylcholinrezeptor (α-7-nACh-R)-Gen, welches für den α-7-Nikotinrezeptor kodiert (Adler et al. 2004, Leonard et al. 2002, Olincy et al. 2006, Raux et al. 2002). Bereits frühere Untersuchungsergebnisse erbrachten Hinweise dafür, dass die Beeinträchtigung des sensorischen Gating auf eine Reduktion des cholinergen Inputs vom medialen Septum zum Hippocampus zurückzuführen ist und dass nikotinerge Rezeptoren ebenfalls eine Rolle spielen, da Nikotinagonisten hippocampale cholinerge Rezeptoren zu aktivieren scheinen und das sensorische gating verbessern, eine Beobachtung, die bei schizophrenen Patienten vorübergehend auch nach Zigarettenrauchen oder nach nikotinhaltigem Kaugummi beobachtet worden ist.

Die pharmakologische Wirkung von *Nikotin* wird durch die oben erwähnten nikotinergen Acetylcholinrezeptoren vermittelt. Sie finden sich in präsynaptischen Nervenendigungen, in den neuronalen Zellkörpern und in den Dendriten. Die Stimulation der nACh-Rezeptoren bewirkt eine Öffnung der Ionenkanäle für Natrium, Kalium und Calcium, eine Stimulation der präsynaptischen ACh-Rezeptoren führt zu einem Calciumioneneinstrom und dadurch zu einer vermehrten Neurotransmitterfreisetzung. Durch diesen Mechanismus modulieren nACh-Rezeptoren neuronale Verbundsysteme wie u.a. das Belohnungssystem (über das ventrale Tegmentum) und die Aufmerksamkeitsnetzwerke (präfrontaler Kortex, anteriores Cingulum, parieto-temporale Assoziationsareale). Das *Acetylcholin* spielt insbesondere bei der *Aufmerksamkeitsorientierung* eine wichtige Rolle. Diese beinhaltet u.a. die Fähigkeit, auf der Input-Seite Informationen selektiv entsprechend ihrer jeweiligen Relevanz auszuwählen und irrelevante Informationen unbeachtet zu lassen, und auf der Output-Seite unangemessene, nicht zielführende Handlungsimpulse zu unterdrücken. Gerade hier haben Schizophrene große Schwierigkeiten, welche von zentraler Bedeutung für die *kognitiven Defizite* dieser Patienten sind. Durch eine Überbeanspruchung des

Informationsverarbeitungssystems kann es zu einer *Reizüberflutung* mit der Tendenz zur Produktion von *positiven Symptomen* wie Wahnbildungen, Halluzinationen und formalen Denkstörungen kommen. *Negative Symptome* wie Adynamie, Apathie, sozialer Rückzug und affektive Hemmung können als Kompensationsmechanismen eines solchen sensorischen overloads aufgefasst werden.

Nikotin greift positiv in Aufmerksamkeits- und (frühe) Wahrnehmungsprozesse ein, wobei folgende Aktionsmechanismen eine Rolle spielen:

- *Nikotin* führt zu einer Verbesserung des Signal-Rausch-Verhältnisses (*signal-to-noise-ratio*) in präfrontalen Mikrozirkuits (Couey et al. 2007). Dadurch kommt es zu einer Verbesserung der Fähigkeit, relevante Informationen aus dem Hintergrundrauschen (irrelevante Signale) herauszufiltern und somit zu einer Verbesserung der kognitiven Leistungsfähigkeit.
- *Nikotin* fördert die synaptische Plastizität im Hippocampus, der eine wichtige Rolle für kognitive Prozesse spielt, insbesondere für Gedächtnis und Lernen.
- *Nikotin* übt einen *modulierenden Einfluss* sowohl auf das *mesolimbische Belohnungssystem* als auch auf die Hypothalamus-Hypophysen-Nebennierenrindenachse und damit auf *Stress*-Reaktionen aus. Die dopaminergen Projektionen aus dem ventralen Tegmentum zum Nucleus accumbens (N acc) sind zentraler Bestandteil des Belohnungssystems, sie werden durch Nikotin aktiviert, und die Dopaminfreisetzung im N acc wird durch Nikotin gefördert (Mobascher u. Winterer 2008).

Gegenwärtig beschäftigt sich die Forschung mit der Entwicklung von α7 nAChR-Agonisten. So hat das Alkaloid GTS-21 positive Wirkungen auf kognitive Funktionen wie Aufmerksamkeit und Gedächtnis und führt bei schizophrenen Patienten zu einer Normalisierung von sensorischen Gatingprozessen wie der P50 (Winterer 2010).

Das Gating ist das neurophysiologische Korrelat sog. *präattentiver Aufmerksamkeitsprozesse*. Die Beeinträchtigung der präattentiven Informationsverarbeitung äußert sich neuropsychologisch in der mangelnden Unterscheidungsfähigkeit für relevante und irrelevante Stimuli, was sich klinisch bei den Patienten als „*Reizüberflutung*“ (flooding), Gedankenjagen und Hyperimpulsivität manifestiert.

Analog zum P50-Defizit besteht bei Schizophrenen auch eine Beeinträchtigung der sogenannten „Vorpulsinhibition“ („*prepulse inhibition*“, PPI). Darunter versteht man eine Abschwächung (Habituation) des *Startle-Reflexes* (muskuläre Reaktion auf einen akustischen Reiz), wenn dem akustischen Hauptsignal in einem zeitlichen Abstand von etwa 30–300 ms ein akustischer Vorreiz (*prepulse*) vorausgeht. Bei schizophrenen Patienten und ihren nicht betroffenen Verwandten ersten Grades (Geschwister) bleibt die Habituierung aus (Kumari et al. 2005). Auch beim PPI-Defizit besteht eine Beziehung zu nikotinergen Rezeptoren, Rauchen verbessert die PPI (Braff et al. 2001). Die PPI verschlechtert sich durch Nikotinabstinenz und verbessert sich, wenn das Rauchen wieder aufgenommen wird, was auf eine Stimulation nikotinerger Rezeptoren zurückgeführt wird (George et al. 2006). Inzwischen konnte in einer Cross-over plazebokontrollierten Studie mit Nikotinpflaster ein eindeutig positiver Effekt des Nikotins auf Aufmerksamkeitsleistungen (Verminderung der Fehlerrate im Continuos Performance Test, CPT) festgestellt werden (Barr et al. 2008).

Die PPI wird genetisch reguliert durch den Genlokus 22q11, dessen Bedeutung für die Schizophrenie bereits an anderer Stelle erwähnt worden ist, und welcher die Funktionen des limbisch-kortiko-striato-pallido-pontinen Neuronenkreises beeinflusst. Tiermodelle mit Gendefekten auf Chromosom 22q11 belegen die Bedeutung dieser Region für ein PPI-Defizit (Swerdlow et al. 2001). Auch jüngste Untersuchungen bei schizophrenen Patienten sprechen dafür, dass die PPI durch den COMT-Val/Met-Genotypus beeinflusst wird und dass Met/Met-Träger eine verstärkte PPI aufweisen, d.h. dass sie besser habituieren und irrelevante Reize ausfiltern können, was mit der relativ erhöhten präfrontalen Dopaminkonzentration zusammenhängen dürfte (Quednow et al. 2010).

Eine Beeinträchtigung sensorischer Gating-Prozesse steht in einem Zusammenhang mit meso-limbischen, insbesondere *hippocampalen Schädigungen*. Die cholinerge Neuronenverbindung welche vom medialen Nucleus des Septums zu den CA3- und CA4-Neuronen des Hippocampus führt, ist von großer Bedeutung für den sensorischen Input. Schädigungen dieser Neuronenverbindung führt zu erheblichen Beeinträchtigungen der cholinerg vermittelten Gating-Funktionen der CA3-/CA4-Neuronen des Hippocampus. Diese Interneurone setzen ihrerseits GABA in die hippocampalen Pyramidenzellen frei, welches antagonistische Effekte auf die Freisetzung des exzitatorischen Neurotransmitters Glutamat ausübt. Eine Dysbalance des GABAerg-glutamatergen Gleichgewichts spielt wiederum eine wichtige Rolle bei der Verursachung schizophrener Psychosen. Neuroleptika greifen modulierend in dieses Ungleichgewicht ein. Sie antagonisieren im Tierversuch das PPI-Defizit, während Psychotomimetika wie Apomorphin und Amphetamin zu einer Beeinträchtigung der PPI führen (Powell et al. 2009). Auch NMDA-Rezeptor-Antagonisten führen im Tierversuch zur Unterdrückung der PPI (vgl. Kap. 12.8). Insofern kann die PPI als elektrophysiologisches Substrat sowohl für *hyperdopaminerge* als auch für *hypoglutamaterge* Hypothesen der Schizophreniegenese aufgefasst werden (van den Buuse 2010).

Bemerkenswerte Forschungsergebnisse sprechen dafür, dass *belastende Lebensereignisse* wie Deprivation bzw. Mangelversorgung durch die Mutter zu einer schweren Beeinträchtigung der PPI im Tierversuch führen, die dem PPI-Defizit vergleichbar ist, wie es bei schizophrenen Patienten auftritt (Ellenbroek et al. 1998). Da im Tierversuch frühe Unterbrechungen der Mutter-Kind-Interaktion im Sinne einer Deprivation zu einer erhöhten Ansprechbarkeit von Dopaminagonisten wie Apomorphin oder Amphetamin führen und Neuroleptika das deprivationsbedingte PPI-Defizit wieder aufheben, ist davon auszugehen, dass *frühkindliche Deprivationserlebnisse zu einer Hyperaktivität des dopaminergen Systems führen* können, welche sich neurophysiologisch im PPI-Defizit widerspiegelt. Interessant ist in diesem Zusammenhang, dass deprivierte Ratten sich ähnlich verhalten wie Ratten mit einer *Hippocampusläsion*; beide zeigen ein PPI-Defizit.

Eine weitere bei Schizophrenen häufig untersuchte auditorische EKP-Komponente (EKP = ereigniskorreliertes Potential), ist die sog. *mismatch negativity* (MMN). Es handelt sich dabei um die neurophysiologische Antwort auf ein selten auftretendes abweichendes akustisches Signal, das in einer Reihe häufiger regelmäßiger Standardtöne auftritt. Die MMN ist die Differenzkurve zwischen dem EKP des Standardtons und dem Potential des devianten Tons (*Oddball-Phänomen*), sie erscheint als Negativität ca. 200 ms nach dem abweichenden auditorischen Stimulus. Bei Schizophrenen und nicht erkrankten Verwandten sowie bei Kindern mit erhöhtem Schizophrenierisiko wird eine Abschwächung der MMN-Amplitude beobachtet als Ausdruck einer defizitären frühen auditorischen Informationsverarbeitung. Die MMN wird daher als Vulnerabilitätsmarker bzw. Endophänotyp betrachtet (Price et al. 2006). Amplitudenminderungen der MMN wurden bei schizophrenen *Adoleszenten* mit Deletionen des langen Arms von Chromosom 22 beschrieben (Baker et al. 2005).

Die Forschung über die potentielle Relevanz neurokognitiver Funktionsstörungen als sog. *kognitive Endophänotypen* ist im Fluss. Sie betreffen in erster Linie verschiedene Bereiche der Aufmerksamkeit, des verbalen deklarativen und des Arbeitsgedächtnisses sowie des adäquaten Erkennens und Erinnerns affektiver mimischer Signale (Gesichtsausdruck). Das Consortium on the Genetics of Schizophrenia (COGS) hat sich die Erforschung der genetischen Architektur dieser potentiellen für die Schizophrenie relevanten neurokognitiven Endophänotypen zum Ziel gesetzt (GUR et al. 2007). Die Interaktion der multiplen genetischen Komponenten, die bei neurokognitiven Störungen von Bedeutung sind, ist ähnlich komplex wie dies beim Phänotypus „Schizophrenie" der Fall ist. Bislang gibt es Hinweise auf signifikante Zusammenhänge zwischen Schwere der Funktionsstörungen des Arbeitsgedächtnisses und Ausmaß der familiären erbgenetischen Belastung (Glahn et al. 2003, Tuulio-Henriksson et al. 2003). Um in der genetischen Erforschung der Schizophrenie weiter zu kommen hat die COGS-Arbeitsgruppe einen innovativen Genchip entwickelt, welcher 1536 SNPs in 64 Genen enthält, die auf Grund entsprechender Assoziations- und Koppelungsstudien für die Schizophrenie als relevant angesehen werden. Mit Hilfe dieses Genchips sollen Assoziationen zwischen SNPs von Kandidatengenen und den diskutierten Endophänotypen untersucht werden (Braff et al. 2008).

Neuroanatomische Befunde und Genetik

Für die ätiologische Bedeutung genetischer Faktoren spricht auch das Vorliegen neuroanatomischer Normabweichungen bei *nicht-erkrankten Verwandten ersten Grades* schizophrener Patienten. So konnte durch magnetresonanztomographische Untersuchungen belegt werden, dass nicht-psychotische Verwandte ersten Grades manifest erkrankter schizophrener Patienten ebenso wie diese selbst Verschmälerungen des *linken Hippocampus* aufwiesen und dass die Volumenreduktionen der Hippocampi bei mehrfach belasteten Familien signifikant stärker ausgeprägt waren (Seidman et al. 2002). Es bestanden darüber hinaus ebenfalls in Abhängigkeit vom Ausmaß der genetischen Belastung positive Beziehungen zwischen *Verschmälerungen des linken Hippocampus und Beeinträchtigungen des verbalen deklarativen Gedächtnisses*, woraus die Autoren den Schluss gezogen haben, dass das Ausmaß der genetischen Belastung Auswirkungen sowohl auf die Neuroanatomie des Hippocampus als auch auf die Funktion des deklarativen Gedächtnisses bei schizophrenen Patienten hat. Untersuchungen an mono- und dizygoten Zwillingen haben gleichfalls ergeben, dass *Störungen des Arbeitsgedächtnisses genetischen Einflüssen unterliegen*, denn das Risiko für Defizienzen des Arbeitsgedächtnisses war bei homozygoten Zwillingen größer als bei dizygoten (Cannon et al. 2000), und bei gesunden Zwillingen schizophrener Patienten kommen Beeinträchtigungen exekutiver Funktionen (sie sind Ausdruck einer Defizienz des Arbeitsgedächtnisses) viermal häufiger vor als in der Allgemeinbevölkerung (Egan et al. 2001a). Auch funktionelle MRT-Untersuchungen weisen in die gleiche Richtung (Weinberger et al. 2001).

Ein differenzierteres Bild vermitteln Untersuchungen von Calicott et al. (2003) sowie Manoach et al. (2000). Die Autoren untersuchten mit der funktionellen MRT die Aktivierung des DLPFC bei kognitiv unauffälligen und klinisch gesunden Geschwistern schizophrener Probanden und stellten trotz normaler Ausführung der gestellten Arbeitsgedächtnisaufgaben (z.B. N-back-Test) eine Überaktivierung des rechten oder linken DLPFC fest, was auf eine *Effizienzminderung des DLPFC* auf der physiologischen Ebene hinweist, ohne dass dies bei klinisch gesunden und kognitiv leistungsfähigen Geschwistern Schizophrener Auswirkungen auf die kognitive Leistungsfähigkeit des Arbeitsgedächtnisses zu haben scheint. Die zitierten Zwillings- und Geschwisteruntersuchungen legen die genetische Mitbedingtheit von Defiziten des Arbeitsgedächtnisses nahe, welche wohl auf Aktivierungsstörungen des DLPFC zurückzuführen sind. Jedenfalls sprechen die fMRT-Untersuchungen für diese Schlussfolgerung. Die Effizienzminderung des DLPFC während der Durchführung von Arbeitsgedächtnisaufgaben bei Probanden mit einem erhöhten genetischen Schizophrenierisiko könnte durch den bereits erwähnten Polymorphismus des COMT-Gens bedingt sein (Val^{108}/Met^{158} Polymorphismus). Die Val-Val Genotyp Variante hat eine verstärkte Enzymaktivität der COMT zur Folge mit einem entsprechend gesteigerten Dopaminabbau und infolge dessen verminderter Verfügbarkeit von Dopamin im DLPFC, was mit einer Beeinträchtigung exekutiver Funktionen einhergeht (Mannisto u. Kaakkola 1999).

Magnetresonanztomographische Untersuchungen haben Bezüge zwischen genetischen Risikobedingungen und neuroanatomischen Normabweichungen eruiert. So beschrieben Lawrie et al. (2001) bei 147 High-Risk Patienten (Adoleszenten mit mindestens 2 schizophrenen Angehörigen 1. oder 2. Grades) signifikante Verschmälerungen des Amygdala-Hippocampus-Komplexes beidseits und der Thalami im Vergleich zu Kontrollprobanden. Die Volumenminderungen waren allerdings geringer als bei ersterkrankten schizophrenen Patienten. McDonald et al. (2004) konnten zeigen, dass das genetische Risiko, an Schizophrenie zu erkranken, mit Volumendefiziten der grauen Substanz in orbitalen, präfrontalen und prämotorischen Regionen des Frontalhirns, im Nucleus caudatus, im bilateralen Thalamus, der linksseitigen Insula und im lateralen Temporallappen assoziiert war. Im Vergleich dazu war das genetische Risiko für bipolare Psychosen mit Verlusten der grauen Substanz im rechten Gyrus cinguli anterior und im ventralen Striatum verknüpft – beide Regionen haben eine große Bedeutung für *emotionale Prozesse*.

Diese neuroanatomischen Unterschiede sprechen für die Berechtigung der Kraepelinianischen *Dichotomie* beider Psychoseformen. Die Autoren vermuten, dass die beschriebenen neuroanatomischen Normabweichungen als endophänotypische Marker für das genetische Risiko schizophrener bzw. bipolarer Psychosen angesehen werden könnten. In einer weiterführenden Untersuchung hat die gleiche Arbeitsgruppe Erweiterungen des dritten und der Seitenventrikel sowie Volumendefizite des Hippocampus gefunden, während bei klinisch gesunden biologischen Verwandten schizophrener Patienten nur Erweiterungen der Seitenventrikel, aber keine weiteren Volumendefizite beobachtet wurden. Bei bipolaren Psychosen wurden dagegen keine analogen volumetrischen Veränderungen gefunden (McDonald et al. 2006). Die gleiche Arbeitsgruppe konnte in einer vorausgehenden Arbeit zeigen, dass Geburtskomplikationen insbesondere dann mit Ventrikelerweiterungen assoziiert sind, wenn eine hohe familiäre Belastung mit schizophrenen Psychosen besteht (Familie mit mehreren schizophrenen Angehörigen) – McDonald et al. (2002). Dies spricht für ein *enges Zusammenwirken von erbgenetischen und umweltabhängigen Determinanten.*

12.3 Hirnmorphologische Normabweichungen

Durch neuropathologische und neuroradiologische Untersuchungen wurden bei schizophrenen Patienten neuroanatomische Veränderungen vor allem im *Frontalhirn* (insbesondere im dorsolateralen präfrontalen Cortex, DLPFC, und im orbitofrontalen Cortex, OFC), im *Temporallappen* (insbesondere Hippocampus, Amygdala, entorhinaler Cortex mit Cingulum, superiorer temporaler Gyrus, Planum temporale), im *Thalamus*, in den *Basalganglien*, im *Corpus Callosum*, und im *Cerebellum* gefunden. In den meisten Fällen handelt es sich um *Defizienzen* vor allem der *grauen*, aber auch der *weißen Substanz* mit entsprechenden Erweiterungen der inneren und äußeren Liquorräume, vor allem der *Seitenventrikel* und des *dritten Ventrikels* (McCarley et al. 1999). Volumenreduktionen im Bereich des Temporallappens, insbesondere des *Gyrus temporalis superior*, sowie der *medialen Temporalregion* einschließlich *Hippocampus*, *Amygdala* und *Gyrus parahippocampalis* sind konsistente Befunde bei schizophrenen Psychosen (Ardekani et al. 2003, Gur et al. 2000, Hirayasu et al. 2000, Siever und Davis 2004, Sim et al. 2006, Wright et al. 2000). Diese Regionen und ihre neuralen Verbindungen, insbesondere zum Frontalhirn spielen eine wichtige Rolle für Gedächtnisfunktionen, insbesondere das sog. *Arbeitsgedächtnis*, das seinen „zentralen Sitz" im dorsolateralen präfrontalen Cortex (DLPFC) hat und welches vor allem bei chronischen schizophrenen Psychosen und bei Vorliegen von Negativsymptomen beeinträchtigt ist. Der präfrontale Cortex hat eine große Bedeutung sowohl für die Einspeicherung (Enkodierung) als auch den Abruf von Gedächtnisinhalten, wobei er unter anderem für die *Elaborierung optimaler Strategien* zur adäquaten Nutzung der Gedächtnisfunktionen verantwortlich ist.

Der in der Tiefe des mittleren Temporallappens gelegene *Hippocampus* ist dagegen an *elementareren Funktionen* beteiligt, welche eine Voraussetzung für höhere Gedächtnisleistungen darstellen: *Orientierungsreaktion, Gating, Mismatch-Prozesse* (Abgleich von Informationen in Bezug auf Neuheit und Relevanz), *novelty detection*. Der Hippocampus ist für die Zuordnung von neuen, relevanten Informationen zu dem bereits etablierten und im Gedächtnis abgespeicherten Erfahrungsschatz zuständig und hat somit eine besondere Bedeutung für das *episodische Gedächtnis*. Hier weisen schizophrene Patienten typische Minderleistungen auf, insbesondere haben sie Schwierigkeiten, Assoziationen zu bereits etablierten Gedächtnisinhalten herzustellen (Weis und Krug 2008). Notabene ist für diese mnestische Leistung das intakte Zusammenspiel zwischen präfrontalen und medio-temporalen Regionen (insbesondere Hippocampus, parahippocampaler Cortex, entorhinaler Cortex) eine wesentliche Voraussetzung. Eine Beeinträchtigung dieses Zusammenspiels, vor allem zwischen ventro- und dorsolateralem präfrontalen Cortex, dorsomedialem präfrontalen Cortex, Hippocampus, Amygdala, Thalamus, ventralem Striatum und Cingulum wird sowohl für *negative Symptome* (Emotionale Verflachung, Anhedonie, Antriebsarmut) als auch für *positive Symptome* (Verfolgungswahn) verantwortlich gemacht (Phillips et al. 2003). Der *orbitofrontale Cortex* und das *vordere Cingulum* spielen eine Schlüsselrolle in Bezug auf *Emotionalität* und *soziale Kognitionen*. Somit üben sie einen Einfluss auf das *Sozialverhalten* aus, welches bei schizophrenen Patienten beeinträchtigt ist (s. Kap. 5.9).

Bei schizophrenen Patienten wurden Volumenreduktionen der grauen Substanz in *temporo-limbischen Strukturen* gefunden, wobei offenbar Geschlechtsunterschiede bestehen, Frauen zeigten zwar wie Männer Volumenreduktionen des Hippocampus, aber im Gegensatz zu Männern vermehrte Volumina der Amygdala (Gur et al. 2000).

Das Vorhandensein *hippocampaler Volumenminderungen* bei schizophrenen Patienten ist durch Metaanalysen gut abgesichert, auch nicht-psychotische Verwandte ersten Grades weisen analoge Veränderungen auf (Boos et al. 2007, Steen et al. 2006). Bei diskordanten Zwillingen sind im Vergleich zu genetisch nicht belasteten Zwillingspaaren verschmälerte Hippocampusformationen beschrieben worden (Baare et al. 2001). Einige Autoren berichten über Veränderungen der *Hippocampusform*, insbesondere des Kopfes, nicht aber Volumenminderungen des gesamten Hippocampus bei schizophrenen Patienten (Csernansky et al. 2002, Shenton et al. 2002). Im *Hippocampuskopf* liegen vorzugsweise die *CA1-Neurone*, welche für Mismatch-Prozesse (Vergleich zwischen verschiedenen eintreffenden sensorischen Reizen) zuständig sind und die zum medialen präfrontalen Cortex projizieren. Diese MRT-Befunde stützen die Hypothese einer schizophrenierelevanten neuralen *Diskonnektivität* zwischen Hippocampus und präfrontalem Cortex (s. Kap. 12.7).

Vor allem Verschmälerungen des *linken Hippocampus* bei schizophrenen Patienten und deren Angehörigen stehen in einem Zusammenhang mit Einschränkungen des *verbalen Gedächtnisses*, welche bei nicht-psychotischen Angehörigen z.T. geringer, z.T. auch gleich stark ausgeprägt sind wie bei den betroffenen Patienten selbst (Aleman et al. 1999, Seidman et al. 2002, Sitskoorn et al. 2004).

Mehrere Studien erbrachten Hinweise dafür, dass das *Ausmaß der hippocampalen Volumenreduktionen* mit dem *Grad der familiären Belastung korreliert* (Lawrie et al. 1999, Seidman et al. 2002, van Erp et al. 2002), wobei das Bestehen von prä- und perinatalen Komplikationen mit einer *fetalen Hypoxie* die Wahrscheinlichkeit hippocampaler Verschmächtigungen bei genetisch prädisponierten Individuen verstärkt (van Erp et al. 2002, McNeil et al. 2000).

> Diese Befunde sprechen für ein Zusammenwirken erbgenetischer und umweltabhängiger Risikofaktoren, z.B. in dem Sinn, dass eine genetische Prädisposition die Sensitivität gegenüber umweltbedingten Risikobedingungen erhöht.

Für die Interaktion von erbgenetischen und umweltabhängigen Einflüssen sprechen weitere hirnmorphologische Studien, die gezeigt haben, dass Patienten mit schizophrenen und schizoaffektiven Psychosen mit einer durchgemachten *fetalen Hypoxie* stärkere Volumenreduktionen der grauen Substanz aufweisen als psychisch unauffällige Kontrollprobanden, die als Neugeborene ebenfalls einen Sauerstoffmangel erlitten hatten (Cannon et al. 2000). In diesem Zusammenhang muss darauf hingewiesen werden, dass der *Temporallappen* besonders *empfindlich* gegenüber geburtstraumatischen und anderen peri- und postnatalen *Sauerstoffmangelzuständen* ist. Dies zeigten sowohl neuropathologische Untersuchungen (z.B. Scholz 1951) als auch klinische Erfahrungen, dass Kinder mit Neugeborenenkrämpfen und generalisierten Fieberkrämpfen später eine Temporallappenepilepsie entwickeln.

Vielversprechend sind neuere Befunde, welche darauf hindeuten, dass die bei schizophrenen Patienten zu beobachtenden hippocampalen Volumenminderungen durchaus *reversibel* und positiv durch *körperliches Training* zu verändern sind (Pajonk et al. 2010). Die hippocampale Volumenzunahmen nach einem körperlichen Übungsprogramm ging im Vergleich zu Kontrollgruppe mit einer Verbesserung des N-Acetyl-Aspartat-Verhältnisses gegenüber Kreatinin im Hippocampus und mit verbesserten Leistungen des Kurzzeitgedächtnisses einher.

Auch bei im *Kindesalter* erkrankten Schizophrenen (*COS-Patienten*) sind MRT-Befunde des Hippocampus erhoben worden, die Befunde sind jedoch widersprüchlich. Während die NIMH-Arbeitsgruppe um Rapoport *progressive* Volumenminderungen des *linken* oder *beider Hippocampi* beschrieben hat (Jacobsen et al. 1998, Giedd et al. 1999) fanden Levitt et al. (2001) und Matsumoto et al. (2001) keine hippocampalen Volumenminderungen bei COS-Patienten im Vergleich mit einer Kontrollgruppe. Im Weiterverlauf fanden Matsumoto et al. (2001) jedoch Volumenminderungen des *linken* Hippocampus in Abhängigkeit von der Krankheitsdauer, und sowohl Jacobsen et al. (1998) als auch Matsumoto et al. (2001) beobachteten eine signifikante Korrelation zwischen Schwere der psychotischen Symptomatik, insbesondere der Negativsymptome, und Ausmaß der hippocampalen Volumenabnahme im Zwei-Jahres-Verlauf. In einer prospektiven MRT-Längsschnittstudie bei 29 Patienten mit COS, die alle 2 Jahre im Alter zwischen 11 und 26 Jahren durchgeführt wurde, fanden Nugent et al. (2007) bereits zu Krankheitsbeginn Verschmälerungen der Hippocampi, welche jedoch im Verlauf der Studie konstant blieben.

Der *Thalamus*, ein bedeutsamer Knotenpunkt verschiedener neuraler Verbindungswege u.a. zu verschiedenen Cortexarealen (präfrontaler Cortex, sensorischer und motorischer Cortex, Assoziationsareale), zu temporo-limbischen Strukturen, zu den Basalganglien und zum Cerebellum, hat eine wichtige Gatingfunktion für interne und externe sensorische Informationen. Er weist bei schizophrenen Patienten Volumenreduktionen auf (Byne et al. 2001, Konick und Friedman 2001, Siever und Davis 2004). Auch hier besteht eine genetische Prädisposition, wie Zwillingsuntersuchungen belegt haben (Staal 1998).

Auch bei *Kindern* und *Jugendlichen* mit schizophrenen Psychosen sind signifikante Reduktionen der Thalamusregion beschrieben worden (Dasari et al. 1999, Frazier et al. 1996, 2008). Berichte über thalamische Volumenminderungen sind allerdings uneinheitlich, in einer *Metaanalyse* über 12 MRT-Studien waren 5 mit positiven und 7 mit negativen Befunden in Bezug auf Verschmälerungen der Thalami im Vergleich zu einer Kontrollgruppe (Shenton et al. 2001). Einige Autoren berichten über Beziehungen zwischen Volumenreduktionen des Thalamus und frühem Erkrankungsbeginn sowie dem Vorkommen von Lernstörungen und Beeinträchtigungen der kognitiven Flexibilität und Abstraktionsfähigkeit (Jeste et al. 1998).

Mehrfach repliziert wurden Korrelationen zwischen *Anomalien des mediodorsalen Thalamuskerns* und Beeinträchtigungen des *verbalen Gedächtnisses* (Hazlett et al. 2004, Lymer et al. 2006, van der Werf et al. 2003). Zwischen dem mediodorsalen Thalamuskern und dem Frontalhirn, einschließlich dem orbitofrontalen Cortex, bestehen enge neurale Verbindungen (Moghaddam u. Homayoun 2008). In beiden Strukturen haben Hulshoff Pol et al. (2001) signifikante Reduzierungen der grauen Substanz gefunden, was in Übereinstimmung mit anderen Untersuchungen steht (z.B. Ananth et al. 2002, Gur et al. 2000) und in einem Zusammenhang steht mit dem vermehrten Auftreten *negativer Symptome* sowie mit einer Beeinträchtigung *exekutiver Funktionen.*

Bei unmedizierten Schizophrenen sind Verschmälerungen des *Caudatum* beschrieben worden. Dies trifft auch für nicht-erkrankte Kinder schizophrener Patienten zu (Rajarethinam et al. 2007). Dem dopaminergen Caudatum kommt ebenso wie den anderen Basalganglien eine wichtige Bedeutung für die Regulation und Organisation des Informationsflusses zwischen kortikalen und subkortikalen Regionen zu und somit auch für höhere kognitive Funktionen, welche bei der Schizophrenie in der Regel beeinträchtigt sind.

Da die beschriebenen neuroanatomischen Normabweichungen bei Verwandten ersten Grades bestehen, *ohne* dass sie manifest erkranken, ist davon auszugehen, dass sie allein für sich genommen keine hinreichende Voraussetzung für die spätere Manifestation einer Schizophrenie darstellen, aber risikoerhöhend wirksam sein dürften bzw. einen wichtigen Stellenwert im Gefüge pathogenetisch und ätiologisch bedeutsamer Wirkfaktoren darstellen.

Es gibt nur wenige Studien über neuroanatomische Veränderungen bei *Risikoprobanden (erhöhtes genetisches Risiko)*. Verwandte ersten Grades schizophren Erkrankter (Kinder schizophrener Eltern, Geschwister und Eltern von Erkrankten) weisen im Wesentlichen gleichartige neuroanatomische Normabweichungen auf (Cannon et al. 1998, Job et al. 2005, Keshavan et al. 2002). Rajarethinam et al. (2004) haben bei 29 gesunden Kindern von Eltern mit einer schizophrenen oder schizoaffektiven Psychose signifikante Volumenminderungen des rechts- und linksseitigen Gyrus temporalis superior beschrieben, Regionen, welche für Denk- und Sprachprozesse zuständig sind. Entsprechende Veränderungen dürften für bereits prämorbid vorhandene Sprachstörungen bei Risikogruppen und später manifest Erkrankten verantwortlich sein. Die Tatsache, dass der Gyrus temporalis superior enge neurale Verbindungen zu temporo-limbischen Strukturen wie Hippocampus, Amygdala, Thalamus und neokortikalen Strukturen aufweist, vermittelt eine Erklärung für andere bereits *prämorbid* oder bei Risikokindern beobachtbaren kognitiven, emotionalen und behavioralen Besonderheiten (vgl. Kap. 9). Lawrie et al. (1999) bringen sie in einen Zusammenhang mit magnetresonanztomographischen Befunden, die bei *High-Risk-Probanden* des Edingburgh-High-Risk-Projekts erhoben wurden: Volumenminderungen des linken Amygdala-Hippocampus-Komplexes und beider Thalamusregionen. Die gleiche Arbeitsgruppe konnte in prospektiven Verlaufsuntersuchungen bei 8 High-Risk-Probanden, die inzwischen eine schizophrene Psychose entwickelt hatten, bereits zwei Jahre vor Erkrankungsbeginn Reduzierungen der grauen Substanz im linken Temporallappen und im rechten Cerebellum feststellen (Job et al. 2005). In einer weiteren Untersuchung (Lymer et al. 2006) konnten bei später manifest schizophrenen Probanden positive Korrelationen zwischen schizotypischen Verhaltensweisen und Volumenminderungen im *linken Gyrus temporalis superior* in einem Zeitabstand von einem halben bis 6 Jahren beobachtet werden, was in Übereinstimmung steht mit früheren Forschungsergebnissen über *positive Beziehungen zwischen Volumenminderungen des linken Gyrus temporalis superior und positiven Schizophreniesymptomen* (u.a. Rajarethinam et al. 2000, Shenton et al. 1992).

Bei erwachsenen Patienten konnten bereits im Prodromalstadium und später, wenn sie das Vollbild einer schizophrenen Psychose entwickelt hatten, Reduktionen der grauen Substanz im Bereich der Temporalregion, des inferioren frontalen und orbitofrontalen Cortex sowie im Cingulum beobachtet werden (Pantelis et al. 2003). Die zitierten Befunde sprechen dafür, dass Reduktionen der grauen Substanz in *frontotemporalen Regionen* sowohl bei Risikoprobanden als auch bereits in sehr frühen Krankheitsstadien manifest sind. Eine metaanalytische Studie über neurobiologische Befunde im Frühstadium schizophrener Psychosen kam zu vergleichbaren Ergebnissen (Keshavan et al. 2005, Kuroki et al. 2006). In einer weiteren Risikostudie konnten bei High-Risk-Probanden, die später eine schizophrene Psychose entwickelten, verstärkte Gyrifikationen im Bereich des präfrontalen Cortex beobachtet werden (Harris et al. 2007).

Zusammenfassend ist festzustellen, dass die Befunde zur Neuroanatomie bzw. Neuropathologie z.T. recht uneinheitlich und sogar widersprüchlich sind. Trotzdem lassen sich *drei Kernbereiche* herausstellen, in denen auch durch Metaanalysen gesicherte Veränderungen nachweisbar sind. Das sind in erster Linie:

- präfrontale Regionen, insbesondere der *dorsolaterale präfrontale Cortex* (DLPFC)
- der *entorhinale Cortex*
- der *Hippocampus*
- das *Cingulum*
- der dorsomediale Kern des *Thalamus*.

12.4 Neuromorphologische Veränderungen bei Psychosen des Kindes- und Jugendalters

Innerhalb von 3 bis 5 Jahren kommt es bei im Kindesalter beginnenden Schizophrenien (Erkrankungsbeginn: ≤ 12 Jahre) zu progredienten Substanzverlusten in kortikalen und subkortikalen Hirnregionen (Rapoport et al. 1997, 1999, Giedd et al. 1999, Keller et al. 2003). Betroffen sind frontale, parietale und temporale Cortexregionen, und die Veränderungen zeigen sich in der Regel in der frühen Adoleszenz nach Beginn der Psychose im Kindesalter (Gogtay et al. 2004, Jacobsen et al. 1998, Rapoport et al. 1999, Thompson et al. 2001). Gleichaltrige Kinder mit atypischen, nicht-schizophrenen Psychosen weisen solche neuroanatomischen Abweichungen *nicht* auf (Gogtay et al. 2004). Jacobsen et al. (1998) beobachteten bei 10 Adoleszenten mit Erkrankungsbeginn im Alter von durchschnittlich 10.4 Jahren progrediente Veränderungen im Temporallappen, im superioren temporalen Gyrus und im Hippocampus. Die progressive Volumenabnahme im rechten posterioren superioren Gyrus temporalis war mit hohen SAPS-Werten sowohl bei der ersten Untersuchung im Alter von 15 als auch beim Follow-up im Alter von 17 Jahren korreliert. Es zeigte sich also, dass stärker ausgeprägte Positiv-Symptome mit stärkeren Volumenminderungen in dieser Region einhergehen. Dagegen waren negative Symptome im Alter von 15 Jahren (hohe SANS-Werte) und positive Wahnsymptome im Alter von 17 Jahren (SAPS) mit einer stärkeren hippocampalen Volumenminderung beim Follow-up im Alter von 17 Jahren assoziiert. Analoge Befunde erhoben Matsumoto et al. (2001) bei 40 schizophrenen Adoleszenten, sie beobachteten eine negative Korrelation zwischen Hippocampusvolumen und der PANSS. In einer MRT-Untersuchung bei 60 Patienten mit einer *kindlichen Schizophrenie* (durchschnittliches Erkrankungsalter 14,5 Jahre) fanden Sporn et al. (2003) eine Beziehung zwischen prämorbiden sprachlichen, motorischen und psychosozialen Auffälligkeiten sowie Schwere der psychopathologischen Symptomatologie (SAPS, SANS, BPRS) einerseits und *Volumenabnahme* der grauen Substanz im frontalen, parietalen, temporalen und Gesamtcortex.

Die bei schizophrenen Kindern beschriebenen Verluste der grauen Substanz verlaufen, wie erwähnt, *progredient*, wobei die Progredienz in der Spätadoleszenz bzw. im jungen Erwachsenenalter ein asymptotisches Niveau erreicht (Sowell et al. 2000, Sporn et al. 2003). Dies trifft auch für Volumenminderungen präfrontaler und temporaler Hirnregionen zu, welche bei 52 gesunden Geschwistern von COS-Patienten beschrieben wurden (Gogtay et al. 2007) – (siehe Abb. 2 S. 776 von Gogtay et al, 2007) Die Rückbildung der Substanzverluste erfolgte etwa im Alter von 20 Jahren und ging mit einer Normalisierung des psychosozialen und kognitiven Funktionsniveaus einher (Gogtay 2008).

Es scheint so zu sein, dass mit der klinischen Remission auch eine Verbesserung der neuropathologischen Veränderungen einhergeht. So beschrieben Greenstein et al. (2008) bei den Kindern und Jugendlichen im Alter zwischen 6 und 19 Jahren mit einer COS, die innerhalb von 3 Monaten nach der stationären Behandlung remittierten, eine *Zunahme der grauen Substanz* im Bereich des *linken orbito-frontalen*, des *superioren* und *mittleren Gyrus temporalis*, des *Gyrus angularis bds.* und der *postzentralen parietalen Gyri* beidseits. Dieser Befund ist interessant, da neuropathologische Veränderungen des *linken superioren Gyrus temporalis* klinisch mit der Manifestation *akustischer Halluzinationen* und Alterationen der *orbito- frontalen Region* mit *negativen Symptomen* in Zusammenhang gebracht werden (Shenton et al. 2001, Lacerda et al. 2007).

In der von Thompson et al. (2001) durchgeführten prospektiven MRT-Verlaufsstudie an 12 schizophrenen Kindern, die durchschnittlich im Alter von 13,9 Jahren erkrankten, zeigten sich die ersten Veränderungen im Bereich des Parietallappens, welche sich innerhalb der nächsten 5 Jahre auf die temporale und frontale Region, insbesondere auf den dorsolateralen präfrontalen Cortex (DLPFC) ausbreiteten (s. Abb. 27).

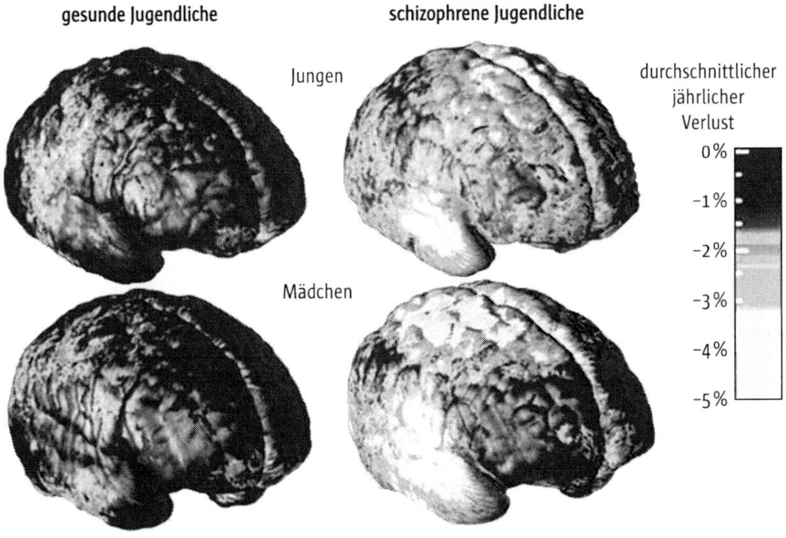

Abb. 27 Jährliche Abbaurate der grauen Hirnsubstanz bei gesunden und schizophrenen Jugendlichen beiderlei Geschlechts. Ein übereinstimmendes Muster stark progredienten Substanzverlusts im parietalen, frontalen und temporalen Cortex wurde bei männlichen und weiblichen schizophrenen Patienten beobachtet. Gesunde Jugendliche zeigen dagegen geringere Abbauraten und ein geschlechtsspezifisches Abbaumuster. Die Befunde sprechen für die anatomische Spezifität bei schizophrenen Erkrankungen (aus Thompson et al. 2001, Copyright 2001 National Academy of Sciences, U.S.A.)

Analoge Veränderungen wurden auch bei erwachsenen Patienten beschrieben (Whitford et al. 2006). Auch bei gesunden Geschwistern von COS-Patienten sind im MRT ähnliche parieto-frontale Progressionsmuster der grauen Substanz wie bei den von Thompson et al. (2001) beschriebenen schizophrenen Kindern gefunden worden (Gogtay et al. 2003).

Modernste neuroanatomische MRT-Techniken erlauben die Messung des Hirnrindenvolumens im Langzeitverlauf (Lerch et al. 2005, Sowell et al. 2004). Hier gibt es ebenfalls Übereinstimmungen zwischen Schizophrenien des Kindes- und Jugendalters (Greenstein et al. 2006, Narr et al. 2005). In einer prospektiven Studie über einen Zeitraum von 19 Jahren bei 70 schizophrenen Kindern, die jeweils im Alter von 7 bis 26 Jahren magnetresonanztomographisch untersucht worden waren, zeigte sich eine signifikante Abnahme der Hirnrindendichte, welche sich jedoch in der parietalen Hirnregion im Verlauf normalisierte, in der präfrontalen und temporalen Region jedoch in etwa konstant blieb bzw. sich nur leicht verbesserte (Greenstein et al. 2006). Das Hinrindenmuster bei den COS-Patienten entsprach im Alter von 26 Jahren weitgehend den Rindenanomalien bei schizophrenen Erwachsenen. Eine Übersicht über bislang veröffentlichte neuroanatomische Langzeitstudien findet sich bei Arango et al. (2008).

Bei *kindlichen Schizophrenien* sind auch Proton-Magnet-Resonanz-Untersuchungen durchgeführt worden, speziell die ^{1}H-Spektroskopie zur Untersuchung von N-Acetyl-Aspartat (NAA) im Hippocampus und im DLPFC. NAA wird als ein Marker neuraler Integrität angesehen, welcher in den neuronalen Mitochondrien synthetisiert wird. Die Stärke des NAA-Signals wird als ein sensitives Maß für das neuronale Aktivitätsniveau und für die synaptische Plastizität erachtet. Sowohl Bertolino et al. (1998) als auch Brooks et al. (1998) fanden bei kindlichen Schizophrenien *niedrigere NAA-Werte* in hippocampalen Regionen und im DLPFC, ähnlich wie dies auch bei erwachsenen schizophrenen Patienten beschrieben wurde (u.a. Callicott et al. 2000, Deicken et al. 1997, Maier et al. 1995, Nasrallah et al. 1994). Auch im linken und rechten dorso-medialen Kerngebiet des Thalamus ist die NAA-Konzentration erniedrigt, was zu den erwähnten neuroanatomischen Veränderungen passt (Ende et al. 2001). Bei kindlichen und jugendlichen Schizophrenien gibt es in Bezug auf erniedrigte thalamische NAA-Spiegel offenbar Geschlechtsunterschiede: Knaben weisen niedrigere NAA-Spiegel auf als Mädchen (O'Neill et al. 2004).

Sigmundsson et al. (2003) sowie Tanaka et al. (2006) fanden negative Korrelationen zwischen NAA-Konzentrationen im DLPFC und Schweregrad der Negativ-Symptomatik bei erwachsenen Schizophrenen. Diese spektroskopischen Befunde können als Störungen meso-limbischer und frontaler neuraler Netzwerke bei Schizophrenien des Kindes- und des Erwachsenenalters interpretiert werden. Die Bedeutung sowohl des Hippocampus als auch des DLPFC für psychopathologische Symptome, kognitive Funktionen und neurophysiologische Besonderheiten schizophrener Psychosen ist bereits beschrieben worden (s. Kap. 5.8 u. 5.9).

Im Gegensatz zu den zitierten MRT-Untersuchungen bei kindlichen Schizophrenien konnten James et al. (2002) *keine* progressiven Veränderungen der Hirnvolumina, auch nicht in der Temporalregion, bei 16 Adoleszenten feststellen, die in einem durchschnittlichen Alter von 15 Jahren (range zwischen 12.75 und 16.5 Jahren) an einer Schizophrenie erkrankt waren. In einer späteren MRT-Untersuchung berichten die Autoren über nicht-progressive Volumenminderungen im präfrontalen Cortex und im Thalamus bei diesen 16 Patienten, welche im Vergleich zu erwachsenen Patienten stärker ausgeprägt waren (James et al. 2004, Wright et al. 2000). Dies spricht ebenfalls dafür, dass es sich bei der *Frühschizophrenie* um eine schwerere Erkrankung handelt. Die Tatsache, dass James et al. (2002, 2004) in ihren beiden Untersuchungen *keine Progression* der Volumenminderungen beobachtet haben, dürfte mit dem späteren Erkrankungsalter ihrer Patienten im Vergleich zu den COS-Patienten der NIMH-Gruppe um Rapoport zusammenhängen, das heißt bei den Adoleszenten hat die substantielle Volumenabnahme zum Zeitpunkt des Erkrankungsbeginns das asymptotische Niveau bereits erreicht. Bei schizophrenen Jugendlichen sind neben Volumenminderungen der *grauen Substanz* unter anderem im Heschl Gyrus, im parietalen Operculum, im primären motorischen und sensorischen Cortex sowie in der linken prämotorischen Region, im rechten anterioren Cingulum und im rechten dorsolateralen Cortex auch signifikante Reduktionen der *weißen Substanz* vor allem im Corpus callosum und in der cortico-cerebellär-thalamo-corticalen Neuronenschleife (Douaud et al. 2007) sowie im linken anterioren Cingulum (Kumra et al. 2005) beschrieben worden.

Mittels des Diffusions-Tensor-Imaging (DTI) konnte in einer prospektiven vergleichenden Langzeitstudie über einen Zeitraum von 5 Jahren bei 12 COS-Patienten gezeigt werden, dass die *Entwicklung der weißen Substanz signifikant langsamer* verläuft als bei gleichaltrigen Kontrollprobanden (Gogtay et al. 2008). Die größten Wachstumsunterschiede der weißen Substanz betrafen die *rechte Hemisphäre*, die im Vergleich zur weißen Substanz der linken Hemisphäre eine stärkere Wachstumsverzögerung aufwies. Im Zuge der Verbesserung der Wachstumsentwicklung der weißen Substanz im Weiterverlauf kam es zu einer Verbesserung der GAF-Werte als Folge der Zunahme der Myelinisierung und der Verbesserung der axonalen Weiterleitungskapazität.

Bei einer *zusammenfassenden Bewertung* der dargestellten neuroanatomischen und neuroradiologischen Befunde bei Schizophrenien des Kindes-, Jugend- und Erwachsenenalters ist auf Grund des heutigen Wissens festzustellen, dass es *sowohl* entwicklungsneurobiologisch bedingte *stabile* mikro- und makroskopische Veränderungen kortikaler (vorwiegend präfrontaler und temporaler) und subkortikaler Regionen gibt (Thalamus, Striatum, mesolimbische Strukturen, speziell Hippocampus) als auch *progrediente* Neuronenverluste, unter anderem im Hippocampus, die möglicherweise auf stressbedingte Einwirkungen von Stresshormonen (Corticoide) zurückzuführen sind. Es ist anzunehmen, dass die frühen prä-, peri- und postnatalen Läsionen des ZNS die Vulnerabilität gegenüber späteren Noxen wie Drogenabusus, Stress und damit einhergehende Funktionsänderungen der HPA-Achse erhöht (Cotter und Pariante 2002, Pantelis et al. 2005) (s. Kap. 12.10 u. 12.12). Die neuralen Auswirkungen prä- und postnataler Noxen sind auch als Folge der Interaktion mit den beschriebenen genetischen Einflüssen auf die Hirnentwicklung zu verstehen.

Sowohl *hormonelle* Einwirkungen als auch *genetische* Einflüsse auf die neuroprotektiven Funktionen der *Neurotrophine* haben gravierende Folgen nicht nur für frühe (pränatale) Hirnreifungsprozesse wie neuronale Migration, Synapsen- und Dendritendifferenzierung, synaptische Plastizität, Neurotransmitterzuordnung etc. sondern auch für die spätere Elimination von Dendriten, Axonenendigungen und den zugehörigen Synapsen (sog. *pruning*) in der Adoleszenz und Spätadoleszenz. Diese Vorgänge greifen ineinander. Bei schizophrenen Psychosen laufen sie nicht optimal organisiert ab, was sich sowohl in prä-/perinatalen als auch, zeitlich begrenzt, progredient verlaufenden neuronalen Läsionen niederschlägt, wobei es sich am ehesten um *Reduktionen des Neuropils* (Axone, Dendriten, Synapsen) handelt. In der Prä- und Perinatalperiode stattfindende Hirnentwicklungsstörungen und spätere, in der Kindheit und Präpubertät einsetzende progrediente neuroanatomische Veränderungen schließen einander also nicht aus. Gerade die MRT-Untersuchungen bei *kindlichen Schizophrenien* sprechen für pathologische Prozesse, welche die pränatale Hirnentwicklung beeinträchtigen und ihren schädigenden Einfluss bis in die mittlere Adoleszentenperiode fortsetzen. Bei Erwachsenen mögen durch prä-, peri- und postnatale Noxen bedingte neurale Entwicklungsdefizite in Folge späterer traumatischer Einflüsse wie z.B. Stress-Situationen und deren neurohormonelle Auswirkungen zu progredienten neuralen Schädigungen wie Myelinisierungsstörungen mit Abnahme des Neuropils führen.

In jüngster Zeit gibt es Hinweise darauf, dass bei schizophrenen Patienten die *Neuroneogenese* im Gyrus dentatus des Hippocampus und in der subventrikulären Zone der Seitenventrikel gestört ist (Toro und Deakin 2007). Ebenso wie bei der Neurogenese der pränatalen Hirnentwicklung spielt das Neuregulin1-Gen (NRG1) auch bei der Neuroneogenese des adulten Gehirns, speziell bei der Proliferation und Migration neuronaler Stammzellen sowie bei Myelinisierungsprozessen eine wichtige Rolle (Law et al. 2004). NRG1 interagiert mit Proteinen an glutamatergen Synapsen und mit Neurotrophinen. Letztere, wie z.B. der BDNF, spielen eine modulierende Rolle bei der adulten Neuroneogenese. Das NRG1-Gen kontrolliert im Übrigen die Migration von GABAergen Interneuronen (Flames et al. 2004) und reguliert die Funktion von NMDA-Rezeptoren um adulten Gehirn – eine gestörte NMDA-Rezeptorfunktion ist pathophysiologisch bedeutsam für die Schizophrenie (s. Kap. 12.8). In diesem Zusammenhang ist die Kandidatenregion für die G72/G30-Gene und das GAD1-Gen von Bedeutung, da sie ebenfalls die NMDA-vermittelte glutamaterge Signaltransmission beeinflussen und entsprechende Assoziationen mit *endogenen Psychosen des Kindes- und Jugendalters* beschrieben worden sind (s. Kap. 12.2). Dies trifft auch für das NRG1-Gen zu (Addington et al. 2007, Munafo et al. 2006). Bei schizophrenen Patienten sind vermehrte NRG1 mRNA-Werte sowohl im DLPFC als auch im Hippocampus gefunden worden (Harrison und Law 2006).

Eine Synopsis der wichtigsten neuroanatomischen Veränderungen bei Schizophrenien des Kindes-, Jugend- und Erwachsenenalters gibt Tabelle 76 wieder.

Tab. 76 Synopsis wichtiger neuroanatomischer Veränderungen bei schizophrenen Psychosen

Vergrößerung der Seiten- und des dritten Ventrikels
Volumenminderung des Temporallappens, insbesondere des Gyrus temporalis superior u. des medialen Temporallappens (mit Hippocampus, Amygdala und parahippocampaler Formation, Cingulum)
Volumenminderung des frontalen Kortex, insbesondere DLPFC, OFC, medialer PFC
Volumenminderungen im Bereich des Thalamus, der Basalganglien
Volumenminderung des Kleinhirns
Volumenminderung des Corpus Callosum

12.5 Statik oder Progression

Sind die neuroanatomischen Befunde entwicklungsneurobiologisch bedingt (*statisch*), oder liegen ihnen *progressive, neurodegenerative* Prozesse zu Grunde?

Es gibt gute Gründe, für die Schizophrenie entwicklungsbedingte neurobiologische Störungen verantwortlich zu machen (*entwicklungsneurobiologisches Modell* der Schizophrenie), wie dies vor allem von Weinberger (1987) vertreten wird. Die neuromorphologischen Veränderungen werden in erster Linie auf *prä- und perinatale Noxen* und *genetische Funktionsstörungen* zurückgeführt, welche *neurobiologische Reifungsprozesse* alterieren. Hierzu gehören neuronale und gliale Proliferation und Migration, Dendriten-Wachstum, Myelinisierung von Axonen und Dendriten, Synapsendifferenzierung einschließlich Zuordnung der entsprechenden Neurotransmitter, Ausbildung der weißen Substanz, Gyrifikation der Hirnrinde etc. All diese Prozesse beginnen während der Schwangerschaft. Die Proliferation der Nervenfortsätze, die Myelinisation der Axone und neuronale Pruningprozesse finden dagegen hauptsächlich postnatal statt. Die neurobiologische Entwicklungshypothese wird unterstützt durch Computer-magnetresonanztomographische Untersuchungen, welche keine Hinweise auf progrediente hirnstrukturelle Veränderungen erbracht haben (Übersicht bei Pantelis et al. 2005). Die neuroanatomischen Veränderungen sind bereits *vor Erkrankungsbeginn präsent* und spiegeln sich in prämorbiden und prodromalen mehr oder weniger diskreten neurologischen soft signs, motorischen, kognitiven, sprachlichen und psychosozialen Auffälligkeiten bei Kindern wider, die später eine Schizophrenie entwickeln (vgl. Kap. 9). Murray et al. (2004) führen die bei schizophrenen Psychosen nachweisbaren hirnstrukturellen Veränderungen und die bereits prämorbid bestehenden sprachlichen, kognitiven, neuromotorischen und psychosozialen Auffälligkeiten ebenfalls auf prä-/perinatale neurale Entwicklungsdefizite zurück.

Eine *Stütze der Entwicklungshypothese* ist das gehäufte Auftreten *kranio-fazialer Dysmorphien* bei schizophrenen Psychosen (Deutsch et al. 2000, Waddington et al. 1999), welche sich zwischen der 6. und 17. Schwangerschaftswoche ausbilden und mit Anomalien des Corpus Callosum, des Septum pellucidi und des Hippocampus vergesellschaftet sind – die Ausreifung des entorhinalen Cortex einschließlich Hippocampus und Gyrus parahippocampalis ist etwa in der 19. Schwangerschaftswoche abgeschlossen. Reifungsstörungen dieser Hirnregionen werden mit einer *verminderten Expression von Reelin und Reelin mRNA im Frontalhirn, Hippocampus, Striatum und Kleinhirn* bei schizophrenen und bipolaren Psychosen in Zusammenhang gebracht (Fatemi et al. 2000, Impagnatiello et al. 1998).

Reelin, ein Glykoprotein, ist unter anderem für die Neuronenmigration und die schichtspezifischen neuronalen Verknüpfungen im *Hippocampus* und im *präfrontalen Cortex* während der Embryonalentwicklung verantwortlich. Eine Reduktion der Reelin-Expression um 30–50% ist bei schizophrenen Patienten vor allem in der CA4-Region des Hippocampus und im präfrontalen Cortex festgestellt worden (Fatemi et al. 2000). Die Downregulierung von Reelin im Frontalhirn und im Hippocampus ist durch eine Hypermethylierung des Reelin-Promoters in Folge einer verstärkten Expression der DNA-Methyltransferase bedingt (Toro und Deakin 2007). Im ausgereiften Gehirn des Erwachsenen wird Reelin durch GABAerge Interneurone synthetisiert und sezerniert. Reelin moduliert die synaptische Plastizität der Dendriten. Die bei schizophrenen und bipolaren Psychosen beschriebene Abnahme der dendritischen Dornfortsätze im präfrontalen Cortex wird mit einer Downregulierung GABAerger Funktionen und einer damit einhergehenden Abnahme der Reelin-Sekretion in den Dendriten der Pyramidenneurone in Zusammenhang gebracht (Costa et al. 2001 – zit. nach Toro und Deakin 2007).

Außer *Reelin*, welches, wie dargestellt, eine wichtige Rolle bei der Neurogenese des *Hippocampus* spielt, sind auch *Retinoide* an der Pathogenese der Schizophrenie beteiligt. Retinoide sind Proteine, die an der neuralen Morphogenese u.a. des Hippocampus mitwirken, in dem sie die Expression von zahlreichen Genen regulieren, welche ihrerseits in neurale Entwicklungsprozesse involviert sind. Des Weiteren sind andere Glykoproteine, sog. Wnts (Wnts = wingless proteins), welche unter anderem für die Ausbildung von Synapsen, die Neuronenproliferation und -migration und die Ausdifferenzierung der Hirnrinde während der Embryogenese mitverantwortlich sind, bei schizophrenen Psychosen in ihrer Funktion beeinträchtigt. Beschrieben wurden unter anderem verminderte Wnt-Beta-Catenin-Spiegel in der CA3- und CA4-Region des Hippocampus (Cotter et al. 1998). Vermindert bei schizophrenen Patienten sind auch andere Komponenten der Wnt-Signaltransduktionskaskade wie die Glykogensynthetasekinase-3 (GSK-3). In postmortem-Untersuchungen fanden sich signifikant erniedrigte Spiegel dieses Enzyms im Hippocampus schizophrener Patienten (Nadri et al. 2004). Die zuletzt genannten Befunde sind vielversprechend bei der zukünftigen Forschung zur Ätiologie der Schizophrenie. Sie sind vorerst noch Bausteine, auf denen weiter aufgebaut werden muss, sie belegen aber die *Bedeutung einer genetischen Beeinflussung von neuralen Reifungsprozessen kortikaler und subkortikaler Strukturen, die bei schizophrenen Patienten beeinträchtigt sind.*

Wie in Kapitel 12.3 ausgeführt, sind bei schizophrenen Patienten Reduktionen thalamischer Neurone vor allem im dorso-medialen Nucleus beschrieben worden. Diese können auf eine Unterbrechung der thalamischen Neurogenese während der pränatalen Entwicklungsperiode zurückgeführt werden, wofür Primatenversuche sprechen. Werden Primaten während der kritischen Phase der Neurogenese thalamischer Neurone bestrahlt, so kommt es bei den Primatenjungen zur Ausbildung *kranio-fazialer Dysmorphien* und zu einer Deletion thalamischer Neurone (Gelowitz et al. 2002). In der *frühen Fetalperiode* (zum Zeitpunkt der thalamischen Neurogenese) führen Bestrahlungen bei Macaquen zu Volumenminderungen der grauen Substanz im Frontalhirn, vergleichbar analogen Befunden bei schizophrenen Patienten. Außerdem zeigten die bestrahlten Tiere gegenüber nicht bestrahlten Kontrolltieren signifikante thalamische Volumenreduzierungen und eine ebenfalls signifikante Abnahme der Neuronen im medio-dorsalen Nucleus des Thalamus. Da das Frontalhirn, vor allem der DLPFC, zahlreiche neurale Projektionen aus dem Thalamus, insbesondere dem medio-dorsalen Nucleus, erhält, lässt sich die Volumenminderung im Frontalbereich hierauf zurückführen (Selemon et al. 2005). Diese neuropathoanatomischen Befunde liefern ein Modell für die *thalamo-kortikale Diskonnektivitätshypothese* schizophrener Psychosen (s. Kap. 12.7).

Obwohl kein Zweifel an der Relevanz vorwiegend prä- und perinataler entwicklungsneurobiologischer Reifungsstörungen für die Pathophysiologie schizophrener Psychosen besteht, gibt es auch Argumente, die für *progressive* neuroanatomische Veränderungen vor allem bei *kindlichen Schizophrenien* sprechen (s. Kap. 12.4). Longitudinale MRT-Untersuchungen erbrachten Hinweise auf progrediente Volumenminderungen bei schizophrenen Erwachsenen im Bereich beider Hemisphären, des Kleinhirns und des Corpus Callosum (Cahn et al. 2002, DeLisi et al. 2004, 2005), der Frontal-, Parietal- und Temporallappen (Gur et al. 1998, Ho et al. 2003, Hulshoff Pol et al. 2002, Mathalon et al. 2001, Whitford et al. 2006). Ho et al. (2003) beobachteten bei ihren Langzeit-MRT-Untersuchungen *progressive* Volumenminderungen der grauen und weißen Substanz im Bereich des Frontalhirns, die mit stärkeren Beeinträchtigungen *exekutiver Funktionen* und mit der Schwere von Negativsymptomen korrelierten.

Interessant sind die Ergebnisse einer kombinierten neurophysiologischen (MMN) und neuroradiologischen (MRT) Langzeituntersuchung an 20 schizophrenen Patienten. Dabei zeigte sich eine *progrediente Reduktion* der grauen Substanz des *linken* Heschl' Gyrus, welche mit einer zunehmenden Verkleinerung der MMN-Amplitude einherging (Salisbury et al. 2007). In der *Gesamtheit* betrachtet, sind die berichteten Größenordnungen bezüglich der gefundenen neuralen Volumenminderungen relativ gering mit jeweils relativ großen Varianzen (Woods et al. 2005). In ihrer Metaanalyse über 31 Studien an knapp 1000 schizophrenen Probanden berichten Wright et al. (2000) über eine mittlere Abnahme des gesamten Hirnvolumens von lediglich 2%.

12.6 Histologische Befunde

Histologische Untersuchungen betreffen v.a. die Hirnregionen, bei denen makroskopisch morphologische Veränderungen beschrieben worden sind, also in erster Linie

- das limbische System,
- der entorhinale Cortex,
- der Thalamus und
- der dorsolaterale präfrontale Cortex (DLPFC).

Vor allem im *dorsomedialen Kern des Thalamus* ist eine Verminderung von Neuronen beschrieben worden (Harrison 1999). Durch zahlreiche Untersuchungen sind im entorhinalen Cortex Abweichungen der Zytoarchitektur nachgewiesen worden, insbesondere eine Veränderung der normalen Clusterbildung sog. prae-alpha-Zellen in der Lamina II des anterioren para-hippocampalen Gyrus. Das deutet auf eine entwicklungsbedingte Störung der komplizierten mikroskopischen kortikalen Schichtenbildung bei der Schizophrenie hin (Falkai et al. 2000, Harrison und Weinberger 2005).

Im *Hippocampus* und im *präfrontalen Cortex* sind Verschmälerungen neuraler Pyramidenzellen und eine Abnahme von Dendritenfortsätzen mit entsprechenden Verzweigungen in der gleichen Neuronenpopulation festgestellt worden (Harrison 1999, Weinberger 1999). Die *Neuronendichte* ist *erhöht* – die Pyramidenzellen liegen dichter aufeinander. Dies hängt mit der *Abnahme des Neuropils* zusammen (Dendriten, Axone und ihre Fortsätze) – Selemon u. Goldman-Rakic (1999). Infolge der Reduktion dendritischer Spines sind auch die *Synapsen* numerisch und funktionell beeinträchtigt. Darüber hinaus kommt es zu einer signifikanten *Reduktion von Gliazellen*, insbesondere von *Oligodendrozyten*, deren Abnahme liegt im fronto-limbischen Areal bei ca. 30% (Hof et al. 2003). Stark et al. (2004) berichten über einen signifikanten Verlust von Gliazellen, insbesondere von Oligodendrozyten, im *vorderen cingulären Cortex* (Brodmans Area 24), welcher enge reziproke neurale Verbindungen zu anderen Teilen des präfrontalen Cortex, zu den Amygdala, dem Thalamus und zum inferioren Parietallappen aufweist. Diese *fronto-limbischen Neuronenverbindungen* stellen das *neurale Substrat* dar, welches die *Verknüpfung von kognitiven Funktionen mit emotionalen Erfahrungen ermöglicht* (Zilles 1990).

Die *Reduktion der Oligodendrozyten* ist *sehr bedeutsam*, da diese nicht nur an der Myelinisierung der Nervenfasern sondern auch an synaptischen Übertragungsprozessen ganz wesentlich beteiligt sind und somit *zu einem großen Teil die neurale und synaptische Integrität des ZNS garantieren*! Durch neuere Methoden der neuroradiologischen Bildgebung wie *Diffusionstensor-Imaging* (DTI) und *Magnettransfer-Imaging* (MTI) konnte bei Schizophrenen eine Abnahme der Qualität von Myelin und Markscheidenmembranen besonders in frontalen und temporalen Regionen nachgewiesen werden (Foong et al. 2000, 2001). Die vermehrte neuronale Dichte und die gleichzeitige Abnahme des Neuropils mit seinen dendritischen Verzweigungen schlägt sich in der zuvor beschriebenen Volumenabnahme kortikaler und subkortikaler Regionen bei schizophrenen Patienten nieder (s. Kap. 12.3).

Die Abnahme des Neuropils und die entsprechend reduzierten Dendritenbäume und dendritischen Spines gehen mit verminderten N-Azetylaspartatsignalen im Hippocampus und im DLPFC einher (Deicken et al. 1997). N-Azetylaspartat wird in Neuronen synthetisiert und in Oligodendrozyten abgebaut, und es ist wahrscheinlich an der Myelinsynthese beteiligt (Chakraborty et al. 2001). Oligodendrozyten exprimieren glutamaterge N-Methyl-D-Aspartat (NMDA)-Rezeptoren. Wenn deren Aktivität gesteigert ist, so hat dies excitotoxische Auswirkungen auf die Oligodendrozyten (McDonald et al. 1998). Die Empfindlichkeit von Oligodendrozyten gegenüber Glutamat z.B. durch eine Überfunktion von glutamatergen Rezeptoren führt zu neuronalen Demyelinisierungen und hat den Untergang der Oligodendroglia zur Folge, welche wiederum die synaptische Glutamatkonzentration reguliert und dadurch die excitotoxische Aktivität von Glutamat auf die Neurone beeinflusst (Davis et al. 2003, Matute et al. 2006). Dopamin D2- und D3-Rezeptoragonisten schützen Oligodendrozyten gegenüber toxischen Einflüssen von Glutamat, diese protektive Wirkung wird durch D2/D3-Antagonisten abgeschwächt (Rosin et al. 2005). – Kortikale Oligodendrozytenvorläuferzellen sind in der Lage, dopaminerge D2- und D3-Rezeptoren zu exprimieren (Rosin et al. 2005).

Im Tierversuch führt die Gabe von N-Methyl-D-Aspartat-(NMDA)-Rezeptorantagonisten wie *Phencyklidin* (PCP) zu analogen Symptomen und kognitiven Beeinträchtigungen wie bei schizophrenen Patienten. Dies geht histologisch mit einer selektiven Verminderung der Dopaminutilisation und einer Abnahme der Expression von Parvalbumin mRNA im präfrontalen Kortex und im Hippocampus einher (Jenkins eta al 2008, Thomsen et al. 2009). Außerdem kommt es zu einer Abnahme dendritischer Spines und deren Synapsen im präfrontalen Cortex (Hajszan et al. 2006). Vergleichbare Veränderungen an gleicher Stelle treten im Tierversuch auch nach Kaiserschnitt-OPs auf, vor allem wenn sie mit hypoxämischen Zuständen kombiniert sind (Juarez et al. 2008) sowie in postnatalen Stress-Situationen (soziale Isolierung nach Entwöhnung vom Muttertier – Silva-Gomez et al. 2003) (s.a. Kap. 12.9 u. 12.10).

Die Applikation von *Ketamin*, ebenfalls ein NMDA-Rezeptorantagonist mit psychotomimetischen Eigenschaften (s. Kap. 12.8), bewirkt eine Volumenminderung hippocampaler parvalbumin-immunoreaktiver Interneurone (Keilhoff et al. 2004). Psychotomimetisch aktive NMDA-Rezeptorantagonisten, welche klinische schizophrenieähnliche Symptome hervorrufen, führen somit histologisch zu Veränderungen in Hirnregionen, die für die Schizophreniegenese und für schizophrenietypische kognitive Beeinträchtigungen (PFC, Hippocampus) von großer Bedeutung sind. Eine Reduktion der mRNA Expression für das Calciumionen bindende Protein *Parvalbumin*, einem Marker für Kandelaberneurone, ist in post-mortem Untersuchungen bei schizophrenen Patienten im DLPFC, in den CA_1-Neuronen und im Gyrus dentatus des Hippocampus nachgewiesen worden. Analoge histologische Befunde wurden im Tierversuch nach wiederholter Applikation von Phencyklidin beobachtet (Mirza et al. 2010).

Die *Ursache für die numerische Verminderung von Oligodendrozyten* und deren funktionelle Beeinträchtigungen sowie für die Markscheidenanomalien als Folge von Myelinisierungsstörungen liegt in erheblichen Funktionsstörungen von Genen, die für Myelinisierungsprozesse und die Ausdifferenzierung von Oligodendrozyten verantwortlich sind. Bei schizophrenen Psychosen sind *Myelin- und Oligodendrozytenassoziierte Gene* in verschiedenen Hirnregionen *vermindert exprimiert*, insbesondere im *anterioren Cingulum* und im *Hippocampus* (Dracheva et al. 2006, Katsel 2008).

> Das *anteriore Cingulum* ist ein wichtiger Teil des neuralen Netzwerkes, welches für Aufmerksamkeitsprozesse, und zielgerichtete Handlungsweisen, aber auch für die Affektregulierung verantwortlich ist (Paus 2001), Funktionen, die bei der Schizophrenie häufig beeinträchtigt sind. Vor allem die engen neuralen Verbindungen zum *limbischen System* und zum *präfrontalen Cortex* sind hierbei von besonderer Bedeutung.

Bei dreizehn *Kindern mit einer schizophrenen Psychose* fanden Marquardt et al. (2005) eine verminderte Furchenbildung im Bereich des *linken cingulären Gyrus* und eine altersbezogene Volumenminderung des Cingulums. Auch bei *schizophrenen Jugendlichen* sind, ähnlich wie bei Erwachsenen, mittels DTI Volumenminderungen des *anterioren Cingulums* beschrieben worden (Douaud et al. 2007, Kumra et al. 2005, Vidal et al. 2006, Wang et al. 2004). *Bei 14 schizophrenen Kindern und Jugendlichen* (durchschnittliches Erkrankungsalter 15,2 Jahre), welche mit der DTI untersucht worden waren, fanden White et al. (2007) mikrostrukturelle Abweichungen in der posterioren Hippocampusformation und der neuralen Verbindung zum *posterioren Cingulum*. Die dadurch hervorgerufene Störung der neuralen Kommunikation zwischen Hippocampus und Cingulum dürfte für die kognitiven Störungen schizophrener Patienten, insbesondere für die beeinträchtigten Aufmerksamkeitsprozesse, verantwortlich sein.

Das anteriore Cingulum erhält neurale Projektionen von den Amygdala, welche eine bedeutsame Rolle bei der Affektregulierung spielen. Die Neuronenverbindungen zwischen Cingulum und Amygdala sind bei Geburt noch spärlich ausgebildet (Benes 2003). Das macht verständlich, dass Säuglinge und Kleinkinder archaische Reaktionen auf stressvolle und ängstigende Ereignisse zeigen und noch sehr auf die elterlichen Schutzfunktionen bei der Stressbewältigung angewiesen sind. Volumenminderungen und eine verminderte Expression oligodendroglia- und myelinbezogener Gene im anterioren Cingulum, welche ursächlich zu einer Alterierung der amygdalo-cingulären Neuronenverbindung führen, dürfte die neurobiologische Basis für die veränderte Affektivität, insbesondere die gesteigerte Stressempfindlichkeit und überhöhte angstvolle Reaktionsbereitschaft schizophrener Patienten darstellen.

Zu den wichtigsten Genen, welche Einflüsse sowohl auf die Ausdifferenzierung von Oligodendrozyten als auch auf die Myelinbildung haben, gehören das myelinassoziierte Glycoprotein (MAG), das RNA-bindende Protein Quaking-Gen (QKI) und die

2',3'-zyklische Nucleotid-3'-Phospodiesterase (CNP). Mäuse, bei denen Mutationen in diesen Genen bestehen oder bei denen einzelne dieser Gene experimentell ausgeschaltet wurden („knock-out-Mäuse"), weisen schwere Myelinisierungsschäden im ZNS auf, sowie eine Volumenminderung des Hirns, erweiterte Ventrikel und eine Atrophie des Corpus Callosum, also neuropathologische Befunde, die auch bei der Schizophrenie beschrieben worden sind (Haroutunian et al. 2007). Die verminderte Expression dieser Gene in verschiedenen Hirnregionen, vor allem im Hippocampus und im cingulären Cortex ist in starkem Maße für Diskonnektivitätsstörungen verantwortlich, welche von pathophysiologischer Bedeutung für schizophrene Psychosen sind (s. Kap. 12.7). Die 2',3'-zyklische Nucleotid 3'-Phosphodiesterase (CNP) wird als Marker-Protein myelinbildender Gliazellen verwandt, sie ist sowohl in der ontogenetischen Stammzell-Linie der Oligodendrozyten, den Oligodendrogliavorläuferzellen, auffindbar als auch lebenslang in reifen Oligodendrogliazellen enthalten (Peirce et al. 2006).

Das QKI-Gen spielt eine *zentrale Rolle in der Oligodendrozytenreifung und Myelinbildung* (Chen et al. 2007). Homozygote Mäuse mit einem Defekt des QKI-Gens zeigen neben erheblichen neuralen Myelinisierungsstörungen auf der Verhaltensebene lokomotorische Störungen und einen Tremor bei Willkürbewegungen, welche mit einem gesteigerten Dopaminmetabolismus im nigro-striären und meso-limbischen System und einer erhöhten D2-Rezeptor-Bindung im Striatum in Zusammenhang steht (Nikulina et al. 1995).

In jüngster Zeit ist die Relevanz des Disrupted-in-Schizophrenia-1 (DISC 1)-Gens für die embryonale Entwicklung der Oligodendrozytenvorläuferzellen am Beispiel der Embryogenese des Zebrafisches belegt worden (Wood et al. 2009).

12.7 Diskonnektivität

Eine Diskonnektivität bzw. beeinträchtigte neurale Kommunikation zwischen verschiedenen Hirnregionen wird als *ätiologisch bedeutsam* für die Pathophysiologie der Schizophrenie angesehen. Hierbei spielen Myelinisierungsstörungen und Störungen der *Oligodentrozytenfunktion* eine herausragende Rolle. Letztere sind wesentlich *für die funktionsfähige Synchronizität neuraler Netzwerke* verantwortlich! So kann der Verlust einer einzigen myelinisierenden Oligodendrogliazelle die Geschwindigkeit der neuralen Erregungsweiterleitung in bis zu 40 Axonen beeinträchtigen (Baumann und Pham-Dinh 2001).

Die Geschwindigkeit der neuralen Signalübertragung und -weiterleitung hängt von der Qualität der neuralen Axone und Dendriten und damit von dem Ausmaß der Myelinisierung ab. Diese Parameter bestimmen die Qualität der synchronen Integration von Informationen, welche auch über räumlich entfernte neokortikale Assoziationskortices weitergeleitet und verbreitet werden. Wenn die funktionelle Interaktion z.B. zwischen präfrontalen und temporalen Regionen gestört ist, so kann es zu psychotischen Symptomen und schizophrenietypischen kognitiven Beeinträchtigungen kommen, wie dies z.B. bei glutamatergen Dysfunktionen der Fall ist. Eine Störung der glutamatergen Neurotransmission führt z.B. zu Beeinträchtigungen kortiko-kortikaler Interaktionen, welche Voraussetzung für die *funktionelle Integration der verschiedenen Cortexareale* ist (Friston 1998).

Für die Schizophrenie besonders relevant ist eine Dysfunktionalität folgender Neuronenkreise:

- der präfrontal-thalamische Circuit
- der fronto-temporo-limbische Circuit
- die zerebellären reziproken neuralen Verbindungen zum Thalamus, präfrontalen Kortex und zum mesolimbischen System

Grundlegende Auswirkungen von Funktionsstörungen in diesen drei Bereichen sind, vereinfacht ausgedrückt, eine Beeinträchtigung inhibitorischer kortikaler (PFC, Cerebellum) und subkortikaler (Striatum, Thalamus, limbische Strukturen) Prozesse auf den sensorischen input (→ overload) und auf motorische, gedankliche und Handlungsvollzüge (output).

Untersuchungen mit dem Diffusions-Tensor-Imaging (DTI) bei *kindlichen Schizophrenien* haben Konnektivitätsstörungen im Bereich des *linken anterioren Cingulum* (Kumra et al. 2005), des *linken Hippocampus* (White et al. 2007, 2008) und des *linken Gyrus hippocampalis* (Senere et al. 2007) aufgedeckt. Analoge Befunde sind auch bei schizophrenen Erwachsenen erhoben worden (Kalus et al. 2004, Kubicki et al. 2005, Price et al. 2007).

Es sind nicht nur Konnektivitätsstörungen zwischen weiter auseinander liegenden Hirnregionen von Bedeutung sondern auch subtile Alterationen *intrastruktureller Circuits* wie z.B. im *Hippocampus*. Hier ist die Interkonnektivität zwischen CA_3- und CA_2-Neuronen und anderen Komponenten des limbischen Systems (Septum, Amygdala, Hypothalamus) sowie die neuronale Verbindung zwischen CA1-Neuronen und dem präfrontalen und entorhinalen Kortex hervorzuheben (Benes 1999). Innerhalb des *Hippocampus* und des *Striatum* spielen Verluste GABAerger Interneurone z.B. durch exzitotoxische glutamaterge Effekte bei der Schizophrenie eine besondere Rolle!

Die Interaktions- und Konnektivitätsstörungen zwischen verschiedenen Neuronenpopulationen beruhen nicht auf regional umschriebenen neuroanatomischen Läsionen sondern spielen sich auf der synaptischen und zytoarchitektonischen Ebene ab (Friston 1998, Stephan et al. 2006). Ungeklärt ist in diesem Zusammenhang die Frage, ob die beschriebenen Myelinisierungsstörungen einen (genetisch bedingten) primären Ursachenfaktor darstellen, oder ob sie eher auf Sekundäreffekten einer dysfunktionalen synaptischen Konnektivität im Bereich kortikaler Mikrocircuits beruhen (Konrad und Winterer 2008).

Von Bedeutung sind in diesem Zusammenhang die in Kapitel 12.6 beschriebenen zytoarchitektonischen Besonderheiten z.B. in Lamina II und III des entorhinalen Cortex und des DLPFC, nämlich Verschmälerungen der Pyramidenzellen und vor allem eine Reduktion des Neuropils mit Ausdünnungen der Axonen- und Dendritenfortsätze und Abnahme der synaptischen Verbindungen sowie eine Reduktion von Synaptophysin. Dadurch wird die Funktionsfähigkeit der in Lamina III des DLPFC entspringenden kortiko-kortikalen neuralen Projektionen beeinträchtigt. Es zeigt sich also, dass schon auf der Mikroebene die interneuronale bzw. intersynaptische Mikro-Konnektivität tangiert ist. Für die Schizophrenie besonders bedeutsam ist, wie bereits erwähnt, eine funktionelle Störung der fronto-temporalen glutamatergen Neuronenschleife und fronto-striataler Neuronenverbindungen. Während *akustischer Halluzinationen* kommt es zu spezifischen Alterationen des *fronto-temporalen Netzwerkes* bzw. zu Veränderungen der neuralen Interkonnektivität zwischen frontalen und parieto-temporalen sprachrelevanten Hirnregionen (Gaser et al. 2004, Hubl et al. 2004). Mittels *Diffusion Tensor Imaging* (DTI) konnten Andreone et al. (2007) und Kanaan et al. (2005) bei schizophrenen Patienten Veränderungen der Zytoarchitektur der weißen Substanz in frontalen, temporalen und occipitalen Cortexarealen nachweisen.

In den vorausgehenden Abschnitten wurde auf die Auswirkung verschiedener Suszeptilitätsgene unter anderem auf die Synaptogenese, Migration, Dendritenbildung, neuronale und gliale Differenzierung, Neurotransmitterzuordnung und Myelinisierung von Dendriten und Axonen hingewiesen. Störungen in diesem *Zusammenspiel zwischen Genen und neurobiologischen Entwicklungsprozessen* führen zu *Beeinträchtigungen der synaptischen und interneuronalen Plastizität* und damit zu einer Dysbalance im funktionellen Zusammenspiel interneuronaler Verbindungen sowohl auf der Mikro- als auch der Makroebene, z.B. zwischen interkortikalen und kortiko-subkortikalen Regionen. Eine zentrale Rolle auf der Makroebene spielt das neurale Zusammenwirken zwischen im medialen Temporallappen gelegenen parahippocampalen Strukturen, bei denen auf der mikroanatomischen Ebene eine Ausdünnung von Dendriten und Synapsen nachgewiesen worden ist (Harrison und Eastwood 2001), und Arealen des uni- oder multimodalen Assoziationscortex wie z.B. dem DLPFC (Cannon et al. 2003). Eine Störung der Konnektivität präfrontaler, parietaler und temporo-limbischer Strukturen geht mit schizophrenietypischen kognitiven Dysfunktionen, unter anderem Beeinträchtigungen des Arbeitsgedächtnisses einher (Cannon et al. 2003, Meyer-Lindenberg et al. 2005).

Frühere Untersuchungen über neuroanatomische Korrelate des Arbeitsgedächtnisses und seiner Funktionsstörungen bei schizophrenen Patienten benutzten in der Regel univariate statistische Methoden mit dem Ziel, umschriebene funktionell relevante Kortexareale ausfindig zu machen. In letzter Zeit erweiterte die funktionelle MRT-Forschung dagegen den Suchraum auf die *Interkonnektivität* verschiedener Netzwerke, die bei höheren kognitiven Funktionen aktiviert werden. Während die Hauptkomponenten des Arbeitsgedächtnisses dem DLPFC zugeordnet wurden (Goldman-Rakic 1994), haben MRT-Studien Informationen über weitverbreitete Netzwerke und Belege dafür erbracht, dass frontale und parietale Assoziationsfelder an Leistungen des Arbeitsgedächtnisses beteiligt sind. So wirken posteriore Assoziationsfelder und deren neurale Verbindungen mit dem ventrolateralen präfrontalen Kortex (VLPFC) bei exekutiven Funktionen wie Entscheidungsfindung, Reproduktion von Informationen und Vergleichsprozessen mit. Der DLPFC, der mit dem VLPFC neural eng verknüpft ist, wird dagegen aktiviert bei höheren Gedächtnisleistungen (sog. *Arbeitsgedächtnis*). Dazu gehören z.B. das Lösen sog. *delayed response tasks*, was das aufgabenrelevante kurzfristige Speichern von Informationen voraussetzt. Eingehende verbale oder visuell-räumliche Informationen müssen gespeichert, mit früheren inputs verglichen und auf ihre Relevanz hin überprüft werden. Auf diese Weise wird die „Kontinuität zwischen vergangenen Erfahrungen und gegenwärtigen Prozessen" (Heinz et al. 2004, S. 845) garantiert. Dies wiederum ist Voraussetzung für höhere exekutive Funktionen wie zielorientiertes und hypothesengeleitetes Planen, Problemlösen und Handeln (vgl. auch Kap. 5.8).

Ermöglicht werden diese komplexen Aufgaben, wenn über die erwähnten kortikalen Areale hinaus auch *zerebelläre* und *thalamische Strukturen* als Teil eines kortiko-subkortiko-zerebellären Circuits aktiv werden (Schlösser et al. 2003).

Ein schematisches Modell des Interaktionsgefüges verschiedener für die Schizophrenie besonders relevanter Hirnregionen ist in Abbildung 28 dargestellt.

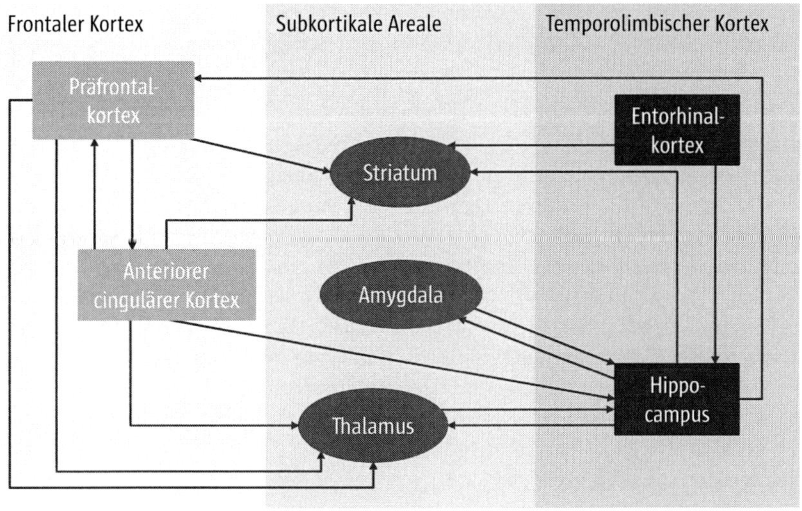

Abb. 28 Neurales Interaktionsmodell der Schizophrenie (modif. mit freundlicher Genehmigung von PD Dr. med. Peter Kalus und Springer Science+Business Media: Der Nervenarzt, Strukturelle und funktionelle Hirnveränderungen bei schizophrenen Psychosen. Hinweis auf eine frühe neuronale Entwicklungsstörung? Vol. 79, 2008, S. 275–287, P. Kalus, P. Falkai u. A. Heinz, Abb. 1)

12.8 Neurobiochemische Befunde und Hypothesen

Aus den bisherigen Darlegungen wurde bereits deutlich, dass die Schizophrenie auch unter ätiologischen Gesichtspunkten ein *heterogenes* Krankheitsbild darstellt, an dem unterschiedliche genetische Bedingungen und – sowohl auf der makro- als auch auf der mikroskopischen Ebene – verschiedene neuroanatomische Strukturen beteiligt sind. Das gilt auch für neuro-biochemische Befunde, insbesondere für sog. synaptische Überträgersubstanzen, die *Neurotransmitter* (NT) und deren Funktionen als Informationsübermittler an der Synapse. Infolgedessen werden die wesentlichen NT und deren ätiologische Bedeutung für schizophrene Psychosen besprochen.

Die *neurale Informationsverarbeitung* erfolgt über ein komplexes Neuronengeflecht bestehend aus ca. *100 Milliarden Neuronen*, welche Informationen in Form von elektrischen Signalen einander zuleiten. Um diese elektrischen Signale von einem Neuron zum anderen weiterzuleiten, öffnet die Nervenzelle Ionenkanäle für positive und negative Ionen wie Kalium^{+}-und Chlor^{-}-Ionen, die auf diese Weise die Zellmembran durchdringen können. Die Nervenzellen sind auf der Membraninnenseite negativ geladen, zwischen Außen- und Innenseite der Zellmembran entsteht durch unterschiedliche Verteilung intra- und extrazellulärer negativ und positiv geladener Ionen ein Gefälle, welches durch membranständige Proteine aufrechterhalten wird. Letztere bilden selektive Poren für Na^{+}-, K^{+}-, Cl^{-}- und Ca^{++}-ionen. Über die jeweils für diese Ionen zuständigen Ionenkanäle werden Informationen (Input) über elektrische Aktionsprotentiale an die nächste Nervenzelle weitergeleitet. Durch Öffnung und Schließung der Ionenkanäle werden die bioelektrische Membranspannung der Nervenzelle (Membranpotential) und entsprechende Depolarisations- und Repolarisationsvorgänge reguliert. Die Weiterleitung von elektrischen Signalen (neurale Informationen) von einem Neuron zum anderen erfordert ein adäquates Zusammenspiel von Öffnungs- und Schließungsvorgängen an der Zellmembran, was wiederum einen korrekt ablaufenden Wechsel von De- und Repolarisationsmechanismen zur Folge hat. Durch einen vermehrten Einstrom von Na^{+}- oder Ca^{++}- ionen in das Zellinnere kommt es zu einer Depolarisation der Zellmembran.

Je nach Eigenschaften können *Neurotransmitter* das Membranpotential („*Ruhepotential*") verändern. So lösen *exzitatorische* Neurotransmitter wie *Glutamat* eine *Depolarisation* der Nervenzelle aus, es entsteht ein sog. *Aktionspotential*. *Inhibitorische Neurotransmitter*, z.B. GABA, bewirken dagegen eine *Hyperpolarisation* der Nervenzellmembran. Das Aktionspotential wandert entlang am Axon der Nervenzelle und depolarisiert die Plasmamembran an den präsynaptischen Nervenendigungen, wodurch die Freisetzung von Neurotransmittern aus der präsynaptischen Nervenendigung in den synaptischen Spalt ermöglicht wird. Über postsynaptische Rezeptoren kann dann die Weiterleitung des elektrischen Signals auf das anliegende Neuron erfolgen.

Ort der interneuronalen Informationsübermittlung ist also die *Synapse*. Jedes Neuron verfügt über Tausende von Synapsen. So verfügt das gesamte Gehirn über mehrere Hundert Billionen solcher synaptischer Schaltstellen. Sie sind an *Dendriten* ebenso wie an *neuronalen Zellkörpern*, aber auch an *axonalen Auswuchtungen* lokalisiert. Dendrodendritische Verbindungen und synaptische Mikrocircuits bilden das neuroanatomische Substrat für die komplexe Aufgabe der Aufnahme, Speicherung, Auswertung und Analyse eintreffender sensorischer Informationen und deren Aufbereitung als Voraussetzung für realitäts- und problemlosungsadäquate Reaktionen auf der Denk-, Planungs- und Handlungsebene. Und hierbei sind die synaptischen Überträgersubstanzen von entscheidender Bedeutung.

Die Darlegung der Wirkweisen einiger der für die Ätiologie der Schizophrenie relevanten Neurotransmitter ist notgedrungen aus didaktischen Gründen stark vereinfacht. Die Wirkung der verschiedenen Neurotransmitter auf die prä- und postsynaptischen Nervenendigungen und die Synapse sind höchst komplex, und das Wissen hierüber noch sehr unzureichend. Das gilt auch für die Verarbeitung neurotransmitterinduzierter Signale innerhalb und außerhalb der Synapse. So kann ein postsynaptisches Neuron Tausende synaptische Stimuli gleichzeitig oder mit zeitlicher Verzögerung erhalten, welche sowohl qualitativ als auch quantitativ sehr verschiedenartig sind und durch unterschiedliche Transmitter wie GABA, Glutamat, Dopamin, Serotonin, Acetylcholin und Endorphine vermittelt werden. Dabei können verschiedene Überträgersubstanzen durch spezifische präsynaptische Neurone auf ein- und denselben postsynaptischen Rezeptor übertragen werden. Die verschiedenen Neurotransmitter haben wiederum erregende, hemmende oder modulatorische Eigenschaften, die vom jeweiligen Neuron integriert werden müssen. Die Integration und Verarbeitung aller eintreffenden molekularen Signale ist eine extrem komplexe Aufgabe des intrazellulären molekularen Netzwerks eines prä- oder postsynaptischen Neurons oder einer Gliazelle. Die Auswirkungen und die Effektstärke eines Neurotransmittersignals werden sowohl präsynaptisch (z.B. durch Freisetzung, Wiederaufnahme und Speicherung in den präsynaptischen Vesikeln) als auch postsynaptisch reguliert. Nach der Freisetzung eines Neurotransmitters diffundieren die entsprechenden Moleküle durch den synaptischen Spalt zur postsynaptischen Membran und binden an die dort lagernden Ionenkanäle.

In den prä- und postsynaptischen Neuronenmembranen befinden sich außerdem G-Protein-gekoppelte Rezeptoren, sog. *metabotrope Rezeptoren*. Sie besitzen jeweils Bindungsstellen für die verschiedenen Neurotransmitter, z.B. Glutamat und GABA, und sind ebenfalls an der Signaltransduktion vom prä- auf das postsynaptische Neuron beteiligt. Dabei spielen als sog. *Effektoren* die *Adenylatcyclase*, die cAMP (zyklisches Adenosinmonophosphat) aus ATP (Adenosintriphosphat) bildet, und die *Phospholipase* C eine wichtige Rolle.

Dopamin, Glutamat

Ausgehend von der Beobachtung, dass Amphetamin schizophrenieähnliche Symptome auslösen kann, und es sich beim Amphetamin um einen Agonisten des Neurotransmitters Dopamin (DA) handelt, entwickelte der schwedische Nobelpreisträger Carlsson schon vor 50 Jahren die Dopaminhypothese der Schizophrenie. Er vermutete, dass bei Schizophrenen ein Dopaminüberangebot oder eine Hypersensitivität der Dopaminrezeptoren vorliege. Diese Hypothese wurde unterstützt durch den antipsychotischen Effekt von Dopaminantagonisten und durch die Korrelation zwischen der klinischen Dosis der antipsychotisch wirksamen Medikamente und dem Grad der Blockierung von D2 Rezeptoren.

Auf Grund neuerer Befunde wird heute eher ein Ungleichgewicht in der Dopaminkonzentration angenommen. Die Hypoaktivität dopaminerger D1 Rezeptoren im dorsolateralen präfrontalen Cortex (DLPFC) korrespondiert mit einer Hyperaktivität dopaminerger Rezeptoren im striären und mesolimbischen System.

Rezente fMRI- und PET-Studien haben *erhöhte präsynaptische Dopaminspiegel* und einen *gesteigerten Dopaminumsatz im Striatum* nachgewiesen (Kumakura et al. 2007, Patel et al. 2010). Diese Befunde werden als „down stream" - Effekte einer herabgesetzten dopaminergen Aktivität im präfrontalen Kortex und einer erhöhten temporo-limbischen dopaminergen Neurotransmission interpretiert (Lyon et al. 2009). Bei nicht medizierten schizophrenen Patienten ist der extrazelluläre Dopamingehalt im Striatum um etwa 10-20% gesteigert, was wiederum mit der Manifestation produktiv-psychotischer (positiver) Symptome in Zusammenhang gebracht wird (Abi-Dargham et al. 2000, Heinz und Schlagenhauf 2010). *Kognitive Dysfunktionen* schizophrener Patienten sind dagegen im Kontext einer *verminderten D1-Rezeptor-Stimulation im DLPFC* zu sehen. Dafür spricht auch die Tatsache, dass die Administration von D1-Rezeptoragonisten im Tierversuch zu einer Verbesserung von Aufmerksamkeitsleistungen führen (Granon et al. 2000).

Die Bahnen für den Neurotransmitter Dopamin (DA), die vom Mittelhirn aufsteigen und die den Beitrag des Frontalhirns an der Kognition, der Motivation und der Organisation der Motorik modifizieren, laufen über das mesokortikale dopaminerge System. Der Neurotransmitter Dopamin spielt bei folgenden drei Neuronensystemen eine entscheidende Rolle:

1. das nigro-striatale System, welches für die Steuerung von Bewegungsabläufen verantwortlich ist,
2. das tuberoinfundibuläre System, welches die Ausschüttung von Prolaktin regelt und
3. das meso-kortikale System, welches kortikale Funktionen beeinflußt und für sog. Gating-Prozesse verantwortlich ist, d.h. für die adäquate Bedeutungszumessung von externen und internen sensorischen Signalen. Letzteres spielt somit eine basale Rolle bei der Informationsverarbeitung.

Abbildung 29 gibt die dopaminergen Funktionskreise wieder.

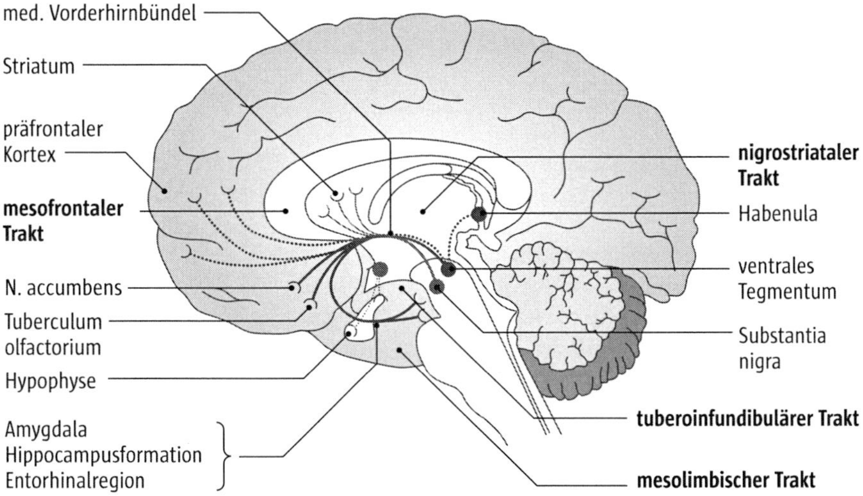

Abb. 29 Die dopaminergen Funktionskreise (mit freundlicher Genehmigung von Schattauer: Bäuml J, Pitschel-Walz G, Berger H et al. Arbeitsbuch PsychoEdukation bei Schizophrenie, 2. Aufl. 2010)

Die Blockade dopaminerger nigro-striataler Neurone z.B. durch Neuroleptika, führt zu einer motorischen Bewegungseinschränkung (Parkinsonoid), die Blockade dopaminerger Fasern des tuberoinfundibulären Systems zu einer vermehrten Prolaktinausschüttung mit Prolaktinämie. Beide Mechanismen erlauben eine Einschätzung des Ausmaßes der neuroleptischen Wirkung (Potenz) eines klassischen Dopamin-D_2-Blockers.

Das *emotionale Ausdrucksverhalten* und die *affektive Reagibilität* werden u.a. *dopaminerg reguliert*. Auf der neurophysiologischen Ebene moduliert Dopamin die Aktivität von *Amygdala* und *präfrontalem Cortex*, welche an der Steuerung emotionaler Prozesse beteiligt sind, und die in der Ätiopathogenese schizophrener Psychosen eine besondere Rolle spielen. Dopaminerge D2-Rezeptoren sind in die Regulierung des Emotionsverhalten des Menschen involviert. Inzwischen ist es gelungen, einen *direkten Nachweis für die Auswirkungen eines Single Nucleotid Polymorphismus (SNP) des D2-Rezeptors* (Austausch von Thymidin(T) gegen Guanin(G)) auf die Affektregulierung zu erbringen: Träger des GG-Polymorphismus wiesen im Vergleich zu den Trägern des GT-Genotyps eine deutlich beeinträchtigte Fähigkeit zur Kontrolle der emotionalen Reagibilität auf (Blasi et al. 2009).

Die Untersuchung bestätigt, dass dopaminerge D2-Rezeptoren die Aktivität von Amygdala und präfrontalem Kortex beeinflussen und dass Träger der GG-Variante bei der Verarbeitung emotional relevanter Stimuli eine vergleichsweise stärkere Aktivität von Amygdala und des DLPFC aufweisen. Auch kam es bei Ihnen zu Veränderungen der *funktionalen Konnektivität* zwischen den *Amygdala*, dem *DLPFC* und dem *medialen präfrontalen Kortex*. Analoge Befunde wurden von Esslinger et al. (2009) bei gesunden Trägern eines neu entdeckten Risikogens gefunden, dem Zinkfinger Gen 804 A (ZNF 804 A).

Die Vorstellung einer schlichten Hyper- oder Hypofunktion dopaminerger Strukturen als wesentlicher ätiologischer Faktor der Schizophrenie besitzt inzwischen keine Gültigkeit mehr. Heute ist vielmehr davon auszugehen, dass die dopaminerge Transmission bei Schizophrenen nicht wegen eines primären Defektes im Bereich dopaminerger Neurone und Synapsen beeinträchtigt ist, sondern vielmehr *Folge einer Dysregulation präfrontaler und limbischer Regionen* darstellt. Bei der dopaminergen Transmission muss zwischen einer *phasischen* und *tonischen Dopaminfreisetzung* unterschieden werden. Die *phasische* Dopaminfreisetzung erfolgt während eines Aktionspotentials, sie ist vorübergehend und wird rasch beendet durch Rücktransport in die präsynaptische Nervenendigung, mittels sog. Dopamintransporter (DAT). Im Gegensatz dazu führt die *tonische* Dopaminfreisetzung zu einem steady state des Dopaminspiegels im extrazellulären (extrasynaptischen) Raum. Das Gleichgewicht zwischen phasischem und tonischem Dopaminrelease wird durch *frontale* und *temporale Signale* (output) auf die Basalganglien, auf limbische Regionen und dopaminerge Neurone der Substantia nigra und des ventralen Tegmentums reguliert. Vom Ausmaß sowohl des tonischen als auch des phasischen Dopaminrelease des ventralen Tegmentums und entsprechender Schwankungen der Dopaminkonzentration hängt die Modulation dopaminerger Neurone des präfrontalen Kortex ab, mit entsprechenden Auswirkungen auf die dopaminerge Aktivität subkortikaler – striärer und mesolimbischer – Neuronenverbände (Kroener et al. 2009).

Die *tonische* Dopaminfreisetzung wird *glutamaterg* vermittelt. Bei schizophrenen Psychosen führt eine *verminderte Aktivität glutamaterger fronto-striataler Neuonenverbindungen* zu einer *Abnahme des tonischen Dopaminrelease* und einer gestörten Antwort des Striatums auf die phasische Dopaminfreisetzung (Moore et al. 1999). *Glutamat*, das von präfrontalen neuronalen Afferenzen ausgeschüttet wird, moduliert also die basale Hintergrundaktivität des extrazellulären Dopamins in subkortikalen Regionen und damit den Dopaminrezeptortonus. Änderungen in der tonischen Dopaminrezeptorstimulation verändern wiederum das Ausmaß der Responsivität des subkortikalen Dopaminsystems. Während *negative Symptome* und *kognitive Dysfunktionen* auf einer Verminderung der tonischen Dopamintransmission im Bereich kortiko-striataler Circuits beruhen, sind *positive Symptome* wie gelockerte Assoziationen, Denkzerfahrenheit, abnorme Bedeutungszumessungen, übersteigerte Reaktionen auf Stress und neue Reize eher auf Dysregulationen des *phasischen* Dopaminrelease, vor allem im Bereich der *Amygdala* und des *N. accumbens* zurückzuführen (Moore et al. 1999).

Eine verminderte Aktivität präfrontaler kortikaler glutamaterger Efferenzen ist mit einer Regulationsstörung mesostriataler dopaminerger Neurone verbunden, was mit negativen Auswirkungen auf die präfrontal-striatal-pallido-thalamo-präfrontale Neuronenschleife einhergeht, welche von großer Relevanz für die adäquate Reagibilität auf Umweltreize ist (Carlsson et al. 1999).

Das Caudatum ist Teil der erwähnten Neuronenschleife, es erhält glutamaterg vermittelte inputs vom DLPFC. Eine Aktivitätsminderung präfrontaler glutamaterger Afferenzen führt zu einer Beeinträchtigung der präfrontalen inhibitorischen „Bremse" und somit, wie erwähnt, zu einer Hyperaktivität des subkortikalen dopaminergen Neuronensystems, welches mit einer genetisch vermittelten vermehrten D2-Rezeptoren-Dichte im Caudatum einhergeht. Solch eine Aufregulierung dopaminerger D2-Rezeptoren im Caudatum wurde bei nicht-erkrankten (diskordanten) monozygoten Zwillingen beschrieben (Hirvonen et al. 2005). Sie könnte auch Folge einer genbedingten präfrontalen dopaminergen Hypofunktion sein bei Vorliegen eines Polymorphismus des COMT-Gens (vermehrte Katabolisierung des Dopamins durch die Catechol-O-methyl-transferase → präfrontaler Hypodopaminergismus). Eine Dysregulierung des subkortikalen Dopaminsystems kann zu einer verstärkten Reagibilität auf externe und interne Stressoren führen und auf diese Weise das Entstehen psychotischer Phänomene fördern. Stressoren wiederum führen zu einer funktionellen Unterbrechung der präfrontalen Innervation subkortikaler dopaminerger mesolimbischer und striataler Strukturen, so dass es zu einer Dysbalance der präfrontalen Kontrolle über diese Strukturen kommt. Es besteht also ein Circulus vitiosus: eine genetisch und/oder stressbedingte Beeinträchtigung der präfrontalen Kontrolle über dopaminerge subkortikale Strukturen erhöht die Sensibilität gegenüber Stressoren, welche wiederum die präfrontalen Kontrollfunktionen schwächen!

Die Interdependenz zwischen Dopaminverfügbarkeit im präfrontalen Kortex (PFC) und dopaminerger Aktivität in subkortikalen Strukturen wird auch sehr schön belegt durch tierexperimentelle Studien: Die Applikation von Amphetamin (Dopaminagonist) in den medialen PFC im Tierversuch führt zu einer *Abnahme* des extrazellulären Dopamingehalts im *N. accumbens* (Flagstad et al. 2004).

Der *N. accumbens* erhält synaptische Inputs sowohl vom limbischen System als auch vom präfrontalen Kortex (PFC). Insofern kommt ihm ein wichtiger Stellenwert zu bei der *Regulierung zielorientierten Verhaltens* und bei der Integration emotionsbestimmter Erfahrungen (limbische Strukturen) und des planenden Denkens und der Generierung entsprechender Handlungsvollzüge (PFC) – Goto et al. (2007).

Die Steuerung von Informationen (inputs) aus dem limbischen System und dem PFC erfolgt über dopaminerge D1- und D2-Rezeptoren: die Aktivierung von *D1-Rezeptoren* fördert inputs vom limbischen System zum N. accumbens und vice versa führt eine Aktivierung bzw. Inaktivierung von D2-Rezeptoren zu einer Erleichterung bzw. Hemmung von inputs aus dem PFC. Eine Förderung limbischer inputs ist mit einer Zunahme des *phasischen Dopaminrelease* verbunden, während eine Verstärkung bzw. Abnahme des *tonischen Dopaminrelease* mit einer Hemmung bzw. Förderung von inputs aus dem PFC verbunden ist. Die phasische Dopaminfreisetzung aktiviert somit die D1-Rezeptoren und bewirkt eine Zunahme an limbischen inputs, während die tonische Dopaminfreisetzung eine bidirektionale Auswirkung auf den input des PFC hat: eine verstärkte tonische Stimulation der D2-Rezeptoren führt zu einer Abschwächung afferenter inputs aus dem PFC und umgekehrt.

Die Förderung limbischer inputs zum N. accumbens (via phasischem Dopaminrelease) wirkt sich neuropsychologisch positiv auf *belohnungs- und bekräftigungsabhängiges Lernen* aus. Dagegen ist eine Abschwächung der tonischen Stimulation von D2-Rezeptoren neuropsychologisch an die Befähigung zum *Strategiewechsel* im Vollzug von *Problemlöseaufgaben* geknüpft. Und gerade hier weisen schizophrene Jugendliche große Schwierigkeiten auf, wie Untersuchungen aus unserer Arbeitsgruppe ergeben haben (Wiemer et al. 1999, 2001).

In diesem Zusammenhang sei nochmals auf das bei schizophrenen Patienten durch SPECT- und PET-Untersuchungen belegte *dopaminerge Ungleichgewicht* zwischen neokortikalen und subkortikalen Strukturen hingewiesen, nämlich:

- eine Überaktivität mesolimbischer dopaminerger Projektionen mit Übersensitivität striataler dopaminerger D2-Rezeptoren und
- eine Hypofunktion mesokortikaler dopaminerger Projektionen zum präfrontalen Cortex mit Unterstimulation dopaminerger D1-Rezeptoren (Abi-Dargham 2004, Abi-Dargham und Moore 2003).

Ersteres geht klinisch mit *produktiv-psychotischen Symptomen* einher, während eine Unterstimulation von D1-Rezeptoren vor allem im DLPFC zu *negativen Symptomen* und zu *kognitiven Funktionseinbußen*, insbesondere zu Störungen des Arbeitsgedächtnisses führt. Auch SPECT-Untersuchungen der Dopamintransporterfunktionen ergaben Belege dafür, dass eine verminderte präsynaptische Verfügbarkeit von Dopamintransportern (DAT) mit akut-psychotischen (positiven) Symptomen einhergeht (Schmitt et al. 2005). Der Dopaminagonist Amphetamin („Amphetaminpsychose") hemmt übrigens die DAT-funktion. Durch den DAT-Mangel ist der Dopaminrücktransport in die präsynaptische Nervenendigung reduziert, und es kommt zu einer vermehrten Verfügbarkeit von Dopamin in der Synapse, es besteht also eine *hyperdopaminerge Situation*. Auch tierexperimentelle Untersuchungen konvergieren mit den Ergebnissen von SPECT- und PET-Studien: Werden Rattenjungen in der Neonatalperiode *Läsionen* im Bereich des *entorhinalen Cortex* zugefügt, so kommt es in der Adoleszenz dieser Tiere zu erhöhten Dopaminkonzentrationen in der *limbischen* Region und im *Corpus Striatum*, im Bereich des *präfrontalen Cortex* sind die Dopaminkonzentrationen dagegen vermindert (Uehara et al. 2000).

Die Dysbalance der kortiko-subkortikalen dopaminergen Neurotransmission steht offenbar in einem Zusammenhang mit einer *glutamatergen Defizienz*. Laruelle et al. (2003, 2005) gehen davon aus, dass eine *Unterfunktion kortikaler NMDA-Rezeptoren* im präfrontalen Cortex und dessen neuralen Projektionen für die dopaminerge Dysregulation verantwortlich ist, welche ihrerseits wiederum die glutamaterge Defizienz verstärkt.

Dem Glutamat kommt somit eine wichtige regulierende Funktion auf das Dopaminsystem zu!

In diesem Zusammenhang ist der von Bartha et al. (1997) bei unbehandelten Schizophrenen mittels der Proton-Magnet-Resonanz-Spektroskopie erhobene Befund einer *herabgesetzten glutamatergen Aktivität* im medialen präfrontalen Cortex interessant. Hierzu passt das Ergebnis einer ebenfalls mit der Proton-Magnet-Resonanz-Spektroskopie durchgeführten Untersuchung bei *Kindern mit Psychosen aus dem schizophrenen Formenkreis*. Bei diesen Kindern war N-Acetyl-Aspartat als Marker für Glutamat-Aktivität im Frontallappen herabgesetzt (Brooks 1998).

Weitere Forschungsergebnisse haben die glutamaterge Unterfunktion im präfrontalen Cortex bei schizophrenen Patienten bestätigt: So konnten Hashimoto et al. (2003) bei 42 schizophrenen Patienten im Alter zwischen 16 und 65 Jahren im Vergleich zu gesunden Kontrollprobanden signifikant erniedrigte D-Serin-Spiegel im Serum feststellen. D-Serin ist endogener Agonist des glutamatergen N-Methyl-D-Aspartat-(NMDA-)Rezeptors. In post mortem-Untersuchungen bei schizophrenen Patienten wurden im präfrontalen Kortex erniedrigte D-Serin-Kozentrationen gefunden (Kumashiro et al. 1995), was ebenfalls eine glutamaterge Unterfunktion in dieser Region widerspiegelt. Erniedrigte D-Serin-Spiegel im Blut stehen in einem Zusammenhang mit entsprechenden erniedrigten Konzentrationen im Hirngewebe. Im Übrigen führt eine Behandlung mit D-Serin bei psychopharmakologisch behandelten schizophrenen Patienten zu signifikanten Besserungen positiver, negativer und kognitiver Symptome (Tsai et al. 1995). Möglicherweise könnte sich der D-Serin-Spiegel im Blut als biologischer Marker für schizophrene Psychosen erweisen.

Mehrere Suszeptibilitätsgene üben einen *Einfluss auf glutamaterge synaptische Funktionen* aus, u.a. das *Dysbindin 1*-, das *Neuregulin 1* (NRG1)-, das *G 72*-, das *D-Aminoacidoxydase* (DAAO-)-*Gen* und das *G-protein signalling 4* (RGS4)-*Gen* (s. Kap. 12.2).

Die metabolische Aktivität von Glutamat ist offensichtlich abhängig vom Krankheitsverlauf. So konnten durch ^{1}H-MRS-Untersuchungen bei unbehandelten erstepisodischen schizophrenen Patienten erhöhte Glutaminspiegel im Thalamus und im linken anterioren Cingulum sowie *erniedrigte* Glutamat- und Glutaminspiegel in diesen Regionen bei *chronischen Schizophrenien* gefunden werden (Bartha et al. 1997, Théberge et al. 2007). Auch bei *Adoleszenten* mit einem erhöhten genetischen Schizophrenierisiko sind erhöhte Glutamat- und Glutaminspiegel im medialen frontalen Cortex gefunden worden (Tibbo et al. 2004). Durch das Enzym Glutaminase wird aus Glutamin Glutamat gebildet, aus Glutamat entsteht durch Einwirkung der Glutamatdecarboxylase (GAD) der inhibitorische Neurotransmitter und Gegenspieler des Glutamat GABA (Gamma-Amino-Buttersäure). Glutamin, der Hauptmetabolit von Glutamat, ist ein guter Indikator für den Turnover von Glutamat an der Synapse. Durch Administration des Glutamatantagonisten Ketamin kommt es beim Gesunden zu einem Anstieg von Glutamin im anterioren Cingulum als Ausdruck einer verstärkten synaptischen Glutamatfreisetzung infolge der ketaminbedingten akuten Unterfunktion der NMDA-Rezeptoren (Rowland et al. 2005).

Die Blockade der glutamatergen NMDA-Rezeptoren durch Ketamin führt zu einer verstärkten Dopaminfreisetzung im mesolimbischen System, was klinisch mit dem Auftreten produktiv-positiver Symptome (Wahn, Denkstörungen, Halluzinationen) einhergeht (Goff und Coyle 2001). Im Tierversuch hat sich erwiesen, dass ein ketamininduzierter Anstieg der Dopaminfreisetzung im präfrontalen Cortex mit entsprechenden Beeinträchtigungen von Gedächtnisaufgaben einherging, welche durch Verabreichung eines Kainat-Rezeptorantagonisten gebessert werden konnten (Moghaddam et al. 1997). *Bei Gesunden* führt die Gabe von *Ketamin* vorübergehend zu Wahrnehmungsstörungen, Wahnideen und Gedankenstörungen aber auch zu *negativen Symptomen* und zu *Beeinträchtigungen des Arbeitsgedächtnisses*. Letztere werden durch die Verabreichung des Dopaminagonisten *Amphetamin* abgemildert (Krystal et al. 2005). Dieser positive Effekt ist durch den optimierenden Einfluss von Amphetamin auf dopaminerge D1-Rezeptoren im DLPFC bedingt, welche eine große Bedeutung für die Leistungsfähigkeit des Arbeitsgedächtnisses haben. Durch PET-Studien konnte eine Verminderung, aber auch eine Aufregulierung präfrontaler D1-Rezeptoren bei schizophrenen Patienten und bei gesunden monozygoten Zwillingen nachgewiesen werden (Abi-Dargham et al. 2002, Hirvonen et al. 2006, Karlsson et al. 2002, Okubo et al. 1997).

D1-Rezeptoren modulieren die postsynaptische neuronale Antwort auf eintreffende glutamatergische depolarisierende Signale. Wenn deren Stimulierung zu gering oder zu stark ausfällt, kommt es zu Beeinträchtigungen des Arbeitsgedächtnisses (Hirvonen et al. 2006). Es ist zu vermuten, dass D1-Rezeptoragonisten Funktionsstörungen des Arbeitsgedächtnisses bei bestehender NMDA-Rezeptordysfunktion positiv beeinflussen können (Abi-Dargham et al. 2002, Krystal et al. 2005).

Die psychotomimetischen Effekte (Auslösung produktiv-psychotischer Symptome) von Ketamin sind auch, wie bereits erwähnt, auf eine ketamininduzierte Verstärkung der Glutamatfreisetzung zurückzuführen, was durch PET-Untersuchungen belegt werden konnte (Deakin et al. 2008). Die verstärkte Glutamatfreisetzung ist eine Folge der ketaminbedingten Blockade der glutamatergen NMDA-Rezeptoren, welche zu einer gegenregulatorischen Hochregulierung von Glutamatrezeptoren und einer entsprechenden vermehrten Glutamatfreisetzung führt. Das Antikonvulsivum *Lamotrigin* vermindert die Glutamatfreisetzung, was mit einer Reduzierung psychotischer Symptome einhergeht (Large et al. 2005). Den gleichen Effekt haben selektive metabotrope Glutamatrezeptor-Agonisten, welche antipsychotisch wirksam sind (Harrison 2008, Moghaddam 2004). Metabotrope Glutamatrezeptoren sind unter anderem in Gedächtnis- und Lernprozesse involviert und finden sich vorwiegend im Hippocampus, Kleinhirn und im Cortex. Sie üben einen modulatorischen Einfluss auf andere Rezeptoren aus, so *verstärken sie die Aktivität von NMDA-Rezeptoren*. Auf diese Weise wird verständlich, dass Agonisten metabotroper Glutamatrezeptoren die psychotomimetischen Effekte von NMDA-Rezeptorantagonisten wie *Ketamin* oder *Phencyclidin* aufheben und somit antipsychotisch wirken.

Hinweise für eine *ätiologisch bedeutsame Verminderung der glutamatergen Aktivität* bei Schizophrenien haben post-morten-Untersuchungen erbracht, bei denen *erniedrigte* Spiegel von *Glutamat* und *Aspartat* im *Frontalhirn* und erniedrigte Glutamatkonzentrationen im *Hippocampus* nachgewiesen wurden (Tsai et al. 1995). Konvergent mit diesen Befunden ist der Nachweis einer erhöhten N-Acetyl-Aspartyl-Glutamat (NAAG)-Konzentration im Hippocampus (NAAG wirkt antagonistisch am NMDA-Rezeptor!), während die Aktivität der Glutamatcarboxypeptidase II, eines Enzyms, welches den Glutamatantagonisten NAAG aufspaltet in N-Acetyl-Aspartat und Glutamat, im frontalen und temporalen Cortex und im Hippocampus verstorbener Schizophrener reduziert ist (Goff und Coyle 2001). In denselben Hirnregionen sind magnetresonanzspektroskopisch erniedrigte N-Acetyl-Aspartat (NAA)-Spiegel gemessen worden (Kegeles et al. 1998), was ebenfalls die Hypothese einer ätiologisch relevanten glutamatergen Dysfunktion stützt.

Inzwischen konnte in Tierversuchen nachgewiesen werden, dass NMDA-Rezeptorantagonisten, welche beim Menschen psychotomimetische Auswirkungen haben, neurodegenerative Schädigungen in kortikolimbischen Regionen des Rattengehirns verursachen (Olney und Farber 1995), Regionen, die, wie beschrieben, für die Ätiologie der Schizophrenie besonders relevant sin. Es wird davon ausgegangen, dass der primäre Wirkort von NMDA-Antagonisten wie Ketamin oder Phencyclidin NMDA-Rezeptoren sind, die auf GABA-ergen Interneuronen im Thalamus und basalen Vorderhirn exprimiert sind. Die damit zusammenhängende Dysfunktion GABAerger Interneurone im vorderen Thalamus führt zu einer Beeinträchtigung glutamaterger thalamo-kortikaler Projektionen und infolgedessen zu einem vermehrten Glutamatrelease im vorderen Cingulum, wodurch es wiederum dort zu einer exzitotoxischen Schädigung GABAerger Interneurone kommt. Ein Verlust kortikaler GABAerger Interneurone dürfte infolgedessen zu einer Beeinträchtigung glutamaterger fronto-temporaler Neurone führen, was wiederum zusätzliche exzitotoxische Auswirkungen auf den temporalen Kortex und den Hippocampus sowie auf thalamo-kortikale Projektionen haben dürfte (Übersicht bei Stone et al. 2007). Eine Reduktion GABAerger Interneurone im Frontalhirn, vor allem im DLPFC, und im Hippocampus ist wiederholt beschrieben worden (Olney und Farber 1995). Möglicherweise sind NMDA-Rezeptoren tragende GABAerge Neurone infolge pränataler Noxen besonders empfindlich gegenüber exzitotoxischen Schädigungen und somit vom Absterben bedroht.

Die funktionellen und/oder strukturellen Veränderungen glutamaterger Rezeptoren und GABAerger Interneurone im Thalamus, anterioren Cingulum und Hippocampus und deren Auswirkungen auf kortikale neurale Projektionen tragen zum Verständnis psychotischer Phänomene bei. Denn, eine Beeinträchtigung hemmender subkortikaler Strukturen wie z.B. des Thalamus führt zu einem sensorischen Overload kortikaler Strukturen.

Zusammenspiel zwischen Dopamin und Glutamat

Dopamin moduliert die Aktivität sowohl von glutamatergen als auch von GABAergen Komponenten des kortiko-striato-thalamischen Netzwerks. Dopaminerge Neurone werden ihrerseits unter anderem durch *kortikofugale glutamaterge Neurone* kontrolliert, entweder direkt oder via hemmender GABAerger Interneurone (Carlsson et al. 1999). Glutamatantagonisten wie *Phencyclidin* oder *Ketamin* lösen, wie beschrieben, psychotische Symptome aus, wirken also als *Psychotomimetika*. Sie besetzen glutamaterge N-Methyl-D-Aspartat (NMDA)-Rezeptoren und blockieren den Transport von Calcium und anderen Kationen in das Neuron, wodurch es zu einer Funktionsminderung des Rezeptors kommt, welche wiederum zu einer relativen Überfunktion des dopaminergen Systems führt. NMDA-Rezeptor-Antagonisten stimulieren darüber hinaus auch die Freisetzung und den turnover von *Serotonin* (5-Hydroxytryptamin), welche durch therapeutisch wirksame 5-HT_2-Blocker antagonisiert werden. Eine dopaminerg-glutamaterge Dysbalance wirkt sich insbesondere auf die kortiko-striato-thalamo-kortikale Rückkopplungsschleife aus (Carlsson et al. 1999). Das *Striatum* erhält glutamaterge Inputs aus allen Cortexarealen und serotonerge, dopaminerge sowie noradrenerge inputs aus dem Hirnstamm. *Das Zusammenspiel zwischen dopaminergen und glutamatergen Projektionen aus dem Hirnstamm und aus den verschiedenen kortikalen Regionen zum Striatum ist bei der Schizophrenie gestört.* Striatale GABAerge Neurone sind Teil des indirekten striato-thalamischen Netzwerkes, welches einen *hemmenden Einfluss auf glutamaterge thalamo-kortikale Neurone* ausübt. Dadurch wird ein Teil des thalamischen sensorischen inputs auf den Cortex ausgefiltert und ein sensorisches overload vermieden. Eine verminderte Funktion glutamaterger kortiko-striataler Neurone beeinträchtigt diese Schutzfunktion und kann zu psychotischen Symptomen aber auch zu kognitiven Störungen, insbesondere zu einer Alteration exekutiver Funktionen führen. Der Cortex reguliert thalamische Gatingprozesse also über glutamaterge kortiko-striato-thalamische und über inhibitorische GABAerge striato-thalamische Neurone (s.a. Kap. 12. 2 „Endophänotypen").

Eine ketamininduzierte Unterbrechung der glutamatergen NMDA-Rezeptorenfunktion kann als Modell einer gestörten *kortiko-subkortikalen Konnektivität* angesehen werden, welches zugleich ein *ätiologisches Modell der Schizophrenie* darstellt (s. Kap. 12.7). Dies wird unterstützt durch die Tatsache, dass Ketamin bei Gesunden eine verstärkte striäre Dopaminfreisetzung nach Amphetamingabe bewirkt (Kegeles et al. 2000). *Das Ausmaß des Dopamin-Turnover wird durch glutamaterge Funktionen moduliert*, wobei unter anderem auch inhibitorische GABAerge Neurone eine Rolle spielen. Denn Glutaminantagonisten wie Ketamin oder Phencyclidin beeinträchtigen die hemmende Funktion GABAerger Interneurone auf dopaminerge Neurone im Mittelhirn, sodass deren Aktivität verstärkt wird – dopaminerge Neurone des Mittelhirns stehen unter GABAerger Kontrolle im Sinne einer Inhibition. Der aktivierende Effekt von NMDA-Rezeptorantagonisten auf das dopaminerge System ist also auf eine hemmende Wirkung glutamaterger kortikaler Projektionen auf inhibitorische GABAerge Interneurone im

Mittelhirn oder GABAerge striato-mesencephale Projektionen zurückzuführen. Psychopathologisch wird durch die Gabe von Ketamin bei gesunden Probanden nicht das Vollbild einer schizophrenen Psychose hervorgerufen, es kommt aber zu wahnhaften Beziehungsideen, Veränderungen des Denkens (tangentiale, umständliche Denk- und Sprechweise, gelockerte Assoziationen), zu dissoziativen akustischen, optischen und somatosensorischen Wahrnehmungsstörungen, jedoch nicht zu eigentlichen Halluzinationen und auch nicht zu negativen Symptomen (Pomarol-Clotet et al. 2006).

Serotonin

Am Schluss dieses Abschnitts soll noch kurz darauf verwiesen werden, dass auch der Neurotransmitter *Serotonin* (5-Hydroxytryptamin, 5-HT) eine pathogenetische Relevanz für die Schizophrenie hat. Dafür spricht, dass Neuroleptika der 2. Generation (sog. Atypika) unterschiedlich starke Bindungsaffinitäten an 5-HT_{2A}-Rezeptoren aufweisen. Darüber hinaus sind durch PET-Studien bei schizophrenen Patienten gegenüber gesunden Kontrollprobanden signifikant erniedrigte 5-HT_{2A}-Bindungsprofile im präfrontalen Kortex nachgewiesen und eine negative Korrelation zwischen erniedrigter frontaler 5-HT_{2A}-Bindung und positiven Symptomen festgestellt worden (Rasmussen et al. 2010). Diese Befunde stehen mit post-mortem Untersuchungen überein, welche eine verminderte Dichte an 5-HT_{2A}-Rezeptoren im frontalen Kortex ergeben haben (Dean et al. 2008, Ngan et al. 2000).

Schizophrenierelevante Serotonin-Dopamin-Interaktion

Die Aktivität dopaminerger Neurone wird durch *Stimulation mesencephaler Raphekerne* gehemmt, dies geschieht unter Vermittlung von Serotonin, dem Neurotransmitter der Raphekerne. Der inhibitorische Effekt des Serotonins wird via 5-HT_2-Rezeptoren vermittelt, werden sie durch 5-HT_2-Antagonisten blockiert, so kommt es zu einer gesteigerten Feuerrate dopaminerger Neurone des ventralen Tegmentums (VT) und der Substantia nigra (SN), die also unter tonisch-inhibitorischer Kontrolle von serotonergen Neuronen stehen (Abi-Dargham 2007). 5-HT_2-Antagonisten vermögen in Folge der durch sie hervorgerufenen Aktivierung mesenzephaler dopaminerger Projektionen zum limbischen System und zum zerebralen Kortex *negative Symptome* zu *reduzieren*. Da dopaminerge Neurone des VT, die zum N. accumbens projizieren, Einfluss nehmen auf *Antrieb* und belohnungsorientierte Prozesse, die mit *angenehmen Gefühlen* („*pleasure*") verknüpft sind, ist es naheliegend, dass die durch 5-HT_2-Antagonisten hervorgerufene Aktivierung ventrotegmentaler dopaminerger Neurone eine antriebssteigernde und stimmungsstabilisierende Funktion ausüben.

Das Serotonin (5-Hydroxytryptamin, 5-HT) reguliert via 5-HT_2-Rezeptoren die Aktivität der Thyrosinhydroxylase, also des Enzyms, welches Tryptamin durch Hydroxylierung in Serotonin umwandelt. Es wurde bereits dargelegt, dass bei der Schizophrenie die *phasische Dopaminfreisetzung* gegenüber der tonischen Dopaminaktivität überwiegt (s. Kap. 12.8). Letztere ist an der Regulation von *Antrieb* und *Motivation* beteiligt, wobei wiederum die Vermittlung kortiko-striataler und glutamaterger kortiko-tegmentaler Neurone eine Rolle spielt.

Der phasische Dopaminrelease ist für den raschen Anstieg des Dopaminspiegels in der Synapse zuständig – z.B. als Reaktion auf Gefühlserregung und Stress. Bei schizophrenen Psychosen könnte eine Hypoaktivität kortiko-striataler und kortiko-limbischer glutamaterger Projektionen zu einer Abnahme der tonischen Dopaminfreisetzung führen, was mit der Manifestation negativer Symptome wie Anhedonie, A-motivation, Interesselosigkeit, gefühlsmäßige Abstumpfung assoziiert wäre (Abi-Dargham 2007). Eine Verminderung des tonischen Dopaminrelease wiederum führt zu einer Sensitivitätssteigerung des dopaminergen Systems mit einer vermehrten phasischen Dopaminfreisetzung, was wiederum das Entstehen *positiver Symptome* fördert (s.a. Kap. 12.8).

Zusammenspiel zwischen GABA, Glutamat und Dopamin

Die Neurotransmission von GABA im Frontalhirn ist bei schizophrenen Patienten beeinträchtigt, ablesbar u.a. in einer verminderten Synthese, Freisetzung und einem reduzierten Rücktransport von GABA im Frontalhirn, einer verminderten Präsenz von GABA-Transporterproteinen in den Axonendigungen der Kandelaberneurone („*Chandelierneurone*") und in einer Ausdünnung GABAerger Neurone im Hippocampus und vorderen Cingulum. Da GABA durch Decarboxylierung aus Glutamat gebildet und Glutamat u.a. durch die GABA-Transaminase synthetisiert wird, sind beide Neurotransmitter metabolisch eng miteinander verzahnt (s. Abb. 30)

Von den in den Metabolismus von Glutamat und GABA involvierten Enzymen sind die *Glutaminase* und die *Glutaminsäuredecarboxylase* für die Synthese dieser beiden Neurotransmitter jeweils von entscheidender Bedeutung; deren Aktivität im frontalen Kortex ist bei Schizophrenen erhöht (Gluck et al. 2002). Die Aktivität der Glutaminase, welche die Umwandlung von Glutamin in Glutaminsäure (Glutamat) verantwortet, ist im DLPFC schizophrener Patienten erhöht; und die Aktivität der Glutamatdecarboxylase ist im DLPFC Schizophrener um das Doppelte erhöht. Die Aktivitätssteigerung der beiden für die Synthese von GABA und Glutamat verantwortlichen Enzyme dürfte eine Aufregulierung als kompensatorische Reaktion auf eine hypoglutamaterge Situation bei schizophrenen Patienten darstellen.

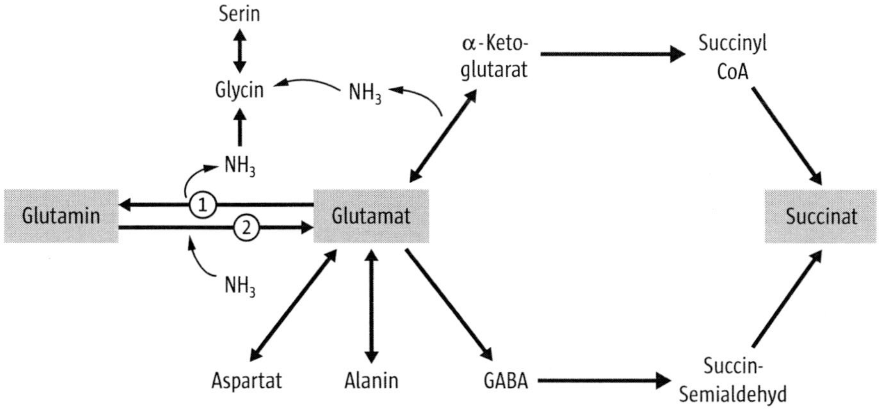

Abb. 30 Am Metabolismus von Glutamat und GABA beteiligte Enzymaktivitäten (mit freundlicher Genehmigung der American Psychiatric Association Inc., aus: Implications for Altered Glutamate and GABA Metabolism in the Dorsolateral Prefrontal Cortex of Aged Schizophrenic Patients, Gluck et al., Am J Psychiatry 159, 2002, via Copyright Clearance Center, Inc.)

Die verschiedenen Kortexareale kommunizieren miteinander über dichte *neurale Netzwerke,* welche über *reziproke Neuronenverbindungen* aufs engste miteinander *verzahnt* sind. Die *Koordination untereinander* erfolgt durch *synchrone Entladungen* lokaler kortikaler Neuronenverbände.

GABA spielt eine wichtige Rolle bei der Generierung synchroner interkortikaler Erregungszustände. *Eine optimale Synchronisation ist Voraussetzung für eine effiziente Kommunikation zwischen den verschiedenen Kortexarealen,* welche wiederum eine Vorbedingung ist für *adäquate Leistungsfähigkeit exekutiver Funktionen* (Planerisches Denken, Hierarchisierung der Denk- und Handlungsvollzüge, Elaboration zielorientierter Problemlösestrategien). Diese Fähigkeiten sind bei schizophrenen Patienten aller Altersstufen beeinträchtigt (s. Kap. 5.8). Sie sind an intakte Funktionen v.a. des dorsolateralen präfrontalen Kortex (DLPFC) aber auch des orbitofrontalen Kortex (OFC) gebunden.

Exkurs

Um die folgenden Ausführungen leichter zu verstehen, erfolgt hier ein Exkurs über die *Anordnung der Neurone in der Großhirnrinde* und über die Bedeutung der *Interneurone* – vgl. hierzu die vorzügliche Arbeit von Scherk et al. (2003).

Die Großhirnrinde gliedert sich in sechs Schichten (von außen nach innen):

I. Lamina molecularis
II. ~ granularis externa
III. ~ pyramidalis
IV. ~ granularis interna
V. ~ ganglionaris
VI. ~ multiformis

Die aufgelisteten Schichten enthalten unterschiedliche Nervenzellen (Neurone), welche die *Zytoarchitektur* des Kortex ausmachen. In den Schichten III, V und VI sind vorwiegend *pyramidale Neurone* (mit einem pyramidenförmigen Zellkörper) vertreten. Sie sind histochemisch an den exzitatorischen Neurotransmitter *Glutamat* gekoppelt und senden efferente inputs in andere Kortexareale. Das Glutamat koppelt sich an dendritische Spines, von denen die exzitatorischen synaptischen Einströme aufgenommen werden.

Die *Interneurone* sind an den inhibitorischen Neurotransmitter GABA (γ-Aminobuttersäure) gekoppelt, sie üben einen inhibitorischen Einfluss auf die kortikalen Pyramidenneurone aus (s.unten). Zu den Interneuronen, die in allen sechs Rindenschichten vorkommen, gehören die *Korbzellen,* die *Cajal-Retzius-Zellen* und die *Chandelier-*(Kandelaber-)zellen. Die Axone der Chandelierzellen breiten sich kandelaberartig aus und umsäumen die Axone der Pyramidenzellen mit inhibitorischen Synapsen, welche das Calciumionen bindende Protein *Parvalbumin* enthalten (Scherk et al. 2003).

Die Schichtbildung der Hirnrinde wird während der Ontogenese u.a. durch das Glykoprotein *Reelin* gesteuert (vgl. Kap. 12.5). *Reelin* wird von GABAergen Interneuronen der Lamina I und II gebildet. Wie bereits in Kapitel 12. 5 beschrieben, ist die *Expression* von *Reelin* und *Reelin mRNA* bei Patienten mit schizophrenen und bipolaren Psychosen im *präfrontalen Kortex,* im *Hippocampus* und im *Cerebellum vermindert.* Dadurch ließen sich die in Kapitel 12.3, 12.4, 12.6 beschriebenen neuroanatomischen Veränderungen erklären.

Post-mortem-Untersuchungen von Gehirnen verstorbener schizophrener Patienten erbrachten Belege für eine *Reduzierung GABAerger Interneurone* im *präfrontalen Kortex* und im *vorderen Cingulum*. Dies dürfte *ein* Grund für den verminderten Einfluss GABAerger inhibitorischer Funktionen auf die Pyramidenzellen des DLPFC sein. Die Funktionsfähigkeit des DLPFC, Sitz des Arbeitsgedächtnisses, hängt von der *koordinierten Feuerungsrate* pyramidaler Neurone während der Darbietung eines Schlüsselreizes und der späteren Initiierung einer adäquaten Reaktion ab. GABAerge Interneurone üben einen *regulierenden Einfluss auf die Aktivität kortikaler pyramidaler Neurone* aus, indem sie deren Synchronisierung bewerkstelligen. Eine Beeinträchtigung des mäßigenden Einflusses inhibitorischer GABAerger Interneurone auf die Feuerrate pyramidaler Neurone führt zu deren Desynchronisierung, was wiederum klinisch zu einer Beeinträchtigung des Arbeitsgedächtnisses führt (Lewis und Moghaddam 2006).

Die Feuerrate kortikaler GABAerger Interneurone wird vorzugsweise von NMDA-Rezeptoren reguliert. Die optimale Funktionsfähigkeit (spike activity) kortikaler GABAerger Interneurone hängt von der tonischen Regulation glutamaterger NMDA-Rezeptoren ab. Eine Beeinträchtigung dieser NMDA-Funktionen bewirkt einen Verlust des inhibitorischen GABAergen Einflusses auf das Aktivitätsniveau im DLPFC mit entsprechend negativen Auswirkungen auf kognitive Leistungen, insbesondere exekutive Funktionen. Die negativen Auswirkungen der NMDA-Rezeptorantagonisten auf die inhibitorischen Funktionen der GABAergen Interneurone sind aber auch für deren psychotomimetischen Eigenschaften verantwortlich (Homayoun und Moghaddam 2007).

Konsistent mit diesen Befunden und Hypothesen sind die Ergebnisse von Post-Mortem-Untersuchungen bei verstorbenen Schizophrenen, welche eine erniedrigte Expression von Messenger-RNA (mRNA) für Glutamatdecarboxylase erbracht haben, einem Enzym, welches via Decarboxylierung Glutamat zu GABA synthetisiert. Außerdem ist die mRNA für die GABA-transporter reduziert, die für den Rücktransport von freigesetzter GABA aus dem synaptischen Spalt in die Nervenendigung verantwortlich sind, wo GABA vom enzymatischen Abbau geschützt wäre (Volk et al. 2001). Somit sind *sowohl Synthese als auch Abbauschutz von GABA bei schizophrenen Patienten beeinträchtigt*.

Glutamaterg-GABAerge Interaktionen wirken sich auch auf die Aktivität pyramidaler Neurone des *orbitofrontalen Kortex* (OFC) aus, der im Gegensatz zum DLPFC nicht so sehr im Mittelpunkt der Forschung steht, aber nichtsdestotrotz von erheblicher ätiopathogenetischer Bedeutung für die Schizophrenie ist. Störungen in dieser Region werden mit *positiven, negativen* und *affektiven Symptomen* sowie mit *kognitiven Beeinträchtigungen* in Zusammenhang gebracht (Nakamura et al. 2008). Der OFC erhält ausgiebigen input aus sensorischen und limbischen Regionen sowie aus den Basalganlien, was ihm eine zentrale Rolle bei Feedback-Mechanismen und bei der Integration sensorischer Informationen sowie bei der zielgerechten und kontextadäquaten Verhaltensplanung ermöglicht, also in Bereichen, die bei schizophrenen Psychosen in starkem Maße beeinträchtigt sind (vgl. Kap. 5.8). *Funktionseinbußen im Bereich des OFC behindern die adäquate Integration sensorischer Stimuli und Gedächtnisinhalte und deren Zuordnung entsprechend ihrer Relevanz und führen zu Beeinträchtigungen der Fähigkeit, irrelevante Informationen und Gedankenassoziationen auszufiltern.* Prospektive MRT-Untersuchungen bei High Risk Probanden ergaben bei den Patienten, die später eine Schizophrenie entwickelten, Volumenminderungen der grauen Substanz des OFC (Pantelis et al. 2003). Solche Volumenänderungen der grauen Substanz sind u.a. genetisch bedingt. So geht ein Polymorphismus des DISC1-Gens (Austausch von Leuzin gegen Phenylalanin) mit Reduktionen der grauen Substanz im superioren frontalen Gyrus und im anterioren Cingulum einher. Bei Trägern des Phenylalaninpolymorphismus korrelierte das Ausmaß dieser neuroanatomischen Veränderungen mit dem Schweregrad positiver Symptome (Halluzinationen) – Szeszko et al. (2008) (vgl. Kapitel 12.2). Das DISC1-Gen ist in verstärktem Maß im OFC exprimiert (Sawamura et al. 2005).

Dopamin als *Neuromodulator* moduliert auch die Funktionen des inhibitorischen Neurotransmitters GABA und umgekehrt stehen dopaminerge Neurone unter dem Einfluss der inhibitorischen Wirkung von GABA, welcher eine Daueraktivität der DA-Neurone verhindert. Dopamin übt eine *bidirektionale Regulation* auf GABAerge Aktivitäten aus, so kommt es bei einer D2-Rezeptor-Stimulation zu einer Abnahme der Freisetzung von GABA, während die Stimulation von D1-Rezeptoren zu einem verstärkten GABA-release führt (Seamans und Yang, 2004). Wenn es zu einer verstärkten D2-Stimulation z.B. durch Dopaminagonisten wie Amphetamin kommt, ist dies mit einer verminderten Inhibition des sensorischen inputs auf den PFC und damit mit einem *sensorischen Overload* verbunden, der die Funktionen des DLPFC und damit des Arbeitsgedächtnisses entsprechend beeinträchtigt. Im Zustand einer überwiegenden D1-Stimulation werden dagegen inhibitorische Prozesse verstärkt, so dass der input zum PFC behindert wird. Im ersteren Fall kommt es zu positiven psychotischen Symptomen wie Gedankenjagen, Gedankeneingebungen, Wahnideen und Halluzinationen, im zweiten Fall dagegen zu einem Ausgeschlossensein aus der externen Welt mit autistischem Rückzug, Eingesponnensein in eine eigene Welt, Gedankenarmut, Apathie, also zu negativen Symptomen. Die *Homöostase* von dopaminergen, GABAergen und glutamatergen Funktionen ist also für die Leistungsfähigkeit des PFC von entscheidender Relevanz.

Vom Zusammenspiel zwischen diesen drei Neurotransmittern hängt somit die Fähigkeit des Menschen ab, Stimulationen aus der inneren und äußeren Welt entsprechend ihrer Wertigkeit zu selegieren und auf diese Weise sowohl eine Informationsüberlastung als auch eine sensorische Unterstimulierung zu vermeiden und somit eine Optimierung der Informationsverarbeitung zu gewährleisten. In akuten Krankheitsphasen gelingt dieser Selektionsprozess jedoch nicht. Störende Informationen können dann nicht ausgeblendet werden, so dass es zu einer beeinträchtigten Feinabstimmung (tuning) zwischen Verarbeitungskapazität und überschießenden Sinneseindrücken kommt, was dann zu einer psychotischen Dekompensation führen kann.

Die Ausgewogenheit im Zusammenspiel zwischen den verschiedenen Neurotransmittern, insbesondere zwischen Dopamin, GABA und Glutamat, garantiert auch die *neurale Plastizität* des Gehirns. Dazu gehört die Fähigkeit zur Re-Organisation synaptischer Verbindungen in Abhängigkeit von Umweltveränderungen mit dem Ziel einer optimalen Anpassung an neu auftretende Bedingungen (z.B. Hirntrauma). Diese Fähigkeit ist bei der Schizophrenie beeinträchtigt als Folge eines Ungleichgewichts der Neurotransmitterfunktionen und von Alterationen von relevanten Proteinen wie Dysbindin, BDNF („brain derived neurotrophic factor“), Neuregulin und Reelin, welche für die Plastizität des ZNS sowie für die *Neuroneogenese* des adulten Gehirns von großer Bedeutung sind (s. Kap. 12.2).

12.9 Prä- und Perinatale Risikofaktoren

12.9.1 Einführung

Die zitierten genetischen Risikofaktoren interagieren mit exogenen prä- und/oder perinatalen Einflüssen und *erhöhen* damit das *Gesamtrisiko, an einer Schizophrenie zu erkranken*.

Pränatale Einflüsse umfassen vor allem Noxen wie

- virale Infektionen der Mutter während der Schwangerschaft
- mütterlicher Diabetes
- nutritive Mangelzustände
- mütterlicher Stress und Beziehungsunsicherheit

Inzwischen sind eine ganze Reihe von prä- und perinatalen Risikofaktoren herausgearbeitet worden, ihnen kommt jedoch nur eine relativ geringe Effektstärke zu, die odds ratios bzw. das relative Risiko liegen bei etwa 2,0. Das heißt, bei Vorliegen prä- oder perinataler Noxen erhöht sich das potentielle Schizophrenierisiko um das Zweifache. Die Schizophrenie manifestiert sich in der Regel allerdings erst in der Post-Pubertät bzw. Frühadoleszenz. Man geht heute davon aus, dass genetische und/oder umweltabhängige Determinanten, welche in der Prä- und Perinatalperiode wirksam sind, zu neuralen Entwicklungsstörungen wie abweichende synaptische Pruning-Prozesse und Myelinisationsdefizienzen führen, die sich erst in dieser Altersstufe auswirken.

12.9.2 Virale Infektionen der Mutter während der Schwangerschaft

Es gibt eine Reihe von prä- und perinatalen Noxen, welche während der Neurogenese des Feten und später des Neugeborenen einen schädigenden Einfluss auf das heranwachsende Gehirn ausüben und zu bleibenden Veränderungen führen, welche die *Vulnerabilität* für die spätere Manifestation einer schizophrenen Psychose erhöhen (Dean u. Murray 2005, Kinney et al. 2009). Was die durch mütterliche virale Infektionen in der Schwangerschaft hervorgerufenen immunologischen Veränderungen betrifft, so stellen sie eine Art „*Zeitbombe*" dar, welche erst Jahre oder gar Jahrzehnte später in Aktion tritt, nämlich, wenn es durch die Involution des Thymusgewebes, welche im Alter von 15 Jahren beginnt und in den nächsten beiden Dekaden voranschreitet, zu einer deutlichen Schwächung der immunologischen Abwehr kommt. In Tierversuchen ist der Nachweis dafür erbracht worden, dass pränatale Stressoren zu Schädigungen der immunologischen Abwehrfunktionen bei den Nachkommen führen (Coe et al. 1996, Gotz et al. 2007, Tuscherer et al. 2002). Mütterliche *Mangelernährung* in der Schwangerschaft hat ähnliche negative Auswirkungen auf die Thymusdrüse: signifikante Volumenminderung bei den Neugeborenen und reduzierte Thymopoetinproduktion in der *Adoleszenz* (!) – Collinson et al. (2003), Mc Dade et al. (2001). Auch das Immunsystem des Erwachsenen wird durch die mütterliche Malnutrition beeinträchtigt (Entringer et al. 2008).

Mütterliche Infektionen während der Schwangerschaft können durch schädigende Neurotoxin-Einwirkung auf die Hirnentwicklung des Feten das spätere Schizophrenierisiko erhöhen (Meyer et al. 2008). Es sind zahlreiche pränatale Infektionen der Mutter in Verbindung mit späteren schizophrenen Erkrankungen bei den Nachkommen beschrieben worden, unter anderem Influenza, Röteln, Masern, Herpes, Polio und Toxoplasmose. *Pathogenetisch bedeutsam* ist dabei die *Immunantwort des mütterlichen Organismus*!

In ihrer groß angelegten nordkalifornischen Geburtskohortenstudie fanden Brown und Mitarbeiter eindeutige Beziehungen zwischen antenatalen Toxoplasmose-, Röteln- und Influenzaerkrankungen bei Müttern und dem späteren Schizophrenierisiko bei ihren Nachkommen. Bei denen, die später eine Schizophrenie entwickelten, waren die mütterlichen Interneukin-8 (IL-8)-Serumspiegel im zweiten Trimenon doppelt so hoch wie bei den Kontrollen (Brown 2006) – siehe auch Brown und Derkits (2010). Aber auch in der Kindheit durchgemachte *virale* (aber nicht bakterielle) Infektionen mit ZNS-beteiligung erhöhen ebenfalls das Risiko für spätere schizophrene und andere nicht-affektive Psychosen (Dalman et al. 2008). Die Befunde stützen sich auf eine prospektive Studie an einer nationalen schwedischen Geburtskohorte von 1,2 Millionen Kindern, die zwischen 1970 und Mitte der 80er Jahre geboren wurden und zum Zeitpunkt der Geburt bis zum Alter von 12 Jahren wegen einer Infektion mit ZNS-beteiligung hospitalisiert worden waren. Daten über konsekutive psychotische Erkrankungen wurden bis zum Jahr 2002 erhoben.

Immunologische Dysfunktionen

Auf der Basis entsprechender tierexperimenteller Befunde ist davon auszugehen, dass es durch die mütterlichen antenatalen Infektionen zu einer *Störung des Gleichgewichts zwischen pro- und antiinflammatorischen Zytokinen* kommt, wodurch neurale Reifungsprozesse beim Feten beeinträchtigt werden. Dies wiederum führt beim erwachsenen Tier später zu neuropathologischen Schädigungen und entsprechenden Verhaltensänderungen wie Beeinträchtigungen des Explorationsverhaltens, stereotype Verhaltensweisen, pathologische sensomotorische Gatingprozesse (Defizienz der PPI) und Beeinträchtigungen des räumlichen Arbeitsgedächtnisses. Diese Funktionsstörungen sind denjenigen bei schizophrenen Psychosen analog. Dies gilt auch für die immunologisch bedingten neuropathologischen Veränderungen: Reduzierte Reelin- und D1/D2-Rezeptorexpression im medialen präfrontalen Kortex, vermehrte GABA-Rezeptoren im ventralen Hippocampus und in den Amygdala (Meyer et al. 2008). Die Auswirkungen sind am stärksten ausgeprägt, wenn die immunologischen Reaktionen im ersten Schwangerschaftsdrittel stattfinden. Allerdings übt der Tumor-Nekrose-Faktor alpha (TNF-alpha), ebenfalls ein Zytokin, während der frühen Fetalentwicklung eine neurotrophe, in späteren Schwangerschaftsstadien jedoch eine potentiell toxische Wirkung auf dopaminerge mesenzephale Neurone aus (Doherty 2007). Dazu passt, dass bei Müttern schizophrener Patienten hohe TNF-alpha-Spiegel in späteren Schwangerschaftsstadien gefunden wurden (Buka et al. 2001).

Zytokine sind Glykoproteine, die regulierende Funktionen auf das (neurale) Zellwachstum und die (neuroale) Zelldifferenzierung ausüben. Zu ihnen gehören u.a. die *Interferone*, *Interleukine* und die *Tumornekrosefaktoren*. Zytokine stehen im Dienst der Abwehr von Krankheitserregern, indem sie z.B. die Rekrutierung und Aktivierung von Lymphozyten fördern und die Differenzierung von Immunzellen kontrollieren. Die proinflammatorischen Zytokine spielen eine wichtige Rolle bei der Initiierung, die antiinflammatorischen Zytokine bei der Beendigung von Entzündungsvorgängen.

Exkurs

Das menschliche Immunsystem kann in *zwei Hauptkomponenten* unterteilt werden: Das *angeborene* und das *adaptative Immunsystem*. Das angeborene Immunsystem sorgt für eine unmittelbare, aber unspezifische Immunantwort auf pathogene Erreger, die rasch identifiziert und eliminiert werden. Außerdem bereitet es die Reaktionen des adaptativen Immunsystems vor, und zwar durch die Produktion von *Zytokinen* und durch die Modulation der Immunabwehr über das Zytokinsystem (Berthold-Losleben et al. 2009). Das *adaptative Immunsystem* sorgt für eine stärkere und spezifischere Immunreaktion und ist für das immunologische Gedächtnis zuständig. Die Funktionen des adaptativen Immunsystems werden durch Lymphozyten übernommen, insbesondere durch deren Hauptvertreter, die *B-Zellen* und die *T-Zellen*. Erstere sind in die *humorale Immunabwehr* involviert. Zu ihnen gehören die sog. *T-Helferzellen*, sie modulieren die Produktion von Zytokinen und sie sind bedeutsam für die Interaktion zwischen dem Immunsystem und dem ZNS.

T-Helfer-Zellen werden entsprechend ihrer Zytokinproduktion in TH-1- und TH-2-Zellen unterteilt. TH-1-Zellen produzieren die sog. Typ-1-Zytokine Interleukin 2 (IL2), Interferon-γ (IFN-γ) und Tumornekrose Faktor α (TNF-α). Wichtige Zytokine, die von TH-2-Zellen produziert werden, sind das IL-4, IL-5 und IL-10. Typ 1- und Typ 2-Zytokine antagonisieren einander. Erstere vermitteln in erster Linie die zelluläre Immunabwehr von Viren und Bakterien, sie repräsentieren das Typ 1-System. Letztere unterstützen die Ausreifung von B-Zellen und somit die humorale Immunreaktionen, sie repräsentieren das Typ 2-System.

Zytokine werden nicht nur in Blutzellen sondern auch im ZNS produziert, z.B. in Astrozyten und in Mikrogliazellen. Zu den im ZNS gebildeten Zytokinen gehören das IL-1, IL-6, das IFN-γ und der TNF-α. Sie kommen bei zerebralen Erkrankungen in erhöhter Konzentraton vor (Ischämie, Schädelhirntrauma, entzündliche Prozesse, neurodegenerative Erkrankungen) und können zu einer Beeinträchtigung synaptischer Funktionen und zu Störungen der Neurogenese hippocampaler Strukturen führen! Es gibt Hinweise dafür, dass proinflammatorische Zytokine wie TNF-α die Neurogenese schädigen, eine Apoptose kortikaler Neurone und von Oligodendrozyten hervorrufen und die Ausbildung von Synapsen und synaptischen Verbindungen behindern (Monji et al. 2009).

Zahlreiche *Zytokine* und *Zytokinrezeptoren* sind während der fetalen Hirnentwicklung in neuronalen und Gliazellen exprimiert, sie spielen somit eine wichtige Rolle bei entwicklungsneurologischen Prozessen. Tierversuche sprechen dafür, das Zytokine, die durch mütterliche Infektionen während der Schwangerschaft aktiviert werden, einen schädigenden Einfluss auf das ZNS des heranwachsenden Fetus ausüben, was wiederum das Risiko für das Entstehen einer schizophrenen Psychose bei dem betroffenen Individuum erhöht (Ashdown et al. 2006). Sie regulieren dopaminerge und GABAerge Differenzierungsprozesse und sind an der Synaptogenese beteiligt (Nawa u. Takei 2006). Im Tierversuch rufen das Interleukin-1 und der epidermal growth factor schwere und persistierende kognitive Störungen und Verhaltensanomalien hervor, welche sich nach Gabe von Neuroleptika bessern. Zu ähnlichen Ergebnissen kamen Untersuchungen von Ozawa et al. (2006), Zuckerman et al. (2003) und Zuckerman u. Weiner (2005). All diese Befunde sprechen dafür, dass proinflammatorische Zytokine, die vom mütterlichen Immunsystem in der Schwangerschaft freigesetzt werden und die Plazenta passieren, reguläre Hirnreifungsprozesse beim Feten tangieren und dopaminerge und/oder glutamaterge Funktionen alterieren, was bei den Nachkommen auf der neurophysiologischen Ebene u.a. mit pathologischen Gatingprozessen einhergeht (vgl. Kap. 12.2). Durch die pränatalen immunologischen Auseinandersetzungen des fetalen Organismus mit den mütterlichen Infektionen kommt es neben neurochemischen auch zu *neuroanatomischen* Veränderungen, wie sie für schizophrene Psychosen beschrieben worden sind (Reif et al. 2006) (vgl. Kap. 12.3 und 12.4).

> Die Manifestation neurochemischer und neuroanatomischer Veränderungen (mit entsprechenden neurophysiologischen und verhaltensphysiologischen Auswirkungen in der Adoleszenz oder im Erwachsenenalter) hängt zum einen von der Spezifität der jeweiligen Zytokine, zum andern – wie erwähnt – vom Gleichgewicht zwischen pro- und antiinflammatorischen Zytokinen ab!

So sind z.B. IL-1β-Zytokine für die Differenzierung von Vorläuferzellen in dopaminerge Neurone im Mesenzephalon verantwortlich, während IL-6-Zytokine und TNF-α-, aber auch IL-1-β Interleukine Einflüsse auf das Dendritenwachstum fetaler kortikaler Neurone ausüben. Bei Patienten, die an einer *ersten* schizophrenen Episode erkrankt waren, nicht aber bei chronisch Erkrankten, wurden *erhöhte* IL-1β-Konzentrationen im Liquor gefunden (Söderlund et al. 2009). Möglicherweise normalisiert sich diese Erhöhung während der neuroleptischen Behandlung.

Die subkutane Applikation von Zytokinen an neugeborene Ratten oder Mäuse in der postnatalen Periode von 2–10 Tagen lösen bei diesen Tieren bestimmte verhaltensphysiologische Veränderungen im präpubertären (3 Wochen nach Geburt) und postpubertären (8 Wochen nach Geburt) Entwicklungsstadium aus (Watanabe et al. 2010). Dazu gehören Beeinträchtigungen der Prepulse Inhibition (PPI), wie sie typisch für schizophrene Patienten sind (vgl. Kap. 12.2). Neuroleptika der 2. Generation wie Clozapin und Risperidon heben das PPI-Defizit z.T. weitgehend auf. Die Verabreichung von epidermal growth factor (EGF) oder Neuregulin-1 an neugeborene Ratten führt bei ihnen zu einer erhöhten Sensitivität gegenüber Psychostimulantien (wie z.B. Metamphetamin und Kokain), wie das auch bei schizophrenen Patienten der Fall ist. Ähnliche Befunde sind auch bei Primaten erhoben worden, die als Neugeborene mit Zytokinen behandelt worden waren (Nawa et al. 2009).

Im Vergleich mit menschlichen Neugeborenen ist das Gehirn bei Nagetieren noch recht unreif. In Bezug auf die Hirnentwicklung entspricht die Postnatalperiode von 2–10 Tagen bei Nagern in etwa dem mittleren Schwangerschaftsstadium bei menschlichen Feten, zu diesem Zeitpunkt ist die Blut-Hirn-Schranke noch durchlässig für Zytokine. Es ist somit wahrscheinlich, dass Zytokine bei menschlichen Feten auf diese Weise in das noch unreife Gehirn gelangen und dort dessen weitere anatomische und funktionelle Entwcklung stören und z.B. die Ausreifung GABAerger und dopaminerger Neurone beeinträchtigen (Watanabe et al. 2010).

Beziehungen zwischen immunologischen Dysfunktionen und Schizophrenie

In den vorausgegangenen Ausführungen ist bereits auf Bezüge zwischen pränatalen Änderungen der Immunfunktionen und dem späteren Manifestationsrisiko für schizoprene Psychosen hingewiesen worden. So haben pränatale mütterliche Infektionen und die dadurch ausgelösten fetalen immunologischen Reaktionen (Erhöhung proinflammatorischer Zytokine, Störung des Gleichgewichts zwischen pro- und antiinflammatorischen Zytokinen) langfristige verhaltenspysiologische und neurobiologische Auswirkungen, welche u.a. *mit Störungen des dopaminergen Systems einhergehen.* Hierbei kommt es zu einem *Zusammenwirken multipler genetischer und umweltbedingter Risikofaktoren*, welche die spätere Manifestation einer Schizophrenie befördern können. Die neuroanatomischen und neurochemischen Veränderungen, die nach pränataler Immunaktivierung in der frühen und mittleren Schwangerschaftsperiode bei den fetalen Gehirnen von Nagetieren auftreten, insbesondere die Veränderungen des dopaminerg-glutamatergen Gleichgewichts und deren verhaltensphysiologischen und neuropharmakologischen Auswirkungen, wurden von Meyer et al. (2008) sehr detailliert beschrieben.

Vuillermot et al. (2010) konnten tierexperimentell belegen, dass eine *Aktivierung des pränatalen Immunsystems durch mütterliche Infektionen* in früheren und mittleren Schwangerschaftsstadien zu *strukturellen Schädigungen des mesencephalo-accumbischen und nigrostriären dopaminergen Systems* führen. – Die pränatale immunologische Aktivierung bei Ratten erfolgt durch Applikation eines bakteriellen Endotoxins, wie z.B. *Lipopolysaccharid* (LPS). In der Pubertätsperiode der mit LPS behandelten Rattenjungen kommt es zu einer signifikanten Abnahme des striatalen Dopaminrelease, im Erwachsenenstadium erfolgt dagegen eine signifikante Zunahme des striatalen Dopaminrelease bei den gleichen Versuchstieren. Hier besteht eine interessante *Analogie* mit striatalen dopaminergen Befunden bei schizophrenen Patienten (Laruelle et al. 1999).

Bei analogen Experimenten beobachteten Winter et al. (2009) nach einer pränatalen Immunaktivierung von schwangeren Rattenmüttern im frühen und mittleren Schwangerschaftsstadium bei den Nachkommen eine signifikante *Zunahme von Dopamin im lateralen Globus pallidus* und im *präfrontalen Kortex* (PFC) sowie gleichzeitig eine Abnahme von *Serotonin* im *Hippocampus*, im *N. accumbens* und ebenfalls im seitlichen *Globus pallidus*. Auch kommt es durch pränatale Immunaktivierungen mit LPS bei den Nachkommen im Erwachsenenalter zu altersabhängigen Veränderungen dopaminerger, glutamaterger und GABAerger Aktivitäten im PFC und im Hippockampus. Außerdem kommt es zu verhaltens- und neurophysiologischen Auffälligkeiten (z.B. PPI-Defizit, soziales Desinteresse, anhedonisches Verhalten, lokomotorische und stereotype Auffälligkeiten). – Bitanihirwe et al. (2010), Ozawa et al. (2006), Romero et al. (2010).

Interessant ist, dass die gleichen neurophysiologischen (PPI-Defizit) und verhaltensphysiologischen Normabweichungen auch bei Nachkommen von Rattenmüttern auftreten, denen im mittleren Schwangerschaftsstadium IL-6 *direkt* (!) als Einmalgabe intraperitoneal injiziert wurde (Smith et al. 2007). Im Erwachsenenalter wiesen die Nachkommen schizophrenietypische Beeinträchtigungen der frühen Informationsverarbeitung auf wie Defizienzen der *„prepulse inhibition"* (Vorpulshemmung) und der *„latent Inhibition"* (latente Inhibition, LI). Beide Paramter sind Ausdruck einer Störung der *selektiven Aufmerksamkeit* als Folge der Unfähigkeit, irrelevante Stimmuli unbeachtet zu lassen (vgl. Kap. 12.2).

Durch Applikation eines *IL-6-Antikörpers* konnten diese neurophysiologischen Befunde sowie die verhaltensphysiologischen Auffälligkeiten wie vermindertes Explorationsverhalten, Lethargie und soziale Defizite verhindert werden! Die Untersuchungen von Smith et al. (2007) zeigen, dass dem IL-6 ein wichtiger Part bei der pränatalen Verursachung schizophrenieanaloger neuro- und verhaltensphysiologischer Auffälligkeiten zukommt!

Auch eine *direkte* (intranasale) *Applikation* von Influenzaviren in der mittleren Schwangerschaftsperiode bewirkt bei den Nachkommen analoge verhaltens- und neurophysiologische Normabweichungen: Vermindertes Explorationsverhalten, reduziertes Interesse für neue, ungewohnte Objekte, eingeschränktes Sozialverhalten und PPI-Defizite (Shi et al. 2003).

Bei schizophrenen Patienten ist die Produktion von Interleukin-2 (IL-2) erniedrigt, dies zeigt sich in erniedrigten IL-2 Serumkonzentrationen. Niedrige IL-2-Konzentrationen korrelieren mit einer verstärkten zerebralen Dopaminausschüttung. Auch die Produktion von Interferon-γ (INF- γ) ist bei Schizophrenen erniedrigt (ebenfalls erniedrigte Serumspiegel). Im Übrigen besteht bei schizophrenen Patienten ein *Ungleichgewicht* im Verhältnis von INF- γ zu IL-4, zugunsten von IL-4 (Entringer et al. 2008). *Erhöhte IL-4-Spiegel* sind *im Liquor schizophrener Adoleszenten* gefunden worden (Mittleman et al. 1997). Bei erwachsenen Patienten wurden erhöhte IL-6-Serumspiegel sowie erhöhte IL-10-Spiegel im Liquor gefunden, speziell bei Patienten mit einem ungünstigen Krankheitsverlauf. Daraus ist zu schließen, dass bei schizophrenen Patienten eine verminderte Produktion von Typ-1-Zytokinen vorliegt als Ausdruck einer verringerten Aktivierung des Typ-1-Immunsystems. Andererseits ist bei ihnen die Aktivierung der Typ-2-Immunantworten erhöht (Müller u. Schwarz 2007).

Die funktionellen Konsequenzen des Ungleichgewichts zwischen dem Typ 1- und Typ 2-Immunsystems sind von Müller und Schwarz (2007) beschrieben worden. Aufgrund dieses Ungleichgewichts kommt es bei schizophrenen Patienten zu einer verstärkten Aktivierung von Astrozyten, die eine Hauptquelle für *Kynureninsäure* darstellen, denn Astrozyten produzieren erhebliche Mengen an Kynureninmetaboliten wie Kynurenin und Kynureninsäure. *Kynurenin* ist ein metabolisches Abbauprodukt von Tryptophan, dieser Abbau wird durch das Enzym Indolamin-Dioxygenase (IDO) katalysiert. Die IDO wird durch Typ 1-Zytokine aktiviert, so dass es zu einer verstärkten Verstoffwechselung von Tryptophan zu Kynurenin kommt, aus dem wiederum Kynureninsäure entsteht.

Kynureninsäure ist ein *endogener NMDA-Rezeptorantagonist.* Erhöhte Konzentrationen von Kynureninsäure sind im Liquor und im PFC schizophrener Patienten beschrieben worden (Berthold-Losleben 2009). Als Antagonist von glutamatergen NMDA-Rezeptoren bewirkt Kynureninsäure eine Schwächung des Glutamat-Systems und fördert eine glutamaterg-dopaminerge Dysbalance (vgl. Kap. 12.8). Es wirkt ähnlich wie die NMDA-Rezeptorantagonisten *Phencyclidin* und *Ketamin*, die ebensfalls psychotomimetische Eigenschaften haben. Da Kynureninsäure außerdem nikotinerge Acetylcholin-Rezeptoren antagonisieren, sind sie auch für *kognitive Defizite* verantwortlich zu machen. Die Affinität von Kynureninsäure zu Acetylcholin-Rezeptoren ist ca. doppelt so stark wie zu NMDA-Rezeptoren. Insofern ist erklärlich, dass kognitive Beeinträchtigungen bereits bei niedrigeren, psychotische Symptome aber erst bei höheren Kynureninsäurekonzentrationen auftreten, und die kognitiven Störungen schon im Vorfeld einer schizophrenen Symptomatik sichtbar werden (vgl. Kap. 5.8).

Das Zytokin TNF-α (Tumor-Nekrose-Faktor-α) induziert die Produktion der Cyclooxygenase-2 (COX-2), einem Enzym, das für entzündungsbedingte Schmerzzustände verantwortlich ist. COX-2 Inhibitoren (wie Celecoxib) werden inzwischen als Adds-on-Therapie zu einer neuroleptischen Therapie mit Risperidon eingesetzt, wobei es zu einer Verbesserung der kognitiven Beeinträchtigungen gekommen ist (Müller und Schwarz 2007).

Eine erhöhte Expression der Cyclooxygenase-2 (COX-2) bei schizophrenen Patienten ist beschrieben worden. COX-2 Hemmer führen zu einer Abnahme von Kynureninsäurespiegeln und bewirken eine Korrektur des Ungleichgewichts zwischen Typ 1- und Typ 2-Immunreaktionen (s. Kinney et al. 2009, S. 6). Werden COX-2 Spiegel im Striatum von Ratten experimell erhöht, kommt es verhaltensphysiologisch bei diesen Tieren zu Beeinträchtigungen des sensorischen Gatings, wie Defizienzen der PPI oder der latenten Inhibition (LI), wie dies auch bei schizophrenen Patienten zu beobachten ist. Die Verabreichung mit dem COX-2-Inhibitor Celecoxib führte zu einer Besserung der Gatingfunktionen (Mizuno et al. 2007).

Ein immer wieder replizierter Befund ist, dass *Geburt* und *Aufwachsen in einer Großstadt* mit einem etwa *dreifach erhöhten Risiko* für die spätere Manifestation schizophrenieformer Störungen und eindeutig schizophrener Psychosen verknüpft ist (Krabbendam u. van Os 2005). Dies wird u.a. mit einer erhöhten Exposition für Virusinfektionen in dicht besiedelten Regionen und dem damit einhergehenden erhöhten Risiko für pränatale Virusinfekte erklärt. Bei der Wahl bezüglich der Residenz (großstädtisch versus ländlich) spielen partiell auch genetische Einflüsse eine Rolle (Oh u. Petronis 2008).

Am Schluss dieses Abschnitts über Zusammenhänge zwischen (pränatal bedingten) immunologischen Dysfunktionen und Schizophrenie muss darauf hingewiesen werden, dass die zitierten Forschungsergebnisse und Hypothesen noch einer weiteren Absicherung bedürfen, wenn sie auch zu einer Erweiterung unseres Wissens über ätiopathogenetische Modelle der Schizophrenie beitragen!

12.9.3 Mütterlicher Diabetes

Weitere pränatale Risikofaktoren sind *mütterlicher Diabetes* und eine *Mangelernährung der Mutter* während der Schwangerschaft.

Trotz der Häufigkeit diabetischer Erkrankungen bei schwangeren Müttern und obwohl ca. 7% der Schwangerschaften durch das Vorliegen eines mütterlichen Diabetes kompliziert verlaufen, ist die Frage nach einem etwaigen Zusammenhang zwischen mütterlichem Diabetes in der Schwangerschaft und einem möglicherweise dadurch bedingten erhöhten Schizophrenie-Risiko bei den Nachkommen wenig Aufmerksamkeit gewidmet worden. Immerhin ergab die Metaanalyse von Cannon et al. (2002) über zwei prospektive Kohortenstudien zu diesem Thema eine odds ratio von 7.76 (1.37–43,9; $p < 0.03$) bezüglich eines Zusammenhangs zwischen pränatalem mütterlichen Diabetes und späteren Schizophrenierisiko bei den betroffenen Nachkommen.

Obwohl der Diabetes eine häufige Erkrankung ist, ist wenig bekannt über Auswirkungen auf die ZNS-Entwicklung und das Verhaltensrepertoire bei Kindern diabetischer Mütter. Bekannt ist, dass diese Kinder häufig motorische Entwicklungsstörungen sowie kognitive Teilleistungsschwächen und dadurch bedingte Lernschwierigkeiten aufweisen können. Von Tierversuchen ist bekannt, dass Rattenjunge diabetischer Muttertiere erhöhte Dopamin- und Noradrenalinspiegel im Hypothalamus sowie in mesenzephal-dienzephalen Regionen, im Caudatum neben erhöhten Dopamin- und Noradrenalinspiegeln zusätzlich auch erhöhte Serotoninspiegel aufweisen, also Neurotransmitter, denen eine zentrale ätiopathogenetische Bedeutung bei der Schizophrenie zukommt (vgl. Kap. 12.8). Hyperglykämische Zustände in der Pränatalperiode führen bei Ratten zu einem Anschwellen der Mitochondrien im *Neuralrohr*, was mit einer vorzeitigen Zelldifferenzierung vor Schließung des Neuralrohres verbunden ist. Numerische und morphologische Veränderungen der Mitochondrien sind post mortem in Gehirnen erwachsener Schizophrener nachgewiesen worden (Prabakaran et al. 2004). Außerdem sind bei Rattenjungen diabetischer Muttertiere ebenso wie bei schizophrenen Patienten erniedrigte Aktivitäten der mitrochondrialen Cytochromoxydase im Hippocampus, Caudatum und präfrontalen Kortex beschrieben worden (Cavelier et al. 1995).

Die risikoerhöhende Wirkung einer mütterlichen Hyperglykämie während der Schwangerschaft dürfte durch mindestens drei Faktoren bedingt sein:

- Hypoxie
- Pränatale Immunaktivierung
- Oxydativer Stress

ad (1)

Eine *fetale Hypoxie* ist Folge der chronischen Hyperinsulinämie des Fetus (bedingt durch die mütterliche Hyperglykämie). Erhöhte Insulinspiegel beim Fetus induzieren einen erhöhten Sauerstoffverbrauch mit der Folge einer chronischen Hypoxämie, die wiederum negative Auswirkungen auf die Myelinisierung, die kortikale Interkonnektivität und neuronale Integrität hat, letzteres infolge neurotoxischer Schädigungen und Zelltod (van Lieshout und Voruganti 2008). Das sind neuroanatomsiche Schädigungen, wie sie bei schizophrenen Patienten zu beobachten sind (s. Kap. 12.3). Die fetale Hypoxie führt reaktiv zu einer Steigerung der Erythropoetin- und Hämoglobinsynthese beim Feten, um die Sauerstoffversorgung des fetalen Organismus aufrechtzuerhalten. Hierfür wird sehr viel Eisen benötigt, der gesteigerte Eisenverbrauch führt zu einem *Eisenmangel*, vor allem auch im fetalen ZNS – der Eisengehalt im fetalen Gehirn diabetischer Mütter beträgt nur etwa 40% der Norm (Petry et al. 1992)!

Der Eisenmangel in utero führt zu Störungen der Myelinisierung und der Neurotransmittersynthese, insbesondere von Dopamin und anderen monaminergen Neurotransmittern (Beard et al. 2006, Felt et al. 2006, Lozoff u. Georgieff 2006), aber auch zu strukturellen und funktionellen Hippocampusschädigungen (Felt et al. 2006, Siddappa et al. 2004). Wie im Kapitel 12.3, 12.4 und 12.5 beschrieben gehen Myelinisierungsstörungen und prä-/neonatale hippocampale Läsionen später (Adoleszenz, Erwachsenenalter) mit schizophrenietypischen kognitiven, emotionalen und behavioralen Auffälligkeiten einher.

ad (2)

Durch die pränatale Hyperglykämie kommt es beim Fetus zu einer Immunaktivierung (Esposito et al. 2002, Loukovaara et al. 2004). Proinflammatorische Zytokine wie Interleukin-6 (IL-6) und TNF-α sind im Liquor von Neugeborenen mit einer hypoxämisch-ischämischen Enzephalopathie erhöht (Silveira u. Procianoy 2003). Dies wirkt sich negativ auf die Neuronenentwicklung und den Neurotransmitterstoffwechsel aus (vgl. obige Ausführungen), insbesondere kommt es dadurch zu einer Schädigung hippocampaler und kortikaler Neurone sowie zu einer Ausdünnung dendritischer Verzweigungen noch im Reifestadium befindlicher kortikaler Neurone (Gilmore et al. 2004). Im Tierversuch werden unter dem Einfluss von Zytokinen verminderte Überlebensraten von *dopaminergen* und *serotonergen Neuronen* beobachtet. All diese Befunde sind von ätiopathogenetischer Relevanz für schizophrene Spektrumstörungen.

ad (3)

Hyperglykämische Zustände bewirken einen erhöhten Verbrauch von Antioxidantien und einen reaktiven Anstieg von freien (Sauerstoff-)Radikalen. Übersteigt die Konzentration freier Radikale die antioxidative Kapazität des Organismus, so resultiert daraus ein *oxidativer Stress*, es kommt dadurch zu einer Störung wichtiger Zellfunktionen und -strukuren wie Zellmembran und DNA. Freie Radikale führen zu Protein-, Lipid- und DNA-Oxidationen, wodurch deren Funktionen beeinträchtigt werden mit der möglichen Folge von Zelltod. Ein wichtiges Antioxidans, die *Glutathionperoxidase*, ist bei schizophrenen Patienten erniedrigt. Das ZNS ist besonders vulnerabel gegenüber oxidativem Stress in Folge seines hohen Sauerstoffverbrauchs und seiner relativ geringen antioxidativen Abwehrmechanismen. Ein *Ungleichgewicht zwischen antioxidativen Kapazitäten und freien Radikalen* führt zu einschneidenden *Beeinträchtigungen entwicklungsneurobiologischer Reifungsvorgänge*, insbesondere der *neuronalen Ausdifferenzierung* und der *Synaptogenese!* Ein vermehrter oxidativer Stress ist bei schwangeren Diabetikerinnen und den Feten nachgewiesen worden (Biri et al. 2006, Kinalski et al. 2001). Er stellt eine mögliche Ursache für ein *erhöhtes Schizophrenierisiko* dar infolge der toxischen Effekte auf Oligodendrozytenvorläuferzellen (Mc Quillen u. Ferriero 2004) (vgl. auch Kap. 12.6). Außerdem korreliert die durch freie Radikale verursachte *Lipidhyperoxydation* mit Störungen der synaptischen Funktionen sowie mit einer verstärkten Dopamin- und einer verminderten GABA-Aufnahme in die präsynaptischen Synaptosomen (Rafalowska et al. 1989).

Zusammenfassend lässt sich zu den interessanten und recht komplexen Zusammenhängen zwischen den *neurobiologischen Auswirkungen* eines mütterlichen Diabetes in der Pränatalperiode beim Fetus und einem möglichen späteren erhöhten Risiko für die Manifestation einer Schizophrenispektrumstörung bei den betroffenen Individuen feststellen, dass die *diabetische Hyperglykämie für hypoxämische und Eisenmangel-Zustände, für Immunaktivierungen und für oxidativen Stress verantwortlich zu machen* ist, welche verhängnisvolle Auswirkungen auf neurobiologische Reifungsprozesse beim Feten haben und auf diese Weise, evtl. im Zusammenwirken mit diabetogenen Geburtskomplikationen, den Grundstein für ein erhöhtes Schizophrenierisiko legen. Eine Übersicht über die verschiedenen ätiopathogenetischen Faktoren, die bei Vorliegen eines mütterlichen Diabetes während der Schwangerschaft zu einem erhöhten Schizophrenierisiko bei den Nachkommen führen können, ist in Abbildung 31 wiedergegeben.

12.9.4 Mütterlicher Hypothyreoidismus

Auch das Vorliegen eines mütterlichen Hypothyreoidismus kann risikoerhöhende Auswirkungen auf das spätere Manifestationsrisiko einer Schizophrenie bei den Nachkommen haben. So beeinträchtigt ein *mütterlicher Hypothyreoidismus neuronale Mi-*

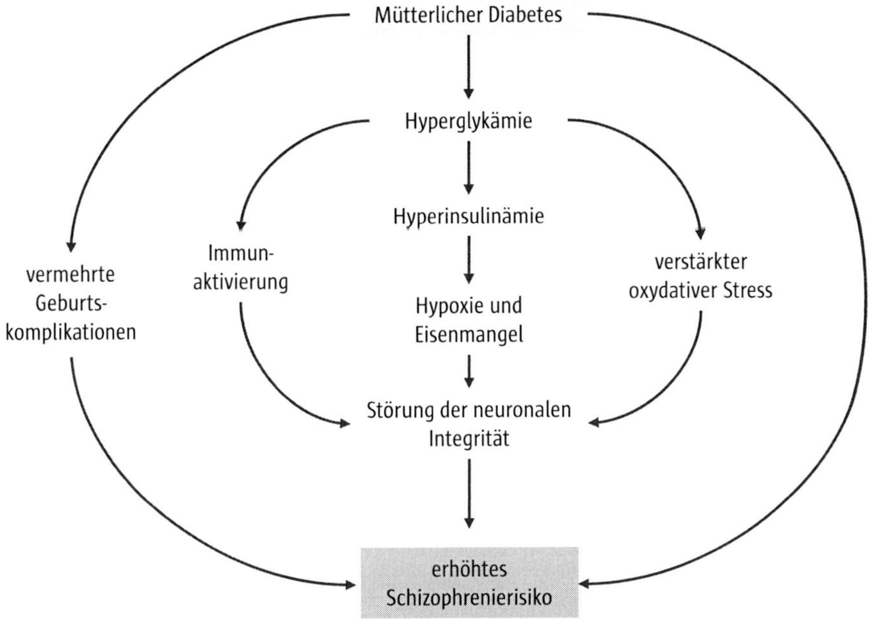

Abb. 31 Beziehungen zwischen mütterlichem Diabetes in der Pränatalperiode und möglichem Schizophrenierisiko bei den Nachkommen (modifiziert nach van Lieshout und Voruganti 2008)

grationsprozesse beim Feten, etwa um die Zeit zwischen 9. und 12. Schwangerschaftswoche. Außerdem kommt es zu Alterationen der Reelin-Expression.

12.9.5 Mangelernährung der Mutter während der Schwangerschaft

Hinweise auf die risikoerhöhende Bedeutung von einer *Malnutrition der Mutter während der Schwangerschaft* ergaben sich aus Beobachtungen von Müttern, die im sog. holländischen Hunger-Winter 1944/45 schwanger waren, deren Nachkommen ein zweifach erhöhtes Schizophrenierisiko aufwiesen. Eine rezente Untersuchung hat diese Ergebnisse eindrucksvoll unterstützt: Individuen, deren Mütter während der extremen Hungersnot zwischen 1959 und 1961 in der chinesischen Provinz Anhui schwanger waren, wiesen ein deutlich erhöhtes Schizophrenierisiko auf, bei denen, die im Jahr 1960 geboren wurden, betrug es 2,15%, bei den 1961 Geborenen 1,81% – im Vergleich zu einem Risiko von 0,93% bei den zwischen 1956 und 1958 und 1963–1965 Geborenen (StClair et al. 2005).

Eine ernährungsbedingte Mangelsituation in utero ist ätiologisch auch für *Neuralrohrdefekte* relevant. Sowohl in Deutschland als auch in Holland gab es während des 2. Weltkriegs einen deutlichen Manifestationsanstieg für Neuralrohrdefekte, wobei das größte Risiko bei schwangeren Müttern im ersten Schwangerschaftsdrittel lag. Dies gilt auch für die Folgen extremer Hungerzustände bei der Schizophrenie. Weitere Ähnlichkeiten in Bezug auf pränatale Risikofaktoren zwischen Schizophrenien und Neuralrohrdefekten existieren in Bezug auf pränatale Infekte der Mütter und mütterlichem Diabetes (Zammit et al. 2007a).

Auf die mögliche ätiologische Bedeutung der IGF-Gene für die Schizophrenie ist in Kapitel 12.2 eingegangen worden. Die IGF-Gene haben aber auch eine entscheidende Bedeutung für die Entwicklung der Plazenta und damit für das intrauterine Wachstum des Föten (Smith et al. 2006). – Deletionen des väterlich exprimierten IGF-2-Gens führen zu einer fötalen Wachstumshemmung und späteren Insulinresistenz, beides steht in Beziehung zur Schizophrenie (Abel 2004). Verminderte IGF-Spiegel, genetisch verursacht oder ernährungsbedingt, sind mit vermindertem Körpergewicht (BMI↓) und erniedrigter Körpergröße assoziiert (Gunnell & Holly, 2004). Möglicherweise besteht hier eine Erklärung für Befunde, die dafür sprechen, dass junge Erwachsene mit einem niedrigen BMI und geringer Körperlänge ein erhöhtes Schizophrenierisiko aufweisen (Sorensen et al. 2006, Zammit et al. 2007b). IGF-1 passiert die Blut-Hirn-Schranke, übt einen *neuroprotektiven Einfluss* auf das sich entwickelnde Gehirn aus und wirkt somit Störungen der Neurogenese, der Myelinisation, Synaptogenese und des Dendritenwachstums entgegen! Ein IGF-Mangel beeinträchtigt diese neuroprotektiven Funktionen und macht das Gehirn empfindlicher gegenüber traumatischen Einflüssen wie fetale oder geburtstraumatische Hypoxien, welche ihrerseits das Schizophrenierisiko erhöhen.

Die Migrationsvorgänge haben ihren Aktivitätsgipfel zwischen der 9. und 12. Schwangerschaftswoche, die Synaptogenese beginnt um die 22. Schwangerschaftswoche und die Myelinisierung beginnt im 3. Schwangerschaftstrimenon und dauert bis zum 30. Lebensjahr. Die maximale Synapsendichte ist postnatal etwa zwischen dem 4. und 12. Lebensmonat erreicht, im präfrontalen Kortex erreicht die Synapsendichte ihr Maximum erst um das 4. Lebensjahr herum.

Eine schematische Darstellung der Hirnentwicklung während der verschiedenen Lebensphasen gibt Abbildung 32 wieder.

Inzwischen konnte die Hypothese bestätigt werden, dass ungünstige Umwelteinflüsse, welche in der frühen Pränatalperiode auf die fetale Entwicklung einwirken, beim Menschen zu epigenetischen Veränderungen führen, die bis ins 6. Lebensjahrzehnt persistieren! So haben Heijmans et al. (2008) erstmalig bei Erwachsenen, die pränatal zum Zeitpunkt der Befruchtung bzw. im frühesten Schwangerschaftsstadium während des Hungerwinters in Holland einer extremen Mangelernährung ausgesetzt waren, Hypomethylierungen des IGF-2-Gens beschrieben! Möglicherweise ist ein ernährungsbedingter Mangel an Folsäure für diese Methylierungsstörung verantwortlich, denn Folsäure ist essentiell für die Methylierung von DNA (Waterland u. Jirtle 2004)!

Ein *Folatmangel* kann Synthese- und Reparaturmechanismen der DNS beeinträchtigen und dadurch das Risiko für de novo-Mutationen erhöhen. Da Folsäure eine wichtige Rolle bei der Umwandlung von *Homocystein* in Methionin spielt, kann ein Folsäuremangel zu einer Akkumulation von Homocystein führen, was wiederum negative Auswirkungen auf die (pränatale) Hirnentwicklung hat. Dies trifft auch für ernähungsbedingte Eisen-, Vitamin-D- und Vitamin-A-Mangelzustände zu (Brown u. Susser 2008).

Im Übrigen können ein Protein- und Kalorienmangel in der Schwangerschaft ebenfalls Ursachen für ein später sich manifestierendes erhöhtes Schizophrenierisiko sein; denn es ist bekannt, dass solche Mangelzustände neurochemische, neuropathologische und neurophysiologische Störungen auslösen können, wie sie bei schizophrenen Psychosen vorkommen, z.B. verstärkter Dopamin- und Serotoninturnover,

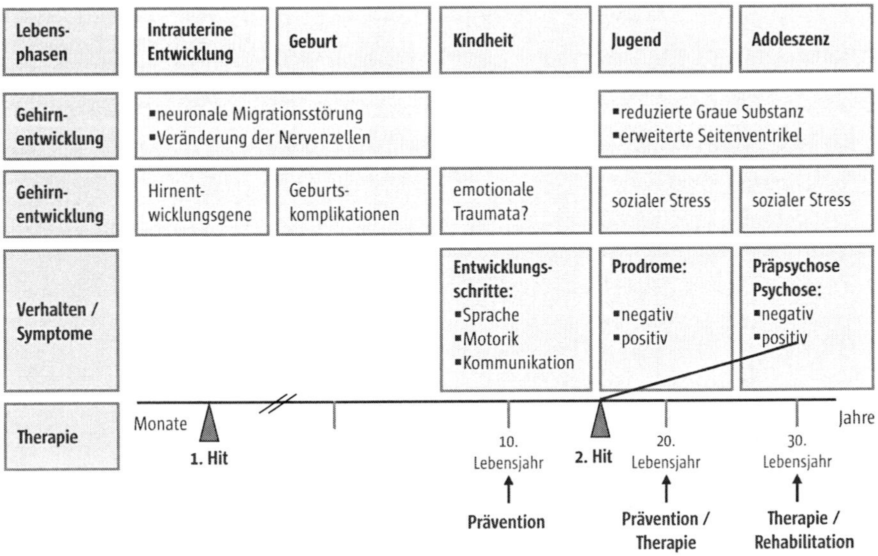

Abb. 32 Neurobiologisches Hirnentwicklungsmodell der Schizophrenie (mit freundlicher Genehmigung von Schattauer: Bäuml J, Pitschel-Walz G, Berger H et al. Arbeitsbuch PsychoEdukation bei Schizophrenie, 2. Aufl. 2010) – Hit = kritisches Ereignis

Reduktion hippocampaler Neurone und Ausdünnung dendritischer Arborisationen. Ein *pränataler Proteinmangel* führt bei Ratten im Erwachsenenalter, nicht aber im präpubertäten Stadium, zu *PPI-Defiziten* (Palmer et al. 2004). Außerdem kommt es bei diesen Tieren zu einer erhöhten N-Methyl-D-Aspartat-(NMDA)-Rezeptorbindung und zu einer erhöhten Sensitivität gegenüber NMDA-Rezeptor-Antagonisten, so dass also analog zur Schizophrenie eine Glutamatinsuffizienz vorliegt.

Susser et al. (2000) berichten über die Ergebnisse einer „Prenatal Determinants of Schizophrenia“ -Studie, Teil einer groß angelegten Geburtskohortenstudie, welche in den fünfziger Jahren in den USA begonnen wurde, mit dem Ziel, die Auwirkungen pränataler ernährungsbedingter Mangelzustände auf die fetale und später die Weiterentwicklung der Nachkommen bis ins Erwachsenenalter zu studieren. Zu diesem Zweck waren die Seren der schwangeren Mütter eingefroren worden. Die Autoren konnten bei der Auswertung der archivierten mütterlichen Blutseren feststellen, dass ein *erhöhter Homocysteinspiegel* im ersten Schwangerschaftsdrittel mit einem *fast zweifach erhöhten* späteren *Schizophrenierisiko* einhergeht! Im Übrigen hat Homocystein antiglutamaterge Eigenschaften eines NMDA-Rezeptor-Antagonisten.

12.9.6 Vitamin D- Mangel

Ein weiterer, während der Schwangerschaft wirksamer risikomodifizierender Einflussfaktor ist vermutlich ein *Mangel an Vitamin D*. Bereits seit längerer Zeit ist durch Auswertung epidemiologischer Daten bekannt, dass schizophren erkrankte Patienten überzufällig häufig in den Monaten Januar bis Mai geboren sind. Diese Beobachtung gab wiederholt Anlass, plausible Erklärungs-Hypothesen zu suchen und empirisch zu untermauern. Überwiegend durch Einwirkung von Sonnenlicht wird Vitamin D in starkem Ausmaß in der menschlichen Haut synthetisiert. Eine Vermutung ist, dass ein in der Schwangerschaft vorliegender Vitamin-D-Mangelzustand ein risikomodifizierender Faktor ist. Diese sogenannte „Vitamin-D-Hypothese" ist eigentlich nicht neu (Moskovitz 1978), rückt aber durch die intensive neurobiologische Schizophrenieforschung heute wieder verstärkt in den Mittelpunkt des Interesses (McGrath et al. 2001).

Die Vitamin-D-Hypothese geht davon aus, dass Vitamin D einen fördernden Einfluss auf die Synthese des Nervenwachstumsfaktors („nerve growth factor") hat und deshalb von zentraler Bedeutung für die Hirn-Entwicklung ist (McGrath 1999, 2001). Gleichwohl sind die genauen Wirkungszusammenhänge zwischen Vitamin D und dem zentralen Nervensystem bislang nur wenig aufgeklärt (McGrath 1999). Zudem existieren einzelne Untersuchungsergebnisse, welche den vermuteten Zusammenhang nicht bzw. nicht ohne Einschränkung bestätigen konnten (Kendell & Adams 2001, Schneider et al. 2000). Insofern kann die Befundlage hierzu noch keinesfalls als gefestigt angesehen werden, so dass die Annahme kausaler Zusammenhänge bislang nicht gerechtfertigt ist (McGrath 2001). Ob der Ansatz einmal dazu führt, eventuell durch Nahrungsergänzung und Lichttherapie wirkungsvolle Präventionsmethoden bereitzustellen (Altschuler 2001), bleibt derzeit noch abzuwarten. Es gibt Hinweise dafür, dass Vitamin D-Mangel mit einer erhöhten Infektanfälligkeit einhergeht (Cannell et al. 2009) und negative Auswirkungen auf die immunologische Kompetenz hat (Adams et al. 2007). Auch über diesen Weg könnten die risikoerhöhenden Folgen eines Vitamin D-Mangels erklärlich sein (Kinney et al. 2009), zumal Schneider et al. (2000) bei schizophrenen Patienten eine signifikante Erniedrigung des Vitamin D-Spiegels im Serum beschrieben haben.

12.9.7 Mütterliche Stresssituationen

In einer groß angelegten dänischen epidemiologischen Studie, welche die Geburtsdaten der Jahrgänge vom 1. Januar 1973 bis 30. Juni 1995 umfasst, konnte eindeutig ein Zusammenhang zwischen *pränatalen mütterlichen Stresssituationen* (Tod eines nahen Angehörigen im ersten Schwangerschaftsdrittel) und erhöhtem Schizophrenierisiko bei den Nachkommen nachgewiesen werden (Khashan et al. 2008). Eine schwere Erkrankung von nahen Angehörigen im zweiten Trimenon erhöht ebenfalls das Risiko, die Korrelation war aber statistisch nicht signifikant. Dass vor allem die *frühe Schwangerschaftsperiode vulnerabel für psychischen Stress* der Mutter ist, dürfte damit zusammenhängen, dass mit fortschreitender Schwangerschaft das mütterliche Corticotropin-Releasing-Hormon (CRH) durch das CRH-Bindungsprotein inaktiviert wird, und in der späten Schwangerschaft sich die Reagibilität der Hypothalamus-Hypophysen-Nebennierenrinden (HPA-)Achse bei der Mutter abschwächt (Douglas 2005). In *neurobiologischer Hinsicht* kommt es durch antenatalen Stress im Tierversuch zu einer verminderten Expression hippocampaler NMDA-Rezeptoren bei den ausgereiften erwachsenen Tieren (Son et al. 2006). Es besteht also eine glutamaterge Insuffizienz, wie sie als ätiologisch bedeutsam für die Schizophrenie des Menschen angesehen wird. In Übereinstimmung mit den zitierten Befunden stehen Untersuchungen über die endokrinologischen Auswirkungen von mütterlichem Pflegeverhalten auf die HPA-Achse bei den Nachkommen. Ein intensives mütterliches Pflegeverhalten führt bei den Nachkommen zu niedrigen ACTH-Spiegeln und verminderten Corticosteroidreaktionen auf Stress. Auch sind die CRH-mRNA-Spiegel erniedrigt als Ausdruck eines positiven Effekts von mütterlicher Pflege auf die Stressempfindlichkeit der HPA-Achse (Meaney und Szyf 2005).

Diese Befunde stehen in Übereinstimmung mit einer Untersuchung von Pruessner et al. (2004) bei 10 gesunden Studenten, die aus einer Gruppe von 120 Studenten aufgrund von Fragebogen- und Telefoninterviews ausgesucht worden waren. Gefragt wurde nach ihren Erfahrungen mit ihren frühkindlichen Bezugspersonen. 10 wurden ausgewählt: 5 mit den besten und 5 mit den schlechtesten Bindungserfahrungen. Die 10 Probanden wurden einem angstinduzierten Stresstest unterzogen und dabei positronemissionstomografisch (PET) untersucht. Mit dem Dopamin D2-Rezeptor-Radiotracer [11C]-Racloprid wurde die dopaminerge Reaktion auf die Stresssituation gemessen – ausgehend von tierexperimentellen Befunden, die belegt haben, dass früheste Pflegeerfahrungen mit dem Muttertier das – lebenslang wirkende – Ausmaß von Stressreaktionen bestimmen, auf der neurochemischen und neuroendokrinologischen Ebene ablesbar an den stressinduzierten Dopamin- und Cortisolspiegeln. In analoger Weise beobachteten die Autoren bei den 5 Probanden mit ungünstigen Bindungserfahrungen stressbedingt eine erhöhte Cortisolkonzentration im Speichel und eine verstärkte Dopaminfreisetzung im ventralen Striatum – gemessen an einer verminderten Raclopridbindung an striatale dopaminerge D2-Rezeptoren. Diese Reduktion der Bindungsaffinität korrelierte mit der Höhe der Cortisolkonzentration im Speichel.

Ungünstige frühkindliche Beziehungserfahrungen haben langwirkende Auswirkungen auf das dopaminerge mesolimbische System und die HPA-Achse!

Ein genetisch determinierter Risikofaktor ist die *maternal-fötale-Rh-Inkompatibilität* während der Schwangerschaft. Sie ist an den Rh-D-Genotypus auf Chromosom 1 gebunden. Hierbei besteht eine Inkompatibilität zwischen dem jeweiligen Genotypus der Mutter und des Fötus, z.B. die Mutter ist Rh-negativ (d/d), das Kind aber Rh-positiv (D/d). Diese maternal-fötale Genotypinkompatibilität erhöht das Risiko für pränatale und perinatale Schädigungen des Fötus, wie unter anderem Hypoxie, Anstieg von neurotoxisch wirkendem nichtkonjugiertem Bilirubin und von teratogenen Antikörpern im fötalen Blut (Palmer et al. 2002).

12.9.8 Perinatale Risikofaktoren

Die Prävalenz von Geburtskomplikationen ist bei schizophrenen Patienten gegenüber der Allgemeinbevölkerung erhöht. Vor allem ein jüngeres Erkrankungsalter vor dem 22. Lebensjahr ist mit einer höheren Rate von hypoxämischen Geburtskomplikationen wie Nabelschnurumschlingung, Blutungen im 3. Trimenon, Präeklampsie, Kaiserschnittentbindung, neonatale Zyanose, Placentainfarkte, Mekoniumin in der Amnionflüssigkeit etc. assoziiert (Verdoux et al. 1997, Cannon et al. 2000). Auch Probanden mit einem erhöhten Schizophrenie-Risiko, sog. *Ultra-High-Risk-Probanden* (vgl. Kap. 9), weisen ähnlich wie Patienten mit einer manifesten Schizophrenie eine signifikant erhöhte Rate an hypoxämischen Geburtskomplikationen auf (Ballon et al. 2008)! Es bestehen Beziehungen zwischen hypoxämischen Geburtstraumen und neuropathologischen Veränderungen bei schizophrenen Patienten und ihren nicht erkrankten Geschwistern: Verminderungen der grauen Substanz im Bereich des Kortex und entsprechend erweiterte Liquorräume, am ausgeprägtesten in der Temporalregion (Cannon et al. 2002a).

In einer Metaanalye berichten Cannon et al. (2002b) über Zusammenhänge zwischen weiteren pränatalen Einflussfaktoren wie fetale Wachstumsstörungen mit niedrigem Geburtsgewicht und verringertem Kopfumfang sowie *perinatale* (Geburts-)Komplikationen mit Asphyxie, Zangengeburt und Kaiserschnittentbindung. Es stellt sich allerdings die Frage nach der *Spezifität* solcher prä-/perinataler Noxen! So sind Zusammenhänge zwischen intrauteriner Mangelernährung nicht nur mit schizophrenen Psychosen sondern auch mit affektiven Störungen und nicht-psychiatrischen Erkrankungen beschrieben worden (Rapoport et al. 2005). Bei Psychosen des Kindes- und Jugendalters ist die Befundlage in Bezug auf Zusammenhänge zwischen Geburtskomplikationen und dem späteren Auftreten schizophrener Psychosen widersprüchlich. Während Rosso et al. (2000) und Kotlicka-Antczak (2001) eine Assoziation zwischen *hypoxischen Geburtskomplikationen* und Schizophrenien mit Manifestation im Jugendalter beobachteten, allerdings nur bei solchen mit vorherrschend negativen Symptomen und chronischem Verlauf, konnten Ordonez et al. (2005) bei einer Gruppe von 60 Schizophrenien des Kindesalters anamnestisch keine Häufung von Geburtskomplikationen feststellen. Für die unterschiedlichen Ergebnisse sind am ehesten methodische Probleme verantwortlich, z.B. uneinheitliche Diagnosekriterien. So dürften Zweifel angebracht sein, ob es sich bei den 60 kindlichen Schizophrenien der Ordonez-Studie wirklich um eindeutige schizophrene Psychosen gehandelt hat!

In einer prospektiven 19-jährigen logitudinalen Studie an einer Geburtskohorte mit 693 Probanden, die zwischen 1959 und 1966 geboren worden waren, konnten Zornberg et al. (2000) jedoch zeigen, dass hypoxämisch-ischämische fetale oder neonatale Komplikationen das Schizophrenierisiko deutlich erhöhen. *Hypoxämische Schwangerschafts- und Geburtskomplikationen* dürften mit genetischen Faktoren interagieren, eine Hypothese, die durch Tierversuche gestützt wird.

Neueste Befunde sprechen für eine *Interaktion zwischen Genen*, deren *Expression* durch *hypoxämische Zustände reguliert* wird und die in neurovaskuläre Funktionen involviert sind, und *schweren Geburtskomplikationen!* Nicodemus et al. (2008) konnten zeigen, dass mehrere Suszeptilitätsgene, u.a. das BDNF-, das DTNBP-1-, das metabotrope Glutamat-Rezeptor-Gen (GRM-Gen) und das AKT-1-Gen an diesen Interaktionen mitwirken, ein Beispiel für das *Zusammenwirken genetischer und Umweltfaktoren!*

Das AKT-1-Gen ist auf dem Chromosom 14q32.32 lokalisiert, es hat *neurotrophe* Eigenschaften – es unterstützt die neurotrophen Funktionen des Wachstumsfaktors („nerve growth factor") während der Hirnentwicklung (vgl. Kap. 12.2). Das AKT-1-Gen ist in *neuroprotektive* Prozesse involviert, es spielt eine Rolle bei der Regulation ischämisch-hypoxämischer Vorgänge, und es blockiert apoptotische Prozesse durch Inaktivierung pro-aptotischer Proteine (Joo et al. 2009). Die genannten Gene dürften eine positive Rolle bei geburtstraumatisch bedingten Hypoxämien spielen, da sie in die Ontogenese sowohl neuraler als auch vaskulär-endothelialer Funktionen involviert sind.

AKT-1-Knock out Mäuse – bei denen also das AKT-1-Gen ausgeschaltet wurde – weisen abnorme Startle-Reaktionen, ablesbar an einer abgeschwächten PPI, und Beeinträchtigungen des Arbeitsgedächtnisses sowie anatomische Veränderungen der Dendritenstruktur präfrontaler Pyramidenzellen auf (Lai et al. 2006). Die Funktionen des AKT-1-Gens sind verantwortlich für *dopaminerge* Aktivitäten sowie für dopaminerg vermittelte Verhaltensweisen und kognitive Leistungen (Arbeitsgedächtnis), welche bei defizienter AKT-1-Genaktivität beeinträchtigt sind, wie dies bei schizophrenen Patienten der Fall ist. Bei ihnen wurden denn auch verminderte AKT-1-Proteinspiegel in Lymphoblasten und im präfrontalen Kortex (post mortem) gefunden (Thiselton et al. 2008).

Tan et al. (2008) vermuten auf Grund ihrer Untersuchungen, dass Varianten des AKT-1-Gens mit Defizienzen dopaminerg vermittelter exekutiver Funktionen und Störungen des kortikal-striatalen Wechselspiels einhergehen. Hierbei dürften epistatische und funktionelle Interaktionen zwischen dem Catechol-O-Methyltransferase (COMT) Val^{108}/Met^{158}-Genotyp und dem AKT-1-Gen eine Rolle spielen (Sei et al. 2010).

Ein weiteres Gen, welches die Auswirkungen hypoxämischer Geburtskomplikationen beeinflusst, ist das *BDNF-Gen* (vgl. Kap. 12.2). Der *brain-derived-neurotrophic-factor* (BDNF) hat neuropotektive, antiaptotische Eigenschaften und spielt eine wichtige Rolle als Schutzmechanismus gegen hypoxämiebedingte neuronale Schädigungen, er unterstützt neuronale Wachstums- und Differenzierungsprozesse und fördert das Überleben von Neuronen nach hypoxämisch/ischämischen Insulten. Post mortem-Untersuchungen ergaben eine reduzierte mRNA-Expression für BDNF-Rezeptoren im präfrontalen Kortex schizophrener Patienten.

Cannon et al. (2008) untersuchten im Rahmen einer prospektiven Perinatalstudie in Philadelphia die Auswirkungen einer *perinatalen Hypoxie* auf BDNF-Werte im Nabelschnurblut Neugeborener. In die Untersuchung einbezogen waren 9.236 überlebende Nachkommen von 6.753 Schwangeren, die zwischen 1959 und 1965 geboren wurden. Es wurden mütterliche Blutseren und kindliches Nabelschnurblut nach der Geburt gesammelt und die Blutproben bei –20 ° Celsius eingefroren und mehr als 40 Jahre lang aufbewahrt. Nabelschnurproben waren vorhanden von 64 Probanden, die im Verlauf der Studie eine Psychose entwickelt hatten (40 hatten eine schizophrene oder schizoaffektive Psychose, 24 eine affektive Störung entwickelt). Von 188 psychiatrisch unauffälligen Kontrollprobanden existierten ebenfalls Nabelschnurproben. Die Untersuchung der BDNF-Werte im Nabelschnurblut ergab hochinteressante Ergebnisse. Bei den 188 *psychiatrisch unauffälligen Probanden der Kontrollgruppe*, die als Neugeborene eine geburtstraumatische perinatale Hypoxie durchgemacht hatten, war der *BDNF-Wert um 10% angestiegen*. Dagegen war es bei den 40 später an einer schizophrenen oder schizoaffektiven Störung erkrankten Probanden, die ebenfalls als Neugeborene eine perinatale Hypoxie erlitten hattten, zum Zeitpunkt der Geburt im Nabelschnurblut zu einem *signifikanten Abfall des BDNF-Wertes von 20%* gekommen.

Die *Downregulierung* von BDNF als Folge der perinatalen Hypoxie bei später an einer schizophrenen oder schizoaffektiven Psychose Erkrankten war *spezifisch* für diese Erkrankungen. Sie war nicht bei Probanden mit bipolaren Störungen mit psychotischen Symptomen oder depressiven Störungen mit psychotischen Zügen zu beobachten!

Aus der Untersuchung ist zu schließen, dass bei *Risikoprobanden*, die im Erwachsenenalter eine Schizophrenie entwickelten, die neurotrophe BDNF-vermittelte Schutzwirkung nach durchgemachter perinataler Hypoxie ausgeblieben ist, während bei den Kontrollprobanden die perinatale Hypoxie zu einem Anstieg der neuroprotektiv wirksamen BDNF-Werte geführt hat! Diese Befunde sind ein Beleg für das *Zusammenwirken umweltbedingter und genetischer schizophrenierelevanter ätiopathogenetischer Wirkfak-*

toren, die für sich allein genommen nicht ausreichen, um ein erhöhtes Manifestationsrisiko für eine schizophrene Psychose zu begründen. Vielmehr ist von einem *interagierenden Zusammenwirken multipler prädisponierender Gene und zahlreichen umweltabhängigen Faktoren* im Sinne eines multifaktoriellen polygenen Schwellenmodells (Mittal et al. 2008) auszugehen.

Auch das *Neuregulin-1 (NRG-1)-Gen* greift in *protektiver Weise* in wichtige entwicklungsneurobiologische *Reifungsprozesse des ZNS* ein wie neuronale Migration, Synaptogenese, Myelinisation und Neurotransmitterdifferenzierung. Bei schizophrenen Patienten wurden post mortem *erniedrigte NRG-1α-Proteinspiegel* in der weißen und grauen Substanz des präfrontalen Kortex beschrieben (Bertram et al. 2007). Unter hypoxämischen Bedingungen kommt es im Tierversuch zu einem gegenteiligen Effekt (Anstieg von NRG-1α im frontalen Kortex) als Ausdruck reparativer Mechanismen gegenüber toxischen Sauerstoffmangelschäden (Nadri et al. 2007). Dies würde erklären, dass bei einer Subgruppe schizophrener Patienten, die möglicherweise als Neugeborene eine hypoxämische Geburtsschädigung erlitten haben, post mortem erhöhte NRG-1-mRNA-Spiegel im DLPFC gefunden wurden (Hashimoto et al. 2004).

Geburtstraumatische Komplikationen haben auch Auswirkungen auf *dopaminerge Funktionen*. So wurde in tierexperimentellen Untersuchungen gefunden, dass Geburtskomplikationen mit oder ohne kurze *hypoxämische Perioden* zu einer verstärkten Dopaminfreisetzung im Nucleus accumbens und zu verminderten Dopaminspiegeln im präfrontalen Kortex sowie zu einer verstärkten amphetamininduzierten Lokomotion und zu einer vermehrten Dopaminfreisetzung im Nucleus accumbens als Reaktion auf wiederholte Stresssituationen (Boksa 2000) führen.

Auch *verhaltensphysiologische Untersuchungen* bei Ratten, die *perinatal* eine vorübergehende *Anoxie* nach Kaiserschnittentbindung durchgemacht hatten, belegen, dass es dadurch zu *Auswirkungen auf die dopaminerge Transmission* kommt, welche sich um die Zeit der *Pubertät* bemerkbar machen, z.B. in Form einer *verstärkten stressinduzierten lokomotorischen Aktivität* und einer *erhöhten Empfindlichkeiten gegenüber Dopaminagonisten* wie Amphetamin (El-Khodor u. Boksa 2000, Juarez et al. 2003). Ähnlich wie bei der Schizophrenie werden die *Auswirkungen einer perinatalen Hypoxie* auch im Tierversuch *erst postpubertär, in der Adoleszenz oder im Erwachsenenalter klinisch manifest!*

Gestützt auf tierexperimentelle Befunde spricht vieles dafür, dass der *mediale präfrontale Kortex (mPFC)*, die *Hippocampusformation*, der *N. accumbens* und das *mesolimbische Dopaminsystem* wichtige neurale Strukturen sind, die durch eine perinatale Hypoxämie tangiert werden. So führen neonatale Schädigungen des mPFC zu einer verstärkten Dopaminfreisetzung im N. accumbens als Reaktion auf wiederholte Stresseinwirkungen (Brake et al. 2000). Diese Befunde stehen in einem Zusammenhang mit weiteren tierexperimentellen Untersuchungen, welche ergeben haben, dass prä- und perinatale Sauerstoffmangelzustände zu Läsionen im *temporo-limbischen Kortex* führen können, worauf bereits kurz im Kapitel 12.3 eingegangen worden ist. So haben Saunders et al. (1998) zeigen können, dass *neonatale Läsionen* des *medialen Temporallappens* bei Primaten zu einer verstärkten striären Dopaminfreisetzung führen, Befunde, die mehrfach repliziert worden sind. Dafür, dass der entorhinale Kortex bei schizophrenen Psychosen involviert ist, sprechen auch MRI- und post mortem-Untersuchungen (Kalus et al. 2005).

Bei Primaten haben frühe postnatale Schädigungen des *Hippocampus* auch negative Auswirkungen auf die Entwicklung des *DLPFC*, einer Region, auf deren Bedeutung für die Schizophrenie wiederholt hingewiesen wurde (Lipska und Weinberger 2000). Somit führen neonatale Läsionen der Hippocampusformation zu Beeinträchtigungen der Hemmfunktion des DLPFC auf die subkortikale, speziell striäre, Dopaminfreisetzung. In einer Reihe weiterer Studien bei Ratten konnte gezeigt werden, dass neonatale exzitotoxische Schädigungen des ventralen Hippocampus bei adoleszenten und erwachsenen Tieren zu Verhaltensweisen führen (motorische Hyperreagibilität, Stereotypien, verstärkte Reaktionen auf Stress und Stimulantien), welche auf eine vermehrte mesolimbische und nigrostriäre Dopaminfreisetzung zurückzuführen sind (Lipska 2004). Auch ist die Sensitivität dieser Tiere auf Glutamatantagonisten wie Phencyclidin erhöht, und sie weisen ein PPI-Defizit, Störungen des Arbeitsgedächtnisses und ein gestörtes Sozialverhalten auf, alles Symptome, die typisch für schizophrene Psychosen sind.

In einer PET-Studie bei 6 schizophrenen Patienten im Durchschnittsalter von 35 Jahren konnten Meyer-Lindenberg et al. (2002) die inverse Korrelation zwischen Aktivierung des DLPFC während des Wisconsin Card Sorting Tests, welcher die Funktionen des Arbeitsgedächtnisses abbildet, und dopaminerger striataler Aktivität belegen und damit die aus Tierversuchen gewonnene Erkenntnis bestätigen, dass die *Aktivität dopaminerger striataler Neurone unter Kontrolle des präfrontalen Kortex* steht. Diese wird durch *glutamaterge Efferenzen* des PFC ausgeübt. Es wurde bereits erwähnt, dass eine Unterbrechung der glutamatergen Transmission durch NMDA-Rezeptorenblocker wie Ketamin zu einer verstärkten amphetamininduzierten Dopaminfreisetzung im Striatum führen (s. Kap. 12.8). Präfrontale glutamaterge Efferenzen wirken also als eine Art Bremse auf die striatale dopaminerge Aktivität. Andererseits wird letztere auch durch *dopaminerge* Funktionen des PFC beeinflusst: die dopaminerge Stimulation des PFC führt zu einer Hemmung des subkortikalen Dopaminrelease im Striatum. Dabei sind wahrscheinlich GABAerge präfrontale Interneurone beteiligt, welche die glutamaterge Stimulation der subkortikalen Dopaminfreisetzung inhibieren (Heinz 2000).

Analog zu der bereits beschriebenen *temporo-limbisch-präfrontalen Dyskonnektivität* bei schizophrenen Patienten kommt es im Tierversuch bei hippocampusgeschädigten Ratten zu Anzeichen einer gestörten kortikalen dopaminergen-glutamatergen-GABAergen Interaktion. Dies spiegelt sich in reduzierten kortikalen N-Acetyl-Aspartat (NAA-) und Glykogen-synthase-kinase-3β (GSK-3β-)-Spiegeln (Lei et al. 2008) sowie in einer verminderten stressinduzierten kortikalen Dopaminfreisetzung und einer reduzierten Expression für Glutamat-decarboxylase-67 (GAD-67) und des brain derived neurotrophic factor (BDNF) wider (s. Kap. 12.5 und 12.8).

Es scheint also so zu sein, dass neonatale hypoxische Schädigungen des Hippocampus die normale Entwicklung des DLPFC und dessen intra- und subkortikale neurale Verbindungen beeinträchtigt. Dies wiederum könnte Grundlage für schizophrenietypische neurobiologische und behaviorale Alterationen sein (Lipska 2004).

Einen Überblick über die behavioralen, neurophysiologischen und molekularbiologischen Auswirkungen neonataler Läsionen des ventralen Hippocampus im Tiermodell ist in Tabelle 77 wiedergegeben.

Tab. 77 Schizophrenieähnliche Symptome nach Hippocampusläsionen (modifiz. nach Lipska 2004 und Lipska und Weinberger 2000)

	Hippocampus-Läsion (Tiermodell)	Schizophrenie
Verhaltens-änderungen:	Verstärkte Lokomotion auf Stress, NMDA-Antagonisten und Dopamin-Agonisten Gating-Defizit (PPI) Störungen des Arbeitsgedächtnisses Reduzierte soziale Kontakte	Stress-Vulnerabilität Gating-Defizit (PPI) Störungen des Arbeitsgedächtnisses Sozialer Rückzug
Pharmakologische Reaktionen:	Amphetamin induzierte Hyperaktivität Apomorphin induzierte Stereotypien Reduzierte Katalepsie auf Haloperidol	Verstärkte Reaktion auf Dopamin-Agonisten Toleranz gegenüber Neuroleptika
Molekulare Auswirkungen auf den PFC:	NAA-Spiegel ↓ GAD67 mRNA ↓ BDNF mRNA ↓	NAA-Spiegel ↓ GAD67 mRNA ↓ BDNF mRNA ↓

12.10 Gen-Umwelt-Interaktion, Epigenetik

So faszinierend die Erörterung genetischer Forschungsergebnisse in Bezug auf deren ätiopathogenetische Bedeutung für die Schizophrenie ist, so muss doch kritisch festgestellt werden, dass die bisherigen Genomscan-, Assoziations- und Koppelungsuntersuchungen bislang noch kein schlüssiges Bild ergeben, das eine befriedigende Theorie zur Genetik endogener Psychosen begründen könnte. Ähnlich ist es mit unserem bisherigen Wissen über den pathogenetischen Beitrag von umweltabhängigen, situativen und lebensgeschichtlichen Bedingungsfaktoren, denen zweifellos im Einzelfall eine pathophysiologische oder zumindest pathoplastische Relevanz zukommt, wobei aber offen bleibt, wie dies auch bei den genetischen Polymorphismen der Fall ist, *wie hoch die jeweilige Effektstärke eines bestimmten exogenen Ereignisses* wie z.B. einer *pränatalen Hypoxie* ist. Im Übrigen ist die Variabilität der individuellen, durch exogene Umweltereignisse hervorgerufenen verhaltensphysiologischen Konsequenzen sehr groß! Und diese Variabilität wiederum ist z.T. genetisch beeinflusst.

In den bisherigen Ausführungen wurde deshalb immer wieder auf das komplexe Zusammenwirken von genetischen (endogenen) und umweltabhängigen (exogenen) Bedingungsfaktoren hingewiesen, z.B. gerade bei der wechselseitigen Interdependenz von pränataler Hypoxämie und Polymorphismus des BDNF-Gens (vgl. Kap. 12.9.8). *Genetische Konstellationen können die Effektstärke exogener Faktoren beeinflussen und umgekehrt.* So hat sich in einer Zwillingsstudie an 3.372 Zwillingspaaren gezeigt, dass die Konkordanzrate für Cannabiskonsum bei monozygoten Zwillingen 22,3% und bei dizigoten Zwillingen nur 14,5% beträgt ($p < 0{,}05$). Auch haben *Individuen mit einem genetischen Schizophrenierisiko eine erhöhte Anfälligkeit für den Konsum von Cannabis* (Ferdinand et al. 2005, Henquet et al. 2008).

Einen wichtigen Beitrag zum Thema *Gen-Umwelt-Interaktion* leisteten Caspi et al. (2005), die belegen konnten, dass ein funktioneller Polymorphismus des Catechol-O-Methyltransferase (COMT)-Gens Einfluss auf die Beziehungen zwischen Cannabiskonsum und dem Risiko für die spätere Manifestation psychotischer Symptome ausübt. So ist das Risiko für das Auftreten psychotischer Symptome und die Entwicklung einer schizophreniformen Psychose bei Val-Trägern des COMT-Gens deutlich erhöht, während Träger des MET/MET-Allels keine negativen Auswirkungen von Cannabiskonsum auf ein mögliches Psychoserisiko aufweisen!

Auch zwischen Polymorphismen von Genen, die durch hypoxämische Zustände reguliert werden oder in vaskuläre Funktionen im ZNS involviert sind, und hypoxämischen Geburtskomplikationen bestehen enge interaktionelle Verflechtungen; das trifft für das AKT1-, das BDNF-, das DTNBP1- und das metabotrope Glutamat-Rezeptor 3 (GRM3)-Gen zu (Nicodemus et al. 2008) (s.a. Kap. 12.2, 12.8 u. 12.9).

Wie in Kapitel 12.1 beschrieben sind auch die verhaltensphysiologischen Folgen von Kindesmisshandlung zum Teil genetisch determiniert, d.h. abhängig von Polymorphismen des MAO- oder des 5-HTT-Genotyps. Synergistische Effekte von familiärer Belastung mit schizophrenen Psychosen plus Gefährdnung des Fetus durch eine mütterliche Infektion (Pyelonephritis) im ersten Schwangerschaftsdrittel haben Clarke et al. (2009) beschrieben, ebenfalls ein gutes Beispiel für *konzertiertes Zusammenwirken von genetischen- und Umweltfaktoren, welche einen risikoerhöhenden Effekt in Bezug auf die spätere Manifestation einer Schizophrenie ausüben.*

Endogene (genetische) und exogene (umweltabhängige) Bedingungsfaktoren dürfen jedoch nicht als voneinander unabhängig aufgefasst werden. Die „nature" (Gene) versus „nurture" (Umwelt, Erfahrung) – Dichotomie kann inzwischen als überholt gelten (s. Abb. 33).

Forschungsergebnisse der letzten Jahre führen vielmehr zu der Annahme, dass *epigenetische Mechanismen* geeignet sind, die komplizierten Gen-Umwelt-Interaktionen besser aufzuklären und bei der Beantwortung noch ungeklärter Fragen zu helfen. Dazu gehören potentielle Erklärungsmodelle u.a. für das Manifestationsalter, Geschlechtsunterschiede, verschiedene risikoerhöhende Bedingungen wie Alter des

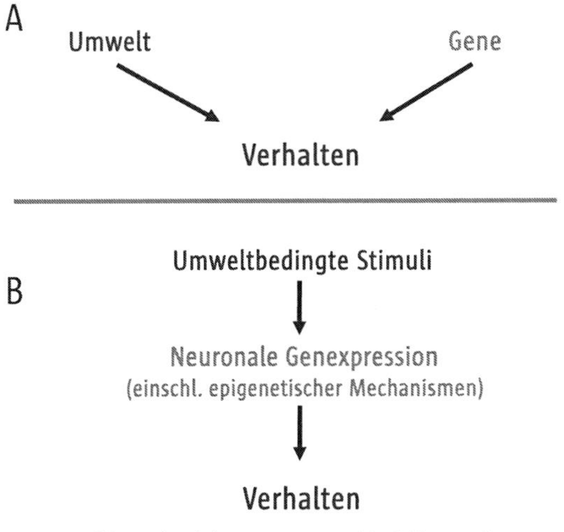

Abb. 33 Überholte (A) versus neuere Modellvorstellungen zur Gen-Umwelt-Interaktion (modif. nach Sweatt 2009)

Vaters und unterschiedliche prä- und perinatale Einflussfaktoren. Epigenetische Mechanismen betreffen die vererbbare aber reversible Regulation verschiedener genomischer Funktionen wie *Kontrolle der Genexpression während der Ontogenese.* Als Genexpression wird der Prozess bezeichnet, durch den die genetische Information (DNA) in ein Protein verwandelt wird.

Epigenetische Prozesse basieren nicht auf Variationen der DNA-Sequenzen sondern auf potentiell reversiblen biochemischen Veränderungen der DNA und/oder der Chromatinstruktur. Epigenetische Funktionen sind von essentieller Bedeutung für die normale Zellentwicklung und -differenzierung, v.a. in kritischen Perioden der Schwangerschaft und während der frühen postnatalen Entwicklung, während derer eine *hohe Sensibilität gegenüber Umwelteinflüssen* besteht!

Die epigenetischen Veränderungen der DNA bestehen in enzymatischen *Methylisierungen* durch verschiedene *Methyltransferasen*. Darüber hinaus gibt es noch kompliziertere epigenetische Mechanismen wie Veränderungen der Chromatinstruktur. Letzteres geschieht durch chemische Veränderungen der *Histone*, z.B. durch Azetylierung, Phosporylisation oder Methylierung. Histone sind basische Proteine, die im Zellkern lokalisiert und Bestandteil des Chromatins sind. Histonproteine dienen der „Verpackung" der DNA, die kleinste „Verpackungseinheit" wird als „*Nucleosom*" bezeichnet, welche aus *acht Histosomen („Oktamer")* besteht, und um welches sich die DNA herumwickelt in einer DNA-Länge von 146 Basenpaaren. Die Bindung der DNA an die Histone vermag *Transkriptionsprozesse* positiv oder negativ zu beeinflussen. Als *Transkription* wird die Umschreibung von DNA-Informationen auf mRNA („Boten-RNA" bzw. „messenger-RNA") bezeichnet. Im Gegensatz zur doppelsträngigen DNA (*„Doppelhelix"*) ist die RNA einsträngig. Die *Azetylierung von Histonen* geht mit einer *Lockerung der Chromatinstruktur* und mit einer *Aktivierung von Transkriptionsprozessen* einher. – *Chromatin* ist ein DNA-Protein- Komplex, bestehend aus der doppelsträngigen DNA, Histonproteinen und verschiedenen assoziierten regulatorischen Proteinen. Die *Azetylierung von Histonen* im *Hippocampus* spielt eine wichtige Rolle bei *Gedächtnis- und Lernprozessen!*

Die Modifikation von Histonen und DNA-Methylisierungs- und Demethylisierungsprozesse verlaufen unabhängig voneinander. Sie agieren jedoch *synergistisch* bei der Unterdrückung von Trankriptionsvorgängen: DNA-Hypermethylierung plus De-Azetylierung von Histonen *unterdrücken die Gentranskription* (s. Abb. 34). Die De-Azetylierung von Histonen erfolgt durch Histondeazetylasen, die wiederum durch methylierte Cytosine bzw. Methyl-DNA-bindende Proteine wie das methyl-cytosin-binding-protein2 (MECP2) rekrutiert werden. Sowohl die beschriebenen Histonmodifikationen als auch die Hypermethylierung von DNA-Sequenzen führen zu einer *Verdichtung der Chromatinstruktur*, welche die Unterdrückung von Gentranskriptionsprozessen befördern.

Sowohl Histonmodifikationen als auch DNA-Methylierungen sind in die epigenetischen Kontrollmechanismen der Genexpression involviert!

Ein Beispiel für eine *umweltabhängige epigenetische Beeinflussung der Stressvulnerabilität* sind die positiven oder negativen Auswirklungen eines intensiven gegenüber einem vernachlässigenden Pflegeverhalten: ein *intensives postnatales Pflegeverhalten* von Tier-

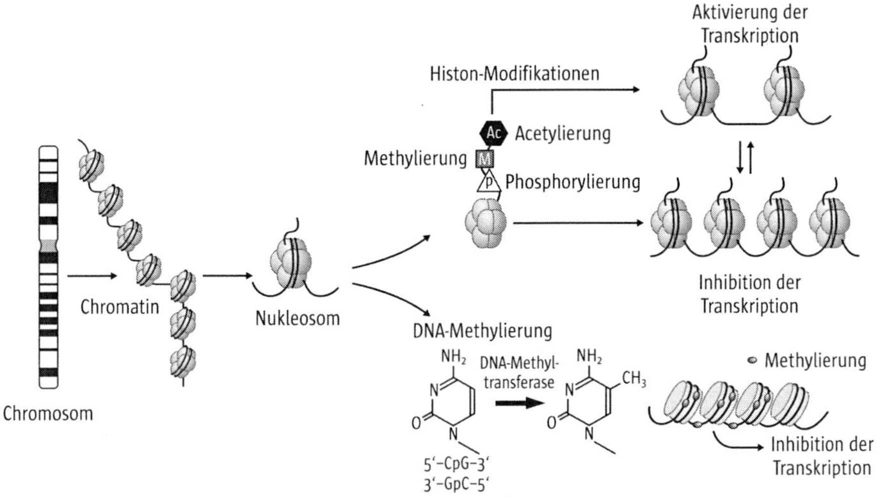

Abb. 34 Methylisierung von Cytosin und deren Auswirkungen auf Transkriptionsprozesse (modif. nach Casati et al. 2010)

müttern geht mit einer *verminderten DNA-methylierung* des Glucocorticoidrezeptorpromotorgens im Hippocampus der Ratte einher, was mit einer funktionellen Stabilisierung der HPA-Achse und einer entsprechend verminderten Stressvulnerabilität korreliert (Weaver et al. 2004). Eine vermehrte DNA-methylierung als Folge einer reduzierten mütterlichen Fürsorge und Pflege („*low grooming mothers, LG mothers*") korreliert dagegen mit einer beeinträchtigten Expression von Glukocorticoid-Rezeptoren und einer entsprechend erhöhten Reagilibität und Labilität der HPA-Achse (vgl. Kap. 12.12). Diese epigenetischen Auswirkungen des mütterlichen Pflegeverhaltens in der *frühen Postnatalperiode bleiben stabil bis ins Erwachsenenalter* hinein!

In einem Konditionierungsexperiment zur Angstreduzierung konnten eine Stunde nach Exposition des angstauslösenden Reizes eine verstärkte Transkription und eine Demethylierung des Reelin-Gens beobachtet werden (Miller und Sweatt 2007). Eine *Hypermethylierung* des *Reelin-Promotorgens* als Folge einer *verstärkten Expression der Methyltransferase* geht mit einer verminderten Reelin-Expression v.a. im präfrontalen Kortex und im Hippocampus einher, was etwa bei 30–50% schizophrener Patienten der Fall ist (vgl. Kap. 12.5)!

Von großer Bedeutung ist die Tatsache, dass die *Art des mütterlichen Pflegeverhaltens an die nächsten Generationen genomunabhängig weitergegeben* wird (Francis et al. 1999). Eine mögliche molekularbiologische Ursache für dieses unterschiedliche Pflegeverhalten liegt in unterschiedlich ausgeprägten Expressionen des Östrogen-Rezeptors-α (ER-α) in der präoptischen Region des Hypothalamus: Nachkommen pflegeintensiver Mütter weisen eine hohe Expression für den ER-α und umgekehrt auf. Entsprechende Veränderungen der DNA-Methylierung des ER-α-Promotergens sind wahrscheinlich für diese Expressionsunterschiede und die entsprechenden Unterschiede im mütterlichen Pflegeverhalten verantwortlich (Isles u. Wilkinson 2008). Die *Nachkommen pflegeintensiver Mütter* weisen einen *niedrigen Methylierungsgrad* des *ER-α-Promotorgens* auf. Entsprechend ist der Aktivitätsgrad der Östrogen-α-Rezeptoren (ER-α) in der präoptischen Region des Hypothalamus erhöht, was sich wiederum positiv auf das Bindungsniveau der Oxytozin-Rezeptoren in derselben Region des Hypothalamus (HT) auswirkt. *Oxytozin-Rezeptoren* vermitteln *Laktation* und *mütterliches Verhalten*.

Das bedeutet: wenn die ER-α-DNA demethyliert ist, wie dies bei den Nachkommen pflegeintensiver Mütter (high LG mothers) der Fall ist, ist die postpartale Expression von Oxytozin-Rezeptoren im HT erhöht, was mit einem intensiveren mütterlichen Pflegeverhalten einhergeht. *Die Aktivität der hypothalamischen Oxytozin-Rezeptoren ist also für das Ausmaß des mütterlichen Pflegeverhaltens bei den Nachkommen verantwortlich.* Dieser epigenetisch vermittelte Vorgang liegt der *transgenerationalen Tradierung* des Intensitätsniveaus mütterlichen Pflegeverhaltens zugrunde!

> Umweltabhängige bzw. lebensgeschichtlich determinierte epigenetische Mechanismen wie DNA-Methylierungen und -demethylierungen und entsprechende Modifikationen der Chromatinstruktur haben bedeutsame phänotypische Auswirkungen auf das mütterliche Pflegeverhalten, welches genomunabhängig weiter tradiert wird und das Ausmaß von behavioralen Parametern wie Furchtsamkeit und Stressempfindlichkeit bestimmt.

Die hohe Bedeutung von Methylisierungen der ER-α-Promotorregion des Oestrogen-α-Rezeptors wird untermauert durch die Tatsache, dass *demethylisierende Substanzen (Zebularin) oder* der Histondeazetylaseinhibitor Trichostatin-A die negativen Effekte von wenig pflegeintensiven LG-Müttern aufheben, und umgekehrt die Verabreichung von Methionin, einem Methyldonor, die positiven Auswirkungen von pflegeintensiven HG-Müttern antagonisiert (Champagne et al. 2009)!

Veränderungen der *DNA-Methylierung* im *frontalen Kortex* von Patienten mit schizophrenen und bipolaren Psychosen sind von Mill et al. (2008) beschrieben worden, und zwar in verschiedenen Genen, welche für die glutamaterge und GABAerge Neurotransmission und für neurale Entwicklungsprozesse verantwortlich und somit schizophrenierelevant sind.U.a. fanden die Autoren bei schizophrenen Patienten eine Hypomethylierung bei einem Glutamatrezeptorgen und eine Hypermethylierung eines RNA-bindenden Proteins (MARLIN-1 Protein), welches im Gehirn stark exprimiert ist und die Produktion funktioneller GABA-Rezeptoren reguliert. Auch bei anderen schizophrenierelevanten Genen waren epigenetische Veränderungen beobachtet worden, wie z.B. DNA-Methylierungen im BDNF-Genotyp (extrahiert aus Gewebe des Frontalhirns).

Der Brain-derived-neurotrophic-factor (BDNF) gehört, wie in Kapitel 12.2 beschrieben, zu den Suszeptibilitätsgenen der Schizophrenie. Er hat eine wichtige Bedeutung für kognitive Funktionen. In Post-mortem-Untersuchungen wurden bei schizophrenen Patienten Verminderungen sowohl des BDNF-Proteins als auch von BDNFmRNA im präfrontalen Kortex und im Hippocampus gefunden (Roth et al. 2009a). *Frühe negative soziale Erfahrungen* können lang dauernde Veränderungen der DNA-Methylierung im BDNF-Gen provozieren, die wiederum mit einer reduzierten BDNF-Expression im adulten präfrontalen Kortex einhergehen (Roth et al. 2009b). Durch zentrale Administration von *Zebularin*, einer Substanz, welche die DNA-Methylierung hemmt, kommt es zu einer verstärkten Expression von BDNF bei misshandelten Ratten, also zu einer Normalisierung der BDNF-Expression. *Diese Befunde belegen, dass frühe soziale Einflüsse wie das mütterliche Pflegeverhalten langfristige epigenetische Konsequenzen auf die Genexpression im ZNS haben!*

Die Tatsache, dass die Konkordanz für Schizophrenie bei monozygoten Zwillingen trotz identischen genomischen DNA-Sequenzen nur bei etwa 50% liegt, wird im Allgemeinen auf den zusätzlichen Einfluss von Umweltfaktoren zurückgeführt. Wahrscheinlich dürften hierfür jedoch eher epigenetisch bedingte strukturelle Veränderungen der DNA, z.B. durch die bereits eingangs erwähnten Methylisierungs- und Demethylisierungsprozesse, verantwortlich sein. In Kapitel 12.2, 12.5 und 12.8 wurde auf die bei post mortem – Untersuchungen schizophrener Patienten erhobenen Befunde einer Down-Regulierung von Reelin und Glutamatdecarboxylase (GAD67) im präfrontalen Kortex und im Hippocampus hingewiesen. Es wurde erwähnt, dass die Down-Regulierung von Reelin und Reelin mRNA in präfrontalen und hippocampalen GABAergen Interneuronen durch eine epigenetische Hypermethylierung des Reelinpromotors als Folge einer verstärkten Aktivität der DNA-Methyltransferase 1 hervorgerufen wird. Reelin wird in kortikalen GABAergen Interneuronen synthetisiert und sezerniert, welche apikale und basale dendritische spines kortikaler pyramidaler Neurone umlagern. Reelin spielt eine wichtige Rolle für die pränatale Entwicklung des Kortex und des Hippocampus sowie bei der Modulation kortikaler pyramidaler Neurone und deren dendritischen Verzweigungen. Durch die Down-Regulierung der Reelin-Expression im frontalen Kortex und im Hippocampus schizophrener Patienten werden diese wichtigen Funktionen beeinträchtigt, wodurch es zu einer Abnahme dendritischer spines der Pyramidenneuronen und des Neuropils kommt, wie dies in Kapitel 12.3, 12.4 und 12.6 beschrieben wurde!

Die GAD67 ist ein wichtiges Enzym, welches die GABA-Synthese katalysiert, es wird gleichfalls in den GABAergen Interneuronen exprimiert (vgl. Kap. 12.8). Bei schizophrenen Patienten dürfte diese Defizienz der GAD für die Beeinträchtigung der regulierenden Funktion von GABA auf die Aktivität kortikaler pyramidaler Neurone bei schizophrenen Patienten sein mit den entsprechenden negativen neurokognitiven Auswirkungen, z.B. des Arbeitsgedächtnisses (s. Kap. 12.8). Polymorphismen des GAD1-Gens sind bei kindlichen Schizophrenien beschrieben und in Zusammenhang mit Verlusten der grauen Substanz im Frontalhirn gebracht worden (vgl. Kap. 12.2).

Die DNA-Methyltransferase 1 ist bei schizophrenen Patienten in GABAergen Interneuronen des PFC und im Hippocampus überexprimiert, was mit der beschriebenen Hypermethylierung des Reelipromotors und der Down-Regulierung von Reelin- und der GAD-mRNA korreliert (Dong et al. 2007). Im Tierversuch führt die Gabe von L-Methionin zu den gleichen Veränderungen, was sich dadurch erklärt, dass L-Methionin als Methyldonator fungiert.

Bei der Hälfte von schizophrenen Patienten, die mit L-Methionin in Dosen zwischen 10 und 20 g/die 2–3 Wochen behandelt worden waren, kam es zu einer Exazerbation der Symptomatik, wahrscheinlich verursacht durch einen Anstieg der Konzentration des Methyldonators S-Adenosyl-Methionin im ZNS, er ist der natürliche Co-Faktor für die katalytische Aktivität der DNA-Methyltransferase (Wyatt et al. 1971).

Die selektive Expression des Reelin-Gens in GABAergen Interneuronen wird reguliert durch die *epigenetische Hypermethylierung der* Aminosäure *Cytosin*, welche in Promotor-CpG-Inseln u.a. des Reelin- und GAD-Gens exprimiert ist, wofür die beschriebene Hyperaktivität der DNA-Methyltransferase 1 verantwortlich ist. Durch die DNA-Methyltransferase kommt es zu einer enzymatischen Hinzufügung einer Methylgruppe an Cytosin. CpG-Inseln sind kurze DNA-Stränge, in denen die Frequenz der Cytosin-Guanin-Sequenz höher ist als in anderen Regionen; das p bedeutet, dass Cytosin und Guanin durch einen Phosphodiester miteinander verbunden sind. Die Cytosin-Guanin (CpG)-Dinucleotide werden als „CpG-Inseln" bezeichnet. Unmethylierte CpG-Inseln fördern Transkriptionsprozesse, während methylierte CpG-Inseln diese umgekehrt hemmen und die Genexpression unterdrücken. Hypermethylierungen der CpG-Inseln sind häufig vorkommende Mechanismen, die zur Inaktivierung von Genen führen, welche die Zellzyklen (Teilungs- und Differenzierungsvorgänge) kontrollieren.

Die Hypermethylierung von CpG-Inseln des Reelinpromotors und des Promotors für das GAD67-Gen, bedingt durch eine verstärkte Methyltransferaseaktivität, und die damit einhergehende Down-Regulierung der Reelin- und GAD67-Expression, können sowohl durch DNA- Methyltransferaseinhibitoren als auch durch *Inhibitoren der Histondeazetylase* rückgängig gemacht werden. Es kommt dann zu einer Demethylierung der CpG-Inseln und zu einer mehrfachen Zunahme der in vitro Expression von Reelin (Veldic et al. 2005). Durch Administration von *Valproat*, einem potenten *Histondeazetylaseinhibitor*, erhöht sich die Konzentration von azetyliertem Histon in kortikalen GABAergen Interneuronen. Inzwischen gibt es erfolgreiche Versuche, *Valproat mit einer neuroleptischen Therapie zu kombinieren*. Im Übrigen konnte tierexperimentell gezeigt werden, dass durch die Administration von Histon-deazetylasehemmern direkt in den *Hippocampus* oder in die *Amygdala* Gedächtnis- und Lernvorgänge, bezogen auf furchtauslösende Ereignisse, gefördert werden (Einzelheiten siehe Sweatt 2009).

Der Zusammenhang zwischen DNA-Hypermethylierung als Folge einer verstärkten Expression von DNA-Methyltransferase in GABAergen kortikalen Neuronen bei schizophrenen Patienten lässt sich auch tierexperimentell untermauern. Durch knock down von DNA-Methyltransferase wird im Tierversuch eine Reduktion von Reelin- und GAD67mRNA in kortikalen Neuronen verhindert (Noh et al. 2005).

Bedeutsam ist, dass ein *intensives Pflegeverhalten* der sog. high LG-Mütter bei den erwachsenen Nachkommen dieser Mütter zu einer *erhöhten GAD1mRNA-Expression* im Hippocampus führt, einhergehend mit einer verminderten Cytosinmethylierung und einer verstärkten Histonazetylierung des GAD1-Promotors! Dagegen war die Expression der Methyltransferase bei den Nachkommen wenig pflegeintensiver Mütter (sog. low LG-Mütter mit verminderter Licking- und Grooming-Aktivität) signifikant gegenüber den Nachkommen von high LG-Müttern erhöht (Zhang et al. 2010).

Die beschriebenen epigenetischen Veränderungen der Reelin- und GAD67-Expression bei schizophrenen Patienten könnten evtl. zum Verständnis der *Altersbezogenheit* schizophrener Psychosen beitragen. So ist es vorstellbar, dass es um die Pubertät herum zu einer hormonell verursachten Aufregulierung des DNA-Methyltransferasepromotors kommt mit den beschriebenen Folgen.

Es wurde bereits erwähnt, dass ein *höheres Lebensalter des Vaters* zum Zeitpunkt der Konzeption das Risiko für die spätere Manifestation einer Schizophrenie bei den Nachkommen erhöht (Sipos et al. 2004). So erhöht sich das Schizophrenierisiko um das Zweifache bei einem väterlichen Alter zwischen 45 und 49 Jahren und um das Dreifache bei einem Alter von mehr als 50 Jahren (Malaspina et al. 2001). Zu ähnlichen Zahlen gelangten auch Miller et al. (2010). Die Autoren fanden jedoch zusätzlich ein erhöhtes Schizophrenierisiko für *männliche Nachkommen jüngerer Väter* (< 25 Jahre). Ursprünglich wurden für das erhöhte Risiko bei älteren Vätern teilweise De-novo-Mutationen der väterlichen Spermien verantwortlich gemacht. Inzwischen geht man davon aus, dass epigenetische Dysfunktionen, z.B. via *Alterationen des genomischen Imprinting* hierbei zusätzlich eine Rolle spielen. Als genomisches Imprinting (genomische Prägung) bezeichnet man eine elterliche (mütterliche oder väterliche) Ausprägung einer genetischen Anlage. Die Vererbung erfolgt unabhängig von den klassischen Mendel'schen Gesetzen. Anders als bei der Mehrzahl der Gene, bei denen beide vererbte Kopien (Allele) exprimiert werden, werden beim genomischen Imprinting jeweils nur das mütterliche oder väterliche Allel exprimiert – und das jeweils andere unterdrückt. Das *genomische Imprinting* ist ein *epigenetischer* Prozess und unterliegt Methylisierungsprozessen sowie Modifikationen der Histonbildung mit dem Ergebnis einer *monoallelen Genexpression*. Die Funktion des exprimierten Allels hängt jeweils von der elterlichen Herkunft ab. So wird das Gen, welches den Insulin – like growth factor 2 (IGF2) kodiert, ausschließlich vom väterlichen Allel exprimiert (vgl. Kap. 12.2). Wichtige klinische Beispiele für neuopsychiatrische Syndrome des Kindesalters, die auf einem genomischen Imprinting beruhen, sind das *Angelman-Syndrom (AS)* und das *Prader-Willi-Syndrom (PWS)*. Beide Syndrome beruhen auf Chromosomenverlusten (Deletionen) im Chromosom 15q11-13 (Band 11 des langen Arms des Chromosoms Nr. 15). Diese Chromosomenregion enthält sowohl väterliche als auch mütterliche exprimierte Allele. Das *Angelman-Syndrom* (schwere Lernstörungen, Ataxie, Epilepsie) ist bedingt durch mütterliche De-novo-Deletionen in der genannten Chromosomenregion, während das *Prader-Willi-Syndrom* (leichte Lernstörung, muskuläre Hypotonie, Adipositas, Hypogonadismus) durch Mikro-Deletionen im Bereich 15q11-q13 des vom Vater vererbten Chromosoms 15 hervorgerufen wird (vgl. Eggers 2004).

Die am genomischen Imprinting beteiligten epigenetischen Prozesse beruhen, wie erwähnt, auf Methylierungen und Demethylierungen der DNA sowie auf Veränderungen der Chromatinstruktur. Die Methylierung von Genen führt zu deren Unterdrückung und dadurch zu einem Ausbleiben der Transkription, während letztere durch Demethylierung der DNA gefördert wird. Es sind etwa 70 autosomale Genorte bekannt, die elterlich geprägt sind, sie spielen eine wichtige Rolle für das Plazentawachstum, für die fetale Entwicklung und für die Hirnreifung (Perrin et al. 2007).

Weniger als 1% aller Gene sind elterlich geprägt. Sie werden in Abhängigkeit vom jeweiligen Elternteil in verschiedenen Geweben exprimiert; viele von ihnen im Gehirn, wo sie eine wichtige Rolle für die Hirnentwicklung spielen (Wilkinson et al. 2007).

Flanagan et al. (2006) haben eine hohe epigenetische intra- und interindividuelle Variabilität in der *männlichen Keimbahn* beschrieben, wobei sich *Unterschiede* der *DNA-Methylierung* als *altersabhängig* erwiesen haben, was zum Verständnis des Zusammenhangs zwischen väterlichem Alter und *Schizophrenierisiko* bei den Nachkommen beiträgt. Es ist dabei zu bedenken, dass die epigenetischen Unterschiede und entsprechend komplexe DNA-Methylierungsmuster in der Keimbahn transgenerational epigenetisch weiter tradiert, d.h. zumindest partiell von Vater oder Mutter auf den Nachkommen übertragen werden. Obwohl an diesem transgenerationalen epigenetischen Vererbungsmodus kein Zweifel besteht, ist bislang noch ungeklärt, ob sich dieser nur auf wenige Genloci begrenzt oder ob es sich um ein allgemeines genomisches Phänomen handelt (Flanagan et al. 2006).

Am Beispiel der *Stressvulnerabilität* wurde bereits darauf verwiesen, dass *frühe soziale Erfahrungen* Einfluss auf epigenetische Mechanismen haben und sich z.B. auf den Grad der hippocampalen Glukocorticoidrezeptorexpression und damit auch auf die Reagibilität und Stressempfindlichkeit der Hypothalamus-Hypophysen-Nebennierenrinden (HPA-Achse) auswirken. So zeigen erwachsene Nachkommen von Rattenmüttern, die perinatal ein intensives Pflegeverhalten ausgeübt haben, eine *verminderte Expression* für hypothalamisches Corticotropinreleasinghormon (CRH) und eine entsprechend reduzierte Stressempfindichkeit der HPA-Achse. Das Niveau des mütterlichen Pflegeverhaltens bestimmt auch das Ausmaß der DNA-Methylierung bei den Nachkommen – wie gezeigt, stellt die DNA-Methylierung des CpG-dinucleotids einen stabilen epigenetischen Marker dar. Ein *intensives mütterliches Pflegeverhalten* ist *mit einer Hypomethylierung des CpG-Dinucleotids assoziiert*, was wiederum, wie beschrieben, mit einer Lockerung der Chromatinstruktur (→ Aktivitätssteigerung des Chromatins), einer Aktivierung von Transkriptionsvorgängen und vermutlich mit einer erhöhten hippocampalen Glukocorticoidrezeptorgenexpression mit den bereits beschriebenen günstigen Auswirkungen auf die Stabilität der HPA-Achse einhergeht.

Diese durch positive frühe perinatale Umweltbedingungen bewirkten epigenetischen Veränderungen können bei erwachsenen Ratten durch Infusionen von Methionin, einem Vorläufer des Methyldonators S-adenosyl-methionin, wieder aufgehoben werden. Dadurch ist die Beeinflussbarkeit des epigenomischen Status (Ausmaß der DNA-Methylierung von CpG-Dinucleotiden, hippocampale Glucocorticoidrezeptorgenexpression, Stressempfindlichkeit der HPA-Achse) bei erwachsenen Nachkommen durch das Niveau des mütterlichen Pflegeverhaltens belegt worden (Weaver et al. 2005).

Auf der *Verhaltensebene* ist ein intensives mütterliches Pflegeverhalten während der ersten Lebenswoche bei den Nachkommen mit *geringerer Stressempfindlichkeit und Furchtsamkeit* assoziiert (Kaffman u. Meaney 2007). Dies korreliert *neuropathologisch* mit einer vermehrten hippocampalen Neurogenese und einer erhöhten Synapsendichte, und *verhaltensphysiologisch* mit einer verbesserten kognitiven Leistungsfähigkeit in Stress-Situationen (Weaver et al. 2006). Champagne et al. (2008) konnten durch histologische Untersuchungen bei erwachsenen Nachkommen von weiblichen Nagetieren, die ein intensives Pflegeverhalten praktiziert haben (high LG-mothers = intensive licking und grooming-Mütter), eine erhöhte Dichte der Dendriten hippocampaler pyramidaler CA1-Neurone und der entsprechenden Synapsen nachweisen, was bei den Nachkommen wenig pflegeintensiver (low LG-mothers) nicht der Fall war.

Die referierten epigenetischen Auswirkungen früher Sozialisationserfahrungen fußen auf tierexperimentelle Studien bei Rattenmüttern und ihren Nachkommen. Aber auch bei Menschen konnte ein Zusammenhang zwischen aversiven frühkindlichen Lebenserfahrungen und epigenetischen Veränderungen nachgewiesen werden. Ähnlich wie bei Nachkommen von Nagern verändern auch bei Menschen soziale Stressoren wie durchgemachte sexuelle Missbrauchserlebnisse die Expression von Promotorregionen der Glucocorticoidrezeptorgene (NR3C1) im Hippocampus. So fanden McGowan et al. (2009) Unterschiede bei Suizidanten mit und ohne durchgemachten Missbrauchserfahrungen: erstere wiesen bei post mortem Untersuchungen des Hippocampus eine *verstärkte Cytosinmethylierung der CpG-dinucleotide* in der NR3C1-Promotorregion und entsprechend verminderte Konzentrationen der Glucocorticoidrezeptor mRNA auf, während dies bei Suizidanten ohne Missbrauchserfahrungen nicht der Fall war.

Es ist aus verhaltensphysiologischen und entwicklungspsychologischen Untersuchungen sowohl bei Tierjungen (Nager, Primaten), als auch bei Säuglingen und Kleinkindern bekannt, welch hohe Bedeutung optimale frühe Umweltbedingungen mit einem reichhaltigen Angebot an sensorischen Stimuli für die Hirnentwicklung und für frühe Lernprozesse (Verarbeitung von Umwelterfahrungen) haben. Die Arbeitsgruppe um Fischer et al. (2007) konnten nun nachweisen, dass die positiven Auswirkungen eines reichhaltigen sensorischen Umweltangebots auf frühe neurokognitive Entwicklungsvorgänge durch *epigenetische Mechanismen*, nämlich eine *Steigerung der Histonazetylierung im Hippocampus*, zumindest mitbedingt sind, und dass ein reichhaltiges Umweltangebot das räumliche Gedächtnis bei Mäusen verbessert. Reichhaltigkeit der Umweltstimuli und Verabreichung von Histondeazetylasehemmern wirken *synergistisch* und können sogar bei bereits eingetretener Neurodegeneration von ZNS-Strukturen, die für Lern- und Gedächtnisprozesse zuständig sind, zu deren Verbesserung beitragen (Abel u. Zukin 2008).

Zusammenfassend lässt sich also feststellen, dass

- *frühe umweltbedingte Erfahrungen Auswirkungen auf epigenetische Prozesse* haben, z.B. auf die DNA-Methylierungsmuster und/oder auf Modifikationen der Chromatinstruktur, wobei zwischen beiden Vorgängen, wie beschrieben, enge interaktive Wechselwirkungen bestehen,
- epigenetische Veränderungen der DNA-Methylierung und Histonazetylierung weitgehende Auswirkungen auf die *Genexpression* und somit auf das Aktivitätniveau von Genen und entsprechend auf die Proteinsynthese haben,
- epigenetische Einflüsse auf das menschliche Genom sowie frühe Beziehungserfahrungen langfristige Effekte auf menschliches Verhalten im Allgemeinen und psychiatrische Erkrankungen im Besonderen haben, wie z.B. depressive Störungen, Suizidalität oder schizophrene Psychosen, welche sich erst nach einer mehrjährigen Latenz in verschiedenen Altersphasen manifestieren (s.a. Kap. 12.12).
- epigenetische Veränderungen haben zwar langfristige Auswirkungen auf die psychische Stabilität des Individuums, sind aber potentiell reversibel und können sowohl durch Modifikationen des elterlichen Fürsorgeverhaltens (evtl. früher Milieuwechsel) als auch durch pharmakologische Einflüsse (Inhibitoren der DNA- Methylierung oder der Histondeazetylierung) z.T. rückgängig gemacht werden.

12.11 Psychosoziale Faktoren

Die Beurteilung der ätiopathogenetischen Valenz psychosozialer Faktoren für die Schizophrenie ist nicht einfach. Im letzten Kapitel ist die Bedeutung pränataler Stressoren beschrieben worden. In diesem Zusammenhang ist ergänzend die nordfinnische Geburtskohortenstudie zu erwähnen, die gezeigt hat, dass *Unerwünschtheit* und *emotionale Ablehnung* der Kinder durch die Eltern das spätere Schizophrenierisiko für diese Personen um das 2,4-fache erhöht (Myhrman et al. 1996)! In derselben Studie wurde gefunden, dass Kinder von Müttern mit einer *antenatalen Depression* ein um den Faktor 1,5 erhöhtes Schizophrenie-Risiko aufweisen (Mäki et al. 2005). Diese Befunde verweisen darauf, dass auch negative frühkindliche Bindungserfahrungen risikoerhöhende Auswirkungen haben können.

Frühe Beziehungsstörungen persistieren allerdings weiter und bestimmen die Familienatmosphäre und das *emotionale Familienklima*, in dem das Kind aufwächst. Ist das Eltern-Kind-Verhältnis durch Empathie, Einfühlungsvermögen in die jeweiligen Bedürfnisse des Kindes, Fürsorglichkeit und Verantwortungsgefühl bestimmt, so kann das Kind in einer Atmosphäre des Grundvertrauens aufwachsen, welches ihm Sicherheit und Zuversicht garantiert.

In der Postnatalperiode und anschließend in den ersten Lebenswochen und -monaten legen die intuitive Reaktionsbereitschaft und Empathiefähigkeit der Bezugspersonen im fortwährenden emotionalen Austausch mit dem Säugling und Kleinkind den Grundstein dafür, dass das junge Individuum „prototypische Repräsentanzen von affektbesetzten interaktiven Erfahrungen ausbilden kann“ (Emde 1999). *Die empathische Empfänglichkeit der Mutter und ihr reflexives Verständnis für die kommunikativen Signale ihres Kindes* bewirken, dass diese Erfahrungen sich verfestigen. Dadurch wird es dem Kind ermöglicht, allmählich eine *Konzeption von der Wirklichkeit* zu entwickeln. Gleichzeitig wird die spätere Fähigkeit zu einer adäquaten Auseinandersetzung mit der Realität grundgelegt. Damit einher geht die sich ebenfalls immer weiter herausdifferenzierende *Fähigkeit zur sozialen Perspektivenübernahme*, welche sich darin zeigt, dass sich das heranwachsende Individuum in die Vorstellungswelt, die Absichten, Wünsche und Gestimmtheiten des Gegenübers hineinversetzen kann und die Welt aus dessen Perspektive zu sehen vermag, ohne jedoch den eigenen Standpunkt aufzugeben. Dieses role-taking wird durch die immer wieder erfahrene empathische Haltung der Mutter ermöglicht, die ihrerseits in der Lage ist, die Bedürfnislage ihres Kindes aus dessen und nicht aus der eigenen Perspektive heraus wahrzunehmen und zu interpretieren. Eine solche Mutter projiziert also nicht aus der eigenen Kindheit stammende unerfüllt gebliebene Wünsche und Bedürfnisse auf ihr Kind, um diese stellvertretend bei ihm zu befriedigen.

Gelingt dieser Entwicklungsprozess, sind wesentliche Voraussetzungen dafür geschaffen, dass das heranwachsende Individuum ein hinreichendes Ausmaß an gesunder *Ich-Stärke* und *Vertrauen in die eigenen Fähigkeiten* entwickelt und ein realitätsadäquates Verhältnis zur persönlichen und dinglichen Umwelt (*„Weltverhältnis“, „Realitätsbezug“*) aufbauen kann. Das sind *wichtige Ressourcen*, die als *protektiv* in Bezug auf die Gefahr eines psychotischen Einbruchs angesehen werden können. Wie in Kapitel 9 beschrieben, weisen schizophrene Kinder und Jugendliche jedoch in ihrer prämorbiden Entwicklung häufig Wesenszüge wie *Ich-Schwäche*, verminderter Durchsetzungsfähigkeit, *Selbstunsicherheit*, *geringe soziale Kompetenzen*, Kontaktschwäche, *Introvertiertheit* und einen *gestörten Realitätsbezug* u.U. mit wahnhaften Verzerrungen der eigenen Wahrnehmung von der Außen- und Innenwelt auf.

Auch in den *intrafamiliären Beziehungen* schizophrener Kinder und Jugendlicher sind immer wieder Besonderheiten beschrieben worden, die als typisch für Kommunikations- und Bindungsstile bei Familienmitgliedern mit einem schizophrenen Angehörigen angesehen wurden. So haben Bateson et al. (1956) die sog. *„Double-Bind-Hypothese“* entwickelt und damit intrafamiliäre Interaktionsmodi beschrieben, die durch überenge emotionale Bindungen mit gegenseitiger Überbesorgtheit um das Wohlergehen des Gegenübers gekennzeichnet seien. Auch seien v.a. die averbalen, impliziten zwischen Eltern und Kind ausgetauschten Botschaften widersprüchlich und für das Kind verwirrend. Hierbei dürfte es sich allerdings um ein *ubiquitäres Phänomen menschlicher Interaktionen* handeln, denen *keine spezifische Bedeutung für die Schizophrenie* zukommt.

Von Leff et al. (1989) wurde ein intrafamiliärer Kommunikationsstil beschrieben, der als pathognomonisch für Familien mit einem schizophrenen Angehörigen angesehen wurde, durch überstarke wechselseitige emotionale Verstrickungen gekennzeichnet sei und mit dem Begriff „*High Expressed Emotions* (HEE)“ belegt wurde. Beobachtet wurden eine *emotionale Überinvolviertheit* oft verbunden mit einer einengenden *Überfürsorglichkeit* (meist der Mütter) auf der einen und eine *kritisch-distanzierte Einstellung* (meist des Vaters) auf der anderen Seite. Solche Interaktionsstile wurden in verschiedenen Ländern und Kulturen beschrieben und als pathognomonisch für Familien mit einem schizophrenen Patienten angesehen (Kuipers und Bebbington 1988).

Inzwischen ist weitgehend akzeptiert, dass solche Beziehungsstile durchaus charakteristisch sind und *soziale Stressoren* darstellen, die bei entsprechend vulnerablen Individuen die Manifestation einer schizophrenen Psychose triggern können. Gesichert ist, dass sie die *Rückfallneigung* schizophrener Episoden fördern. Leff et al. (1989) beobachteten, dass die Rückfallrate bei Familien mit hohen EE bei 55% und solchen mit niedrigen EE nur bei 13% liegt.

Das Ausmaß der emotionalen Involviertheit in den betreffenden Familien lässt sich mit dem *„Camberwell Family Interview (CFI)"* objektivieren. Die entsprechenden Kriterien können operationalisiert werden, sie sind somit empirisch überprüfbar. Durch kontrollierte Studien konnten die Untersuchungsergebnisse über Rückfallraten bei HEE- versus LEE-Familien größtenteils repliziert werden (Falloon et al. 1985, Hogarty et al. 1986, Kuipers und Bebbington 1988, Leff et al. 1989).

In einer *prospektiven Untersuchung* über einen Zeitraum von 15 Jahren bei 64 Jugendlichen und deren Familien hat Goldstein (1987) verschiedene Variablen untersucht und miteinander in Beziehung gebracht: manifeste Verhaltensauffälligkeiten bei den Jugendlichen, intrafamiliärer Kommunikationsstil (communication deviance, CD), Umgang der Familienmitglieder mit Affekten (affective style, AS) und die emotionale Involviertheit der Familienmitglieder (EE). Nach 15 Jahren konnten 54 der ursprünglich 64 Familien erneut exploriert und folgende Beobachtungen gemacht werden:

1. Die Art der Verhaltensstörung zu Beginn der Untersuchung hatte nur einen geringen Vorhersagewert für die Entwicklung einer Schizophrenie.
2. Die beste Vorhersage war möglich durch eine Kombination aus CD und AS.

In der EE Forschung mussten in den letzten Jahren auch einige Einschränkungen der Interpretationen vorgenommen werden. Zunächst ergaben sich Hinweise, *dass auch HEE keineswegs spezifisch sind für Angehörige eines Schizophreniepatienten*, ähnliche Verhaltensweisen fanden sich z.B. auch bei Angehörigen von depressiv Erkrankten. Außerdem war das Merkmal „emotionale Überinvolviertheit" vor allem zu Beginn der Erkrankung und die kritisch ablehnende Haltung der Angehörigen erst im späteren Verlauf zu beobachten. Letztere Einstellungen bezogen sich vor allem auf die Negativsymptomatik (Antriebsschwäche, sozialer Rückzug) – Stirling et al. (1991), Röpcke (1996). King (2000) hat in einer methodisch überzeugenden Arbeit daraus *geschlussfolgert, dass HEE nicht die Ursache, sondern eher die Folge einer Symptomverschlechterung darstellen*, wobei *Wechselwirkungen* allerdings nicht auszuschließen sind. Einige Autoren konnten keinen Zusammenhang finden zwischen HEE und Rezidivraten (Stirling et al. 1991). Nach Hahlweg (1995) sollten die Annahmen über eine unidirektionale Beziehung der Expressed Emotions und dem schizophrenen Krankheitsverlauf aufgegeben werden zu Gunsten eines *interaktiven Zusammenhangs*, der die Perspektive des Patienten stärker berücksichtigt.

12.12 Ätiologisch bedeutsame Stressoren

Es wurde bereits darauf hingewiesen, und es kann nicht oft genug betont werden, dass ein *komplexes Zusammenwirken genetischer und nicht-genetischer (Umwelt)Faktoren* für die Verursachung schizophrener Psychosen verantwortlich ist. Zu letzteren gehören u.a. die besprochenen prä-, peri- und postnatalen Risikofaktoren, psychosoziale Stressoren, Aufwachsen in einer Großstadt, Migrationshintergrund, Alter des Vaters bei der Geburt des später Erkrankten etc. Im vorausgegangenen Kapitel wurden *epigenetische Veränderungen* besprochen, welche durch *ungünstige frühe Lebensbedingungen* hervorgerufen werden.

In einer *prospektiven Geburtskohortenstudie* an 6.437 Kindern und deren Eltern stellten Schreier et al. (2009) ein etwa zweifach erhöhtes Risiko für die Manifestation psychotischer Symptome bei 12-jährigen Kindern fest, wenn sie im Alter zwischen 8 und 10 Jahren Opfer von physischer und/oder psychischer Gewalt durch die Peergroup waren (OR 1.94). Zu ähnlichen Ergebnissen kamen Campbell und Morrison (2007) sowie Lataster et al. (2006). An der Studie von Schreier et al. (2009) nahmen die Eltern ab der Schwangerschaft teil, und die Kinder wurden ab dem Alter von 7 Jahren in jährlichen Abständen bis zum Alter von 12,9 Jahren untersucht.

Bedeutsame *frühkindliche Stressoren* sind durchgemachte *körperliche Misshandlungen, emotionale Vernachlässigungen und sexuelle Missbrauchserlebnisse* (Bendall et al. 2008, Read et al. 2005). Zwei große repräsentative nationale Studien aus den USA und Großbritannien haben einen Zusammenhang zwischen multiplen psychotraumatischen Kindheitserfahrungen und einem späteren Schizophrenierisiko belegen können (Bebbington et al. 2004, Shevlin et al. 2008). Der Untersuchung von Bebbington et al. (2004) lagen Interviews mit 8.580 Erwachsenen zugrunde. Die Autoren fanden bei den 60 Partizipanten der Studie, welche die Kriterien für eine schizophrene Psychose erfüllten, eine signifikant erhöhte Prävalenz durchgemachter Missbrauchserfahrungen (OR: 2,9, p = 0,008).

Eine prospektive Studie von Janssen (2004) an 4.045 Erwachsenen ergab ebenfalls einen statistisch signifikanten Zusammenhang zwischen sexuellem Missbrauch, körperlicher Misshandlung, emotionaler und physischer Vernachlässigung und späterer Psychosemanifestation. Allerdings wies das Alter der untersuchten Probanden eine große Streubreite auf (18–65 Jahre), was unerwünschte Alters- und Kohorteneffekte wahrscheinlich macht. Deshalb sind altersbezogene einheitliche Stichproben sinnvoll. So haben Spauwen et al. (2006) ihre Stichprobe auf Adoleszenten und junge Erwachsene (n = 2.524) im Alter zwischen 14 und 24 Jahren beschränkt. Es handelt sich hierbei um eine *prospektive Studie*, die sich über einen Zeitraum von durchschnittlich 42 Monaten erstreckte. Dabei ergab sich ein statistisch signifikanter Zusammenhang zwischen erlittenen Traumatisierungen und dem Auftreten psychotischer Symptome (OR: 1,9) in einer dosisabhängigen Weise, d.h. je häufiger und schwerer die erlittenen Traumata, desto stärker ausgeprägt die psychotischen Symptome. Bemerkenswerter Weise bestand kein Zusammenhang zwischen Traumaerfahrungen und bipolaren oder monopolaren affektiven Psychosen! Die Probanden, die über *sexuelle Missbrauchserlebnisse* berichteten, hatten ein im Vergleich zu solchen ohne Missbrauchserfahrungen signifikant erhöhtes Risiko für das Auftreten psychotischer Symptome im Zeitraum der Verlaufsperiode (OR: 1,6). In einer weiteren Untersuchung an insgesamt 1.290 Jugendlichen fanden Lataster et al. (2006) ebenfalls einen dosisabhängigen Zusammenhang zwischen erlittenen körperlichen Misshandlungen (OR 2,9) sowie sexuellen Missbrauchserfahrungen (OR 4,8) und psychotischen Symptomen. Eine *retrospektive* Erhebung an 17.337 Kaliforniern zeigte, dass frühkindliche körperliche, sexuelle und emotionale Missbrauchserfahrungen das Risiko für das spätere Auftreten von Halluzinationen bis auf das 4,7fache erhöhte (Whitfield et al. 2005).

Eine ausschließlich auf *Adoleszenten* im Alter zwischen 12 und 15 Jahren (n = 211) bezogene Untersuchung ergab signifikante Zusammenhänge zwischen der Manifestation psychotischer Symptome in der Frühadoleszenz und erlittenen körperlichen und sexuellen Misshandlungen ($p < 0{,}05$), wobei auch das Erleben häuslicher (intrafamiliärer) Gewalt mit einbezogen wurde (Kelleher et al. 2008). Jugendliche, die als Kind Opfer physischer Misshandlungen waren oder häusliche Gewalt erlebt hatten, hatten gegenüber der Kontrollgruppe ein sechsfach bzw. zehnfach erhöhtes Risiko, in der Adoleszenz psychotische Symptome zu entwickeln. Die risikoerhöhenden psychosozialen Stressoren scheinen mehrheitlich besonders dann wirksam zu sein, wenn sie vor dem Eintreten ins Erwachsenenalter einwirken (Houston et al. 2008, Collip et al. 2008, de Loore et al. 2007).

Misshandlungs- und Vernachlässigungserfahrungen machen ein Kind *vulnerabel für kognitive und psychische Dysfunktionen*, und es gibt Untersuchungen, welche einen Zusammenhang zwischen solchen aversiven Kindheitserlebnissen und der späteren Manifestation einer Schizophrenie in der Adoleszenz oder im Erwachsenenalter nahe legen (u.a. Bremner 2003). MRT- Untersuchungen bei Erwachsenen mit durchgemachten Missbrauchserfahrungen zeigen Veränderungen in schizophrenierelevanten Hirnregionen wie Frontalhirn, Corpus callosum, Amygdala, Locus coeruleus, Hippocampus, HPA- Achse und Zerebellum (u.a. De Bellis 2005, Gunnar u. Quevedo 2007).

Eine Übersicht über die Beziehungen zwischen traumatischen Erlebnissen in der Kindheit und späterer Psychosemanifestation anhand großer Kohortenstudien gibt Tabelle 78.

Die Frage, ob ein *kausaler Zusammenhang* zwischen durchgemachten traumatisierenden Erfahrungen und der späteren Manifestation psychotischer Symptome besteht, muss bislang noch mit Zurückhaltung und vorsichtig gestellt werden, zumal einige Untersuchungen zu diesem Thema durchaus methodische Schwächen aufweisen – s. kritische Übersicht von Bendall et al. 2008 und Morgan u. Fisher (2007). Dies gilt v.a. für retrospektive Studien an größeren Populationen mit großer Altersstreubreite. Prospektive Studien beinhalten aber auch methodische Probleme, weil die Evaluation und Aufdeckung gerade von sexuellen Missbrauchswiderfahrnissen nur mit allergrößter Behutsamkeit und Vorsicht vorgenommen werden können – und die Dunkelziffer hier auch sehr hoch ist. Im Übrigen kam eine soeben erschienene metaanalytische Studie, in welcher 37 Fall-Kontroll- und Kohortenstudien mit insgesamt 3.162.318 Studienteilnehmern ausgewertet wurden, zu einem negativen Ergebnis, d.h. es konnte kein statistisch signifikanter Zusammenhang zwischen sexuellem Missbrauch und Lebenszeitdiagnose einer Schizophrenie nachgewiesen werden (Chen et al. 2010).

Für einen Zusammenhang zwischen durchgemachten traumatisierenden Misshandlungs- und Missbrauchserfahrungen und einem erhöhten späteren Schizophrenierisiko sprechen jedoch *neurobiologische Äquivalente frühkindlicher traumatogener Stresserfahrungen*. Letztere führen zu Alterationen der Hypothalamus-Hypophysen-Nebennierenrinden (HPA)-Achse mit erhöhter Corticosteroidsekretion, welche wiederum mit *hippocampalen Schädigungen* einhergeht (Volumendefizite, Abnahme der Neuronendichte und dendritischer Synapsen). Der Hippocampus enthält eine hohe Dichte an Glucocorticoidrezeptoren und spielt eine bedeutsame Rolle im Feedback-System, welches die Aktivität der HPA-Achse moduliert. Auch kommt es durch Stresseinwirkung zu einer verminderten Expression neurotropher Faktoren, wie zum Beispiel des BDNF (brain derived neurotrophic factor), der eine Schlüsselrolle bei der *Regulation mesolimbischer dopaminerger Bahnen* spielt und u.a. die Dopaminfreisetzung im *N.accumbens* erleichtert (Berton et al. 2006), was die Verursachung schizophrener Psychosen begünstigt. Außerdem kommt es durch Stresseinwirkung zu einer Störung der NMDA-abhängigen neuralen Plastizität des Hippocampus (Lawrie et al. 2008).

Auf die Auswirkungen negativer früher Umwelteinflüsse auf die hippocampale Expression von Glucocorticoidrezeptorgenen und entsprechende histologische Veränderungen im Hippocampus ist ausführlich in Kapitel 12.10 eingegangen worden.

Eine Beziehung zwischen *Bindungsunsicherheit* und reduzierter neuronaler Zelldichte im Hippocampus ist inzwischen histologisch belegt (Quirin et al. 2009). Diese Befunde stehen in guter Übereinstimmung mit molekularbiologischen Untersuchungen, welche ursächliche Zusammenhänge zwischen elterlicher Fürsorge und epigenetischer Regulation der hippocampalen Glucocorticoidrezeptorexpression am Beispiel sexueller Missbraucherfahrungen aufgezeigt haben (McGowan et al. 2009).

Konvergent mit den zitierten molekularbiologischen Veränderungen im Hippocampus sind auch neuro-pathoanatomisch-strukturelle Veränderungen im Bereich limbischer Strukturen wie Hippocampus und Amygdala sowie im linken Neokortex als Folge früher Stresserfahrungen wie Kindesmisshandlung (Teicher et al. 2003). Im Übrigen wirken sich frühe Stresserfahrungen bei nicht-menschlichen Primaten nicht unmittelbar sondern erst nach einem *längeren Zeitintervall* im Verlauf späterer Entwicklungsphasen in Form von Störungen der synaptischen Entwicklung des Hippocampus aus (Andersen u. Teicher 2004, Spinelli et al. 2009).

Eine besondere Bedeutung für die Pathophysiologie der Schizophrenie und indirekt für die Neutralisierung von Stresshormonen kommt den *Membranphospholipiden* zu. Bei schizophrenen Patienten wurde eine signifikante Erniedrigung von Apolipoprotein D (ApoD) im Serum nachgewiesen, während im DLPFC und im Caudatum sowohl bei schizophrenen Patienten als auch bei Patienten mit bipolaren Psychosen eine erhöhte ApoD-Expression gefunden wurde (Thomas et al. 2001). Dem ApoD wird eine neurotrophe bzw. neuroprotektive Funktion zugeschrieben. Es beeinflusst die Zusammensetzung von Membranphospholipiden, welche eine kritische Rolle bei den Zellfunktionen spielen. Veränderungen des Metabolismus der Membranphospholipide wiederum haben negative Auswirkungen auf neurale Reifungs- und Entwicklungsprozesse, insbesondere auf die synaptische Organisation. Im Übrigen ist ApoD in der Lage, mehrere hydrophobe Liganden, insbesondere steroidale (Stress-)Hormone zu binden.

Psychosoziale Stressoren wie in der frühen Kindheit erlittene schwerwiegende Traumatisierungen können, wie oben ausgeführt, eingreifende neurobiologische, speziell neurohormonelle Auswirkungen haben. Umgekehrt sind diese Auswirkungen bei günstigen frühen Umwelterfahrungen positiv. So führt ein intensives Pflegeverhalten im Tierversuch zu einer lebenslang anhaltenden Aufregulierung hippocampaler und präfrontaler Glukocorticoidrezeptoren, was zu einer Stabilisierung der HPA-Achse führt und sie unempfindlicher macht gegenüber Stresssituationen. Dies drückt sich in einer verminderten hormonellen Stressreaktion aus (erniedrigte ACTH- und Cortisolspiegel) – Ogren und Lombroso 2008a. Die Nachkommen von pflegeintensiven Rattenmüttern zeigen eine geringere Stressempfindlichkeit der HPA-Achse im Vergleich zu den Nachkommen wenig pflegeintensiver Muttertiere. Rattenjunge, die ein intensives Pflegeverhalten erlebt haben, sind im Erwachsenenalter weniger ängstlich und zeigen ein gesteigertes Explorationsverhalten – vgl. hierzu Kapitel 12.10, in dem ausführlicher auf diese Zusammenhänge eingegangen wurde.

Tab. 78 Zusammenfassende Ergebnisse verschiedener Kohortenstudien über Zusammenhänge zwischen kindlichen Traumata und späteren Psychosen (nach Morgan u. Fisher 2007)

	Studiendesign	Stichprobe	Messung des Kindheitstraumas	Messung des Outcomes	Anzahl	Anzahl des Outcomes	Messung des Effekts
Spataro et al. (2004)	Prospektive Kohortenstudie	1.612 sexuell missbrauchte Kinder (davon 1327 weiblich, 285 männlich); 3.139.745 Kontrollgruppe	Audioaufnahmen durchgeführt vom *„Victorian Institute of Forensic Medicine"*	Registrierte Fälle des *„Victorian Institute"*	1.612 Fälle identifizierter sexueller Missbrauch	113.907 mit Psychiatrieerfahrung (davon 113.707 Kontrollgruppe und 200 Missbrauchsfälle)	Relatives Risiko einer schizophrenen Störung in der Kontrollgruppe vs. schizophrene Störung innerhalb der Fälle, die sexuell missbraucht wurden: RR 1,2 (0,7–2,1)
Bebbington et al. (2004)	Querschnitts-Studie	8.580 Erwachsene zwischen 16–74 Jahren. Rekrutiert durch *„The Second British National Survey of Psychiatric Morbidity"*	Befragte weisen hohe Rate an stressvollen Lebensereignissen auf, einschließlich sexuellem Missbrauch (erhoben über die gesamte Lebensspanne)	2 stufiges Vorgehen in Bezug auf das aktuelle Vorhandensein einer psychischen Störung: 1. Psychosis Screening Questionaire 2. Positiv und negativ diagnostizierte Fälle wurden anschließend durch SCAN interviewt	2.982 (3,5%)mit einer psychischen Störung, die nicht in den Zusammenhang mit sexuellem Missbrauch gebracht wird; 21 (34,5%) mit einer psychotischen Störung, die mit sexuellem Missbrauch in Verbindung gebracht werden kann	60 mit einer wahrscheinlichen oder definitiven psychotischen Störung	Sexueller Missbrauch vs. Kein Missbrauch: Adj. OR[a] 2.9 (1,3–6,4)
Janssen et al. (2004)	Prospektive Kohortenstudie	4.045 Erwachsene zwischen 18–64 Jahren. Rekrutiert durch *„Netherlands Mental Health and Incidence Study"*	Befragung über vorhandene Erlebnisse mit emotionalem, physischem oder sexuellem Missbrauch vor dem 16. Lebensjahr; ermittelt anhand eines 4-item semistrukturierten Interviews. (Gegenwärtig oder in der Vergangenheit, Auftretenshäufigkeit)	CIDI, zusätzlich 2 Items von BPRS und CAN. 3 Outcome Gruppen: 1. BPRS irgendeine Psychose 2. BPRS pathologisches Level 3. behandlungsbedürtige Störung	423 (10,5%) schilderten sexuellen Missbrauch im Kindesalter; 260 (61,5%) Frauen	**Psychose Outcome im Followup:** BPRS irgendeine Psychose: n = 38 (0,94%). BPRS pathologisches Level: n = 10 (0,25%). behandlungsbedürftige Störung n = 7 (0,17%)	**Missbrauch vs. Kein Missbrauch:** BPRS irgendeine Psychose Adj. OR 2.5 (1,1–5,7) pathologisches Level Adj. OR 9.3 (2,0–43,6) behandlungsbedürftige Störung Adj. OR 7.3 (1,1–49,0)

	Studiendesign	Stichprobe	Messung des Kindheitstraumas	Messung des Outcomes	Anzahl	Anzahl des Outcomes	Messung des Effekts
Whitfield et al. (2005)	Querschnitts-Studie	17.337 Versuchspersonen (Durchschnittsalter 57 Jahre); rekrutiert durch *„Adverse Childhood Experiences study“*	Selbstauskünfte anhand von Fragebögen. Erhebung über erlebten Missbrauch vor dem 19. Lebensjahr	Fragen zur Bestimmung der Lebenszeitprävalenz von Halluzinationen	Emotionaler Missbrauch: 13% Körperliche Misshandlung: 27% Sexueller Missbrauch: 25%	Lebenszeitprävalenz von Halluzinationen: 2%	Risiko einer jemals erlebten Halluzination: Emotionaler Missbrauch: Adj. OR 2,3 (1,8–3,0) Körperliche Misshandlung: Adj. OR 1,7 (1,4–2,1) Sexueller Missbrauch: Adj. OR 1,7 (1,4–2,1)
Spauwen et al. (2006)	Prospektive Kohortenstudie	2.524 Versuchspersonen zwischen 14–24 Jahren, rekrutiert *durch „Early Developmental Stages of Psychopathology study“*	CIDI	Einschätzung mit Hilfe der 15 M-CIDI Psychose Items. Psychose outcome wurde definiert als *„broad“* (> 1 psychotische Symptome) *„medium“* (> 2 psychotische Symptome), *„narrow“* (> 3 psychotische Symptome)	Irgendein Trauma: n = 491 (19,5%) Sexueller Missbrauch n = 39 (1,5%)	Psychotische Symptome *„broad“* n = 441 (17,5%) *„medium“* n = 183 (7,3%), *„narrow“* n = 85 (3,4%)	„Narrow“ Psychose Irgendein Trauma: Adj. OR 1.89 (1,16–3,08) Sexueller Missbrauch: Adj. OR 1,55 (0,74–5,08) Körperliche Misshandlung: Adj. OR 2,14 (1,18–3,89) Vergewaltigung: Adj. OR 2,26 (0,55–9,21)

CIDI: Composite International Diagnostic Interview; BPRS: Brief Psychiatric Rating Scale; CAN: Camberwell Assessment of Need; SCAN: Schedules for Clinical Assessment in Neuropsychiatry.

Dass Stress eine Rolle bei der Entstehung von paranoiden Wahnsymptomen spielt, konnte durch eine experimentelle Studie bei gesunden Probanden von Lincoln et al. (2009) belegt werden. Auch benötigen schizophrene Patienten eine *stressarme, strukturierte Umgebung*, da sonst die Rückfallgefahr erhöht sein kann (vgl. Kap. 12.11). Dies ist u.a. durch eine *erhöhte Empfindlichkeit* gegenüber alltäglichen Stress-Situationen bedingt (van Winkel et al. 2008). Im Sinne des Neural-Diathesis-Stress-Modells von Walker und Diforio (Walker et al. 2008, Jones und Fernyhough 2007) ist es vorstellbar, dass *situative Stressoren auf eine erhöhte genetische Vulnerabilität treffen*, was zur Auslösung schizophrener Psychosen prädestiniert. Aber auch Rückfälle (Rezidive) können durch Stress-Situationen getriggert werden. So beobachtete Harris (1987) bei Patienten, die kurz vor einem Rückfall standen, eine im Vergleich zu gesunden Kontrollprobanden um das zwanzigfache erhöhte Häufigkeit von bedrohlichen Ereignissen (u.a. sexuelle Belästigungen). Replikationsstudien bestätigten die Befunde (Bentall et al. 2001).

Die erhöhte Stressvulnerabilität bei schizophrenen Patienten dürfte, wie in früheren Kapiteln dargelegt, z.T. durch Regulationsstörungen der Hypothalamus-Hypophysen-Nebennierenrinden-Achse (HPA-Achse) bedingt sein. Dafür sprechen auch neuroanatomische Befunde einer Volumenminderung und geringeren Plastizität des Hippocampus bei schizophrenen Patienten (vgl. u.a. Kap. 12.3–12.6). Denn zwischen der Expression hippocampaler Glucocorticoidrezeptoren und HPA-Funktionen bestehen enge Wechselbeziehungen (s. Kap. 12.10). Außerdem bestehen synergistische Interaktionen zwischen HPA-Aktivität und der Aktivierung dopaminerger Neuronenverbindungen, z.B. im mesolimbischen System (Marinelli et al. 2006).

Einige Studien kamen zu dem Ergebnis, dass *sexuelle Missbrauchserfahrungen und emotionale Vernachlässigung die Funktion der HPA-Achse beeinträchtigen* (de Bellis et al. 1994, Tarullo u. Gunnar (2006). Auch hierzu ist in Kapitel 12.10 Detailliertes ausgeführt worden.

Es ist also davon auszugehen, dass es *durch frühe und schwere Traumatisierungen* sowie durch gravierende emotionale Mangelerfahrungen *zu einer bleibenden Stressempfindlichkeit* und *zu einer Sensitivierung des Individuums* gegenüber belastenden Lebensereignissen kommt, welche wiederum die *Anfälligkeit für psychotische bzw. psychotiforme Symptome erhöht* (Collip et al. 2008). Hierfür sprechen sowohl tierexperimentelle als auch klinisch-pharmakologische Untersuchungen, die ergeben haben, dass Einschränkungen und Unterbrechungen postnataler Aufzucht- und Pflegebedingungen zu tiefgreifenden und andauernden Veränderungen der Reagilibität mesokortikaler dopaminerger Neurone auf Stress führen (Brake et al. 2004, Hall et al. 1999, Pani et al. 2000, Pruessner et al. 2004, Soliman et al. 2008) (vgl. auch Kap. 12.1 und 12.8).

Im Übrigen führen Stress-Situationen zu einer vermehrten Dopaminfreisetzung im ventralen und dorsalen Striatum sowie im medialen frontalen Korex (Abercrombie et al. 1989) also zu einer hyperdopaminergen Situation, wie sie bei schizophrenen Psychosen zu beobachten ist (vgl. Kap. 12.8 und Heinz u. Schlagenhaus 2010). In Kapitel 12.8 wurde beschrieben, dass eine Dysregulierung des subcorticalen Dopaminsystems zu einer verstärkten Reagilibität auf externe und interne Stressoren führen kann. Der Einfluss von sozialen Stressfaktoren auf dopaminerge Funktionen ist auch in Experimenten an nicht-menschlichen Primaten belegt worden. So zeigen dominante Primaten eine höhere D2-Rezeptor-Verfügbarkeit und einen niedrigen Dopaminturnover, während bei subordinierten und stresslabilen Primaten das Gegenteil der Fall ist (Grant et al. 1998).

Ein Risikofaktor, der zunehmend an Bedeutung gewinnt, ist der Konsum von *Cannabis*, der vor allem bei Jugendlichen sehr verbreitet ist, die Prävalenzzahlen in europäischen Ländern liegen bei 5–15% der Altersgruppe, wobei ein shift zu jüngeren Kindern zu verzeichnen ist (Henquet et al. 2005). *Prospektive Langzeitstudien* an repräsentativen Stichproben ergaben ein *ca. zweifach erhöhtes Risiko für jugendliche Cannabis-Konsumenten, später an einer schizophrenen Psychose zu erkranken*, – in der Mehrzahl der Studien lag das relative Risiko bei über 2.1 (odds ratios zwischen 1.67 und 3.12 – Arseneault et al. 2004, Henquet et al. 2005, 2010, Moore et al. 2007, Zammit et al. 2002). Die Autoren berichten überstimmend über eine dosisabhängige Beziehung zwischen Frequenz bzw. Ausmaß des Cannabiskonsums in der Baseline-Periode und der späteren Manifestation von psychotischen Symptomen. Dabei wurden konfundierende Einflussfaktoren wie Genotyp, Geschlecht, Alter, psychotische Zustände vor Konsumbeginn, prämorbide Persönlichkeit, Intelligenz, Sozialverhalten, zusätzlicher Drogen- oder Alkoholkonsum, Peer-Beziehungen, ADHD, intrafamiliäre Spannungen, Scheidung der Eltern, abnorme familiäre Beziehungen, Patch-work-Familien, Kriminalität und/oder Drogengebrauch bei Eltern, sozioökonomische Faktoren, körperliche oder sexuelle Misshandlungen oder andere psychotraumatische Ereignisse in der Vorgeschichte ausgeschlossen (Fergusson et al. 2006).

Jugendliche, die im Alter zwischen 15 und 18 Jahren Cannabis konsumieren, haben eine höhere Manifestationsrate psychotischer Symptome im Alter von 26 Jahren als gleichaltrige Nicht-Konsumenten (Arseneault et al. 2004). Der Cannabiskonsum ist besonders riskant bei vorhandener familiärer Belastung mit Psychosen, bei bereits vor Konsumbeginn bestehenden psychotischen Symptomen („Baseline") und bereits früher durchgemachten psychotischen Episoden (van Os et al. 2002).

Da während der *Adoleszenz* wichtige neurobiologische Umbauvorgänge wie Myelinisierung, synaptisches Pruning, dendritische Arborisation stattfinden, wirkt sich der *Cannabiskonsum in dieser Altersphase besonders verhängnisvoll* aus, denn dadurch wird die *physiologische Kontrolle* dieser *neuralen Reifungsprozesse durch das endogene Cannabinoidsystem* gestört, wobei wahrscheinlich insbesondere das Gleichgewicht zwischen GABAerger und glutamaterger Neurotransmission tangiert wird (Bossong und Niesink 2010, Malone et al. 2010, Mato et al. 2004).

Aus diesen Gründen ist allen Versuchen, den Konsum von Cannabis freizugeben, mit aller größter Entschiedenheit entgegenzutreten! Die Freigabe führt allzu leicht bei jungen Menschen zu der Annahme, dass es sich bei Cannabisprodukten letztlich doch um harmlose Substanzen handele.

Der Cannabiskonsum ist keine notwendige Voraussetzung für das Entstehen einer schizophrenen Psychose, aber er stellt einen erst zu nehmenden Risikofaktor dar, vor allem bei vulnerablen Jugendlichen. Da die Prävalenz des Cannabiskonsums in westlichen Ländern ansteigt, ist auch mit einem Anstieg der Inzidenz schizophrener Psychosen zu rechnen, wofür es bereits erste Hinweise gibt (Boydell et al. 2003). – Die *Lebenszeitprävalenz* von Cannabismissbrauch (entsprechend DSM-III-R-Diagnose) *bei schizophrenen Patienten* liegt bei *knapp 20%* (Green et al. 2005), wobei er zum Teil als *Selbstmedikation* zur Überwindung unangenehmer subjektiver psychotischer Begleitwirkungen dient. Etwa 50% aller Patienten, die wegen einer cannabisinduzierten Psychose behandelt werden, entwickeln eine Psychose aus dem schizophrenen Formenkreis, bei etwa einem Drittel wird eine paranoid-halluzinatorische Schizophrenie diagnostiziert (Arendt et al. 2005). Der Manifestationsbeginn liegt bei cannabisinduzierten Psychosen früher als bei Patienten ohne Cannabiskonsum (Arendt et al. 2005, Veen et al. 2004, Sugranyes et al. 2009). Männliches Geschlecht und früher Konsumbeginn korrelieren mit einem erhöhten Krankheitsrisiko.

Individuen mit der Val/Val-Variante des COMT-Gens haben eine größere Vulnerabilität für die Manifestation Cannabisinduzierter Psychosen (Caspi et al. 2005, Henquet et al. 2006). Da das COMT-Gen für den Metabolismus von Dopamin verantwortlich ist (s. Kap. 12.2 u. 12.10), ist dies ein Hinweis darauf, dass Cannabis seine psychotomimetische Wirkung unter anderem über einen Einfluss auf das dopaminerge System ausübt. Hierfür sprechen auch Untersuchungen an Ratten, welche gezeigt haben, dass Cannabinoide die Dopaminfreisetzung im *N. accumbens* fördern (Cheer et al. 2004). Die *psychotropen Effekte des Cannabis* werden hauptsächlich durch den Einfluss des Δ9-Tetrahydrocannabinols (Δ9-THC) auf spezifische neurale Cannaboidrezeptoren vermittelt. Der wichtigste und am häufigsten vertretene Cannabinoidrezeptor ist der CB1-Rezeptor, der insbesondere in hoher Dichte im Neokortex, im limbischen System und in den Basalganglien anzutreffen ist (Howlett et al. 2004). Außer Dopamin regulieren die CB1- und CB3-Rezeptoren die Freisetzung von GABA, Glutamat, Serotonin, Noradrenalin und Acetylcholin. Somit setzt der Cannabiskonsum eine ganze Kaskade von Veränderungen im Neurotransmittersystem frei, die alle relevant sind für die Auslösung schizophrener Psychosen (s. Kap. 12.8). Es sind insbesondere GABAerge Interneurone im *Hippocampus*, in den *Amygdalae* und im *präfrontalen Kortex*, welche in hohem Maße CB1-Rezeptoren exprimieren (Iversen 2003).

Durch Cannabismissbrauch kommt es zu neuroanatomischen Veränderungen, wie sie auch bei schizophrenen Patienten beschrieben worden sind (s. Kap. 12.3): Erweiterungen der Seitenventrikel und des 3. Ventrikels (Rais et al. 2008) und Reduzierungen der grauen Substanz im *anterioren Cingulum* (Szeszko et al. 2007).

Während das Δ9-Tetrahydrocannabinol im Wesentlichen für die psychotomimetischen Wirkungen des Cannabis verantwortlich ist (D'Souza et al. 2004), verfügt eine andere Cannabiskomponente, das Cannabidiol (CBD), über anxiolytische und antipsychotische Eigenschaften. Beide Substanzen sind in Haaranalysen nachweisbar. Probanden, die ausschließlich Δ9-THC in den Haarproben aufweisen, zeigen eine signifikant höhere Symptombelastung in Form von ungewöhnlichen Erlebnissen bis hin zu Wahnsymptomen und Halluzinationen im Vergleich zu solchen mit einem Δ9-THC/CBD-Gemisch, letztere weisen dagegen signifikant niedrigere Werte für Anhedonie auf als Probanden mit ausschließlichem Δ9-THC-Konsum und solchen, bei denen kein Cannabis nachgewiesen werden konnte (Morgan & Curran 2008). Auch dies ist ein Hinweis auf die neuroprotektiven Eigenschaften von CBD.

Abschließend, auch im Rückblick auf Kapitel 12.9, eine Übersicht über umweltabhängige Risikofaktoren (s. Tab. 79).

Tab. 79 Exogene Risikofaktoren für die spätere Manifestation einer Schizophrenie (in Anlehnung an Rutten u. Mill 2009)

Umweltfaktor	Entwicklungsstadium
Hypoxie	pränatal
Mütterliche Infektionen	pränatal
Mütterliche Stresssituationen	pränatal
Vit D-Mangel	pränatal
Folatmangel	pränatal
Mütterlicher Diabetes	pränatal
Mütterlicher Hypothyreoidismus	pränatal
Mangelernährung während der Schwangerschaft	pränatal
Alter des Vaters	pränatal
Negative Beziehungserfahrungen	frühe Kindheit
Chronische Stresssituationen	Kindheit/Adoleszenz
Aufwachsen in Großstadt	Kindheit/Adoleszenz
Cannabisabusus	Adoleszenz

Zusammenfassende Bemerkungen

Die in Kapitel 12 besprochenen Befunde begründen ein *pathophysiologisches Modell der Schizophrenie,* welches auf einer komplexen Interaktion von genetischen und umweltabhängigen Faktoren fußt. Erkenntnisse hierüber sind noch lückenhaft und zum Teil widersprüchlich. Die in Kapitel 12.2 erörterten diversen molekularbiologischen Genbefunde sind in ätiologischer Hinsicht als potentielle *dispositionelle Einflussfaktoren* zu bewerten, denen eine *das Erkrankungsrisiko modulierende Funktion* zukommt. Die bisher gefundenen Kandidatengene greifen allerdings in neurale Steuerungsprozesse ein wie u.a. neurale Proliferation, Migration, synaptische Differenzierung, Expression von Neurotransmittern, welche für funktionelle und strukturelle neurochemische und neuroanatomische Veränderungen verantwortlich zu machen sind, die wiederum von zentraler Bedeutung für die Schizophrenie sind. Dazu gehören auch Störungen der anatomischen und funktionellen *Konnektivität* zwischen verschiedenen kortikalen und subkortikalen Hirnstrukturen.

Hierbei sind umweltabhängige Risiken ebenfalls wirksam. Es spricht vieles dafür, dass prä- und perinatale Noxen wie u.a. virale Infektionen, Malnutrition, Prä-Eklampsie, pränataler mütterlicher Stress, perinatale Hypoxien sowohl zu kortikalen als auch zu subkortikalen neuroanatomischen Veränderungen führen, v.a. im Bereich des präfrontalen und temporalen Kortex, der meso-limbischen, striären und thalamischen sowie der zerebellären Strukturen. Bedeutsam sind z.B. frühe (prä-/perinatale) Schädigungen temporo-kortikaler und meso-limbischer Strukturen, insbesondere auch des Hippocampus, welche wiederum präfrontale Funktionsstörungen zur Folge haben. Daraus wiederum resultiert eine *teufelskreisartige Wechselwirkung: eine präfrontale hypodopaminerge Situation führt zu einer vermehrten striären hyperdopaminergen Aktivität und dadurch zu einer Störung der striatalen exzitatorischen und inhibitorischen Balance, welche sich wiederum negativ auf kortikale Funktionen auswirkt.* Es ist naheliegend, dass es durch eine Alteration inhibitorischer subkortikaler Hemmfunktionen zu einem *sensorischen Overload* (input) kortikaler Regionen kommt, und dass eine Beeinträchtigung kortikaler Aktivitäten schizophrenietypische kognitive Dysfunktionen verursacht. Dabei greifen pathologisch veränderte (z.B. GABAerg vermittelte) inhibitorische Prozesse und eine Instabilität exzitatorischer (z.B. glutamaterger) Funktionen in verhängnisvoller Weise ineinander. So führen Defizite der glutamatergen NMDA-Rezeptorfunktionen zu einer Beeinträchtigung inhibitorischer Interneurone im Hippocampus und im präfrontalen Kortex und damit zu einer Störung der kortiko-subkortikalen Konnektivität (s. Kap. 12.7 und 12.8). *Eine Behinderung GABAerg vermittelter inhibitorischer neuromodulatorischer Funktionen ist relevant für die Pathophysiologie der Schizophrenie und für die Verursachung präfrontaler Dysfunktionen, insbesondere des DLPFC* (Lewis et al. 2005), wobei sowohl Störungen der dopaminergen als auch glutamatergen Neurotransmission ebenfalls von zentraler Bedeutung sind. Die Rolle vor allem des dopaminergen meso-limbischen Systems für die Bedeutungszumessung interner und externer Stimuli und damit für die Bewertung eigener Gedanken, Erlebnisse, Erfahrungen und Ereignisse der Außenwelt eröffnet einen Verstehenszugang zu psychotischen Phänomenen wie Wahnsymptome und Halluzinationen, welche als Verzerrungen solcher kognitiver Bewertungsprozesse aufgefasst werden können (vgl. hierzu u.a. Kapur 2003).

13 Therapie

13.1 Allgemeine Richtlinien

Wie im vorausgegangenen Kapitel dargelegt, ist die Schizophrenie eine *multifaktoriell* bedingte Erkrankung mit vorzugsweise chronisch-rezidivierendem Verlauf. Daraus folgt:

1. die Behandlung muss multimodal sein, und ein sehr breites Spektrum verschiedener therapeutischer Verfahren muss zur Anwendung kommen
2. sie soll möglichst frühzeitig beginnen
3. neben der Akuttherapie sind Prävention („Früherkennung und -behandlung") und Rückfallprophylaxe von zentraler Bedeutung
4. dem jungen Patienten sollten differenzierte, individuell angepasste und dem jeweiligen Krankheitsstadium adäquate therapeutische Maßnahmen angeboten werden. Hierzu gehören:
   - Psychopharmakotherapie,
   - individuelle Psychotherapie,
   - kognitiv-behaviorale Verhaltenstherapie,
   - Familientherapie,
   - Psychoedukation,
   - Gruppentherapie,
   - Heilpädagogik sowie
   - Kreativ- und Beschäftigungstherapie.

Es besteht weitgehend Einigkeit darüber, dass eine Kombination von medikamentöser Behandlung mit multimodalen psychosozialen und psychotherapeutischen Verfahren effektiver ist, als der Einsatz eines einzigen Verfahrens. Eine medikamentöse Therapie unter Einbeziehung psychoedukativer Behandlungsprogramme ist geeignet, die Rezidivraten zu senken.

Die bisher bekannten Untersuchungen zur Behandlung kindlicher oder jugendlicher Schizophrenien unterstützen die Annahme, dass die Erfahrungen aus der Erwachsenenbehandlung übertragbar sind, jedenfalls dann, wenn die besonderen Entwicklungsbedingungen der Kinder und Jugendlichen berücksichtigt werden.

In der akuten Phase einer schizophrenen Psychose ist in der Regel eine stationäre Aufnahme erforderlich. Das ist abhängig von der Schwere der Symptomatik und der potentiellen Gefahr, die mit dieser Symptomatik verbunden ist. Die Hospitalisierung mag auch wegen der besseren diagnostischen Möglichkeiten einer Klinik erforderlich sein.

Resch (1994) unterscheidet in der Behandlung drei Phasen:

1. Phase: Reduktion psycho-physischer Irritation
2. Phase: Stabilisierung der Kommunikation: Wiederherstellung des Bedeutungsgefüges
3. Phase: Erwerb von Kompetenz und Selbstverfügbarkeit: Verbesserung des Selbstkonstruktes und Stabilisierung des Selbstwertes.

Entsprechend den drei Phasen sollte nach Resch das therapeutische Milieu zunächst protektiver und im weiteren Verlauf dann zunehmend progressiver gestaltet werden. Während in der Anfangsphase stützende Gespräche und medikamentöser Schutz im Vordergrund der Behandlung stehen, können in der zweiten Phase zunehmend Übungen und Trainingseinheiten zur Verbesserung der Kognitionen und der Problemlösefertigkeiten eingesetzt werden. Investigative Verfahren zur Aufdeckung familiärer Stressoren oder zum Abbau psychodynamischer Konflikte sind erst nach hinreichender Remission und emotionaler Stabilisierung zu empfehlen.

13.2 Pharmakotherapie

Das Kapitel über pharmakotherapeutische Hinweise zur Behandlung kindlicher und jugendlicher Schizophrenien wird niemals alle Studien zu diesem Thema angemessen berücksichtigen können. Insofern wird auf monographische Darstellungen und Übersichtsartikel verwiesen wie Gerlach et al. (2009), Gleason et al. (2007), Mc Clellan et al. (2007), Holsboer et al. (2008), Lieberman et al. (2008) und Buchanan et al. (2010).

13.2.1 Bedingungen zur Durchführung einer Psychopharmakobehandlung

In der Akutphase steht die Psychopharmakotherapie im Vordergrund. Sie setzt jedoch gründliche Kenntnisse der neurobiologischen Grundlagen voraus. Die Vorbereitung beinhaltet:

- Sorgfältige Kenntnisse über Nebenwirkungen und entsprechende diagnostische Voruntersuchungen (u.a. Blutbild, Blutzucker, Leber-, Nieren- und Schilddrüsenfunktion, Prolaktin, EKG, EEG, MNR)
- Aufklärung von Eltern und Patient über Indikation, Wirkungsgrundlagen und Nebenwirkungen
- Förderung der Compliance, u.a. dadurch, dass die Entscheidungsgrundlage für den Einsatz des jeweiligen Medikaments mitgeteilt wird
- Möglichst Monotherapie

- Medikamentenwechsel erst, nachdem die Dosierung ausgereizt ist (genügend lange und ausreichend hohe Dosierung)
- Die Verordnung eines Pharmakons muss eingebettet sein in das auf den jeweiligen Patienten zugeschnittene Spektrum therapeutischer und pädagogischer Maßnahmen.

Wichtig ist, sich zu vergegenwärtigen, dass eine psychopharmakologische Einwirkung auf ein bestimmtes Neuronensystem *durch komplizierte Rückkopplungsprozesse gleichzeitig äußerst vielfältige Auswirkungen auch auf andere Neuronenkreise hat*. Die Synapse stellt eine dynamische Struktur dar, die äußerst subtil auf Änderungen des homöostatischen Gleichgewichts neuraler Interaktionen reagiert!

Daraus folgt, dass mit psychopharmakologischen Interventionen sehr behutsam und verantwortungsvoll umgegangen werden muss, insbesondere bei Kindern und Jugendlichen, wo die Verhältnisse noch zusätzlich durch Reifungsprozesse kompliziert werden.

Für Kinder und Jugendliche, die sich noch in der Ausbildung befinden, ist es wichtig, Medikamente zu verwenden, die einerseits die kognitiven Funktionen möglichst wenig beeinträchtigen und andererseits bei Psychosen mit Negativsymptomatik wie Antriebsarmut, psychomotorische Gehemmtheit, Negativismus und Autismus eine bessere Wirksamkeit zeigen.

Nonresponder auf traditionelle Neuroleptika (Antipsychotika der ersten Generation, „First Generation Antipsychotics", FGAs), profitieren von den atypischen Neuroleptika (Antipsychotika der zweiten Generation, „Second Generation Antipsychotics", SGAs). Dazu gehören u.a. Clozapin, Olanzapin, Risperidon und Amisulpirid. Diese Medikamente wirken anti-dopaminerg und anti-serotonerg. Das Aripiprazol ist das einzige Antipsychotikum mit einem partiellen Dopaminagonismus und könnte daher als „Antipsychotikum der dritten Generation" eingestuft werden. Ein Vorteil der SGAs ist auch deren eher neuroprotektive Wirkung im Vergleich zu FGAs wie Haloperidol (Lieberman et al. 2005, Nasrallah 2009). Im Tierversuch führt Olanzapin zu einem Anstieg des Allopregnanololspiegels im Gehirn (Marx et al. 2000). Allopregnanolol fördert als ein potenter Modulator des $GABA_A$-Rezeptors die GABA-erge Neurotransmission und wirkt somit dem GABA-Defizit bei schizophrenen Patienten entgegen.

Die jungen Patienten und ihre Angehörigen sollten hinreichend über Wirkung und Nebenwirkungen der Neuroleptika informiert sein und schriftlich ihre Einwilligung zur Behandlung geben. Besondere Sorgfalt ist bei der Verordnung von Neuroleptika der 2. Generation (SGAs = second generation antipsychotics) erforderlich. Es sollte darauf hingewiesen werden, dass SGAs für Minderjährige unter 18 Jahren noch nicht offiziell durch das Bundesgesundheitsamt (BGA) zugelassen sind und die Medikation als *„off label"* (außerhalb der Zulassung) erfolgt. Sinnvoll ist der Hinweis darauf, dass es erprobte und zugelassene Medikamente gibt wie die klassischen Neuroleptika. Deren Wirkungen und Nebenwirkungen und v.a. Nachteile gegenüber den SGAs müssen eingehend dargelegt und besprochen werden. Anregungen für ein solches Informationsgespräch mag die folgende Aufstellung geben.

Patienten- und/oder Elternaufklärung vor Beginn einer Therapie mit atypischen Neuroleptika im Kindes- und Jugendalter (aus Fegert 1999)

1. Aufklärung über Risiken, Nebenwirkungen, Wirkungen etc
2. Aufklärung darüber, dass das Arzneimittel nicht bestimmungsgemäß im Sinne der Zulassung eingesetzt werden soll
3. Aufklärung darüber, dass atypische Neuroleptika für Minderjährige noch nicht abschließend erprobt und nach dem AMG für diese Altersgruppe nicht zugelassen sind
4. Aufklärung über alternative erprobte und zugelassene Medikamente sowie deren Wirkungen und Nebenwirkungen und insbesondere der Hinweis darauf, dass diese Medikamente uneingeschränkt zur Verfügung stehen
5. Aufklärung darüber, dass weder der Arzt noch der Medikamentenhersteller bei einer Einwilligung in den Behandlungsversuch haftet, sondern das Haftungsrisiko bei den einwilligenden Personen liegt

Der Inhalt des Aufklärungsgesprächs ist zu dokumentieren. Sinnvoll ist es, den jungen Patienten und ihren Angehörigen einen Fragenkatalog zur Verfügung zu stellen, wie er von der amerikanischen Fachgesellschaft für Kinder- und Jugendpsychiatrie (AACAP) als Elterninformation herausgegeben wurde. Der Fragenkatalog enthält folgende Fragen (s. Fegert 1999).

Fragenkatalog der Amerikanischen Fachgesellschaft für Kinder- und Jugendpsychiatrie (AACAP) zur Medikamententherapie (aus Fegert, 1999)

1. Wie ist der Name des Medikamentes? Gibt es noch andere Bezeichnungen für dieses Medikament?
2. Was ist über die Wirksamkeit dieses Medikamentes bei anderen Kindern, die eine vergleichbare Problematik wie mein Kind haben, bekannt?
3. Wie wird das Medikament meinem Kind helfen? Wie lange muss ich warten, bis ich eine positive Wirkung sehe? Was ist ein Kriterium dafür, wann und ob es erfolgreich wirkt?
4. Was sind die üblichen Nebenwirkungen dieser Behandlung?
5. Was sind seltene oder ernste Nebenwirkungen, welche auch immer vorkommen können?
6. Kann man von der Medikation abhängig werden? Besteht eine Suchtgefahr?
7. Wie ist die empfohlene Dosierung? Wie oft am Tag muß die Medikation eingenommen werden?
8. Gibt es Routineuntersuchungen wie EKG, Blutwerte usw., die zunächst durchgeführt werden müssen, bevor das Kind das Medikament nehmen kann? Müssen ähnliche Laborkontrollen während der Einnahme der Medikation erfolgen?
9. Dokumentiert ein Kinder- und Jugendpsychiater die Reaktionen meines Kindes auf die Medikation und nimmt er im Zweifelsfall eine Veränderung der Dosierung vor, wenn dies nötig ist? Wie oft wird der Fortschritt evaluiert und wer tut dies?
10. Gibt es andere Medikamente oder Nahrungsmittel, die mein Kind vermeiden muss, solange es die Medikation nimmt?
11. Gibt es Aktivitäten, die mein Kind vermeiden muss, während es die Medikation nimmt? Wird hinsichtlich bestimmter Aktivitäten zur Vorsicht geraten?

12. Wie lange wird mein Kind die Medikation einnehmen müssen? Wie kommt es zu der Entscheidung, die Behandlung zu beenden?
13. Was kann ich machen, wenn sich ein Problem herausstellt (z.B. wenn mein Kind körperlich krank wird, wenn eine Medikamentengabe vergessen wurde, wenn sich Nebenwirkungen zeigen)?
14. Was sind die Kosten der Behandlung (gibt es Unterschiede zwischen Markenmedikamenten und Generika)?
15. Müssen Lehrer, Schulsozialarbeiter, Hortbetreuer o.ä. Personen über die Behandlung informiert werden?

Das Ziel solcher Aufklärungen sollte eine kooperative Pharmakotherapie sein. Der Gesamtbehandlungskontext ist auch bei einer stationären Pharmakotherapie von entscheidender Bedeutung. Bei guter und vertrauensvoller Zusammenarbeit zwischen Arzt, Patient und Angehörigen wird nicht nur die Behandlungscompliance erhöht, ein ruhiges therapeutisches Milieu im Sinne des „Soteria"-Projektes von Mosher (1999) scheint auch eine Dosisreduktion der erforderlichen Neuroleptika zu ermöglichen. McGorry et al. (1995) berichten von erfolgreichen Akutbehandlungen bei ausgewählten schizophrenen Patienten mit durchschnittlich 1,5 bis 2 mg Haldol-Äquivalenten. Die erforderliche neuroleptische Dosis kann als Maßstab für die Güte des psychosozialen Angebotes dienen. Naber et al. (2000) weisen darauf hin, dass die Neuroleptika vorsichtig dosiert werden sollen, damit die Affekte erträglicher, aber nicht ausgelöscht werden und das Risiko einer postschizophrenen Depression nicht erhöht wird.

Grundsätzlich ist eine *Monotherapie* anzustreben, die über einen hinreichend langen Zeitraum fortgesetzt werden sollte. Beginn in niedriger Dosierung, langsames Hochgehen bis zur Ermittlung der optimalen Wirkdosis. Wenn keine optimale Wirkung eintritt, dann weiteres Steigern der Medikation bis zur Maximaldosis über einen Zeitraum von etwa 4–6 Wochen. Bei ausbleibender bzw. unbefriedigender Wirkung Wechsel zu einem anderen atypischen Neuroleptikum (SGA) mit identischem Vorgehen. Bei stärkeren Angst- und Unruhezuständen ist die zusätzliche Gabe von Benzodiazepinen zu empfehlen (s. Abb. 36).

13.2.2 Psychopharmaka in der Akutphase

Ziel einer psychopharmakologischen Behandlung ist die Beeinflussung positiv-produktiver Symptome in der Akutphase und die Dämpfung psychomotorischer Erregungszustände. In postakuten Phasen und bei chronischen Psychosen stehen dagegen die Verbesserung der Negativsymptomatik (u.a. Antriebsarmut, kognitive Störungen, sozialer Rückzug) und die Rückfallprophylaxe im Vordergrund.

Ziel einer adäquaten Dosierung ist das Erreichen einer wirksamen Konzentration am Wirkort, also am neuralen Rezeptor. Entsprechend dem Grundsatz des „nil nocere" muss ein ausgewogenes Verhältnis zwischen nützlicher Wirkung und schädlicher Nebenwirkung, d.h. eine optimale Effizienz hinsichtlich Auswahl, Dosierung und Applikation des Neuroleptikums angestrebt werden. Das bedeutet, dass Komponenten wie Alter, Größe, humoraler und sexueller Reifestatus, Gewicht, Körperoberfläche, Zielsymptomatik, Soziodynamik, individuelle Reaktionsweise und Drogentoleranz berücksichtigt werden müssen. Starre Dosierungsschemata sind also unangebracht, entsprechende Dosierungstabellen in den jeweiligen Lehrbüchern sind nur als Hinweise anzusehen.

Wichtig ist es zu bedenken, dass ähnliche antipsychotische Effekte bei schizophrenen Patienten mit sehr unterschiedlichen Neuroleptikadosen erzielt werden können! *Eine Hochdosierung bzw. hohe Serumspiegel haben keine wesentliche Verbesserung der Besetzung von Rezeptoren mit Neuroleptika zur Folge.* Dies entspricht auch der klinischen Erfahrung: In einem hohen Dosisbereich kommt es nicht mehr zu einer sichtbaren Effizienzsteigerung des Medikaments. Deshalb sollte grundsätzlich eine mittlere Dosis angestrebt werden.

Wie in Kapitel 12.8 und 12.12 ausgeführt, ist bei der Schizophrenie von einem dopaminergen Ungleichgewicht zwischen kortikalen und subkortikalen Strukturen auszugehen. Dabei stehen positive Symptome wie Wahn und Halluzinationen vermutlich in einem Zusammenhang mit einer verstärkten subkortikalen Dopaminfreisetzung und einer entsprechend aktivierten D2-Rezeptorenstimulation. Letztere bildet den Ansatzpunkt für neuroleptische D2-Rezeptorenblocker.

Bei der Mehrzahl v.a. der klassischen Neuroleptika der ersten Generation handelt es sich um Dopaminantagonisten, genauer um Dopamin-D2-Rezeptorenblocker, worauf ihre antipsychotische Wirkung zurückgeführt wird. Bei ihrem Einsatz sollten mindestens 50%, aber nicht mehr als 80% der postsynaptischen D2-Rezeptoren besetzt sein, um eine klinische Wirkung zu erzielen. Bei einer Besetzung von über 80% dopaminerger D2-Rezeptoren kommt es nicht mehr zu einer Wirkungssteigerung aber zu einer deutlichen Risikoerhöhung für das Auftreten von EPS! Das *Aripiprazol* besetzt in klinischer Dosierung allerdings bis zu 95% striataler D2-Rezeptoren *ohne* EPS zu produzieren, was mit dessen partiell dopaminagonistischen Wirkung zu erklären ist (Eggers 2005).

Der *D2-Antagonismus* beeinflusst im Wesentlichen produktiv-positive Symptome (antipsychotische Wirkung), ist aber auch für das Entstehen extrapyramidal-motorischer Nebenwirkungen (EPS) und endokrinologischer Effekte (Prolaktinerhöhung) verantwortlich. Der *5-HT2A-Antagonismus* wirkt sich positiv auf Negativsymptome und kognitive Störungen aus, bei relativ geringerer Ausprägung von EPS. Der *5-HT1A-Antagonismus* hat eine antidepressive, anxiolytische und kognitionsverbessernde Wirkung.

Das nachfolgende Diagramm (s. Abb. 35) stellt schematisch eine Entscheidungshilfe für das Vorgehen in der Akutphase dar.

13.2.3 Auswahl des Antipsychotikums

Die Auswahl des Medikaments sollte sich nach der jeweils erforderlichen antipsychotischen Potenz des Präparates, unerwünschten Nebenwirkungen sowie nach bisherigen Vorerfahrungen des Patienten mit Neuroleptika richten. Die Wirksamkeit der verschiedenen Substanzen ist individuell unterschiedlich. Zeigt sich nach vier bis sechs Wochen unter ausreichendem Plasmaspiegel kein hinreichender Effekt, sollte ein Medikament aus einer anderen Stoffklasse eingesetzt werden. Liegen akute produktive Symptome vor und besteht vor allem eine hochgradige Erregung, sind hoch- bis mittelpotente Neuroleptika indiziert, z.B. Haloperidol, 5–10 mg oral, i.m. oder i.v. Kommt es dabei nicht zu einer ausreichenden Beruhigung, können zusätzlich Benzodiazepine (z.B. Lorazepam) oder niedrigpotente Neuroleptika wie Levomepromazin (25–50 mg) eingesetzt werden (s. Abb. 36).

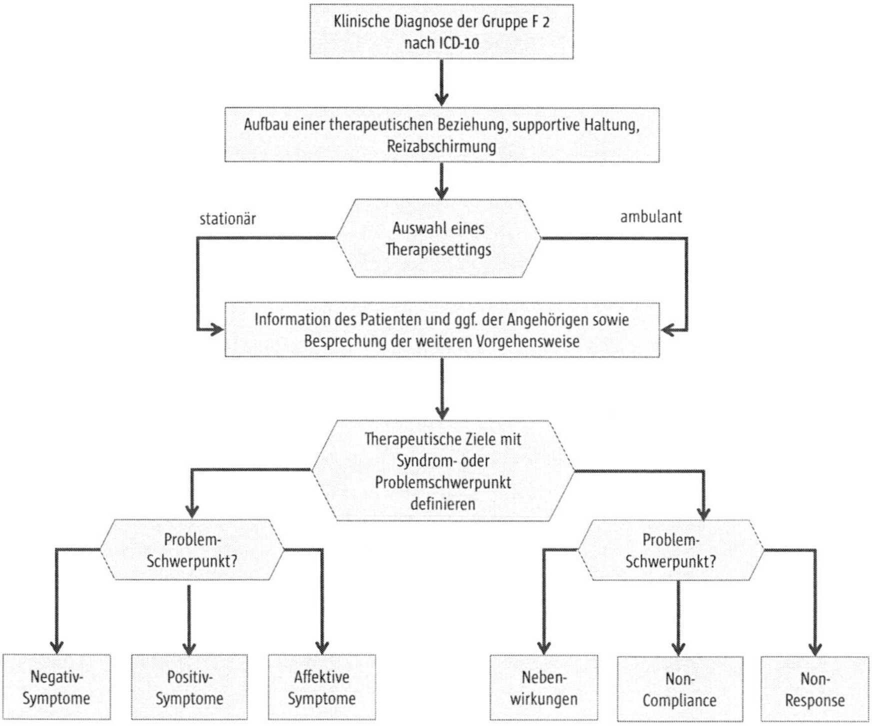

Abb. 35 Vorgehen in der Akutphase (Wobrock T, Falkai P, Pajonk F-G. Akuttherapie der Schizophrenie. Fortschr Neurol Psychiatr 2004; 72(12):705–726, Abdruck mit Genehmigung von Georg Thieme Verlag KG, Stuttgart)

Für Kinder und Jugendliche sind insbesondere solche Medikamente geeignet, die einerseits die kognitiven Funktionen möglichst wenig beeinträchtigen und andererseits eine gute Wirkung auf die Negativsymptomatik zeigen. Hierzu zählen u.a. die Antipsychotika der zweiten Generation. Zu berücksichtigen ist dabei, dass hochpotente Neuroleptika (in erster Linie die Antipsychotika der ersten Generation) in starkem Maße mit extrapyramidalmotorischen Symptomen (EPS) einhergehen und wenig sedierend wirken, umgekehrt niedrigpotente Neuroleptika stärker sedieren und bei geringerer antipsychotischer Wirksamkeit in der Regel nur geringe EPS aufweisen. Die SGAs wirken im Allgemeinen gleich gut oder zum Teil sogar besser als die FGAs und haben eine geringere Neigung zu EPS – vgl. hierzu die groß angelegte Metaanalyse von Leucht et al. (2009). Zu bedenken ist, dass es unter einer Medikation mit potenten D2-Blockern zu einer Vermehrung und Hypersensibilisierung von D2-Rezeptoren kommen kann, was u.U. zu sogenannten Absetzpsychosen führen kann, deshalb ist ein besonders langsames Ausschleichen der Medikation erforderlich!

Eine Entscheidungshilfe für das therapeutische Procedere bei akuten psychotischen Erregungszuständen gibt Abbildung 36 wieder.

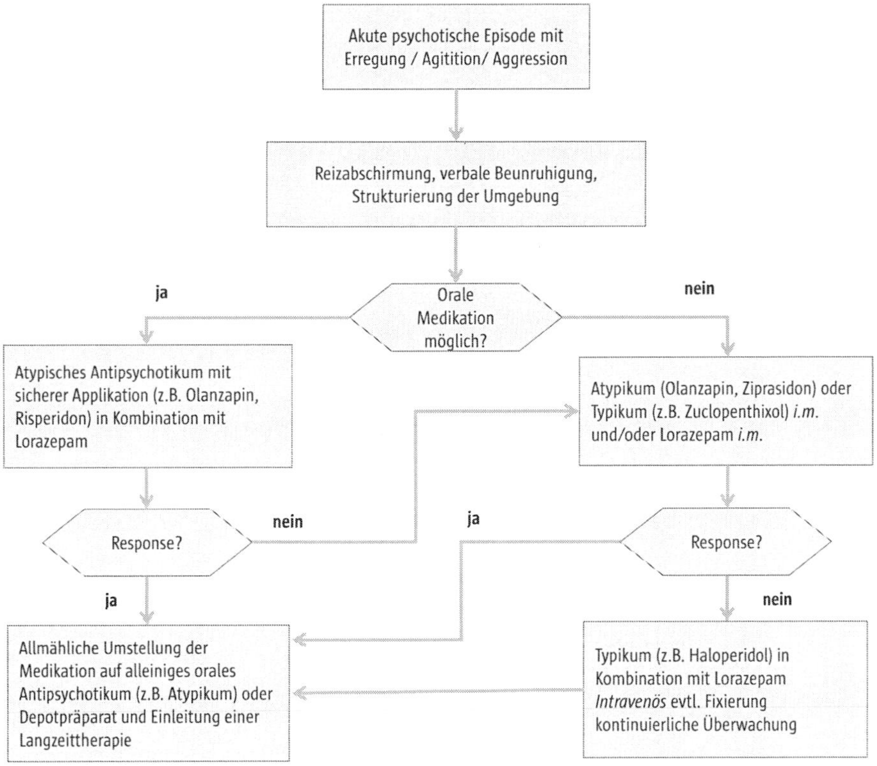

Abb. 36 Vorgehen bei akuter psychotischer Erregung (Wobrock T, Falkai P, Pajonk F-G. Akuttherapie der Schizophrenie. Fortschr Neurol Psychiatr 2004; 72(12):705–726, Abdruck mit Genehmigung von Georg Thieme Verlag KG, Stuttgart)

13.2.4 Charakteristika der SGAs (sog. Atypika)

SGAs haben gegenüber den FGAs einige Vorteile, die gerade für junge Menschen bedeutsam sind:

- Keine oder geringere extrapyramidalmotorische Nebenwirkungen
- Günstige Wirkung auf Negativsymptomatik
- Positiver Effekt auf die kognitive Leistungsfähigkeit bzw. Fehlen von Beeinträchtigungen kognitiver Funktionen wie Aufmerksamkeit, Motivation und Gedächtnis, was besonders bei Kindern und Jugendlichen von erheblicher Bedeutung ist
- Erfolg versprechende Effekte bei Therapieresistenz
- Weniger ausgeprägte oder Fehlen von Hyperprolaktinämie
- Neuroprotektive Eigenschaften

Die geringe Neigung zur Ausbildung von EPS beruht zum Teil darauf, dass SGAs serotonerge 5-HT2A-Rezeptoren im nigrostiatalen System blockieren. Dadurch, dass der gleiche Rezeptortyp im tuberoinfundibulären System blockiert wird, bleibt die Prolaktinerhöhung aus, welche eine unangenehme Begleitwirkung der klassischen D2-Blocker ist. Wie im Kapitel 12.8 beschrieben, liegen die Zellkörper der serotonergen Neurone in den Raphekerne und projizieren von dort in andere Hirnregionen. Die Blockade von 5-HT2A-Rezeptoren führt zu einer gesteigerten Aktivität dopaminerger Neurone u.a. in der Substantia nigra, was der Ausbildung von EPS entgegen wirkt. Auch das Aripiprazol, ein Antipsychotikum der neuesten Generation, weist keine oder nur eine geringe Neigung zu EPS auf und geht nicht mit einer Prolaktinerhöhung einher. Das Neuartige an dieser Substanz ist, dass es eine partiell dopaminagonistische Wirkung besitzt, und zwar in Regionen mit verminderter dopaminerger Aktivität, z.B. im mesokortikalen und nigrostriären Bereich. Dies ist die Ursache dafür, dass unter Aripiprazol keine nennenswerten EPS auftreten. Im mesolimbischen System bewirkt Aripiprazol dagegen eine ausreichende Rezeptorblockade, was therapeutisch äußerst erwünscht ist, denn in dieser Region ist vor allem bei akuten schizophrenen Psychosen die dopaminerge Aktivität erhöht. Wie die anderen atypischen Antipsychotika ist Aripiprazol ein 5-HT2A-Rezeptorantagonist, gleichzeitig aber auch ein 5-HT1A-Rezeptoragonist, wodurch es zu einer anxiolytischen Wirkung und zu einer Verbesserung der Negativsymptomatik kommt (s. Kap. 13.2.2). Da vor allem bei chronischen Schizophrenien die dopaminerge Aktivität im Bereich des dorsolateralen präfrontalen Cortex (DLPFC) erniedrigt ist, ist hier der dopaminagonistische Effekt des Aripiprazol hilfreich. Denn auf diese Weise wird die Negativsymptomatik gelindert, d.h. es kommt zu einer Verbesserung des Antriebs, und kognitive Funktionen wie insbesondere die des planenden Denkens und Handelns werden positiv beeinflusst. Auch gibt es Berichte über günstige Effekte bei schizophrenen Patienten mit komorbider Zwangsstörung (Glick et al. 2008).

Im Kapitel 12.8 ist auf die Interaktionen zwischen dopaminergen und serotoninergen Funktionen sowie auf die Beeinflussung positiver und negativer Symptome als Folge dieser Wechselwirkungen eingegangen worden. Die Kombination von dopaminerg-serotonerg wirksamen Neuroleptika der 2. Generation ist daher sinnvoll. Denn das Zusammenwirken von 5-HT2A-Antagonismus und partieller D2-Blockade hat zwei Vorteile:

1. Durch den 5-HT2A-Antagonismus kommt es zu einem vermehrten Dopaminrelease im frontalen Kortex und einer entsprechenden Verbesserung negativer Symptome und kognitiver Dysfunktionen. Unterstützt wird dies durch eine agonistische Wirkung auf HT1A-Rezeptoren, die im präfrontalen Kortex verstorbener Schizophrener vermehrt nachgewiesen worden sind.
2. 5-HT2A-Antagonisten führen zu einer Verminderung der phasischen Dopaminfreisetzung in subkortikalen Strukturen mit therapeutisch günstigen Auswirkungen auf positive Symptome.

In den Darlegungen in Kapitel 12.10 wurde bereits erwähnt, dass sich der Histondeazetylasehemmer *Valproat* als therapeutisch wirksam erwiesen hat, u.a. in Kombination mit *Clozapin* und *Sulpirid*. Die bisherigen Forschungsergebnisse sprechen dafür, dass diese Kombinationsbehandlung zu einer De-methylisierung des GABA-promotors und zu einer Modifikation der Chromatinstruktur führt, mit einer entsprechend verstärkten Aktivierung von Transkriptionsprozessen, insbesondere werden GABAerge Funktionen gefördert, welche bei schizophrenen Psychosen beeinträchtigt sind (Costa et al. 2009).

In Abbildung 37 wird ein Vorschlag für ein mögliches Vorgehen in Abhängigkeit vorherrschender positiver oder negative Symptome gemacht.

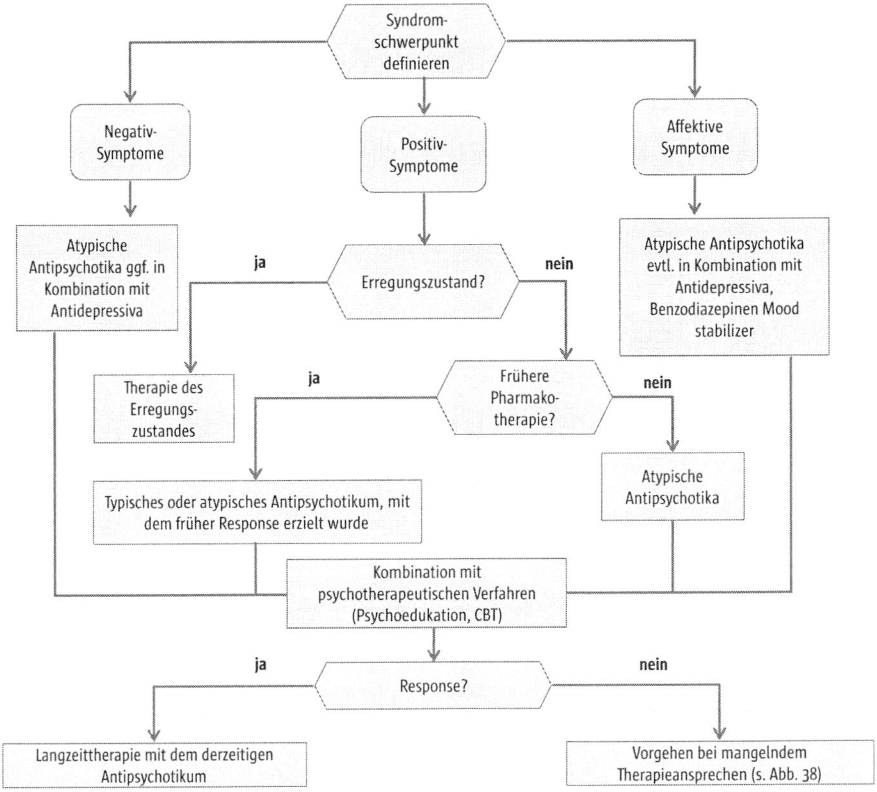

Abb. 37 Entscheidungsbaum für ein Vorgehen entsprechend vorherrschender Symptomatik (Wobrock T, Falkai P, Pajonk F-G. Akuttherapie der Schizophrenie. Fortschr Neurol Psychiatr 2004; 72(12):705–726, Abdruck mit Genehmigung von Georg Thieme Verlag KG, Stuttgart)

13.2.5 Dosierungshinweise

Bei Erstmanifestation einer schizophrenen Psychose sind im Allgemeinen niedrigere Dosierungen erforderlich als bei späteren Rezidiven. Auf Grund der hohen Individualität der Wirkungseffizienz können nur allgemeine Dosierungsempfehlungen gegeben werden (s. Tab. 80 u. 81). Individuelle Unterschiede in der Wirksamkeit und Verträglichkeit von Psychopharmaka sind u.a. durch pharmakogenetische Unterschiede im Cytochrom P-450-System bedingt – 90% der Psychopharmaka werden über dieses System metabolisiert. Durch Genmutationen in diesem System kann es zu Veränderungen der Metabolisierungsrate und entsprechend zu interindividuellen Unterschieden der Wirkungsintensität von Antipsychotika kommen. Die *Zieldosen* bei Kindern und Jugendlichen orientieren sich im Wesentlichen an den Erfahrungen, die bei Erwachsenen gewonnen wurden. Mit Ausnahme von hochakuten Erregungszuständen sollte zunächst mit einer niedrigen Dosierung begonnen und bis zu einer optimalen Wirkung gesteigert werden (s. Kap. 13.2.3). Wenn eine ausreichende antipsychotische Wirkung erzielt worden ist, kann nach ca. einem halben Jahr mit einer *behutsamen* Dosisreduzierung begonnen werden.

Auch bei ersterkrankten Patienten sollte nach Abklingen der Symptomatik die *Erhaltungsdosis mindestens 6 Monate weitergegeben werden!* Erst danach sehr vorsichtiges Ausschleichen der Medikation!

Tab. 80 Dosierungshinweise für Antipsychotika der ersten Generation

Substanz	Dosierung pro Tag
Flupentixol	3–15 mg
Fluphenazin	4–6 mg
Perphenazin	4–6 mg
Perazin	75–450 mg
Chlorprothixen	45–300 mg
Levomepromazin	50–300 mg
Promethazin	25–200 mg
Benperidol	2–6 mg
Bromperidol	5–10 mg
Haloperidol	3–10 mg

Tab. 81 Dosierungshinweise für Antipsychotika der zweiten Generation

Substanz	Startdosis pro Tag	Zieldosis pro Tag
Risperidon	0.25–0.5 mg	1–6 mg
Olanzapin	2.5–5 mg	5–20 mg
Clozapin	12.5 mg 2x täglich	50–600 mg
Amisulpirid	50–200 mg	200–800 mg
Quetiapin	25–50 mg 2x täglich	250–800 mg
Ziprasidon	20 mg	80–160 mg
Aripiprazol	2.5–5 mg	15–20 mg

13.2.6 Nebenwirkungen

Häufig kommt es v.a. bei Antipsychotika der ersten Generation (FGAs) zum Auftreten von *extrapyramidalmotorischen Nebenwirkungen* (EPS). Während der Akutbehandlung ist auf das Auftreten einer *Akathisie* zu achten, welche nicht mit einer psychomotorischen Unruhe verwechselt werden darf (Therapie: β-Blocker, z.B. Propranolol 30–120 mg oder Biperiden 0.04 mg/kg). Das Auftreten von EPS hängt vom Ausmaß der Blockade striataler Dopaminrezeptoren ab. Wenn mehr als 80% besetzt sind, kommt es auch bei kombinierten 5-HT2A- und D2-Blockern dosisabhängig zu EPS, bei Risperidon z.B. in einer Dosierung von mehr als 4 mg/Tag. Einen Überblick über bedeutsame extrapyramidale Nebenwirkungen gibt Tabelle 82.

Tab. 82 Extrapyramidale Nebenwirkungen einer neuroleptischen Therapie (modif. mit freundlicher Genehmigung von Springer Science+Business Media: Holsboer F, Gründer G, Benkert O. Handbuch der Psychopharmakotherapie, Antipsychotika, 2008, S. 591–624, Gerhard Gründer, Tab. 29.8)

Syndrom	Klinik	Zeit des höchsten Risikos	Mechanismus	Behandlung
Frühdyskinesien	Muskelspasmen von Zunge, Gesicht, Nacken, Rücken; mit fokalen Anfällen zu verwechseln; keine Hysterie	1–5 Tage	Unbekannt	Anticholinergika sind diagnostisch und rasch wirksam
Akathisie	Motorische Unruhe, keine Angst oder „Agitiertheit"	5–60 Tage	Unbekannt	Dosisreduktion oder Umstellung auf andere Substanzen; vorübergehend Benzodiazepine oder β-blocker (Propanolol)
Parkinsonoid	Bradykinese, Rigor, Tremor, wechselnder Intensität; Hypomimie, kleinschrittiger Gang	5–30 Tage, Wiederauftreten nach Einzeldosis möglich	D2-Rezeptorantagonismus	Dosisreduktion oder Umstellung auf andere Substanzen; vorübergehend Anticholinergika
Malignes neuroleptisches Syndrom	Katatonie, Stupor, Fieber, vegetative Entgleisung, Myoglobinämie, potenziell lebensbedrohlich	Wochen; kann auch nach Absetzen des Antipsychotikums viele Tage persistieren	D2-Rezeptorantagonismus wahrscheinlich mit ursächlich	Sofortiges Absetzen des Antipsychotikums; Dantrolen oder Bromocriptin
Perioraler Tremor („Rabbit-Syndrom")	Perioraler Tremor (möglicherweise späte Variante des Parkinsonoids)	Nach Monaten bis Jahren	Unbekannt	Dosisreduktion oder Umstellung auf andere Substanzen; vorübergehend Anticholinergika
Spätdyskinesien	Orofaziale Dyskinesien, später alle Muskelgruppen betreffend, choreoathetoide und dystone Bewegungen	Nach Monaten oder Jahren (Verschlechterung nach Absetzen!)	Vermutlich dopaminerge Supersensitivität	Prävention absolut essenziell; Behandlung schwierig und unbefriedigend

Die unangenehmste Nebenwirkung der SGAs ist die *Gewichtszunahme*, dies trifft insbesondere für Clozapin und Olanzapin zu. Der Grund liegt in der starken Affinität zu histaminergen H1-Rezeptoren (s. Tab. 84). In geringerem Maß trifft dies auch für Risperidon zu, während Quetiapin und Ziprasidon sich gewichtsneutral verhalten. Etwa für 50–60% der mit SGAs behandelten Kinder und Jugendlichen stellen Gewichtszunahme, Diabetes und Hyperlipidämie eine große, bislang noch nicht zufriedenstellend bewältigte Herausforderung dar (Kumra et al. 2008). Sinnvoll ist eine frühzeitige diätetische Beratung. Die Appetitsteigerung und die konsekutive Gewichtszunahme sind dadurch bedingt, dass SGAs, in vorderster Linie Olanzapin und Clozapin, selektiv die AMP-Protein-Kinase im Hypothalamus stimulieren. Die AMP-Protein-Kinase ist ein Biokatalysator, der appetitanregend wirkt und damit ein Gegenspieler des Leptins ist. In die Stimulierung der hypothalamischen AMP-Protein-Kinase sind Histamin-H1-Rezeptoren involviert, die von SGAs in unterschiedlichem Ausmaß, am stärksten durch Olanzapin und Clozapin blockiert werden (Kim et al. 2007). Mäuse mit einer genetischen Defizienz der H1-Rezeptoren reagieren bei Verabreichung von SGAs *nicht* mit einer Gewichtszunahme. Substanzen wie Risperidon, Ziprasidon, Haloperidol und Aripiprazol mit nur gering ausgeprägten H1 blockierenden Eigenschaften haben eine wesentlich geringere appetitsteigernde Wirkung und sie üben keinen stimulierenden Einfluss auf die Protein-Kinase aus (Kim et al. 2005).

Die wichtigsten metabolischen Nebenwirkungen der SGAs sind in Tabelle 83 aufgeführt.

Ziprasidon hat zusätzlich anxiolytische und antidepressive Eigenschaften durch die Aktivierung von 5-HT1A- und 5-HT1D- sowie 5-HT2C-Rezeptoren. Der antidepressive Effekt des Ziprasidon wird verstärkt durch eine Hemmung der Noradrenalin- und Serotonin-Wiederaufnahme in die präsynaptische Membran, sodass diese beiden Neurotransmitter verstärkt in der Synapse zur Verfügung stehen.

Auch in anderer Hinsicht unterscheidet sich das Nebenwirkungsprofil der SGAs untereinander: Während Quetiapin und Ziprasidon keine nennenswerten negativen Auswirkungen auf EPS-Rate und Prolaktinspiegel haben, zeigt Risperidon eine dosisabhängige Tendenz zum Auftreten von EPS und Prolaktinerhöhungen. Olanzapin dagegen kann bei längerfristiger Anwendung in ansteigender Dosierung zum Auf-

Tab. 83 Metabolische Nebenwirkungen atypischer Neuroleptika (SGAs) (ursprünglich veröffentlicht in: European Psychiatric Review (C) Touch Briefings. Abgedruckt mit Genehmigung. Lee C und Shatique U, The Significance of Cognitive Functioning, Physical Health and Early Non-response in Schizophrenia, European Psychiatric Review, 2009; 2(1):24–38)

Antipsychotikum	Gewichtszunahme	Diabetesrisiko	Dyslipidämie
Clozapin	+++	+	+
Olanzapin	+++	+	+
Risperidon	++	D	D
Quetiapin	++	D	D
Ziprasidon	+/-	-	-
Aripiprazol	+/-	-	-

+ gesteigerte Wirkung. – keine Wirkung, D divergierende Wirkung treten von Akathisie und Parkinsonismus sowie zu einem Anstieg von Prolaktin, Triglyceriden und Cholesterin führen (Kryzhanovskaya et al. 2009).

Im Übrigen haben Metaanalysen über eine große Zahl randomisierter kontrollierter Studien zur Wirksamkeit von SGAs im Vergleich zu FGAs die Überlegenheit von Clozapin, Amisulprid, Risperidon und Olanzapin nachgewiesen. Dabei war die Effektstärke für Clozapin am ausgeprägtesten (Davis et al. 2003, Tandon u. Jibson 2003). Doch Clozapin hat auch die höchste Nebenwirkungsrate. Außer der Gewichtszunahme kann es zu Agranulozytose, Sedierung, Herabsetzung der Krampfschwelle (Provokation von zerebralen Anfällen!), zu anticholinergen Effekten, orthostatischer Hypotension oder Hypersalivation kommen. Risperidon kann zu Erektionsstörungen führen, die gerade für Jugendliche und Heranwachsende sehr unangenehm sind. – Wegen der genannten, vor allem der hämatopoetischen Nebenwirkungen von Clozapin müssen vor allem Blutbildkontrollen in den ersten 18 Behandlungswochen wöchentlich, danach monatlich, durchgeführt werden! Wenn unter Clozapin einmal eine Agranulozytose aufgetreten ist, muss ein Medikamentenwechsel erfolgen und das Clozapin darf nicht wieder eingesetzt werden!

In den letzten Jahren ist die Verordnung von typischen Neuroleptika bei Kindern und Jugendlichen zurückgegangen, während es zu einem sehr deutlichen Anstieg der Medikation mit atypischen Neuroleptika in dieser Altersgruppe gekommen ist (Patel et al. 2005). Aufgrund der Nebenwirkungen, insbesondere der ungünstigen metabolischen Effekte und deren Auswirkungen auf mögliche kardiovaskuläre Risiken, sollte der Einsatz von sog. Atypika jedoch sehr sorgfältig abgewogen werden, zumal inzwischen auch kritische Berichte über die Überlegenheit von Atypika bei der Behandlung jugendlicher Schizophrenien vorliegen (Keefe et al. 2007, Robles et al. 2009, Sikich et al. 2008).

Die unterschiedlichen Rezeptorbindungsprofile der SGAs sind für Unterschiede sowohl der unerwünschten als auch der erwünschten (antipsychotischen) Wirkungen verantwortlich. So bindet *Quetiapin* sehr stark an Histamin-H1- und an α1-Rezeptoren, aber nur relativ schwach an D2-Rezeptoren. Um eine ausreichende antipsychotische Wirkung zu erzielen, bedürfte es deshalb einer ca. 10fach höheren Dosierung als sie für einen sedierenden Effekt (H1- und α1-Rezeptorbindung) ausreichend wäre.

Bei allen Neuroleptika der ersten und zweiten Generation sind sorgfältige Blutbild-, EKG- und EEG-Kontrollen erforderlich (EKG wegen QT-Verlängerungen, EEG wegen Herabsetzung der Krampfschwelle).

Tab. 84 Rezeptorbindungsprofile von SGAs

	D2	5-HT2A	5-HT2C	α1	H1
Risperidon	+++	++++	+	+++	++
Olanzapin	+++	++++	+++	(+)	++++
Clozapin	+	++	++	+++	+++
Amisulprid	+++	(+)	–	–	–
Quetiapin	+	++++	–	+++	++
Ziprasidon	+++	++++	++++	+	(+)
Aripiprazol	++++	+++	+	(+)	(+)

13.2.7 Langzeittherapie und Rezidivprophylaxe

Schizophrene Psychosen verlaufen häufig rezidivierend bzw. chronisch. Etwa 70–80% der im Jugendalter beginnenden Schizophrenien rezidivieren innerhalb von drei Jahren. Deshalb ist in der Regel eine Langzeitbehandlung, u.a. mit Depotneuroleptika angezeigt. Dabei sollte die Rezidivprophylaxe mit der Substanz durchgeführt werden, die sich auch bei der Akutsymptomatik als wirksam erwiesen hat. Eine kontinuierliche Behandlung schizophrener Psychosen hat sich der intermittierenden als überlegen erwiesen. Der aktuelle Trend geht von der oralen Langzeitbehandlung zur Verabreichung von Depotpräparaten. Zu entscheiden ist, ob eine orale oder intramuskuläre Depotbehandlung durchgeführt wird. Letztere bietet den Vorteil, dass Probleme der Compliance und der intestinalen Absorption umgangen werden, sodass sich die Wahrscheinlichkeit konstanter neuroleptischer Wirkspiegel erhöht (Dosierungsrichtlinien s. Tab. 85).

Tab. 85 Mindestdosen der neuroleptischen Rezidivprophylaxe

Substanz	Dosis	Dauer
Fluphenazindecanoat	6,5–12,5 mg (max. 25 mg)	Alle 2 Wochen
Flupentixoldecanoat	20 mg	Alle 2 Wochen
Haloperidoldecanoat	50–60 mg (max. 200 mg)	Alle 4 Wochen
Risperidondepot	25–75 mg	Alle 2 Wochen

Eine Alternative zur Depotbehandlung ist die orale Langzeitmedikation mit SGAs, insbesondere, wenn zuvor ein SGA erfolgreich eingesetzt wurde – entsprechend dem o.g. Grundsatz. Für die Verwendung von SGAs auch zur Langzeitbehandlung sprechen die bereits erwähnten Vorteile, v.a. aber die Tatsache, dass SGAs i.d.R. nicht zu einer Verminderung der dopaminergen Aktivität im DLPFC führen, wie dies bei klassischen Neuroleptika (FGAs) der Fall ist. Infolgedessen kommt es unter SGAs seltener zu unerwünschten Nebenwirkungen wie Anhedonie, Motivationslosigkeit, Adynamie, Reduzierung der emotionalen Erlebnisfähigkeit und kognitiven Funktionsstörungen, vor allem im Bereich des planenden Denkens und Handelns. Auch ist das Risiko für Spätdyskinesien gegenüber FGAs verringert und die Compliance ist wegen der geringeren Nebenwirkungen besser. Durch eine Metaanalyse konnte gezeigt werden, dass die Rückfallrate unter SGAs um etwa ein Drittel niedriger ist als unter FGAs (Leucht et al. 2003).

Inzwischen gibt es ein neu zugelassenes Atypikum in Retard-Form, das *Paliperidon* ER, ein wirksamer Metabolit des Risperidon (9-Hydroxyrisperidon). Paliperidon bindet stark an serotonerge 5-HT2- und dopaminerge D2-Rezeptoren. Darüber hinaus blockiert Paliperidon auch α1-adrenerge Rezeptoren und, im geringeren Ausmaß, H1-histaminerge sowie α2-adrenerge Rezeptoren. Es wird vorwiegend renal metabolisiert. Der Vorteil von *Paliperidon* ER (ER = extended release) ist, dass es eine *oral verfügbare Retardform* der Substanz darstellt und eine ähnliche Nebenwirkungsrate wie Risperidon aufweist. Es kann auch in akuten Krankheitsstadien eingesetzt werden und führt zu signifikanten Verbesserungen der psychopathologischen Symptomatik (Abnahme der PANSS-Werte) – Chwieduk u. Keating (2010), Marder et al. (2007), Meltzer et al. (2008).

Auch bei einer Langzeittherapie sind regelmäßige Kontrolluntersuchungen angezeigt. Patientenkontakte sollten mindestens einmal im Monat stattfinden. Sie dienen nicht nur der Routineuntersuchung sondern auch der Einschätzung der Symptomatik und der Nebenwirkungen, der Erhöhung der Compliance und der Implementierung psychosozialer Interventionen.

Bei ersterkrankten Patienten sollte die *Dauer der Rezidivprophylaxe* sich mindestens über einen Zeitraum von 1 Jahr erstrecken. Bei Patienten mit einem oder mehreren Rückfällen innerhalb von 5 Jahren sollte die Rezidivprophylaxe über mehrere Jahre durchgeführt werden, wenn *mindestens eine fünfjährige Rezidivfreiheit* besteht.

Abschließend ein Behandlungsvorschlag bei mangelhaftem Ansprechen auf die bisherige Medikation (s. Abb 38).

13.3 Psychosoziale Therapie

13.3.1 Allgemeines

Die Behandlung schizophrener Patienten darf sich nicht auf die Pharmakotherapie beschränken! Mit einer schizophrenen Erkrankung sind i.d.R. erhebliche und sowohl Patienten als auch Angehörige belastende Probleme verbunden. Die Lebensentwicklung der Betroffenen hat plötzlich oder schleichend einen gravierenden „Knick" er-

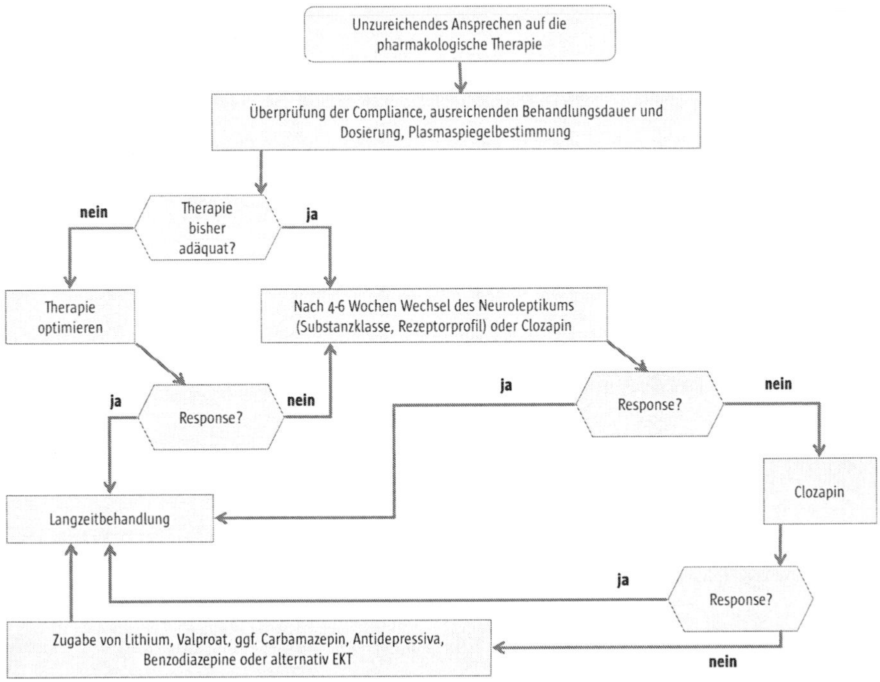

Abb. 38 Vorgehen bei mangelndem Therapieansprechen (Wobrock T, Falkai P, Pajonk F-G. Akuttherapie der Schizophrenie. Fortschr Neurol Psychiatr 2004; 72(12):705–726, Abdruck mit Genehmigung von Georg Thieme Verlag KG, Stuttgart)

fahren, was gerade bei jungen Menschen häufig mit Verzweiflung, Hoffnungslosigkeit, Versagensängsten, Selbstzweifel, Resignation und mit tiefer Ratlosigkeit bei allen Beteiligten verbunden ist. Deshalb kommt psychosozialen und individuell-psychotherapeutischen Maßnahmen eine sehr große Bedeutung zu!

Psychosoziale Behandlungsansätze umfassen ein breites Spektrum von Verfahren, welche eine Verbesserung sowohl symptombezogener als auch funktioneller Heilungsaussichten zum Ziel haben. Sie sollen die pharmakotherapeutische Symptomreduzierung unterstützen und zu einer Verbesserung der krankheitsbedingten Einschränkungen führen. Dazu gehört in erster Linie die Förderung von Bewältigungsmechanismen und Problemlösekompetenzen mit dem Ziel, ein möglichst selbstständiges, qualitätsvolles und zufriedenes Leben führen und die gesellschaftlichen Funktionen und Anforderungen erfüllen zu können.

13.3.2 Kognitive Verhaltenstherapie (cognitive behavioral therapy, CBT)

Kognitiv-verhaltenstherapeutische Interventionen nehmen eine zentrale Stellung innerhalb der psychosozialen Therapieverfahren ein und sind auch mit am besten evaluiert. Die CBT basiert auf Prinzipien der Lerntheorie, welche auch zur Erklärung der Entstehungsbedingungen psychischer Krankheiten herangezogen werden. Dabei wird von einem komplexen Zusammenwirken biologischer und sozialer Bedingungsfaktoren ausgegangen, welche das offene Verhalten und die vermittelnden kognitiven Prozesse (Wahrnehmung, Interpretation, Bewertung) beeinflussen. Aus der Perspektive der CBT kommt diesen moderierenden Einflüssen eine Schlüsselrolle zu für die Ätiologie, v.a. aber für das Auslösen („Triggern") und die Aufrechterhaltung psychischer Störungen.

Das eigentliche kognitionstherapeutische Procedere wird nach der Durchführung des üblichen diagnostischen Prozesses (Exploration, Anamnese, klassifikatorische und interventionsbezogene Diagnostik) eingeleitet. Die Anwendung kognitiver Therapieverfahren beinhaltet im Wesentlichen drei Kernkomponenten:

1. Psychoedukative Komponente:
   Die Grundidee des kognitiv-therapeutischen Ansatzes wird vermittelt. Das Ziel besteht darin, dem Patienten plausibel zu machen, dass emotionale Probleme und Belastungen nicht direkt durch objektiv äußere Bedingungen verursacht werden sondern ihre aversive Qualität letztlich erst durch subjektive Interpretations- und Bewertungsprozesse erhalten.
2. Explorative Komponente:
   Herausarbeitung bzw. Bewusstmachung irrationaler Gedanken, dysfunktionaler kognitiver Schemata und Interpretations- und Bewertungsmuster.
3. Interpretationskomponente:
   Veränderung maladaptiver kognitiver Prozesse und Strukturen.

Die Ziele der CBT schizophrener Psychosen umfassen u.a.

- die Förderung des Verständnisses für die Erkrankung
- die Entwicklung von Copingstrategien zu deren Bewältigung
- Unterstützung des Selbstbewusstseins und der Selbstmanagementfunktionen
- Reduktion emotionaler Begleiterscheinungen wie Depressionen und Ängste sowie der Stressempfindlichkeit
- Rückfallverhütung

Zentraler Bestandteil der CBT ist die enge Kooperation zwischen Patient und Therapeut. Dazu gehört in einem ersten Schritt die Herstellung einer vertrauensvollen Beziehung zum Patienten („*engagement*") und die gemeinsame Erarbeitung einer Problemliste sowie die Entscheidungsfindung über die therapeutischen Ziele, die in den folgenden Therapiesitzungen verfolgt werden sollen. Außerdem geht es darum, Vorstellungen über Wesen und Ursachen psychotischen Erlebens und psychotischer Phänomene beim Patienten zu erarbeiten (Tai u. Turkington 2009).

Patienten, die trotz einer adäquat dosierten Pharmakotherapie unter persistierenden psychotischen Symptomen leiden, sollten zusätzlich eine CBT erhalten mit dem Ziel einer Symptomreduzierung. Die CBT kann einzeln oder in Gruppen durchgeführt werden und sollte sich mindestens über einen Zeitraum von 4–9 Monaten erstrecken. Inzwischen liegen mehr als 30 randomisierte kontrollierte Studien zur Wirksamkeit der CBT vor mit durchschnittlich moderaten Effektstärken (d = 0.37, Wykes et al. 2008). Die CBT hat sich bei der Behandlung imperativer akustischer Halluzinationen und der Rückfallprophylaxe als erfolgreich erwiesen (Gumley et al. 2009, Trower et al. 2004). In einer fMRT-follow-up-Studie konnten Kumari et al. (2010) einen positiven Effekt der CBT in Kombination mit einer gängigen Schizophrenietherapie (TAU = therapy as usual) nachweisen. Außerdem beobachteten die Autoren einen Zusammenhang zwischen positivem Therapieerfolg der CBT (Minderung der PANSS-Symptomatik in allen Dimensionen) und einer Aktivierung des linken inferioren frontalen Gyrus. Dies spricht dafür, dass vor allem schizophrene Patienten mit einer guten Funktionsfähigkeit des verbalen Arbeitsgedächtnisses und unbeeinträchtigten sprachlichen Fertigkeiten gut auf eine CBT ansprechen.

Das Kernstück jeder CBT stellt die „*kognitive Umstrukturierung*" dar. Diese Interventionstechnik umfasst vier Komponenten (Stavemann 2005):

1. Herausarbeiten/Identifizierung dysfunktionaler Gedanken und Konzepte
2. Disputation bzw. Prüfung dysfunktionaler Gedanken oder Konzepte
3. Aufbau alternativer funktionaler Konzepte
4. Training der neu erarbeiteten Handlungskonzepte und Transfer in den Alltag

Bei schizophrenen Patienten geht es um die kognitive Umstrukturierung wahnhafter Überzeugungen und kognitiver Verzerrungen. Es wird dabei davon ausgegangen, dass irrationale Überzeugungen und falsche Kausalattributionen das Entstehen wahnhafter Vorstellungen und halluzinatorischer Wahrnehmungen fördern. Die bei schizophrenen Kindern und Jugendlichen zu beobachtenden kognitiven Dysfunktionen stellen eine Art „Achillesferse" für solche prädisponierenden Fehlinterpretationen und Trugwahrnehmungen dar (vgl. Kap. 5.8 und 5.9).

In Kapitel 12 ist immer wieder in verschiedenen Unterkapiteln auf neurobiologische Ursachen für Störungen der Informationsverarbeitung sensorischer externer und interner Stimuli sowie für Alterationen höherer kortikaler Funktionen wie u.a. Beeinträchtigung des Arbeitsgedächtnisses, des zielorientierten, planenden Denkens und Handelns, der Konzeptbildung, der kognitiven Flexibilität und der realitätsadäquaten Problemlösekompetenz hingewiesen worden. Daraus resultieren u.a. schizophrenietypische externalisierende und personalisierende Attributionsstile, die Neigung, die Aufmerksamkeit vorzugsweise auf bedrohliche Situationen zu lenken und eine Tendenz, zu willkürlichen und voreiligen Schlussfolgerungen („*jumping to conclusions*"). Im Gegensatz zu depressiven Patienten neigen schizophrene Probanden dazu, unangenehme Gefühle wie Schuld und Scham nach außen zu verlagern und negative Erlebnisinhalte anderen Personen zuzuschreiben, was sich ggf. als Beeinträchtigungs-, Beziehungs- oder gar als Verfolgungswahn niederschlägt. – Bei Depressiven werden äußere Unzulänglichkeiten und Widrigkeiten dagegen eher internalisiert und als Schuld- und Versündigungswahn erlebt.

Freeman et al. (2008) haben ein anschauliches theoretisches Modell entwickelt, wie man sich *aus kognitionspsychologischer Sicht* das Entstehen wahnhafter Ideen vorstellen kann. Es handelt sich natürlich um ein stark vereinfachtes Schema, welches der Komplexität der Entstehungsbedingungen schizophrener Wahnsymptome nicht gerecht wird (s. Abb. 39).

Die *Unkorrigierbarkeit* gilt als ein wesentliches Charakteristikum *des Wahns*. Die Patienten halten quasi an ihren Wahnvorstellungen *unverrückbar* fest. Wie man sich unter Zugrundelegung kognitionspsychologischer Überlegungen das Festhalten an Wahnideen vorstellen kann, zeigt das nachfolgende Schema (s. Abb. 40).

Ein ausführliches Manual zur kognitiv-verhaltenstherapeutischen Behandlung kognitiver Dysfunktionen sowie positiver und negativer Symptome bei schizophrenen Patienten ist von Lincoln (2006) ausgearbeitet worden, auf das hier verwiesen wird. Eine spezielle Weiterentwicklung der CBT mit Schwerpunkt auf der Evaluation und Behandlung eigentümlicher Denk- und Attributionsstile stellt das von Moritz et al. (2010) entwickelte *Metakognitive Training* (MKT) schizophrener Patienten dar. Es zielt auf eine Optimierung der Wahrnehmungsfähigkeit der Patienten bezüglich „kognitiver Verzerrungen“ („cognitive distortions“) sowie auf eine Verbesserung der Selbstreflexion und der Bereitschaft zu Fokuswechseln und einer entsprechenden Erweiterung des Verhaltensrepertoires (*„kognitive Flexibilität“*) (vgl. hierzu Kap. 5.8 und 12.8).

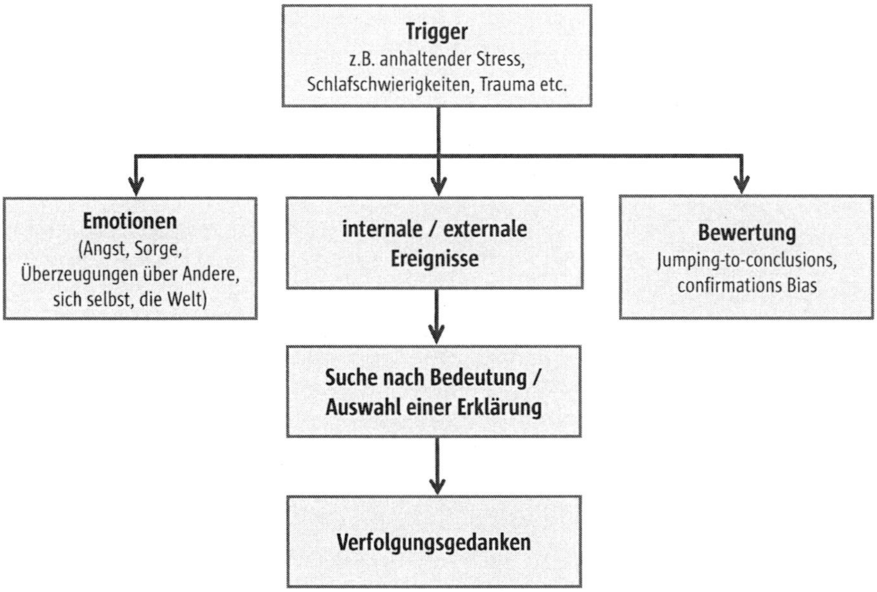

Abb. 39 Relevante Faktoren für die Entstehung wahnhafter Gedanken (modif. n. Freeman et al. 2008)

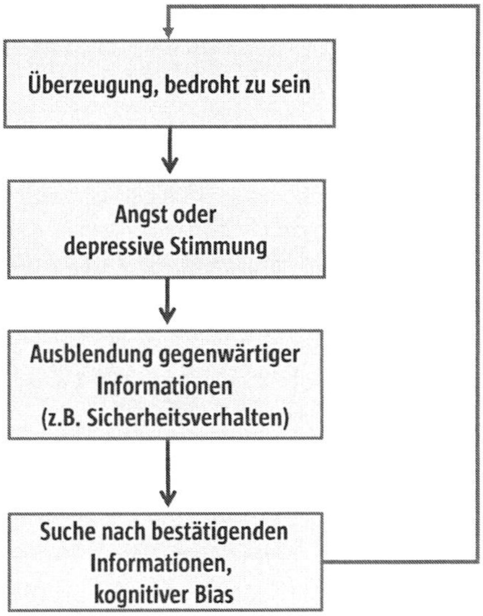

Abb. 40 Aufrechterhaltung von Verfolgungsideen (modif. nach Freeman et al. 2002)

So neigen schizophrene Patienten zu *vorschnellen Festlegungen und Voreingenommenheiten*, indem sie nicht oder nur eingeschränkt in der Lage sind, mehrere Lösungsalternativen ins Auge zu fassen und in Ruhe die bestmögliche auszuwählen. In komplexeren Problemlösesituationen werden relevante Details außer Acht gelassen und das Blickfeld entsprechend eingeengt, was dann zu Fehlwahrnehmungen und inadäquaten Lösungen führt. Im Rahmen des MKT wird in jeweils 8 Sitzungen versucht, dem Patienten eine realistischere Einschätzung seiner kognitiven Stärken und Schwächen zu vermitteln und auf diese Weise kognitiven Verzerrungen entgegenzuwirken, die zum Entstehen und zur Aufrechterhaltung wahnhafter und halluzinatorischer Phänomene beitragen.

Auch Kuipers et al. (2006) schreiben *inadäquaten Bewertungen und Attributionen externer und interner Wahrnehmungen* schizophrener Patienten eine zentrale Rolle bei der Manifestation und Aufrechterhaltung psychotischer Symptome zu.

Nicht das Ereignis als solches sei ungewöhnlich sondern die Interpretation desselben, so eine alte Erkenntnis des griechischen Philosophen Epiktet: „*Nicht die Dinge an sich beunruhigen den Menschen, sondern seine Sicht der Dinge*“.

Bei der subjektiven Bewertung von Ereignissen spielen Emotionen eine entscheidende Rolle. Auch Gesunde können Wahnsymptome und Trugwahrnehmungen entwickeln, z.B. unter dem Einfluss sensorischer Deprivation oder – im Gegenteil – sensorischer Überstimulierung z.B. durch Psychotomimetika. Schätzungsweise haben etwa 10–15% der Normalbevölkerung regelmäßig paranoide Gedanken (Freeman 2007).

Aber auch extreme *furchterregende Situationen* können Halluzinationen und illusionäre Verkennungen auslösen (vgl. Kap. 7.4). Bei schizophrenen Wahnsymptomen und Trugwahrnehmungen spielt eine „endogene“ bzw. konstitutionell gesteigerte Furchtsamkeit und Angstbereitschaft sowie eine *Störung der Affektverarbeitung* eine wichtige Rolle. Die Emotionswahrnehmung, -bewertung und -interpretation aber auch die emotionale Belastbarkeit sind gestört. In Kapitel 12.10 wurde auf die positiven Auswirkungen der kognitiven Verhaltenstherapie auf epigenetische Prozesse hingewiesen. So führen angstreduzierende Konditionierungen z.B. zu einer Demethylierung des Reelin-Promotor-Gens, was mit einer Förderung von Transkriptionsvorgängen und einer entsprechend verbesserten Genexpression einhergeht.

Kuipers et al. (2006) fanden darüber hinaus Zusammenhänge zwischen *extrem herabgesetztem Selbstwertgefühl* und *depressiver Herabgestimmtheit* einerseits und dem Entstehen von Wahnsymptomen und Halluzinationen andererseits. Ähnliche Beobachtungen machten auch Barrowclough et al. (2003), Bentall et al. (2008), Krabbendam et al. (2005), Serper u. Berenbaum (2008), Smith et al. (2006) und Thewissen et al. (2008). Insofern ist es folgerichtig und verdienstvoll, dass Vauth und Stieglitz (2008) ein Manual für das „Training emotionaler Intelligenz bei schizophrenen Störungen" verfasst haben. Dabei werden in 12 1½-stündigen Gruppensitzungen zweimal wöchentlich über einen Zeitraum von etwa 6 Wochen folgende 3 Funktionsbereiche geübt:

1. Verbesserung der emotionalen Selbst- und Fremdwahrnehmung und der emotionalen Perspektivenübernahme („emotional perception").
2. Hierbei wird die Fähigkeit, eigene und fremde Emotionen wahrzunehmen, zu bewerten und adäquat zum Ausdruck zu bringen geübt.
3. Verbesserung des Verständnisses von affektiv aufgeladenen Situationen und der daraus zu ziehenden Schlussfolgerungen („emotional understanding").
4. Defizite im Verstehen und Erschließen von Emotionen und in der Befähigung zum emotionalen Perspektivenwechsel (Hineinversetzen in die emotionale Gefühlslage anderer) sollen in entsprechenden Trainingseinheiten verbessert werden.
5. Verbesserung der Stimmungsregulation („emotional Management").

Es geht um die Förderung und Verstärkung positiver Gefühle und die Verbesserung der Bewältigung von depressiven Gestimmtheiten und Ängsten. Eingeübt werden die Fähigkeit zur Selbstbeobachtung und Selbstwahrnehmung, zur Achtsamkeit sich selbst und anderen gegenüber und zur Anwendung aktiver Bewältigungsstrategien bei Auftreten negativer Gefühle wie Resignation, Hoffnungslosigkeit, Versagensängste und Selbstzweifel – Einzelheiten und praktische Handlungsweisen siehe Vauth u. Stieglitz (2008).

13.3.3 Neurokognitive Remediation

Die Beeinträchtigungen kognitiver Funktionen stellen ein wesentliches Handicap für schizophrene Patienten dar, und deren Ausmaß bestimmt zu einem großen Teil die Heilungsaussichten, v.a. im Hinblick auf soziale Funktionen wie Berufs- und Arbeitsfähigkeit, soziale Kompetenzen und Befähigung, ein möglichst selbstständiges und unabhängiges Leben zu führen. Deshalb ist das Training der kognitiven Leistungsfähigkeit ein ganz wichtiges sozialtherapeutisches Ziel, welches unter dem Begriff *„neurokognitive Remediation"* bzw. des *„cognitive enhancing"* zusammengefasst wird. Im Fokus der kognitiven Remediation steht die Behandlung kognitiver Funktionsdefizite in den Bereichen Aufmerksamkeit, Gedächtnis, Problemlösungskompetenz, kognitive Flexibilität, zielorientierte Handlungsplanung.

Es wurden inzwischen in methodischer Hinsicht mehrere Verfahren mit unterschiedlichen Schwerpunkten entwickelt, die cognitive enhancement therapy (CET) von

Hogarty et al. (2004), die neurocognitive enhancement therapy (NET) von Bell et al. (2001), die cognitive remediation therapy (CRT) von Wykes u. Reeder (2005) und das neuropsychological educational approach to rehabilitation (NEAR) von Medalia u. Choi (2009).

Beim CET geht es schwerpunktmäßig um die Verbesserung sozialkognitiver Fähigkeiten wie z.B. soziale Perspektivenübernahme. In den Therapiesitzungen werden u.a. Lösungen realer Konflikte des täglichen Lebens, verbale Kommunikationsformen und Bewertungen von Affekten und sozialer Situationen eingeübt. Das NET fokussiert sich auf die Arbeitsrehabilitation und das CRT auf Defizienzen exekutiver Funktionen (Arbeitsgedächtnis, Handlungsplanung). Das CRT ist in der Lage, kognitive Schemata zu verbessern, d.h. schizophrenierelevante dysfunktionale Annahmen über situative Zusammenhänge und Person-Umwelt-Beziehungen umzustrukturieren. Die Befähigung zur Erarbeitung neuer Schemata erwies sich dabei als prognostisch günstig für die soziale Funktionsfähigkeit der Patienten (Reeder et al. 2006)! Das NEAR basiert auf Lernmethoden der pädagogischen Psychologie und zielt auf die Förderung der intrinsischen Motivation zur Bewältigung relevanter Problemstellungen des Alltags. Es werden hierbei computergestützte kognitive Übungsverfahren benutzt, welche speziell die intrinsische Motivation stärken und neuropsychologische Funktionen fördern sollen. – Nähere Einzelheiten bei Kern et al. (2009) und Suslow u. Donges (2010).

Eine metaanalytische Untersuchung zur *Erfolgsbeurteilung* kognitiver Remediationsverfahren ergab, dass diese kognitiven Trainingsmethoden zu Verbesserungen der allgemeinen kognitiven Leistungsfähigkeit führen aber nur dann einen nennenswerten Effekt auf psychosoziale Funktionen hat, wenn die kognitive Remediation mit psychiatrischen Rehabilitationsverfahren kombiniert wird, wobei die Effektstärke mit der *Dauer des kognitiven Trainings* zunimmt (Mc Gurk et al. 2007).

13.3.4 Training sozialer Fertigkeiten (social skills training, SST)

Schizophrene Patienten profitieren von einem Übungsprogramm, welches die Verbesserung sozialer Kompetenzen zum Ziel hat. Das Programm geht auf die Arbeitsgruppe um Liberman zurück und beinhaltet 3 Elemente: *Soziale Wahrnehmung* (social perfection), *soziale Kognition* (social cognition) und die *Reaktionen auf soziale Signale* (behavioral responding) sowie das adäquate Aussenden sozialer Signale (behavioral expression).

In Rollenspielen mit Videofeedback werden sozial adäquate Verhaltensweisen und Reaktionen sowie angemessenes mimisches, gestisches und verbales Ausdrucksverhalten eingeübt. Eine von Kurtz und Mueser (2008) durchgeführte Metaanalyse über zahlreiche qualitativ hochwertige randomisierte kontrollierte Studien ergab positive Resultate und signifikante Effektstärken in Bezug auf soziale Interaktionen, Selbstsicherheit, soziales Verhaltensrepertoire und eine Reduzierung psychopathologischer Symptome.

Speziell geht es um das Erarbeiten und Einüben von Fertigkeiten zur *Stresstoleranz*, zum Umgang mit negativen Gefühlen und mit negativer Symptomatik, das Verbessern zwischenmenschlicher und kommunikativer Fertigkeiten (freundlich sein, Sympathie zeigen, Kompromisse eingehen können, Blickkontakt aufnehmen und halten können, zugewandte Körperhaltung, Offenheit, aktives Zuhören, Geduld und Verständnis zeigen, Vorwürfe und Schuldzuweisungen vermeiden, Gefühle äußern ohne den anderen zu verletzen etc.).

13.3.5 Integriertes psychologisches Therapieprogramm für schizophrene Patienten (Roder et al. 2008)

Ein gut evaluiertes und inzwischen weltweit etabliertes *Gruppenprogramm zur Verbesserung kognitiver und sozialer Fertigkeiten* bei schizoprenen Patienten haben Roder et al. (2008) entwickelt. Es handelt sich um ein integriertes Training kognitiver, kommunikativer und sozialer Fertigkeiten für chronisch schizophrene Patienten. Als Ziel des Verfahrens wird zum einen eine Verbesserung der aufmerksamkeits- und wahrnehmungsbezogenen Defizienzen, zum anderen der Defizite im Sozialverhalten angestrebt.

Das integrierte psychologische Therapieprogramm für schizophrene Patienten (IPT) wird in Gruppen von 5–7 Patienten durchgeführt. Es besteht aus 5 Unterprogrammen, die in aufsteigender Schwierigkeit die folgenden Komponenten enthalten:

Komponenten eines Gruppenprogramms zur Verbesserung kognitiver und sozialer Fertigkeiten (Roder et al. 2008)

- Training kognitiver Differenzierung (Konzeptbildung, Abstraktionsfähigkeit, Merkfähigkeit)
- Training der sozialen Wahrnehmung (Reizerkennung, Reizinterpretation, Wahrnehmung und Einschätzung sozialer Situationen),
- Kommunikationstraining (aktives Zuhören, direkte Ansprache von Gefühlen),
- Soziales Verhaltenstraining (Techniken und Inhalte aus Selbstsicherheitstrainings),
- Problemlösetraining (Bewältigung von potentiellen Stressoren).

Dieses Programm wurde zwar ursprünglich für Erwachsene entwickelt, Kienzle (1994) hat jedoch Modifikationen speziell für Jugendliche vorgeschlagen, mit denen z.B. die Verbesserung der kognitiven Differenzierung durch die Bearbeitung kurzer literarischer Texte erfolgt und die soziale und emotionale Wahrnehmung durch die Bearbeitung kurzer Videosequenzen gefördert wird. Eine Weiterentwicklung der IPT ist die *integrative neurokognitive Therapie* (INT), welche insbesondere die Verbesserung neurokognitiver Funktionen und sozialkognitiver Fähigkeiten zum Ziel hat. Dazu gehören v.a. die in Kapitel 5.9 beschriebenen Leistungen wie die Wahrnehmung eigener und fremder Gefühlslagen, Befindlichkeiten und Intentionen sowie die Fähigkeit zur Perspektivenübernahme des anderen.

Das IPT-Programm basiert auf Prinzipien der Lerntheorie. Es beginnt mit leichteren und anschließenden allmählich zunehmend komplexeren und differenzierteren Aufgaben entsprechend dem individuellen Lernvermögen, der kognitiven Ressourcen und dem jeweils erreichten Rehabilitationsniveau (s. Abb. 41)

Zwei weitere wichtige Prinzipien des IPT sind: (1) Start mit einem *zunächst hochstrukturierten Vorgehen*, welches im Weiterverlauf zunehmend gelockert wird, und (2) Vermeidung von Stress und Anspannung provozierenden Situationen und Interventionen v.a. zu Beginn der Therapiesitzungen.

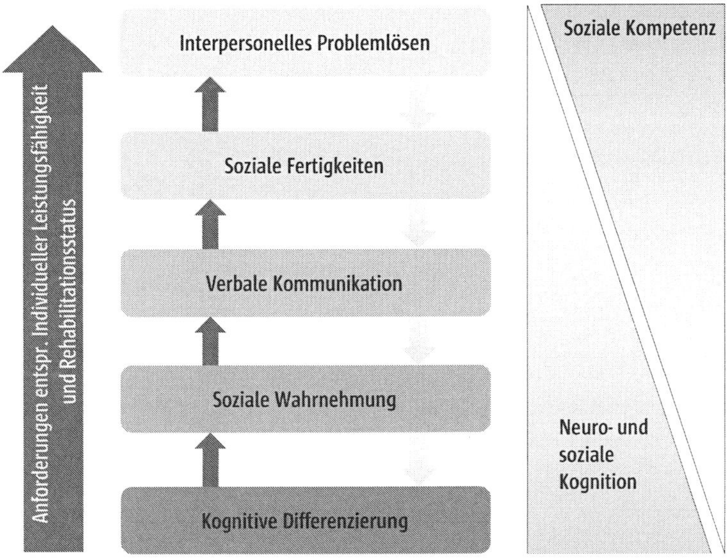

Abb. 41 Schematisierte Darstellung des mehrstufigen IPT-Programms (mit freundlicher Genehmigung von S. Karger AG, Basel: Müller DR, Roder V. Integrated psychological therapy and integrated neurocognitive therapy. In: Roder V, Medalia A (Hrsg.) Neurocognition and Social Cognition in Schizophrenia Patients. Basic Concepts and Treatments. Key Issues Ment Health. Basel, Karger, 2010, Bd. 177, S. 118–144)

Die erste Stufe des Therapieprogramms („*kognitive Differenzierung*") enthält Übungen zur Verbesserung der basalen neurokognitiven Fähigkeiten wie Aufmerksamkeit, Konzentrationsfähigkeit, verbales Gedächtnis, kognitive Flexibilität und Konzeptbildung. Damit wird die Voraussetzung für die Verbesserung des sozialen Verständnisses (TOM), der sozialen Interaktionsfähigkeit und der sozialen Problemlösungskompetenz geschaffen, welche zentrale Bausteine der letzten beiden Stufen des IPT darstellen.

Bei den Programmen der nächsten beiden Stufen (3 und 4) geht es um das Training der sozialen Wahrnehmung und der verbalen Kommunikationsfähigkeit. Dazu gehören u.a. Übungsprogramme zur adäquaten Zuordnung des affektiven Bedeutungsgehalts von Gestik und Mimik anhand graphischer Darstellungen und im Rollenspiel. Die Behandlung sozialer, emotionaler und problemlösungsbezogener Defizite stehen im Zentrum der letzten drei Stufen, wozu auch das Training der Dialogfähigkeit gehört. Die Bewältigung von Anforderungen des täglichen Lebens in der Gesellschaft (Ausbildung, Beruf, Familie, Freundeskreis, Freizeitgestaltung) nehmen einen wichtigen Stellenwert im Verlauf des Therapieprogramms ein. In einem weiteren Schritt werden die *Antizipationsfähigkeit* für zu erwartende Schwierigkeiten und Probleme und der Umgang mit entsprechenden Ängsten und Befürchtungen eingeübt.

Hilfen bei auftretenden *zwischenmenschlichen Problemen und Konflikten und deren Bewältigungsmöglichkeiten* stehen im Mittelpunkt der letzten Stufe des IPT. Solche interpersonellen Probleme im täglichen Leben können für die jungen Patienten zu scheinbar unüberwindlichen emotionalen Belastungen und zur Quelle anhaltender Stress-Situationen werden. Daher ist es sehr wichtig, mit ihnen adäquate und erfolgversprechende Coping-Strategien zu erarbeiten und einzuüben. Dabei wird deren Antizipationsfähigkeit weiter verstärkt und in Stufe 4 erworbene Kompetenzen werden vertieft, v.a. auch die Fähigkeit, die Antizipation von etwaigen Weiterungen und Verschärfungen eines Konflikts realistisch („objektiv") und möglichst emotionslos zu bewältigen.

Das Programm der 5. Stufe vollzieht sich in 7 Schritten eines Problemlösemodells mit einer streng sequenziellen Abfolge der einzelnen Schritte:

1. Problemidentifikation und -analyse
   Analog zu den anderen Stufen des IPT werden zunächst einfachere und emotional wenig belastende Problemsituationen ausgewählt, die eine relativ rasche Lösung versprechen, aber von den Teilnehmern als durchaus dringlich angesehen werden. Das Prinzip einer allmählichen Steigerung der Stressqualität der behandelten Konfliktfelder wird auch hier verfolgt.
2. Problembeschreibung
   Die kognitive Problembeschreibung beinhaltet mehrere Ziele, u.a. die Korrektur idiosynkratischer Haltungen, die Förderung der Unterscheidungsfähigkeit von Realität und Fiktion, das Erlernen von Strategien, komplexe Probleme durch Verlegung in einfachere Teilschritte leichter lösbar zu machen, so dass für den Patienten realisierbare Lösungsalternativen ermöglicht werden.
3. Generierung alternativer Lösungsstrategien
   Nachdem in der Gruppe eine solidarische und von allen akzeptierte Problembeschreibung gelungen ist, geht es im nächsten Schritt um die Erarbeitung realitätsgerechter Lösungsalternativen, die für die Betroffenen realisierbar, d.h. erfolgversprechend sind und die Teilnehmer weder über- noch unterfordern. Damit wird allmählich eine kognitive Umstrukturierung der Patienten dahingehend angestrebt, dass Überforderungstendenzen, Versagensängste und resignative Einstellungen abgebaut und durch pragmatische Haltungen ersetzt werden. Wichtig ist, dass der Therapeut wohlwollend und akzeptierend vorgeht und keinesfalls wertend den von den Gruppenmitgliedern in einer Art brain storming erarbeiteten Lösungsvorschlägen gegenübertritt!
4. Evaluation der Lösungsalternativen
   Im nächsten Schritt werden Vor- und Nachteile der verschiedenen Lösungsalternativen besprochen, nach einem Punkteschema gewichtet und entsprechend eine Art Ratingskala erstellt. Der Therapeut sollte aufgrund von Gefühlen und Stimmungen erfolgte Beurteilungen und Bewertungen der Gruppenmitglieder wohlwollend akzeptieren, ohne sie jedoch zu verstärken.
5. Entscheidung für eine Lösung
   Die Gruppe wählt gemeinsam eine angemessene Lösung aus, wobei jedes einzelne Gruppenmitglied kundtut, welche Lösung für ihn bzw. sie persönlich als der beste Zugang für eigene Probleme und Bedürfnisse erscheint, wobei der Therapeut entscheiden sollte, welches Gewicht die individuellen Lösungsvorschläge an der Gesamtentscheidung erhält.
6. Übergang von der Lösung zur Handlung
   Ein schwieriger Schritt ist die Überführung des ausgewählten Lösungsweges in die konkrete Handlung. Hierbei sind praktische Übungen in Form von Rollenspielen und Rückmeldungen durch den Therapeuten hilfreich.
7. Feedback – Sitzungen
   Die Teilnehmer berichten über ihre Erfahrungen mit der erarbeiteten Entscheidung. Jeder Versuch, zu einer konstruktiven Problemlösung zu gelan-

gen, wird bekräftigt. Bei suboptimalen oder gar ungeeigneten Lösungsschritten wird der Patient ermutigt, diese zu korrigieren anstatt in Resignation zu verfallen. Solche bestärkenden Feedback-Sitzungen sind geeignet, die Grundlage für einen langfristigen Erfolg zu legen. Dazu braucht es mehrere Therapiesitzungen. Die sorgfältige und gewissenhafte Vorbereitung der einzelnen Gruppensitzungen und deren akribische Dokumentation ist zwingend erforderlich und kostet viel Zeit!

Zur Wirksamkeit der IPT wurden zahlreiche Metaanalysen durch unabhängige Forscherteams in 12 Ländern durchgeführt, in die die Untersuchungsergebnisse von 1.515 Patienten einflossen (Roder et al. 2006). Im Vergleich zu Placebo-Attention-Bedingungen oder zu Standardbehandlungen ergaben sich signifikante Verbesserungen in den neuro-sozialkognitiven und sozialen Funktionsbereichen und im Hinblick auf Reduktionen der Positiv- und Negativsymptomatik. Voraussetzungen für den Erfolg des IPT sind Motivation und ausdauerndes Üben der Patienten (Roder et al. 1997). Kritisch anzumerken bleibt, dass nur eine eingeschränkte Generalisierung des Verhaltens erreicht wird und außerdem nur wenig Alltagstransfer stattfindet (Brenner u. Pfammatter 2000).

Als optimal haben sich zwei Sitzungen pro Woche erwiesen. Je länger die erste Diagnose zurücklag, desto geringer der Therapieerfolg, und eine längere Therapiedauer führt zu besseren Ergebnissen beim letztlich erreichten sozialen Funktionsniveau.

Das IPT-Programm ist inzwischen erweitert worden um die Bereiche soziale Fertigkeiten und Problemlösungen im Bereich interpersoneller Probleme durch Applikation von WAF-Programmen (WAF = Wohnen, Arbeit, Freizeit). Diese beziehen sich anstelle einer eher unspezifischen Förderung allgemeiner sozialer Fertigkeiten auf spezifische Funktionen des täglichen Lebens. Schwerpunkte der WAF-Programme sind

1. Die Sensibilisierung der Patienten für ihre persönlichen Bedürfnisse, Wünsche und Fertigkeiten (Training kognitiver und emotionaler Ressourcen)
2. Besondere Förderung der Entscheidungsfähigkeit
3. Vertieftes Einüben der Antizipationsfähigkeit für zu erwartende Schwierigkeiten und der Problemlösekompetenz für konkrete Probleme. – Nähere Einzelheiten siehe Müller und Roder (2010)

13.4 Familientherapie

In Bezug auf die familientherapeutische Behandlung schizophrener Psychosen existieren mehrere Modelle, je nach den zugrunde gelegten theoretischen Konzepten über die wesentlichen familiendynamischen Entstehungsbedingungen:

- Die analytisch orientierte Familientherapie (vgl. hierzu u.a. Boszormenyi – Nagy und Framo 1975, Schwarz 2000)
  Hierbei geht es vorwiegend um die Bearbeitung ubw. Rollenzuschreibungen und Delegationen und die damit zusammenhängenden Konflikte innerhalb des Familiensystems, welche i.d.R. schon *generationsübergreifend* bestehen und immer weiter tradiert werden, wenn therapeutisch keine Unterbrechung gelingt.

- Die systemische Familientherapie (u.a. Retzer 2008)
  Hier geht es um Klärung familiärer Interaktionen, Kohäsionen, Koalitionen und Rollenzuschreibungen, welche im *homöostatischen System „Familie“* zu dysfunktionalen Verfestigungen geführt haben. Therapeutisch geht es um die Generierung neuer, effektiverer und kreativerer Operations- und Interaktionsmuster, welche es dem erkrankten Jugendlichen ermöglichen, altersadäquate Autonomieprozesse optimal zu verfolgen und sich aus entwicklungshemmenden Rollen (z.B. als Koalitionspartner eines Elternteils) und allzu engen Bindungen an ein Elternteil zu lösen.
- Verhaltenstherapeutisch orientierte psychoedukative Familientherapie (u.a. Bäuml et al. 2005, Berger et al. 2004, Hahlweg et al. 2006)
  Ein wichtiger Bestandteil dieser Therapieform ist es, dem Patienten und seinen Angehörigen zu eigenen, aktiven Bewältigungsmöglichkeiten zu verhelfen – siehe die nachfolgenden Ausführungen.

Schizophrene Patienten aller Altersstufen haben aus verschiedenen Gründen (Scham, Vermeidung von Überforderung, Schutz vor Reizüberflutung) Vermeidungs-, Rückzugs- und Isolierungstendenzen bis hin zur autistischen Abkapselung von der Mitwelt. Aber schon in der Vorentwicklung vor Ausbruch der ersten psychotischen Episode sind Rückzugstendenzen ein vorherrschendes Symptom (s. Kap. 9). Die Beziehungsdefizite verstärken sich i.d.R. im weiteren Krankheitsverlauf, und es ist wichtig, ihnen (sozial-)therapeutisch möglichst frühzeitig entgegenzuwirken.

Schizophrene Kinder, Jugendliche und junge Erwachsene sind noch sehr an ihre familiären Bezugspersonen gebunden. Zu ihnen bestehen häufig asymmetrische Beziehungen, z.B. typischerweise überenge, z.T. ambivalente und ambitendente Bindungen.

Daraus ergibt sich die zwingende Notwendigkeit der Einbeziehung der Familie in die Therapie, und zwar schon möglichst früh!

Die Angehörigen benötigen Unterstützung vom Erstkontakt an, sie dürfen in ihrem Kummer, ihrer Ratlosigkeit und ihren Sorgen nicht allein gelassen werden. Während der stationären Behandlung ihres Kindes müssen regelmäßige Gespräche mit den Eltern (ein- bis zweimal wöchentlich) stattfinden, in denen alle Fragen der Eltern behandelt werden. Sinnvoll ist die Vereinbarung zusätzlicher Telefontermine, zu denen die Eltern anrufen können, wenn sie das Bedürfnis nach Gesprächen außerhalb der verabredeten Termine in der Klinik haben. Es ist wichtig, die Sorgen der Eltern zu erleichtern, durch empathische Anteilnahme und durch Vermittlung von Informationen über Ursachen, Verlaufsmöglichkeiten, Prognose und therapeutische Optionen. Auch das, was wir nicht wissen, sollte offen und ehrlich angesprochen werden. Ebenso wichtig ist es, den Eltern dabei zu helfen, ein Verständnis für die möglichen Auswirkungen der Erkrankung auf das Familiensystem und die einzelnen Familienmitglieder zu wecken. Auch kann es hilfreich sein, schon frühzeitig und äußerst behutsam und taktvoll die Familienmitglieder anzuregen, unter Mithilfe des Therapeuten über die Beziehungsmuster innerhalb der Familie zu reflektieren, z.B. auch darüber, was sich durch den Ausbruch der Psychose des Kindes bzw. Jugendlichen in den innerfamiliären Beziehungen ändert, zu ändern beginnt bzw. bereits geändert hat.

Dabei ist jegliche Art von Besserwisserei und von direkten oder indirekten subtilen Schuldzuweisungen zu vermeiden! Der Therapeut muss seine eigenen Vorstellungen und sein eigenes Vorgehen kontinuierlich selbstkritisch und unvoreingenommen reflektieren!

Die Arbeit mit diesen Familien muss *langfristig*, über mindestens 2–3 Jahre hinweg fortgeführt werden! Eine solche Langzeitbegleitung ist in der Lage, zu einer deutlichen Reduktion von Kummer und Ängsten bei den Familienangehörigen zu führen (Addington et al. 2005).

Bei der *Frühschizophrenie* ergeben sich wichtige Besonderheiten, die beachtet werden müssen:

- Von Beginn an sollte ein sicherer Schutzort bereitgestellt werden, in dem Eltern und Geschwister des erkrankten Kindes oder Jugendlichen ihren Ängsten, Sorgen, Gefühlen der Ratlosigkeit, Verzweiflung und Hoffnungslosigkeit oder auch des Zorns und der Verwirrung Ausdruck geben können, und dabei vorbehaltlose Akzeptanz erfahren. Allerdings ist es auch wichtig, den Blick auf das Positive zu richten, d.h. auf das, was der Patient mehr oder weniger verborgen an Potenzen bereit hält, um der weiteren Entwicklung einen positiven Verlauf zu ermöglichen (z.B. Zielstrebigkeit, optimistische Grundhaltung, Teilnahmefähigkeit, Aufrechterhalten von Freundschaften, Sensibilität, Offenheit, Wahrheitsliebe, Fürsorglichkeit) (s.a. Kap. 19).
- Die Nöte und emotionalen Belastungen, die bei den Geschwistern des erkrankten jungen Patienten entstehen, erfordern einfühlsame Beachtung und empathisches Verständnis durch Eltern und Therapeuten.
- Vor allem Gefühle der Resignation, Hoffnungslosigkeit, Überforderung und Enttäuschung müssen wahrgenommen und behutsam bearbeitet werden.
- Bei allem empathischen Verständnis für die Belastungen der Eltern und Geschwister darf ihnen niemals das Gefühl vermittelt werden, dass sie hilflose Opfer eines unabwendbaren Schicksals seien.
- Eigene Gefühle von Hilflosigkeit oder, als Reaktion darauf, der Omnipotenz müssen von dem Therapeuten wahrgenommen und reflektiert werden.
- Selbstheilungskräfte und Bewältigungsstrategien der Angehörigen sollten positiv anerkannt und unterstützt werden.
- Überprotektive und bevormundende Einstellungen seitens der Therapeuten sind kritisch von ihnen zu reflektieren und zu vermeiden.
- Angesichts der Komplexität der familientherapeutischen Arbeit mit Eltern und Geschwistern ist es wichtig, dass auch die Therapeuten für sich selbst Strategien gegen Gefühle der Überforderung und Hilflosigkeit entwickeln und dadurch ein Modell für die Familie kreieren.
- Die Therapeuten sollten darauf achten, dass sie sich zwar allparteiisch (nicht unparteiisch!) in die Gefühle der einzelnen Familienmitglieder einfühlen und deren Standpunkte verstehen können, sie müssen aber jede Form von kollusiven Bündnissen vermeiden.

Aufgrund der Seltenheit kindlicher Schizophrenien sind auch Publikationen über Familientherapien für dieses Krankheitsbild selten. Dabei stellt gerade die Frühschizophrenie ein Krankheitsbild dar, welches nachhaltige Auswirkungen auf die intrafamiliären Beziehungs- und Rollenmuster hat und Neuorganisationen dieser Rollen herausfordert (Hall und Bean 2008).

Ein wichtiges Prinzip der Familientherapie schizophrener Patienten ist die *Allparteilichkeit*. Damit ist nicht, wie gesagt, eine Unparteilichkeit gemeint, sondern, im Gegenteil, der Therapeut muss zum gegebenen Zeitpunkt in der Lage sein, sich *bewusst* und dies auch klar annoncierend, vorübergehend auf die Seite eines Familienmitgliedes zu stellen und dessen Position einzunehmen. Das heißt, der Therapeut übernimmt vorübergehend die Sichtweise des jeweiligen Familienmitglieds, ohne jedoch das Ganze aus den Augen zu verlieren. Sinnvoll ist es, wenn sich der Therapeut und Co-Therapeut diese Funktion teilen, d.h. der eine kann vorübergehend Bündnisse mit jeweils einem Familienmitglied eingehen, während der andere darauf achtet, dass kein Ungleichgewicht durch Bevorzugung eines Familienmitgliedes entsteht.

Folgende Regeln sollten in der Familientherapie mit jungen schizophrenen Patienten beachtet werden:

- es sollte jeweils zur Zeit immer nur eine Person sprechen
- jedes Familienmitglied sollte die gleiche Chance haben zu sprechen
- die Kommunikation muss direkt an die Person gerichtet werden, auf die sie sich bezieht (d.h. die Familienmitglieder sollten nicht über jemand anwesenden so sprechen, als wäre er nicht anwesend)

Letzteres ist eine große Gefahr und geschieht häufig in Familien mit einem schizophrenen Mitglied. Der Therapeut sollte sich aber davor hüten. Wichtig ist, dass der Therapeut seine Hinweise immer sehr *taktvoll* und *behutsam* kundtut und keinesfalls kränkend vorgeht. Das bedeutet nicht, dass er nicht beharrlich sein Ziel verfolgt. In den Familiensitzungen sollte es also nicht wie in einer Talkshow zugehen, wo alle durcheinanderreden und keiner zu Wort kommt bzw. überhaupt nicht klar wird, was der einzelne meint und was er sagen möchte. Vielmehr wird die Möglichkeit dafür geschaffen, dass jeder jedem aufmerksam zuhört und jeder den anderen wichtig nimmt. Auf diese Weise wird auch das *emotionale Spannungsniveau gesenkt*, das sich ja in solchen Familien leicht einem kritischen Zustand nähert.

In einem ersten Schritt ist es notwendig, der Familie zu helfen, sich jeweils auf ein Problem zu fokussieren. Gerade hier bestehen oftmals Schwierigkeiten. Immer wieder stellt man fest, mit welcher Kunstfertigkeit die einzelnen Familienmitglieder, häufig am kunstfertigsten der Patient, „den Ball in's Aus kicken" und so das Problem schnell zerstreuen und unkenntlich machen.

In einem zweiten Schritt sollten die einzelnen Familienmitglieder dazu ermuntert werden, ihre Sichtweise kundzutun, so dass die Basis dafür gelegt werden kann, dass die Familienmitglieder etwas über deren Einstellung und Ansichten erfahren und damit beginnen können, über die jeweiligen Positionen des anderen zu reflektieren und sich darüber auszutauschen.

Dabei ist alles zu vermeiden, was bei irgendeinem Familienmitglied das Gefühl aufkommen lässt, es sei für die Störung des Patienten und dessen Versagen verantwortlich!

Positive Aspekte im Verhalten des Patienten sollten betont werden, damit die Familie eine neue Sichtweise über dessen Verhaltensweisen und Symptome erwerben kann. Wichtig ist, dass der Therapeut aufkommende Konfliktsituationen de-eskaliert und die Familie immer wieder auffordert, ihre Differenzen freundlich und ruhig zu diskutieren.

Der Patient sollte dazu ermuntert werden, sich allmählich nach draußen zu orientieren und auch außerfamiliäre Kontakte einzugehen. Gegenüber den Familienmitgliedern ist es hilfreich, deren Erwartungshaltungen an den Patienten zu modifizieren, vor allem unmittelbar nach der Entlassung aus stationärer Behandlung. Trotz medikamentöser Behandlung bestehen positive und negative Symptome oft noch fort, worauf in adäquater Weise (nicht über-, aber auch nicht unterfordernd) Rücksicht zu nehmen ist.

Ein Ziel der Familientherapie ist, unbewusste Rollenzuschreibungen und Koalitionen sichtbar zu machen und dadurch eine Ausgangslage für Veränderungen innerhalb des Familiensystems zu schaffen. Häufig ist die intrafamiliäre Hierarchie gestört, und die Eltern sollten angeleitet werden, wie diese wieder hergestellt werden kann.

Therapeut und Familie sollten als Team zusammenarbeiten. Die meisten Familien mit einem schizophrenen Angehörigen sind sehr kooperativ und interessiert. Angehörige wollen und sollen frühzeitig in die Weiterversorgung nach der stationären Behandlung einbezogen werden. Sie sollten dazu ermuntert werden, an bestehenden *Angehörigengruppen* teilzunehmen oder eine solche zu gründen (s. Kap. 13.5).

Abschließend stichwortartig noch einige familientherapeutische Empfehlungen:

- Schwerpunkt liegt in der Verbesserung des Umganges mit Stress und einer Fokussierung auf die aktuellen Probleme
- Jedes Familienmitglied gibt seine Sichtweise preis
- Ermutigung des Respekts füreinander
- Vermeidung von Schuldzuweisungen
- Hervorheben positiver Züge im Verhalten des Patienten
- De-Eskalierung aufkommender Konflikte
- Wiederversöhnung zwischen den Familienmitgliedern
- Bearbeitung unrealistischer Erwartungshaltungen gegenüber dem Patienten
- Akzeptanz von zwischenmenschlichen Grenzen innerhalb der Familie

13.4.1 Probleme und Gefahren der Familientherapie junger schizophrener Patienten

Schizophrene Patienten haben ebenso wie deren Familienmitglieder Probleme bei der Expression von Gefühlen. Häufig wird die Kommunikation durch entsprechende *Resignation* bestimmt (Motto: „Ich kann machen, was ich will, ich werd' ja doch nicht wahrgenommen"). Einzelne Familienmitglieder sind dann nicht selten so stark voneinander enttäuscht und so resigniert, dass sie kaum noch emotionale Bedürfnisse einander gegenüber äußern können, was auch in den Familiensitzungen deutlich werden kann. Der Therapeut gerät dann in Gefahr, seinerseits zu resignieren, und er muss sich mit seinen eigenen depressiven Anteilen auseinandersetzen. Der Therapeut muss versuchen, der Familie aus dieser resignativen Einstellung herauszuhelfen und muss seine eigene Emotionalität zur Verfügung stellen.

Die *Affektabwehr* kann sich in *Langeweile* äußern, sowohl in der Einzeltherapie als auch in der Familientherapie. Andererseits kann es auch zu heftigen Affektausbrüchen kommen, z.B. in Form von *Überforderungswut* eines Familienmitglieds („Ich will nicht mehr, ich kann nicht mehr, es ist alles so schrecklich, was soll ich nun noch machen?").

Kommunikationsstörungen und stereotype Rollen innerhalb der Familie können sich in verschiedener Weise äußern: Verleugnung und Negieren von emotionalen Befindlichkeiten des betroffenen Kindes oder Jugendlichen, Bagatellisieren von Äußerungen, die er macht. Andererseits kommt es zur Vermeidung von bestimmten Themen, die konfliktbesetzt sind. Gelingt es nicht, diese Abwehrhaltungen zu durchschauen und sie behutsam und taktvoll zu thematisieren, kann es in der Therapiesitzung dazu kommen, dass alle Familienmitglieder durcheinander reden, jeder an jedem vorbeiredet, wodurch eine Verständigung ganz und gar verunmöglicht wird, es entsteht ein regelrechtes Gesprächs-Chaos.

Was immer wieder auffällt ist, dass vor allem die jungen Patienten an Punkten, die für die Eltern brisant werden, geradezu meisterhaft *den Ball in's Aus kicken* und so das Thema aus dem *gemeinsamen Aufmerksamkeitsfokus* wieder entfernen. *Der Patient übernimmt also seine alte Rolle, nämlich die Eltern davor zu schützen, verborgene emotionale Konflikte zum Thema machen zu müssen.*

Der Therapeut wird damit konfrontiert, zumindest in der Anfangsphase der Therapie, dass die Familie den *Status Quo* unbedingt *aufrechterhalten* will, es sollten möglichst keine Veränderungen eintreten. Das bedeutet, dass die intra-familiären Grenzen nach wie vor unklar bleiben sollen.

In der Familientherapie kommt es sehr darauf an, dass die Konfliktthemen allmählich angesprochen und ausgehalten werden können. Die Familienmitglieder, insbesondere die Eltern, erleben es als sehr *entlastend*, wenn sie vom Therapeuten nicht, wie befürchtet, verurteilt oder moralisch entwertet werden. Achtsam muss der Therapeut entscheiden, ob und gegebenenfalls wann entsprechende Schuldgefühle angesprochen werden können.

Wenn es gelingt, dass die Eltern zwischenelterliche Konflikte benennen und bearbeiten können, dann verbessert sich die Position des Patienten und er wird seinerseits entlastet.

Es ist immer wieder zu beobachten, dass, wenn zwischen den Eltern Streit aufkommt, der Indexpatient helfend eingreift, sei es durch besonders verrücktes Verhalten, sei es durch lautes und aggressives Sprechen oder durch Vor-sich-Hinsummen oder sonstige störende Aktionen. Hauptsache, er stört – und hält damit das dysfunktionale Familiensystem weiter im Gleichgewicht.

13.5 Angehörigenarbeit

Es gibt Hinweise dafür, dass bei Familien mit einem schizophrenen Angehörigen die Stressempfindlichkeit für alltägliche Belastungen erhöht ist (Myin-Germeys et al. 2001). In Kapitel 12.10 und 12.12 wurden die pathophysiologischen Bedingungsfaktoren hierfür erörtert. Der Ausbruch einer schizophrenen Psychose bei einem Kind stellt für die betroffene Familie eine ganz erhebliche Stresssituation dar, weshalb sie über die Zeit der klinischen Behandlung hinaus kontinuierlicher Unterstützung bedarf.

Dabei geht es zunächst in erster Linie um stützende Interventionen mit dem Ziel, die Angehörigen zu entlasten. Sie müssen behutsam bei der Bearbeitung der von ihnen als Katastrophe erlebten Erkrankung ihres Kindes und der Bewältigung der daraus folgenden Probleme und Krisen begleitet werden. Das aufmerksame und taktvolle Ansprechen von Schuld-, Scham- und Versagensgefühlen wird als hilfreich und entlastend erlebt und kann die Grundlage für ein vertrauensvolles therapeutisches Bündnis bilden. Zugleich kann dadurch ein Ausweg aus der beginnenden und u.U. sogar progredienten Isolierung der Familie von ihrer Mitwelt geschaffen werden.

Stress, Hilflosigkeit und Überforderung führen verständlicherweise leicht zu Reaktionsweisen wie Verzagtheit und Resignation („Schockstarre") einerseits oder hektischer und aktionistischer Betriebsamkeit andererseits. Das betroffene Kind bzw. der Jugendliche spüren die Hilflosigkeit der Eltern, was ihre eigene Hilflosigkeit noch verstärkt. Das kann u.U. zu einem *Teufelskreis* negativer und evtl. sogar destruktiver Emotionen führen, und das *emotionale Klima* innerhalb der Familie erheblich belasten (vgl. Kap. 12.11).

Die therapeutische Arbeit mit den Angehörigen erfordert auch, diese bei ihrer *Trauerarbeit* zu unterstützen, z.B. darin, dass die Erwartungen und Zukunftshoffnungen, die sie bisher über den weiteren Lebensweg ihres Kindes gehegt haben, nunmehr in Frage gestellt, relativiert und an die neue Situation angepasst werden müssen. Dabei ist aber im Auge zu behalten, dass überraschende und unvorhergesehene positive Aufwärtsentwicklungen möglich sind (Eggers 1973), und dass alle 3 Partner (Patient, Angehörige, Therapeuten) synergistisch daran arbeiten, dass eine solche Entwicklung auch tatsächlich eintritt.

Die Betreuung der betroffenen Familien ist somit eine sehr komplexe und verantwortungsvolle Aufgabe, die *langfristig* orientiert sein muss. Die Prinzipien der im letzten Kapitel beschriebenen Familientherapie behalten auch in der poststationären Betreuung ihren Stellenwert. Hier hat sich die *psychoedukative Familienbetreuung* bewährt (Dixon et al. 2010).

Zentrale Elemente psychoedukativer Interventionen sind *Wissensvermittlung* und Förderung von *Verhaltensmodifikationen* bei den Angehörigen. Patienten und Angehörige sollen *behutsam und respektvoll* über den aktuellen Kenntnisstand zum Krankheitsbild „Schizophrenie" informiert werden, insbesondere über

- Ursachen
- Erscheinungsweisen
- Verlaufsmöglichkeiten
- Heilungsaussichten
- Behandlungsmöglichkeiten

Weiterhin soll der *selbstverantwortliche Umgang mit der Psychose* und den psychosebedingten Problemen und Konflikten gefördert werden. Die Angehörigen erfahren Unterstützung bei deren Bewältigung.

Dabei ist zu beachten:

> *Angehörige sind Experten!*

Gerade Angehörige junger schizophrener Patienten unternehmen große Anstrengungen, sich gut zu informieren, und sie verfügen entsprechend oft über einen großen Wissensstand. Viele sind in Angehörigen-Selbsthilfegruppen integriert und tauschen sich mit anderen Angehörigen aus. Dieser gegenseitige Austausch ist sehr nutzbringend, auf diese Weise werden die Angehörigen in der Tat zu Experten über die verschiedenen Betreuungs- und Behandlungsmöglichkeiten. Nicht zuletzt aus diesen Gründen ist das *aktive und respektvolle Zuhören* der sog. „Professionellen" anzuraten.

Empfehlenswert ist deshalb folgende Grundhaltung:

- **wichtig**: Respektieren der Meinung und der Erfahrung der Angehörigen
- **cave**: eigene Vorstellungen von richtig oder falsch aufdrängen!
- **cave**: Überschüttung mit Informationen nach dem Motto „Was ich doch als Experte alles weiß"!
- **wichtig**: den Familienmitgliedern die Freiheit lassen, was sie ansprechen wollen oder fragen möchten.

Bei der Psychoedukation handelt es sich um ein *pragmatisches* Therapiekonzept, welches u.a. Elemente der CBT und des SST einbezieht. Das Vorgehen richtet sich nach den Kompetenzen, dem Wissensstand und den Bedürfnissen der Teilnehmer, welche alle ein gemeinsames Schicksal teilen.

Bei der Information über die ätiopathogenetischen Bedingungsfaktoren und deren therapeutische Relevanz ist *einfühlsam* darauf zu achten, dass die Betroffenen und ihre Angehörigen *nicht mit Detailwissen überfrachtet* und *dadurch überfordert* werden. Denn das könnte wiederum Anlass für Resignation, Hilflosigkeit, Depression und Angst werden! Der Therapeut muss also sehr behutsam vorgehen und hellwach und sensibel für die Reaktionen der Betroffenen sein. Das nachfolgende Schema mag als Wegweiser für solch ein Aufklärungsgespräch dienen (s. Abb. 42).

Die Wissensvermittlung über die einzelnen psychopathologischen positiven und negativen Symptome, über die ursächlichen ätiopathogenetischen Faktoren, die für das Krankheitsbild verantwortlich zu machen sind, die Beschreibung ätiologischer Modellvorstellungen wie das Vulnerabilitäts-Stress-Modell, Informationen über Psychopharmaka und deren Nebenwirkungen, über psychotherapeutische Therapiemöglichkeiten, Suizidverhütung und vor allem über Frühwarnsymptome und Rückfallverhütung führen zu einer *Entmystifizierung* der Krankheit „Schizophrenie" und damit zu einer Entängstigung der Teilnehmer. Auf diese Weise wird auch eine optimistischere und hoffnungsvollere Einstellung der Angehörigen gefördert und ihnen das Gefühl vermittelt, für auftretende Probleme und Schwierigkeiten gemeinsam eine gangbare Lösung finden zu können.

Voraussetzung hierfür sind folgende Bedingungen:

- Herstellen einer vertrauensvollen therapeutischen Allianz
- Vorbehaltlose gegenseitige Wertschätzung
- Empathische Haltung gegenüber den Angehörigen
- Respektvolle Einstellung gegenüber den Ansichten und Meinungen der Angehörigen
- Ermutigung zum vorbehaltlosen Gedanken- und Meinungsaustausch

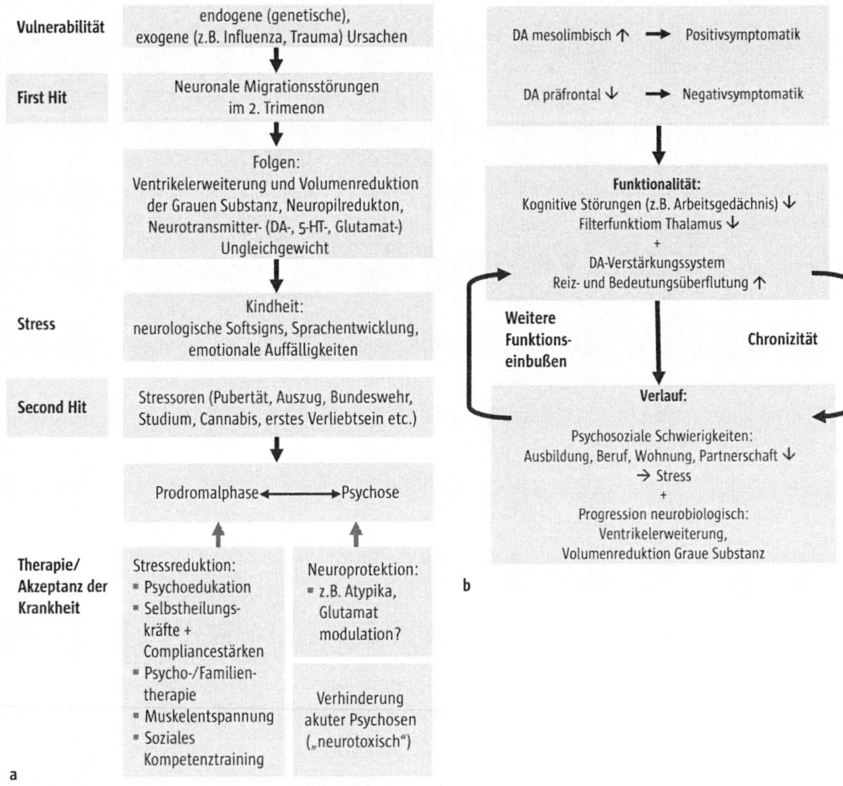

Abb. 42 Schematische Kurzübersicht über wesentliche ätiopathogenetische Bedingungsfaktoren und therapeutische Möglichkeiten der Schizophrenie (mit freundlicher Genehmigung von Schattauer: Bäuml J, Pitschel-Walz G, Berger H et al. Arbeitsbuch PsychoEdukation bei Schizophrenie, 2. Aufl. 2010)

Die Formulierung realistischer und kohärenter therapeutischer Ziele, die den kognitiven Fähigkeiten der Teilnehmer entsprechen, ist eine entscheidende Voraussetzung für den Therapieerfolg. Wichtige Ziele der psychoedukativen Angehörigenbetreuung sind:

- Vermittlung einer basalen Kompetenz zur Problembewältigung
- Ermöglichung eines selbstverantwortlichen Umgangs mit der Erkrankung
- Optimierung der Experten-Rolle der Angehörigen durch Vertiefung des krankheitsbezogenen Wissens
- Verbesserung der Krankheitseinsicht und der Compliance
- Unterstützung der Rückfallverhütung durch rechtzeitiges Erkennen von Frühwarnzeichen
- Verbesserung der Krisenbewältigung und der Suizidprävention
- Stärkung individueller Ressourcen
- Stärkung des Selbstwertgefühls

Sinnvoll ist ein stufenförmiges bzw. mehrphasisches Vorgehen, wie es von Hahlweg et al. (2006) beschrieben worden ist:

1. Diagnostikphase
   Hier erfolgt eine differenzierte Analyse des Interaktionsverhaltens der einzelnen Familienmitglieder. Der Therapeut informiert sich über deren Einstellungen, Gefühle, Motive und Ziele und beurteilt das Familienklima (u.a. die EE) und das Problemlöseverhalten der Beteiligten. Auf der Basis der gewonnenen Informationen werden dann differenzierte Therapieziele entwickelt.
2. Informationsphase
   Hier geht es um umfassende Wissensvermittlung über die Erkrankung und ihre Behandlung, um auf diese Weise die Grundlage zu schaffen für deren kompetente Bewältigung und die Vermeidung von Stressbelastungen. Dieses Vorgehen kann bereits eine Einstellungsänderung bei den Betroffenen bewirken und zu einer Reduzierung von Ängsten, Selbstvorwürfen und Schuldgefühlen führen.
3. Kommunikationstraining
   U.a. mittels Rollenspiel werden das angemessene Ausdrücken positiver und negativer Gefühle geübt sowie von den Teilnehmern akzeptierte Kommunikationsstrukturen und Umgangsformen etabliert. Hilfreich ist das Durcharbeiten von Schuld- und Schamgefühlen, von Enttäuschungen, Ohnmachtsgefühlen und verstärkter Kritik sowie der Abbau von familiären Spannungen.
4. Problemlösetraining
   In mehreren Schritten werden modellhaft optimale Problem- und Konfliktlösungsstrategien entwickelt und praktisch eingeübt, das gilt auch für das Management eskalierender Krisen.

Die Wirksamkeit psychoedukativer Angehörigenarbeit ist in mehreren Metaanalysen und Reviewstudien belegt worden (u.a. Bäuml et al. 2006, Dixon et al. 2010). Psychoedukative und familienorientierte Interventionen führen, wenn sie mindestens für die Dauer von 6–9 Monaten durchgeführt werden, zu einer signifikanten Reduktion von Rückfällen und stationären Wiederaufnahmen sowie zu einer besseren Medikamentencompliance und zu Stress- und Konfliktverminderung in der Familie (Dixon et al. 2010). Metaanalysen unterstützen klinische Erfahrungen und Untersuchungsergebnisse, dass psychoedukative Angehörigen- und Familienprogramme über längere Zeiträume, mindestens sechs bis neun Monate lang durchgeführt werden müssen (Pilling et al. 2002, Pitschel-Walz et al. 2001).

13.6 Individuelle Psychotherapie

Die *individuelle Psychotherapie* bei schizophrenen Patienten sollte realitätsorientiert, pragmatisch und eklektisch sein. Sie sollte nicht engstirnig an Therapieschulen orientiert sein. Der Psychotherapeut sollte immer die individuellen Bewältigungsmöglichkeiten seines Patienten im Auge haben. Insbesondere während aktiv-prozesshafter Phasen der Psychose sollte eine investigative, konfliktorientierte Psychotherapie unterbleiben. Stets sollte sich der Therapeut bewusst sein, dass er sich nicht intrusiv-einengend, aber auch nicht überinvolviert oder rigide gegenüber seinen Patienten verhält.

Ziel der Psychotherapie bei jugendlichen Psychosen sollte die behutsame Loslösung des/der Jugendlichen aus allzuengen Bindungen an den meist gegengeschlechtlichen Elternteil sein. Die Psychotherapie eines schizophrenen Jugendlichen stellt allerhöchste Anforderungen an den Therapeuten, der in der Psychosetherapie fundierte Erfahrungen aufweisen muss, um nicht in Gefahr zu geraten, Schaden anzurichten. Die Patienten-Therapeuten-Beziehung ist bei Psychosen besonderen Gefahren ausgesetzt: So, wie der Patient in der Mutter-Kind-Symbiose die drohende Auflösung seines Selbst befürchtet, befürchtet er eine Verschmelzung mit dem therapeutischen Gegenüber. Unbewusste Wünsche nach Nähe und Intimität und u.U. entsprechende Verschmelzungsphantasien stehen in einem diametralen Verhältnis zu Ängsten des Aufgesogenwerdens einerseits oder des feindlichen Zurückgewiesenwerdens andererseits. Spielt bei der *Übertragung* des Patienten das Dilemma von Verschmelzungsängsten einerseits und Befürchtungen vor feindlicher Ablehnung durch den Therapeuten andererseits eine große Rolle, so kann sich dies auch in der *Gegenübertragung* widerspiegeln: Teilnahmslosigkeit, Negativismus, möglicherweise auch feindselige Ablehnung, Desinteresse, albern-läppisches Gebaren, unfruchtbare Rationalisierungen und ewige Wiederholungen seitens des Patienten können den Therapeuten dazu verleiten, ihn seinerseits abzulehnen, als untherapierbar anzusehen und sich narzisstisch gekränkt zurückzuziehen. Umgekehrt kann sich aber auch eine intensive symbiotische Beziehung zwischen Therapeut und Patient mit überstarker Identifizierung des Therapeuten mit dem Patienten entwickeln, wobei der Therapeut unbewusst vom Patienten in die Mutter/Vater-Rolle gedrängt werden kann, indem er eine überprotektiv dominierende Rolle einnimmt und damit die infantilisierende Beziehung zwischen Elternteil und Kind wiederholt. Allmachtsphantasien des Patienten und ein verzweifelter Kampf um Autonomie können ein Grund dafür sein, dass junge Schizophrene sich oft mit aller Macht gegen die Therapie wehren bzw. die Notwendigkeit therapeutischer Hilfe verleugnen (Eggers 1995).

14 Beschreibung der pädagogisch-therapeutischen Modelleinrichtung „Trialog“ in Essen

Der Ausbruch einer schizophrenen Erkrankung trifft ältere Kinder und Jugendliche in einer empfindlichen Phase ihrer Entwicklung (Pubertät, Adoleszenz), in der Loslösungs- und Emanzipationsprozesse, die Auseinandersetzung mit der Pubertät und das Erarbeiten der Voraussetzungen für eine gelingende Schul- und Berufsausbildung einen zentralen Platz in der individuellen Weiterentwicklung einnehmen. Hier sind spezielle Unterstützungs- und Förderungsmaßnahmen erforderlich.

Die poststationäre Versorgung schizophrener Kinder und Jugendlicher stellt noch eine empfindliche Versorgungslücke dar. Denn für diese Altersgruppe braucht es Betreuungskonzepte, die über die etablierten Versorgungsangebote bei chronisch kranken Erwachsenen hinausgehen. Erforderlich ist eine *kontinuierliche sozialtherapeutische poststationäre Weiterbetreuung*. Denn:

1. 70–80% der im Jugendalter erkrankten Patienten erleiden innerhalb von drei Jahren mindestens einen Rückfall
2. Wegen des Weiterbestehens negativer Symptome, insbesondere von motivationalen Einbußen und kognitiven Einschränkungen, sind die jungen Patienten oft nicht in der Lage, die Anforderungen zu erfüllen, die ihnen ein angemessenes selbstverantwortliches Leben ermöglichen.
3. 70% haben mit 30 Jahren noch keine abgeschlossene Berufsausbildung und sind auf finanzielle Unterstützung durch Familie, Jugend- oder Sozialhilfe, Arbeitsagentur oder Rentenversicherungsträger angewiesen.

In Essen haben wir 2002 eine Weiterbetreuung in Form einer familienorientierten sozialtherapeutischen Wohngruppe geschaffen, in der die jungen Patienten in einem Zeitraum von zwei Jahren kontinuierlich pädagogisch und psychotherapeutisch unter enger Einbeziehung der Angehörigen betreut werden.

Leitgedanken waren:

1. (1) Das trialogische Prinzip
   Patient (Bewohner), Angehörige und pädagogisch-therapeutische Förderer kooperieren als gleichwertige Partner und sind dem gleichen Ziel, der Förderung der Weiterentwicklung des Bewohners/der Bewohnerin verpflichtet.
2. Bereitstellung einer fördernden, ruhigen und gut strukturierten Umwelt für einen ausreichend langen Zeitraum von durchschnittlich 2 Jahren.
3. Verbleib des (der) Bewohners (-in) in seinem/ihrem sozialen Umfeld von Familie und Freundeskreis.
   Das Verschicken der Patienten in weit entfernt liegende Einrichtungen stellt eine nicht unerhebliche Stresssituation dar, welche sich ungünstig auf den weiteren Heilungsprozess auswirkt und welche eine intensive Angehörigen- und Familienbetreuung sehr erschwert. Wichtig ist, dass die bisherigen sozialen Bindungen aufrechterhalten bleiben.
4. Fortführung der während der stationären Behandlung begonnenen therapeutischen und sozial-/heil-pädagogischen Maßnahmen.
5. Schulische/berufliche Weiterbetreuung entsprechend dem individuellen Leistungsniveau der Betroffenen.
   Auf Grund der Reizoffenheit, der Schwierigkeit zur Hierarchisierung und damit der Ökonomisierung des Denkens, Planens und Handelns brauchen die Patienten ein reizarmes Lern-Milieu und eine gute Strukturierung der alltäglichen und schulischen Abläufe. Sie benötigen viel pädagogische und psychosoziale Unterstützung und empathische Einfühlung in ihre jeweilige aktuelle psychische Befindlichkeit. Notwendig ist ein einfühlsamer Umgang mit Stimmungsschwankungen, Resignation, paranoiden Ängsten, Rückzugstendenzen und daraus resultierenden intrapersonalen und zwischenmenschlichen Konflikten.
6. Antistigma
   Ein wichtiges Prinzip der Arbeit in solch einer sozialtherapeutischen Wohngruppe ist es, der verbreiteten Stigmatisierung entgegenzuwirken! Der psychisch Kranke wird gern als fremd, „komisch" und oft auch als bedrohlich erlebt und dadurch ausgegrenzt. Man will mit ihm nichts zu tun haben: eine unbewusste Abwehr gegen das eigene Fremde und Abgründige im eigenen Wesen, das nicht zugelassen werden darf und deshalb abgesondert werden muss. Patienten, die an einer Schizophrenie leiden, sind besonders sensibel und von einer besonderen Feinfühligkeit, was sie für Kränkungen und ablehnende Einstellungen der Umgebung besonders vulnerabel macht. Ihr ohnehin schlechtes Selbstwertgefühl wird dadurch weiter herabgesetzt. Daraus folgt, dass bei Patienten und Angehörigen solche Stigmatisierungen angesprochen und entsprechende Ängste taktvoll bearbeitet werden müssen.

Wesentliche Ziele der individuellen Betreuung jedes einzelnen Bewohners/Bewohnerin sind:

- Erlernen von Bewältigungsstrategien zum eigenverantwortlichen Umgang mit der Erkrankung
- Aufarbeitung krankheitsbedingter Entwicklungsdefizite
- Entwicklung einer persönlichen Lebensperspektive mit Wiedereingliederung in Schule, Ausbildung oder Beruf

Zentrales Prinzip der Betreuungsarbeit ist die *„Hilfe zur Selbsthilfe"* mit dem Ziel einer möglichst eigenständigen Selbstversorgung unter Mithilfe der Betreuer entsprechend den jeweils individuellen Möglichkeiten des Patienten.

Im täglichen Zusammenleben werden individuelle Probleme bearbeitet, wie z.B. Schwierigkeiten bei der Alltagsstrukturierung, der persönlichen Hygiene, der Pünktlichkeit beim Aufstehen und Zu-Bett-Gehen, beim Erscheinen zum Essen, zur Schule gehen, Erfüllen täglicher Pflichten wie Tischdienst, Mithilfe beim Vorbereiten des Essens und beim Einkaufen. Eingeübt werden die Benutzung öffentlicher Verkehrsmittel und der Umgang mit Ämtern und Behörden (s. Tab. 86).

Ein zentraler Aspekt der Betreuungsarbeit stellt die Verbesserung der *Beziehungsfähigkeit* der Bewohner/innen dar.

Es geht um die Gestaltung der Beziehungen im engeren und weiteren persönlichen und sozialen Umfeld:

1. im engeren Wohnbereich
   - Unterstützung im Beziehungsaufbau
   - Regelung von Konflikten
   - Vermeidung von Isolation
   - Einhalten von Absprachen
   - Einforderung und Einübung von Rücksichtnahme bei der Benutzung gemeinschaftlicher Räume (z.B. Sauberkeit)
   - Einforderung und Einübung von Tischsitten
   - Einbeziehung in Gruppengespräche/Gruppenversammlungen (tgl. Morgen- und Abendrunden, wöchentl. Gruppensitzungen)
2. in familiären Beziehungen
   - Klärung bei Konflikten
   - Einbeziehung der Angehörigen in wichtige Verwaltungsangelegenheiten
   - Einbeziehung der Angehörigen beim Einkauf von größeren Konsumgütern
   - Regelung von Familienheimfahrten
   - Psychoedukation: therapeutischer Fachdienst
3. im Außenbereich
   - Hilfestellung bei Kontakten zu Freunden und Bekannten
   - Aufbau und Aufrechterhaltung stabiler sozialer Beziehungen
   - Motivation zur Erweiterung des allgemeinen Aktionsradius

Jeder Bewohner erhält eine individuelle supportive Psychotherapie und nimmt regelmäßig an kognitiv-behavioralen Gruppentherapien, an einer Entspannungstherapie, Musik- und Ergotherapie, an Sportaktivitäten und an einem Kunstprojekt (UN-art) teil.

Bei der individuellen therapeutisch-pädagogischen Arbeit mit den Patienten geht es u.a. um:

1. Abbau von Ängsten, insbesondere Versagens- und Zukunftsängsten
2. Verbesserung der Selbsteinschätzung und des Selbstwertgefühls
3. Behutsame und taktvolle Bearbeitung krankheitsbedingter kognitiver psychosozialer Einbußen
4. „positives Denken" statt Resignation, Hoffnungslosigkeit und Adynamie
5. Erarbeitung realistischer Zukunftsvorstellungen und -pläne
6. Schulische, berufliche und soziale (Re-)Integration

Tab. 86 Allgemeine Ziele: Teilhabe am Leben in der Gemeinschaft

Lebensbereiche				
Wohnen	**Arbeit und Beschäftigung**	**Freizeit**	**Soziale Beziehungen**	**Psychische Gesundheit**
Ziele				
Selbstständiges Leben in eigenem Haushalt/eigener Wohnung Gesunde Ernährung und Lebensführung Zweckmäßiger und erfolgreicher Umgang mit Finanzen, Behörden, Institutionen Inner- und außerhäusliche Aktivitäten incl. öffentliche oder private Verkehrsmittel	Schulabschluss erlangen Berufsausbildung anstreben Arbeits- und Beschäftigungsverhältnis erreichen	Hobbies und Interessen nachgehen Sinngebende Tagesstruktur erarbeiten und ausfüllen	Kontakte zu Angehörigen, Freunden und Bekannten pflegen Neue Beziehungen eingehen Passender Umgang mit Schul- und Arbeitskollegen	Allgemeine Krankheitsbewältigung Rezidivverminderung bzw. -verhinderung Trialogisches Miteinander Erlangung psychischer Stabilität
Maßnahmen				
Kochen, Putzen, Waschen, Einkaufen u.ä. nach Plan trainieren Gesunde Ernährung kennenlernen und aneignen Körperpflege durchführen Umgang mit finanziellen Mitteln erlernen Anträge an Kostenträger, GEZ, Krankenkasse u.ä. stellen Aktionsradius erweitern, hierfür ÖPNV nutzen und/oder Führerschein erwerben	Schulbesuch absolvieren Ergo-Kreativtherapie Praktika Berufsvorbereitende Maßnahmen durchlaufen in Kooperation mit Arbeitsagentur Jugendberufshilfe Aushilfstätigkeiten Arbeit in Werkstätten	Lesen, Schreiben, Malen Musik machen und hören TV, PC angemessen nutzen Sportangebote aller Art wahrnehmen Großveranstaltungen aufsuchen wie Fußball, Konzerte u.ä. Kinobesuch Bowling spielen Ausflüge aller Art im In- und Ausland mitmachen Reiten Zimmer-, Etagen- und Hausgestaltungsmitwirkung	Kommunikations-Training Einzelgespräche Gruppensitzungen Familientherapie Angehörigenseminare Gruppenaktivitäten Bewohnerteam Reflexionen mit Lehrern, Praxisanleitern	Psychoedukation mit dem Einzelnen, der Familien und in der Gruppe Psychotherapie Maltherapie Entspannungstraining Musiktherapie Ergotherapie Psychopharmakatherapie Sport Training kognitiver Fähigkeiten Stressvermeidung Individuelles fördern und fordern Erfolgserlebnisse erzielen

Zusammenarbeit
Essen: VHS, Gesundheitsamt, VGSU, Arbeitsagentur, Jugendberufshilfe, Tagesstätten, SPZ, BTZ Duisburg, Ruhrlandschule, AfB, Suchthilfe direkt, Essener Kontakte, Heimstatt Engelbert, GSE, RWE, Markushaus, LVR Klinikum, Philippusstift,
Huyssenstift u.ä.
Düsseldorf: Renatec GmbH, Jugendberufshilfe, Alfred Adler Schule, Arbeitsagentur, Suchthilfe, AfB Essen, BTZ Duisburg
LVR-Klinikum, Kaiserswerther Diakonie, Graf-Recke-Stiftung, Zukunftswerkstatt –ZWD –, Educon u.ä.
Leistungsträger
Jugendhilfe nach § 35a, § 41 SGB VIII und Eingliederungshilfe nach § 53 SGB XII

Das therapeutische Vorgehen ist pragmatisch und orientiert sich an den in Kapitel 13 beschriebenen Therapieprogrammen.

Wichtig ist die kontinuierliche Arbeit mit den Angehörigen. Der Ausbruch der Psychose führt zu einer existenziellen Verunsicherung der Familienmitglieder mit Ängsten, Verzweiflung, u.U. sogar zu Bedrohungs- und Vernichtungsängsten nicht nur bei dem betroffenen Patienten!

Prinzipien der Familienarbeit sind:

- Behutsame Begleitung der Familien mit ihren Ängsten und Sorgen
- Aufklärung, Information
- Hilfe beim Erkennen und Bearbeiten von Beziehungskonflikten, Enttäuschungen, Ängsten
- Erkennen von Frühwarnzeichen (drohender Rückfall)
- Management, was ist zu tun?
- Unterstützung von Ablöseprozessen der Patienten
- Stressreduktion (High EE → Low EE)

Bei der Arbeit mit den Familien werden insbesondere die in Kapitel 13.4 und 13.5 erörterten therapeutischen Prinzipien angewandt. Das gilt insbesondere für die Bereiche Stressreduktion, Kommunikations- und Problemlösetraining.

Wichtig

Vermeidung von emotionaler Überinvolviertheit einerseits und kritisch-ablehnender oder gleichgültiger Haltung andererseits

Zugewinn an Sicherheit durch Information über die Krankheit

Wahrnehmung von Frühwarnsymptomen durch Angehörige und Patient

Erarbeiten besserer Konfliktlösungsstrategien (Problemlösetraining)

Das Achten auf sog. *Frühwarnzeichen* ist sowohl für den Patienten selber als auch für seine Familienangehörigen sowie für die Betreuer von größter Bedeutung, um einen drohenden Rückfall rechtzeitig zu erkennen und präventiv tätig werden zu können (vgl. hierzu auch Kap. 9.5!).

Solche Hinweiszeichen sind:

- Soziale Rückzugstendenzen,
- Schlaflosigkeit, Grübelneigung, Appetitstörungen,
- Gedankenkreisen, Gedanken stecken in einer Art „Rille“, Gedankendrängen,
- verstärkte Gefühle von Angst und Misstrauen, Eigenbeziehungen, gesteigerte Empfindsamkeit, Stimmungsschwankungen,
- Konzentrations- und Denkstörungen,
- Antriebsreduzierung,
- affektive Veränderungen (Freud- u. Lustlosigkeit, Gleichgültigkeit, Interesseverlust),
- Intensivierung von optischen, akustischen, Geschmacks- oder Geruchswahrnehmungen,
- Entfremdungsgefühle.

Für Angehörige und Betreuer ist es wichtig, unmotivierte Veränderungen im Verhalten der Betroffenen wahrzunehmen und den/die Behandler zu informieren. Manchmal reicht auch schon eine Erhöhung der Medikamentendosis nach erfolgter Absprache mit dem betreuenden Arzt aus („Bedarfsmedikation“). Wichtig sind eine *Entlastung* des Patienten in schulischer oder beruflicher Hinsicht (Erlaubnis zum Aussetzen des Schulunterrichts, Krankschreibung), Stressvermeidung oder -reduzierung, Förderung von Erholungsmaßnahmen (Schlafen, Rückzug).

Nachfolgend nochmals die wichtigsten Prinzipien des Kommunikations- und Problemlösetrainings:

Kommunikationstraining

Ziel: Abbau von Ängsten, Schuldgefühlen, Vorwürfen und Stressbelastungen

Wichtig

Spezifisches Ausdrücken positiver Gefühle, Einüben neuer Kommunikationsformen, Erhöhung der Motivation, Steigerung der Sensibilität, positive Aspekte des Zusammenlebens

Konstruktives Mitteilen von Wünschen, Vermeidung destruktiver Kritik

Angemessenes Ausdrücken negativer Gefühle (dadurch Reduktion von spannungsreichen, feindseligen Auseinandersetzungen)

Aktives Zuhören (Training des empathischen Eingehens auf den jeweiligen Gesprächspartner, Klärung unklarer oder widersprüchlicher Botschaften, respekt- und taktvolles Kommunizieren)

Aufrechterhaltung des Gesprächs-/Problemfokus (Vermeiden von störenden und verwirrenden Interaktionen, Ablenkung, „Ball-ins-Aus-Treten“)

Problemlösetraining

Erarbeiten von konstruktiven und zielgerichteten Konfliktlösungsstrategien.

- Problemdefinition
- Sammeln der angebotenen Lösungsmöglichkeiten
- Erörterung der angebotenen Lösungsmöglichkeiten
- Auswahl der optimalen Lösungsmöglichkeiten
- Entwicklung entsprechender Handlungsstrategien
- Überprüfung, ob die geplanten Schritte eingehalten werden

Die einzelnen Schritte zur Problem- und Konfliktbewältigung müssen mit den Familienmitgliedern sorgfältig, behutsam und taktvoll abgestimmt und erarbeitet werden. Kompetenzrangeleien und Besserwisserei sind zu vermeiden! Stattdessen ist eine *respektvolle Einstellung gegenüber den Vorstellungen und Lösungsvorschlägen der Angehörigen* angebracht. Die Eltern haben in der Regel das Sorgerecht für ihre Kinder, welches respektiert werden muss. Im Übrigen sind die Betroffenen auf eine möglichst übereinstimmende Haltung und Sichtweise von Eltern und Betreuern angewiesen, um Verunsicherungen und Loyalitätskonflikte zu vermeiden!

Hilfreich ist es, Angehörige zu Alltagsaktivitäten, z.B. gemeinsames Kochen und Essen, einzuladen. Hier können in entspannter Atmosphäre Probleme besprochen, Meinungen ausgetauscht und Lösungswege entworfen werden! Solche Initiativen müssen gut geplant und strukturiert werden. Wenn Eltern in die Rolle von Therapeuten oder Berater zu schlüpfen versuchen, muss dem behutsam entgegengewirkt werden, denn auch hier lauert für die Patienten die Gefahr von Loyalitätskonflikten.

Starre Therapieschemata sind zu vermeiden! Stattdessen ist ein pragmatisches und die speziellen Ressourcen und Bedürfnisse beachtendes Vorgehen empfehlenswert! So dürfte sich ein Kommunikationstraining bei einer Familie ungünstig auswirken, wenn die Kommunikationsstrukturen intakt sind!

Wenn die Kommunikation in der Familie gestört und das emotionale Klima dysfunktional ist, bewähren sich getrennte Gespräche mit Eltern und Betroffenen. Der Therapeut kann die Rolle eines Vermittlers einnehmen und Spannungen reduzieren. Dabei muss bedacht werden, dass Kommunikationsstörungen weniger Auslöser als Folge der schizophrenen Erkrankung sind. Wenn sich die psychische Erkrankung verbessert, entspannt sich nach unseren Erfahrungen auch das kommunikative Klima in der Familie. Die Stabilisierung des Patienten führt also auch zu einer Stabilisierung der intrafamiliären Spannungen.

Den Rahmen für eine enge Kooperation zwischen Betreuern und Angehörigen bilden:

- Fest vereinbarte Elternseminare
- Regelmäßige Elternnachmittage
- Familien- und Elterngespräche (mit Therapeut und Bezugsbetreuern), nach Möglichkeit alle 14 Tage
- Mitarbeit und Teilnahme der Eltern bei gemeinsamen Aktivitäten
- Telefonische Kontakte nach Bedarf
- In Absprache: Regelmäßige Hausbesuche

Nähere Informationen unter www.eggers-stiftung.de

Die Betreuung (24 Stunden täglich, Stellenschlüssel 1:1) erfolgt durch ein multiprofessionelles Team aus Erzieherinnen, Sozialarbeiter/-innen, Krankenpflegerin, Ergotherapeut, psychologischer Psychotherapeut. Die Bewohner/-innen besuchen regelmäßig die Schule für Kranke des Univ.-Klinikums Essen, den Prof.-Eggers-Lehrgang an der VHS Essen (s. Kap. 15) oder nehmen an örtlichen Arbeitstrainings- und Berufsvorbereitungsmaßnahmen teil. Die jeweiligen schulischen und ausbildungsbezogenen Anforderungen werden jeweils flexibel an die Belastbarkeit der Betreuten angepasst. Das therapeutisch-pädagogische Wohnprojekt „Trialog“ in Essen wurde im Herbst 2002 in Betrieb genommen. Es handelt sich dabei um ein bundesweit einmaliges Modell der poststationären Weiterbetreuung junger Menschen mit einer schizophrenen oder schizoaffektiven Erkrankung (F20, F25) in Form einer gemeindenahen familienzentrierten Wohngruppe. Ein vergleichbares Projekt, welches Vorbild für unsere Einrichtung war, wurde von dem Wiener Sozialpsychiater Katschnig inauguriert (Katschnig et al. 1989). Dieses Projekt hat sich als sehr erfolgreich erwiesen: 3 Jahre nach dem Auszug zeigte sich eine deutliche Verminderung der stationären Wiederaufnahmerate bei den dort betreuten Bewohnern, ca. zwei Drittel wohnten nunmehr in eigenen Wohnungen und waren berufstätig (Mayr-Mauhart 2005).

Knapp 70% der in unserem Projekt „Trialog" betreuten Bewohner/-innen wurden anschließend in einer der von uns im Jahre 1985 gegründeten sozialtherapeutischen Wohngruppen mit insgesamt 14 Plätzen weiterbetreut (vgl. Tab. 87). Seit 5 Jahren ist die Prof.-Christian-Eggers-Stiftung Träger dieser Wohngruppen, ebenso wie für derzeit 15 Plätze (variabel) für einzelbetreutes Wohnen.

Von 24 Bewohnern, die zwischen Oktober 2002 und Dezember 2006 in der therapeutischen Wohngruppe „Trialog" betreut wurden, standen 12 für eine Evaluationsstudie zur Verfügung – die übrigen wurden aus unterschiedlichen Gründen nicht in die Studie aufgenommen (u.a. vorzeitiger Auszug, disziplinarische Entlassung wegen Drogenkonsum bzw. Dealen, erhebliche sprachliche Probleme bei Intelligenzminderung und/oder Migrationshintergrund). Die Bewohner/-innen des Trialog (TG) wurden bei Aufnahme (T1) sowie zum Zeitpunkt des Auszugs, 2 Jahre nach Aufnahme (T2), psychopathologisch, intelligenz- und neuropsychologisch untersucht. Die Untersuchungsergebnisse wurden mit einer gleich großen Vergleichsgruppe (VG) verglichen, die nach der stationären Behandlung lediglich eine Standardbehandlung (TAU) erhielten. Die Vergleichsgruppe wurde nach Alter, Geschlecht, Diagnose, Medikation (Chlorpromazinäquivalente) und dem sozio-ökonomischen Status gematcht.

Tabelle 87 gibt einen Vergleich zwischen den beiden Gruppen in Bezug auf Wohnbedingungen, regelmäßige Tätigkeiten und Schulabschlüsse wieder.

Tab. 87 Wohnbedingungen, regelmäßige Tätigkeiten und erreichter Schulabschluss zum Zeitpunkt T2 bei der Trialog (TG)- und der VG-Gruppe (%) – aus Hemmerle et al. 2010

Variable	TG (n = 12) n (%)	VG (n = 12) n (%)
Wohnbedingungen zu T2[1] Anzahl (%)		
Eigene Wohnung	1 (8)	1 (8)
Wohngemeinschaft und ambulant betreutes Wohnen	8 (67)	1 (8)
Wohnen bei Eltern	2 (17)	7 (58)
Wohnheim	1 (8)	3 (25)
Regelmäßige Tätigkeit zu T2[2]		
Berufsausbildung	0	1 (8)
Berufsvorbereitende Maßnahme	4 (25)	1 (8)
Freiwilliges soziales Jahr	1 (8)	0
Schule	2 (17)	3 (25)
Beschützte Arbeit	2 (17)	0
Tagesstätte	1 (8)	0
Summe Tätigkeiten	10 (83)	5 (42)
Keine regelmäßige Arbeit	2 (17)	7 (58)
Schulabschluss zu T2 Anzahl (%)	**6 (50)**	**7 (58)**

[1] X^2 = 9.222, p = .026; [2] X^2 (Tätigkeit ja/nein) = 4.444, p = 035.

Zum Zeitpunkt T2 bestanden deutliche Unterschiede zwischen den beiden Gruppen im Bereich Wohngemeinschaft/ambulant betreutes Wohnen, Wohnen bei den Eltern, Wohnen im Wohnheim sowie dem Nachgehen einer regelmäßigen Tätigkeit.

Die Einschätzung der psychopathologischen Symptomatologie erfolgte bei der Trialoggruppe (TG) mittels der PANNS, bei der Vergleichsgruppe (VG) mittels SANS/SAPS. Die Schwere der Erkrankung wurde mit dem CGI (Clinical Global Impression) und dem GAF (Global Assessment of Function Scale) eingeschätzt (vgl. auch Kap. 6.2). Zur Bewertung der Lebensqualität wurde ein MANSA verwandt (Manchester Short Assessment of Quality of Life). Zur Bewertung neuropsychologischer Funktionen wurden Untertests des HAWIE-R (AW = Allgemeines Wissen, RD = Rechnerisches Denken, ZN = Zahlen-nachsprechen, ZS = Zahlensymboltest, MT = Mosaiktest) sowie der Trail-Making-Test (TMT), der Wortflüssigkeits (FAS-)Test, Gedächtnisfunktionen: Wechsler-Gedächtnis Test, revid. Fassung (WMS-R) durchgeführt.

Zum Zeitpunkt der Aufnahme (T1) waren bei den Trialog-Bewohnern/-innen die positiven Symptome (PANNS) stärker ausgeprägt als in der Vergleichsgruppe ($p = .018$), was für einen höheren Schweregrad der psychopathologischen Symptomatologie in der Trialoggruppe spricht. Bis zum Zeitpunkt T2 hat sich die Psychopathologie in der Vergleichsgruppe (VG) allerdings verschlechtert, während der Summenwert positiver Symptome in der Trialog-Gruppe im gleichen Zeitraum zurückging (s. Abb. 43).

Zum Zeitpunkt T1 bestanden keine Unterschiede zwischen TG und VG in Bezug auf das soziale Funktionsniveau – in beiden Gruppen waren die GAF-Werte niedrig. Nach der 2-jährigen Betreuungszeit (T2) war es in der Trialog-Gruppe (TG) zu einem signifikanten Anstieg der GAF-Werte gekommen, während sie in der VG-Gruppe über den

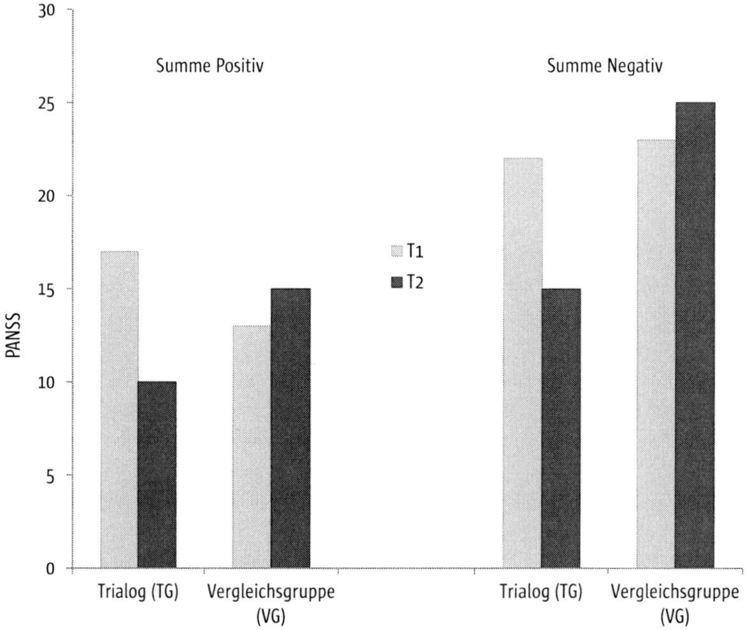

Abb. 43 Veränderung der psychopathologischen Symptome (PANNS) zum Zeitpunkt T1 und T2 bei der Trialog- und der Vergleichsgruppe

gesamten Zeitraum stagnierten (Verbleib auf dem Ausgangsniveau). In analoger Weise hatten sich die CGI-Werte in der Trialog-Gruppe gegenüber der Vergleichsgruppe signifikant verbessert ($p = 0.000$) – Hemmerle et al. (2010).

Die Zahl der stationären Wiederaufnahmen ging in der TG-Gruppe von 75% (1 Jahr vor Einzug ins Trialog) auf 25% zurück, was den positiven Ergebnissen bei Erwachsenen mit der gleichen Betreuungsform entspricht (Mayr-Mauhart 2005).

Wie aus Tabelle 87 ersichtlich, erreichten die Trialog-Bewohner (TG) ein höheres Maß an Autonomie als die Mitglieder der VG, die zu 25% in Wohnheimen und zu 58% noch bei ihren Eltern wohnten, die zum größten Teil ihre Kinder nicht hinreichend unterstützen konnten, was bei ihnen mit einer Beeinträchtigung der Autonomie- und Selbstständigkeitsentwicklung sowie der Befähigung zur Ausübung einer geregelten Arbeit einherging.

Zusammenfassend zeigte sich durch die 2-jährige Betreuung in der familienorientierten pädagogisch-therapeutischen WG „Trialog“ ein zufriedenstellendes Rehabilitationsergebnis in Bezug auf die nachfolgend aufgeführten Bereiche:

- Signifikante Abnahme der psychopathologischen Symptome
- Signifikante Besserung des sozialen Funktionsniveaus (GAF)
- Verbesserung der neurokognitiven Funktionen
- Bessere Strukturierung des Tagesablaufs, Übernahme von Eigenverantwortung, vermehrt Außenaktivitäten
- Verbesserung der intrafamiliären Beziehungen
- Signifikanter Anstieg der Suchtmittelabstinenz

Fazit

Mit Fug und Recht kann das pädagogisch-therapeutische Wohnprojekt „Trialog“ als ein erfolgreiches Projekt bezeichnet werden: Bei den meisten Bewohnern ist es zu einer weitgehenden Verselbstständigung gekommen, als Voraussetzung für eine Re-Integration in die Gesellschaft.

Das Konzept der sozialtherapeutischen Wohngruppen sowie des betreuten Einzelwohnens beinhaltet einen weiteren Flankenschutz bei dem schwierigen Weg in die weitere Verselbstständigung und bietet eine Unterstützung bei der Lebensbewältigung für die jungen Menschen.

15 Schule für Betreuung und berufliche Weiterbildung Jugendlicher und junger Erwachsener mit einer schizophrenen Erkrankung

Schizophrene Patienten leiden unter vielfachen kognitiven Leistungseinbußen, Aufmerksamkeits- und Konzentrationsstörungen sowie Beeinträchtigungen des planenden, zielorientierten und situationsrelevanten Denkens und Handelns. Diese Schwierigkeiten hängen u.a. mit der schizophrenietypischen Unfähigkeit zusammen, Problemlösestrategien entsprechend den speziellen aufgabenrelevanten Anforderungen anzupassen, eingefahrene Denk- und Handlungsschemata („*kognitive Rillen*“) flexibel zu verbessern und fokussierte Strategiewechsel vorzunehmen (vgl. Kap. 5.8). Daraus resultieren *Inflexibilität* einerseits und *Hyperimpulsivität* andererseits, die Denken und Handeln schizophrener Jugendlicher typischerweise kennzeichnen.

Aus diesen Gründen und aufgrund oftmals langer Fehlzeiten in der Schule können die betroffenen Jugendlichen oft nicht in der Regelzeit einen ihnen angemessenen Schulabschluss erreichen. Deshalb hat die Prof. Christian Eggers-Stiftung in Zusammenarbeit mit der VHS in Essen einen zweijährigen Lehrgang installiert, der diesen jungen Menschen die Möglichkeit eröffnet, in diesem Zeitraum die Fachoberschulreife zu erreichen. Daran nehmen jeweils 15 Jugendliche und junge Erwachsene teil, die infolge ihrer psychischen Erkrankung bisher nicht zu einem Schulabschluss gelangt sind. Der Kurs wurde im Jahr 2006 eingerichtet, so dass bisher zwei Lehrgänge mit insgesamt 25 Teilnehmern erfolgreich abgeschlossen werden konnten – zu den Ergebnissen siehe nachfolgenden Bericht von H. Reintanz-Vanselow. Trotz erheblicher Beeinträchtigungen – die Teilnehmer/-innen waren zum Teil chronisch-psychotisch, standen unter dem Einfluss kommentierender, entwertender imperativer Stimmen („mach dich weg", „du ..., du bist der letzte Dreck", „bring dich um ...") und litten unter multiplen Wahnvorstellungen (v.a. unter Beziehungs-, Bedeutungs-, Beeinträchtigungs- und Verfolgungsideen) und nahmen z.T. hochdosiert Antipsychotika. Unter diesen Bedingungen innerhalb von 2 Jahren die Fachoberschulreife zu erreichen, ist eine nicht hoch genug einzuschätzende moralische Leistung!

Hinzu kommt, dass die beschriebenen kognitiven Leistungseinschränkungen oft schon in der prämorbiden Periode, *vor Krankheitsbeginn*, bestehen, aber leider nicht selten *unbemerkt bleiben* oder als Lernstörung, Faulheit oder ADS-Symptomatik (attention deficit syndrome) *fehlinterpretiert* werden (s. auch Kap. 5.8). Eine rezente Langzeitstudie hat nun ergeben, dass die neurokognitiven Defizite bei Kindern und Jugendlichen mit einer Frühschizophrenie (EOS = early onset schizophrenia) im Langzeitverlauf stabil bleiben oder sich sogar verschlechtern (Frangou et al. 2008, Øie et al. 2010). Im Vergleich zu einer ADHD-Gruppe (ADHD = attention deficiency hyperactivity disorder) und einer psychiatrisch unauffälligen Kontrollgruppe wurden bei 15 schizophrenen Jugendlichen nach 13-jährigem Psychoseverlauf eine signifikante Verschlechterung oder ein Stillstand der neurokognitiven Entwicklung festgestellt, v.a. im Bereich des *verbalen Gedächtnisses*, der *Aufmerksamkeitsfunktionen* und der *Problemlösegeschwindigkeit* (Øie et al. 2010). Diese drei Leistungsbereiche korrelieren in starkem Maße mit dem Krankheitsausgang und der sozialen Funktionsfähigkeit der Betroffenen (Green et al. 2004). Die neurokognitiven Leistungseinbußen dürften mit den in Kapitel 12.3–12.5 beschriebenen neuroanatomischen Veränderungen zusammenhängen und typisch gerade für die Frühschizophrenie sein (vgl. Kap. 12.4 und 12.5). Zusätzlich wirkt sich die neuroleptische Behandlung ungünstig auf die kognitive Leistungsfähigkeit aus.

Es ist schwierig zu erfahren bzw. zu verstehen, wie ein schizophrenes Individuum denkt, antizipiert, plant und ein ihn betreffendes Problem bewältigt, und wie ihm dies in den verschiedenen Stadien seiner Psychose gelingt oder eben auch misslingt. Auch das Wissen über die neurobiologischen Bedingungen, die ein erfolgreiches Lernen bei schizophrenen Patienten ermöglicht, liegen noch im Dunkeln (Holcomb u. Murray 2010). Um einer Klärung dieser Probleme näher zu kommen, sind Studien nötig, die verhaltensphysiologische, magnetresonanz-tomographische, PET-, SPECT- und DTI-Untersuchungen miteinander verbinden (Holcomb u. Murray 2010).

Eine gute schulische und berufliche Ausbildung stellt aber einen wichtigen, wenn nicht entscheidenden *protektiven Faktor* für die weitere Krankheitsentwicklung und für das Erreichen eines befriedigenden Arbeitsplatzes dar (Gold et al. 2006, McGurk u. Mueser 2004, Kooyman et al. 2007). Die Verhinderung von Arbeitslosigkeit hat erhebliche Auswirkungen auf den Selbstwert und die Lebensqualität eines jungen Menschen. Ein negativer Selbstwert macht anfällig für *Hoffnungslosigkeit*, *Selbstdiskriminierung*, *Verzweiflung*, *depressive Symptome* und eine daraus resultierende erhöhte *Suizidalität*. Außerdem wird dadurch die *Rückfallgefahr* erhöht.

Verlaufsuntersuchungen zeigen, dass ca. 60% der im Kindes- oder Jugendalter Erkrankten keiner beruflichen Tätigkeit nachgehen und auf finanzielle Unterstützung aus sozialstaatlichen Fördermitteln angewiesen sind. Die daraus folgende Perspektivlosigkeit befördert die Chronifizierung der psychotischen Erkrankungen.

Deshalb haben wir in Essen in Zusammenarbeit der Prof. Eggers-Stiftung und der VHS, unterstützt durch Prof. Dres. h.c. Bertold Beitz, ein *Förderkonzept* für Jugendliche und junge Erwachsene entwickelt, welches ihnen den Einstieg in das Berufsleben erleichtern soll. Das Projekt hat zunächst eine Laufzeit von 4 Jahren (vom 01.10.2008 bis 30.09.2012).

Das Konzept dieses Projekts setzt sich aus folgenden Elementen zusammen:

- Stärkung der persönlichen und sozialen Kompetenzen
  - Professionelles Bewerbungstraining
  - Präsentationstraining
  - Kommunikationstraining
  - Image- und Typberatung
  - EDV-Schulung
- Berufspraktika
- Theater- und kunstpädagogische Projekte
- Psychologische Begleitung
- Öffentlichkeitsarbeit
- Lehrerfortbildungen zum Umgang mit psychisch erkrankten jungen Menschen

Bisherige Erfahrungen belegen, dass die jungen Leute aufgrund ihrer langjährigen Erkrankung meistens nur noch sehr wenig Selbstvertrauen haben und im Alltag häufig Einschränkungen wie Ängste, Stimmungsschwankungen oder Konzentrationsstörungen überwinden müssen und außerdem mit gesellschaftlichen Vorbehalten konfrontiert sind. Das hat nicht selten Motivationsprobleme zur Folge! Unter diesen Voraussetzungen haben die Betroffenen Schwierigkeiten, in Bewerbungsgesprächen das Vertrauen potentieller Arbeitgeber zu gewinnen und in Stellenbesetzungsprozessen erfolgreich zu sein. Sie benötigen Selbstvertrauen, Mut und kommunikative Kompetenz, um in der Arbeitswelt ihre besonderen Stärken trotz ihrer schwierigen Biographie (z.B. krankheitsbedingte Lücken im Lebenslauf) zum Ausdruck bringen zu können.

Deshalb wird den Betroffenen durch ein Bewerbungstraining das Erlernen von Präsentationstechniken und das Erstellen von aussagekräftigen Bewerbungsunterlagen vermittelt, wodurch der Weg für eine erfolgreiche Bewerbung geebnet wird. Dieser Baustein wird durch zielgruppenspezifische Angebote ergänzt, die die seelischen Entwicklungsstörungen berücksichtigen. Dazu zählen theater- und kunstpädagogische Projekte, um Mut und Selbstvertrauen für das Leben außerhalb eines geschützten Rahmens aufzubauen. Ein Psychologe und die Projektleitung stehen den Teilnehmenden für die psychologische Beratung und die psychosoziale Begleitung zur Verfügung. Betriebspraktika fördern eine berufliche Orientierung der Teilnehmenden und bereiten sie allmählich auf den Arbeitsalltag vor.

Von besonderer Bedeutung ist das *Kommunikationstraining* mit dem Ziel der Ermöglichung, eigene Interessen vertreten und interpersonelle Konflikte kompetent meistern zu können. Dies ist besonders wichtig, da psychotische oder psychose-ähnliche Störungen häufig damit verbunden sind, dass erkrankte Menschen sich leichter angegriffen, verletzt oder bedroht fühlen. Sie müssen daher lernen, in solchen Situationen aus eigener Initiative Probleme in respektvoller und angemessener Weise anzusprechen und kritische Situationen im Vorfeld zu entschärfen.

In einem *theaterpädagogischen Projekt* wird die Befähigung zur Arbeit im Team geübt. Die Leistungen des Einzelnen fügen sich zu einem gemeinsamen Ergebnis zusammen. Da Menschen mit psychotischen oder psychose-ähnlichen Erkrankungen an oft gravierenden Konzentrationsstörungen leiden, ist es für sie eine große Herausforderung, Texte zu lesen und zu erfassen. Zudem fällt es ihnen schwer, Wichtiges von Unwichtigem zu unterscheiden. Im Theaterprojekt werden Konzentration und Merkfähigkeit trainiert. Die jungen Erwachsenen nähern sich Texten auf eine neue, spielerische Weise. Auch hier fördert der kreative Prozess die Identitätsbildung.

15.1 An gute Noten muss ich mich erst gewöhnen – Erfahrungsbericht aus einem Modellprojekt für psychisch erkrankte Jugendliche und junge Erwachsene

Von Heike Reintanz-Vanselow

Einleitung

„An gute Noten muss ich mich erst gewöhnen", so lautet die erstaunte Reaktion eines jungen Mannes, der in der Volkeshochschule den mittleren Bildungsabschluss nachholt und ein „gut" unter seiner Deutschklausur entdeckt. Solche schulischen Erfolgserlebnisse waren für ihn lange Zeit unvorstellbar. Er lebt mit der Diagnose „schizophrene Psychose" und hat Phasen extremer Beeinträchtigung seiner kognitiven Fähigkeiten sowie der Leistungs- und Konzentrationsfähigkeit durchlebt. So ist es nicht erstaunlich, dass in seiner Reaktion auch Skepsis mitschwingt, ob sich diese gute Leistungen dauerhaft realisieren lassen würden. Seine Angst vor Misserfolgen ist groß und lässt jede Klassenarbeit und jedes Referat zu einer riesigen Hürde anwachsen. Aber mit jeder erfolgreich gemeisterten Aufgabe wachsen auch sein Selbstbewusstsein und der Mut, sich neuen Herausforderungen zu stellen.

In einem Projekt der Eggers-Stiftung in Zusammenarbeit mit der Volkshochschule Essen erhalten 15 psychotisch oder anderweitig psychisch erkrankte junge Erwachsene die Möglichkeit, innerhalb von zwei Jahren den mittleren Bildungsabschluss zu erwerben. Alle Teilnehmenden haben ihre Pflichtschulzeit beendet, blieben aber aufgrund ihrer psychischen Erkrankungen ohne Schulabschluss oder erreichten einen Hauptschulabschluss mit sehr schwachen Noten. Ein qualifizierter Schulabschluss ist aber eine notwendige Grundvoraussetzung für einen Einstieg in das Berufsleben, der eine wichtige Bedeutung für ein späteres selbstständiges und erfülltes Leben hat. Insofern soll der Kurs den jungen Menschen die Chance geben, einen qualifizierten Schulabschluss zu erreichen und ihre kognitiven und sozialen Kompetenzen weiterzuentwickeln, um die Voraussetzungen für ihre Teilnahme am Erwerbsleben zu schaffen. Die zentrale Bedeutung der Berufstätigkeit für Menschen mit psychotischen Erkrankungen heben auch Michaela Amering und Margit Schmolke (2007)[7] hervor.

> *„Die Teilnahme am Berufsleben spielt eine entscheidende Rolle für die Bewältigung von Alltag und Erkrankungsrisiko. Sowohl aus therapeutischer Sicht als auch aus Sicht der Patienten sind Hilfsangebote, die den Einstieg oder Wiedereinstieg in Ausbildungs- oder Arbeitssituationen ermöglichen, ein wesentlicher Schritt zu Lebensqualität und zur Verhinderung von Rückfällen und Chronifizierung." (Amering und Schmolke 2007, S. 53)*

7 Amering M., Schmolke, M.: „Recovery. Das Ende der Unheilbarkeit", Bonn: 2007

Der nachfolgende Bericht fasst die Erfahrungen nach den ersten vier Jahren im Projekt zusammen.

Nach der Darstellung der Rahmenbedingungen wird das pädagogische Konzept ausführlich erläutert. Die bisherigen Resultate des andauernden Modellprojektes werden im abschließenden Fazit zusammengefasst.

Individuelle Förderung durch angepasste Rahmenbedingungen

Das Modellprojekt ist für junge Menschen zwischen 18 und 25 Jahren, die an einer schizophrenen Psychose leiden, vorgesehen. Durch Eingangstests wird zunächst eine Lernbehinderung ausgeschlossen. Die Teilnehmenden haben z.T. die Haupt- und Realschule, z.T. das Gymnasium besucht. Aufgrund der Erkrankungen weisen viele Teilnehmende gravierende Defizite der kognitiven Leistungsfähigkeit auf. Weiterhin ist häufig krankheitsbedingt ihre Motivations- und Konzentrationsfähigkeit eingeschränkt und sie haben Schwierigkeiten, Wesentliches und Unwesentliches zu unterscheiden. Einigen von ihnen fällt es sehr schwer, zielgerichtet zu denken und ihr Handeln zu planen. Manche Teilnehmende sind anderen gegenüber sehr misstrauisch und entwickeln schnell Beziehungsideen. Die Teilnehmerzahl im Kurs ist auf höchstens 15 Personen begrenzt, um eine individuelle Förderung gewährleisten zu können, aber auch um eine Reizüberflutung der Teilnehmenden durch zu viele Menschen zu vermeiden. Die Sitzordnung ist so eingerichtet, dass alle Teilnehmenden sich anschauen können und nicht mit dem Rücken zueinander sitzen. Dies fördert einerseits die Kommunikation in der Gruppe und unterstützt den Aufbau von Vertrauen zueinander.

Der Professor-Eggers-Lehrgang ist auf die Bedürfnisse junger Erwachsener mit psychischen Erkrankungen zugeschnitten und bietet folgende Rahmenbedingungen:

- eine ruhige, reizarme Umgebung
- eine überschaubare Gruppe mit 15 Teilnehmenden
- psychosoziale Betreuung durch einen Psychologen und eine Lehrerin
- integrierte therapeutische Beratung
- koordiniertes Vorgehen des pädagogischen Teams
- individuelle Förderung mit Rücksicht auf die Erkrankungen der Teilnehmenden
- Möglichkeit eines gestuften Einstiegs (allmählich ansteigende Zahl der Unterrichtsstunden)

Schulische Erfolge durch ein bedarfsgerechtes pädagogisches Konzept

Aus den Erfahrungen im Professor Eggers Lehrgang entwickelte das pädagogische Team ein Konzept, das auf die Bedürfnisse der Teilnehmenden abgestimmt ist und sich immer wieder den aktuellen Anforderungen anpasst. Im Folgenden soll dieses pädagogische Konzept erläutert werden.

Wertschätzung

Die pädagogische Arbeit im Kurs basiert grundsätzlich auf der Wertschätzung für die Teilnehmenden. Sie können sich zu jeder Zeit akzeptiert und Ernst genommen fühlen. Dies ist eine Grundvoraussetzung, um junge Menschen zu erreichen, die im

Laufe ihrer Jugend häufig Unverständnis, Skepsis und Ablehnung erfahren haben. Viele berichten, dass sie in ihrer Schulzeit Misserfolge, Ausgrenzung und Stigmatisierung erlebt haben. Daher schaffen wir zunächst eine vertrauensvolle Atmosphäre. Die Teilnehmenden spüren, dass wir sie schätzen und ihre besonderen Begabungen wie Kreativität oder soziale Kompetenz erkennen. Auch ist es sehr wichtig, die Teilnehmenden spüren zu lassen, dass uns ihr Wohlergehen wichtig ist und am Herzen liegt. Das folgende Beispiel veranschaulicht die entscheidende Bedeutung dieser vertrauensvollen, persönlichen Bindung.

Eine Teilnehmerin des Lehrgangs hatte über längere Zeit immer wieder unentschuldigt gefehlt und war schließlich gar nicht mehr zum Unterricht erschienen. Die Lehrgansleiterin hatte sie immer wieder angerufen und sie hatte dann versprochen, am nächsten Tag wieder zu kommen, was aber nicht geschah. In den Telefonaten berichtete die Teilnehmerin, dass sie sich antriebslos und verängstigt fühle, dazu an Übelkeit litte und es einfach nicht schaffe „vom Sofa aufzustehen“. Sie erhielt daraufhin die Auflage, an einem persönlichen Gespräch mit dem begleitenden Therapeuten und der Lehrgangsleitung teilzunehmen.

Zu Beginn des Gesprächs brachte die Lehrgangsleiterin ihre Sorge um die Teilnehmerin zum Ausdruck, denn es war sehr deutlich, dass es ihr schlecht ging. Auch teilten wir ihr mit, dass wir uns sehr wünschten, sie weiterhin im Lehrgang zu behalten und weiter mit ihr zu arbeiten. Das Gespräch habe das Ziel, gemeinsam herauszufinden, was sie am Schulbesuch hindere und Strategien zu erarbeiten, wie sie dennoch zum Unterricht kommen könne. Wir fragten auch, in welcher Weise wir sie unterstützen könnten. Es wurde schnell deutlich, dass die junge Frau durch ihre gesamte Lebenssituation überfordert war. Sie lebte nach zwei akuten Psychosen, die mit stationärer Behandlung verbunden waren, allein in einer eigenen Wohnung und hatte keinerlei Betreuung, weder durch Angehörige noch durch Sozialarbeiter. Sie hatte versucht alles „alleine zu schaffen“, war aber schon damit überfordert, morgens aufzustehen, zur Schule zu gehen und insbesondere auch damit, für die Schule am Nachmittag zu arbeiten. Sie trank häufig Alkohol, um sich abzulenken und konsumierte gelegentlich Marihuana. Eine Suchtberatung hatte sie bereits aufgesucht, jedoch nur mit zeitweiligem Erfolg. Sie schämte sich für ihre Unfähigkeit, den Alltag zu bewältigen und dafür, dass sie es nicht schaffte, zur Schule zu gehen. Ihre Scham lähmte sie und hielt sie davon ab, nach einigen Fehltagen wieder zur Schule zu gehen. Auch war sie nicht in der Lage zuhause zu arbeiten und wäre daher ohne Hausaufgaben zur Schule gekommen, was sie als persönliches Versagen empfand. Dies hat teufelskreisartig ihre *Selbstscham* verstärkt nach dem Motto „Ich schäme mich, bin nichts wert, also resigniere ich, raffe mich nicht auf, fliehe in Alkohol und Drogen, verleugne die Realität, erlebe mich als Versagerin, was mein Selbstvertrauen wiederum verstärkt“ etc.

In diesem Gespräch versicherten wir der jungen Frau, dass wir sie sehr schätzen und ihr Fernbleiben nicht als Versagen, sondern als Resultat ihrer Überforderung verstehen. Wir schlugen vor, gemeinsam zu überlegen, wie wir die Anforderungen so gestalten könnten, dass sie es wieder wagen würde, zur Schule zu kommen. Da sie Unterstützung in alltäglichen Belangen benötigte, empfahlen wir ihr, sich um eine ambulante Betreuung zu bemühen und vermittelten den Kontakt. Für die fehlenden Arbeiten und Hausaufgaben erarbeiteten wir einen Plan mit Abgabeterminen, die für sie realistisch waren. Sie versprach sich zu melden, wenn sie sich überfordert fühlen würde.

Am nächsten Tag erschien sie wieder zur Schule, allerdings mit einer Verspätung von zwei Stunden. Die Lehrerin lobte sie dafür, dass sie gekommen war und ermutigte sie, weiterhin zu kommen, auch wenn sie sich zunächst verspäten würde. Im Laufe der nächsten Wochen nahm die Zahl der Verspätungen ab. Sie fehlte noch hin und wieder, besonders dann, wenn die Anforderungen stiegen und sie sich überfordert fühlte. Es gelang ihr, mit den Lehrern das Gespräch zu suchen und Vereinbarungen zu treffen, wie sie Aufgaben nachholen könnte. Mit jeder Woche, die sie den Unterricht regelmäßig besuchte, wuchsen ihr Selbstvertrauen und die Zuversicht, den Schulabschluss tatsächlich zu erreichen. Die Fehlzeiten reduzierten sich und die Chancen auf einen erfolgreichen Abschluss des Lehrgangs haben sich verbessert.

Einige Tage nach dem Interventionsgespräch erklärte die Teilnehmerin der Lehrgangsleiterin, warum sie nun wieder zum Unterricht kam und die Hilfe angenommen habe. Es sei für sie ganz entscheidend gewesen, dass sie unser Interesse und unsere Empathie gespürt habe. Sie habe gemerkt, dass es uns wichtig war, was aus ihr werde und ob sie zur Schule komme. Das habe sie dazu bewogen, es noch einmal zu versuchen. Wenn wir jedoch Drohungen und Abmahnungen ausgesprochen hätten, hätte sie das nicht überzeugen können, sondern vielmehr dazu geführt, dass sie sich endgültig zurückgezogen hätte.

Diese Geschichte zeigt, dass die Teilnehmer unsere Empathie und unsere Fürsorge in besonderem Maße benötigen. In diesem Sinne übernehmen Lehrerin und Therapeut die Funktion von „guten und liebevollen Eltern", die ihr Kind annehmen und unterstützen, auch wenn es nicht den Erwartungen der Eltern entspricht oder die gewünschten Leistungen erbringen kann.

Kompetenzorientierung

Das Selbstbild der Teilnehmenden ist durch Misserfolgserlebnisse sehr fragil und so besteht eine weitere wichtige Aufgabe darin, durch Lob und Anerkennung die Teilnehmenden zu ermutigen, ihre eigenen Fähigkeiten zunächst zu erkennen und dann auf diese zu vertrauen. Auf dieser Grundlage beginnen die jungen Menschen, sich realistische Ziele zu setzen, auch wenn damit das Risiko eines eventuellen Misserfolgs verbunden ist. Diese Arbeit erfordert viel Empathie und Geduld, denn die individuellen Hindernisse sind teilweise sehr groß und wenig vorhersehbar. Es gilt, mit und von den Teilnehmenden zu lernen und gemeinsam Strategien zu entwickeln.

Das Beispiel einer Teilnehmerin mit Prüfungsangst zeigt, wie sich dieser Anspruch im Schulalltag umsetzen lässt.

Eine junge Frau besuchte seit etwa einem Jahr den Schulabschlusslehrgang und ihre mündlichen und schriftlichen Leistungen waren fast immer gut oder sogar sehr gut. Dennoch plagten sie vor jeder Klausur starke Ängste. Sie war fest davon überzeugt, die Aufgabe niemals bewältigen zu können. In einer Prüfungssituation las sie die Aufgabenstellungen und begann mit der Arbeit. Allerdings brach sie nach den ersten beiden Sätzen ab, raufte sich die Haare, wurde sehr unruhig und begann zu weinen. Auf Nachfrage der Lehrerin erklärte sie, dass sie gar nichts könne und es niemals schaffen werde. Die Lehrerin erinnerte daran, dass die Teilnehmerin bisher alle Arbeiten erfolgreich beendet habe und ja die Erfahrung gemacht habe, dass sie ihre Angst überwinden könne. Sie schlug der Teilnehmerin vor, eine kurze Pause einzulegen und es dann noch einmal zu versuchen. Dabei solle sie mit der Aufgabe beginnen, die sie am leichtesten bewältigen könnte. Nach einer Pause begann die Teilnehmerin erneut, fühlte sich aber immer noch überfordert. Die Lehrerin schlug ihr vor, sich auf eine der vier Aufgaben zu beschränken, die sie erfahrungsgemäß gut bewältigen konnte. Sie würde die Chance erhalten, die Arbeit zu einem späteren Zeitpunkt zu wiederholen, sollte aber dennoch versuchen, die eine Aufgabe zu bearbeiten. Dies führte zu einer Entlastung der Teilnehmerin. Sie bearbeitete schließlich die Aufgabe und überwand allmählich die Blockade. Nun versuchte sie doch noch, auch die anderen Aufgaben zu lösen und schaffte es, die Klausur fast vollständig zu bearbeiten. Bei der Abgabe lobte die Lehrerin sie ausdrücklich und hob die bemerkenswerte Leistung der Teilnehmerin hervor, die nicht nur ihre Ängste erfolgreich überwunden, sondern auch noch ihre Klausur fast vollständig bearbeitet hatte.

Der Erfolg dieses Vorgehens beruht auf einer entlastenden Intervention. Einerseits wird der Leistungsdruck reduziert; die Teilnehmerin erhält die Möglichkeit, die Klausur nachzuholen, und sie darf sich auf eine Aufgabe beschränken. Andererseits orientiert sich das Vorgehen an den Fähigkeiten der Teilnehmerin, die selbst entscheiden kann, welche Aufgabe sie bearbeitet. Da sie mit einer Aufgabe beginnt, die sie gut beherrscht und erfolgreich bearbeiten kann, beginnt sie wieder Vertrauen in ihre Fähigkeiten aufzubauen und bearbeitet schließlich auch weitere Aufgaben.

Kreativität und Lösungsorientierung

Da die Lernenden sehr unterschiedliche Hürden beim Lernen überwinden müssen, ist der Ideenreichtum der Lehrenden gefordert. Ein Beispiel aus dem Deutschunterricht soll dies veranschaulichen.

Für viele Menschen, die an einer Psychose leiden, ist es nicht leicht, Wesentliches von Unwesentlichem zu unterscheiden und Informationen nach ihrer Relevanz zu ordnen. Es ist daher eine große Herausforderung für viele unserer Teilnehmenden, die Inhaltsangabe eines Textes zu erstellen. Die Methode, zunächst die wichtigsten Informationen des Textes zu unterstreichen ist wenig hilfreich, weil sie die Lernenden in diesem Falle überfordert. Sie versuchen dann verzweifelt, im Text nach „wichtigen" und „unwichtigen" Informationen zu suchen und am Ende ist beinahe alles unterstrichen. Es ist daher sehr sinnvoll, die Teilnehmenden mit für sie lösbaren Aufgaben auf das Verfassen der Inhaltsangabe vorzubereiten, um solche Frustrationen zu vermeiden.

Eine Möglichkeit besteht darin, zunächst kurze Nachrichten aus der Zeitung im Unterricht zu besprechen, die dem Leser in knapper Form die zentralen Informationen zusammenfassen, etwa über kleinere Diebstähle, Einbrüche usw. Die Teilnehmer erkennen schnell, dass hier nur die Fragen wer?, wo?, wann?, was?, wie? und warum? beantwortet werden und keinerlei ausschmückende Details enthalten sind. Im nächsten Schritt erhalten die Teilnehmer dann die Aufgabe, eine solche Meldung in einen Kurzkrimi zu verwandeln, indem sie die „nackten Informationen" ausschmücken, die handelnden Personen und den Ort der Handlung näher beschreiben. Die Teilnehmenden erarbeiten Methoden, wie sie ihrem Text Spannung erzeugen können. Sie ergänzen Dialoge und fügen Gedankengänge der handelnden Personen ein. Für diese Arbeit können die Lernenden ihre oft sehr ausgeprägte Fantasie und Kreativität gut einsetzen und damit ihrer besonderen Begabungen einsetzen.

Im nächsten Schritt lernen die Teilnehmenden, aus einem Text alle ausschmückenden Elemente zu streichen und auf diese Weise die zentralen Informationen herauszuarbeiten. Es fällt ihnen so viel leichter zu verstehen, welche Informationen für das Verständnis des Textes benötigt werden und welche Textpassagen der näheren Erläuterung und Beschreibung dienen. Auf diese Weise werden die Teilnehmenden schrittweise mit Aufgaben, die sie bewältigen können, an eine neue Aufgabe herangeführt. Sie freuen sich über ihre Erfolge und fühlen sich *ge*fordert aber niemals *über*fordert, denn niemand verlangt, dass sie „Wichtiges" von „Unwichtigem" unterscheiden sollen.

Überforderung kann man im Unterricht sehr gut erkennen, wenn Teilnehmer sich plötzlich zurückziehen, sich nicht mehr beteiligen oder auch auf ganz andere Tätigkeiten ausweichen.

Eine Teilnehmerin begann einmal, in ihr Tagebuch zu schreiben, obwohl Sie die Aufgabe hatte, nach erfolgter Stoffsammlung eine Gliederung für eine Erörterung zu erstellen. Auf Nachfrage der Lehrerin, warum Sie nicht weiterarbeite sagte sie: „ich fühle mich heute gar nicht gut und muss vielleicht gleich gehen". Die Lehrerin bot ihre Hilfe bei der Arbeit an und erklärte noch einmal, dass es hier darum gehe, die für den Leser der Erörterung überzeugendsten Argumente aufzulisten und in eine sinnvolle Reihenfolge zu bringen. Dabei sollte Sie die Argumente nach ihrer Überzeugungskraft ordnen und mit dem „wichtigsten" Argument enden. Daraufhin sagte die Teilnehmerin: „Ja, das ist aber gar nicht so einfach, wenn man eine Psychose hat!".

Schnell wurde klar, dass sie generell Schwierigkeiten hatte, zwischen Wesentlichem und Unwesentlichen zu unterscheiden. Andere Teilnehmer räumten ebenfalls ein, dass sie die Aufgabe nicht ohne Hilfe lösen könnten. Die Lehrerin schlug vor, ein gemeinsames Brainstorming zum Thema durchzuführen. Alle Gedanken zum Thema sollten gesammelt werden. So fanden sich an der Tafel schließlich auch Punkte wie „ich finde das Thema blöd" oder „Klassenarbeit" und „Raucherpause" wieder, die keinerlei Bezug zum Thema hatten. Gemeinsam gelang es schnell, alle Punkte zu streichen, die für die Erörterung irrelevant waren. Bei allen relevanten Punkten überlegte die Gruppe gemeinsam, wie überzeugend und aussagekräftig sie sind. Schließlich gelang es allen, eine Liste der Argumente zu erstellen und diese nach ihrer Relevanz für das Thema zu ordnen.

Aus diesem Beispiel wird deutlich, dass die Verweigerung der Mitarbeit oft vielschichtige Ursachen haben kann und nach unserer Erfahrung meist auf eine Überforderung hindeutet. Es ist wichtig, nicht vorschnell zu urteilen, sondern lösungsorientiert zu arbeiten. Von den Lehrenden wird in hohem Maße Kreativität und Methodenvielfalt gefordert, um individuelle Lösungsstrategien zu entwickeln.

Klare Regeln und Strukturen

Die Grundlage für solche individuellen Konzepte bilden feste Regeln und Strukturen in der Gruppe. Hierzu gehören insbesondere das Einhalten von in der Gruppe vereinbarten Gesprächs- und Verhaltensregeln, pünktliches und regelmäßiges Erscheinen sowie die sofortige Benachrichtigung der Lehrkraft im Krankheitsfall und das Einreichen von Attesten bei Fehlzeiten.

Binnendifferenzierung

Da die Gruppe hinsichtlich der schulischen Vorbildung nicht homogen ist, werden die verschiedenen Lernniveaus durch differenzierte Aufgaben in den Unterricht integriert. Während etwa in Mathematik eine Gruppe den aktuellen Stoff noch erarbeitet, kann eine andere Gruppe bereits weiterführende Aufgaben lösen. Im Biologieunterricht können Teilnehmende, die den Stoff bereits gut beherrschen, ein neues Thema recherchieren und als Kurzreferat in den Unterricht einbringen. In ähnlicher Weise ist in allen Fächern Binnendifferenzierung durch abgestufte Arbeitsmaterialien und Aufgabenstellungen möglich. Fortgeschrittene Teilnehmer können als Tutoren andere bei ihrer Arbeit unterstützen und so eine wichtige Funktion in der Gruppe übernehmen. Das Lerntempo in der Gruppe ist sehr unterschiedlich, doch durch differenzierte Aufgabenstellungen ermöglichen wir es den Teilnehmenden, im Rahmen der Zeitvorgaben ihr eigenes Tempo zu finden

Methodenvielfalt und Handlungsorientierung

Die Konzentrationsfähigkeit ist bei nahezu allen Teilnehmenden stark eingeschränkt. Häufig schweifen die Gedanken vom Thema des Unterrichts ab. Einige Teilnehmende hören auch Stimmen, die sie ablenken. Insgesamt ermüden sie sehr schnell und fühlen sich sowohl durch längere Wortbeiträge oder Vorträge als auch durch intensive Gruppendiskussionen rasch überfordert. Wir verzichten daher weitgehend auf lehrerzentrierten Unterricht und vermeiden längere Lehrervorträge. Nach einer kurzen Einführung wechseln sich Phasen der Einzel-, Gruppen- oder Partnerarbeit ab. Für den Unterricht stehen zwei miteinander verbundene Räume zur Verfügung. Teilnehmende, die mehr Ruhe brauchen, können sich für die Phasen der Einzelarbeit in den zweiten Raum zurückziehen oder eine „Auszeit“ nehmen, wenn sie sich überfordert fühlen. Mit dieser Möglichkeit, selbstbestimmt Arbeitspausen einzulegen, gehen die Lernenden sehr gezielt und verantwortungsvoll um.

Im handlungsorientierten Unterricht steht das eigenständige Lösen von Aufgaben im Mittelpunkt. Mithilfe von Texten, Medien oder in Biologie von Experimenten, erarbeiten die Teilnehmenden Lösungen, die in Form von Wandzeitungen, Tafelbildern, Referaten oder schriftlichen Ausarbeitungen festgehalten werden.

Individuelle Förderung

Da die Teilnehmenden sich sowohl hinsichtlich ihrer schulischen Vorbildung als auch ihrer kognitiven Möglichkeiten und der persönlichen Lebenssituation stark unterscheiden, erstellen wir individuelle Förderpläne. In jedem Semester führt die Lehrgangsleitung Einzelgespräche, die durch einen Fragebogen geleitet werden. Hier werden die Eigen- und Fremdeinschätzungen der fachlichen und sozialen Kompetenzen festgehalten. Die Fremdeinschätzungen werden durch die Fachlehrerinnen und -lehrer ergänzt. In einer individuellen Zielvereinbarung wird jeweils das nächste Ziel, beispielsweise das Bestehen einer Prüfung, und die dazu erforderlichen Handlungsschritte festgehalten. Beim nächsten Gespräch können wir dann gemeinsam überprüfen, ob das Ziel erreicht wurde und gegebenenfalls durch gezielte Unterstützung einen Beitrag dazu leisten, dass dieses Ziel zu einem späteren Zeitpunkt erreicht werden kann. Wenn sich beispielsweise jemand häufig verspätet und so Unterrichtsinhalte versäumt und abgemahnt werden muss, so überlegen wir im Förderplangespräch gemeinsam, welche Ursachen die Verspätungen haben und wie man diese abstellen kann. In der Zielvereinbarung verpflichtet sich der Teilnehmende, künftig pünktlich zum Unterricht zu erscheinen. Hält er sich nicht an diese Vereinbarung, so kann dies nach zwei Abmahnungen zum Ausschluss aus dem Kurs führen.

Oft sind auch individuelle Probleme wie Konzentrationsstörungen Inhalt des Gespräches. Hier versuchen wir eine gemeinsame Strategie zu entwickeln. Zunächst müssen wir herausfinden, wann diese Störungen auftreten. So hat z.B. ein Teilnehmer Schwierigkeiten, sich beim Lesen auf den Text zu konzentrieren. Im Gespräch fanden wir heraus, dass er Sachtexte als Einheit nicht gut überblicken konnte. Er konnte sich diese Texte jedoch mit Hilfe von Leitfragen schrittweise erarbeiten. Die Lehrerin bot an, ihm zunächst für solche Texte Leitfragen zur Verfügung zu stellen und er erklärte sich bereit, das Lesen auf diese Weise zu trainieren und zu versuchen, seine Frustration zu überwinden.

Fortschritte, Entwicklungen und Schwierigkeiten aller Teilnehmenden werden in den individuellen Förderplänen festgehalten und zur Evaluation eingesetzt.

Eigenverantwortliches Handeln

In den o.g Förderplänen definieren die Teilnehmenden selbst ihre Ziele für den jeweiligen Abschnitt des Lehrgangs. Sie übernehmen damit die Verantwortung für ihr Handeln im Lehrgang. Alle Teilnehmenden im Kurs erhalten Unterstützung außerhalb der Schule, um ihre persönlichen Angelegenheiten zu regeln. Das Ziel solcher unterstützender Maßnahmen ist die allmähliche Verselbständigung. Insofern ist das eigenverantwortliche Lernen in der Schule ein wichtiger Baustein, damit die Teilnehmenden künftig die Verantwortung für ihr Leben selbst tragen können. Wenn die jungen Erwachsenen im Lehrgang ihre Ziele selbst definieren, setzt dies voraus, dass sie sich mit ihrem aktuellen Leistungsstand und ihrer Lebenssituation intensiv beschäftigen und sich selbst einschätzen können. Dies ist eine wichtige Kompetenz für Menschen, die aufgrund einer psychischen Erkrankung lernen müssen, sich nicht zu überfordern und ihre Arbeit entsprechend einzuteilen. Viele Teilnehmende haben sehr hohe Ansprüche an sich selbst und setzen sich damit unter Druck, was dann häufig zum Scheitern führt, weil der Druck zu groß wird und Versagensängste hervorruft, die dann lähmend wirken und effektives Arbeiten verhindern. Es entsteht ein Teufelskreis, der unweigerlich dazu führt, dass die jungen Menschen wieder Misserfolge erleben und entmutigt werden, was dann das ohnehin negative Selbstbild bestätigt.

Ein Teilnehmer konnte sich im Unterricht zunächst nur mit Mühe konzentrieren. Er war neu in die bestehende Gruppe aufgenommen worden und fühlte sich sehr unsicher. Er war mißtrauisch und hatte oft das Gefühl, dass andere über ihn sprachen oder ihn nicht mochten. Gleichzeitig erschwerte ihm die Einnahme hochdosierter Medikamente zusätzlich die Konzentration. Er wirkte häufig überfordert und zeitweilig völlig abwesend. Obwohl im Lehrgang individuelle Pausen eingelegt werden können, bat er nie um eine Pause. Er wurde in schwierigen Situationen sehr still, raufte sich die Haare und wirkte verzweifelt, insbesondere wenn er Texte lesen musste. In Gesprächen mit der Lehrerin stelle sich heraus, dass er sich stark überfordert fühlte. Er konnte kaum einen Absatz eines Textes konzentriert lesen und den Inhalt überblicken. In Klassenarbeiten konnte er nur selten alle Aufgaben bearbeiten. Es stellte sich heraus, dass er sich in solchen Situationen stark unter Druck setzte, was wiederum Versagensängste hervorrief. Er war dann auch nicht dazu in der Lage, um eine Pause zu bitten. Im Förderplangespräch wurde vereinbart, dass der Teilnehmer eine Pause einlegen solle, wenn er sich überfordert fühle. Die Lehrerin wollte ihn unterstützen, indem sie ihm zunächst die Pause anbot, wenn er offensichtlich überfordert wirkte.

Weiterhin überlegte der Teilnehmer, welchen Anforderungen er in der aktuellen Situation gerecht werden konnte. Es wurde vereinbart, dass er sich für den aktuellen Lehrgangsabschnitt auf zwei Fächer konzentrieren wolle, die er inklusive aller Klassenarbeiten absolvieren würde. Den Unterricht in den anderen Fächern werde er regelmäßig besuchen, aber die Klassenarbeiten nicht schreiben. Dieses Pensum sollte allmählich gesteigert werden. Der Teilnehmer wirkte deutlich entlastet, obwohl es ihm schwer fiel, seine Ansprüche zu reduzieren. Er wollte noch immer das volle Pensum schaffen und musste sehr viel Selbstdisziplin aufbringen, um bei der Vereinbarung zu bleiben. Letztlich absolvierte er das Semester in mehr als zwei Fächern erfolgreich und konnte im folgenden Semester bereits Klassenarbeiten in allen Fächern schreiben. Durch das kontinuierliche kognitive Training in der Schule gelang es ihm, seine Konzentrationsfähigkeit zu verbessern und schließlich auch längere Texte bearbeiten zu können. Er entschloss sich, einen Lehrgangsabschnitt zu wiederholen, um die Anforderungen allmählich steigern zu können. Nach drei Jahren erreichte er auf diese Weise die Mittlere Reife mit Qualifikation (alle Noten waren mindestens befriedigend). Sowohl seine Leistungen als auch sein Selbstbild hatten sich deutlich verbessert, was in den Auswertungsbögen der Förderplangespräche deutlich erkennbar ist. Er wirkte entspannt und sicherer und hatte Kontakt zu allen Teilnehmern im Kurs.

Neben den Qualifikationen erwarb der Teilnehmer die Kompetenz, sein eigenes Handeln zu planen und zu evaluieren. Er hat gelernt, eigene Ansprüche zu kontrollieren und sein Selbstwahrnehmung verbessert. Dies ist eine wichtige Voraussetzung, damit er in der Folge Angebote außerhalb eines geschützten Rahmens wahrnehmen kann.

Psychologische Begleitung

Ein Psychologe und Verhaltenstherapeut steht dem gesamten Team beratend zur Seite. Er nimmt an den wöchentlichen Teamsitzungen teil und trägt dazu bei, Schwierigkeiten im Kurs zu meistern, die durch die Symptome der Teilnehmenden bedingt sind. Das Team erarbeitet dann Lösungen. Zugleich steht der Psychologe auch den Teilnehmenden zu Verfügung. Er unterricht zwei Wochenstunden „Methodentraining", wo es neben der Psychoedukation darum geht, Konflikte in der Gruppe oder die Überforderung Einzelner schnell zu erkennen, anzusprechen und gemeinsame Lösungen zu erarbeiten. Dies ist besonders wichtig, weil der Alltag in der Lerngruppe für die jungen Menschen eine große Herausforderung darstellt. Viele Eindrücke müssen verarbeitet werden, einige Teilnehmende sind sehr skeptisch und misstrauisch gegenüber anderen. Sie fühlen sich schnell ausgegrenzt, beobachtet oder schlecht behandelt. Solche Gefühle müssen wir frühzeitig erkennen, um entgegenwirken zu können. Gelingt dies nicht, so kann für Betroffene der Schulbesuch sehr rasch unerträglich werden. Sie fühlen sich ständig unwohl, was zur Folge hat, dass sie dem Unterricht nicht mehr folgen.

Fachunterricht und Berufsorientierung

Der Unterricht wird gemäß § 6 des Weiterbildungsgesetzes in den Fächern Englisch, Mathematik, Deutsch, Geschichte, Biologie und Wirtschaftslehre erteilt. Der Projektunterricht ergänzt die Kernfächer. Das Fach Methodentraining ist eine Besonderheit des Kurses. Es wird von einem erfahrenen Psychologen und Verhaltenstherapeuten unterrichtet. Hier werden therapeutische Ansätze in den Unterricht integriert. Probleme und Konflikte in der Gruppe können angesprochen und Lösungsansätze entwickelt werden.

Zusätzlich werden die Teilnehmenden durch ein Begleitprojekt zur beruflichen Orientierung auf den Übergang in das Berufsleben vorbereitet. Bisherige Erfahrungen im Schulprojekt mit psychisch erkrankten jungen Erwachsenen an der VHS Essen zeigen, dass diese Gruppe besondere Förderkonzepte zur Vorbereitung auf das Berufsleben benötigt. Durch die oft langjährige Erkrankung haben sie meist nur noch sehr wenig Selbstvertrauen, und sie müssen im Alltag häufig Einschränkungen wie Ängste, Stimmungsschwankungen oder Konzentrationsstörungen überwinden. Gleichzeitig werden sie mit Stigmatisierungen durch die Allgemeinheit konfrontiert, die dazu führt, dass man ihnen mit Vorbehalten begegnet. Es wird unter diesen Voraussetzungen sehr schwer für sie sein, das Vertrauen potentieller Arbeitgeber zu gewinnen und den Einstieg in das Erwerbsleben zu schaffen. Sie brauchen aber Selbstvertrauen, Mut und kommunikative Kompetenz, um in der Arbeitswelt ihre besonderen Stärken darstellen und ihre schwierige Biographie überwinden zu können.

Im Rahmen des Projektes wird versucht, den jungen Erwachsenen durch Bewerbungstrainings, das Erlernen von Präsentationstechniken sowie das Erstellen von aussagekräftigen Bewerbungsunterlagen den Weg für eine erfolgreiche Bewerbung zu ebnen. Weiterhin werden sie durch theater- und kunstpädagogische Projekte gefördert, um Mut und Selbstvertrauen für das Leben außerhalb eines geschützten Rahmens aufzubauen. Für die psychologische Beratung und die psychosoziale Begleitung stehen den Teilnehmenden und Lehrenden ein Psychologe und die Projektleitung zur Verfügung. In das Projekt sind Betriebspraktika eingebunden, die eine berufliche Orientierung der Teilnehmenden fördern und sie allmählich auf den Arbeitsalltag vorbereiten.

Teamarbeit und Vernetzung

Die Arbeit mit jungen Menschen, die psychisch erkrankt sind, verlangt von den Lehrerinnen und Lehrern einen besonders sensiblen Umgang mit der Situation jedes einzelnen Teilnehmers. Sie müssen flexibel auf die individuellen Bedürfnisse eingehen und Überforderung frühzeitig erkennen und vermeiden. Die Lehrerinnen und Lehrer müssen ein vertrauensvolles aber abgrenzendes Verhältnis zu den Teilnehmenden aufbauen. Die pädagogischen Prozesse werden durch die Lehrgangsleitung moderiert.

Zum pädagogischen Team gehören neben der Lehrgangsleitung vier Fachlehrkräfte. Alle Lehrerinnen und Lehrer bringen neben der Fachkompetenz eine große Bereitschaft mit, sich auf die speziellen Bedürfnisse der Teilnehmenden einzustellen, sich weiterzubilden und mit großer Sensibilität Probleme und Krisen zu erkennen und zu deren Bewältigung beizutragen.

Das gesamte pädagogische Team arbeitet sehr eng zusammen und tauscht sich bei wöchentlichen Teamsitzungen regelmäßig aus. Diese Teamsitzungen werden fachlich durch den psychologischen Psychotherapeuten begleitet.

Zu den Teamsitzungen werden auch regelmäßig Teilnehmende eingeladen, insbesondere dann, wenn längere Fehlzeiten oder soziale Probleme in der Gruppe auftreten. Das folgende Beispiel veranschaulicht das besondere pädagogische Potential eines koordinierten Vorgehens im Kollegium.

> Über längere Zeit waren die Fehlzeiten im Lehrgang stark angestiegen und gleichzeitig zogen sich einige Teilnehmende sehr zurück und beteiligten sich kaum noch am Unterricht, falls sie überhaupt kamen. In dieser Phase wirkte ein Teilnehmer sehr dominant, der sehr leistungsstark war und sich durch den Unterrichtsstoff häufig unterfordert fühlte. Obwohl er zusätzliche und weiterführende Aufgaben erhielt, äußerte er häufig, dass alles „kein Problem" sei und man das Pensum im Lehrgang ohne Probleme „locker" schaffen könne. Wurden Aufgaben gestellt, so hatte er nach kurzer Zeit eine Lösung gefunden und verkündete lautstark, dass er nun fertig sei. Er wurde ungeduldig und störte den Unterricht. Andere Teilnehmende, die beim Lesen von Texten krankheitsbedingt Schwierigkeiten haben und mehr Zeit zur Bearbeitung benötigen, fühlten sich entmutigt und frustriert. Die überheblichen Reaktionen des unterforderten Kursteilnehmers wirkten auf andere Gruppenmitglieder herablassend und bestätigten deren Selbstzweifel. Sie mussten im Unterricht immer wieder ermutigt werden, sich zu beteiligen und die Aufgaben zu bearbeiten.
>
> Das Team beschloss, den dominierenden Teilnehmer zur Teamsitzung einzuladen. In dem Gespräch wurden zunächst die gute Mitarbeit und die hohe fachliche Kompetenz des jungen Mannes gewürdigt. Im Anschluss wurde problematisiert, dass er andere Teilnehmende, durch sein Verhalten entmutigen und frustrieren könne, ohne dies zu beabsichtigen. Das Team bat ihn darum, künftig auf solche Äußerungen zu verzichten, die andere Teilnehmende als abwertend empfinden könnten. Der Teilnehmer nahm das Lob für die gute Mitarbeit und seine Fachkompetenz mit Freude entgegen und konnte verstehen, dass sein Verhalten andere Teilnehmende entmutigte, die mit dem Lernstoff kämpften. Tatsächlich gelang es ihm, in der Folgezeit weniger dominant in der Gruppe aufzutreten. Die anderen Teilnehmenden kamen wieder regelmäßiger zum Unterricht und beteiligten sich an Unterrichtsgesprächen. In diesem Prozess entwickelte der „dominant" wirkende Teilnehmer sein Sozialverhalten weiter, denn es gelang ihm mit Hilfe des Teams, auf andere Rücksicht zu nehmen und sie damit zu unterstützen.

Auch wenn Teilnehmende häufig fehlen oder überfordert wirken, hat es sich bewährt, sie zur Teamsitzung einzuladen. Als die ersten Einladungen ausgesprochen wurden, empfanden die Teilnehmenden es eher als unangenehm, vor dem Kollegium über ihre persönlichen Angelegenheiten sprechen zu müssen. Allerdings sprach sich schnell herum, dass es in diesen Gesprächen weniger um eine Disziplinierung, sondern vielmehr darum geht, gemeinsam eine Lösung für Probleme zu finden. Das Kollegium bietet seine Unterstützung an. Die Einladung zum Teamgespräch bietet den Lehrerinnen und Lehrern den Vorteil, dass sie gemeinsam ihr Anliegen verdeutlichen und ihm so Nachdruck verleihen können. Für die Teilnehmenden ist das Teamgespräch eine Möglichkeit, mit Unterstützung aller Lehrkräfte ein individuelles Problem oder Anliegen zu besprechen. Es ist auch ein Ausdruck von Wertschätzung, dass sich das gesamte Kollegium Zeit für einen einzelnen Teilnehmenden nimmt.

Auch die Betreuerinnen und Betreuer in den Einrichtungen der Professor Dr. Christian Eggers Stiftung und anderer betreuender Einrichtungen werden durch regelmäßige Gespräche in die Arbeit einbezogen. Leben die Teilnehmenden noch bei ihren Eltern, so können diese ebenfalls einbezogen werden. Hier ist ein sehr fruchtbarer

Austausch entstanden, der bei der Bewältigung von Krisen und Problemsituationen im Kurs sehr hilfreich ist.

15.2 Bisherige Resultate aus dem Modellprojekt

Aus den Erfahrungen im Professor Eggers Lehrgang haben sich folgende Kernpunkte ergeben, die neben individuellen Strategien für einen erfolgreichen Schulbesuch besonders wichtig sind:

Strategien für einen erfolgreichen Schulbesuch

- Lehrerinnen und Lehrer begegnen den Teilnehmenden mit Wertschätzung und Respekt.
- Innerhalb der Gruppe besteht ein vertrauensvolles und offenes Verhältnis.
- Konflikte werden frühzeitig erkannt und Lösungen gemeinsam mit allen Beteiligten erarbeitet.
- Die Zahl der Unterrichtsstunden kann bei Bedarf zeitweilig und individuell reduziert werden.
- Lehrende und Teilnehmende achten darauf, dass sie Überforderung rechtzeitig bemerken oder noch besser: vermeiden.
- Die Teilnehmenden bauen Vertrauen in die eigenen Fähigkeiten auf und übernehmen die Verantwortung für ihr Handeln.
- Übergangsschritte in Angebote außerhalb eines geschützten Rahmens werden sorgfältig geplant und Anforderungen allmählich gesteigert.

Nach den ersten vier Jahren lässt sich **zusammenfassend** feststellen, dass psychotisch oder anderweitig psychisch erkrankte junge Erwachsene durch gezielte Förderung und kognitives Training im Professor-Eggers-Lehrgang einen qualifizierten Schulabschluss erreichen können. Tabelle 88 dokumentiert, wie viele Schulabschlüsse erreicht werden konnten und mit welcher schulischen Vorbildung die Teilnehmenden aufgenommen wurden.

Im ersten Durchgang des Lehrgangs erreichten 7 von 10 Teilnehmenden, im zweiten Durchgang 14 von 15 Teilnehmende des vierten Semesters den mittleren Bildungsabschluss, davon eine Teilnehmerin in einer Einzelfachprüfung in Englisch. Viele Teilnehmende nahmen an den Prüfungen zum Hauptschulabschluss nach Klasse 9 oder 10A ebenfalls teil, so dass einige im Kurs bis zu drei Abschlüsse stufenweise erwarben. Diese Erfolge führten auch dazu, dass der Lehrgang inzwischen nicht mehr aus Spendenmitteln finanziert werden muss, sondern sich über die Eingliederungshilfe für die einzelnen Teilnehmenden finanziert, die von den Jugend- und Sozialämtern der Stadt Essen und umliegender Kommunen auf Antrag gewährt werden kann.

Sieben ehemalige Absolventinnen und Absolventen besuchen heute das Abendgymnasium oder ein Berufskolleg und bereiten sich auf ihr Fachabitur vor. Sie hatten alle entweder gar keinen oder einen wenig zufriedenstellenden Schulabschluss, als sie in den Professor-Eggers-Lehrgang aufgenommen wurden. Ihre Hoffnung, jemals einen qualifizierten Schulabschluss erreichen zu können, war sehr gering. Die Mutter eines Teilnehmers berichtete, dass man ihr gesagt habe, ihr Sohn werde niemals einen Schulabschluss erreichen können. Tatsächlich wirkte er im Lehrgang zunächst

Tab. 88 Übersicht im Professor-Eggers-Lehrgang erworbene Abschlüsse (2006–2010)

Teilnehmer	Abschluss vor Aufnahme	HSA 9	HSA 10A	MBA
TN1	kein Abschluss	x	x	x
TN2	kein Abschluss	x	x	x
TN3	kein Abschluss		x	x
TN4	kein Abschluss	x	x	x
TN5	kein Abschluss	x	x	x
TN6	kein Abschluss	x	x	x
TN7	kein Abschluss		x	x
TN8	kein Abschluss	x	x	
TN9	HSA 9		x	x
TN10	HSA 9			x
TN11	HSA 9			x
TN12	HSA 9			x
TN13	HSA 9		x	x
TN14	HSA 9		x	x
TN15	HSA 9	x	x	x
TN16	HSA 9		x	x
TN17	HSA 9			
TN 18	HSA 9			Einzelfach Englisch
TN19	HSA 10A		x	x
TN20	HSA 10A			x
TN21	HSA 10A			x
TN22	HSA 10A		x	x
TN23	HSA 10A			x
TN24	HSA 10A			
TN25	HSA 10A			

HSA 9: Hauptschulabschluss nach Klasse 9
HSA10: Hauptschulabschluss nach Klasse 10A
MBA: mittlerer Bildungsabschluss (Fachoberschulreife)

sehr abwesend und oft nicht ansprechbar. Er hörte Stimmen und war deshalb sehr abgelenkt und benötigte immer wieder Pausen während der Unterrichtsstunden. Allerdings verbesserten sich sowohl seine Konzentrationsfähigkeit, als auch seine Leistungen während des Lehrgangs stetig. Er erwarb einen mittleren Bildungsabschluss mit guten Noten und bereitet sich nun am Berufskolleg auf das Fachabitur vor und denkt über ein späteres Studium nach. Dieses Beispiel zeigt, dass Prognosen oft vorschnell gestellt werden und den Betroffenen eher schaden als nützen. Es ist entmutigend und demotivierend, einem jungen Menschen jede Hoffnung zu nehmen, ein Ziel zu einem späteren Zeitpunkt vielleicht doch noch erreichen zu können. Solche Prognosen fördern ein passives Verhalten. Letztlich sind sie sicher ein Faktor, der die Chronifizierung von Erkrankungen befördert. Wir erleben täglich, dass auch junge Erwachsene, die Stimmen hören oder dissoziieren, die zeitweilig nur an wenigen Unterrichtstunden teilnehmen können und gegen die starken Nebenwirkungen ihrer Medikamente ankämpfen müssen, trotz ungünstiger Prognosen und mit gezielter, wohlwollender Unterstützung ihr Ziel erreichen.

16 Unart aus therapeutischer Sicht

Kreative Prozesse können einen wesentlichen Beitrag zur Identitätsbildung leisten und zu einer Stärkung des Selbstvertrauens führen. Deshalb nehmen die in der Prof. Eggers-Stiftung betreuten jungen Menschen an einem speziellen Kunstprojekt teil, welches wir „Un-Art" genannt haben. Dieser Begriff weckt Assoziationen: Un-Art = Nicht-Kunst. Die Frage stellt sich: was ist Kunst? Und: hat das Projekt etwas mit Kunst zu tun? Diese Frage ist in unserem Zusammenhang nicht so wichtig und wir halten uns pragmatisch an das berühmt gewordene Diktum von Joseph Beuys: „Jeder Mensch ist ein Künstler".

Der Begriff Un-Art hat aber auch etwas mit un-artig zu tun. Was bedeutet es, unartig zu sein? Es hat etwas mit der Entdeckung des eigenen Willens zu tun. Das ist gleichzusetzen mit der Entdeckung des eigenen, wahren, lebendigen Wesens, welches dieses Selbst repräsentiert, Authentizität, Eigenständigkeit, Individualität und Autonomie. Es macht das eigentliche Wesen des Menschen aus.

In der Kunst spiegelt sich etwas vom eigentlichen Wesen des Menschen wider, hier entdeckt er sich, hier tritt er in eine gemütshafte Beziehung zu sich selbst. Der Mensch drückt sich im künstlerischen Gestalten aus, aber er erkennt sich auch im Kunstwerk wieder. Dieses Doppel-Verhältnis des Menschen zur Kunst gehört somit zum Wesen der Kunst. In der Kunst entdeckt der gestaltende Mensch ebenso wie der betrachtende Mensch sein eigenes Wesen. Sein Wesen entdecken, d.h. letztlich, der Mensch setzt sich als ein sich aus-setzendes Wesen der Wahrheit aus. Heidegger würde sagen: Der Wahrheit des Seins.

Von Sigmund Freud stammt der Satz, dass Kunst nichts anderes sei als gescheiterte soziale Anpassung. In der Tat, der angepasste Mensch verfügt im Grunde nur über eine Leih-Identität, für die äußere Normen das Gerippe darstellen, er ist also nur ein „Pseudo-Selbst". Er mag zwar artig sein, vermag aber nicht aus sich selbst heraus zu existieren. Kunst wird von ihm nicht selten als fremd und unverständlich empfunden. Denn Kunst ist, so hat es Hegel gesehen, ein Phänomen des menschlichen Daseins, das vom objektiv erkennenden Geist überwunden werden muss, damit die Idee in der „unendlichen Freiheit des begreifenden Denkens" rein aufleuchten kann.

Hier besteht also eine wesentliche Übereinstimmung im Denken von Friedrich Wilhelm Hegel und Sigmund Freud sowie von D.W. Winnicott, wie aus dem umseitigen Zitat ersichtlich ist.

Auch der sogenannte psychisch Kranke, das Kind, der Jugendliche, dessen gefühlshafte und lebendige Entwicklung durch widrige Umstände beeinträchtigt ist, weshalb er unsere Hilfe in Anspruch nimmt, begegnet im künstlerischen Gestalten seinem eigenen Wesen. Das Sich-Ausdrücken im Bildhaften ist auch für ihn die Möglichkeit, einen Zugang zu gewinnen zu seinen sonst verborgenen Konflikten, Ängsten und Problemen. In der originalen Leistung des bildnerischen Gestaltens spiegeln sich dann auch verborgene Ich-Kräfte wider, die durch den kreativen Prozess des Malens und Gestaltens zum Vorschein kommen und wachsen können.

Im bildnerischen oder modellierenden Gestalten kann sich das wahre, lebendige Selbst, der tiefe, gemüthafte Kern des Kranken entwickeln. Die verschiedenen seelischen Krankheitssymptome sind letztlich Ausdruck einer gestörten Entwicklung in der Kindheit des Patienten, der als Kind in seinem eigentlichen Sein von seiner engsten Umgebung, häufig von den Eltern, nicht wahrgenommen werden konnte, teilweise sogar entwertet und verneint wurde: ein teufelskreisartiger Prozess, der damit zusammenhängt, dass die Eltern wiederum von ihren eigenen Eltern in ihrem eigentlichen Wesen nicht haben wahrgenommen werden können.

Eben weil es um seelische Entwicklung geht, sprechen wir nicht von „psychischer Krankheit", sondern vielmehr von Entwicklungsstörungen. Wir meinen mit Winnicott, dass seelische Gesundheit eine Frage der Reife, nicht aber eine Frage des Freiseins von Symptomen ist. Bei allem psychischen Erkrankungen geht es letztlich um eine gestörte seelische Entwicklung des betroffenen Individuums, dem im therapeutischen Prozess dazu verholfen werden muss, fehlende Entwicklungsschritte nachzuholen und sich zu einer lebendigen, autonomen Persönlichkeit hin zu entwickeln bzw. ihm, was dasselbe ist, die Entfaltung seines wahren lebendigen Selbst zu ermöglichen. Es geht also nicht um das Kurieren von Krankheitssymptomen, sondern um den Anstoß schöpferischer Prozesse; insofern muss der traditionelle Krankheitsbegriff im Bereich der Psychiatrie neu reflektiert werden.

Indem ich den Patienten zum „Objekt" einer Behandlung mache, ohne wirklich mit ihm in eine persönliche, sich den Problemen und Konflikten des Patienten gemeinsam aus-setzende Beziehung zu kommen, reduziere ich ihn. Diese Reduzierung kann soweit gehen, dass der Patient dann als „defekt" oder sonst wie abnorm gekennzeichnet wird. Damit tritt aber eben gerade die gleiche Entwertung ein, die der Patient schon von jeher erfahren hat, und es bleibt ihm auch nichts anderes übrig, als sich gemäß dem Prinzip der „self-fullfilling prophecy" entsprechend den Erwartungen und Zuschreibungen seiner Umgebung zu verhalten, was jeden Entwicklungsprozess verunmöglicht.

Ganz im Gegenteil geht es bei dem gemeinsamen, kreativen, unprogrammierten Gestalten, Malen, Modellieren mit den Patienten um die gemeinsame Entwicklung aller Beteiligten, so wie es in einer guten Therapie immer auch nur um die gemeinsame Entwicklung von Therapeut und Patient geht. Das eine ist vom anderen abhängig, die Entwicklung des Patienten ist nur soweit möglich, als sich auch der Therapeut in der Beziehung entwickeln kann.

In dieser Beziehung kommt es darauf an, dass dem Patienten auch gestattet wird, auf je seine eigene Weise „verrückt" zu sein, eine „Verrücktheit", die man sonst nur Kleinkindern zugesteht. Diese Phase ist eine wichtige Entwicklungsphase im Übergang vom magisch-animistischen Welterleben des Kleinkindes zur rational-kritischen Reflexionsfähigkeit des älteren Schulkindes, des Jugendlichen und schließlich des Erwachsenen.

Im gemeinsamen künstlerischen Tun mit unseren Patienten, sowie wir es verstehen, kann eine „genügend gute Umwelt" (Winnicott) geschaffen werden, die es dem Patienten gestattet, seine in der Kindheit unausgelebte „Verrücktheit" nachzuholen und an ihr zu reifen.

Nur indem sich im gemeinsamen kreativen Tun Subjekt mit Subjekt begegnet, ist Reifung im Sinne einer Entwicklung des wahren, lebendigen Selbst möglich. So entsteht das Paradoxon, dass ein Geschehen, das primär und ursprünglich eben keine Therapie, also auch keine Kunsttherapie sein soll, in ganz besonderem Maße therapeutisch wirksam ist.

17 Tiefenpsychologisch-psychodynamische Aspekte der Behandlung schizophrener Psychosen

„Wir können nicht neutral am Kranken vorbeigehen, an einem Menschen, der, bei aller Zerstörung seiner Identität, doch mit ergreifenden Worten dem metaphysischen Ursprung der Dinge und seines Leidens Ausdruck gibt."

G. Benedetti (1992)

17.1 Allgemeines

Ebenso wenig wie es *ein allgemeingültiges ätiopathogenetisches Grundkonzept* schizophrener Psychosen gibt, gibt es ein einheitliches Modell psychodynamisch orientierter Psychotherapieverfahren der Schizophrenie. Es ist auch weder möglich noch sinnvoll in diesem Kapitel möglichst viele Therapieverfahren darzustellen. Es sei hierzu auf einige wenige grundlegende Arbeiten verwiesen wie Benedetti (1992), Ermann u. Waldvogel (2008), Lempa (1995), Lucas (2003), Matakas (2008), Mentzos (1991), Schwarz et al. (2006).

Grundlegend ist die Auffassung, dass die psychotische Symptomatik niemals *lediglich als eine „*Störung*" angesehen und nur als psychisches Äquivalent einer neurobiologisch-molekulargenetischen Fehlentwicklung interpretiert werden darf!*

> *Eine* dualistische Trennung *zwischen (neuro-)biologischem Denken einerseits und psychodynamischem Verstehen und Einfühlen andererseits wird der Wirklichkeit des psychotisch Kranken nicht gerecht! Vielmehr ist eine* ganzheitlich-integrative Sichtweise *angezeigt!*

Derjenige, der mit Schizophreniekranken umgeht, muss jeweils *verschiedene Betrachtungsebenen* bei sich vergegenwärtigen, die *systemisch miteinander vernetzt sind*: „Eine psychobiologische, eine psychoanalytische mit dyadischen und individuellen Aspekten, eine familiäre und eine kulturelle" (Frauenfelder et al. 1998). Konsequenterweise muss der Psychotherapeut im Sinne einer *Veränderung des ganzen Systems* all diese Ebenen in sein Behandlungskonzept gedanklich integrieren!

Die psychodynamisch-psychoanalytische Psychotherapie schizophrener Psychosen geht von bestimmten psychodynamischen Modellvorstellungen aus, die in den letzten hundert Jahren vielfältige Entwicklungen erfahren haben. Mentzos (1991) hat drei traditionelle psychodynamische Ansätze für das Verständnis schizophrener Psychosen herausgearbeitet (Zit. n. Ermann u. Waldvogel 2008).

- Konflikt-Abwehr-Konzept
  Die Psychose wird als Folge einer Konfliktabwehr verstanden
- Ich-Psychologisches Konzept
  Die Psychose wird als Folge einer konstitutionellen oder erworbenen Ich-Schwäche aufgefasst
- Objektbeziehungstheoretisches Konzept
  Störungen der basalen Beziehungen zu den essentiellen Bezugspersonen führen zu einer Schwäche der Selbst- und Objektrepräsentanzen, welche wiederum zu einer Ich-Schwäche führt und sich in psychotischen Symptomen manifestiert.

Wir tendieren zu der letzteren Auffassung, wie in den nachfolgenden Ausführungen verdeutlicht wird.

Wir messen einer gravierenden Beeinträchtigung der Individuation, insbesondere der Autonomieentwicklung des psychotischen Jugendlichen, eine große Bedeutung sowohl für die Manifestation der Psychose als auch für deren Auswirkungen auf die weitere Persönlichkeitsentwicklung zu. Wie Lempa (1995) sehen wir in einem *Autonomie-Abhängigkeits-Dilemma* bzw. in der damit verbundenen *Störung der Selbst-Objekt-Differenzierung* ein zentrales Moment der Psychodynamik psychotischer Entwicklungen bei Jugendlichen (Eggers 1995). Im Gegensatz zu Lempa (1995) halten wir eine Trennung von der traumatischen Angst vor Abhängigkeit und einer Angst vor Autonomie nicht für sinnvoll sondern sehen diese Ängste als zwei Seiten einer Medaille an.

In der Tat zeigen viele schizophrene Patienten eine *ausgeprägte Abhängigkeitsproblematik*: *Trennungssituationen* erwiesen sich in meiner Verlaufsuntersuchung (s. Kap. 8) als *typischer Auslöser* von schizophrenen Episoden, vor allem von Rezidiven. Dazu gehörten insbesondere *Liebesenttäuschungen*. Freundschaftsbeziehungen drohen oft dann zu scheitern, wenn der jeweilige Partner dem schizophrenen Patienten *zu nahe kommt* und damit die alte Abhängigkeitsthematik mobilisiert oder wenn der Partner sich entfernt, „verloren geht", also entsprechende Verlustängste wachgerufen werden.

Hinter der Abhängigkeitsproblematik, insbesondere symbiotischen Bindungstendenzen zwischen einem Elternteil und dem Kind, steckt letztlich die Tatsache, dass sich die Kinder *für das psychische Überleben ihrer Eltern verantwortlich fühlen!* Das hat zur Folge, dass das kindliche Selbst zugunsten des *elterlichen Selbst* geopfert wird.

Zunächst einige allgemeine Anmerkungen zur Psychotherapie schizophrener Psychosen:

> *Die tiefenpsychologisch orientierte Psychotherapie der Schizophrenie ist grundsätzlich eine* Langzeittherapie, *die vorwiegend – abgesehen von psychotischen Krisen, die einer stationären Behandlung bedürfen – ambulant durchgeführt werden sollte. Ebenso wichtig ist eine langdauernde spezifische* Supervision *durch psychoseerfahrene Therapeuten!*

Die Therapie sollte *realitätsorientiert, pragmatisch* und *flexibel* gestaltet sein. Sie sollte nicht engstirnig an Therapieschulen orientiert sein und stattdessen v.a. am Anfang unterstützende, direktive, edukative und einsichtsorientierte therapeutische Zugänge mit einbeziehen. Die *Gefahr* einer *psychischen Regression* sollte zumindest anfänglich *vermieden* und statt dessen eine *ich-stabilisierende* therapeutische Haltung eingenommen werden. Allergrößte Zurückhaltung ist gegenüber vorschnellen Deutungen angebracht – *„Deutungen können zu Verfolgern werden“* (D.W. Winnicott).

Vor allem im Anfangsstadium der Therapie und bei geringer Ich-Stärke des Patienten können Deutungen zu erheblichen Ängsten führen und die Gefahr eines Rückfalls oder eines Therapieabbruchs zur Folge haben! Auch das Ansprechen *schambesetzter Themen*, die die Inhalte vergangener Traumatisierungen triggern können und deshalb stark angstbesetzt sind, stellt einen Stressor für den Patienten dar und kann u.U. einen erneuten Ausbruch der Symptome bewirken.

Der Therapeut sollte immer die individuellen Bewältigungsmöglichkeiten seines Patienten im Auge haben. Insbesondere während aktiv-prozesshafter Phasen der Psychose sollte eine investigative, konfliktorientierte Psychotherapie unterbleiben. Stets sollte sich der Therapeut bewusst sein, dass er sich nicht intrusiv-einengend, aber auch nicht überinvolviert oder rigide gegenüber seinen Patienten verhält.

Bemühungen, den Patienten von seinen Wahnvorstellungen abzubringen, sind obsolet. Stattdessen: z.B. anmerken, dass das wahnhafte Erleben mit großen Ängsten verbunden sein muss und schwer erträglich sein dürfte. Günstig ist es, wenn der Therapeut sich anerkennend darüber äußert, wie der Patient all das aushält und erträgt, und was man denn tun könne, um ihm das Aushalten zu erleichtern. *Das bedeutet, den Patienten in seiner Subjekthaftigkeit zu bestätigen* und ihn eben nicht als Objekt, der alles passiv erdulden muss, zu bestärken!

Man muss sich dessen bewusst sein, dass psychoanalytische Therapie keine Technik ist, wie dies bei psychologisch-experimentellen Verfahren eher der Fall ist, wie z.B. in Kapitel 13.3 beschrieben. Es geht vielmehr um einen *„Interaktionsprozess“*, eine

> *„Funktion mit zwei Variablen, zwei Persönlichkeiten, die zusammen arbeiten in Richtung eines freien spontanen Wachstums. Der Analytiker wächst ebenso wie der Analysand. Bleibt ein Analytiker im Umgang mit solch persönlichen Erfahrungen starr, ist etwas nicht in Ordnung“ (Guntrip 1997).*

Wichtig im psychotherapeutischen Prozess ist, dass der Therapeut nicht seine Vorstellungen von gesund/krank, falsch/richtig, nützlich/sinnlos dem Patienten überstülpt, sondern ihm statt dessen *unvoreingenommen* gegenübertritt. Und es ist Benedetti (1987) zuzustimmen, wenn er ausführt:

> *„Wird unser psychotherapeutisches Denken nicht auch autistisch, wie in einem anderen Sinne dasjenige des Kranken, indem wir immer wieder unsere psychodynamischen Schemata applizieren? Oder ist der Wahn als solcher eine existentielle Herausforderung an uns, die unsere Projektion geradezu stimuliert, damit ein Projekt der Mitmenschlichkeit entstehe?“*

17.2 Spezielle Aspekte der Psychosentherapie bei Jugendlichen

Das, was wir über Schizophrenie wissen, wissen wir nur von unseren Patienten, wir haben ihnen dafür dankbar zu sein. Sie vermitteln uns das, was sie uns sagen wollen, oft in einer metaphorischen, teils metalogischen Form, die uns häufig unverständlich erscheint, was uns dann leicht dazu verführt, die Mitteilungen unserer Patienten als „verrückt“ anzusehen. Dies bedeutet eine Distanzierung und eine Entwertung zugleich.

Eine Patientin von Samuel Keith (1993) beschrieb ihre Krankheit mit folgenden Worten:

> *„Whatever this is that I have, it feels like I'm a caterpillar in a cocoon and I'm never going to get the chance to be a butterfly“,*

d.h. sie ist eine Raupe in einem Kokon und hat keine Chance, sich zu einem Schmetterling zu entwickeln. Sie hat verstanden: Es geht um Entwicklung! Zugleich ist mit dieser Äußerung die Situation beschrieben, in der sich gerade Jugendliche schizophrene Patienten befinden: Eingesponnen in ein Beziehungsnetz mit den Elternimagines. Bei den von uns in der Essener Klinik behandelten Jugendlichen mit einer schizophrenen Psychose war die Loslösung von entwicklungspsychologisch bedingten allzu engen Mutter-Sohn- oder Vater-Tochter- Beziehungen, die z.T. sogar einen inzestuösen Charakter hatten (!), ein besonderes Problem. Der bekannte finnische Schizophrenie-Forscher Alanen (2001) und seine Mitarbeiter fanden in der Vorgeschichte von schizophrenen Patienten, dass sie im *Schulalter enger an ihre Eltern gebunden* waren als ihre gesundgebliebenen Geschwister, sie waren stärker auf die Eltern fixiert und zeigten eine *geringere Fähigkeit zur Kontaktaufnahme* mit *Personen außerhalb der Familie!*

Der ausgebliebene Individuationsprozess, die *unbewältigte Trennungsarbeit* mit dem Ziel des Erwerbs von Eigenständigkeit, Eigenmacht und Autonomie geht einher mit einer *schwachen Ich-Organisation,* die für jugendliche Psychotiker typisch ist. Letzteres birgt wiederum die Gefahr, von inneren oder äußeren Reizen überschwemmt zu werden (Benedetti 1976, 1991, Eggers 1991). Die Grenzen zwischen Ich und Außenwelt, zwischen dem eigenen Selbst und den Objekten sind durchlässig und unscharf (Federn 1978, Jacobson 1954/55, Eggers 1977).

Die bei jugendlichen Psychosen zentrale Problematik von Ablösung und Individuation und der entsprechend ungenügend differenzierten Selbst-Objekt-Repräsentanzen spiegelt sich in der Schwierigkeit wider, ein ausgewogenes Verhältnis zwischen *Nähe und Distanz* herstellen zu können. Entsprechend labilisiert ist häufig auch die Patient-Therapeuten-Beziehung. So wie der Patient in der Mutter-Kind-Symbiose die drohende Auflösung seines Selbst befürchtet, befürchtet er eine Verschmelzung mit dem therapeutischen Gegenüber. Unbewusste Wünsche nach Nähe und Intimität und unter Umständen entsprechende Verschmelzungsphantasien stehen in einem diametralen Verhältnis zu Ängsten des Aufgesogenwerdens einerseits oder des feindlichen Zurückgewiesenwerdens andererseits (Schwarz 1980).

Spielt bei der Übertragung des Patienten das Dilemma von Verschmelzungsängsten einerseits und Befürchtungen von feindlicher Ablehnung durch den Therapeuten andererseits eine große Rolle, so kann sich dies auch in der Gegenübertragung widerspiegeln: Teilnahmslosigkeit, Negativismus, möglicherweise auch feindselige Ablehnung, Desinteresse, albern-läppisches Gebaren, unfruchtbare Rationalisierungen und ewige Wiederholungen seitens des Patienten können den Therapeuten dazu verleiten, ihn seinerseits abzulehnen, als untherapierbar anzusehen und sich narzisstisch gekränkt zurückzuziehen. So fragte der nachfolgend näher beschriebene 19-jährige Patient in einer Phase der Therapie immer wieder stereotyp, ungeduldig fordernd und insistierend mit näselnder, quengeliger Stimme, wie ein trotziges Kleinkind: „*Was ist Leben? Was ist Selbständigkeit?*" Dieses an sich zentrale Thema seiner bisher ausgebliebenen Individuation wurde in Form eines nörgelnden, fruchtlosen läppischen Räsonierens vorgetragen, welches die Geduld des Therapeuten in erheblichem Maße strapazierte und bei ihm in der Tat Gedanken auslöste, die Fortsetzung der Therapie als sinnlose Zeitverschwendung anzusehen.

Andererseits kann sich aber auch eine intensive symbiotiforme Beziehung zwischen Therapeut und Patient und eine Überidentifizierung des Therapeuten mit seinem Patienten entwickeln, wobei der Therapeut z.B. unbewusst vom Patienten in die Mutter-Rolle gedrängt werden kann, indem er eine überprotektiv-dominierende Rolle einnimmt und damit die infantilisierende Beziehung zwischen Mutter und Sohn wiederholt. Allmachtsphantasien des Patienten und ein verzweifelter Kampf um Autonomie können ein Grund dafür sein, dass junge Schizophrene sich oft mit aller Macht gegen die Therapie wehren bzw. die Notwendigkeit therapeutischer Hilfe verleugnen.

Schizophrene Patienten, erst recht schizophrene Kinder und Jugendliche, zeichnen sich durch eine besonders ausgeprägte *Feinfühligkeit* und *Sensibilität* aus. Diese Sensibilität befähigt die Patienten gerade im jugendlichen Alter, wenn sie noch mit ihrer Familie zusammenleben, sich ganz besonders in die Nöte ihrer Eltern, vor allem des schwächeren und bedürftigeren Elternteils, einzufühlen und intrapsychische Konflikte der Mutter oder des Vaters und dadurch bedingte Partnerschaftskonflikte bei den Eltern wahrzunehmen. Durch psychotische Symptombildung versuchen die betroffenen Kinder bzw. Jugendlichen, zur Entlastung der Eltern beizutragen. Sie unternehmen eine Art „*Rettungsmission*". Sie müssen die Eltern zusammenhalten und deren Konflikte dadurch überwinden, um die Beziehung der Eltern zu retten. Die Gefahr, die droht, ist ein schwerer *Loyalitätskonflikt*, der die Kinder in *Abhängigkeit* hält. Sowohl diese Abhängigkeit als auch die Überforderung durch die von vornherein zum Scheitern verurteilten Versöhnungsbemühungen des Kindes verfestigen dessen Rolle als „*Versager*".

Dieser Zusammenhang ist in Abbildung 44 schematisch zusammengefasst.

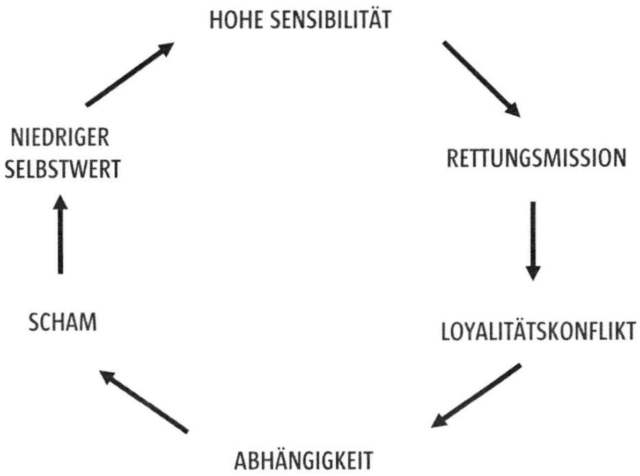

Abb. 44 Psychodynamische Komponenten der Abhängigkeitsscham bei psychotischen Jugendlichen

Der bereits erwähnte 19-jährige Patient mit einer paranoid-halluzinatorischen Schizophrenie (ICD-10: F 20.0) *halluzinierte* optisch, akustisch und olfaktorisch und äußerte *Vergiftungs- und Beeinträchtigungsideen.* Zeitweise war er *stuporös* und verharrte 10 bis 20 Minuten lang bewegungslos wie gebannt auf einer Stelle – *Stupor* als Symptom für den Verlust der Bewegungsautonomie. Der Jugendliche zeigte *formale Denkstörungen* in Form von Gedankensperre und Gedankenabreißen, eine ausgeprägte *Ambitendenz,* verbunden mit bizarren und zwanghaften Ritualen. Es bestanden *coenästhetische Sensationen.* Seinen Loyalitätskonflikt gegenüber seinen Eltern, die in einen erbitterten Ehekonflikt verstrickt waren, drückte er mit folgenden Worten aus:

> *„Zu beiden [Eltern] stand ich gut, ich versuchte, ein bisschen zu schlichten, ich hab' mir Vorwürfe gemacht, dass ich es manchmal nicht geschafft hab' ... normalerweise muss man das aushalten."*

Die zwischen den Eltern bestehenden und durch Verdrängung und Verleugnung unter der Decke gehaltenen Gegensätze und Konflikte können nur in der Abhängigkeit des Kindes *„versöhnt"* werden, d.h. in der magischen Geborgenheit, der Sicherheit spendenden Macht der Mutter oder des Vaters. Auf diese Weise wird der *Widerspruch zur Realität* und der realen, jedoch nicht zugelassenen Wahrnehmung des Patienten aufgehoben. Es entsteht also eine Diskrepanz zwischen der inneren, eigentlichen Wahrnehmung des Kindes bzw. Jugendlichen auf der einen Seite und der ihm aufoktroyierten, verzerrten Interpretation der äußeren Realität.

So sagte eine inzwischen erwachsene Patienten über sich *„Ich bin leicht zu verunsichern durch Fremde, ich bin so unsicher".* So habe ihr die Mutter gesagt, dass Backenzähne nicht nachwachsen würden, nachdem sie als 12-jähriges Mädchen berichtet hatte, dass ihre Backenzähne gerade nachwachsen würden. Die Mutter habe damals darauf geantwortet: „Backenzähne wachsen nicht nach". Die junge Frau heute:

> *„Da hatt' ich geglaubt, ich bin anormal, meine Backenzähne wachsen nach, obwohl das nicht geht. Ich gab meiner Mutter Recht". Und, so fügt sie hinzu: „Auch heute ist es so, dass ich meiner Wahrnehmung nicht traue".*

Dieses Symptom wird gern als typische Ich-Schwäche schizophrener Patienten bezeichnet. Es handelt sich aber weniger um ein konstitutionelles Merkmal als um den lebensgeschichtlich verstehbaren hohen Preis, den solch ein sensibles Kind, das willig Rettungs- und Versöhnungsmissionen für die Eltern übernommen hatte, zu zahlen hat.

Das betroffene Kind bzw. der Jugendliche erlebten eine *„doppelte Wirklichkeit"*: Die vom Ich subjektiv wahrgenommene Wirklichkeit und die von Mutter oder Vater aufoktroyierte „objektive" Wirklichkeit, unter die sich das Kind, die eigene Wahrnehmung verleugnend, unterwirft. So kommt es zu einer *Spaltung des Wirklichkeitserlebens*. Eine solche Wirklichkeitsverzerrung ist natürlich noch nicht psychotisch zu nennen und findet sich nicht nur bei schizophrenen Erkrankungen sondern auch bei schweren Über-Ich-Neurosen.

Bei schizophrenen Jugendlichen ist eine solche Wirklichkeitsverzerrung mit einem auswegslosen Kampf um Selbstbehauptung verknüpft, welcher mit Gefühlen äußerster Destruktivität, von Schmerz und Angst, häufig Todesangst, einhergeht, Gefühlen, welche die Betroffenen in einer Art Gefangenschaft aus Verzweiflung, Aussichts- und Hoffnungslosigkeit verharren lassen.

Eine von uns behandelte, im Alter von 16 Jahren erkrankte schizophrene Patientin (ICD-10: F 20.0), die in einer symbiotischen Beziehung zur Mutter lebte, drückte ihren Loyalitätskonflikt bzw. den Konflikt zwischen innerer und äußerer Wahrnehmung folgendermaßen aus: *„Die Mutter ist tot"* und *„Ich werde blind"*. Der Tod der Mutter, d.h. die Lösung von der Mutter ist nur um den Preis der eigenen Blindheit zu haben. *Oder* es gibt die Alternative: „Wenn ich zur Mutter ‚Du böses Weib', ‚Du böse Frau' sage, dann komme ich nach Bedburg-Hau" (Rheinische Landesklinik für Psychiatrie). Das bedeutet also: *Verselbständigung* und *Trennung* von der Mutter führt zu *Blindheit* und *Verrücktheit*, was letztlich gleichzusetzen ist, denn beides versperrt den Zugang zur Realität. Die Patientin berichtete, dass sie gegen die Mutter Aggressionen habe, die sie nicht ausleben könne. Sie habe stets „geschauspielert", sei freundlich zu ihr gewesen, sie könne nur „in der freundlichsten Atmosphäre" zu ihrer Mutter „Hexe" sagen. Sie verspüre starke Aggressionen gegen sich selbst und müsse sich „mit dem Satan gegen mich selbst verbünden". Sie berichtet über „Zwangsgedanken". Einer der schlimmsten Gedanken sei gewesen, dass der Teufel heilig sei und Gott verflucht. Das sei ein ganz „furchtbarer Gedanke". „Wenn ich das meiner Mutter sage, *wird sie mich verstoßen*". Das bedeutet: Ich muss brav, d.h. abhängig sein, sonst werde ich verstoßen und verflucht.

Aber der Versuch, unabhängig zu werden, geht mit Ängsten drohender Selbstvernichtung einher: die *Furcht vor dem Verlust* der guten, gratifizierenden Mutter-Kind-Beziehung. Damit verbunden ist die Angst, das eigene Selbst zu verlieren, was gleichbedeutend ist mit der Furcht vor der *Fragmentierung des Selbst*. Damit einhergeht, dass nur in der Psychose selbst, also im Zustand „psychotischer Verwirrtheit", der Patient es sich gestattet, aus der Symbiose auszubrechen, die ihn an seiner eigenen Weiterentwicklung hindert. Die Tragik ist, dass mit diesen destruktiven Impulsen das eigene Selbst zusätzlich bedroht und somit noch mehr fragmentiert wird. Es entsteht ein Teufelskreis aus Zerstörungsimpulsen gegenüber der essentiellen Bezugsperson und Zerstückelungsphantasien in Bezug auf das eigene, fragile Selbst (Eggers 1995).

So hat die erwähnte Patientin Angst, dass die Mutter *„so zu Schaden kommen"* könne, *„dass ich nicht mehr bei ihr sein kann, und ich habe dann durch dieses Schicksal (ich stelle mir auch* *vor, sie stirbt) hier dann die Hölle"*. Sie habe *„starke Gewissensbisse, wie wenn ich einen MORD begangen hätte"*. Sie leide „unter depressiven Schulgefühlen" und habe vor allem „Angst vor der Nacht". *„Das ist mein Masochismus. Ich bilde mir ein, ich habe Rufmord begangen"*.

> Es ist erstaunlich, mit welcher *Luzidität* die von der Allgemeinheit und häufig auch von uns Ärzten als verrückt entwerteten Patienten ihre intrapsychische Situation zu beschreiben vermögen: Es ist der *ausweglose Kampf* zwischen der *masochistischen Unterwerfung* unter das Diktat der symbiotischen Abhängigkeit einerseits und der quälenden Bemühung um Unabhängigkeit andererseits.

Es bestehen also gegensätzliche Kräfte und Tendenzen (s. Abb. 45).

Trennung von dem Elternteil, mit dem man symbiotisch eng verbunden ist, wird als *tödliche Bedrohung des eigenen Selbst*, aber auch als mörderische Tötung des geliebten Objekts erlebt, von dem man abhängig ist. Es resultiert ein *Teufelskreis* aus *Trennungsangst*, unbändiger Wut infolge des Gebundenseins, *Abhängigkeitsscham* und *Trennungsschuld* (L. Wurmser 1993).

Entwicklungs- und psychodynamisch besteht also folgende Gleichung:

> TRENNUNG = TÖDLICHE VERWUNDUNG DES ANDEREN = SCHULD =
> TÖDLICHE VERGELTUNG DURCH DEN ANDEREN = EIGENER TOD

Das Scham-Schuld-Dilemma (Wurmser) wird von den Patienten erlebt und kann auch verbalisiert werden. So sagte ein von mir über ein Jahr lang behandelter Patient: *„Ich will so viel Unabhängigkeit, dass die Psychose nicht wiederkommt"* und *„ich hatte die Psychose, weil ich so abhängig von der Mutter war oder bin"*. Im Verlauf der Psychotherapie konnte er auch über seine *Abhängigkeitsscham* sprechen und diese benennen: *„So merk ich's nicht, dass ich abhängig bin, das hab' ich nur in der Psychose gemerkt"*. Er kann seinen Abhängigkeitskonflikt also nur durch seine Psychose zum Ausdruck bringen.

Psychodynamisch kommt es also zur folgenden Sequenz:

> UNTERWERFUNG → OHNMACHT → ABHÄNGIGKEIT → SELBSTVERLUST →
> BESCHÄMUNG, GEFÜHL DES UNWERTS

Das Dilemma zwischen Abhängigkeitsscham und Trennungsschuld beruht auf den eingangs geschilderten Loyalitätskonflikten oder gar Loyalitätsspaltungen, denen

NÄHE ⟷ DISTANZ

SYMBIOSE ⟷ SEPARATION

ABHÄNGIGKEIT ⟷ AUTONOMIE

Abb. 45 Bei schizophrenen Psychosen besonders akzentuierte intrapsychische Abhängigkeits- und Autonomiekonflikte

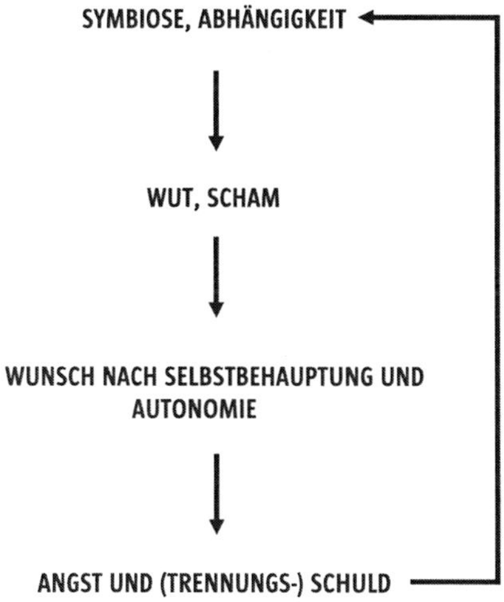

Abb. 46 Schema Scham-Schuld-Dilemma in Anlehnung an L. Wurmser (1993)

die Patienten ausgesetzt sind. Diese resultieren aus widersprüchlichen Wünschen und Verpflichtungen gegenüber den Elternimagines. Durch den Konflikt kommt es zu einer Überforderung des Patienten mit entsprechender Behinderung der Entwicklung eines autonomen Selbst. Kompensatorisch kann es zu einer Erhöhung des Selbst-Ideals mit entsprechenden Omnipotenzphantasien kommen. Diese können wahnhaft ausgestaltet werden: So fühlte sich der erwähnte Patient als *„Sendbote Gottes"* oder als *„Pinsel Gottes"* d.h. als der *„anale Phallus"* Gottes, der ihm damit Omnipotenz verleiht. Eine solche magische Identifikation mit einer allmächtigen Gestalt stellt eine Abwehr gegenüber der Überforderung dar, die darin besteht, dem *Scham-Schuld-Dilemma* nicht entkommen zu können. Metaphorisch wird der Abhängigkeitskonflikt von dem gleichen Patienten in folgenden Worten zum Ausdruck gebracht: *„Die Macht lässt mich ohnmächtig erscheinen und verhindert, dass ich selbständig werde"*.

Abbildung 46 soll die Beziehungen zwischen Abhängigkeitsscham, Schamwut, Autonomiewünschen, Trennungsangst und Trennungsschuld verdeutlichen.

Die ideale Vorstellung von sich selbst als ein *omnipotentes* Wesen, als *„Pinsel Gottes"* ist ein *Zeichen für die Idealisierung des eigenen Selbst*, das heißt, das in Wahrheit schwache, hilflose, abhängige, entwertete Selbst, wird magisch-metaphorisch zum omnipotenten Selbst, das heißt, zum Ort einer nie erreichten, wohl auch unerreichbaren Selbst-Mächtigkeit. Psychotische Größenideen („Ich bin Christus", „Ich bin Napoleon", „Ich bin Hitler", „Ich bin der Allmächtige") sind also magische Verdichtungen des Wunsches, nicht mehr hilflos und abhängig zu sein, stattdessen ich selbst sein zu können. Weil dies nun aber nicht gelingt, deshalb muss der Psychotiker, und das ist seine Tragik, „einen äußeren Unterstützer, der verantwortlich ist für das, was er nicht ist, und für das, worunter er leidet und was er ertragen muss" idealisieren (Aulagnier 1998). Das heißt, der Psychotiker verleiht der einengenden Mutter oder dem kastrierenden Vater ein *„Übermaß an Macht"*.

Hierzu Piera Aulagnier (1998):

„Der Psychotiker, und ich denke vor allem an den Schizophrenen, kennt den Machtmissbrauch, der gegen sein Ich ausgeübt wurde oder wird, er kennt die Ohnmacht, die man ihm aufzwingt. Dieses Ich, das man für verrückt erklärt, das man einsperrt, beruhigt, schlafen macht, existiert weiter und leidet; es hört nicht auf zu wissen, dass es leidet und von den Anderen ausgeschlossen wird. Ich möchte sogar sagen: In einem gewissen Sinn delegiert der Schizophrene an die Anderen die Macht, ihn leiden zu machen, und das besänftigt seinen Hass, der viel gefährlicher wäre, wenn er ihn direkt ausleben müsste".

Etwa ein halbes Jahr nach Beginn der Psychotherapie bei dem bereits erwähnten 19-jährigen Jugendlichen mit einer schizophrenen Psychose konnten die Themen Abhängigkeit, Macht der Mutter, Selbständigkeit, Ohnmacht und Unvermögen bearbeitet werden. Es entwickelte sich u.a. folgender Dialog (Ich: Die Macht ist sicher etwas wichtiges, Du solltest sie pflegen). Antwort: „Ich will sie aber *weghaben*". Wenn ich als Therapeut, so der Patient, ihm sagen würde, was er machen solle, „*dann könnte die Macht wieder weggehen*". (Die Macht soll ich also sein?) „*Sie haben Sie ja sowieso*". Und der Patient fährt unmittelbar fort: „*Wenn ich nicht krank wäre, dann wäre die Macht nicht so stark*". Er meint damit die Macht der Mutter, die diese über ihn hat. Wenn er gesund wäre, hätte er selbst mehr Macht. Der Patient bittet, dass der Therapeut die Macht der Mutter in ihm „*zum Verschwinden bringen*" solle. (Ich: Also, die mächtige Mutter oder der mächtige Therapeut!). Patient: „*Ja, die brauche ich, ohne die kann ich nicht auskommen. Wie soll ich das denn machen?*"

Hier zeigt sich also das Dilemma der Macht*: Indem der Patient den Therapeuten befragt, wie er sich von der Macht befreien und damit selbst eigenmächtig werden kann, macht er gleichzeitig den Therapeuten ohnmächtig, sich aber von der Macht des Therapeuten abhängig und muss damit selbst ohnmächtig bleiben!*

Als ich dem Patienten dieses Dilemma widerspiegele und mit einer Gegenfrage antworte (Wie willst Du die Macht denn zum Verschwinden bringen, wenn Du sie immer wieder befragst?) sagt er wörtlich: „*Die Macht lässt mich ohnmächtig erscheinen und verhindert, dass ich selbständig werde*". Als ich dieses bestätige, schweigt er, und auf meinen Kommentar, dass er sich der Macht ausliefert, meint er, „*die Macht in mir kümmert sich so sehr um mich*", womit er die Mutter meint. Später berichtet der Patient, dass die Macht in ihm zwar noch da sei, er nehme sie aber nicht mehr so wahr und meint, „*dass die Macht weniger Macht gewonnen hat*" (Näheres zum Behandlungsverlauf s. Eggers, 1995).

Ein 19-jähriges Mädchen mit einer paranoid-halluzinatorischen Psychose (ICD-10: F-20.0) hat die Scham vor Demütigung, den Verlust des Selbstrespekts und die Scham-Wut, die sie gegen sich selbst richtete, zu Beginn ihrer Psychose in folgender Weise zum Ausdruck gebracht: Sie berichtete davon, dass sie ermordet und „*als Leiche der Welt zur Schau gestellt*" werden solle. Alle Leute würden dann an ihr vorbeigehen „*und über mich lachen*".

Tags zuvor hatte sie gesagt: „*Ich will leben*" – Zum Leben gehört Trennung, Trennung aber scheint mit Tötungsphantasien und Phantasien, selbst getötet zu werden, verbunden zu sein. Entsprechende Scham-Schuld-Gefühle werden abgewehrt durch die Vorstellung, ermordet und als Leiche ausgestellt und von der vorbeiziehenden Menge verhöhnt zu werden. – Ein Symbol für den höhnischen, sie verurteilenden Richter in ihr selbst. Andererseits berichtete sie auch über Mordimpulse gegenüber den Eltern, von denen sie sich abgelehnt fühlte. Auch diese Patientin war in eine symbiotische Beziehung zur überbehütenden und invasiven Mutter verstrickt, gleichzeitig bestand eine äußerst ambivalente, verleugnete inzestuös-ödipale Beziehung zum wesentlich älteren Vater. Sie fühlte sich von ihm bedroht, wie auch vom Schwimm- und Englischlehrer, *„die ihre Netze gesponnen haben gegen mich"*. Die Patientin entwickelte einen *systematisierten Beziehungs- und Verfolgungswahn mit Vergiftungsängsten und akustischen und optischen Halluzinationen, erstere in Form von kommentierenden, bedrohlichen Stimmen*. Sie litt außerdem unter *Beeinflussungsideen*, die Gedanken würden durch diese Stimmen sowie durch Laserstrahlen beeinflusst, die von außen in ihr Zimmer gelenkt würden. Sie berichtete weiter, dass schon seit ihrer Geburt ihre *„Vernichtung"* geplant gewesen sei, dass alle Menschen ihre Feinde seien. Sie sagte, dass sie sich *schäme*, weil sie das Gefühl habe, so zu erscheinen wie die Eltern sind und nicht wie sie eigentlich selbst ist! Ängstlich und schamvoll vermied sie jeden Blickkontakt. Dahinter steckt zweierlei: Einerseits die *Scham darüber, nicht sie selbst sein zu können und stattdessen wertlos zu sein („Alles was mich demütigt, ist es, was mich so intensiv beschäftigt")*. Es steckt aber auch dahinter, dass der *Blick gefährlich sein könnte*: Sie kommentiert ihre Blickvermeidung damit, dass man jetzt nur die „Spitze eines Eisberges" sehe und dass man, wenn man ihr in die Augen schauen würde, *„vielleicht noch viel mehr erkennen"* würde, „was bei mir darunter liegt". Die *verschlüsselte Botschaft der Blickvermeidung* spiegelt das *Scham-Schuld-Dilemma* (L. Wurmser 1990) wider: Sie symbolisiert *das schamvolle Verbergen der eigenen Abhängigkeit* und die *dadurch bedingte Wert- und Hilflosigkeit einerseits, andererseits verdeckt sie Phantasien über die mörderische Kraft ihrer Trennungs- und Tötungsimpulse gegenüber dem abhängig machenden Objekt.*

Was bedeutet die Angst des jugendlichen Psychotikers, verlacht und verhöhnt zu werden? Der vor 200 Jahren gestorbene Dichter, Zeitgenosse und Freund Goethes, Karl Philipp Moritz, hat in seinem autobiographischen Roman „Anton Reiser" auf diese Frage eine bemerkenswerte und treffende Antwort gegeben: *„Das Lächerlichwerden ist eine Art von Vernichtung und das Lächerlichmachen eine Art von Mord des Selbstgefühls, die nicht ihresgleichen hat"*. Und Reiser fährt fort: „... und nicht einmal einen Feind zu haben" [von dem man sich abgrenzen und an dem man wachsen kann] „das ist die wahre Hölle, die alle Qualen der fühlbaren Vernichtung eines denkenden Wesens in sich fasst".

Ein weiteres Beispiel für eine symbiotiforme Mutter-Kind-Beziehung, in der der Sohn Verantwortung für seine Mutter übernimmt:

Ein 8-jähriger psychotischer Patient, Sohn chronisch-wahnkranker Eltern, hatte ganz ähnliche paranoide Wahnideen wie seine Mutter und sein Vater entwickelt. Er wuchs völlig isoliert und unter buchstäblich sterilen Bedingungen auf. Bis zum 5. Lebensjahr wurde er mit einem Löffel gefüttert, mit 8 Jahren hatte er noch nie allein die Toilette besucht, sich nie selbständig angekleidet und gewaschen und keine eigenständige Verrichtung durchführen dürfen. Er glaubte u.a. von *Kameras beobachtet und von anderen umgebracht* zu werden. Er hatte Angst vor technischen Geräten, obwohl er seit dem 2. Lebensjahr ausschließlich mit elektrischen Kabeln spielte. So glaubte er, dass Staubsauger lebendig seien, sich auf ihn stürzen, seine Haut zerreißen und ihm alles Blut und Fleisch aussaugen würden. Neben WC-Ängsten hatte er Angst, von Zahnpasta vergiftet oder in einen Lüftungsschacht gesaugt zu werden. Das Interessante ist, dass mit zunehmender Gesundung und Verselbständigung des Kindes während der insgesamt 14 Monate dauernden stationären Therapie die Mutter mehr und mehr dekompensierte und zunehmend mit paranoiden Befürchtungen und suizidalen Intentionen reagierte. Während sich der Junge allmählich an der realen Welt orientieren und zu anderen Menschen Kontakt aufnehmen konnte, zog sich die Mutter immer mehr zurück. Sie reagierte auf das Verselbständigungsstreben des Kindes damit, dass sie die Wohnung nicht mehr verließ und vermehrt wahnhaft wurde. Der Junge erlebte sich selbst als verantwortlich für die zunehmende Dekompensation seiner Mutter und spielte immer wieder Katastrophen, in denen „die Kuh" in einen Abgrund fiel und gerettet werden musste.

WC-Ängste sind typische Symptome einer Frühschizophrenie, d.h. für Kinder, die vor dem 11. Lebensjahr erkranken. Psychodynamisch könnten unbewusste Phantasien dahinterstecken, vom mütterlichen Objekt aufgesogen („Staubsauger") oder als wertloses Objekt weggespült zu werden (s. Kap. 20, Fallbeschreibung 4.4.1.5a!!!).

Therapeutisch kommt es darauf an, sich dem Patienten als *„Übergangssubjekt"* (Benedetti 1992) bzw. als emotionaler Container (Böker 1995) zur Verfügung zu stellen und ihm dadurch die Möglichkeit zu schaffen, allmählich innere und äußere Realität miteinander integrieren und versöhnen zu können. Das bedeutet, zu einer *Ich-Stabilisierung* des Patienten beizutragen. Dazu ist es notwendig, dass der Therapeut taktvoll und feinfühlig dem schizophrenen Patienten das Gefühl gibt, dass er um seine *Autonomie* besorgt ist. Dazu gehört, dass der Therapeut im Verlauf des therapeutischen Prozesses seinerseits die Autonomie seines Patienten in ihrem jeweiligen Entwicklungsstadium vorbehaltlos akzeptiert. Dies ist z.B. in solchen Phasen sehr wichtig, in denen der Patient sich *negativistisch-ambitendent* und *(sub-)stuporös* verhält. Hier kann es sinnvoll und hilfreich sein, zweimal täglich für ca. 10–15 Minuten schweigend am Krankenbett des Patienten zu verharren, sorgsam auf dessen Signale zu achten und dabei intensiv sich dem Patienten emotional zur Verfügung zu stellen, wie eine Mutter besorgt zu sein und taktvoll die abweisende Haltung des Patienten zu akzeptieren, *ohne* ungeduldig, intrusiv-aktionistisch oder seinerseits abweisend zu reagieren!

So befand sich der anfangs erwähnte 19-jährige Patient in den ersten 3 Wochen seines Klinikaufenthaltes in einer substuporös-negativistischen Phase, in der er vorwiegend in seinem Bett lag, sich nicht wusch, kaum aß, sich insbesondere nicht die Zähne putzen konnte und sich äußerst ambivalent und ambitendent auch mir gegenüber verhielt. Über große Strecken hinweg war er mutistisch, und es war schwierig, einen Kontakt mit ihm herzustellen. Das veranlasste mich, zweimal täglich zum Patienten zu gehen, mich an sein Bett zu setzen und mich ganz auf ihn einzulassen – meistens in beidseitigem Schweigen. Teilweise wirkte der Patient *gequält*, vor allem dann, wenn ich ihm vermittelte, dass ich jetzt eine Zeitlang weggehen würde, und in fragte, ob ich wiederkommen solle. Mimisch und gestisch zeigte er deutlich, dass er gerne Kontakt aufrechterhalten wollte und dass es ihm gut tat, wenn man bei ihm saß. Andererseits war er aber immer wieder auch abweisend, in ich gekehrt, wie abwesend, eine verbale Kommunikation war nur äußerst mühsam und sehr bruchstückhaft möglich. Ab und zu machte der Pat. Ansätze zu sprechen, als ob er mir etwas Wichtiges erzählen wollte, sagte dann aber doch nichts. Schließlich machte er Anstalten zur Kontaktaufnahme, legte sich aber dann hin und schaute mich unverwandt an, blieb aber mutistisch. Typisch war folgendes Verhalten: Handlungen wurden begonnen, dann wieder zurückgenommen. So wendete sich der Patient auf meine Aufforderung hin mir zu, drehte sich aber um, ging dann wieder in seine alte Position zurück und stand mit dem Rücken zu mir, blieb mutistisch und war nicht zu einem Gespräch zu bewegen. Sätze fing er an, ohne sie zu vollenden, manchmal grunzte er nur, nickte kaum wahrnehmbar oder zuckte die Achseln als Antwort auf meine Fragen oder Anmerkungen. Wenn er Blickkontakt aufnahm, schaute er mich unverwandt an, wenn ich ging, war sein Gesichtsausdruck ausgesprochen traurig.

Drei Wochen später kam es zu einer spontanen Wende: Der bis dahin vorwiegend stuporös-negativistisch-ambitendente Patient kam überraschend in mein Zimmer und bat um ein Gespräch, das wir auch sofort begannen. Der Patient sprach fließend, ohne zu stocken mit klarer Stimme. Er berichtete von seinem *Wahn*: Die Eltern sollten ein *Lösegeld* von etwa 50.000 DM bezahlen, ansonsten würde er *ermordet!*

Meine Interpretation, dass das *Treibgas* seine *aufgestaute Wut symbolisiere*, lehnte er erst ab, später akzeptierte er diese Deutung. Der Patient konnte dann über seine *Wut* sprechen, darüber, auf wen er in der Familie am meisten Wut habe (die Mutter), und dass er enttäuscht sei, dass der Vater ihm wenig helfe. – Dieser war in der Tat in der Familie wenig präsent.

Die nächsten Therapiestunden – er kam viermal wöchentlich – waren durch *erhebliches Stinken* begleitet, so als würde der Patient in den Stunden seine angesammelten Gase (= Wut) im Bauch loswerden. Es war kaum auszuhalten. Ich verstand dies als aggressive Provokation des Patienten mir gegenüber und als *Probe*, ob ich diese Aggression überlebe oder nicht. Dieses deutete ich jedoch nicht. Immer wieder fragte der Patient nach dem Chemiker. Dies sei wichtig, damit er von dem Gestank befreit würde, sonst würde irgendeiner auf der Station ihn *ermorden*. Immer wieder gab es lange Perioden trotzigen Schweigens, ich deutete dem Patienten, dass eine *„Stinkwut"* oder *„Mordswut"* in seinem Bauch drin sein müsse und ihn vielleicht auch am Sprechen hindere. Als ich dem Patienten den Vorschlag machte, dass es vielleicht gut sei, wenn er selbst der Chemiker sein würde, der den Geruch beseitigen könnte, und dass er damit auch verhindern würde, dass er bestraft oder ermordet würde, konnte er von seiner *Scham* sprechen, die er darüber empfinde, dass er so stinke – Das bedeutet, dass der Patient sich deshalb *schämt*, weil er noch so kleinkindlich-abhängig war und nur durch Stinken und Pupsen seine Wut über seine Abhängigkeit ausdrücken konnte. Dieser Sinn war ihm aber noch verborgen, er wurde ihm erst später, im Verlauf der Therapie, bewusst. Immer wieder sprach der Patient in den Therapiestunden von Mord und von der Tatsache, dass er *ermordet bzw. von anderen Jugendlichen erstochen* werden solle. Das deutete ich für mich (ohne dies kundzutun) als Folge des *intrusiven Eindringens* der Mutter in ihren Sohn, die ihm keinen Raum zur Selbständigkeitsentwicklung, zur Autonomie und zu irgendwelcher Eigenständigkeit und Eigenmächtigkeit ließ.

Der Patient selbst stellte einen Zusammenhang her zwischen dem *Gas*, das in seinem After steckte und nicht heraus konnte, und der Mordswut, wobei er gegenüber der Mutter am meisten Wut empfand. Diese *Wut* konnte er aber nur *in der Psychose erleben und metaphorisch zum Ausdruck bringen*. In „normalen" bzw. gesunden Zeiten verharrte er in der Abhängigkeit von der Mutter, die ihm (auch später noch mit 20 Jahren!) den After einsalbte, sein Tun bis ins kleinste Detail begleitete und ihn mit Vorschriften einengte. Seine *Autonomie und Weiterentwicklung blieben wie das Gas in seinem After stecken!*

Damit drückte der Patient seine Situation metaphorisch recht plastisch aus: Das Gas im After war sogleich *Ausdruck der Wertlosigkeit*, der Entwertung. Solange er sich nicht weiterentwickeln konnte, konnte er das Gas auch nicht entweichen lassen, es musste in seinem After stecken bleiben. Der *stinkende Inhalt* seines Enddarms *symbolisiert* unter diesem Aspekt die Scham über den eigenen Unwert: Das, was im Enddarm ist, ist nicht wertvoll, es muss als grässliches, wertloses Zeug ausgestoßen werden. Es ist die Scham darüber, eklige und schmutzige Körperinhalte in sich zu haben und sie nicht unter Kontrolle halten zu können. Man kann jedoch vermuten, dass die Wut, symbolisiert in seinem Gestank und dem Gas in seinem After, auch eine *positive* Bedeutung hat und damit auch etwas *Wertvolles* symbolisiert: Nämlich die unbewusste Demonstration seiner Autonomie. Das Gas ist aber auch *Ausdruck seiner Aggression,* seiner Stinkwut, die in ihm steckt und die er metaphorisch nur in der Therapiestunde entweichen lassen konnte, zugleich als Test, ob der Therapeut diese Wut überlebt und aushält. Im Abgeben stinkender „Pupse“ in Anwesenheit des Therapeuten, wird die *anal-aggressive Vernichtungswut* ausgelebt, eine Wut, die eigentlich der Mutter gilt, aber *gegen ihn selbst* gerichtet wird. Sie verdichtet sich in der Vorstellung, ermordet zu werden. Die Wut muss gegen ihn selbst gerichtet werden, weil der Patient befürchten muss, dass er durch seine Wut das geliebte Objekt zerstören kann, umso wichtiger ist es, dass der Therapeut diese Form der Aggression aushalten kann und überlebt. Das geliebte Objekt wird intensiv gehasst, weil es ihm kein eigenständiges Leben erlaubt.

Nur wenn der Patient erlebt, dass das Gegenüber, von dem er symbiotisch abhängig ist, seine Vernichtungs- und Entwertungswut überleben kann, kann er auch erleben, dass Trennung, d.h. Weiterentwicklung nicht die Tötung des als übermächtig erlebten mütterlichen Objekts zur Folge hat. So verdichtet sich in dem wahnhaft-coenästhetischen Symptom des Gases im Enddarm, das von einem Chemiker aus Paris entfernt bzw. neutralisiert werden muss, das *Scham-Schuld-Dilemma*, d.h. der für den Patienten unlösbare Konflikt zwischen *Abhängigkeitsscham* und *Trennungsschuld* (L. Wurmser 1989).

Mit dem stinkenden Gas im After wird die Scham darüber zum Ausdruck gebracht, ein *schwaches Selbst* zu haben, das nicht fähig ist, sich von der übermächtigen Mutter abzugrenzen, wodurch der Pat. daran gehindert wird, auf eigenen Füßen zu stehen, im wahrsten Sinne eigenständig zu werden. So kann die Autonomieentwicklung nicht in Gang kommen, stattdessen verbleibt der Patient in symbiotischer Abhängigkeit von der machtvollen Mutter. Das *stinkende Gas* in seinem After drückt seinen *archaischen, anal-aggressiven Abwehrkampf gegen diese Abhängigkeit* aus.

Trennungsschuld äußerte sich – das wurde später im Verlauf der Therapie deutlich – als Überzeugung, er habe *nicht das Recht, ein eigenständiges Leben zu führen.* Das Recht zu leben bedeutet ja eigentlich das Recht auf eine getrennte Existenz und so fragte der Patient immer wieder: *„Was ist Leben?“*, *„Was ist Selbständigkeit?“*, *„Wie soll ich leben, wie soll ich selbständig werden?“*

Im Verlauf der Therapie entwickelte der Patient eine erstaunliche *Kreativität* und einen ebenfalls beachtlichen Einfallsreichtum, was ihm selbständige Einsichten in seine Leidensthematik ermöglichte, die er im Dialog selber thematisieren konnte – s. ausf. Darstellung und Erörterung der Therapie in Eggers (1995). Von *zentraler Bedeutung* dürfte das *gemeinsame Bemühen um einen Verstehenszusammenhang des psychotischen Erlebens* beim Patienten gewesen sein, welches zu einer *Desaktualisierung des Krankheitsgeschehen geführt* hat, *sichtbar* durch *das völlige Zurücktreten produktiv-psychotischer Symptome.*

Die Therapie bestätigte die Ansicht von Benedetti über den Wahn bei schizophrenen Patienten, wozu er sich wie folgt äußerte: „Der psychotherapeutische Zugang zum Wahn besteht grundsätzlich darin, dass der Wahn von uns als Symbol erfasst wird, einen Sinn für uns hat und dass er darüber hinaus als Endergebnis einer verborgenen, psychischen Geschichte begriffen wird. Wir müssen erkennen, dass der Wahn ein

Akt der Selbstvergewisserung und ein Produkt der Identitätssuche des Kranken ist. Der Wahn will als chiffrierte Mitteilung an die Umwelt und als Versuch des Kranken, sich - gleichzeitig - mitzuteilen und zu verbergen, aufgenommen werden" (Benedetti 1992, S. 21).

Drei Haltungen sind besonders bedeutsam bei der Therapie schizophrener Psychosen:

1. Eine hoffnungsvolle Einstellung dem Patienten und seiner möglichen Entwicklung gegenüber - trotz allem Beängstigendem und Entmutigendem, was vom Patienten ausgehen mag. Mit diesem Gefühl der Hoffnung und Zuversicht ist die „containing"-Funktion des Therapeuten eng verbunden, des In-sich-Aufnehmens und Bei-sich-Haltens.
2. Eine Haltung des absoluten Respekts gegenüber dem Patienten, die es dem Patienten gestattet, seinen eigenen Raum zu haben. Diese Haltung gründet in der Empathie gegenüber dem Patienten, ist also mehr als nur Freundlichkeit. Mit der Haltung des Respekts ist gemeint: Eine tiefe Akzeptanz der besonderen Art, die dem Patienten eigen ist. Sie ist unvereinbar mit einer intrusiven Haltung. Die Haltung des Respekts ist gekoppelt mit der Fähigkeit zu akzeptieren, dass man den Patienten über weite Strecken nicht versteht, möglicherweise auch keinen Zugang zu ihm gewinnt und trotzdem sich zur Verfügung hält. Es gehört aber auch das „concern", die Besorgnis um die Weiterentwicklung, aber auch um das Leid der Patienten und das Ertragen von ambivalenten Tendenzen und Gefühlen beim Patienten und in der Therapeuten-Patient-Beziehung dazu.
3. Eine Haltung der Flexibilität, und dies bedeutet, auf die jeweiligen Stimmungen und Bedürfnisse zu reagieren. Dazu gehört, aushalten zu können, wenn der Patient den Kontakt verweigert oder ambitendent ist. Es gehört aber auch dazu, Aggressionen auszuhalten und zu überleben. Auch gehört dazu, dass man seine Eigenheit, seine Individualität nicht verrät, sondern der bleibt, der man ist. Damit ermöglicht man dem Patienten die Erfahrung, ein vom fürsorgenden Objekt getrenntes Wesen zu sein. Dazu gehört, dass der Therapeut sich weder verführen lässt, sich überprotektiv-intrusiv dem Patienten gegenüber zu verhalten, noch sich gekränkt oder aus einem Gefühl der Hoffnungslosigkeit heraus zurückzuziehen, indem man z.B. den Patienten für untherapierbar und unzugänglich hält. Übertragung und Gegenübertragung sind sorgfältig zu beachten und zu reflektieren!

18 Stigma/Antistigma

Infolge ihrer ungewöhnlichen, befremdlichen Denk- und Verhaltensweisen werden schizophrene Patienten vielfach von der Allgemeinbevölkerung diskriminiert und stigmatisiert. Das hängt damit zusammen, dass die Patienten tief sitzende archaische Ängste bei den Mitmenschen wecken. Diese *Befremdung* führt wiederum zur *Entfremdung:* Der als andersartig eingeschätzte Patient wird ausgegrenzt, abgelehnt, entwertet und mit Attributen wie „gemeingefährlich", „abartig", „verrückt" oder schlimmer noch als „Mörder" oder „Kinderschänder" belegt. Solche Diskriminierungen können wie eine ansteckende Krankheit sehr virulent sein und den sog. Normalbürger zu ganz irrationalen, gruppendynamisch verstärkten Hetzkampagnen verführen, wie es z.B. bei Anwohnern in dem Stadtteil geschah, in dem die psychotherapeutisch-pädagogische Einrichtung „Trialog" installiert wurde (Ansicht: www.eggers-stiftung.de).

Die Stigmatisierung kommt auch durch die *metaphorische Verwendung* des Krankheitsbegriffs „Schizophrenie" zum Ausdruck, wie eine rezente Erhebung anhand von 1.087 Abhandlungen aus 22 italienischen Zeitungen ergeben hat (Magliano et al. 2010). Die Begriffe „Schizophrenie" bzw. „schizophren" werden sehr viel häufiger (knapp 74%) als abwertende Metapher gebraucht als in korrekter Form für psychotisch Erkrankte bzw. für die Erkrankung selber. Die Enquête von Magliano et al. (2010) bestätigt frühere Studien, die ebenfalls belegen, dass in den Medien negativ über schizophren genannte Menschen berichtet wird und diese gerne in einen Zusammenhang mit Gewalthandlungen gebracht werden. Bedenklich ist, dass trotz der *vermeintlichen Aufgeklärtheit* und *Toleranz* der modernen Gesellschaft die negativen, entwertenden und stigmatisierenden Einstellungen in der Öffentlichkeit gegenüber psychischen Erkrankungen deutlich zugenommen haben (Angermeyer u. Matschinger 2005, Rüsch et al. 2005)!

Auf Seiten der Patienten kommt es durch die tatsächlich erfahrenen Diskriminierungen in verhängnisvoller Weise zu einem *Teufelskreis* aus Stigmatisierung von außen und daraus resultierender *Selbstdiskriminierung*, *Selbstablehnung* und *Selbstisolierung* (vgl. Abb. 47).

Angermeyer (2003) hat einen Überblick über die Forschung zur subjektiven Stigmatisierung psychisch Kranker gegeben und zu diesem Zweck alle Publikationen ausgewertet, die zwischen Mitte der achtziger Jahre bis 2003 zu dieser Thematik erschienen sind. Daraus ergab sich, dass ein hoher Prozentsatz schizophrener Patienten Stigmatisationserfahrungen hatte, und zwar vorwiegend im interpersonellen Bereich. So gaben 60% von 102 befragten schizophrenen Patienten an, bei anderen wegen ihrer Erkrankung auf Ablehnung gestoßen zu sein und 51%, dass es dadurch zu Kontaktabbrüchen gekommen sei (Holzinger et al. 2003). Dies führt dazu, dass diese Patienten sich zurückziehen und den Kontakt v.a. mit solchen Personen meiden, von denen sie erwarten, abgelehnt zu werden („*antizipierte Stigmatisierung*"). Auch entwickeln die Patienten eine *negative Erwartungshaltung* gegenüber beruflichen Erfolgschancen, z.B. einen Arbeitsplatz zu erhalten.

Die Tendenz, Stigmatisierungen von außen zu antizipieren, hängt eng zusammen mit der *Selbststigmatisierung*, d.h. mit der Übernahme entwertender Einstellungen durch die Mitwelt, die dann quasi internalisiert und zu einem Teil des *Selbstbildes* werden. Und dies bedingt nun wiederum negative Erwartungen sowohl in Bezug auf die eigene Leistungsfähigkeit – s. den Bericht von H. Reintanz-Vanselow – als auch im Hinblick auf die Einschätzung der eigenen Fähigkeiten durch die Außenwelt. Beides ist dann verantwortlich für das Entstehen und für die Aufrechterhaltung *negativer Symptome* wie *Resignation, A-Motivation, Hoffnungslosigkeit, Antriebsarmut, sozialer*

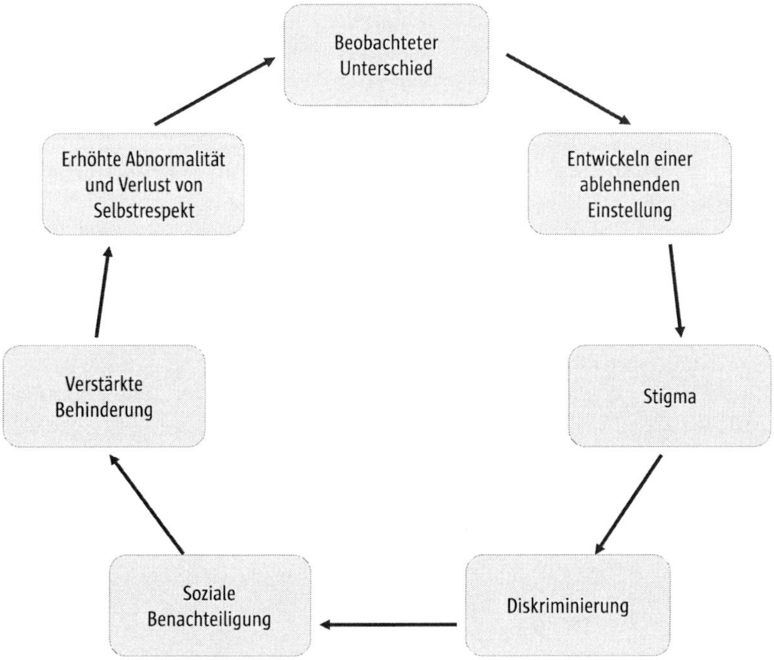

Abb. 47 Ursprung und Folgen von Stigmatisierung und Diskriminierung, modif. nach Gaebel u. Baumann (2003)

Rückzug und *Anhedonie*. Vorschnell und fahrlässig werden diese Symptome dem Krankheitsprozess selber zugeordnet und als prognostisch ungünstiges Zeichen bewertet. Und dies wiederum *verstärkt teufelskreisartig resignative Einstellungen selbst bei an sich wohlgesinnten Helfern* (Pädagogen, Therapeuten)!

Bekräftigt und weiter unterhalten wird dieser *Circulus vitiosus* durch das Wirksamwerden des Prinzips der *sich selbsterfüllenden Prophezeiung*. Diese Zusammenhänge verdeutlichen die *äußerst destruktive Potenz stigmatisierender Einstellungen* der Mitwelt gegenüber schizophren genannten Menschen!

Die *Wechselwirkungen* zwischen *öffentlicher* und *Selbststigmatisierung* sind in Tabelle 89 dargestellt.

Tab. 89 Zwei-Faktoren-Theorie von Stigma: Stigmafokus (öffentlich/selbst) und sozialkognitive Komponente (Stereotypien, Vorurteile, Diskriminierung). (Rüsch N, Angermeyer MC, Corrigan PW. Das Stigma psychischer Erkrankung: Konzepte, Formen und Folgen, Psychiat Prax 2005; 32(5):221–232, Abdruck mit Genehmigung von Georg Thieme Verlag KG, Stuttgart)

Öffentliche Stigmatisierung (public stigma)	Selbststigmatisierung (self-stigma)
Stereotypen:	**Selbststereotypen:**
Negative Meinung über eine Gruppe, z.B. Charakterschwäche, Inkompetenz, Gefährlichkeit	Negative Meinung über sich selbst, z.B. Charakterschwäche, Inkompetenz
Vorurteile:	**Selbstvorurteile:**
Zustimmung zu dem Stereotyp und/oder negative emotionale Reaktion, z.B. Ärger, Furcht	Zustimmung zu dem Stereotyp und/oder negative emotionale Reaktion z.B. niedriger Selbstwert, niedrige Selbstwirksamkeit
Diskriminierung:	**Selbstdiskriminierung:**
Verhaltensreaktion auf das Vorurteil, z.B. Benachteiligung bei Vermietung oder Arbeitsplatzvergabe, Vorenthalten von Hilfe	Verhaltensreaktion auf das Vorurteil, z.B. Aufgabe der Suche nach Arbeit oder Wohnung

Inzwischen haben sich weltweit Initiativen entwickelt zur Bekämpfung der Stigmatisierung schizophrener Patienten wie z.B. „Open the Doors" (Baumann et al. 2007).

Die Ziele dieses Antistigmaprogramms sind:

- Aufklärung über die Erkrankung
- Veränderung der negativen Einstellungen und Vorurteile in der Allgemeinbevölkerung
- Förderung einer empathischen und verständnisvollen, akzeptierenden Einstellung gegenüber Schizophrenen und ihren Angehörigen
- Förderung sozialpädagogischer und sozialpsychiatrischer Aktivitäten zur Verbesserung der Heilungschancen der Betroffenen
- Vortragsveranstaltungen in der Öffentlichkeit (z.B. Eggers 2003)

Eine besonders geeignete Zielgruppe sind Jugendliche. Modellhaft hierfür ist das von Angermeyer gegründete Schulprojekt „Verrückt? Na und!" Der Schwerpunkt des Projekts liegt in der Kontaktaufnahme mit Jugendlichen in Schulen. Jugendliche und Heranwachsende scheinen besonders geeignet für solch ein Projekt, da sie weniger mit Vorurteilen belastet sind als Erwachsene und unvoreingenommener Betroffenen mit psychischen Störungen gegenüberstehen. Auch sind sie noch neugierig und wollen etwas über psychische Krankheiten und die damit zusammenhängenden Probleme erfahren. Wesentlich aber ist, dass eine *frühe präventive Arbeit* gerade mit dieser Altersgruppe erfolgsversprechend ist, weil dadurch Verfestigungen von Vorurteilen und Klischees und diskriminierenden Einstellungen *verhütet* werden können (Angermeyer und Richter-Werling 2003).

Wichtig ist, dass bei solchen Projekten persönliche Kontakte zu betroffenen Patienten hergestellt werden – natürlich nur mit deren ausdrücklichem Einverständnis und in Anwesenheit einer ihnen vertrauten Person, z.B. des ärztlichen bzw. therapeutischen Mitarbeiters des Projekts. Denn, wenn der Patient durch eine ihm vertraute Person begleitet wird, kann er sich sicherer fühlen und besser öffnen. Die Erfahrungen der Autoren haben gezeigt, dass die Patienten auch einen unmittelbaren Nutzen von der persönlichen Begegnung mit den Schülern haben, denn sie erleben, dass sie offen aufgenommen und als „Experten" der eigenen Erkrankung ernstgenommen und anerkannt werden! Ein Vorteil dieses Schulprojekts ist, dass damit ein *Multiplikatoreneffekt* verbunden ist: Die Schüler sprechen mit anderen Schülern, Freunden, Familienangehörigen etc, und die Lehrer tun dies ihrerseits ebenfalls. Solche Projekte können an vielen Schulen einer Stadt durchgeführt werden. In einer Fall-Kontroll-Studie an insgesamt 5 Schulen konnten Angermeyer und Richter-Werling (2003) bei 90 Teilnehmern einer Projektwoche im Vergleich mit 50 Schülern, die nicht teilgenommen hatten, bei den Teilnehmern des Projekts eine signifikante Abnahme negativer Vorurteile feststellen.

Die WPA (World Psychiatric Associations) hat inzwischen Richtlinien und Empfehlungen für psychiatrisch Tätige und nationale Gesellschaften der Psychiatrie zur Bekämpfung der Stigmatisierung entwickelt (Sartorius et al. 2010).

Eine 18-jährige Bewohnerin des Projekts „Trialog" schrieb ein Gedicht, in dem sie sich offensichtlich mit entwertenden Einstellungen der „Welt" auseinandersetzt. Eine Welt, die „nicht fair ist", und die es den psychotisch Kranken schwer macht, weiter zu leben und weiter um die eigene Selbstachtung besorgt zu sein.

Die Welt

Die Welt ist nicht fair
Einfach leer
So kann man doch nicht weiter leben
Jeden Scheiß vergeben
Später auf den Wolken schweben
Weil genug ist
Weil du Probleme bis zum Hals kriegst
Reicht, dass du bald am Arsch bist
Schießt dich selber ab
Kommst in ein Grab
Keiner weiß mehr, dass es dich mal gab
Man sagt, dass man im Leben versagt
Doch keiner weiß die Antwort
Wie man wieder frei wird bevor man stirbt

Im Leben gibt's nur wenig Frieden
Sondern immer mehr Lieder
Die viele machen
Darüber lachen
Haben genug Sachen
Lassen das Leben so richtig krachen
Und die anderen, die nix haben
Stellen immer wieder die gleichen Fragen
Wieso sie auf dieser Welt sind
Atmen durch den verschmutzten Wind
Kriegen öfters ein ungesundes Kind
Essen kein Rind
Sind blind
Von der ewigen Liebe
Die gar nicht existiert
Dass Zusammensein einfach passiert
Denjenigen nicht interessiert
Dadurch wird der Mensch kritisiert
Von unten bis nach oben
Von den Pissern blamiert
H.S., 18 Jahre

Worin liegen nun *mögliche Ursachen für die Diskriminierung und Stigmatisierung psychisch Kranker und speziell schizophrener Menschen?* Wir sehen dies darin begründet, dass beim Diskriminierenden die Entwicklung zu einer reifen, autonomen Persönlichkeit nicht oder nur unzureichend gelungen ist.

Denn: *Nur eine Persönlichkeit, welche über ein kräftiges, autonomes und verantwortliches Selbst verfügt und welche* eigene Schmerzerfahrung *und das* Gefühl von Leid und Mitleid *bei sich selbst zulassen kann, ist auch in der Lage, sich in den jeweils anderen hinein zu versetzen, in dessen Gefühlswelt, in dessen Auffassungen, Sorgen, Nöte und eben vor allem in dessen persönlichen Schmerz.*

„Schmerz und Mitgefühl sind eng miteinander verbunden, ebenso ist unsere Fähigkeit, Schmerz zu erleben, auch bestimmend für unsere Fähigkeit zur Empathie. Gleichzeitig verhindert die Verneinung von Schmerz in der Lebensgeschichte eines jeden Einzelnen die vollständige Entwicklung des eigenen Selbst, verursacht durch den Terror einer Welt, die Nicht-Liebe zur Liebe erklärt" (A. Gruen 1997).

Ein fragiles, schwaches Selbst ist ein von sich selber *entfremdetes Selbst,* ein Selbst, das Gefühle von Glück, von Zuwendung, von Zuneigung, Liebe aber auch von Trauer, Schmerz und Verzweiflung nicht integrieren kann. Gefühle von Ablehnung, Trauer, Schmerz und Verzweiflung werden statt dessen abgewehrt, projiziert auf den anderen, der als *anders- bzw. fremdartig* erlebt wird.

Damit ist ein verhängnisvoller Weg eingeleitet: Schmerzhafte Gefühle können von einem schwachen Selbst nicht zugelassen werden. Statt dessen werden sie stellvertretend beim Anderen verfolgt. Dieser andere wird nun stigmatisiert! Ob er ein körperliches oder seelisches Leid mit sich trägt, beides ist dann Anlass zu stigmatisieren und dadurch auszugrenzen. Denn die Brücke des Verstehens, des Einfühlens, des Mitleidens ist diesen Individuen verschlossen. Sie ist quasi nicht begehbar. Der Andere wird ausgegrenzt und bleibt ausgegrenzt!

Diese *Ausgrenzung* verstärkt die ohnehin vorhandene *Einsamkeit* des Betroffenen und *vermehrt* sein Leiden! Leid, Schmerz und Einsamkeit werden verstärkt, indem der Ausgrenzende davon verschont bleibt und diese Gefühle bei sich selber nicht wahrnehmen und erleben muss. So wird einfühlsame und verständnisvolle Teilnahme am Leid des Anderen verunmöglicht.

Wie viel Sensibilität, Kreativität und echtes Gefühl gerade schizophrenen Patienten eigen ist, zeigt sich in deren Kunstwerken, sowohl in den Bildnereien als auch in den Dichtungen und Gedichten. August Walla, Johann Hauser, Jakob Wölfli, der Jahrzehnte lang in Bern in der dortigen psychiatrischen Klinik lebte und arbeitete, oder auch der russische Non-Konformist W. Jakovlev sind großartige Beispiele hierfür. Schizophren genannte Menschen, die kostbarste Dichtungen geschaffen haben, wie Friedrich Hölderlin, Georg Trakl und Robert Walser sind bedeutende Dichter und Schriftsteller.

Darauf immer wieder hinzuweisen, bedeutet eine Ermutigung für schizophrene Patienten und wirkt den verheerenden Auswirkungen von Stigmatisierung und Diskriminierung entgegen.

Ein bereits im Jugendalter erkrankter Patient hat einen bewegenden Bericht über seine schizophrene Psychose, die verschiedenen Stationen seines Leidens, seine Krankenhausaufenthalte, seine ambulanten therapeutischen Bemühungen und die Reaktionen der unmittelbaren Umgebung verfasst. Seine Ausführungen können als Ermutigung für andere junge Menschen mit einer schizophrenen Psychose angesehen werden.

So schreibt er an einer Stelle:

> *„Auf alle Fälle habe ich mir ein soziales Netz geschaffen, in dem ich Menschen meiner unmittelbaren Umgebung sagte, was sie tun sollen, wenn ich krank werde, wo und von wem ich behandelt werden will usw. Das ist für jeden Psychotiker deshalb extrem wichtig, weil er – ist es einmal akut – nichts mehr entscheiden kann“.*

Und er fährt fort:

> *„Der Prozess, meine Behinderung anzunehmen, hat sehr lange gedauert und ist schließlich geglückt.“*

Der Patient spricht später von seinem Gemeindepfarrer, der ihn „mit sehr viel Wohlwollen und sehr viel Fürsorglichkeit begleitet“ habe. Weiter schreibt er:

> *„die einfühlsame und liebevolle Art dieses Familienvaters und Pfarrers hat mir sehr gut getan. Ich habe noch heute ein ausgesprochen gutes und tiefes Verhältnis zu ihm“.*

Besonders bewegt habe ihn immer wieder der Satz Jesu Christi „Selig sind, die Verfolgung leiden um der Gerechtigkeit willen. Denn ich war ja aufgrund meiner Homosexualität bereits als Jugendlicher krankenhausreif zusammengeschlagen worden und habe später viel Verfolgung und Leid aufgrund dieser von mir nicht gewählten sexuellen Veranlagung und Ausrichtung erfahren".

Den Abschluss seines Berichts bildet eine *„Danksagung"*:

> *„Auf jeden Fall geht meine Hoffnung aber dahin, dass es dem psychisch kranken Menschen, besonders dem psychotisch Kranken möglich ist, einen menschenwürdigen, lebenswerten Platz in unserer Gesellschaft zu finden. Vielen Angehörigen, so auch meinen lieben Eltern, die meinen Weg treu und mit viel Rat und Tat begleitet haben, möchte ich an dieser Stelle Mut zusprechen. Der psychotisch kranke Mensch empfindet auch in den Tiefsten seiner Not, d.h. in hochakuten Stadien, jeden als hilfreich, der ihm, vor allem mit praktischen Dingen, hilft. Es sind nicht so sehr nur die Worte, denen jeder Psychotiker mehr oder minder misstraut in seinem Zustand, es sind die praktischen Hilfen. Es ist das, was ein anderer für uns tut".*

Abschließend zwei Zitate von Robert Walser, der ab dem 51. Lebensjahr bis zu seinem Tode in zwei großen psychiatrischen Landeskrankenhäusern institutionalisiert war. Aufgrund seiner Schriften ist zu vermuten, dass er bereits früh an der Krankheit „Schizophrenie" gelitten hat, wobei für ihn das Schreiben z.T. auch eine Art Selbstheilungsversuch gewesen sein dürfte, in diesem Sinne hat er sich hin und wieder in seinen Texten geäußert. R.W. war sich zeitlebens ein rätselhafter Mensch, und er hat daraus auch nie einen Hehl gemacht.

In dem ersten Zitat spricht er von seinem Wundsein, von seiner Empfindsamkeit, „die vom Alltag nicht berücksichtigt werden kann", und die deshalb auch nicht vorhanden sein dürfe. Das ist ein Zitat aus „Zarte Zeilen", Prosa aus der Berner Zeit 1926. Robert Walser spricht über die Musik:

> *„..., die Frau, die man Musik nennt, mahnt einen daran, dass man die Seele ist, die sich irren kann, erinnert einen daran, dass man, obwohl einem das vielleicht sehr luxuriös erscheint, gern getröstet ist. Sie nimmt von unsern Verschlossenheiten gleichsam einen Deckel weg, ähnlich, wie es der Arzt bei einem Patienten tut, von dessen Wunde er den Verband entfernt, um ihren Zustand zu untersuchen. Wund sind wir ja in gewissem Sinne alle, nur gewöhnen wir uns an, über diese zu zarte Tatsache, die vom Alltag nicht berücksichtigt werden kann und die darum nicht vorhanden sein darf, hinwegzugehen".*

Ungewöhnlich und von besonderer Tiefe sind auch die Gedanken, die er in „Ein Brief eines Mannes an einen Mann" äußert:

> *„Sie haben eine ungeheure Freiheit vor sich. Rund um Sie duftet die Erde, Ihnen gehört sie, will Ihnen gehören. Genießen Sie sie. Fürchtlinge genießen nichts. Also weg mit der Furcht. Seien sie nicht grob und fluchen Sie keinem Menschen, auch dem bösesten nicht. Versuchen Sie lieber zu lieben, wo ein anderer, wenig Besonnener und Starker, hassen würde. Glauben Sie mir dieses Wort: Der Hass zerstört den Geist im Menschen auf eine vernichtende Weise. Lieben Sie nur gleich alles. Es schadet nichts, zu verschwenden. ... Prüfen Sie sich jede Stunde, rechnen Sie mit sich, unterhalten Sie sich lieber mit Ihrem eigenen Geist, als mit dem Verstand gelehrter Menschen. Meiden Sie die Gelehrten, denn es sind, mit wenig Ausnahmen, herzlose Menschen".*

19 Stellungnahmen der Patienten zur Krankheit

„Rechts und links vom Grat der Symptomfreiheit aber lauert der Abgrund existentieller Angst“
W-P H

19.1 Vorbemerkungen

Erstaunlicherweise gibt es wenig Literatur über diese Thematik, so, als ob die Frage, wie junge Menschen ihre Psychose erleben und wie sie mit diesem Einbruch in ihr Leben umgehen, uninteressant sei. Vielleicht hängt das mit einer Abwehr gegen das Leid, die Ängste und die Verzweiflung der Betroffenen zusammen. In jüngerer Zeit hat sich Bürgy (2003) mit dem Phänomen der *Verzweiflung* bei schizophrenen Erwachsenen beschäftigt. Er beklagt ebenfalls, dass dieser affektive Zustand in der psychiatrischen Literatur kaum Beachtung gefunden habe, obwohl „die Verzweiflung das ganze Dasein des Schizophrenen erfasst, sein Wesen bestimmt und in der Nähe der schizophrenen Grundstörung angesiedelt werden muss“ (Bürgy 2003, S. 1).

19.2 Reaktionsweisen während der akuten Erkrankung

Sechs der 57 im Kindesalter erkrankten Patienten der ersten Katamnesestudie (s. Kap 8.3 u. 8.4) hatten während der ersten psychotischen Episode und auch in späteren Krankheitsphasen das *Gefühl, verrückt zu werden*. Es handelte sich dabei jeweils um Patienten mit akut-rezidivierenden Verläufen, die voll (n = 4) oder unter Hinterlassung leichter postpsychotischer Einbußen (n = 2) ausheilten. Bei zwei Patienten wiederholte sich diese Angst in verschiedenen psychotischen Phasen. Zahlreiche Patienten reagierten auf den psychotischen Einbruch mit *Ratlosigkeit,* die Kinder liefen mit ratlos-fragendem Gesichtsausdruck herum, wirkten verstört, hilflos und bisweilen desorientiert. Ein 12-jähriges Mädchen drückte das Unerklärliche und Bedrohliche dessen, was es zu erleben schien, in folgenden Worten aus:

> *„Ich merk' das, dann kommt irgendwas über mich, ich merk' das, das ist eiskalt und dann denke ich nur, jetzt musst du in Sicherheit sein, dass du keine Gehirnerschütterung kriegst".*

Das unbestimmte und beängstigende *Gefühl der Bedrohung* wird von dem Kind ins *Körperliche* hineinprojiziert, ähnlich wie es ein 10-jähriger Junge tat, der unvermittelt im Unterricht fragte, ob seine Pulsadern noch ganz seien, und anschließend fortlief. Dies waren die ersten Anzeichen der *beginnenden Psychose,* die zugleich ein Licht werfen auf die Art des Betroffenseins und Stellungnehmens dazu.

Andere Kinder reagierten mit Verzweiflung und starken depressiven Verstimmungen. Das kommt in den Worten eines 14-jährigen Mädchens in erschütternder Weise zum Ausdruck: *„Mir ist, als könnte ich meine Gedanken nicht mehr zusammenhalten, als wollte der Wahnsinn mich erreichen, wie ist mir bang".* Die Trostlosigkeit, die Traurigkeit, die Sorge, die sich bei einigen Kindern auch in schweren Schuldvorstellungen mit herabgesetztem Selbstwertgefühl und wahnhaften Minderwertigkeitsideen äußerten, hielten oft wochenlang an und traten schon im frühen Alter, teilweise vor dem 10. Lebensjahr auf. Es scheint, dass psychotisches Erleben als eigenes Versagen interpretiert wird, wie es beispielsweise in der Äußerung eines Mädchens den Eltern gegenüber ganz am Anfang ihrer Psychose zum Ausdruck kommt: „Ich kann nicht schlafen, weil ich euch nicht lieben kann".

Die zitierten und besprochenen Äußerungen zeigen, dass in der akuten Psychose ein Krankheitsgefühl vorhanden ist. Dagegen war eine dauernde und volle Krankheitseinsicht in dieser Krankheitsphase in keinem Fall nachweisbar. Jede Einsicht setzt eine „kritische Selbstbesinnung" (Störring) voraus, die den psychotischen Kindern fehlte. Bei einem Mädchen zeigte sich eine Krankheitsahnung, jeweils zu Beginn neuer Schübe, die es nahen fühlte, es fühlte sich dann nicht wohl und wollte in die Klinik!

19.3 Stellungnahmen zur abgelaufenen akuten Psychose

Nur von wenigen Patienten liegen Äußerungen unmittelbar nach einer durchgemachten psychotischen Episode vor. Das ist verständlich, da jeder Mensch eine besondere Empfindlichkeit gegenüber solchen erlebnismäßig bedeutungsvollen Ereignissen besitzt, die von der öffentlichen Meinung häufig negativ bewertet werden. Ein 13-jähriges Mädchen sagte nach dem Abklingen einer Psychose: *„Ich möchte diesen Zustand nicht noch mal erleben, weil die anderen Kinder nicht auch solche Sachen sehen".*

Mehrere Stellungnahmen zu verschiedenen Schüben ihrer akut-häufig rezidivierenden Psychose liegen von einer bei Erkrankungsbeginn 12-jährigen Patientin vor. Im Alter von 15 Jahren sagte sie unmittelbar nach einer schweren psychotischen Episode: *„Fragen Sie bitte nicht danach, ich möchte nicht daran erinnert werden. Das ist wirklich alles vorbei. Ich bin dankbar, dass alles vorbei ist"* – und wenige Tage später: *„Ich weiß nicht,* *wie das ist, es ist so ganz anders, ich weiß, ich habe sehr getobt, ich habe so manche Erinnerung. Ich habe es nicht gewollt, es kam einfach über mich, es war alles so unheimlich, alles so traumhaft".*

Eine objektive Stellungnahme gegenüber dem in der psychotischen Phase Durchlebten war also ausgesprochen selten. Nur eine einzige Patientin berichtete 20 Jahre nach Erkrankungsbeginn im Alter von 13 Jahren bei der ersten Nachuntersuchung offen über ihre damalige Erkrankung. Sie machte sogar noch weitere Angaben über das psychotische Bild, unter dem sie damals litt, die über die im Krankenblatt fixierten Feststellungen hinausgingen. So gab sie damals im Alter von nunmehr 33 Jahren spontan an, sie habe zusätzlich zu optischen auch unter akustischen Halluzinationen gelitten. So habe sie Stimmen gehört, die ihr Befehle erteilt haben, z.B. nachts „Geh' doch runter, geh' runter" und die sie beschimpften – Ausführliche Beschreibung siehe Kapitel 20, Nr. 4.4.1.2b.

Die Stellungnahmen der übrigen Patienten drückten teilweise ratloses Erstaunen aus, teilweise ängstliche Abwehr, gepaart mit einem Gefühl der Erleichterung. Zuweilen jedoch ließ die Einstellung zur Krankheit bereits eine Nivellierung der Persönlichkeit insbesondere auf affektivem Gebiet erkennen und schlug sich in läppisch-inadäquaten Äußerungen über die bis dahin durchgemachten Krankheitsphasen nieder, wie beispielsweise bei einer 17-jährigen Patientin, die mit 11 Jahren erkrankt war: *„fand ich ganz lustig"*.

19.4 Stellungnahme bei chronischen Psychosen

Von 9 der 15 Patienten mit chronisch verlaufenden Psychosen liegen Äußerungen über ihre Erkrankung vor, die sie im Verlauf der Psychose oder bei der Nachuntersuchung getan hatten. Bemerkenswert ist, dass sie alle nicht über psychotische Erlebnisse und deren Wirkung auf sie selbst berichteten, sondern über die von ihnen registrierte Persönlichkeitsveränderung, die in ihnen vorgegangen war. Erschütternd ist, wie treffend und ehrlich, ohne jede Beschönigung, diese Schilderungen sind. Die Patienten berichteten, dass sie *„innerlich ganz verbrannt"*, *„innerlich leblos und steif"* seien, dass sie *„richtig stumpf"* geworden seien, keine Freude mehr empfinden könnten, dass ihnen *„alles egal"* sei, sie sich *„nicht mehr hundertprozentig begeistern"* könnten. 15 Jahre nach Psychosebeginn sagte ein nunmehr 25-jähriger Patient, früher sei er *„gemütsempfindend"* gewesen, *„jetzt bin ich schon so ausgegloist"*.

Zwei andere, ebenfalls stark veränderte Patienten – in einem Fall handelte es sich um eine langsam versandende Dementia simplex, im anderen um eine mit 9 Jahren begonnene Hebephrenie – ließen bei der Nachuntersuchung 9 bzw. 19 Jahre nach Krankheitsbeginn erkennen, dass sie zeitweise unter ihrer Antriebs- und Schwunglosigkeit *leiden*. Sie litten darunter, sich zu nichts mehr entschließen zu können, an nichts mehr Freude und Interesse zu empfinden, und bekundeten, darüber traurig zu sein, *„dass es nicht mehr weitergeht"*, sich *„nicht mehr zusammenreißen"* zu können oder *„nichts zu tun zu haben"*.

Ähnlich drückte sich eine 18-jährige Patientin 6 Jahre nach Psychosebeginn aus: sie sei beunruhigt, dass sie keine Energie mehr habe, sich vor allem nicht mehr richtig überwinden könne – *„ich leide darunter, aber ich kann nicht richtig Mensch sein. Ich habe keine Energie, um zu Hause zu helfen, um halt was zu arbeiten. Es mangelt einfach an Beherrschung."* Über ihre früheren künstlerischen Interessen befragt, sagte sie:

> *„Mein Talent hat überhaupt nachgelassen in dieser Zeit, das merke ich ganz genau ... es ist nicht mehr so viel da, es wird alles weniger, ooch, ich bin nicht mehr so schnell begeistert, früher war ich mal Feuer und Flamme für etwas, jetzt bin ich das nicht mehr, jetzt bin ich vernünftiger".*

Neben den beschriebenen Äußerungen über bei sich selbst registrierte Wesensänderungen war bei drei ebenfalls persönlichkeitsveränderten und dadurch chronisch stationär behandlungsbedürftigen Patienten so etwas wie ein plötzliches Aufblitzen einer Krankheitseinsicht zu bemerken, die jedoch flüchtig war und nur wenige Sekunden anzuhalten schien. So kam es bei einer Patientin während einer psychotischen Episode 6 Jahre nach Krankheitsbeginn zu einem abrupten Wechsel zwischen wahnhaft-verworrenem und gleich darauf klar geordnetem Gedankengang. Unmittelbar nach der Äußerung: *„Der heilige Geist hat mich befruchtet, das ist ja komisch, dass ich das nicht weiß"*, rief sie aus:

> *„Mit 13 Jahren fing meine Krankheit an, ich wurde nervös, albern, ich werde ja doch nicht wieder gesund, das fühle ich ganz genau".*

19.5 Epikritische Betrachtung

Die Reaktionen auf akute schizophrene Episoden waren bei den betroffenen Kindern ähnlich und von dem Gefühl „verrückt" zu werden, von Ratlosigkeit, Ängsten, Bedrohtheitsgefühlen, Verzweiflung und starken depressiven Stimmungen geprägt. Schuld- und Versagensgefühle sprechen dafür, dass die jungen Patienten sich selbst für den psychotischen Zusammenbruch verantwortlich machten und darauf mit Gefühlen der Trost- und Hoffnungslosigkeit reagierten. Einige Kinder wollten nicht an das, was sie in der Psychose durchgemacht hatten, erinnert werden, oder sie äußerten ihre Dankbarkeit darüber, *„dass wirklich alles vorbei war"*. Das Gefühl, dass mit ihnen etwas geschehen ist, was sie nicht oder nur vage benennen oder beschreiben konnten, war gepaart mit ratlosem Erstaunen, Irritation, Angst, aber auch mit Erleichterung und der Hoffnung, dass es *„nicht wieder kommt"*. Solche Gefühle der Bedrohtheit, des Unheimlichen, der Ratlosigkeit, der Angst vor dem Verrücktwerden und der Verzweiflung sind auch bei Erwachsenen beschrieben worden. Lopez-Ibor (1955) deutete die Furcht vor der drohenden Verrücktheit als Furcht vor einer Auflösung der eigenen Persönlichkeit. Entsprechende Ängste vor drohender „Zerstörung" oder einem Verlust der Ganzheit sind auch bereits von Kindern unserer Studie geäußert worden.

Die Bedrohung der eigenen Person in der Psychose wird vom Kind offenbar häufig *leibnah* erlebt. Von daher ergibt sich ein Zugang zum Verständnis für die bereits früh sich zeigende Neigung kindlicher Schizophrener zu Coenaesthopathien (vgl. Kap. 4.2). Andererseits reagiert das Kind auch mit schweren und anhaltenden depressiven Verstimmungen, die durchaus bereits denen Erwachsener an Intensität und Dauer gleichkommen. Die Ansicht von Spiel (1969), dass depressive und Angstzustände nur über kürzere Strecken und nie anhaltend zu beobachten seien, und höhere Ausgestaltungen depressiver Inhalte wie „die Sorge um das Heil der Seele, des Daseins, Schuldgefühle, ja sogar ein herabgesetztes Selbstwertgefühl oder gar wahnhafte Ausgestaltungen dem Kindesalter" fremd seien, ist nach unseren Beobachtungen völlig unzutreffend, das Gegenteil ist der Fall! Analoge Äußerungen, wie sie Kierkegaard in seinen Tagebüchern niedergeschrieben hat, waren in erstaunlich ähnlichen Formulierungen, die die gleiche Verzweiflung und Trostlosigkeit ausdrückten, auch bei einigen unserer Patienten in der Präpubertätsphase zu finden.

Der Gedanke von Bürgy (2003), dass die *Verzweiflung* auf ein „fundamentales Fremdwerden des Schizophrenen vor sich selbst und vor dem anderen" verweise, ist gut nachvollziehbar. Auch die betroffenen Kinder haben zum Ausdruck gebracht, dass sie sich *„fremd"*, *„komisch"* und *„verändert"* vorkamen. Erstaunlich die Formulierung eines im Alter von 12 Jahren erkrankten Mädchens nach einem schweren psychotischen Rezidiv mit 17 Jahren: *„Ich kann gar nicht sagen, die Sache mit dem veränderten Ich hat mich ganz fertig gemacht. Es war alles so komisch, so verändert"*.

Bei Jugendlichen und jungen Erwachsenen beschrieb Blankenburg (1971) den *„Verlust der Selbstverständlichkeit"*. Der selbstverständliche Umgang mit den Dingen und Notwendigkeiten der Alltagswelt geht verloren, was sich in den Gefühlen der Fremdheit, Rat- und Orientierungslosigkeit äußert. So fragte ein im Alter von 8 Jahren erkranktes Mädchen der Essener Klinik immer wieder in stereotyper Weise und mit monotoner Stimme „Richtig?", „Richtig?". Ähnlich der in Kapitel 17 ausführlich erörterte 19-jährige Jugendliche: „Was ist Leben?", „Was ist Selbständigkeit?"

Hinter solchen Fragen verbirgt sich der für schizophrene Kinder und Jugendliche so unheimliche und bedrohliche Zusammenbruch des Realitätsbezugs, des Grundvertrauens in eine Sicherheit garantierende Ordnung der Dinge und der Bezüge zur personalen Mitwelt. Das iterative Rückfragen „Richtig, richtig?" oder „Was ist Leben?", „Was ist Selbstständigkeit?" kann als ständige Suche nach Vertrauensbeweisen und als immer wieder von neuem unternommene Versuche des psychotischen Ich verstanden werden, die „Bezüge zur Welt wieder herzustellen und zurecht zu rücken" (Bürgy 2003).

Der in Kapitel 4.4 (Zwangssymptome) beschriebene Patient (Erkrankungsalter: 11 Jahre) versuchte durch *Bannsprüche* und *Beschwörungsrituale* dem drohenden Zerfall seiner Weltordnung entgegen zu wirken. Ein anderer, im Alter von 14 Jahren an einer schleichend beginnenden Psychose erkrankter Junge, stellte, vergleichbar mit den zuvor erwähnten Patienten, stereotyp die gleichen Fragen (*„Gibt es das, dass kräftige Männer ohne Bewegung dick werden?"*, *„Schwitzt man viel, wenn man kräftig ist?"*, *„Muss man sich jeden Tag das Genitale waschen?"*) um seiner Ratlosigkeit Herr zu werden. Bei der ersten Nachuntersuchung im Alter von 29 Jahren (15 Jahre nach Erkrankungsbeginn) sagte er mir:

> *„Ich komme manchmal an den Rand, in eine seelische Lage, wo ich aufpassen muss, wo ich die Beherrschung verliere, ich komme dann in eine Art Dämmerzustand, wo ich nicht mehr klar denken kann"*.

Er glaube dann, er sei *„bescheuert"*, und er habe die Gewissheit, es lohne sich nicht weiterzuleben, er habe dann *Selbstmordabsichten* und leide unter starken Angstzuständen. Er kenne das Gefühl der *„Weltuntergangsstimmung"* und der *„völligen Ratlosigkeit"*.

Bei chronisch-progredient verlaufenden schizophrenen Früherkrankungen stehen Klagen über die psychosebedingten Wesens- und Persönlichkeitsveränderungen, die Reduktion von emotionaler Tiefe und den Verlust von energetischer Dynamik, von Antrieb, Schwung, Motivation und des Interesses an Dingen und Zielen im Vordergrund der Reaktionen auf die psychotische Erkrankung.

Eine echte Krankheitseinsicht in und nach psychotischen Episoden ist bei kindlichen wie bei Erwachsenen-Schizophrenien äußerst selten (Schulte 1958). M. Müller (1960) sieht gerade in einer unechten Krankheitseinsicht sowie in einer mangelhaften Korrektur etwa noch bestehender Wahnsymptome durch die Patienten und in deren Unfähigkeit, über die durchgemachte Krankheitsphase zu sprechen, eine „Eigenschaft der typischen klassischen Schizophrenien".

W. Schulte (1958), der in Gütersloh ein beeindruckend enges und verständnisvolles Verhältnis zu den Patienten der großen Klinik hatte – er kannte alle Patienten bei ihrem Namen! – schrieb vom „ahnungsvollen Aufleuchten" einer Krankheitseinsicht „*ganz im Beginn der Psychose, offenbar begleitet von dem unheimlichen Gefühl drohender Verwirrung, Selbstaufgabe, Zerstückelung des Ichs oder wie immer auch dieses Unausdrückbare angedeutet wird. Solche Kranke werden mit den vielen neuartigen Eindrücken, denen sie ausgesetzt sind, nicht fertig, fragen nach dem Sinn und dem Warum. Sie lassen u.U. schon einen ganz eigentümlichen Blick des Grauens erkennen.*" (Schulte 1958)

Einige der von uns nachuntersuchten Patienten, die ihre Erkrankung auf eine „Nervenschwäche", „Nervenzusammenbrüche", „Überarbeitung" oder starke Erschöpfung durch innere Konflikte oder äußere Belastungen zurückführten, bestätigen die Ansicht von Schulte (1963), dass in diesen Bemühungen Schizophrener, persönlichkeitsfremde Belastungen vorzuschützen, eine „Art Schutz vor der Vergegenwärtigung endogenen Krankseins, aber auch Sicherung gegenüber der Furcht vor zukünftiger Wiederholung" zu sehen sei.

Im Gegensatz zu der fehlenden Bereitschaft, über psychotische Erlebnisse zu sprechen und sie zu bewerten, scheinen sich manche, insbesondere intelligente Patienten der sich vollziehenden Umstrukturierung ihres Selbst irgendwie bewusst zu werden, und sie äußern sich auch freimütig darüber. Manche von ihnen, wie das zitierte 18-jährige Mädchen, scheinen die in ihnen vor sich gehende Wesensänderung als angenehm zu empfinden, sie gelangten teilweise zu ähnlich befriedigten Äußerungen über sich selbst (vgl. Kap. 19.4), wie es der vordem scheue, in sich gekehrte und an sich und der Welt leidende Hölderlin später im Verlauf seiner schizophrenen Erkrankung mit folgenden Worten beschreibt: „*... darf ich wohl sagen, dass ich fester und sicherer geworden bin*" (zitiert nach Jaspers 1949).

Gerade auch sog. „Defekt-Schizophrene" *leiden*, wie sich in ihren Stellungnahmen zum eigenen Kranksein zeigt. Auch sie sind suizidgefährdet (vgl. Kap. 10). Auch sie leiden – im Gegensatz zur Ansicht von Tölle – ähnlich wie Depressive darunter, nicht mehr traurig sein und sich nicht mehr freuen zu können, also unter dem Gefühl, welches nach Schulte den Kern melancholischen Erlebens ausmacht. Wenn auf die Ähnlichkeit der Depressivität von Schizophrenen und Melancholikern verwiesen wird, so muss jedoch dabei bedacht werden, dass das aktuelle Nicht-Mehr-Traurig-sein-Können beim Depressiven im allgemeinen auf die akute depressive Phase beschränkt ist, die *strukturelle Fähigkeit zur Trauer* jedoch erhalten bleibt, während sie beim Schizophrenen oft vermindert ist oder gar ganz verschwindet. Gerade darunter leiden viele Schizophrene. Oft zeigte sich dies in Form ungelenker und hilflos wirkender kurzer Äußerungen. Dies darf jedoch nicht darüber hinwegtäuschen, dass auch der persönlichkeitsveränderte Schizophrene zu vielen „Regungen feinsinniger Art des Taktes" (Schulte 1958), der *Empfindsamkeit* und *Anhänglichkeit* fähig ist, manchmal „zarter und wahrer, wenn auch spröder als der so gut funktionierende, schablonisierte, an Konventionen gebundene Gesunde" (Schulte 1963). Bei den beiden Nachuntersuchungen konnte die Erfahrung bestätigt werden, die Wyrsch (1966) bei seinen schizophrenen Patienten machte, dass im Gespräch mit ihnen das „so oft beschriebene Symptom des sog. schlechten affektiven Rapports oder der Gefühlssteifigkeit" verschwand.

Beim Versuch, die Einstellung zur Psychose beim schizophrenen Kind und später beim schizophrenen Jugendlichen und schließlich Erwachsenen in den verschiedenen Stadien der Erkrankung zu verstehen, ergeben sich auch wunderbare Einblicke in das Wesen und in die Persönlichkeitsartung des Kranken selbst. Begriffe zu deren Differenzierung und Kennzeichnung, wie etwa „Defekt" oder „Persönlichkeitsabwandlung", haben sich in ihrer oft schlagwortartigen Klischeehaftigkeit als völlig unzureichend erwiesen. Solche Etikettierungen sind vielmehr entwertend und versperren den Zugang zur Vielfalt schizophrener Seins-Möglichkeiten und zur Differenziertheit und Tiefe der Persönlichkeitsstrukturen schizophrener Patienten. Keinesfalls können solche Vokabeln das ganz andere In-der-Welt-Sein des Schizophrenen wiedergeben.

Hier offenbaren sich also – neben den bislang dargestellten, durch die *Grenzen des Selbstverständnisses* bedingten verschiedenartigen Reaktions- und Verarbeitungsformen und unterschiedlichen Weisen der kritischen Stellungnahme der Kranken zur Psychose – die *Grenzen des Fremdverständnisses* durch den Arzt sowie die Problematik der adäquaten sprachlichen Formulierung. Die Grenzen der Verstehbarkeit und Definierbarkeit schizophrenen Seins – des Geworden-Seins wie des Noch-Werdens – auf die wir immer wieder stoßen bei der Beschäftigung mit dem Schizophrenen und dessen Krankheitsverlauf, sind stets auch die *Grenzen der Begreiflichkeit des Anderen*, der uns als *Partner begegnet:*

> *„Niemand kann in sein partnerisches Du wirklich hineinsehen. Die partnerische, mitmenschliche Ursprünglichkeit in der ihr eigenen Weise zu sein, ist uns, den Begegnenden, entzogen und bleibt das Andere gemäß der Heterologik des Ursprungs. So gesehen ist das Du immer das Andere, immer das Anfängliche und auch immer das Übertreffende gegenüber allen Worten und Gedanken" (Welte 1969).*

20 Zusammenfassende Darstellung einiger exemplarischer Krankheitsverläufe

Aufgrund der Seltenheit kindlicher Schizophrenien und der auch damit zusammenhängenden diagnostischen Schwierigkeiten erscheint es sinnvoll, einige detaillierte Kasuistiken darzustellen, denen paradigmenhaft eine Art „Wiedererkennungswert" eignen könnte. D.h., dass der Leser sich an eigene Patienten erinnert, die ein vergleichbares Symptombild zeigen. Dies könnte eine diagnostische Hilfestellung aber auch Anlass sein, mit dem Autor Kontakt aufzunehmen und einen Dialog zu beginnen. Ein weiterer Grund für die Notwendigkeit einer ausführlicheren Darstellung von Krankheitsverläufen ist die Tatsache, dass nur auf diese Weise die große Vielfalt und der Variationsreichtum früh beginnender Schizophrenien vermittelt werden kann.

4.4.1.2 b

Nachbeobachtungszeit: 47 Jahre

Familienanamnese

Der 4 Jahre ältere Bruder ist im Alter von 16 Jahren an einer rezidivierenden Schizophrenie erkrankt, deutliches Residuum. Er lebt allein, war verheiratet, geschieden, kein Kontakt zur Tochter. Lebt isoliert, typischer Eigenbrödler.

Ein 6 Jahre jüngerer Bruder litt an einer schweren rezidivierenden Schizophrenie, verstarb im Alter von 49 Jahren (unklare Viruserkrankung).

Zwei gesunde Geschwister.

Eine Schwester des Vaters (insgesamt 5 Geschwister) ist an Schizophrenie erkrankt (kurz nach ihrer Heirat im Alter von 24 Jahren), schweres Residuum.

Ein Bruder der Großmutter väterlicherseits sei eine Zeit lang „irrsinnig" gewesen.

Die Urgroßmutter väterlicherseits sei nach einer Entbindung „die Milch in den Kopf gestiegen".

Vorgeschichte: unauffällig

Prämorbid: lustig, ausgeglichen, mitfühlend, großer Freundinnenkreis, IQ: 100

Erkrankungsbeginn: 13 Jahre, akut

Psychopathologisches Bild

Es traten zunächst 3-mal im Abstand von jeweils 28 Tagen depressive oder maniforme Verstimmungszustände auf, mit hypochondrischen Beschwerden, Traurigkeit, Schlaflosigkeit und Unruhe. Wenige Tage vor dem ersten Schub war das Mädchen „ganz aufgedreht und lustig", tanzte herum und erzählte, es seien schon Drähte gezogen, es solle jetzt gefilmt werden, solle nach Amerika fahren, wo man es mit großer Pracht empfangen würde. Es war zeitweise ideenflüchtig und lachte häufig „so komisch". In der Nacht vor der Klinikaufnahme schrie es plötzlich laut und gellend um Hilfe, war erregt, schlug um sich und schrie „Hilfe, ich muss ersticken", „so eine Sau, so eine Sau" und – zu den Eltern – „du bist der Teufel, du bist die Hexe". Es habe „geträumt", dass ihm die Großmutter als Geist erschienen sei oder dass es ein Baby sei. In der Klinik war das Denken zerfahren, es äußerte zum Beispiel „sie sind alle mitgefahren, um die Familie zu heilen, schon die ganze Zeit, wie sie den Durchbruch gemacht haben, um mich zu führen, die Freche, die Judenstirne, steckt im Kopf, dass sie mich retten". Das Mädchen halluzinierte optisch und akustisch und entwickelte ein sehr vielgestaltiges und durch seine märchenhaft-phantastische Buntheit recht eindrucksvolles Wahngebilde: es sei die kleine Gisela, die „in der großen Gisela drin" sei, es habe das Gefühl, dass es Strom abgäbe. *„Wenn ich atme, wird es dunkel, es geht ein Strom von mir aus"*. Einmal sei es sich als in einem Ball eingewickelt vorgekommen, der Ball habe in einer Turnhalle gelegen, die angezündet worden und verbrannt sei. Der Ball sei aber nicht mitverbrannt, „weil ich da drin war und die Erde doch anzieht". Es glaubte, „ein Nacktfrosch zu sein", dann wieder eine Olive, oder „das Sternkind, das Marienkind", dann wieder die kleine und die große Gisela; es habe die Olive am Steuer gesehen und habe sie (die Olive) gelenkt. „Der Nacktfrosch, die Olive, ich bin schon ganz komisch davon. So ein bunter Wechsel von der Olive, dann wieder der Gisela, dann von der kleinen Gisela reden. Ich höre schon wieder schöne Musik im Ohr, in den Knochen merk' ich die Musik, ja das ist meine Stärke, die andere Kapelle muss spielen. Marienkindchen bin ich, freu mich nur wegen dem Licht, gucke immer so gern hinein, soviel Strom, die Fische und die ganzen Tiere. Hast du die gesehen. Ich bin das Marienkind". Es habe von der Olive Lederjacken geschenkt bekommen. Es habe die Krätze, habe Blasen an den Fingern. Die ganze Familie sei krank. Das Mädchen äußerte weiterhin abnorme Körpergefühle: es tue ihm alles weh, es habe das Gefühl, als habe es einen Stein auf dem Bauch. Es spanne in den Armen und den Schultern, der Kopf sei so komisch wie ein Stein, sein Bauch sei „wie ein Sarg", „wie so ein Brett", „der Unterbauch sei dicker geworden". Das Kind berichtete immer wieder über traumhafte Erlebnisse: *„... als die Puppenstube mich irr gemacht hat, habe ich von der furchtbaren Judenstirne träumen müssen."* Das Mädchen litt unter starken Angstzuständen und sagte: „Ich kann doch nichts dafür, dass alles mir im Kopf rumgeht". Nach 6 Wochen (Therapie: insgesamt 8-mal Elektroschock) distanzierte sich das Mädchen von seinen wahnhaften Gedankeninhalten. Der Gedankengang war klar und geordnet, das Kind hatte sein teils negativistisch-mutistisches, teils missmutig-trotzig-überhebliches Verhalten mit gereizter, flacher Affektlage und Antriebs- und Entschlusslosigkeit aufgegeben, zeigte aber noch eine ambivalente Gefühlshaltung seinen psychotischen Erlebnissen gegenüber.

1. Nachuntersuchung

Die Patientin wurde überraschend aufgesucht, da sie mehrere Briefe unbeantwortet gelassen hatte. Sie war jedoch gern bereit zu berichten, und schnell war ein herzlicher, warmer Kontakt hergestellt. Die Patientin machte den Eindruck eines offenen, freundlichen, fröhlichen Menschen, wirkte vergnügt und ausgeglichen, dabei zugleich energisch, hausfraulich und tatkräftig (sehr großer Haushalt) und zeigte stark mütterliche Züge. Sie erinnerte sich noch an Einzelheiten ihrer Erkrankung, gab spontan an, dass sie damals Stimmen gehört habe, die ihr Befehle erteilten und die sie beschimpften. Seitdem sei sie nicht wieder erkrankt. Sie hat geheiratet, hat 3 gesunde Kinder. Die Ehe und das Verhältnis zu den Kindern seien gut. Die Wohnung war sauber und gepflegt, mit viel Blumen. Den Haushalt (großes Haus mit 2 Wohnungen) macht sie allein, putzt, bügelt, wäscht ohne Hilfe und versorgt ihre Kinder und ihren Mann bestens. Ihr Hobby ist Handarbeit, sie hat zahlreiche Freundinnen. Sie zeigte Sinn für Humor und schilderte sich als nicht nachtragend, sie könne sich aussprechen, rede sich ihr Anliegen von der Seele, sei optimistisch und lebe gerne.

Epikrise

Bei einer sehr starken familiären Belastung mit maligne verlaufenden schizophrenen Prozesspsychosen und schwersten postpsychotischen Residualzuständen ist die Patientin trotz frühen Erkrankungsbeginns bislang voll remittiert und 19 Jahre nach Klinikentlassung erscheinungsfrei geblieben. Bemerkenswert ist das interessante und phantasiereiche Wahngebäude, welches das 13-jährige Mädchen in der akuten Psychose errichtet hatte.

2. Nachuntersuchung

28 Jahre nach der 1. Nachuntersuchung und 47 Jahre nach Erkrankungsbeginn fand die zweite persönliche Nachuntersuchung statt. Die inzwischen 60 Jahre alte Patientin erschien als eine sehr sympathische, warmherzig wirkende Dame. Sie hatte ein sehr hübsches Gesicht mit klaren blauen Augen. Sie war sehr gepflegt, stets freundlich und zugewandt. Sie kam relativ rasch auf ihre Brüder zu sprechen und auf ihre Mutter, die vor 2 Tagen hingefallen sei und sich die Hüfte gebrochen hätte. Nach dem Tod ihres ersten Mannes, der an einem Hirntumor verstarb, erkrankte die Patientin an einer langanhaltenden depressiven Phase mit Angstzuständen und vor allem mit dranghaften Selbstmordimpulsen. Sie habe nicht mehr leben wollen und immer wieder unter Impulsen gelitten, aus dem Fenster ihres Hauses zu springen und sich zu töten. Nur durch den Beistand ihrer Familie und vor allem auch der Vergegenwärtigung, dass sie ja ihre 3 Kinder zu versorgen hatte, habe sie sich mit aller Kraft dagegen gewehrt. Sie habe sich freiwillig in stationäre Behandlung begeben. Sie sei mit Antidepressiva und Benzodiazipinen behandelt worden. Die akute Phase habe etwa 4–6 Wochen angedauert, aber sie sei doch etwa 1½ Jahre recht depressiv gewesen.

Weitere Schicksalsschläge: Tod des ersten Sohnes im Alter von 19 Jahren (Verkehrsunfall), Tod des zweiten Ehemannes (Lungensilikose). Die Patientin hat diesen Mann sehr aufopferungsvoll bis zum letzten Atemzug (Tod durch Ersticken) gepflegt. 4 Wochen vor der 2. Nachuntersuchung große Gefäßoperation der Bauchaorta und beider Beckenarterien.

Die Patientin arbeitet sehr gern und viel, sie habe viele Hobbys: Handarbeit, Garten, Blumen, Backen und Kochen. Sie versorge den Haushalt, den Garten und das große Haus selbst, ohne Hilfe. Sehr lebhaft und warmherzig spricht sie von ihren Enkeln, zu denen sie eine sehr gute Beziehung hat und die ihr auch einen großen Trost bedeuten. Die familiären Beziehungen sind eng, gut und herzlich, sie hat aber auch zwei ganz gute Freundinnen, die sie schon von Kindheit her kennt. Außerdem hat sie gute Bekannte, die sie besuchen. Sie erhalte fast täglich Besuch. Sie ist *lebensfreudig, kontaktfreudig, gesellig,* sie ist *beliebt.* Sie hat viele Telefonkontakte, sie schreibt viel. Ihr *Lebensmotto* heißt: „Ich muss mich nützlich machen". Auch im Urlaub, wo sie gerne hinfährt, müsse sie etwas unternehmen, etwas tun und nicht faul herumsitzen. Sie *lebe gerne* trotz ihrer Schicksalsschläge, sie lasse sich nicht unterkriegen.

Die Patientin wirkt sehr realitätsnah, kann auch schwierige finanzielle Probleme lösen (Hausbau, Ausbau des Elternhauses, Vermietungen etc.). Sie ist lebenspraktisch und aktiv, ist gepflegt, hat Geschmack und Takt. Sie kann gut Entscheidungen fällen, ist durchsetzungsfähig und willensstark und trotzdem warmherzig, gutherzig, teilnahmefähig.

Einstellung zur Krankheit

Die Pat. erinnert sich sogar an Einzelheiten ihrer damaligen Erkrankung im Alter von 13 Jahren. Sie erinnert sich spontan, dass sie Vater und Mutter als Hexe bzw. als Teufel bezeichnet hat. Sie sei damals „sehr aufgeregt" gewesen. Sie bestätigt, dass sie damals *Stimmen gehört* habe und sagt: *„Ich hab' auch drauf geantwortet". „Ich hab' denen Märchen erzählt, die es gar nicht gibt". Spontan erinnert sie sich* dann in diesem Zusammenhang, *dass sie geschockt worden sei,* sie sieht noch den Schockapparat vor sich, die Saugnäpfe, wie sie angelegt worden seien, „die elektrischen Dinger an die Schläfen gesetzt". Sie habe auf einen Gummikeil beißen müssen. Das sei *schrecklich* gewesen. „Auch bin ich zu Gesprächen vorgeladen worden".

Bewegend und bemerkenswert ist die Einstellung der Pat. zu ihrer damaligen Erkrankung: „Das ist nun mal gewesen", sagt sie, als ich sie darauf anspreche, dass andere nicht gerne an die Erkrankung zurückdenken oder sehr beschämt sind und nicht gerne darüber sprechen wollen und schon gar nicht spontan von ihren damaligen psychotischen Symptomen sprechen. Sie fügt hinzu, „es ist ja auch in der Familie was".

Beurteilung

6 Wochen anhaltende paranoid-halluzinatorische Psychose mit Denkzerfahrenheit, Coenästhopathien, Größenideen, akustischen und optischen Halluzinationen nach prodromartigem Beginn, (depressive und manische Prodrome). Ausgang in *Vollremission* trotz hochgradiger familiärer Belastung.

4.4.1.4 b

Nachbeobachtungszeit: 45 Jahre

Familienanamnese: o.B.

Milieu

Mittlere Mittelschicht (Beamtenfamilie, Vater Oberzugführer, eigenes Haus mit kleiner Landwirtschaft)

Psychomotorische Entwicklung: unauffällig

Prämorbid

Überempfindlich, Märchen hätten sie sehr „mitgenommen". In der Schulzeit altklug, immer sehr genau, hat sich immer für die Einzelheiten interessiert, grüblerisch, aber auch fröhlich, feinfühlend. E. besuche die Volksschule, Hauptschulabschluss, guter Durchschnitt.

Erkrankungsalter: 13 Jahre

Beginntyp: akut

Symptomatologie

Plötzlich auftretende Angstzustände, das Mädchen weinte viel, bezog die Reden des Pfarrers auf sich, *optische Halluzinationen* (sah den Teufel). Das Mädchen sprach viel vom Himmel und von der Hölle und bezog Gesprochenes auf sich (*Beziehungsideen)*. Gegen Ende dieser Phase (nach etwa 4 Wochen) schnippischer und lebhafter.

7 Wochen später zweite Episode (Dauer ebenfalls 4 Wochen). Das Mädchen sprach nur von Himmel, Hölle und vom lieben Gott, es litt unter Schlaflosigkeit, las viel in der Bibel.

Nach 7 Wochen das gleiche Bild.

Auch im Alter von 14 Jahren jeweils in *siebenwöchigen Abständen* auftretende Phasen mit *Beziehungsideen und starken Angstzuständen,* das Mädchen bezog alles auf sich. Während dieser Episoden war das Mädchen seiner Mutter gegenüber sehr abweisend und wollte „nichts von der Mutter wissen".

Im Alter von 14½ Jahren erneut 4 Wochen lang andauernde Episode mit Angst, Schlaflosigkeit, ungewöhnlicher Willfährigkeit (tut alles prompt und ohne Widerstand, was man ihr sagt, „sie wird dann so zahm", „die Augen verändern sich dann so, so einen trüben Blick"). Täglich sage das Mädchen: „Heute muss ich ganz bestimmt sterben". Es schloss sich mit der Bibel ein: „Ich muss bereit sein für die Ewigkeit". „Ich bin doch nicht verrückt". Es äußerte immer wieder die Angst, verrückt zu werden. Das Mädchen war weniger feinfühlend als früher, war sexuell enthemmt, geriet immer wieder in katatone Erregungszustände und litt unter wahnhaften Bedrohtheitserlebnissen, in denen es „wie eine Irre" schrie, z.B. „das Feuer, das Feuer, es brennt, es brennt". Außerdem berichtete das Mädchen über imperative Stimmen („Ich muss tun was sie mir sagen"). Auf die Frage, wer ihr etwas sage, antwortete sie: „Ich weiß doch nicht, ich weiß doch nicht, aber ich muss doch tun, was man mir sagt". Diese „Befehle" bezögen sich auf etwas Religiöses.

Ein halbes Jahr später, im Alter von 15 Jahren, wurde die Patientin plötzlich unruhig, redete und betete viel, glaubte, der Vater wolle sie umbringen und geriet immer wieder in Erregungszustände, in denen sie u.a. rief: *„ich habe mich aufgeregt, dass der Engel wieder singen würde, der Engel vom Himmel durch den erkannt wird, wenn ein Mord passiert ..."*. Das Denken war zerfahren. So antwortete das Mädchen auf die Frage, ob es sich nicht wohl fühle: „Bei Schlächtern nicht, der himmlische Vater sieht mehr vor Augen als ich. Ich bin schon im Haus zusammengebrochen und gehe ich so, dann sagt die eine so, dann schimpft die Elli so, durch Gottes Weisheit und Gnade ...". „Ich bin verfolgt von den Menschen. Ich will sterben, ich war schon in Vergasung, aber mein Herz wollte nicht sterben. Sie schlachten die Mädels ab. Ich habe gehört von den Leuten. Erhaltungsunannehmlichkeit. Und mir fällt alles auf die Augen". Das Mädchen gebrauchte *Neologismen* („Erhaltungsunannehmlichkeit", „Ernstlichkeit", „Apothekigkeit"). Es klagte über *Gedankenjagen, Gedankenabreißen, Depersonalisationserlebnisse,* äußerte immer wieder *Verfolgungs-* und *Beziehungsideen* und hatte akustische und optische Halluzinationen. Im übrigen war das Mädchen ausgesprochen sexuell enthemmt, küsste Jungen auf den Mund, masturbierte viel, war ohne Scham beim Entdeckt werden, reagierte darauf „inadäquat läppisch". Ihre Bewegungen waren eckig, unkindlich, unbeholfen.

Therapie: 3 Elektroschocks.

Dauer der Episode: *12 Wochen.*

Entlassungsdiagnose: Hebephrene Schübe mit periodisch wiederkehrenden Beeinflussungsideen, Bedeutungserlebnissen, paranoiden Beziehungsideen, Angstzuständen, akustischen und optischen Halluzinationen, sexueller Enthemmung, manirierten Körperhaltungen, katatonen Erregungszuständen.

Leichte Defektzeichen (redet läppisch daher, emotional ohne tiefere Beeindruckbarkeit).

In der Folgezeit war das Mädchen völlig unauffällig, besuchte einen Tanzkurs, hatte viel Freude daran, war fröhlich.

Im Alter von 15½ Jahren traten wiederum Unruhezustände auf mit starkem *Rededrang*, das Mädchen betete plötzlich, geriet immer wieder in Tobsuchtsanfälle, äußerte *Verfolgungsideen* und glaubte, dass der Vater sie umbringen wolle. Wiederum war das Denken zerfahren: *Sie spricht wieder vom Engel, durch den erkannt werde, „wenn ein Mord begangen wird“.* Auf die Frage, wer ermordet werde, antwortete sie: *„Niemand, verzeih, wenn ich verkehrt bin“.* Sie sprach vom *„Vergast werden durch Gott, zur Beerdigung in einen Menschen versinken. Ernstlichkeit hat er bestimmt nicht“.* Die Patientin litt unter starken Stimmungsschwankungen, vom Lachen ging sie plötzlich in gequältes Weinen über. Immer wieder kurz dauernde Erregungszustände, sie war dann nicht beeinflussbar. Sie äußerte Wahnideen, bei denen es um den Teufel, um Gott, um Ermordungen, um Engel geht. Weitere Symptome: Abnorme Körpergefühle, Inkohärenz und Zerfahrenheit des Denkens, *Gedankenjagen, Gedankenabreißen, Neologismen, Depersonalisationserlebnisse.* In der Folgezeit immer wieder katatone Erregungszustände mit Desorientiertheit.

Therapie: 9 Elektroschocks, 14 Insulinkomata.

Dauer der Episode: 3 Monate.

Nach Abklingen der psychotischen Episode erinnerte sich das Mädchen an seine psychotischen Zustände, konnte sie sich aber nicht erklären, es wisse nicht, wie das gekommen sei. Es habe immer noch etwas Angst, vor allem Angst, dass „alles wiederkommt“. Sie wolle dann *„lieber sterben, anstatt verrückt zu werden.“*

Weiterverlauf

14 Monate erging es der Patientin gut. Im Alter von 16½ Jahren nach einem Kirmesbesuch kam es zu Schlafstörungen, Unruhe, Angstzuständen und Durcheinanderreden. Dieser Zustand war jedoch kurzdauernd und flüchtig.

Im Alter von 17 Jahren war eine erneute stationäre Aufnahme notwendig.

Symptomatik

Abnorme Körpersensationen, heftige Erregungszustände, hysterieforme Anfälle, die Patientin war unberechenbar und unbeeinflussbar, Inkohärenz des Denkens, Denkzerfahrenheit. U.a. beschuldigte sie ihren Vater, dass er wolle, dass sie verrückt werde. Sie habe ihn deshalb auf den Kopf geschlagen. Wörtlich sagte die Patientin: *„Ich möchte nie verachtet werden. Ich wäre nie hergekommen, wenn der Unfall nicht gewesen wäre“.* (Was für ein Unfall?) *„Ich kann Ihnen das nicht sagen, stellen Sie das mal fest, prüfen Sie das mal. Ich kann mir nur vorstellen, dass die Tür aufging, meine Mutter sagte mir, dass sie das Essen abbestellt hätte, da kam eine Nachbarin und ich schlich als kleiner Engel durchs Fenster und das Unglück war passiert.“* (Warum sind Sie hier?) *„Meine Schwester sagte, ich wäre schon viel früher krank gewesen und ich wollte nur nicht Wort halten. Ich merk' das, dann kommt irgendetwas über mich, ich merk* *das, so eiskalt, und dann denk ich nur, jetzt musst du in Sicherheit sein, dass du keine Gehirnerschütterung kriegst".* (Sind Sie freiwillig hier?) *„Leider Gottes. Ich möchte gern gesund sein."*

Therapie

12 Elektroschocks, danach leichte Besserung, die Patientin war ruhiger und lockerer, verhielt sich aber eigenartig und war immer wieder unruhig. Gelegentlich lag sie „verzückt mit verschlossenen Augen im Bett, still vor sich hin lächelnd".

Dauer der Episode: 8 Wochen

Weiterverlauf

Im Alter von 19, 22, 25, 26 und 33 Jahren bis zu 12 Wochen lang anhaltende schizophrene Episoden mit ähnlicher Phänomenologie und ähnlichen Schweregrades, die unter stationärer Elektroschock- und Psychopharmakatherapie stets völlig remittierten.

1. Nachuntersuchung der Patientin (Alter: 33 Jahre)

Der Kontakt zur Patientin ist leicht herstellbar, sie ist freundlich, zugewandt, *distanzlos, redselig*, mitteilsam, dabei *sprunghaft*, ständig *das Thema wechselnd*, ständig von einem Gedanken ableitend, sie kann *nicht bei der Sache bleiben*. Ihre *Stimmung* ist heiter, freundlich, das Lächeln weicht nicht von ihrem Gesicht. Sie wirkt jedoch *affektiv flach*, ohne ansteckende Wärme. Die Freundlichkeit ist eher oberflächlich. Kein Anhalt für formale oder inhaltliche Denkstörungen. Keine produktiv-psychotischen Symptome.

Die Pat. gibt an, dass sie *merke, wenn sie wieder auffällig werde*. Sie müsse dann wieder in stat. Behandlung. Dabei möchte sie nicht gerne an ihre stat. Aufenthalte erinnert werden. Es *beginne* jeweils *mit Schlaflosigkeit, Appetitmangel, Ekelgefühl vor dem Essen* und darauf folgendem *Gewichtsverlust*. Sie werde dann *misstrauisch, ratlos*, habe *Angst*, sei *voll innerer Unruhe*, fühle sich *innerlich erregt und schwach*. Sie wolle dann nicht allein sein, leide unter Vereinsamungsgefühlen, habe das *Gefühl der Verlassenheit*, sei dann traurig und grüble viel. Sie sei in diesen Zeiten vergesslich und reizbar. Sie sage in diesen Zeiten „frei weg, was man nicht sagen darf". Der Vater der Pat. gibt an, sie sei in diesen Zeiten besonders aggressiv. Die Belastungsfähigkeit nehme dann ab, ihr werde alles zu viel. Sie ziehe sich zurück und meine, *die Leute sehen ihr dann an, dass sie krank sei.* Es komme ihr alles so *unwirklich*, so *fremd* vor. Wenn sie krank sei, sei sie *„am liebsten tot"*. Allerdings habe sie nie die Absicht gehabt, sich umzubringen, „das tut ja weh". Während der Krankheitsphase habe sie keinen Antrieb, keinen Schwung, zu nichts Lust.

Die Patientin berichtet, dass sie sich leicht aufrege, *reizbar* sei, sonst sei sie zufrieden und schätzt sich als hilfsbereit ein. Es ist jedoch eine deutliche *affektive Nivellierung* zu beobachten, die Patientin spricht ohne spürbare innere Anteilnahme. Im *Gedankengang* ist sie *sprunghaft*, sie spricht ohne Zusammenhang über ihre Krankheit, dann von irgendeinem Dorf-Klatsch, fragt mich, ob ich Stationsarzt werden wolle, ob in M. noch geschockt würde, sie würde lieber Medikamente nehmen. Sich selbst und ihren Fähigkeiten gegenüber ist sie völlig kritiklos. Das Verhältnis zur Familie sei gut. Auch zu ihrer Umgebung bekommt sie schnell aber nur oberflächlichen Kontakt. Sie ist gutgläubig, vertraut anderen leicht, sei vertrauensselig, distanzlos, kritiklos, gutartig.

Zweimal sei sie verlobt gewesen, die Verlobungen seien jedoch bald wieder gelöst worden, sie sei „gut darüber weggekommen".

Einen Beruf kann sie nicht ausüben, sie hat versucht als Serviererin zu arbeiten, war jedoch rasch überfordert, sie brauche Ruhe. Zu Hause sei sie fleißig, beschäftige sich mit einfachen Arbeiten im Haushalt wie Putzen, Staubwischen, Geschirrspülen. Ihre Lieblingsbeschäftigung sei Sticken.

Ihre *Zukunftspläne: „Alles schön in Ordnung machen, Bungalow bauen, nie wieder krank werden, das große Los ziehen, das wäre mein Zukunftsplan und heiraten"*. Die Patientin bringt dies alles recht unzusammenhängend vor, wirkt dabei kindlich und unernst.

Bei einer Intelligenzprüfung nach Kloos (1958) (Unterschiedsfragen, Begriffsbestimmung, Oberbegriffe bilden, Sprichwörter deuten, Sinnwidrigkeiten erkennen, Bilder deuten) zeigt die Patientin deutliche Einschränkungen. Ihr Denken ist konkretistisch, das Wesentliche wird nicht erfasst, sie neigt stattdessen zu Floskelbildungen und Abschweifungen. So antwortet sie auf die Frage nach dem Unterschied zwischen einer Treppe und einer Leiter: „Was soll ich da sagen, kann auch nicht so sagen, weiß nicht ... gar keine ... bei der Treppe fällt man leicht runter". Auf die Frage nach dem Unterschied zwischen Glaube und Wissen antwortet sie: „Das ist so kompliziert, diese Frage, weiß ich nicht, wahrhaftig nicht" und schließlich: „Glaube, wenn man was glaubt, Wissen, wenn man viel weiß". Auf die Frage, ob sie sagen könne, was eine Insel sei, antwortet sie „Ich weiß was es ist, kann es aber nicht sagen".

Beim Bilderdeuten sagt sie zum Bild „Blinde Kuh": „Der zieht die Decke weg, weil er wegläuft". Die Patientin war weder in der Lage, geläufige Sprichwörter zu erklären oder Sinnzusammenhänge (Bilderdeuten, kurze Fabeln) zu erkennen und Sinnwidrigkeiten zu durchschauen. Die Nachuntersuchung ergab deutliche Zeichen einer affektiven Nivellierung, die früher empfindsame und feinfühlende Patientin erschien jetzt als emotional flach, kindhaft-unbekümmert, kritik- und distanzlos. Deutliche kognitive Einbußen.

Weiterverlauf

In den Folgejahren war die Patientin weitgehend beschwerdefrei, sie lebte im Haushalt der Schwester und hat deren Kinder versorgt sowie die gemeinsame Mutter betreut. In dieser Zeit ging es ihr recht gut, sie war stabil. Nach Lösung einer Verlobung im Alter von 40 Jahren kam es zu vermehrter Unruhe, zu Schlafstörungen, vermehrter Reizbarkeit und Beziehungsideen. Die Krise ging spontan wieder vorbei. Seitdem Behandlung mit Neuroleptika (Taxilan und Truxal).

Im Alter von 60 Jahren war wegen einer vorwiegend depressiven Symptomatik ein 5 Monate langer stationärer Aufenthalt notwendig (Unruhe, Antriebsminderung, gedrückte Stimmung, Appetit- und Schlafstörungen).

2. Nachuntersuchung, 45 Jahre nach Erkrankungsbeginn, Alter der Patientin 62 Jahre

Zunächst werden Schwester und Schwager exploriert. Sie berichten, dass der psychopathologische Zustand seit Jahren relativ konstant sei. Die Patientin sei misstrauisch, übelnehmend, leicht eingeschnappt, zänkisch, glaube, dass *die Leute über sie reden.* Wenn die Schwester zur Nachbarin gehe, müsse sie gleich hinterher rennen, weil sie glaube, dass die Schwester und die Nachbarin über sie schlecht reden. Keine Verfolgungsideen. Deutliche Minderwertigkeitsideen. Patientin traut sich nichts zu. Sie sei passiver und inaktiver als bei der letzten Nachuntersuchung vor 29 Jahren. Die Patientin *lege Wert auf Körperhygiene und gute Kleidung*. Sie helfe wenig im Haushalt, nur bei der Wäsche, sie bügele gerne. Sie bereite allenfalls einfache Speisen zu, erledige das Tischdecken. Insgesamt sei sie nicht mehr so ordnungsliebend wie früher. Man müsse sie zu allem auffordern.

Die Patientin habe kaum Hobbys, beschäftige sich wenig. Sie lese Zeitung, höre Radio, sehe fern, interessiere sich für die täglichen Nachrichten, verfolge politische Sendungen, eine vertiefte politische Diskussion sei jedoch unmöglich. Sie wisse aber in Grundzügen, was in der Welt passiere. Sie sei keineswegs abgestumpft oder dumm. Sie mache sich Sorgen um ihre Rente und bekomme mit, dass auch durch die Privatisierung der Bahn möglicherweise ihre Rente gefährdet ist. (Der Vater war Oberzugführer).

In letzter Zeit ziehe sie sich gern von ihren Bekannten zurück, sie sei leicht beleidigt, fühle sich leicht zurückgesetzt, sei *missgünstig*, könne die Wahrheit nicht vertragen, erhebe auch unberechtigte Vorwürfe gegenüber dem Schwager, behaupte, dass er kein Geld in die Ehe gebracht habe. Sie verstehe Scherze leicht falsch, bekomme sie in den falschen Hals, sie sei überhaupt leicht beleidigt, beziehe alles auf sich. Sie *missdeute* Zuwendung, z.B. Lächeln als Auslachen, werde dann heftig, drohe der Schwester Schläge an oder schlage sie auch. Andererseits necke sie gerne und „stichelt". Im Übrigen sei sie sehr schlagfertig, schnippisch, der Schalk sitze ihr im Nacken. Starkes Mittelpunktstreben, sie könne nicht zuhören, telefoniere sehr gerne, vor allem mit dem Bruder und der Schwägerin. Die Stimmung sei wetterabhängig. Morgens sei sie eher „gut drauf", mittags wäre sie sehr reizbar, empfindsam und zänkisch. Abends im Bett mache sie sich viele Gedanken, Selbstvorwürfe, am nächsten Tage entschuldige sie sich dann für ihre Frechheiten. Sie sei *sehr empfindsam.*

Exploration der Patientin selbst

Sie berichtet, sie sei leicht aufgeregt, sie meint, ihre Mutter habe sie nicht gerne gehabt und begründet dies damit, dass sie durch Schuld der Mutter im Alter von 2½ Jahren als Kleinkind eine Verbrennung durch heiße Milch erlitten habe.

Ihre Einschätzung zu sich selbst und zu ihrem Leben ist sehr unkritisch, sie sei mit ihrem Leben recht zufrieden, fühle sich nicht eingeschränkt, sie arbeite gerne, schaue gerne fern. Manchmal sei sie auch unzufrieden, „weil ich krank bin".

Die Patientin redet viel, ist logorrhoeisch, kommt „vom Hölzchen aufs Stöckchen", der Zusammenhang ist äußerst locker, ihr Denken und Sprechen inkohärent. Immer wieder äußert sie Beziehungs- und Beeinträchtigungsideen.

Bei der Intelligenzuntersuchung gibt sie fast identische Antworten wie 29 Jahre zuvor bei der ersten Nachuntersuchung.

Medikation

150 mg Clozapin täglich. Die Medikamenteneinnahme muss überwacht werden.

Zusammenfassung

Deutliche postpsychotische Persönlichkeitsveränderung. Verminderte emotionale Reagibilität, mangelnde emotionale Tiefe, ausgeprägte paranoide Tendenzen, Antriebsarmut, Mangel an überschauendem Denken, Neigung zu konkretistischem Denken, Einbuße an Affektivität und Zielgerichtetheit sowohl im Denken als auch im Handeln, Neigung zu gedanklichen Stereotypien, lockerer bis logorrhoeischer Gedankengang. Andererseits auch zeitweise rasches Erfassen der Situation mit schlagfertigen Reaktionen. Neigung zu starker Reizbarkeit und mehr oder weniger starker Aggressivität, ausgeprägte Empfindsamkeit. – DAS-M-3: 4 (schlechte soziale Remission).

4.4.1.5 a

Nachbeobachtungszeit: 42 Jahre

Familienanamnese

V. ist das jüngste von 11 Kindern.

Ein Bruder erkrankte im Alter von 17 Jahren an einer rezidivierenden paranoid-halluzinatorischen Schizophrenie.

Die älteste Schwester zeigt auffallende paranoide Züge und maniforme Symptome (Inkohärenz des Denkens, inadäquater Affekt).

Der jüngste Bruder suizidierte sich im Alter von 21 Jahren (Strangulation).

Eine Schwester des Vaters leidet an einer Pfropf-Schizophrenie bei geistiger Behinderung und wird seit 42 Jahren stat. behandelt.

Ein Bruder des Vaters litt an einer progressiven Paralyse. Der Vater hatte insgesamt 3 Geschwister.

Zwei Urgroßväter väterlicherseits (Großväter des Vaters) sind in Anstalten verstorben.

Der *Vater der Mutter* der Patientin litt an einer *rezidivierenden Schizophrenie*.

Der Vater war von Beruf „Hilfsmaurer", arbeitsscheuer Sonderling, sehr hart, misshandelnd.

Mutter: Psychisch unauffällig. Tochter eines Trinkers (Beruf: Fischer).

Milieu: Sehr einfache Verhältnisse. Vater sehr launisch, misshandelnd, immer sehr laut. Die Schwester von V. schreibt in einem Brief: „Hätte er (der Vater) nicht seine dummen Späße an V. ausgelassen, sie wäre gewiss normal". „Man konnte V. nicht vor ihm schützen, meine Mutter war schwach, sie sagte immer nur ach', lass sie doch allein"!

Psychomotorische Entwicklung: *keine Auffälligkeiten*

Prämorbid

Mäßig intelligent, einmal sitzengeblieben, zänkisch, etwas wild, einzelgängerisch, kontaktschwach, willfährig, ich-schwach

Beginn: plötzlich,

Erkrankungsalter: 7½ Jahre

Psychopathologisches Bild

Ohne äußeren Ansatz setzte im Alter von 7 Jahren bei dem Mädchen eine auffallende Wesensänderung mit akuten Verhaltensauffälligkeiten ein: Das Kind lachte völlig unmotiviert, schrie häufig völlig situationsinadäquat, redete verworren („richtiges Chinesisch"). Es identifizierte sich stundenlang vor dem Spiegel stehend mit einer Spielkameradin. Es personifizierte Dinge und behauptete beim Anblick eines Zuges „der niest und hustet ja". Das Mädchen wurde zunehmend scheu, ängstlich abwehrend, verkroch sich vor Fremden, reagierte auf Fragen der Angehörigen mit abwehrenden Handbewegungen, hatte Angst vor der Toilette. Seine WC-Furcht begründete es mit den Worten: „Da sitzt einer drin, der zieht mich runter in den Pfuhl" (s.a. Kap 17!). Das Mädchen machte sein Geschäft in den Kleiderschrank seiner Schwester und unter das Kopfkissen der Schwester. Überall sah es Augen, die es beobachteten („ei, die gucken mich alle so frech an mit ihren ekelhaften Augen, so große Augen haben die alle"). Deshalb habe es alle Bilder und den Spiegel umgedreht. Früher recht tierlieb fing es an, die Hauskatze zu quälen und schrie: „Ich kratze dir die Augen aus, du guckst mich so frech an".

Emotional wurde das Mädchen als völlig abgestumpft beschrieben, es habe keinerlei Gefühlsregungen mehr gezeigt, weder Liebe noch Anhänglichkeit. Es gebrauchte „ganz abscheuliche Schimpfworte" und machte alles kaputt, aß unmäßig viel, alles was es fand, Blätter, Blumen, Abfälle aus Eimern und Papierkörben, Zigarettenstummel etc. Gegen Strafen war es völlig unempfindlich, lachte nur „seltsam und verdrehte die Augen". Mehrmals lief es von zu Hause weg und versuchte sich vor den Zug zu werfen.

In der Sonderschule stand das Mädchen plötzlich mitten im Unterricht auf, pfiff, quälte und ärgerte andere Kinder, störte durch ständiges Dazwischenreden. V. schimpfte viel unmotiviert vor sich hin, z.B. „alte dreckige Sau, ich bring dich um, ich erwürg' dich, wart' nur ..."

Im Alter von 8 Jahren stationäre Aufnahme (Psychiatr. Univ. Klinik Heidelberg). Das Kind war voller Angst, versteckte sich sofort unter den Betten, berichtete spontan über akustische und haptische Halluzinationen. Es habe eine Schlange im Bauch und im Kopf. Das Essen sei vergiftet, alles rieche nach Gift. Das Mädchen lauschte, hielt sich die Ohren zu, grimassierte, schimpfte in den übelsten Ausdrücken. Jegliche Berührung wurde ängstlich abgewehrt durch Treten, Stoßen, Kneifen. V. hörte Stimmen: „Ja, die Menschen in meinem Kopp, die reden immer was", „du Krabbe, du Drecksau, lauter hässliche Worte sagen die mir", die Stimmen würden ihr befehlen, die Schimpfworte zu wiederholen und Fragen nicht zu beantworten. Das Kind äußerte: „Ich hab' so Bauchweh, ganz schrecklich ist das, da ist eine Schlang' drin, ich bin vergiftet ...". V. fühlte sich von bösen Mächten verfolgt und äußerte immer wieder Vergiftungsideen. V. verweigerte die Nahrung, sie grimassierte heftig und geriet immer wieder in katatone Erregungszustände und berichtete weiterhin über transitivistische Depersonalisationserlebnisse, sie identifizierte sich mit Personen der Umgebung, war sehr unsauber, kotete ins Zimmer, war sexuell enthemmt und neigte immer wieder zu sinnlosen Impulshandlungen mit Zerstörungsdrang. Sie war autistisch zurückgezogen.

Intelligenzuntersuchung: knapp durchschnittliche Intelligenz

Während der stat. Behandlung wurde das Mädchen mit Elektroschocks und Megaphen behandelt.

Immer wieder kam es zu kataton-stuporösen Erregungszuständen, das Kind war sexuell völlig enthemmt und autistisch. Teilweise war das Verhalten läppisch, manieriert. Das Mädchen halluzinierte heftig. Zu einer alten Patientin sagte es: „Ich möchte dir die Pupillen herausreißen", es musste gewaltsam aus deren Nähe entfernt werden. Bei jedem Essen äußerte es Vergiftungsideen und untersuchte den Inhalt des Essens. V. verhielt sich meistens sehr trotzig, lehnte sich gegen alle Vorschriften auf, war unsauber, nässte ein, stand unter dem Einfluss akustischer Halluzinationen. V. hielt sich dann beide Ohren zu, machte ein gequältes Gesicht und berichtete von „fürchterlichen Qualen", die sie aushalten müsse. Schlangen würden ihren Magen zerfressen. Manchmal war sie vergnügt, lachte plötzlich auf, aß maßlos alles in sich hinein, auch Abfälle.

Nach 7 Monaten wurde V. versuchsweise nach Hause entlassen. 7 Monate später wurde das inzwischen 8¼ Jahre alte Mädchen in der Univ. Klinik Marburg aufgenommen. Dort war es ängstlich, mutistisch, abweisend, hatte keinen Kontakt zu Mitpatienten und Schwestern, sprach nicht, war negativistisch, mutistisch, kataton-stuporös, kotete ins Zimmer. Es hatte halluzinatorische Erlebnisse, sah plötzlich ein Kalb auf sich zukommen. Es masturbierte ohne

Scham vor Fremden und hörte nach wie vor „Stimmen im Kopp". Es äußerte auch immer wieder Vergiftungsideen.

Eine Behandlung mit 25 ES blieb ohne wesentlichen Erfolg. Das Mädchen sprach aber jetzt im *„Telegrammstil"*. Danach Beginn einer Megaphen-Behandlung. Auch darunter immer wieder *sinnlose Impulshandlungen*.

Nach einem halben Jahr Verlegung in ein süddeutsches PLK. Es bestand ein ausgeprägter schizophrener Defektzustand. Das Mädchen war autistisch, kontakteingeschränkt, distanzlos, enthemmt, häufig aggressiv. Ganz erhebliche *Angstzustände, Fressgier,* sexuell *triebhaft-enthemmt*. Das Mädchen warf das Essen über den Tisch, spuckte den anderen in die Teller, erledigte ihr großes Geschäft auf der Straße. Mangelhafte Körperpflege, ab und zu *akustische Halluzinationen* in Form von *Stimmen*.

Symptombild im Alter von 9½ Jahren

V. stand nach wie vor unter dem Eindruck von akustischen und optischen Halluzinationen, starrte immer wieder in eine Ecke und murmelte vor sich hin, schreckte dann plötzlich zusammen, schrie ohne erkennbaren Grund laut auf. Das Mädchen nahm nicht an gemeinsamen Aktivitäten teil und hatte keinen Kontakt mit anderen Kindern.

Encephalographie: Linker Ventrikel etwas weiter als der rechte, sonst o.B.

Im Alter von 10 Jahren war das Kind ausgeglichener und ruhiger, spielte mit Puppen, war nicht mehr triebhaft enthemmt, war sehr viel besser im Kontakt, war ganz verändert gegenüber früher, „nicht wiederzuerkennen". V. machte eifrig im Schulunterricht und beim Basteln mit, kein Anhalt für psychotische Symptome. Damalige Beurteilung: „Wenn man sie nicht von früher her kennen würde, würde man wohl nie vermuten, dass sie eine Schizophrenie durchgemacht hat".

Die Besserung hielt insgesamt 2½ Jahre an. Im Alter von 12 Jahren traten jedoch wieder psychotische Symptome auf. V. wurde unsauber und enthemmt, urinierte auf den Boden ihres Zimmers, kotete ins Zimmer, war völlig autistisch, beantwortete selten Fragen, stellte selber aber viele kleinkindliche Fragen und hörte wieder Stimmen, die ihr Befehle erteilten. Ihr Verhalten wechselte zwischen Kontaktarmut und trotzig-negativistischem, albern-läppischem Verhalten. Sie war antriebsarm, drückte sich vor jeder Arbeit und zeigte wenig Schamgefühl.

Therapie

Verschiedene Neuroleptika (Lyogen, Phasein, Truxal, Megaphen).

Die Pat. geriet immer wieder in schwerste Erregungszustände und war sexuell stark enthemmt. Unter dem Einfluss *imperativer akustischer Halluzinationen* zerriss das Mädchen immer wieder Kleidung und Wäsche. Es erschien völlig autistisch, ohne sichtbare affektive Gemütsäußerungen und war völlig antriebsverarmt.

Dieser Zustand, unterbrochen von länger anhaltenden psychotischen Phasen mit vorwiegend *kataton-halluzinatorischer Symptomatik,* hält nun insgesamt *37 Jahre* an! Immer wieder gerät die Patientin in schwere Erregungszustände, schreit laut auf, voller Angst, schreit, „dass der *Hedemichel* kommt", vor dem sie sich fürchtet und der ihr *befiehlt*, Kleider und ihr Bettzeug zu *zerreißen*. Sie fühlt sich von dem Hedemichel *verfolgt* und *geängstigt, er erteile ihr „Befehle"*. Ihr Verhalten wechselt zwischen freundlichem, ruhigem und verträglichem Benehmen und katatonen Erregungszuständen, in denen sie Bettwäsche und Kleidung zerreißt, unfreundlich und mürrisch ist. Immer wieder kommt es zu unmotivierten Aggressionsdurchbrüchen, in denen sie Mitpatienten anfällt, sie kratzt und beißt. Auch hat sie gelegentlich *Suizidimpulse,* die Fenster müssen geschlossen werden, sie müsse sich sonst hinabstürzen. Gelegentlich auch *optische und coenästhetische Halluzinationen.* Zwischendurch nimmt sie an einer BT (2 Std./Woche) teil, der Antrieb ist jedoch sehr herabgesetzt, eine sinnvolle Beschäftigung ist außerhalb der BT nicht möglich. Immer wieder sitzt sie in einer Ecke, lacht laut und hört ihren *Stimmern* zu.

Nachuntersuchung im Alter von 49½ Jahren, 42 Jahre nach Erkrankungsbeginn

V. hat ihr Kindergesicht behalten, sie trägt praktisch die gleiche Frisur und hat ausgesprochen kindliche Gesichtszüge. Man kann sich V. gut als 7/8-jähriges Kind vorstellen. Allerdings sind die Gesichtszüge doch deutlich vergröbert und von der langen Krankheit gezeichnet.

V. bekommt von mir einen Apfel und befiehlt dann: „Schneid' mir den Apfel". Sie leckt an der Tasse immer wieder, obwohl nichts mehr drin ist. Sie nimmt nur kurzfristig Kontakt auf. Man kommt aber doch schließlich in ein Gespräch mit ihr. Sie behauptet, dass ihre „Mama" sie besuche. (Frage: Wie alt ist Ihre Mama?) Antwort: „Älter wie ich". Sie habe eine Puppe „Gertrud". Das sei „ihr Kind". „Meine Puppe hab' ich auch Gertrud getauft". Auf meine Frage meint sie, dass sie die jüngste von den Kindern sei, sie sei „30 Jahre alt". – Gertrud ist ihre ältere Schwester, die in Amerika lebt. Ihre Lieblingspuppe sei die Gertrud. (Wo die denn wohne?) Antwort: „In Worms". (Frage: Wohnt sie nicht in Amerika?) Antwort: „Ja".

(Frage: Warum sind Sie hier?) „Warum bin ich hier?", „Warum bin ich jetzt hier"? Sie wiederholt diese Frage zweimal. Auf meine Frage, ob sie gern hier sei: „Ja, hier gefällt's mir gut". Sie meint, dass ihr die Bilder hier an den Wänden gefallen würden. (Sie haben auch Bilder gemalt?) V. wiederholt mehrmals heftig „nein, ich hab keine Bilder". Sie *neigt zu stereotypen Satzwiederholungen.* Schließlich stellt sie fest: „Heute Mittag gab's Suppe und weiße Würschte, die haben geschmeckt". Auch diesen Satz wiederholt sie immer wieder.

Beschäftigungen

Sie gehe spazieren, pflücke Blumen, mache kleine Einkäufe, etwa im Wert von 2,– DM bis 3,– DM, sie achte aber nicht auf das Wechselgeld. Sie zählt hier aber richtig ihr Geld, 80 Pfennig hat sie bei sich. Sie ist sehr ordentlich, sie wäscht und duscht sich, letzteres sogar sehr gerne, zweimal täglich. Sie macht die Betten, auch für die Mitpatienten. Sie fegt die Räume und ordnet alles. Die Stühle werden richtig hingestellt etc.

Zeitlich ist sie nicht orientiert

Sie meint, es wäre „Dezember", sie gibt auch den falschen Wochentag an und kann sich erst durch mechanisches Aufzählen an den richtigen Wochentag heranrobben. Sie meint, es sei Dezember es ist aber Sommer. Schlaf und Appetit seien gut. Sie schlafe mit ihren Puppen, die sie mechanisch an- und auszieht und die in ihrem Bett viel Platz einnehmen. Sie möchte gerne rote Hausschuhe haben, weiße und schwarze Strümpfe und eine rote Lackhandtasche.

Erregungszustände wie früher sind seit 2–3 Jahren nicht mehr aufgetreten. Selten reißt sie noch Knöpfe ab.

(Frage: Erinnern Sie sich als Sie noch Kind waren?) Antwort: „Da bin ich im Kinderwagen gelegen". (Wer hat den geschoben?) „Meine Schwester". (Gertrud?) „Ja". Ich frage sie, ob sie sich daran erinnere, dass sie mal eine *Schlange im Bauch* gehabt habe. Darauf fragt sie zurück: „A Schlang im Bauch? Das weiß ich net mehr". (Menschen im Kopp?) Antwort: „Ja, im Kopp", sie nickt dabei. Ich frage nach dem *„Hedemichel".* Sie sagt: „Der Hedemichel, der kommt nimmer". (War das ein freundlicher Kerl?) „Freundlich". (Was hat der gesagt?) *„Ich soll die Kleider kaputt mache".* (Sind sie froh oder traurig, dass er nicht mehr kommt?) Antwort: „Ich bin froh, dass der net mehr kommt". Und sie fährt unmittelbar fort: „Morgen fahren wir fort, alle kommen mit". Der „Hedemichel" kommt zwar nicht mehr, aber der „Kurt" kommt: „Der geht mit mir ins Gebüsch". (Was macht der da?) Antwort: „Poussieren". „Das macht mer net, das macht mer net, Geld gebe hat er mir net, der hat mer Geld gebe, jetzt gibt er mir keins mehr".

V. berichtet über optische Halluzinationen: plötzlich lacht sie und sagt: „Ei, der Kurt ist wieder da, da steht er doch". (Wie alt ist er?) Antwort: „Wie alt könnt' der denn sei?" Er sei 40. Er sei größer als ich und plötzlich sagt sie: „Ja, da war'ne Schlang' im Bauch, die ist jetzt fort". (Was hat die gemacht?) „Die wollt' mich beiße, da hab' ich Angst gehabt vor der Schlang')." Noch einmal gefragt, wie es früher war bei ihrer Erkrankung, sagt sie: „Wie ich 'ne Schlang' im Bauch gehabt hab".

Von der betreuenden Krankenschwester ist zu erfahren, V. sei leicht beeinflussbar, sie sei gut lenkbar, sei nicht mehr aggressiv, bis auf wenige Ausnahmen. Sie schimpfe gelegentlich vor sich hin. Früher habe sie andere Leute in den Nacken gebissen. Plötzlich sagt V: „Was bedeutet Honolulu? – Die Hauptstadt von China". (Frage: Welches ist die Hauptstadt von Deutschland?) „Weißenau". V. neigt zu Echolalie, zu stereotypen Wiederholungen von Sätzen und Satzbruchstücken.

Sie berichtet, *Stimmen in ihrem Kopf hätten ihr gesagt,* sie solle die Knöpfe abreißen, das seien *Männerstimmen* gewesen, gibt sie auf Nachfrage an. Es gebe auch *„andere Stimmen",* die hätten ihr gesagt: *„Ich soll lieb sein".*

Plötzlich lacht sie und sagt, „der Kurt ist mit mir gegange", er sei lieb zu ihr. – „Kurt" ist ein seit einigen Jahren verstorbener Patient. – Unmittelbar fährt sie fort: „Die Vera sagt, ich bin auch dreißig". (Frage: Ist die auch in dir drin?) V. nickt. (Frage: Die Vera ist in dir drin?) Antwort: „Ja". „Die Vera, die sagt mir, es gibt auch 'ne schwarze Milch". Die schwarze Milch sei von den schwarzen Kühen. Plötzlich singt Vera: „Drum schlag dir Frankfurt aus dem Sinn, und wende mich weiß Gott wohin, ich will mein Glück probieren, marschieren, marschieren".

Aktuelle Medikation

400 mg Neurocil und 400 mg Atosil tgl., alle 4 Wochen 3ml Haldoldecanoat.

Beim Betrachten der Bildertafeln von Kloos sagt sie zum „Blindekuh"-Bild: „A Mann und a Mädche, die spiele". (Was spielen die?) „Die spielen Versteck. Und die sucht jemand". (Blind?) „Blindekuh".

Zum Schneeballbild sagt sie: „Der nimmt den an dem Haar und der guckt zu und der guckt aus dem Fenster raus". (Warum zieht der an dem Haar?) „Weil der bös' war". (Was hat er gemacht?) „Die guckt zum Fenster aus. – Ich krieg a Würstche, die Bärbel hat's gesagt".

Zusammenfassung und Beurteilung

Früher Beginn im Alter von 7½ Jahren mit einer für das Alter erstaunlichen produktiven psychotischen Symptomatik (akustische, optische, coenästhetische Halluzinationen, paranoide Wahnideen etc.). Nach etwa 2 Jahren positive Aufwärtsentwicklung von 2½ Jahren Dauer. Seitdem erstaunlich konstantes monomorphes Bild mit akustischen und optischen Halluzinationen, vor allem imperativen Stimmen, die ihr befehlen, Wäsche und Kleidungsstücke zu zerreißen. Über Jahre hinweg fast ununterbrochen anhaltende akute psychotische

Aktivität. In den letzten 10 Jahren gibt es auch ruhigere Phasen, in denen die Pat. freundlich und zugewandt ist, aber immer kleinkindhaft läppisch und deutlich kontaktgestört. Seit etwa 2–3 Jahren ist die psychotische Aktivität deutlich geringer geworden, entsprechend sind die Erregungszustände sehr selten geworden, der „Hedemichel", der ihr die Befehle gab, Wäsche und Kleidung zu zerreißen, ist verschwunden. Stattdessen unterhält sie sich mit „Kurt" – ein längst verstorbener Patient, der recht gewalttätig war und abgebaut war nach chronischem Alkoholismus. Er und der „Hedemichel" dürften auch die Funktion von *„Phantasiegefährten"* gehabt haben bzw. haben.

Hochgradige familiäre Belastung mit schizophrenen Prozesspsychosen, ausgeprägtes postpsychotisches Residualsyndrom mit infantil-läppischen Verhaltensweisen und starken kognitiven Einbußen.

Bei der konsiliarischen Vorstellung des nachfolgend kurz beschriebenen Mädchens F.A. in meiner Sprechstunde wurde ich an das zuvor dargestellte Krankheitsbild des 7-jährigen Mädchens erinnert und gelangte auf diese Weise zur diagnostischen Einschätzung, dass es sich bei F.A. ebenfalls um eine sehr früh beginnende kindliche Schizophrenie handele. Durch die stationäre Behandlung konnte die Einschätzung bestätigt werden.

Familienanamnese

Die Großmutter väterlicherseits leidet seit dem Jugendalter an einer rezidivierenden Schizophrenie, welche längere stationäre Behandlungen erforderlich machen.

Psychomotorische Entwicklung: unauffällig

Prämorbid

unauffällig, durchschnittlich intelligent, gute Schülerin, kontaktfreudig, spielte mit Interesse am Computer der Großmutter

Beginn: akut

Erkrankungsalter: 8 Jahre

Psychopathologisches Bild

Das Mädchen wurde kurz vor dem 7. Lebensjahr eingeschult. Im 1. Schuljahr bestanden überhaupt keine Probleme, F. sei gut mitgekommen. Auch im 2. Schuljahr ging es zunächst gut. Bei einem IQ-Test habe sie einen Wert von 98 Punkten erreicht.

Im Alter von 8 Jahren kam es plötzlich zu einer Wesensänderung: Zunehmende *Ängstlichkeit* und *Misstrauen.* Das Mädchen äußerte, von einem „Jimmy" *bedroht* zu werden (*„der Jimmy bringt mich um, der Jimmy will mich verschleppen ..."*). Sämtliche Fenster und Türen mussten deshalb geschlossen werden. Für beruhigende Erklärungen war das Mädchen völlig unzugänglich.

Diese Phase habe ungefähr 2 Monate angedauert. Danach trat eine „Ruhephase" ein. F. war jedoch *mutistisch*, lächelte immer wieder grundlos und zeigte *Lachanfälle*. Sie sei *„in sich gekehrt"* gewesen, manchmal *„nicht ansprechbar"*, habe nicht auf Ansprache reagiert. Aus heiterem Himmel seien immer wieder *Wutanfälle* aufgetreten mit Schreien oder Lachen, stets etwa 5 Minuten lang anhaltend. Auch *starrte* das Mädchen immer wieder vor sich hin, auf Fragen reagierte es mit „weiß ich nicht". – Eine ambulant durchgeführte EEG- und CT-Untersuchung ergaben keinen pathologischen Befund.

Ein halbes Jahr später kam es zu einer Verschlechterung. F. suchte ihre „weißen Buffalo-Schuhe", obwohl sie solche Schuhe überhaupt nicht besaß und schrie immer wieder: „Ich will meine weißen Buffalo-Schuhe". Auch behauptete sie, dass andere Kinder ihr einen „weißen Stift" weggenommen hätten, den sie aber auch gar nicht besaß, auch andere Dinge seien ihr gestohlen worden, die sie ebenfalls nicht besaß. F. wurde zunehmend aggressiv, schlug Großmutter, Mutter und den kleinen Bruder, zerstörte Dinge, warf das Telefon durch die Gegend und geriet immer wieder ohne Anlass in Wut- und Erregungszustände.

Im Alter von 8½ Jahren *veränderte sich die Sprache*: Das Mädchen benutzte keine ganzen Sätze mehr sondern sprach im *Telegrammstil*. Zunehmend gebrauchte F. sehr hässliche Schimpfwörter, die die Großmutter nicht wiederholen wollte, die harmlosesten waren: „Pisser", „Hurensohn". – auch hier eine frappierende Ähnlichkeit zur zuvor beschriebenen Patientin V.

Auf meine Frage, ob sie sich jetzt besser fühle, antwortete F.: *„Besser geworden"*. Als ich die Antwort hinterfrage, sagt sie: *„Mein Leben"*. Spontan zeigt sie auf die Fenster und sagt: *„Kenn ich gar nicht"*. Auf meine Frage, was sich bei ihr geändert habe, antwortet sie: *„Das da"* und zeigt wieder auf die Fenster. Am liebsten antwortet sie mit *„weiß ich nicht"*. Auf die Frage, ob sie manchmal Dinge sähe, die man normalerweise nicht sehe, zeigt sie auf die Bücherwand und sagt: *„Das da"*. Ob sie manchmal etwas höre, was man normalerweise nicht höre? Antwort: *„Ja"*. (Was?) Antwort: *„Vogel"*. (Was hörst du?) Antwort: *„Fliegen"*.

Das *Schriftbild* ist *verschnörkelt*, auch die Art und Weise, wie sie schreibt, ist sehr auffällig. Sie beginnt mit einem Buchstaben, fährt mit dem darauf folgenden fort und ergänzt dann erst den vorausgehenden.

Im Alter von 9 Jahren wurde das Mädchen stationär bei uns aufgenommen. Unter der Medikation kam es zu einer deutlichen Besserung des psychopathologischen Bildes. Das Mädchen hatte häufig Schwierigkeiten beim Aufstehen und bei der Körperpflege und brauchte dabei ständige Unterstützung. Vergleichbar mit dem zuvor beschriebenen Mädchen war auch bei F. ein starker Drang zum *unmäßigen Essen* zu beobachten. Das Mädchen *grimassierte* viel und verharrte häufig über längere Zeit still mit einem verklärten Lächeln. Vielfach war es in sich gekehrt und schien mit seinen Gedanken beschäftigt. Selten nahm es spontan Kontakt zu anderen Personen auf, wenn es antwortete, dann nur einsilbig.

Zeitweilig richtete das Mädchen in stereotyper Weise Fragen an die Mitarbeiter, wie „wohnt der katholische Gott in Dortmund?", „Ist der katholische Gott der stärkste Gott?", oder „Werde ich mit Fünfzehn ein blonder Teenager und mit Achtzehn eine junge Frau mit braunen Haaren?". Immer wieder äußerte es angstvoll, ein ihr nur entfernt bekannter junger Mann wolle es im Alter von 15 Jahren mit anderen Männern „verkuppeln". – 1 Jahr später fragte das Mädchen stereotyp immer die gleichen Fragen wie „Bin ich ich?" Schließlich fragte sie immer in stereotyper Weise: „Richtig? richtig? richtig?"

4.4.1.6 b

Nachbeobachtungszeit: 44 Jahre

Familienanamnese: unauffällig

Milieu: Ehe der Eltern geschieden, deshalb Fürsorgeerziehung

Prämorbid

Kontaktarm, überempfindlich, labil, unselbständig, zurückhaltend, guter Schüler

Erkrankungsalter: 10 Jahre

Beginntyp: akut

Prodrome

Angstzustände, abnorme Körpersensationen („*Es brummt in den Knien*".), *bizarres Verhalten* (steht im Unterricht auf und fragt, ob seine Pulsadern „noch ganz" seien, anschließend Weglaufen). Oder er fragt unvermittelt „*ob es Totenköpfe gibt, die sprechen können*". „*Hier riecht es so, ist das Gas, ist es giftig?*". Zunehmender *Rückzug* von der Umgebung, zunehmend bockig, aggressiv, unverträglich, *Todesängste*.

Symptomatologie

Bedrohtheitserlebnisse, coenästhetische, olfaktorische und *akustische Halluzinationen*, paranoide Ideen, *Vergiftungsideen*. Die Coenästhesien waren sehr eindrucksvoll: „*Das Herz bleibt stehen.*", „*Der Bauch ist offen.*", „*Der Nabel platzt.*", „*Das Geschlecht geht entzwei.*", „*Ein Blitz geht durch mich durch*". Der Junge sah Bilder, sah *schwarze Augen*, die *ihn verfolgten*. Er *hörte* eine *Frauenstimme* und *fühlte sich* von anderen Kinder *bedroht*, zu denen er u.a. sagte: „*Ihr könnt nichts als einen Herzkranken schlagen*". Er verweigerte die Nahrung, weil das Essen *vergiftet* sei. Immer wieder zeigte er Wut- und Trotzreaktionen. Während er früher fleißig war, wurde er jetzt faul, spielte nicht mehr mit anderen Kindern und beschäftigte sich nur noch mit einem Faden und einer Rolle. Er schien *bedrückt* und *äußerte immer wieder, dass er herzkrank sei*. Nachts rief er mehrmals die Nachtschwester und sagte ihr, er könne nicht mehr richtig schlucken, oder ein Apfel, den er abends zuvor gegessen habe, werde immer dicker und er müsse daran ersticken. Nach insgesamt 6 Monaten Spontanremission: Der Junge war aufgelockert, freundlich, kontaktfreudig, gemütsmäßig schwingungsfähig und ausgeglichen.

Weiterverlauf

In der Folgezeit lebte der Junge wieder im Jugendheim, da die Mutter eine ausreichende Erziehung nicht gewährleisten konnte. Dort fiel er gelegentlich durch Einordnungsschwierigkeiten auf, war etwas verträumt und zurückhaltend, sonst jedoch unauffällig. 7 Jahre später, im Alter von 18 Jahren, traten deutliche Verhaltensauffälligkeiten auf: er wechselte häufig Stellen und Wohnort, es kam zu tätlichen Auseinandersetzungen mit der Mutter und zu kleineren Delikten: er fuhr beispielsweise ohne Erlaubnis mit einem fremden Auto. Im Alter von 19 Jahren wurde er von Prof. Stutte gesehen: „Er wirkte etwas phlegmatisch, modulationsarm, aber durchaus rapportfähig. Er berichtet von gelegentlichem Stimmenhören, wirkte aber insgesamt komponiert und nur bei Kenntnis der Vorgeschichte waren die leichten Wesensauffälligkeiten des jungen Mannes als postpsychotische Charakterveränderungen zu deuten".

Zur gleichen Zeit entwich der Jugendliche erneut aus dem Jugendheim, die darauffolgenden Jahre reiste er mit Schaustellern herum und hatte keinen festen Wohnsitz. Im Alter von 21–23 Jahren wurde der Patient straffällig, er beging immer wieder Diebstähle, die ihm u.a. 4 Monate Gefängnis einbrachten. Er stahl beispielsweise die Strickjacke seiner Wirtin! Im Alter von 23 Jahren äußerte er wiederholt paranoide Gedanken (z.B. sein Meister sehe ihn so komisch an). Er hatte den Kontakt zu anderen Menschen völlig verloren. 1 Jahr später war er wieder in Strafhaft. Dort fiel er durch sein stilles, ratloses, verträumt wirkendes Wesen und seine verschrobene Redeweise auf. In den letzten Tagen der Haft begann er plötzlich das Inventar seiner Zelle zu demolieren. Daraufhin wurde er in eine Beruhigungszelle gebracht, wo er sich freundlich, ruhig und still verhielt. In seine ursprüngliche Zelle zurückgebracht, führte er in den Nacht die Totalzerstörung seiner Zelleinrichtung einschließlich des Wasch- und WC-Beckens fort! Am nächsten Tag zeigte er sich zufrieden und erfreut über den „Erfolg" und konnte keinen Grund für sein Tun angeben, das er bis zum letzten Augenblick stillvergnügt fortgesetzt hatte. Er wurde daraufhin in ein psychiatrisches Krankenhaus verlegt. Dort gab er an, dass er sich beeinflusst fühle, die Gedanken würden ihm aufgezwungen; „da waren wieder die Stimmen da, die sagen, dass ich das alles auch noch kaputtmachen sollte". Er sprach mit leiser, monotoner Stimme, verhielt sich ruhig, sprach gelegentlich vor sich hin, saß tatenlos an seinem Platz herum, verweigerte die Nahrung; rief plötzlich um Hilfe, weil er sich von Mitpatienten bedroht fühlte, die ihn ergreifen und die Kehle zudrücken wollten und die auch über ihn sprachen. Sein Verhalten war teilweise läppisch-hebephren, teils negativistisch. Er hatte Angst, vergiftet zu werden, und erklärte, es seien ihm „Gedanken eingegeben" mit dem Inhalt, nichts zu essen. Es liege eine „Fernwirkung" vor. Sein Denken war zerfahren. Er klagte über merkwürdige abnorme Cönaesthopathien: „Ihre Stimmen fielen auf mich. Ich hatte so viel Strahlen in mir, ich war ganz hell im Gesicht. Da war ich mit einem mal mit allen Köpfen verbunden". Er habe „Auswüchse am Kopf" gehabt, hatte „Strahlen am Kopf". Sein Gedankengang war verstiegen und uneinfühlbar („ich hätte einen Menschen umbringen können. Wenn ich auf ein Gänseblümchen gesehen habe, wurden die anderen ganz hell." Und „mit Strahlen kann man einen Menschen umbringen, das hat man auch schon bei mir gemacht. Innerlich war ich damals ganz verbrannt. Der hat mich aber auch wieder ganz normal gemacht durch sein Sprechen. Die Worte, die ich rausgebracht habe, hat er mir anders wieder reingesetzt. Da hat mir das Leben wieder Spaß gemacht"). Bei der Zerstörung seiner Zelle habe er Stimmen gehört: „Bring sie um mit deinen Strahlen". Ein Mithäftling habe damals etwas an seinem Körper gemacht, dass er habe wieder essen können. Manchmal habe er auch nicht essen können, weil er eine „Fernsprechung" empfunden habe.

Zum Zeitpunkt der ersten Katamnese lebt der Patient immer noch in einem psychiatrischen Krankenhaus. Es besteht eine deutliche schizophrene Persönlichkeitsabwandlung mit schrullig-sonderlingshaftem Gebaren, Kontaktlosigkeit, Antriebsarmut und affektiver Leere. Seine Antworten sind einsilbig, sein Blick ist ausdruckslos. Er ist still, zurückgezogen, ruhig, umgänglich und zeitweise auch arbeitsam. Gelegentlich kommen Unruhe- und Erregtheitszustände vor mit Fluchtversuchen und sinnlosen und *teils gefährlichen Impulshandlungen*, in denen der Patient unter dem Einfluss *imperativer akustischer Halluzinationen* steht. Zeitweise meint der Patient, dass er hypnotisiert werde. *Er könne seine Gedanken nicht mehr zusammenhalten. Man könne aus seiner Hand lesen, dass er getötet werden solle.* An seine Angehörigen schreibt er teilweise recht verworrene Briefe, in denen er sie u.a. bittet, ihn nicht mehr zu besuchen. Die postpsychotische Persönlichkeitsveränderung hat in den letzten Jahren zugenommen.

Epikrise

Der Patient ist im frühen Alter von 10 Jahren an einer phänomenologisch sehr eindrucksvollen schizophrenen Episode erkrankt, die voll ausheilte. 7 Jahre war der Patient praktisch unauffällig! Erst dann setzte allmählich eine langsam zunehmende Persönlichkeitsveränderung ein, die ein immer typischeres schizophrenes Kolorit erhält. Die teilweise kriminellen Handlungsweisen des Patienten sind absurd, verstiegen, schließlich ist der Patient so auffällig „verrückt", dass er in ein Psychiatrisches Krankenhaus überwiesen wird. Dort schildert er in eindrucksvoller Weise seine psychotischen Symptome und scheint das Gefühl der Leere, das in ihm entsteht, zu spüren: *„Innerlich war ich ganz verbrannt".*

2. Katamnese und Nachuntersuchung 44 Jahre nach Krankheitsbeginn, Alter des Patienten 54 Jahre

Seit nunmehr 30 Jahren ist der Patient dauerhospitalisiert. Phasen stärkerer psychotischer Aktivität mit vorwiegend paranoid-halluzinatorischer Symptomatik und Denkstörungen (Typ I nach Crow) wechseln ab mit Phasen vorherrschend negativer Symptomatik (Antriebsverarmung, Zurückgezogensein, Negativismus, Autismus, Desinteresse, Apathie – Typ II nach Crow). 44 Jahre nach Erkrankungsbeginn besteht eine floride paranoid-halluzinatorische Symptomatik mit optischen, akustischen und coenästhetischen Halluzinationen, Gedankenlautwerden, Denkzerfahrenheit und paranoiden Bedrohtheitsideen.

Der Patient ist ein schmächtiger, blasser, mittelgroßer Mann mit etwas schütterem, schwarzem Haar. Er ist stets freundlich und zugewandt. Das Auffälligste an ihm ist, dass er immer wieder über längere Phasen hinweg unverständliche Sätze von sich gibt. Diese sind logorrhoeisch, ohne gedankliche Kohärenz. Er spricht von einem kleinen Kind, „das noch keine Bewegungen machen kann, heute passt mir der Tag nicht".

Auf die Frage, wie es ihm gehe, antwortet er „ganz gut". Er spricht dann ohne Zusammenhang vom Tod. Auf die Frage, ob er Angst vor dem Tod habe, sagt er: „Keine Angst, ich hab nur Angst, dass mich keiner rettet".

Der Patient spricht fortlaufend nuschelnd vor sich hin, u.a.: „... wenn du mit dem Kopf runterfällst, das haut nicht hin". Auf meine Frage, was er gerne mache, sagt der Patient überlegend: „Was soll ich denn sagen, Zigarettengeld, das Sven neulich hatte ... wenn ich nachts aufstehe, ist die Flasche leer".

Bei der Nachuntersuchung äußerte der Patient paranoide Verfolgungs- und Beeinträchtigungsideen. U.a. glaubte er, ermordet zu werden. Der Affekt war inadäquat zum Inhalt des Gesagten (Parathymie). Das Denken war ausgesprochen zerfahren und alogisch. So antwortete er auf die Frage, weshalb er in der Klinik sei: „Weil die ganzen Menschen um mich 'rum sind, die sprechen etwas, in der Zelle essen, da ist man allein, wenn die Menschen nicht mehr um einen 'rum sind, dann stirbt man." Der Patient sprach von Gedanken, die „im Kopf laut werden" und sagte dazu: „Ja, das piept manchmal so, das Beten ist so, es sind Menschen da, die beten können, genau wie die ein Gebiss 'runterholen aus den Wolken, da muss einer kommen, was ich für einer bin". Er höre Stimmen („Ach so, ins Ohr rein, was erzählen, vom Fernsehen was ins Ohr 'rein, noch 1700 Jahre ..."). Gelegentlich halluziniert er optisch und wohl auch coenästhetisch („Der Apfel ist im Bauch und die Banane ist die Nase"). Er fühle eine „Kugel im Bauch", verlangte deshalb immer wieder, am Bauch operiert zu werden. Er fühlte sich von fremden Mächten gesteuert: „Die steuern mich in meinem Bauch und wollen mich umbringen". „Du hast mir eine Kugel in meinen Bauch gesteuert", „Meine Mutter soll in Zukunft zu Hause bleiben, die steuert mir dauernd in meinen Bauch und ihre Stimmen, die ich dauernd höre, kann ich nicht mehr ertragen". Auffallend waren sinnlose Aneinanderreihungen von Hauptwörtern, teilweise in Form von Wörterketten („object chaining", Maher 1993), so z.B.: „Tausend, tausend, tausend, eintausend, ja, ja, also, ach, ja, ja" oder „Zeigen, schimpfen, schreien, ich kann's nicht mehr sprechen, zeig' doch, ich zeig's ja auch ... ich komm' wieder auf die Welt, ich komm' wieder, das Unkraut vergisst sich nicht, das kommt immer wieder, Unkraut, Unkraut, Jacobs Krönung, Unkraut, schmeckt auch", „es müsste mehr Bäume geben, der Apfelbaum reicht nicht aus, Tomate, Johannisbeeren, Himbeeren, Erdbeeren, Stachelbeeren ..." (s.a. Kap. 5.2.3 u. 5.2.7).

Auf meine Frage, was er über das Leben denke, antwortete er: „Ich krieg keinen Bescheid, weil ich zu dumm bin, das kann man mit Kugeln nicht lösen, man muss alt werden". (Frage: Sind Sie in irgendeiner Weise anders als andere Menschen?) Antwort: „Ja das merk ich immer, das gefällt mir auch". (Frage: Was unterscheidet Sie von anderen Menschen?) Antwort: „Das Richter geben, das hab ich nicht gleich rausgehabt, du lieber Gott, ... die sind alle abgehauen, der frisst uns auf, bleib hier, bleib hier, erst mal nicht, erst das Mädchen und ich möchte's nicht zeigen, schimpfen, Schwein, ich kann's nicht mehr sprechen, zeig' doch, ich zeig's ja auch." Er lacht und klatscht in die Hände. (Es ist also gefährlich): „Was?" (Dass Sie jemand auffrisst?) Antwort: „Ach so, ja, wenn der wiederkommt auf die Welt, ich komm' wieder, das Unkraut vergisst sich nicht, das kommt immer wieder, Unkraut, Unkraut, Jacobs Krönung, Unkraut schmeckt auch".

Beim Sprichwörterdeuten gibt der Patient a-logische Antworten, die Assoziationen sind so gelockert, dass die Sinnkontinuität völlig verloren geht (s. Kap. 5.2.3 mit Sprachbeispielen des Patienten).

Ein weiteres Beispiel zum Sprichwort „Morgenstund hat Gold im Mund" sagt der Patient: „Ist deine Brille, da kriegst du bessere Augen, da ist der liebe Gott und da kannst du besser sehen, da werden die Augen zum richtigen lieben Gott" – bei dem Gespräch mit dem Patienten habe ich meine Goldrandbrille auf, was ihn wohl zu diesen Assoziationen veranlasst.

Typisch und wichtig ist eine Beobachtung, die mir vom Stationspfleger mitgeteilt wird: Das Kippen von der Realität im praktischen Alltag in eine „Nebenrealität", in der der Patient psychotisch, denkzerfahren ist, ohne Punkt und Komma spricht, Wahnthemen äußert, die mit Verfolgung, mit Töten, mit Beeinträchtigung zu tun haben oder mit einer Kugel im Bauch. Andererseits reagiert der Patient völlig realitätsadäquat, er denkt an seine Arbeit in der Küche, die er rasch und schnell und trotzdem ordentlich verrichtet. Er möchte allerdings niemand dabei haben, fühlt sich von anderen schnell bedroht oder in die Enge getrieben. Deshalb muss er in der Küche seine Arbeit allein verrichten. Man kann ihn auch mit viel Geld zur Sparkasse gehen lassen, er erledigt die Aufträge gewissenhaft und problemlos!! Das heißt also: das psychotische Wahnbild steht unvermittelt neben der alltäglichen Welt!

Auffallend ist, dass der Patient praktisch *seit Jahrzehnten kontinuierlich psychotisch* ist mit *Wahnsymptomen, akustischen, optischen und coenästhetischen Halluzinationen und Denkzerfahrenheit*, dass er *andererseits aber in der Realität recht gut zurecht kommt und seine Aufgaben und Pflichten zufriedenstellend erfüllt.* Er arbeitet sehr geschickt, schnell und trotzdem ordentlich, er malt den ganzen Tag. Er geht gern spazieren, kauft ein, außerdem raucht er gerne und trinkt auch gern Kaffee, kann im Zweierkontakt recht gesellig und zufrieden sein, man darf ihm allerdings nicht zu nahe kommen, weder physisch noch psychisch, hier bestehen große Ängste, er fühlt sich rasch in die Enge getrieben, vielleicht sogar bedroht. Bei Mitpatienten, bei Pflegern und einer Psychologin kann es zu eruptiven Gewalttätigkeiten mit erheblichen Verletzungen kommen.

Diagnose

Schizophrenie vom paranoid-halluzinatorischen Typ (DSM-IV 295.30, continuous course. ICD-10: F 20.00). Schweres Residuum (DAS-M-3: 5).

Therapie: Neuroleptika

4.4.1.6 f

Nachbeobachtungszeit: 44 Jahre

Familienanamnese: unauffällig

Milieu:

Vater unehelich geboren. Ehe nach 18 Jahren geschieden. Mutter lebt mit verheiratetem Mann zusammen, von dem sie ein Kind hat (Totgeburt)

Psychomotorische Entwicklung: unauffällig

Prämorbid

Gute Schülerin, nicht sitzen geblieben, kontaktschwach, sondert sich ab, Einzelgängerin. Singt gern, hängt sehr an der Mutter. Bei Schulaufgaben sauber und ordentlich

Erkrankungsalter: 12 Jahre

Beginn: akut

Symptomatologie

Das Mädchen fühlte sich zurückgesetzt: „Ich muss immer zurückstehen, ich bin wie ein Stiefkind in der Klasse". Fing plötzlich stark an zu weinen, lässt sich nicht beruhigen. Schläft schlecht, weint viel und schreit viel ohne Grund. Davor maniforme Symptomatologie: lacht inadäquat und unmotiviert in der Schule. Äußert Todeswünsche, sie wolle sterben. Sie spricht nicht (Mutismus), Nahrungsverweigerung. Motorische Erregungszustände. Einmal laut geschrieen und mit Wasser gespritzt, gab als Grund an: Ein Mädchen habe zum Fenster hereingesehen und gesagt: „Das alles kostet 20 Pfennig", sie habe aber nur 10 Pf. gehabt. In einem solchen Erregungszustand rief sie einmal: „Ihr sollt meine Mutter nicht erstechen". Sie äußerte, dass sie Vater und Mutter an der Decke höre, „wie sie sich unterhalten". Außer optischen und akustischen Halluzinationen bestanden weitere Symptome: Steife Haltung, starrer Gesichtsausdruck, Ambitendenz („wenn ich liege, möchte ich aufstehen, und wenn ich aufstehe, möchte ich liegen, ich weiß nicht, was das ist"). Das Mädchen ist zeitlich und örtlich nicht voll orientiert. Es ist ratlos und unsicher. Es kommt schließlich zu hochgradigen Erregungs- und Unruhezuständen, in denen das Mädchen ihre Bücher zerreißt und aggressiv ist, zwischendurch weint und jammert. Es klagt über abnorme Körpersensationen: Der Kopf würde immer länger und größer, es verspüre ein „Schütteln im Körper". Immer wieder kommt es zu solchen Unruhezuständen mit Aggressionen, das Mädchen wirkt affektiv leer und lacht immer wieder unmotiviert. Während der stationären Behandlung erzählt es der Krankenschwester, dass es wegfahren und einen „Raubmord" begehen wolle, später ohrfeigt das Mädchen die Schwester. Das Denken ist zerfahren, das Mädchen berichtet über imperative akustische Halluzinationen. So habe ihr eine Freundin gesagt, sie müsse durch das Fenster springen, sonst würde sie getötet. „Sie hat es ganz laut zu mir gesagt in der Nacht heute". Außerdem litt das Mädchen unter der Vorstellung, man wolle ihr „den Bauch aufschlitzen" und äußerte, dass sich ihre Mutter habe peitschen lassen. Immer wieder hörte sie ihre Mutter sprechen und sagte wörtlich: „Das Welttelefon hat zu mir gesprochen". Oft steht das Mädchen stundenlang herum und schreit, ist dabei völlig unbeeinflussbar, hat keinen Kontakt zu anderen Kindern und halluziniert heftig.

Liquoruntersuchung: unauffällig.

Pneum-Encephalographie: *Hirnrindenatrophie.*

Nach einer Behandlung mit 14 Elektroschocks und 13 Insulinkomata kommt es zwar zu einer Beruhigung der Symptomatik, das Mädchen ist aber *sexuell stark enthemmt.* U.a. zeigt es seine Brüste, küsst die Ärztin, liegt eines Morgens nackt im Bett und drückt sich die Brüste, das Mädchen halluziniert weiter und ist paranoid. Es bestehen deutliche Defizienzzeichen wie Antriebsarmut und Affektlahmheit.

Dauer der ersten psychotischen Episode: 5 Monate.

Katamnese und 1. Nachuntersuchung (15 Jahre nach Erkrankungsbeginn, Alter der Patientin 27 Jahre)

Nach der ersten psychotischen Episode war die Patientin zunächst 5 Jahre lang frei von psychotischen Erlebnissen. Sie hat zunächst 2 Jahre lang die Volksschule besucht, diese glatt durchlaufen und war anschließend bis zum Alter von 17 Jahren auf der Gewerbeschule, sie habe „Büffetfräulein" werden wollen. Da habe sie aber zu wenig verdient und habe deshalb eine andere Stelle angetreten. Von da ab sehr häufiger Stellenwechsel, u.a. hat sie als Botin und als Putzfrau gearbeitet. Die einzelnen Stellen kann sie nicht mehr nennen, sie hat jeweils nur einige Wochen bis Monate lang an einer Stelle gearbeitet.

Im Alter von 21 Jahren Heirat. Nach 3 Jahren Scheidung. Keine Kinder aus dieser Ehe. Später habe sie einen anderen verheirateten Mann kennen gelernt, von dem sie ein Kind (Helmut) bekommen habe. Diesen Mann habe sie aber nicht geheiratet. Sie sei jetzt ledig. Während der Schwangerschaft habe sie in einem Nähereibetrieb gearbeitet. Schwangerschaft und Geburt seien unauffällig, ohne Komplikationen verlaufen. Sie habe während dieser Zeit auch keine besonderen psychischen Störungen gehabt. Jetzt sei sie arbeitslos, bekomme Unterstützung von der Wohlfahrt, sie widme sich ganz ihrem Kind.

Als Begründung für den häufigen Stellenwechsel gab sie an: „Wegen dem Zanken", „ich musste immer gehen für die anderen". Sie habe geglaubt, dass die anderen ihr die Arbeit wegnehmen und sie verdrängen wollten, sie fühlte sich durch die anderen *beeinträchtigt und verfolgt.* Sie *höre* die anderen *hinter ihrem Rücken über sie sprechen.* Sie sagt dazu: „Ich habe keine Zeit dazu gehabt, ich bin dann vorbeigegangen, vorbeigegangen, ne" *(Danebenreden).*

Bei der *ersten Nachuntersuchung im Alter von 27 Jahren* gab sich die Patientin zunächst ängstlich-scheu, schien *misstrauisch* und *verstört* und versteckte sich hinter ihrer Mutter, dabei nervös an einer Zigarette rauchend. Ihre *Mimik* war *auffallend starr* und *ausdruckslos; nur ab und zu* kam durch ein völlig *unmotiviertes steifes und verzerrtes Grinsen* oder auch Lachen Bewegung in das Gesicht. *Haltung und Bewegungsablauf* waren *steif* und *eckig.* Ein echter, warmer Kontakt zur Patientin war nicht herzustellen, ihre *emotionale Schwingungsfähigkeit* schien erheblich *herabgesetzt*, ihre *Affektivität war starr, kalt, leer* und *öde.* Sie sprach mit *monotoner, undeutlicher, schlecht artikulierter Stimme, sehr hastig* und *nervös, einzelne Silben verschluckend.* Sie sprach auch nicht von selbst, sondern nur, wenn sie angeredet wurde und erschien dann verstört, fast verwirrt. Auffallend war ihre Neigung zum *Danebenreden*, z.B. antwortete sie auf die Frage nach ihren Stimmungen: „mal böse" und nach einer kurzen Pause „dann bekommt das Kind einen Klaps" – „kann das aber nicht immer machen" – „es muss schlafen, wenn es müde ist" – „bis man das mal spitz hat".

Oft widersprach sie sich in ein- und demselben Satz. Beispielsweise antwortete sie auf eine Frage, die sich auf ihren Antrieb bezog, sie habe seit 5 Jahren keine Lust mehr zur Arbeit, der Schwung sei noch da, *„wenn ich überfröhlich bin, gehe ich mehr an die Arbeit 'ran, besonders, wenn ich erkältet bin"*. Ja, wenn sie erkältet sei, habe sie mehr Schwung. Man gewann den

Eindruck, dass die Patientin mit sich selbst beschäftigt war während des Gesprächs und dass sie abwehrend unüberlegte, falsche Antworten gab. So sagte sie z.B., dass sie seit 2 Jahren in dem Hause wohne, in dem sie in Wirklichkeit seit ihrer Kindheit lebt. Oder auf die Frage, ob sie manchmal innerlich unruhig sei, antwortete sie *„nein, nie, nur heute ½ Stunde" (Öfters?) „Nein, öfters, nur öfters".*

Zu ihrem Kind, das sie mechanisch an- und auszog, schien sie keine spürbare innere Beziehung zu haben. Selbst – was selten vorkam –, wenn sie das Kind ab und zu streichelte, wirkte sie seltsam starr und kalt dem lebhaften und zugewandten Jungen gegenüber, der affektiv leicht ansprach. Auf die Frage, was sie bei einem etwaigen Tod ihres Kindes empfinden würde, antwortete sie ohne sichtbare affektive Beteiligung: „Dann würde ich ihn beerdigen lassen". Weder zu Menschen, Tieren oder Pflanzen habe sie irgendein Verhältnis, sie habe keine freundschaftlichen Beziehungen zu irgendeinem Menschen und weder Freunde noch Freundinnen.

In ihrer Wohnung war es unvorstellbar unordentlich und unsauber. In ihrer Arbeit erschien sie sprunghaft, ohne Ausdauer, im Antriebs- und Willensbereich bestimmbar, wenig eigenständig, ziellos und spannungsarm. Sie ist Kettenraucherin.

Die Frage, ob sie gern lebe, wurde bejahend beantwortet, dies jedoch ohne überzeugende affektive Beteiligung. Schließlich sagte sie: „Warten Sie mal ab, umgebracht will ich doch nicht werden." Zu Hause bleibe sie nicht gerne, sie wolle nicht gerne allein sein, sie gehe gern in die Wirtschaft und rauche und trinke. In letzter Zeit allerdings weniger, da kein „Mann da" sei, der sie begleite, „obwohl es mir jetzt nichts mehr ausmacht". Abends gehe sie nicht fort, da habe sie „Angst, ich könnte ins Auto gezogen werden". Auf die Frage nach ihrer Lieblingsbeschäftigung antwortete sie: „Heiratsbeschäftigung, Heiratsanzeigen, besonders kurz vor der Heirat". - Und: „Jetzt Herumsitzen, Radiohören" (Was?) „Was gesprochen wird da drin und auch mal Schlager". Im Grunde habe sie keine Lieblingsbeschäftigung, nichts, was ihr Freude oder Spaß bereite. Richtige Zukunftspläne habe sie ebenfalls nicht. Wenn ihr Sohn in den Kindergarten gehe, wolle sie selbst wieder arbeiten gehen, „was in die Hände fällt".

Nachdem die Patientin zunächst ängstlich-misstrauisch und abweisend war und sie überempfindlich reagierte, wenn das Gespräch ihre Erkrankung und ihre Person berührte („ich bin gesund, mir fehlt nichts, es ist alles in Ordnung"), wurde sie im Laufe der Unterhaltung zunehmend auskunftsbereiter, ohne dass allerdings der Kontakt besser wurde oder die Resonanz zunahm. Sie gab an, alle paar Monate unter Angstzuständen zu leiden. Sie fühle sich durch die Mitmenschen beeinträchtigt, bedroht und bedrängt; sie höre sie hinter ihrem Rücken über sie sprechen. Nach Stimmen befragt, gibt sie an: „Kann ich net drüber sprechen, sonst glaub' ich ja". Sie wird verlegen, wehrt ab, bekommt einen roten Kopf. Schließlich gibt sie an, dass Sie Stimmen höre, die über sie sprechen. Auf die Frage, ob sie auch etwas sehe, was in Wirklichkeit gar nicht da sei, antwortet sie: „Ja, ich sehe Menschen, einen Mann oder eine Frau". (Frage: Sprechen sie?) Antwort: „Ja, das ist das von der Decke". So sah sie wenige Tage zuvor „einen Mann und eine Frau an der Decke sich miteinander unterhalten" und hörte „das Welttelefon sprechen". Die Gespräche seien „immer verschieden", es sei „nicht immer dasselbe", was gesprochen würde. Sie sei alle paar Wochen gereizt, verstimmt, erregt und nehme dann keine Nahrung zu sich. Sie rege sich überhaupt schnell auf und ärgere sich leicht. In diesen Zeiten wechsle sie dann die Stellung oder bleibe von der Arbeit fort „wegen des Zankens", „ich musste immer gehen für die anderen".

Einige Testfragen, welche ich bei der Nachuntersuchung stellte, deckten ebenfalls die eigenartige Denkstörung der Patientin auf. Die Patientin definierte den Unterschied zwischen einem Teich und einem Fluss folgendermaßen: „Der Teich ist mit Sand besät, der Fluss ist im Wasser und wenn man das Wasser mit dem Feuer zusammentut, ist es dasselbe" – „beides ist gefährlich, ich weiß was gemeint ist, aber wie das zusammenhängt, weiß ich auch nicht". Andere Begriffsbestimmungen konnten ebenfalls nicht richtig und sinngemäß gegeben und das Wesentliche nicht formuliert werden. Über den Sinn des Sprichwortes „Morgenstund hat Gold im Mund" befragt, gab sie zur Antwort: „Morgens darf man nicht singen oder pfeifen, sonst gibt's was Schlechtes zu hören". (Wieso?) „Vom Meister eine verpasst". Mit dem Wort Gold sei gemeint: „Von morgens 5 Uhr bis 7 Uhr bedeutet das". So trat eine Störung der Sinnerfassung zutage, eine Denkstörung – unterscheidbar vom gewöhnlichen Schwachsinn oder von der organischen Demenz –, welche die in Kapitel 5.8 beschriebenen schizophrenietypischen Besonderheiten aufwies.

Weitere Katamnese

Nach den Berichten des inzwischen 30 Jahre alten Sohnes der Patientin (zum Zeitpunkt der ersten Nachuntersuchung war er 1½ Jahre alt) hatte sich das Krankheitsbild wohl sehr gebessert. Er erinnert sich, dass er ganztags im Kindergarten gewesen sei und von der Mutter jeweils abgeholt wurde. Er sei sehr gerne bei der Mutter gewesen und habe sie sehr gerne gehabt. Die Trennung von ihr habe er immer als schmerzlich erlebt. Sie habe ihm „sehr viel Liebe" gegeben. Seine Mutter sei „ein lebensfroher Mensch" gewesen. „Sie war immer für mich da". Sie hätten Fahrradtouren zusammen unternommen bis zu 50 km, die Mutter habe viel geraucht. Sie sei ihm immer als „fröhlich und zuversichtlich" erschienen. Er selber sei ein typisches „Schlüsselkind" gewesen. Schulisch sei er nicht gut gewesen, er habe die Schule geschwänzt, die Schulleistungen seien schlecht gewesen, so dass das Jugendamt eingegriffen habe. Mit 9½ Jahren sei er in ein Kinderheim gekommen, bis zum Alter von 17 Jahren. Danach habe er eine Lehre absolviert, sich Arbeit gesucht, er arbeite als Rangierer und Lokführer bei der Bundesbahn.

Bis zum Unfall der Mutter – sie war damals 43 Jahre alt – sei seine Mutter „ein richtig lebhafter Mensch" gewesen. Bis zum Unfall habe sie auch 5 Jahre lang einen konstanten Freund gehabt, bis dahin nur sehr viele wechselnde Bekanntschaften. Sie sei von diesen „Freunden" wohl immer nur ausgenutzt worden. Sie sei eine gute Köchin gewesen, habe sehr schmackhaft kochen können. Sie hätten auch viel zusammen unternommen. Seine Mutter habe sich nie etwas gegönnt, sie habe sehr viel Geld angespart, und er sei auch als Junge materiell sehr verwöhnt worden. Sie war wohl immer auf Partnersuche.

Im Alter von 43 Jahren erlitt die Patientin einen Autounfall mit einem schweren Schädel-Hirn-Trauma. Sie ist offensichtlich in ein fahrendes Auto gelaufen! – Interessant ist, dass die Patientin mir 16 Jahre zuvor bei der 1. Nachuntersuchung von ihrer „Angst" berichtet hatte, „ich könnte ins Auto gezogen werden".

Seit diesem Unfall bestanden Sprachstörungen und 5 Jahre später traten epileptische Anfälle auf. Alkoholismus seit dem Unfall. Im Alter von 64 Jahren wurde die Patientin von ihrem Sohn in bewusstlosem Zustand aufgefunden, vermutlich in einem Zustand nach Status epilepticus, ca. 5 Tage lang andauernd, mit nachfolgendem hypoxämischen Hirnschaden. Danach wurde die Patientin lebensbedrohlich krank mit rezidivierenden Fieberschüben, Knochenmarkentzündung, Durchfällen, intermittierender Porphyrie. Die Pat. brauchte eine 5 Monate andauernde intensive stationäre medizinische Betreuung. Es bestand damals ein schweres Krankheitsbild, es gelang aber schließlich, dass die Patientin sogar Emotionen wie Freude und Trauer durch Gestik und Mimik ausdrücken und bekannte Personen mit

Handschlag begrüßen konnte. Am Entlassungstag konnte sie sich sogar am Oberkörper selbständig anziehen.

Zweite Nachuntersuchung

3 Monate später habe ich die Patientin in einem Heim besucht, sie saß zusammengesunken im Rollstuhl, war nicht ansprechbar, sabberte vor sich hin, musste gefüttert werden und befand sich in einem trostlosen Zustand. Sie war tetraspastisch, es bestanden Schluckstörungen, sie konnte nur flüssige oder breiige Nahrung zu sich nehmen und wurde durch die Nasensonde ernährt. Der rechte Schädelknochen war tief eingesunken (Zustand nach Trepanation). 3 Monate später ist die Patientin dann verstorben im Alter von 64½ Jahren.

4.4.2.1 a

Nachbeobachtungszeit: 37 Jahre

Familienanamnese

Mutter der Mutter Suizid im Alter von 36 Jahren.

Bruder der Mutter mit 17 Jahren Suizid (Strangulation) nach einem missglückten Suizidversuch, war von jeher sehr verschlossen.

Schwester des Vaters der Mutter Suizid im Alter von 55 Jahren.

Mutter leidet an rezidivierender Schizophrenie, wiederholt stationäre Behandlung.

Der Patient hat noch einen 1 Jahr jüngeren Bruder, der zu Klauereien neigte.

Familienmilieu

Beide Eltern in erster Ehe geschieden, wollen sich scheiden lassen. Erhebliche zwischeneheliche Spannungen. N. ist außerehelich geboren, Mutter scheint ihren Sohn zu hassen, lehnt ihn ab. Vater des Pat.: Straßenmusikant auf der Reeperbahn, Trinker, hat viele Berufe angefangen, nichts beendet.

Eigenanamnese: unauffällig

Prämorbid

Schüchtern, einmal sitzen geblieben wegen mangelnder Mitarbeit. Durchschnittlich intelligent, lieb, gut führbar, Einzelgänger

Beginn: schleichend

Erkrankungsalter: 9 Jahre

Symptomatologie

Der Junge wurde zunehmend scheu, lief immer wieder von zu Hause weg, ohne einen Grund angeben zu können. Eigentumsdelikte ohne Grund, Zerstörungstendenzen, Schulschwänzen, starkes Onanieren. N. verweigerte den Schulbesuch, riss sich von der Mutter weg, wenn sie ihn zur Schule bringen wollte, floh in den Wald und baute sich dort Hütten, in die er sich zurückzog. Er war schließlich gefühlsmäßig kaum noch ansprechbar und zog sich völlig von der Umwelt zurück. Er entwickelte eine starke Neigung zu aggressiven Verhaltensweisen. Für sein Weglaufen gab er merkwürdige, verschrobene Begründungen: Es stinke nach Dung.

Zeitweise traten Angstzustände auf sowie Erregungszustände, er zerreißt dann seine Wäsche und ist aggressiv gegen seine Umgebung. Seine Schrift veränderte sich: Ineinander geschobene Buchstaben, so dass die Schrift kaum leserlich war, jeder einzelne Buchstabe wurde ausgemalt, fast verschnörkelt.

N. sonderte sich zunehmend ab, wurde verschlossen, hörte schließlich völlig auf, sich am Unterricht zu beteiligen, keine Schularbeiten mehr, starke Onanie.

Mit 13 Jahren nahmen die Verhaltensauffälligkeiten zu und machten eine 1-jährige stationäre Behandlung erforderlich. N. unternahm einen Suizidversuch und zeigte erhebliche Aggressionen gegen Mutter und Bruder. Seine Motorik war manieriert – bizarr, die Bewegungen waren eckig-steif. Außerdem kam es zu sinnlosen kleinen Diebstählen, er stahl z.B. die Messingkappe einer Zentralheizung sowie Schnüre einer Wasserspülung vom WC. In den umliegenden Wäldern baute er sich Hütten, in die er sich zurückzog und viel onanierte. Wurde er entdeckt, floh er wie ein gehetztes Wild davon und baute sich an anderer Stelle neue Hütten.

Nachdem er die Mutter und den jüngeren Bruder mit einem Vorschlaghammer angegriffen hatte, wurde er stationär aufgenommen, im Alter von 13 Jahren.

N. war unansprechbar, sprach nicht, war äußerst zurückhaltend, wenn er etwas fragte, hielt er sich die Hand vor Mund und Nase und war nicht zu verstehen. Er stand viel in einer Ecke in verkrampfter Haltung herum. Sein Gesicht war maskenhaft starr.

Der Junge bot ein hebephrenes Bild mit negativen Symptomen, er war äußerst unordentlich in seiner Kleidung, neigte zum Grimassieren. Fragen beantwortete er abweisend „ich weiß nicht", „ist mir egal", er nahm keine Anteilnahme an seiner Umgebung, wirkte affektiv leer und flach, die Mimik ausdrucksarm. Er war misstrauisch-lauernd, kicherte zeitweise ohne ersichtlichen Grund, hüstelte, seufzte, schnalzte und schnaufte.

Schließlich kamen positive Symptome hinzu: Imperative akustische Halluzinationen, die ihn zu wiederholten Suizidversuchen durch Strangulation veranlassten. Er litt unter kataton-stuporösen Zuständen und hörte Stimmen, die zu ihm sprachen und die ihn beschimpften. N. äußerte Beziehungs- und Verfolgungsideen, er hängte deshalb Wolldecken vor die Fenster, schaute immer wieder unter das Bett und die Matratze. Weiterhin entwickelte er Vergiftungsideen und hypochondrische Wahnideen sowie Beeinflussungsideen. U.a. fühlte er sich von Strahlen beeinflusst. Außerdem klagte er über merkwürdige Körpermissempfindungen. So rief er plötzlich beim Spaziergang: „Mein Kopf ist schief, bringen sie mir den doch endlich gerade". Plötzlich zog er sein linkes Bein nach, drehte sich um die eigene Achse, streckte den linken Arm steif nach vorne und schrie: „Halten sie mich, ich kann nicht mehr, bringen Sie meinen Kopf gerade, mein linkes Bein muss geschient werden". Dann legte er sich auf die Erde, sprang gleich wieder hoch und rief: „Helft mir doch, mein Rücken muss geschient werden". Zwischendurch lachte er dabei. Dann warf er sich wieder auf die Erde und rief: „Ich will Narkose. Schient mich doch!" Wenig später schrie er: „Ich habe Nervenkrämpfe, die Schmerzen beginnen wieder, so helfen Sie mir doch!" Abends äußerte er Vergiftungsideen, man habe ihm Gift ins Essen getan, verweigerte deshalb die Nahrung. Sexuell war er stark enthemmt und psychomotorisch unruhig. Immer wieder kam es zu starken Erregungszuständen, in denen er seine Kleidung zerriss.

Die Suizidversuche häuften sich (Strangulation, Öffnen der Pulsadern). Hinzu kamen formale Denkstörungen (Gedankenabreißen, Gedankenlautwerden, Denkzerfahrenheit). So sagte er u.a. „es kommen Worte aus meinem Mund, wenn er zu ist. Das sind meine Gedanken, die laut werden. Ich werde hier spürbar".

Im Alter von 15 Jahren erfolgte eine stetige Besserung, die etwa 3 Jahre lang anhielt. N. war arbeitsfähig, ordentlich, sauber, gepflegt, führte sich gut an der Arbeitsstelle (Holzfabrik).

Im Alter von 17½ Jahren wieder erneute Verschlechterung, der Patient wird zunehmend verworren und sonderbar, führt Selbstgespräche, in seinen Gesprächen ist er sehr sprunghaft, man kann ihm kaum folgen. Er arbeitet als Binnenschiffer auf dem Schiff, hat aber dort Schwierigkeiten, trinkt gelegentlich viel Alkohol und onaniert sehr viel, raucht unmäßig.

Negative und positive Symptome bestehen nebeneinander: Starre Mimik, steife und eckige Bewegungen und Körperhaltungen, undeutliche Sprache, monotone Stimme, Stereotypien, Grimassieren, inadäquates Lachen, „völlig leerer Affekt", Antriebsarmut.

Daneben bestanden positive Symptome wie Wahneinfälle, Größen- und Vergiftungsideen, a-logische Denkinhalte, abnorme gedankliche Verknüpfungen, Neologismen, Gedankenabreißen und Beeinflussungsideen. Der Patient fühlte sich von einem Magneten hypnotisiert, der u.a. seine Pupille erweitere. Weiterhin litt N. unter Coenästhopathien, verspürte „Schwellschmerz in der Brust", unter diesem Einfluss unternahm er einen Suizidversuch mit Tabletten.

Im Alter von *20 Jahren* kam es zu einer Besserung mit Distanzierung von den Wahnideen, die 4 Jahre lang anhielt, danach wiederum verstärkt Vergiftungs- und Verfolgungsideen. Das Verhalten von N. wurde zunehmend uneinfühlbar. Nach 2 Jahren erneute Besserung, so dass N. im Alter von *28 Jahren* entlassen werden und in einem Wohnheim leben konnte. Nach 3 Jahren war er jedoch so verwahrlost, dass er wieder stationär aufgenommen werden musste. Im Alter von *33 Jahren* kam es zu erneuten paranoid-halluzinatorischen Episoden, welche sich im Alter von *36 Jahren* wiederholten und in den Folgejahren anhielten. N. war nur noch in der Lage, leichte Arbeiten auszuführen.

Nachuntersuchung im Alter von 46 Jahren, 37 Jahre nach Krankheitsbeginn.

N. wurde im Langzeitbereich einer psychiatrischen Klinik in Norddeutschland untersucht. Herr K. geht leicht vorne übergebeugt, etwas kleinschrittig, seine motorischen Bewegungen sind etwas verlangsamt. Herr K. leidet unter einem sehr ausgeprägten Zwinkertic, wobei er nach oben oder in eine Ecke schaut, so dass man gelegentlich den Eindruck hat, ob er vielleicht etwas sieht, oder ob er mit seinen Gedanken beschäftigt ist. Auffallend ist seine abgehackte, hastige Sprechweise. Die Sprachinhalte sind teilweise *inkohärent* und weder *inhaltlich noch akustisch verstehbar.* Die Sprache wird dann nuschelig, monoton, leise. Bei Nachfragen werden weitere *inkohärente Satzbruchstücke aneinandergereiht.* Auffallend ist, dass das sprachliche Ausdrucksvermögen bei neutralen Themen unverändert bzw. relativ unauffällig ist und dass bei wahnhaft besetzten Themen das Denken und die sprachlichen Äußerungen *zerfahren* werden.

Beispiel

Unvermittelt spricht N. von *„Pharmaforschung, Psychologie, in der Form wurde das angewendet bei mir"*. Das sei schon länger her, „im vorigen Jahr vielleicht". Der Pfleger habe ihm eine Spritze gegeben, alle 14 Tage, „das Mittel wirkt so langsam durch". (Frage: Was haben Sie gespürt?) Antwort: *„Mehrmals gefoltert worden von außenstehenden Leuten, die gleichartigen Verhältnisse, die Antragsstellung, bei der Anlegung von Spritzen, Lynchjustiz haben die veranstaltet hier, Lynchjustiz"*. (Das war sicher ganz schlimm für Sie?) Antwort: *„Ganz schlimm, ja"*. (Haben Sie sich dagegen gewehrt?) *„Wehren, ha, bei der Art und Weise, wenn man sich nicht drauf vorbereitet, ist das schlecht"*. (Konnten Sie sich drauf vorbereiten?) *„Ne,* *so was von Nebenwirkung von vorbereitenden Spritzen, dass man sich auf die allgemeine ... vorbereiten kann"*. (Was meinen Sie damit?) Antwort: *„Für eine derartige Entmündigung wird in Deutschland die Todesstrafe eingeführt"*. (Sie fühlen sich entmündigt?) Antwort: *„Das ist der Fall, dass ich der psychologischen Anstaltsbildung unterstehe"*. (Was kann man da tun?) Antwort: „Nur, wenn ich entlassen werde, kann die Entmündigung aufgehoben werden". (Sie würden gerne entlassen werden?) Antwort: „Ja klar, ja. Die chemische Zwangsjacke darf in dem Sinne nicht angewendet werden". (Frage: Was könnte man tun?) Herr K. ist ratlos, zuckt heftig mit den Augenlidern und sagt schließlich: *„Ich bin der Meinung, dass in dem Fall die Gesetze aufrechterhalten werden müssen, die Paragraphen"*.

Optische und akustische Halluzinationen werden negiert. Herr K. sagt, dass bei „Halluzinationen pharmazeutische Mittel" eine Rolle spielten, *„die Mittel legen sich auf die Augen und spiegeln sich durch die Augen, dass man was sieht, rote Flecken z. B". Er fühle sich hier „ekelhaft kontrolliert".*

Herr K. spricht vom *„seelischen Schmerz"*, „von überdurchschnittlicher Bildung", „Spannung im Kopf, jetzt ist das so, dass die allgemeine Verspannung durch die Bildung ...". Es ist nicht verständlich, was Herr K. mit diesen *Satzbruchstücken* meint, *die ohne erkennbaren inneren Zusammenhang aneinandergereiht* oder *durch unverständliches Gemurmel miteinander verbunden werden*. Auf die Frage, wie er sich fühle antwortet er: „Etwas differiert". (Wie meinen Sie das?) „Ja, gesundheitlich". (Wie ist Ihre Stimmung?) *„Allgemeinbleibend, ist allgemeinbleibend"*. Schlaf und Appetit seien gut, manchmal habe er jedoch noch keinen Appetit. (Wovon hängt das ab?) Antwort: „Was soll man dazu sagen, von Allgemeinkost oder Schonkost vielleicht". (Was ist Ihr größtes Problem?) „Ja, ich soll ja demnächst mal entlassen werden". Zurzeit werde er auf eine Reha-Maßnahme vorbereitet. Es wäre ihm aber lieber, entlassen zu werden. (Was würden Sie machen, wenn Sie entlassen werden?) Antwort: „Ja, ich bekäm' vielleicht ein Angebot auf dem Arbeitsamt". (Was würden Sie gern machen?) „Ich könnt' vielleicht einen Gewerbeschein beantragen". (Früher waren Sie mal bei der Binnenschifffahrt?) Antwort: „Es ging ziemlich gut". (Wo waren Sie da?) „Im Ruhrgebiet, in Holland, in Bremen, auf dem Rhein". (Wie lange?) „2 Jahre". (Warum haben Sie da aufgehört?) „Weil ich magenkrank wurde". Er sei dann ¼ Jahr im Krankenhaus gewesen. (Frage: Warum sind Sie hier?) Antwort: „Ja, ich wurde wegen nervlicher Störungen hier eingewiesen. *Ich habe an nervlichen Amokanfällen gelitten*, aber ohne ..., nicht so wie *Amoklaufbahn,* sondern *nervliche Schmerzenden* und *Wahnsinnszustände"*. *„Das war, dass mir jemand eine Giftspritze versetzt hat"*. (Frage: Gibt es jemand, der Ihnen was Böses will?) Antwort: „Was soll man da sagen?" Er schweigt und sagt dann: *„Das könnte man vermuten". Unvermittelt fragt* er mich dann, „ob ich von *jemandem beauftragt"* sei, „um meine Auffassung, meine Bildung zu prüfen", die sei völlig normal.

(Frage: Kennen Sie jemand, den Sie gerne mögen?) Antwort: *„Ich kenn niemanden weiter"*. (Lebt Ihre Mutter noch?) „Nein, sie lebt nicht mehr". Sie sei in den letzten Jahren an Altersschwäche gestorben. Verwandte habe er nicht mehr. Nach dem Bruder befragt, meint er, über den wisse er nichts, er interessiere sich auch nicht für ihn, es könne sein, „dass er im Zuchthaus sitzt". (Weshalb?) „Wegen der allgemeinen Beteiligung-Rauschgift". (Was meinen Sie damit?) Antwort: *„Ich wurde doch nur bestohlen von diesen Leuten"* (Sind die hier eingedrungen?) Antwort: *„Kann man schon behaupten"*. (Hat das denn niemand verhindert?) Antwort: *„Kann man nicht so genau feststellen, sind ja auch Gewalttäter, vielleicht auch durch Bestechung, hätte man vielleicht vermuten können, kann man nicht so genau übersehen". „Bin ja von den Leuten gefoltert worden, die sich unter den Antrag der Einweisung gestellt haben".* (Frage: Wie das?) Antwort: *„Das wurde gewaltsam durchgeführt"*. (Frage: Bei Ihnen?)

„Ja". „In Hannover wurde ich von einem Pfleger mit der *Pistole bedroht*, da wurde eine Spritze in den Körper gestochen". (Werden Sie jetzt auch noch bedroht?) Antwort: *„Das ist die relative Entwicklung unter der ich noch in der Anstalt bin, das sind so komische Gefühle, da muss ich vorsichtig sein, das sind so chemische Mittel, über physische oder chemische, hormonell wirkende Mittel"*. Herr K. wirkt hier recht *inkohärent* und *unverständlich, man kann kaum folgen*, weder in logischer noch in akustischer Hinsicht. Er spricht ganz undeutlich. Bei Nachfragen sagt er, *„dass es sich um die relative Bildung handeln kann"*. (Was meinen Sie damit?) Antwort: *„Ja, die gebildeten Verhältnisse schließlich doch"*.

Aktivitäten, Hobbys

Er lese keine Zeitung, Fernsehen würde er nur etwa eine viertel Stunde.

Morgens gehe er zur Arbeitstherapie nach Sehnde, mit einigen Mitpatienten fahre er im öffentlichen Bus.

Gestern sei er mit der Straßenbahn zum „Badeteich" gefahren, er sei dann noch etwa 2 km zu Fuß gegangen, habe gebadet, er sei ca. 3 Stunden dort gewesen. (Hat es Ihnen Spaß gemacht?) Herr K. zuckt nervös mit den Augenlidern und sagt schließlich: „Man entspannt ja im allgemeinen".

Hobbys: (Sie malen gerne?) „Zur Zeit nicht so". (Und außerdem?) „Jetzt gar nichts weiter". Zur Zeit gehe er auch nicht auf den Flohmarkt.

Nach seiner *Freizeit* gefragt, antwortet er: *„Ich habe unter einem geistigen Konflikt gelitten, durch eine Vergiftung, das waren die Giftspritzen, deshalb bin ich hier"*.

(Frage: Ist denn auch das Essen *vergiftet*?) Antwort: „Es ist schon vorgekommen, bei mir ist das vorgekommen, das Essen wurde *vergiftet*". Dadurch sei die *„Denkfähigkeit"* betroffen worden, *„in Form einer chemischen Zwangsjacke"*. (Frage: Wann war es das letzte Mal, dass das Essen vergiftet war?) Antwort: „Eine alte Krankenschwester hat das getan, die Schwester K., glaub' ich". (Frage: Wann war das?) Antwort: „Es könnten zwei Monate her sein". (Woran haben Sie es gemerkt?) Antwort: *„Das wurde mir so gesagt, außerdem fühlte man das, das fühlt man auch so"*. (Woran haben Sie das gefühlt?) Antwort: *„Davon schwindet mir der Kopf, dadurch bildet sich eine intensive nervliche Verfassung, außerdem hab' ich sofort an Schlaflosigkeit gelitten, an einer starken Schlaflosigkeit"*. (Wer hat Ihnen das mit der Vergiftung gesagt?) Antwort: „Der Pfleger hat mich darauf hingewiesen". (Frage: Hat der Pfleger etwas unternommen?) Ja, der Pfleger habe gesagt, dafür sei der nächste Vorgesetzte zuständig. Er wisse nicht genau, ob der Pfleger den auch informiert habe.

(Frage: Woran denken Sie, wenn Sie allein sind?) Antwort: „An die Zukunft vielleicht". (Was denken Sie dann?) „Mm", „ach so, Sie meinen, dass ich *depressive Gedanken* haben könne". Er denke an Entlassung, aber da müsse erst die Entmündigung „aufgehoben" werden. *„Ich bin nicht nur vergiftet, sondern auch bestohlen und ausgeraubt worden"*.

(Was haben Sie im Moment für Probleme?) Herr K. seufzt, sein einziges Problem sei, „Ich leb' ja in einer psychologischen Anstalt, ich bin also nicht geistig vollwertig existent hier". (Macht Ihnen das Sorgen?) „Sorgen, ja Sorgen, praktisch, unter der Bedingung, unter der ich hier behandelt werd', auf jeden Fall *Minderwertigkeitskomplex*, die psychische Einstellung mir gegenüber". (Wer hat diese Einstellung Ihnen gegenüber?) Antwort: „Die *psychologische Bildung, die Form wie ich behandelt werd' hier*". (Wie gehen Sie mit diesen Schwierigkeiten um?) „Wieso soll ich mit Schwierigkeiten umgehen hier". Er glaube, dass er keine Schwierigkeiten habe.

(Wie fühlen Sie sich körperlich?) *„Etwas differiert, erkältet, wie ich schon gesagt hab"*. Kopfschmerzen habe er nicht, auch keine sonstigen Schmerzen. (Haben Sie manchmal Angst?) „Nein, nein, nicht". (Sind Sie manchmal unruhig?) „Nein, nein, nein". (Wird Ihr Denken manchmal von irgendetwas beeinträchtigt?) „Ja, durch was beeinträchtigt? Es wurde *durch die Spritze beeinträchtigt"*. (Wie hat sich das gezeigt?) „Nervlich störende Spritzen".

Jetzt wird Herr K. recht unruhig und möchte nicht mehr weiter gefragt werden. Er hat auch den Verdacht, dass ich ihn für „schizophrenisch" halte und spricht wieder recht abstrus, akustisch und logisch unverständlich über Gedanken und Auffassungen, was wirklich nicht verstanden werden kann von mir. Ich frage ihn danach, was er sich wünschen würde, wenn alle Wünsche in Erfüllung gingen. Darauf sagt er nur: „Ich bin nicht abergläubisch".

Sinnwidrigkeiten

(Dampferbild) „So was gibt es nicht – der Rauch mit der Fahne hier".

(Pappeln) Herr K. schweigt zunächst, meint dann: „Mm, kann man nicht genau sehen, ist ... außerdem sind oben die Blätter abgefallen".

Das Wesentliche, die verkehrten Schatten, erkennt er nicht.

Epikrise

Die bereits im Alter von 9 Jahren beginnende Psychose war anfänglich durch abstruse, uneinfühlbare Handlungsweisen, zunehmende Isolierung, aggressives Verhalten, Suizidversuche und affektive Verarmung gekennzeichnet und hatte *zunächst* ein *überwiegend hebephrenes Muster*. Im Alter von 13 Jahren kamen vielgestaltige positive paranoid-halluzinatorische Symptome sowie eindrucksvolle Denk- und Sprachstörungen hinzu. Ab dem Alter von 17/18 Jahren war ein *Nebeneinander von negativen und positiven Symptomen* bildbeherrschend. Die *Verlaufsdynamik* war *wechselhaft* mit mehrjährigen Besserungen, welche jedoch nicht dauerhaft waren, v.a. unternahm der Patient immer wieder Suizidversuche. Seit dem Alter von 36 Jahren ist der Patient dauerinstitutionalisiert und *chronisch psychotisch* mit *multiplen paranoiden Wahnideen* (Beeinflussungs-, Beeinträchtigung-, Vergiftungs-, Verfolgungs- und Bedrohungsideen). *Seine Sprache* ist auffallend *desorganisiert*, unbestimmt und floskelhaft. Es bestehen nach wie vor deutliche *formale Denkstörungen* mit *Denkzerfahrenheit* und *Gedankenabbrüchen*. Die Gedankengänge wirkten verschroben, waren a-logisch, weitschweifig, ungeordnet und vage. N. sprach mit sehr leiser, monotoner, wenig modulierter Stimme, teilweise flüsterte er nur. Die *Bewegungen* waren *eckig, abgehackt, bizarr, manieriert*. N. hat völlig unrealistische Zukunftsvorstellungen und lebt isoliert für sich ohne echten Kontakt zu den Mitpatienten. Außer 25 mg Atosil benötigt er keine Medikation. Trotzdem glaubt er, er werde durch chemische Substanzen, durch *„eine chemische Zwangsjacke"* in seiner *Denkfähigkeit behindert* und *beeinflusst*. Beim Abschied nach dem Gespräch entstand der Eindruck, dass N. sehr wohl emotional ansprechbar war: Er reagierte bewegt und traurig auf meine guten Wünsche für ihn.

Diagnose

Trotz jahrelang vorherrschender positiver Symptomatik mit paranoid-halluzinatorischen Symptomen und formalen Denkstörungen entspricht der Gesamtverlauf doch dem eines hebephrenen bzw. desorganisierten Typs: DSM-IV: 295.10; ICD-10: F20.10. In den letzten 10 Jahren werden die paranoiden Symptome zunehmend fragmentarisch, unorganisiert und verlieren an Prägnanz, Anschaulichkeit und Schärfe. Die halluzinatorische Symptomatik tritt weitgehend zurück. Im Vordergrund steht die Desorganisation von Denken und Sprache.

Verlaufstyp

Kontinuierlich mit prominenten negativen und später positiven Symptomen. Ausgeprägte Persönlichkeitsveränderung (Residualsyndrom, DAS-M-3: 5). In den letzten 10 Jahren chronische paranoide Symptome und formale Denkstörungen.

Therapie

Im Alter von 13 Jahren 20 Insulinkomata und Fluphenazin-2 HCL-Medikation. Im Alter von 18 Jahren Elektroschocks, Pyrifer und Insulin. Später Behandlung mit verschiedenen Neuroleptika.

4.4.2.1 b

Nachbeobachtungszeit: 44 Jahre

Familienanamnese:

Schwester des Vaters geistig behindert.

Großmutter väterlicherseits drohte mehrmals mit Selbstmord.

2 Cousinen der Mutter schizophren.

Familienmilieu

Vater erfolgreicher Kaufmann, von der Mutter bei Nachuntersuchung des Patienten als sehr empfindsam, feinfühlend, hochgeistig und musikalisch geschildert.

Mutter ebenfalls sehr geistreich, redegewandt und temperamentvoll, feinsinnig, aber kühl, etwas überspannt. Sie ist eine polnische Jüdin, deren Geschwister alle im 3. Reich umgekommen sind! Sie ging nach dem Krieg deshalb nach Amerika, heiratete dort einen Professor, von dem sie sich „im gegenseitigen Einvernehmen" wieder scheiden lies. Auch die 2. Ehe mit dem leiblichen Vater des Patienten wurde z. Zeitpunkt des Erkrankungsbeginns geschieden.

Eigenanamnese: unauffällig

Prämorbid

Gut begabt (Gymnasiast), kontaktfähig; viele geistige Interessen, jedoch sehr ichbezogen, sehr sensibel, introvertiert, ich-schwach, lässt sich leicht unterkriegen, Einzelgänger.

Beginn: 14 Jahre, knickhaft

Psychopathologisches Bild

Zunehmend Schulschwierigkeiten, Konzentrationsstörungen, Interesseverlust, Minderwertigkeitsideen, Kontaktschwierigkeiten. Der Junge unternahm *wiederholt Suizidversuche.* Er wurde zunehmend aggressiv, insbesondere gegen die Mutter, die er einmal mit dem Messer bedrohte. Er legte Feuer, schlief schlecht, war *sprunghaft in seinen Gedanken,* unstet im Handeln, *redete viel und unzusammenhängend,* äußerte *Verfolgungsideen,* hatte nachts Visionen von Einbrechern und war sehr misstrauisch. Immer wieder geriet er in *Erregungszustände,* zeitweise zeigte er ein *substuporöses Verhalten.* Er behauptete plötzlich, ein Idiot zu sein, nicht mehr denken, schreiben und lesen zu können; er verweigerte die Nahrung, äußerte, sich nicht mehr so freuen zu können wie früher.

Mit 15 Jahren litt er unter *Zwangsvorstellungen,* wurde zunehmend ungezogen, rücksichtslos und ungehemmt. Während der Klinikbeobachtung 1 Jahr später war er salopp, unbekümmert, nonchalant, zeitweise ausgesprochen *läppisch, affektiv flach,* litt unter *hypochondrischen Beschwerden,* zeigte keinerlei Bindung an irgendeinen Menschen. *Stereotyp* stellte er immer wieder dieselben Fragen (*„gibt es das, dass kräftige Männer ohne Bewegung dick werden?", „schwitzt man viel, wenn man kräftig ist?" „Muss man sich jeden Tag das Genitale waschen?"*). Zeitweise war er gespannt, aggressiv, flegelhaft. Nach der Entlassung aus stationärer Behandlung (5 Monate Dauer) arbeitete er zunächst als Hilfsarbeiter zu Hause in der väterlichen Fabrik. Nach einigen Wochen kam es wieder zur Verschlechterung, er äußere Selbstmordabsichten und unternahm einen *Suizidversuch.* Anschließend war er läppisch, euphorisch, gespannt, negativistisch, äußerte Beziehungs-, Selbstbeschuldigungs- und Nichtigkeitsideen und *wollte wiederholt Suizid begehen.*

Therapie: 20 ES, 30 Insulinkomata

Nachuntersuchung 15 Jahre nach Erkrankungsbeginn, Alter des Patienten 29 Jahre

Die katamnestischen Daten wurden aus Gesprächen mit dem Patienten, seiner Schwester und seiner Mutter gewonnen und später aus Briefen der Schwester und durch Epikrisen der behandelnden Krankenhäuser ergänzt.

Nach der Entlassung hat der Patient zunächst eine 3-jährige kaufmännische Lehre im Eisenwarenhandel durchgemacht und anschließend 1 Jahr die Eisenwarenfachschule besucht. Danach war er im Unternehmen seines Vaters (Eisenwarengroßhandel) beschäftigt. Dort gab es jedoch Schwierigkeiten wegen Misstrauens und starker Selbstüberschätzung seitens des Patienten, es erfolgte deshalb ein Wechsel zu einem anderen Unternehmen derselben Branche. 10 Jahre nach Beginn der Erkrankung war der Patient eine Zeitlang stärker psychotisch: er litt unter der *Vorstellung, an einer zerstörenden Krankheit zu leiden* und sammelte Zeitungsausschnitte als Beweise hierfür, er *glaubte, seine Kollegen anzustecken,* er war *völlig unkorrigierbar und unbelehrbar,* auch nicht durch ärztliche Untersuchungsergebnisse. *Er kapselte sich immer mehr ab,* schließlich war er überzeugt, von seiner Krankheit innerhalb von spätestens 2 Wochen „zerstört" zu werden. Nach einigen Wochen sprach er nicht mehr davon, behauptete aber in den nächsten 3–4 Jahren, dass er schlechten Geruch verbreite, deshalb kaufe man auch nicht bei ihm und er müsse so versagen. *Es tropfe dauernd bei ihm aus der Harnblase, der Patient trug deshalb eine komplizierte Auffangvorrichtung.* Eine Zeitlang glaube er auch, *geschlechtskrank zu sein.*

Im Alter von 29 Jahren, bei der Nachuntersuchung, gab er an, dass er häufig unter traurigen Verstimmungen leide, „ich komme manchmal an den Rand, in eine seelische Lage, wo ich aufpassen muss, wo ich die Beherrschung verliere, ich komme dann in eine Art Dämmerzustand, wo ich nicht mehr klar denken kann"; er glaube dann, er sei „bescheuert" und er habe die Gewissheit, es lohne sich nicht weiterzuleben; er habe dann Selbstmordabsichten und leide unter starken Angstzuständen. Er kenne das Gefühl der „Weltuntergangsstimmung" und der „völligen Ratlosigkeit". Überhaupt sei er immer „Einzelgänger" gewesen und habe sich immer einsam gefühlt, er habe sich wiederholt in einem „Circulus vitiosus" gefunden. Zu anderen Menschen könne er keine innigen und herzlichen Gefühle hegen. Auf die Frage, ob er darüber traurig sei, antworte er: „Das ist der Grund meiner Nervenkrankheit". Und weiter: „Wenn ich die Möglichkeit habe, meinen Gesellschaftstrieb zu befriedigen, entsteht in mir das Gefühl der seelischen Leere, man könnte ganz irre darüber werden; man empfindet einen Mangel".

Der *Gedankengang* war *sprunghaft*, glitt von einem Thema zum anderen, es wurden Dinge miteinander verknüpft, die nicht zueinander gehörten. Über sich sagt der Patient, *dass er ein gespaltener Mensch sei, „ich weiß, dass mein Ich gespalten ist"*. Die *Spaltung* bestehe in *„apollinisch und dionysisch", zwischen „Tiefe und Oberflächlichkeit"*. Diese *„Gespaltenheit"* bestehe insbesondere in erotischer Hinsicht, mehr wolle er darüber nicht sagen. Oft klang in seinen Sätzen ein leeres, fades Pathos an; der *Sprachstil* war nicht selten *geschraubt, manieriert, nichtssagend,* und *doch auch wiederum war echtes Unbehagen spürbar,* vielleicht sogar *inneres Leiden an sich selbst,* ein Empfinden von dem, was ihm versagt ist durch das Resultat seiner Erkrankung. So war viel *Widersprüchliches* und *Sich-Widerstreitendes in seinem Wesen,* das Verhältnis zur Mitwelt, zur Freundin oder zur Mutter äußerst *ambivalent.* In seiner Zuwendung zeigte er sich sprunghaft wechselnd, mal anhänglich, mal abweisend und plötzlich patzig und dann gleich wieder liebevoll und freundlich. Sein Verhalten Fremden gegenüber schien zwischen misstrauisch-scheuer Zurückhaltung und aufdringlicher Distanzlosigkeit zu wechseln. Im Umgang mit Mitmenschen zeigte er mangelndes Geschick und Einfühlungsvermögen und neigte zu teilweise erheblichen Taktlosigkeiten. Hemmungslos berichtete er von den intimsten Dingen. Andererseits gebrauchte er im Gespräch häufig nichtssagende Phrasen und Allgemeinplätze. Oft widersprach er sich: während er eben noch von traurigen Verstimmungen und Minderwertigkeitsideen sprach, betonte er gleich darauf, dass er dem Leben und der Welt positiv gegenüberstehe. Er denke viel über sich selbst nach, beobachte und kontrolliere sich selbst viel und sei öfter mit sich unzufrieden. Er sei leicht erregbar und aufwühlbar, seine Stimmung schwanke leicht, er leide unter Konzentrationsschwäche und gerate „leicht aus dem seelischen Gleichgewicht" und sei dann verstimmt oder aufgeregt. Der „schönste Moment" im Leben sei die Musik. Der Patient ist Bratscher und spielt im Orchester und im Quartett. *Im Gespräch wechselte der Patient dauernd und abrupt die Themen, zwischendurch stellte er ähnliche läppische, hypochondrische Fragen wie zur Zeit des Klinikaufenthaltes* (wie er am besten alt werden könne, durch welche Präparate oder Speisen er kräftig werden könne, welche Bücher und Schriften er sich kaufen müsse, um zu erfahren, ob man „das Leben des Menschen auf etwa 100 Jahre verlängern und im Jahre 2050 um etwa 50 Jahre verlängern" könne. Gelegentlich äußerte er völlig abstruse und aus der Luft gegriffene Ziel- und Wunschvorstellungen, z.B. dass er nach Amerika auswandern wolle ohne zu wissen, was er dort tun möchte.

Katamnese

4 Jahre nach der 1. Nachuntersuchung im Alter von 32 Jahren schloss der Patient sein Musikstudium in der außergewöhnlich kurzen Zeit von 2 Jahren mit einem Diplom als Orchestermusiker (Bratscher) ab. Ein halbes Jahr danach unternahm er einen Suizidversuch (Schlafmittel), bei dem er sich eine Schädelfraktur mit einer schweren Commotio zuzog. In den letzten Monaten davor war der Patient häufig umtriebig-unruhig, geriet in tätliche Auseinandersetzungen mit Freundinnen und Nachbarn, die ihn teilweise schroff ablehnten und deren Zuneigung bzw. Respektierung er erzwingen wollte. Er litt unter Konzentrationsschwäche und Schlaflosigkeit. Nach Abklingen der Folgeerscheinungen der schweren Commotio kam es zu einer weitgehenden Besserung der Konzentrations-, Antriebs- und Kontaktstörungen (Therapie: Dapotum). Inzwischen hat der Patient die Stelle eines Bratschers in einem bekannten Städtischen Orchester angenommen und auch bereits zahlreiche Konzerte gegeben.

Epikrise

Briefe des Patienten spiegelten das breite Spektrum vielfältiger, wunderlicher, verschrobener und fremdartig erscheinender Wesensauffälligkeiten sowie die facettenreichen – oft nur diskreten – Störungen und Hemmungen des Patienten im affektiv-emotionalen Bereich wider, wie sie für den schizophrenen Sonderling typisch sind. Sie sind in diesem Fall charakteristisch, auch in ihrer oft rührenden Naivität.

Für den Außenstehenden und für einen Menschen ohne psychopathologische Kenntnisse sind diese an sich typischen Wesenszüge in ihrer Genese völlig unverständlich, was wiederum zu ernsten Problemen und Konflikten mit der Umwelt führen kann. Ihnen ist gerade ein in seiner Seinsmöglichkeit beschränkter Mensch mit einer psychosebedingten umgewandelten Persönlichkeitsstruktur und zusätzlich bestehenden Defizienzsymptomen nicht immer gewachsen, Fehlreaktionen und -haltungen sind die Folge und können neue Schübe bzw. Rezidive vortäuschen, die in Wirklichkeit keine sind. Die letzte Episode mit dem Suizidversuch ist sicherlich zumindest auch stark reaktiv mitbedingt gewesen.

Weitere Katamnese

Im Jahr 1973, im Alter von 35 Jahren, hat der Patient mich in Heidelberg aufgesucht. Er litt unter der Idee, geschlechtskrank zu sein und war in seinem Gedankengang unlogisch, sprunghaft, verschroben. Er beschäftigte sich mit dem Thema „Weltuntergang" und „Jenseits" sowie mit Konflikt- und Friedensforschung. Über dieses Thema schrieb er ein Buch, was er an mehrere Verlage verschickt hatte, ohne dass es angenommen wurde. In einem Brief schrieb er wörtlich: „Wenn ich aber der Menschheit gedient haben würde, wenn ich die Möglichkeiten zu einem friedlichen Leben geschaffen haben würde, wenn ich Möglichkeiten geschaffen haben würde, um die abendländische Kultur vor dem mit Sicherheit anzunehmenden Untergang zu retten, dann hätte ich am Lebensende möglicherweise das Gefühl, das meist Mögliche aus meinem Leben gemacht zu haben. Mein Leben ist nur wertvoll, wenn es für andere Menschen wertvoll ist!!!"

Im Alter von 41 Jahren kam es zu einer Exazerbation der paranoiden Symptomatik: J. war zu Verwandten geflüchtet, weil er sich vom Geheimdienst verfolgt glaubte. Er meinte, dass er seit 2 Jahren vom Geheimdienst verfolgt werde und dass er sich deswegen „hier in Schutzhaft" begebe, da er keinen anderen Ausweg mehr sehe. Drei verschiedene Geheimdienste und Truppenteile seien hinter ihm her, um ihn zu entführen. Als Grund dafür gab er an, dass er an einer „neuen Infektionskrankheit" leide. Es sei zwar sehr schwer, dies nachzuweisen, die Erkrankung sei aber äußerst ansteckend, und er habe bereits „sehr viele Menschen damit infiziert". Es sei eine Geschlechtskrankheit, und er habe deswegen Briefe an amerikanische Spezialinstitute für Allergologie und Infektionskrankheiten geschickt sowie an eine Ärztegemeinschaft in Frankfurt und auf die bei ihm bestehende gefährliche Erkrankung hingewiesen. Durch diese Briefe sei ihm der Geheimdienst irgendwie auf die Spur gekommen, seitdem werde er von ihm gejagt. Er habe jedoch kein Geständnis abgegeben und werde jetzt „von den Verfolgungen so zermürbt, dass dies inzwischen erfolgt ist". Ein Drittel bis zur Hälfte der deutschen Bevölkerung sei inzwischen infiziert, die Ärzte wüssten das nur nicht.

Wenig später schrieb er an das Gesundheitsministerium in Bonn und an die Staatsanwaltschaft ein „Geständnis". Die ausbleibende Antwort erklärte er damit, dass die Sache geheimgehalten werden müsse, um eine Panik unter den Menschen zu vermeiden. Jetzt versuche man ihn, ohne großes Aufsehen zu entführen und unschädlich zu machen. Seit 2 Jahren seien schon mehrere Entführungsversuche unternommen worden, einmal sogar mit einem Hubschrauber. Auch sei er bei einem Konzert von 2 Leuten in ein Gespräch gezogen worden, nur um ihn dann zu entführen. In den letzten Wochen habe man sogar versucht, unter seinem Haus einen Tunnel zu bauen, um dies in die Luft zu sprengen. Er habe ständig nachts Geräusche gehört.

Der Patient hatte ein ausgeprägtes Wahnsystem mit Beobachtungs-, Beziehungs- und Verfolgungsideen entwickelt. Deshalb stationäre Behandlung mit hochpotenten Neuroleptika, Dauer 6 Monate. Danach ist der Patient wieder kontaktfähiger, antriebsreicher, spielt wieder Bratsche, die Wahnideen sind in den Hintergrund getreten. Nach wie vor jedoch trägt der Patient einen Urinfänger. Er glaubte, bald sterben zu müssen und an einer chronischen Blasenreizung mit Blasenschrumpfung erkrankt zu sein, die bald zu einem „Harnröhrenverschluss" führen würde.

1. Nachuntersuchung, 44 Jahre nach Erkrankungsbeginn, Alter des Patienten: 57 Jahre

Die Untersuchung findet in der Wohnung des Patienten (J.) statt. Es ist eine Zweizimmerwohnung, die einen so ungepflegten Eindruck macht, dass man schon von verwahrlost sprechen muss. Die Küche steht voll mit völlig verdrecktem Geschirr. Das Küchenzeug bzw. Geschirr ist zusammengeflickt. Es scheint seit Wochen bzw. Monaten nicht mehr gewaschen bzw. gespült worden zu sein. J. schläft in einem schmalen Gang, zur Küche gehörend, auf einer Schaumgummimatratze, die schon verschimmelt ist, sie wirkt wie vom Müll abgeholt. Mit einem Bindfaden hat er an das Holzgestell eine Tasse gebunden. Der Verschlussdeckel des Gucklochs in der Tür ist mit Stoff umwickelt, so auch viele Gegenstände in der Küche und sein recht skurril aussehender Bleistift. Auf Nachfrage gibt er an, dass er dies wegen seines „Rheumatismus" tue. – J. leidet nicht an Rheumatismus, sondern bildet sich dies nur ein, er hat sich auch nicht diesbezüglich untersuchen lassen. Er ist von dieser Wahnidee auch nicht abzubringen. Das „Schlafzimmer" ist vollgestellt mit Wäscheständern und anderen Utensilien. An den Wänden hängen Kinderzeichnungen und drei recht verdreckte grünliche Anoraks. Die Jalousien sind heruntergelassen – später ist zu erfahren, aus Angst davor, durch das Fenster fotografiert bzw. beobachtet zu werden.

J. hat mich noch im Taxi wiedererkannt, er schob einen kleinen Wagen mit sehr schmutzigen schweren Taschen vor sich her, so eine zweirädrige Schubkarre, wie sie ältere Frauen zum Einkaufen benutzen. Er schleppt die Sachen nach oben. J. trägt ein breites Kopf-Haar-Band, wie es Skispringer benutzen. Sein pechschwarzes Haar ist mittellang und reicht bis zur Höhe des Unterkiefers. Er hat einen Bart. Die Kleidung ist sehr nachlässig, sehr ungepflegt, übelriechend. J. wirkt wie ein russischer Mönch bzw. Einsiedler aus dem Zarenreich – so könnte Rasputin ausgesehen haben, nur war der natürlich gepflegter.

J. berichtet sofort, dass er *„von Dämonen besessen"* sei. Das habe er bei der letzten Begegnung mit mir 1973 in Heidelberg noch nicht gewusst. Er möchte mit mir über den *„Vorgang der Befreiung"* sprechen. Es gebe keinen anderen Weg, „als über Jesus Christus". Es bedürfe einer bewussten Entscheidung über Jesus Christus, nämlich sein Leben mit Christus in Ordnung zu bringen, um sich von seinen eigenen Sünden *„und von den Sünden der Vorfahren zu befreien"*. Seit den 70er Jahren habe er Kontakte mit einem Baptisten-Pastor und mit Befreiungsdiensten aufgenommen, seit 1985 sei er von einem Teil der Dämonen befreit, seit 1986 sei er von allen Dämonen befreit. J. meint, er habe 1974/75 in Hilchenbach – dort spielte er damals im Orchester – damit begonnen, *„Befreiungsdienste in Anspruch zu nehmen"*. Er habe *Fratzen gesehen,* die hätten ihn nachts „in den *Hintern gestochen*", das sei sehr schmerzhaft gewesen. Er sei dann davon aufgewacht. Wörtlich sagt J.: *„Wenn ich Gott lästere, kehren die Dämonen zurück"*. *„Ich stelle alle Menschen unter das verflossene Blut Christi"*. (Was meinen Sie damit?) Antwort: „Deshalb, weil, wenn die Dämonen von einem ausfahren sie in einen anderen reinfahren können, *deshalb binde ich die Dämonen im Namen Christi"*.

„Ich bin froh, dass ich Vermittler für die Menschen sein darf, ich will mich vor Gott demütigen".

Es sind 27 Dämonen, die in ihm sind bzw. waren. „Ich befehle euch im Namen Jesu Christi von mir auszufahren". „Ich zähle die alle einzeln auf, ich habe gelernt, sie zu bezeichnen". „Im Namen Jesu Christi befehl ich dir, deinen Namen zu sagen", „dann nennen die ihren Namen". (Hören Sie den Namen dann?) Antwort: „Nein, ich seh die vor meinem geistigen Auge". Der Dämon könne dann nicht mehr anders und nenne seinen Namen, wenn er dies im Namen Christi gefordert habe. Und J. fährt unvermittelt fort: „Satan, im Namen Christi sage ich mich los von dem Dämon so und so". Er müsse den Dämon auch manchmal umschreiben, die Befreiung sei eine „geistige Gratwanderung". Er dürfe nichts Schlechtes denken, keine bösen Gedanken haben, nicht fluchen. Das sei ein „schlimmes Zwangsgefühl". „Wenn der Dämon zurückkehrt, dann kommt eine innere Unruhe und Getriebenheitsgefühl über mich wie ein Mensch, der eine Zwangsneurose hat".

„Man muss sich eine Vergebungsliste anfertigen für jede Verletzung, die man in der Kindheit erfahren hat". „Allen Menschen, die mir in der Kindheit Verletzungen zugefügt haben, habe ich mit dieser Vergebungsliste vergeben".

J. lässt sich überhaupt nicht von seinen Gedankengängen ablenken bzw. lässt sich nicht unterbrechen. Meine Fragen solle ich erst nach „Erarbeitung des Gedankenschemas" stellen. Auch fragt J. immer wieder, ob ich meine Blätter auch nummeriert hätte. Das sei wichtig, damit ich auch alles richtig wiederfinden und in einen richtigen Zusammenhang stellen könne.

J. berichtet, er sei Mitglied einer „Charismatischen Gemeinde". „Taufe mit dem Heiligen Geist, der *Geist spricht in mir*". J. spricht dann einen Spruch in einer auch für ihn unverständlichen Sprache, klingt wie ein Gemisch aus Russisch-Katalanisch und Südfranzösisch. Er fährt dann fort und sagt, *„ich muss jede Botschaft sorgfältig prüfen, ob sie auch von Gott kommt". Er könne auch vom Teufel verführt werden oder „vom eigenen adamitischen Selbst".* Auf Nachfrage meint er damit, dass er auch von der Natur Adams, die sündig und von Gott getrennt sei, verführt werden könne.

Auf meine Frage, ob er die Stimme Gottes höre, meint er: *„Die Stimme Gottes sehe ich vor dem geistigen Auge", er höre sie nicht.* Es sei besser, von den Dämonen nicht zu sprechen, sonst würde es für ihn *„gefährlich"*, das sei *„zuviel Ehre dem Teufel angetan"*.

J. liest die Bibel, geistliche Bücher, auch die Tageszeitung. *„Jesus möchte, dass ich Vieles nicht mehr lese, z.B. den Sportteil. Darin wird nur über die Götzen geredet".* J. meint damit die sportlichen Helden. *„Das hängt mit meinem Minderwertigkeitsgefühl zusammen, damit, dass ich eine Trichterbrust habe und körperlich schmächtig bin".* Und er fährt fort: *„Ich habe einen Geniedämon"*. Er spricht vom *„erlösenden Wunderkind"*, das sei seine Rolle gewesen. „Meine Mutter hat mich in diese Rolle reingezwängt, als ich 12 Jahre alt war". Die Mutter sei mit ihm, seiner Schwester und seinem Vater in die USA ausgewandert. Die Mutter habe mit ihm *geprahlt*: „Mein Sohn ist ja so musikalisch und der ist sooo sprachbegabt". *„In dem Moment ist der Größenwahndämon in mich eingefahren"*. – Später im Gespräch mit dem Bruder von J. wird in der Tat deutlich, dass die leibliche Mutter von J. sehr mit ihm geprahlt hat in den USA, dass J. „das Prahlkind gewesen" sei, dass die Mutter sich mit ihm geschmückt habe. Sehr *traumatisch* sei gewesen, dass der Vater plötzlich wieder nach Europa zurückging und der älteren Schwester T. aufgetragen hatte, J. zu sagen, dass er nun allein mit der Mutter zurückbleiben müsse. T. ging zum Studium nach Europa zurück.

Erstaunlich ist J's Schilderung der Mutter: „Meine Mutter wollte Liebe und Zärtlichkeit von mir haben, dass konnte ich ihr nicht geben, das war mir lästig, sie war sehr geltungssüchtig, sie hat mir erzählt, dass sie von ihrer Mutter abgelehnt worden sei und dass ihre Zärtlichkeitswünsche zurückgewiesen worden seien". „Deshalb ist sie so geltungssüchtig geworden, eine Salonlöwin". Diese Schilderung wird auch von J's Halbbruder bestätigt.

J. fährt dann fort, über sein *verzweigtes Wahngebäude* zu berichten, welches sich um den Geheimdienst dreht, von dem er verfolgt werde, in seiner Stadt sind sogar Aufklärungsflugzeuge AVACS auf ihn angesetzt, auch habe der damalige Bundeskanzler *„Spione auf mich angesetzt"*. Er werde „mit den raffiniertesten Methoden der Elektronik gejagt". Seine Heizung mache er nicht an, er benutze sie nicht, „weil die Geheimdienste da hineinbohren, um mich zu fangen". Spontan meint er, er leide *„vermutlich an Verfolgungswahn"*. Er nehme aber keine Medikamente und brauche auch keinen Hausarzt. Psychisch gehe es ihm „hervorragend, einfach deshalb, weil ich gehorsam bin und alle Sünden bekenne".

Im übrigen besteht eine *bemerkenswerte Konstanz der jetzigen mit der damaligen Symptomatik, die er als 14-jähriger Junge geboten hatte*, nämlich einen schwächlichen, unkräftigen Körper zu haben und von allen möglichen Krankheiten heimgesucht zu werden. In den letzten Jahren ist er überzeugt, an Rheumatismus zu leiden, weshalb er auch dieses Kopfband trage (*„Ich habe mit Rheumatismus zu tun, ich habe ein Kältegefühl an den Ohren, das dämpft das Kältegefühl"*). – Es ist Hochsommer!

Auf meine entsprechende Frage gibt er an, dass er körperlich sehr viele Beschwerden habe. Er habe im Keller im kalten Raum Flöte geübt und habe sich dabei „den Rheumatismus geholt". Er habe ein *„Kältegefühl in manchen Gelenken"*. – Hier erinnert J. an Christian Buddenbrock.

Als J. über die Mutter seiner Schwägerin sprich, kreiert er einen *Neologismus:* So sei bei ihr eine *„Sündenbockgeschlechts-rollenprogrammierung"* erfolgt, sie hätte eigentlich ein Sohn sein sollen und sei deshalb ein „Mannweib" geworden.

Die *hypochondrische Thematik seines Wahns* besteht in wechselnder Intensität und Akuität immer noch (von Krankheitsbeginn an). So berichtet J. spontan davon, dass „die Herpes Simplex II-Krankheit" durch ihn entstanden sei. Er habe dieses Unrecht, das durch ihn entstanden sei, durch Informationen, die er an das National Institute of Allergology and Infection Diseases weitergegeben habe, „gesühnt". Der Herpes Simplex II-Virus greife die Geschlechtsorgane an, die Prostata, *auch den Hoden, „da entstehen Knoten, das Virus steigt die Wirbelsäule hoch bis ins Gehirn rein"*. Im übrigen glaubt er, dass der *Geheimdienst seine Nahrung „mit Krebszellen bestrichen"* habe, seitdem habe er Dickdarm- und Prostatakrebs. (Frage: Wie zeigt sich das?) Antwort: *„Ich habe oft Schmerzen, und das, was abgeht beim Stuhlgang zeigt manchmal so Einbuchtungen, da muss eine Schwellung sein im Dickdarm und manchmal kommt das, was abgeht, in Etappen und nicht direkt hintereinander"*.

J. schleppt seine beiden Taschen, die prall gefüllt sich mit allem möglichen Sammelsurium, überall mit hin, aus Angst, sie würden in seiner Abwesenheit *„vom Geheimdienst bestrahlt"*.

Auf die Frage, ob er eine Lebensmaxime habe, antwortete er: *„Das Himmelreich erreichen, wenn ich könnte, würde ich als Erweckungspriester arbeiten. Aber Jesus versperrt mir den Weg dazu"*. (Frage: Was meinen Sie damit?) Antwort: *„Weil die Geheimdienste, auch die Polizei, mich festnehmen wollen, ohne Zeugen, lebendig oder tot"*.

Epikrise

Die schleichend beginnende und chronisch verlaufende Psychose weist eine erstaunliche Konstanz der Symptomatik auf, v.a. der recht skurrilen Wahninhalte, die immer obstrusere Formen annehmen, zunehmend bedrängender werden und die totale Herrschaft über Denken und Handeln des Patienten gewonnen haben. Anfänglich war die Verlaufsdynamik noch wechselhaft mit Zeiten anhaltender Besserung. Seit 20 Jahren ist der Patient jedoch berentet und nicht mehr arbeitsfähig, spielt gelegentlich nur noch auf der Flöte. Ein Leidensdruck besteht erstaunlicherweise nicht, der gravierenden Verwahrlosung steht der Patient gleichmütig gegenüber, „psychisch" gehe es ihm „hervorragend".

Gesamtdiagnose

Schizophrenie, paranoider Typ (F20.0, 295.30). Schizophrenes Residuum (F20.5, 295.60). Schlechte soziale Anpassung (DAS-M-3: 4).

4.4.2.2 c

Nachbeobachtungszeit: 30 Jahre

Familienanamnese

Der Vater des Pat. sowie der Großvater väterlicherseits sind beide an den Folgen einer Chorea Huntington verstorben. Die Großmutter väterlicherseits litt an einer schizophrenen Psychose.

Milieu: Bescheidene Verhältnisse, stark christlich geprägt.

Psychomotorische Entwicklung: unauffällig

Prämorbid: Einzelgänger, sehr guter Schüler. IQ 143/104 (Gesamt-IQ 128)

Erkrankungsalter: 9 Jahre

Beginntyp: schleichend

Symptomatologie

Im Alter von 9 Jahren trat eine allmähliche Wesensänderung ein: Der Junge isolierte sich zunehmend und fühlte sich von seinen Mitschülern verlacht, gehänselt und abgelehnt. Deshalb Vorstellung in einer Beratungsstelle. Im Alter von 11½ Jahren kamen starke Angstgefühle hinzu, vor allem *paranoide Ängste, Verfolgungsideen*, Selbstmorddrohungen, Schulverweigerung, zunehmende Aggressivität, der Junge wurde depressiv-negativistisch, misstrauisch, zog sich immer mehr zurück und war antriebsarm. Dauer dieses Zustandsbildes: 1 Jahr. Während einer 8-wöchigen stationären Behandlung mit Elektroschocks und Neuroleptika. 4 Wochen später kam es wiederum zu einer Verschlechterung mit zunehmender Widersetzlichkeit, Aggressivität, Selbstzweifel, Rückzugstendenzen und Misstrauen. Deshalb erneute stationäre Behandlung von 4 Monaten Dauer. Danach deutliche Besserung, der Junge war kontaktfähig, ging wieder zur Schule (Gymnasium).

Nach einem halben Jahr, im Alter von 13 Jahren, wurde er wieder vermehrt aggressiv, es kam zu tätlichen Auseinandersetzungen mit seiner Mutter und dem jüngeren Bruder sowie der Großmutter. U.a. hat er die Mutter mit dem Messer bedroht. Deshalb war erneut eine stationäre Behandlung notwendig (Dauer: 6 Monate). Der Patient war hochgradig erregt, handgreiflich, sprach nur mit leiser Stimme, umständlich, weitschweifig. Seine Mimik war starr, er zeigte keinerlei affektives Mitschwingen. Der Junge wird als sehr misstrauisch, depressiv und negativistisch geschildert.

In der Folgezeit besteht vorwiegend eine *negative Symptomatik* mit Rückzug, Adynamie, Initiativelosigkeit bis zur völligen Handlungsunfähigkeit, auch bei einfachen täglichen Verrichtungen immer wieder stärker ausgeprägte *paranoide Tendenzen* mit extremem Misstrauen und Beziehungsideen. Deshalb immer wieder stationäre Aufenthalte von 6-7 Monaten Dauer notwendig. Zwischendurch Gymnasialbesuch, der mit dem *Abitur* abgeschlossen wird. Im Alter von 26 Jahren zunehmend verschrobene Verhaltensweisen, *er stapelt Kot in seinem Zimmer und fühlt sich verfolgt.*

Im Alter von 30 Jahren traten *positive Symptome* in Form von *optischen und akustischen Halluzinationen* und *paranoiden Beziehungs- und Verfolgungsideen* in den Vordergrund, außerdem *Zwangshandlungen* in Form von Zwangsritualen und immer wieder auftretende *katatone Erregungszustände*. Eine *CT-Untersuchung* ergab diskrete atrophische kortikale Veränderungen frontal und parietal mit geringer Erweiterung der äußeren Liquorräume. *MRT-Befund* o.B., insbesondere keine Veränderungen, die für eine Chorea Huntington sprechen.

Im Alter von 32 Jahren starke *psychotische Aktivität* mit *Verfolgungsideen, akustischen Halluzinationen, Stimmen, die ihn beschimpfen, formale Denkstörungen (Gedankenabreißen, Gedankensprünge, Neologismen), Verfolgungsideen, Beeinflussungswahn, Bedrohtheitsideen (befürchtet, ermordet zu werden, nach vorausgegangener Folterung).* Er fühlte sich einem „Mordkomplott ausgesetzt" und glaubte u.a., er solle verschleppt, ermordet und von Ärzten durch eine Genmanipulation zu einem „Mongoloiden umgewandelt und zurechtgeschneidert" werden. Immer wieder wird er von starken Ängsten überflutet und bittet flehentlich um Rettung vor dem Mordkomplott. Zusätzlich *imperative akustische Halluzinationen, Stimmen, die zum Selbstmord aufrufen*. Die Psychose ist Neuroleptika-resistent. Die *psychotische Phase* hält *insgesamt 7 Jahre* an! Danach wurde eine tagesklinische Behandlung möglich, allerdings ist der Pat. *chronisch-psychotisch* und gerät immer wieder in *kataleptische Zustände*. Einmal hatte er die Station verlassen, fuhr mit dem Zug nach Genf, auf der Rückfahrt wurde er in der Heidelberger Innenstadt nackt und in einem verwirrten Zustand aufgegriffen.

Nachuntersuchung im Alter von 39 Jahren, 30 Jahre nach Erkrankungsbeginn

Der Patient wohnt inzwischen in einem betreuten Wohnheim für psychisch Kranke. Er hat einen sehr differenzierten, intelligenten Gesichtsausdruck. Die *Mimik* ist jedoch auffallend *starr*, sehr *modulationsarm.* Die *Sprache ist langsam, gedehnt, dysarthrisch.* Er hat eine ausgeprägte *oro-bucco-faciale Dyspraxie.* Der Patient zeigte andauernde, stetig wiederkehrende *Stereotypien*, so fasste er sich fortwährend mit den Fingerspitzen der rechten Hand an die Nase. Sein *Gang* ist *großschrittig, manieriert, gestelzt,* andeutungsweise *Storchengang!* Der Oberkörper ist dabei steif und nach hinten gebeugt, mit den Armen macht er rudernde Bewegungen.

Er schaut mich unverwandt ernst an. Wenn er mal lacht, verzerrt sich das Gesicht zu einer Grimasse.

Der Patient berichtete, dass er 10 Jahre lang in einem Wohnheim gelebt habe, er habe damals „nur Reisen" gemacht. Er sei jeweils allein gereist, das Geld habe er von seiner alten Tante bekommen. Die Reisen habe er selbst organisiert. U.a. sei er eine Woche in Florenz gewesen, eine Woche in Rom, 14 Tage in Paris, in der Toskana, in Frankreich etc. Im „Großraum Paris" sei er mehrmals gewesen. Eigentlich habe er Latein, Griechisch und Kunstgeschichte studieren wollen, habe aber lieber Reisen unternommen. Das Reisen sei sein Hobby. 5 Wochen vor der Nachuntersuchung sei er in die Schweiz aufgebrochen, sei aber in Karlsruhe „hängen geblieben". Er habe im Zug *getobt, „ich habe wieder die Stimme gehört, die begleitet mich ständig".*

In diesem Zusammenhang berichtet der Patient über *imperative akustische Halluzinationen*, die Stimme erteile ihm Befehle und peinige ihn sehr. Außerdem äußerte er *Bedrohtheits-*

ideen, Angstgefühle, die Stimmen würden ihn bedrohen. Im Übrigen ist der Patient *autistisch-zurückgezogen*, einzelgängerisch, introvertiert, *sonderlingshaft, affektiv verflacht* und *antriebsarm*. Seine Antworten sind teilweise sehr verschroben, alogisch, konkretistisch, er ist zwanghaft prinzipienbezogen.

Der Patient berichtet, dass er ab und zu die Zeitung lese, die er sich am Kiosk kaufe, regelmäßig lese er den „Spiegel". Er interessiere sich sehr für Politik.

Regelmäßig arbeite er in der Kochgruppe mit, dort fühle er sich wohl, im Übrigen gehe er gern spazieren. Ansonsten höre er gerne klassische Musik. Eine regelmäßige Tätigkeit könne er nicht mehr ausüben. Gelegentlich gehe er mit Mitbewohnern des Wohnheims in eine Eisdiele oder in ein Café, trinke dort Kaffee. Außerdem sammle er Briefmarken.

Er habe weder körperliche Beschwerden noch Sorgen. Nach seinen *Zukunftsvorstellungen* befragt, meint er: *„Wenn ich hier im Wohnheim bleiben kann, kann ich zufrieden sein. Besser wäre es natürlich, ich wäre in einem Haus, das mehr im Grünen läge"*. Nach seinem Lieblingswunsch gefragt antwortet er: *„dass ich nicht nochmal hierher brauche und draußen leben könnte"*.

Befragt, ob er besondere Eigenschaften habe, meint er: *„Mein starkes politisches Interesse und mein erstklassiges Gedächtnis"*. (Frage: Woran denken Sie, wenn Sie alleine sind?) Antwort: *„An nichts Besonderes"*. (Frage: Was denken Sie über das Leben?) Antwort: *„Trotz meiner Krankheit bin ich doch eher geschont worden, ich habe nie körperlich arbeiten müssen"*. Über die Frage, was ihm am meisten Sorge bereite, habe er noch nicht nachgedacht. Auch habe er keine besondere Lebensmaxime, *„nach der bin ich noch auf der Suche. Die Anpassung hier ist oft ein Kampf"*. (Frage: Zu wem haben Sie eine besonders enge Beziehung?) Antwort: *„Das könnt ich nicht sagen"*. Er habe zu niemandem besonders enge oder herzliche Beziehungen.

Auf meine Frage, ob er darüber traurig sei, dass er nicht habe studieren können, antwortet er bejahend, er sei schon öfter traurig, dass er nicht habe studieren können, er habe sich aber inzwischen damit abgefunden: *„Es ist einfach zu viel Zeit vergangen, ich kann mich heute nicht mehr als Schüler verstehen, ich hab' zu viel um meine Entwicklung kämpfen müssen"*.

Beim Sprichwörterdeuten, Unterschiedsfragen, beim Erkennen von Unstimmigkeiten und beim Bilderdeuten sind die Antworten recht konkretistisch oder sehr abschweifend, fantastisch, weit entfernt von dem Wesentlichen, worum es geht. Beim Schneeballbild, ein Junge hat mit dem Schneeball ein Fenster eingeworfen, wechselt er rasch die Ebene, spricht in etwas verblasener Weise von Tragik (dass der Vater den Sohn züchtigt und dass ihm dies doch weh tut und dass es schade sei, dass die Fensterscheibe eingeworfen worden sei). Überhaupt tendiert er zu leerem-pathetischem Gefasel. Bei den übrigen Bildern hält er sich an Einzelheiten auf bzw. fest, kann diese jedoch nicht in einen richtigen sinnvollen Zusammenhang einordnen.

Seine *derzeitige Medikation* kann der Patient richtig angeben (5-5-10 mg Fluanxol und 14-tägig 10%-ig 100mg Fluanxol D i.m).

Zusammenfassung

Es handelt sich um eine chronische paranoide Schizophrenie mit jahrelang bestehenden negativen Symptomen, vom Alter von 9 Jahren bis zum Alter von 30 Jahren. Seit diesem Zeitpunkt ist der Patient chronisch paranoid-halluzinatorisch. U.a. bestand eine 7 Jahre lang andauernde produktiv-psychotische Symptomatologie. Der Patient ist nach wie vor psychotisch, er halluziniert akustisch (*imperative Halluzinationen*), er gerät dabei in *katatone Erregungszustände* mit Tobsuchtsanfällen und *kataleptischen Haltungen*. Dies geht mit starken Ängsten einher. Der Patient fühlt sich in Zuständen, in denen er erregt und ängstlich ist, von großen starken Männern bedroht, z.B. durch Betreuer und Mitbewohner. Wenn er unter dem Einfluss von Stimmen *ängstlich* und *erregt* wird, gerät er in *kataleptische Haltungen*, er verrenkt sich dann und nimmt bizarre Haltungen ein, in denen er verharrt, wobei er vor sich hin murmelt. Vorwiegend hört er die Stimme seines ehemaligen Gymnasialdirektors, die ihm sage, dass er von bestimmten Personen, großen starken Männern, bedroht werde.

Deutliche affektive Verflachung, emotionales Zurückgezogensein, starke Antriebsschwäche. Seine Antworten sind teilweise verschroben, alogisch, asymbolisch, abschweifend, tangential. Der Verlaufstyp der Psychose ist kontinuierlich mit prominenten negativen und produktiven (paranoid-halluzinatorischen) Symptomen und Denkstörungen (ICD-10: F 20.0, DSM-IV 295.30). Ab dem Alter von 37 Jahren ist die Symptomatik vorwiegend kataton mit stuporösen und kataleptischen Zuständen und imperativen akustischen Halluzinationen (F 20.2, 295.20). Postpsychotisches Residuum (DAS-M-3: 4).

4.4.2.3 a

Nachbeobachtungszeit: 40 Jahre

Familienanamnese: Vetter der Mutter mit 15 Jahren Suizid; Kind einer Cousine der Mutter mehrfache Suizidversuche

Milieu

Vater Fabrikbesitzer, tatkräftig, energisch, als Kind gehemmt, Mutter aus alter Patrizierfamilie, asthenisch, kontaktschwach

Eigenanamnese: zweites von vier Kindern, spätes Sprechenlernen

Prämorbid

Still, gehemmt, scheu, verträumt, gutmütig, Einzelgänger. In der Schule trotz guter Leistungen überängstlich, ehrgeizig.

Erkrankungsalter: 10 Jahre

Beginntyp: schleichend

Symptomatologie

Der Junge, der schon immer ein stilles, scheues, verträumtes Kind war und in der Schule gute bis sehr gute Leistungen bot, zog sich im Alter von 10 Jahren völlig von den Mitmenschen zurück, saß untätig herum, hatte an nichts mehr Interesse, sprach kaum noch, nahm eine *merkwürdige, gebeugte Haltung* an, sah keinen mehr an, schaute dauernd auf seine Finger und knabberte an den Nägeln. In der Schule arbeitete er nicht mehr mit, zu Hause war er zeitweise unmotiviert frech und aggressiv. Er entwickelte eine starke *WC-Angst* (s.a. Kap. 17*!*) und ging schließlich überhaupt nicht mehr allein auf die Toilette, verließ das Zimmer, sobald Besuch kam, und frühstückte nicht mehr mit der Familie, wenn die langjährige Hausschneiderin dabei war. Seine *Haltung* war schließlich *völlig gebeugt und verkrampft, die Bewegungen steif und eckig, „wie aufgezogen“* und seine *Mimik ausdrucksarm und leer.* Er wirkte *völlig unbeteiligt und leer* und zeigte vor allem Unbekannten *Angst* und *Misstrauen*.

Abends, wenn er alleine war, wurde er aktiv, rumorte in seinem Bett herum, redete laut oder leise vor sich hin und schlief erst spät ein. Gelegentlich spielte er „Hund“, indem er den Haushund nachahmte und nässte dann auch wie ein Hund auf den Fußboden. Oder er spielte „Orchester“ und sprach dabei von „Hermann“ (das Hermann-Hagestedt-Rundfunkorchester damit meinend).

Nach 4-wöchigem stationären Aufenthalt begann er mit dem Pflegepersonal hinter der Tür zu sprechen, verlangte gierig nach Süßigkeiten, die er zunächst nur verzehrte, wenn er allein war. Allmählich schloss er sich mehr und mehr an die Hausmutter an, jedoch hatte er nach wie vor keinen Kontakt zu Kindern. Seine Haltung wurde allmählich aufrechter und gelockerter, mit Erwachsenen sprach er direkter und sah sie dabei an. Er begann zu malen, meistens Indianerszenen, baute im Sandkasten, spielte mit der Eisenbahn, schrieb teils konfuse, teils aber auch geordnete Briefe und verfertigte u.a. einen anschaulichen schriftlichen Bericht über einen Zoobesuch. Er machte sogar Schulaufgaben und beteiligte sich am Gruppenleben. Insgesamt war er deutlich antriebsreicher, kontaktfreudiger, interessierter und aufgeschlossener, auch Fremden gegenüber.

Therapie: 12 Elektroschocks, 35 Insulinkomata (!)

Weiterverlauf

Im Alter von 12 Jahren trat wieder eine Verschlechterung ein, der Junge war von starken Sexualängsten geplagt, er onanierte viel und nässte tags und nachts ein. Er wurde sehr unruhig, vor allem nachts, redete viel unmotiviertes und zusammenhangsloses Zeug, lachte öfters schrill auf ohne ersichtlichen Grund, belästigte das weibliche Pflegepersonal mitunter auch sexuell und wurde recht aggressiv. Im Übrigen zog er sich von den Mitpatienten wieder zurück, deren Berührung er ängstlich vermied. Er spielte nicht mehr und wirkte *misstrauisch* und *verängstigt*. In der Folgezeit wechselten *katatone Erregungszustände* sowie *Stuporzustände* mit *kataleptischen Haltungen, Stereotypien, Negativismus und Mutismus* mit Zeiten ab, in denen der Junge relativ fügsam und angepasst war und sich kontaktbereiter zeigte. Dann verfertigte er u.a. Zeichnungen (meistens Nussknacker darstellend) und sprach wieder teilweise ganze und sinnvolle Sätze, teilweise jedoch auch unverständliches Zeug (*„reden Sie nicht mit den Leuten. Die sind alle schlecht, auch zu den Kindern. Also reden Sie nur nicht. Die Frau singt mit den Kindern und wenn sie singt, dann kommt mir gleich das Schieten“).* Eine stetige Besserung war jedoch nicht zu verzeichnen, schließlich wurde der Junge immer teilnahmsloser, affektiv lahm, er war *sexuell stark enthemmt, völlig autistisch* und zeigte *keinerlei Initiative mehr,* auch sprach er kein Wort mehr. Stundenlang führte er irgendwelche *stereotypen Körperbewegungen aus, sich nicht vom Fleck rührend.*

Ab dem *13.-14. Lebensjahr* wird das psychotische Bild *einförmig, ja eintönig,* die Prozessaktivität nimmt ab, der Patient bietet eine als *„Dementia praecox“ bzw. „Dementia praecocissima“* imponierende Wesensänderung. Anfänglich ist zwar noch eine Arbeitstherapie (in der Klammerwerkstatt) möglich, und der Junge antwortet auch noch vereinzelt auf Fragen. *Seit dem 19. Lebensjahr spricht der Patient jedoch gar nichts mehr,* und seit dem *21. Lebensjahr ist eine Arbeitstherapie überhaupt nicht mehr möglich.* Der Patient ist *völlig autistisch, antriebslos, mutistisch,* unordentlich und unsauber (*Einkoten, Einnässen*) geworden. Zeitweise muss er sogar zum Essen angehalten werden.

2. Nachuntersuchung 40 Jahre nach Krankheitsbeginn, Alter des Pat. 50 Jahre

In den letzten 40 Jahren ist das psychopathologische Bild erstaunlich gleich geblieben, es gleicht demjenigen, das der Pat. zu Beginn der Psychose im Alter von 10 Jahren geboten hat: Rückzug, Untätigkeit, Interesselosigkeit, gebeugte Körperhaltung, Körperstereotypien, stereotypes Berühren der Fingernägel und Beschauen seiner Handinnenflächen, nur noch leises Flüstern, das kaum verständlich ist. Es bestehen aber *eindeutig akustische Halluzinationen, Hören von Stimmen,* die ihn *ängstigen* und offensichtlich *bedrohen. Zum Teil* haben die Stimmen *imperativen Charakter.*

Therapie

In den letzten Jahren Neuroleptika (3mg Haloperidol, 1 mg Tavor, 90 mg Melleril täglich).

Bei der Nachuntersuchung wirkte der Patient ratlos und verträumt. Er fiel durch sein sehr fein geschnittenes Gesicht auf, er stand in gebückter Haltung vor mir, sein Gesicht berührte fast das meine, er flüsterte monoton vor sich hin. Auch seine Hände waren recht differenziert, fein, schmal. Er schaute mich immer wieder an und hatte es gern, wenn man ihn streichelte. Sein Gesichtsausdruck war ganz ähnlich wie derjenige im Alter von 10 Jahren! Auch zeigte er dieselben Symptome: Bestreichen der Fingerspitzen, Anschauen der Fingerspitzen und der Handinnenflächen.

Fragen und Bemerkungen meinerseits wurden im gleichen Tonfall wiederholt (*verbale Iterationen u. Stereotypien*). Dabei wirkte er insgesamt freundlich, fast heiter, er reagierte aber deutlich besorgt, traurig und betroffen, als ich ihn fragte, ob er *Angst* habe. Er schaukelte stereotyp mit dem Körper und äußerte, er dürfe nicht über seine Angst reden! Immer wieder äußerte er den Wunsch, mit mir spazieren gehen zu wollen, schaute mich dabei beschwörend an.

Der Patient berichtete, dass er *Stimmen* höre, die sagen „Spielen". Es gäbe aber auch Stimmen, die ihn „beschimpfen", oder sie sagten *„quälen", „mach' dich nach Hause".* Der Pat. zeigte ein typisches autistisches Symptom: *Augenbohren.*

Die Frage nach seinem Alter beantwortete er mit „5 Jahre". Auf die Frage, was er gerne mache, sagte er „Spielen". (Was?) Antwort: *„Dreißig, dreißig, dreißig Grad" (word chaining –* s. Kap. 5.2.3*).* Bei weiteren Fragen *wiederholte* er jeweils das letzte Wort (*Echolalie*). Zwischendurch war der Patient „wie in sich versunken", beschäftigte sich mit den Fingerspitzen, stand immer wieder auf, setzte sich hin, beschaute stereotyp seine Handinnenflächen und seine Finger, die er verbog, schaute sich ratlos um. Es hatte den Anschein, als ob er mit inneren Erlebnissen oder mit Stimmenhören beschäftigt sei.

Fremdanamnestisch ist durch die Stationsärztin und den Stationspfleger zu erfahren, dass der Patient völlig autistisch sei, er liege vorwiegend im Bett mit der Decke über dem Kopf. Immer wieder äußere er *Angst* und sage *„ich will nach Hause".* Immer wieder sei er Opfer von verbalen und tätlichen Aggressionen der Mitpatienten. Gerne fasse er anderen Leuten an die Nase oder patsche mit der Hand ins Essen der Mitpatienten, was seine Form der Kontaktaufnahme mit ihnen sei. Er wimmere viel vor sich hin, spreche unverständlich, hastig-monoton. Er gehe gerne in die Cafeteria und esse Kuchen, auch gehe er gern spazieren, vorwiegend mit einem schizophrenen Mitpatienten. Er finde auch allein wieder auf Station zurück vom Gelände, im Klinikgelände sei er einigermaßen orientiert.

Der Patient sei eher apathisch, habe Phasen, wo er hektisch hin- und herlaufe und vor sich hin murmele, rasch und unverständlich. Dabei bestehe der Eindruck, dass er dann *akustisch halluziniere.* Er lese in Kinderbüchern, betrachte die Bilder und lese einzelne Wörter. Zur Hygiene müsse er angehalten werden, auch zur Körperpflege.

Das Symptombild bestehe nunmehr seit 30 Jahren und habe sich nicht verändert. Der Patient sei gut zu haben, lediglich durch sein autistisches Verhalten komme es zu Konflikten, weil er dadurch die Aggressionen der anderen Mitpatienten auf sich ziehe. Er könne sich dagegen jedoch nicht wehren. Zeitweise ziehe er sich ins Bett zurück, ziehe sich ganz nackt aus und uriniere ins Bett, keinerlei sexuelle Aktivitäten, keine Onanie. Der Patient ziehe sich alleine an. Immer noch, wie vor 40 Jahren, als er 10 Jahre alt war, drehe er an seiner Kleidung die Knöpfe ab.

Am Schluss möchte der Patient wieder mit mir spazieren gehen.

Gesamtdiagnose

Katatone Schizophrenie (F 20.20, 295.20), schweres Residuum (DAS-M-3: 5)

Verlaufstyp

Kontinuierlich. Ohne wesentliche Progredienz mit prominenten negativen, jedoch auch produktiven Symptomen, Haltungs- und Bewegungsstereotypien, Katalepsie.

4.4.2.3 b

Nachbeobachtungszeit: 32 Jahre

Familienanamnese: unauffällig

Milieu

Der Vater der Patientin, Lehrer von Beruf, fällt in den letzten Kriegstagen des 2. Weltkrieges. Nach Aussagen der Mutter war die Ehe glücklich. Mutter überbesorgt, sieht bevorzugt das Negative, rechthaberisch, schwierig im Umgang.

Eigenanamnese

Schwangerschaft der Mutter war „sehr schlecht", sie hatte „dauernd erbrochen". Schwere Geburt. Die Mutter hat das Kind bis zum 10. Monat gestillt, das Kind hat häufig erbrochen.

Prämorbid: Ängstlich, gute Schülerin (Klassenbeste), spielt Klavier.

Erkrankungsalter: 10 Jahre

Beginntyp: schleichend

Symptomatologie

Bis zum 4. Schuljahr gehörte das Mädchen zu den besten Schülerinnen, wurde dann jedoch zerfahren, unaufmerksam, ließ sich leicht ablenken. Die Schrift wurde unleserlich, das Mädchen entwickelte starke Hemmungen, wurde ängstlich, verkrampfte sich, war andererseits gutmütig, ließ sich von anderen ausnutzen. Das Mädchen wurde zunehmend unselbstständig, phlegmatisch, ließ in den Schulleistungen ganz erheblich nach, hatte an nichts mehr Interesse, war unsauber, zunehmend gehemmt, ängstlich und scheu und zog sich von allen Kindern zurück. Sein Verhalten wurde läppisch, linkisch-ungeschickt. Es fing an zu regredieren, spielte mit Puppen und kleineren Kindern, von denen es sich ausnutzen ließ.

Im Verlauf eines Jahres wurde das Mädchen antriebs- und interesselos, affektiv leer, ohne innere Bindung an die Mutter, die sie einmal wahnhaft schreckhaft verkannte: *„da bist du Ungeheuer ja schon wieder"*.

Im Alter von *12 Jahren* stationäre Behandlung. Das Mädchen war abweisend, teilweise läppisch, antriebsarm, kontakteingeschränkt, immer wieder unmotiviertes Lachen. Es äußerte, es habe noch nie Mitleid gehabt, und gab an, es habe zu Hause aus der elektrischen Leitung *„eine Beeinflussung gemerkt“*, es seien *„überall Strahlen herausgekommen“*, die es *„an Kopf, Händen, Füßen, Herz, Brust und überhaupt überall hin getroffen“ hätten.* Danach lief das Mädchen voller Angst aus dem Zimmer und hatte *„richtige Strahlen im Dunkeln gesehen“*. Das sei öfters vorgekommen, habe ihr aber „schließlich nichts mehr ausgemacht“.

Therapie: 12 Elektroschocks

Weiterentwicklung

In der Folgezeit Verschärfung der Symptomatik: Zunehmende Interesselosigkeit, Antriebsmangel, Selbstunsicherheit und Beeinflussbarkeit durch andere. Das nunmehr *12-jährige Mädchen* entwickelte *Zwangshandlungen* (Waschzwang, Ordnungszwang). Es musste sich ununterbrochen die Hände waschen oder Bücher, Bilder und Gebrauchsgegenstände immer wieder von neuem zurechtrücken, aufrichten und säubern. Sein *Verhalten* war sehr *wechselhaft*, einige Tage lang verhielt es sich still, zurückgezogen, völlig in sich gekehrt, es ging steif in eigenartiger Körperhaltung mit verrenkten Armen und verdrehtem Körper „wie eine Puppe“ herum, an anderen Tagen war es ausgelassen, überschäumend, läppisch, heiter, albern, ständig in Bewegung und fremden Personen gegenüber distanzlos. Die Patientin war nicht zum Sprechen zu bewegen, wirkte affektiv inadäquat, läppisch, zeitweise stumpf, gleichgültig, ohne Anteilnahme.

Im Alter von *13 Jahren* Insulinschockbehandlung, ohne Erfolg. Die Patientin *halluzinierte optisch*, sie sah u.a. einen Vogel im Zimmer und sah Würmer an der Nase der Mutter entlang kriechen. Stetiger Wechsel von katatonen Erregungs- und Stuporzuständen. Sie äußerte *Angst, sterben zu müssen*. Weitere Symptome: *Echolalie, Phonographismus.*

Im Alter von *15 Jahren* katatonstuporöse Zustände, paranoide Wahnideen, akustische und optische Halluzinationen. Das Mädchen ist negativistisch, verschlossen, kontakt- und antriebsarm, musste zeitweise gefüttert werden. Nach wie vor Echolalie.

Im Alter von *16 Jahren* kurzzeitige Besserung, die Patientin spricht mehr, hilft beim Abtrocknen und schreibt kurze Briefe an die Mutter, dann jedoch wieder Verschlechterung, die Patientin „verstumpft langsam immer mehr“, beteiligt sich nicht mehr an den alltäglichen Vorgängen, beobachtet sie aber genau. Zwischendurch zerstört sie Sachen und lacht dabei, steht dann wieder stumpf in der Ecke herum. Plötzlich geht sie mit einem Besenstiel auf eine Schwester los und läuft plötzlich wieder weg. Immer wieder abrupte, sinnlose Handlungen, Erregungszustände, in denen sie schreit, schlägt, tritt, einnässt, durcheinander lacht und weint.

Im Alter von *17 Jahren* stationäre Aufnahme in einem hessischen Landeskrankenhaus, wo sie bis zum Tode verbleibt. Immer wieder ist die Patientin kataton oder stuporös, liegt dann nur noch im Bett, muss gefüttert werden.

Die Folgejahre sind durch katatone Erregungszustände sowie stuporöses Verhalten im Wechsel gekennzeichnet. In erregten Phasen läuft sie laut schreiend herum, ist hoch aggressiv, schlägt Mitpatienten und läuft ziellos im Saal herum, wirft alles um. Sie spricht und singt dann viel und ist sehr unruhig. Zeitweise beschmiert sich die Patientin und das Bett mit Kot. Dabei scheint sie trotz immer weiter fortschreitender affektiver Abstumpfung unter ihrem Zustand zu leiden. So rief sie im Alter von 19 Jahren einmal aus: *„Ach Schwester, ich bin ja so arm dran, ich bin so furchtbar krank, helfen Sie mir doch“*. Gelegentlich sagte sie ganze Sätze wie z.B. im Alter von 21 Jahren: *„Mir geht es ganz gut, wenn der Kopf gewaschen ist“*. Und im

Alter von 22 Jahren: *„Macht mich doch tot"*. Im Alter von 23 Jahren schrie sie in einem katatonen Erregungszustand: *„Feuer, Blut, Herrgott im Himmel, hilf mir, ich halte es nicht mehr aus, verdammt noch einmal lasst mich los, nein, ich kann und will nicht mehr"*. Seitdem sprach die Patientin kaum noch, lediglich stoßweise einzelne Wörter ohne inneren Zusammenhang. Immer häufiger kam es zu katatonen Erregungszuständen mit gellendem Schreien, Singen, Toben, Schlagen, Zerstörungswut, abwechselnd mit stuporösen, mutistisch-negativistischen Verhaltensweisen. Seit dem Alter von 27 Jahren sprach die Patientin überhaupt nicht mehr, stand unter dem Einfluss von *optischen und akustischen Halluzinationen*.

Nachuntersuchung

Im Alter von 29 Jahren erfolgte die erste Nachuntersuchung. Die Patientin kam in läppischer Weise ins Zimmer getänzelt, den Kopf zur Seite geneigt und verdreht, sie war negativistisch-ambitendent, sprach nicht, ein Kontakt mit ihr war nicht herstellbar. Von der Stationsschwester war zu erfahren, dass sie wenige Tage zuvor zusammen mit der Mutter *Schubert-Lieder mit Text gesungen* habe!!

In den Folgejahren vor allem prämenstruell dranghafte Erregungszustände, die Aggressionen sind jedoch nicht mehr so gefährlich wie früher. Vor allem in Erregungszuständen spricht sie auch einige Sätze, ansonsten dauernd mutistisch.

Im Alter von *33 Jahren Suizidversuch* durch *Strangulation* mit Gummiringen.

Im Alter von *42 Jahren* Tod im Rahmen eines katatonen Erregungszustandes. Trotz der Fixierung fiel die Patientin aus dem Bett, und es kam zu einer Strangulation durch Druck auf die Halsschlagader mit reflektorischem Herzstillstand.

Zusammenfassung u. Beurteilung

Schleichend beginnende, chronisch verlaufende Psychose mit Beginn im Alter von 10 Jahren. *Knickhaft einsetzende Wesensänderung* mit *vorherrschenden unproduktiven, negativen Symptomen* (Rückzug, affektive Abstumpfung, Interesseverlust), zunehmend unsauber, gehemmt, scheu, ängstlich, aber auch läppisch, erhebliches Nachlassen der Schulleistungen, regressives Verhalten, (Spiel mit Puppen und kleinen Kindern). Im Alter von 11/12 Jahren *produktive Symptome* wie *haptische und optische Halluzinationen, Beeinflussungserlebnisse, Wortneubildungen.* Das Krankheitsbild geht über in eine *chronische Halluzinose* mit *kataton-stuporösen Erregungszuständen* und vorwiegend *optischen und akustischen Halluzinationen* (F 20.2). In den letzten 20 Jahren ist das Krankheitsbild gleichbleibend durch schwerste katatone und stuporöse Zustände mit Negativismus, Mutismus und kataleptischen Verkrampfungen gekennzeichnet. Ausbildung eines *schweren postpsychotischen Residuums* (F20.5, DAS-M-3: 5).

Literatur

Abel KM (2004) Foetal origins of schizophrenia: testable hypotheses of genetic and environmental influences. Brit J Psychiatry 184: 383–385

Abel T, Zukin RS (2008) Epigenetic targets of HDAC inhibition in neurodegenerative and psychiatric disorders. Curr Opin Pharmacology 8: 57–64

Abercrombie ED, Keefe KA, DiFrischia DS, Zigmond MJ (1989) Differential effect of stress on in vivo dopamine release in striatum, nucleus accumbens, and medial frontal cortex. J Neurochemistry 52: 1655–1658

Abi-Dargham A, Rodenhiser J, Printz D et al. (2000) Increased vaseline occupancy of D2 receptors by dopamine in schizophrenia. Proc Natl Acad Sciences USA 97: 8104–8109

Abi-Dargham A, Mawlawi O, Lombardo I et al. (2002) Prefrontal dopamine D1 receptors and working memory in schizophrenia. J Neuroscience 22: 3708–3719

Abi-Dargham A, Moore H (2003) Prefrontal DA transmission at D1 receptors and the pathology of schizophrenia. Neuroscientist 9: 404–416

Abi-Dargham A (2004) Do we still believe in the dopamine hypothesis? New data bring new evidence. Int J Neuropsychopharmacology 7: 1–5

Abi-Dargham A (2007) Alterations of serotonin transmission in schizophrenia. Int Rev Neurobiology 78: 133–164

Abler B, Erk S, Hewig U et al. (2007) Anticipation of aversive stimuli activates extended amygdala in unipolar depression. J Psychiatr Research 41: 511–522

Adam C, Lehmkuhl G (2002) Früherkennung und Frühintervention bei Psychosen im Kindes- und Jugendalter. Z ärztl Fortbild Qual.sich (ZaeFQ) 96: 579–585

Adams JS, Liu PT, Chun R, Modlin RL, Hewison M (2007) Vitamin D in defense of the human immune response. Ann NY Acad Science 1117: 94–105

Addington J, Williams J, Young J, Addington D (2004) Suicidal in behaviour in early psychosis. Acta Psychiatr Scandinavica 109: 116–120

Addington J, Mc Cleery A, Addington D (2005) Three-year outcome of family work in an early psychosis program. Schizopr Research 79: 107–116

Addington AM, Gornick MC, Shaw P et al. (2007) Neuregulin 1 (8p12) and childhood-onset schizophrenia: susceptibility haplotypes for diagnosis and brain developmental trajectories. Mol Psychiatry 12: 195–205

Addington J, Piskulic D, Marshall C (2010) Psychosocial treatments for schizophrenia. Curr Direct Psychol Science 19: 260–263

Adler LE, Olincy A, Cawthra EM, et al. (2004) Varied effects of atypical neuroleptics on P50 auditory gating in schizophrenia patients. Am J Psychiatry 161: 1822–1828

Adolphs R (1999) Social cognition and the human brain. Trends Cogn Sciences 3(12): 469–479

Adolphs R (2001) The neurobiology of social cognition. Curr Opin Neurobiology 11: 231–239

Akbarian S, Kim JJ, Potkin SG et al. (1995) Gene expression for glutamic acid decarboxylase is reduced without loss of neurons in prefrontal cortex of schizophrenics. Arch Gen Psychiatry 52: 258–266

Akil M, Kolachana BS, Rothmond DA et al. (2003) Catechol-O-methyltransferase genotype and dopamine regulation in the human brain. J Neuroscience 23: 2008–2013

Alaghband-Rad J, McKenna K, Gordon CT, Albus KE et al. (1995) Childhood-onset schizophrenia: The severity of premorbid course. J Am Acad Child Adolesc Psychiatry 34: 1273–1283

Alanen YO (2001) Schizophrenie. Entstehung, Erscheinungsform und die bedürfnisangepasste Behandlung. Stuttgart: Klett-Cotta

Aleman A, Hijman R, de Haan EH, Kahn RS (1999) Memory impairment in schizophrenia: a meta-analysis. Amer J Psychiatry 156: 1358–1366

Amering M, Schmolke M (2007) Recovery. Das Ende der Unheilbarkeit. Bonn: Psychiatrie Verlag

Amminger GP, Schäfer MR, Papageorgiou K et al. (2007) Omega-3-fatty acids reduce risk of early transision to psychosis in ultra-high risk individuals: A double-blind randomized, placebo-controlled treatment study. Schizopr Bulletin 33: 418–419

Ananth H, Popescu I, Critchley HD et al. (2002) Cortical and subcortical gray matter abnormalities in schizophrenia determined through structural magnetic resonance imaging with optimized volumetric voxel-based morphometry. Amer J Psychiatry 159: 1497–1505

Andersen SL, Teicher MH (2004) Delayed effects of early stress on hippocampal development. Neuropsychopharmacology 29: 1988–1993

Andreasen NC (1979) Thought, language, and communication disorders. I. Clinical assessment, definition of terms, and evaluation of their reliability. Arch Gen Psychiatry 36: 1315–1323

Andreasen NC, Olsen SA, Dennert JW et al. (1982) Ventricular enlargement in schizophrenia: relationship to positive and negative symptoms. Am J Psychiatry 139(3): 297–302

Andreasen NC (1983) Scale for the Assessment of Negative Symptoms (SANS). Iowa City: University of Iowa

Andreasen NC (1984) Scale for the Assessment of Positive Symptoms (SAPS). Iowa City: University of Iowa

Andreasen NC, Flaum M, Arndt S (1992) The comprehensive assessment of symptoms and history (CASH). Arch Gen Psychiatry 49: 615–623

Andreasen NC, Nopoulos P, Schultz S, Miller D, Gupta S, Swayze V, Flaum M (1994) Positive and negative symptoms of schizophrenia: past, present, and future. Acta Psychiatrica Scandinavia 90 (Suppl 384): 51–59

Andreone N, Tansella M, Cerini R et al. (2007) Cortical white-matter microstructure in schizophrenia. Brit J Psychiatry 191: 113–119

Angermeyer MC, Schulze B (1998) Psychisch Kranke – eine Gefahr? Psychiatr Praxis 25: 211–220

Angermeyer MC, Richter-Werling M (2003) „Verrückt? Na und!" Ein Schulprojekt sensibilisiert Jugendliche für psychische Probleme. Münch Med Wochenschrift 145: 38–42

Angermeyer MC (2003) Das Stigma psychischer Krankheit aus der Sicht der Patienten – Ein Überblick. Psychiat Praxis 30: 358–366

Angermeyer MC, Matschinger H (2005) Causal beliefs and attitudes to people with schizophrenia. Brit J Psychiatry 186: 331–334

Angst J (1986) The course of schizoaffective disorders. In: Marneros A, Tsuang MT (Hrsg.) Schizoaffective Psychoses. Berlin – Heidelberg – New York: Springer

Anttilla S, Kampman O, Illi A et al. (2003) NOTCH4 gene promoter polymorphism is associated with the age of onset in schizophrenia. Psychiatric Genetics 13: 61–64

Arango C, Moreno C, Martinez S et al. (2008) Longitudinal brain changes in early-onset psychosis. Schizophr Bulletin 34: 341–353

Arboleda C, Holzman PS (1985) Thought disorder in children at risk for psychosis. Arch Gen Psychiatry 42: 1004–1013

Ardekani BA, Nierenberg J, Hoptman MJ et al. (2003) MRI study of white matter diffusion anisotropy in schizophrenia. Neuro Report 14: 2025–2029

Arendt M, Rosenberg R, Foldager L et al. (2005) Cannabis-induced psychosis and subsequent schizophrenia-spectrum disorders: follow-up study of 535 incident cases. Brit J Psychiatry 187: 510–515

Aronson E, Wilson TD, Akert RM (2004) Sozialpsychologie. 4. Auflage. München: Pearson Studium

Arseneault L, Caspi A, Moffit TE, Taylor PJ, Silva PA (2000) Mental disorders and violence in a total birth cohort. Arch Gen Psychiatry 57: 979–986

Arseneault L, Cannon M, Witton J et al. (2004) Causal association between cannabis und psychosis: Examination of the evidence. Brit J Psychiatry 184: 110–117

Asarnow JR (2005) Childhood-onset schizotypal disorder: A follow-up study and comparison with childhood-onset schizophrenia. J Child Adolesc Psychopharmacology 15: 395–402

Asarnow RF, Tanguay PE, Bott L, Freeman BJ (1987) Patterns of intellectual functioning in non-retarded autistic and schizophrenic children. J Child Psychol Psychiatry 28: 373–280

Asarnow RF, Ben-Meir S (1988) Children with schizophrenia spectrum and depressive disorders. A comparative study of onset patterns, pre-morbid adjustment and severity of dysfunction. J Child Psychol Psychiatry 29: 477–488

Asarnow RF, Asamen J, Granholm E et al. (1994) Cognitive/neuropsychological studies of children with a schizophrenic disorder. Schizophr Bulletin 20: 647–670

Asarnow RF, Brown W, Strandburg R (1995) Children with a schizophrenic disorder: neurobehavioral studies. Europ Arch of Psychiatr and Clinical Neuroscience 245: 70–79

Ashdown H, Dumont Y, Ng M et al. (2006) The role of cytokines in mediating effects of prenatal infection on the fetus: implications for schizophrenia prenatal infection and brain development. Mol Psychiatry 11: 47–55

Atschkova M (1966) Die Pfropf-Schizophrenie im Kindes- u. Jugendalter. Psychiatr Neurol Med Psychologie (Lpz.) 18: 292–295

Aulagnier P (1998) Der Konflikt zwischen dem identifizierenden Ich und dem identifizierten Ich in der Psychose. Psychoanal Theorie und Praxis 13: 76–80

Baare WF, van Oel CJ, Hulshoff Pol HE et al. (2001)Volumes of brain structures in twins discordant for schizophrenia. Arch Gen Psychiatry 58: 33–40

Baddeley AD, Hitch GJ (1974) Working memory. G.H. Bower (Ed.) The psychology of learning and motivation. New York: Academic Press, S. 47–89

Baddeley AD (2003) Working memory: Looking back and looking forward. Nature Reviews Neuroscience 4: 829–839

Bailer J, Bräuer W, Rey ER (1996) Premorbid adjustment as predictor of outcome in schizophrenia: Results of a prospective study. Acta Psychiatr Scandinavia 93: 368–377

Baker K, Baldeweg T, Sivagnanasundaram S, Scambler P, Skuse D (2005) COMT Val108/158 Met modiefies mismatch negativity and cognitive function in 22q11 deletion syndrome. 58: 23–31

Bakst Sh, Rabinowitz J, Bromet J (2010) Antecedents and patterns of suicide behavior in first-admission psychosis. Schizophr Bulletin 36: 880–889

Ballon JS, Dean KA, Cadenhead KS (2008) Obstetrical complications in people at risk for developing schizophrenia. Schizopr Research 98: 307–311

Barnett JH, Scoriels L, Munafo MR (2008) Meta-analysis of the cognitive effects of the catechol-O-methyltransferase gene Val158/108Met polymorphism. Biol Psychiatry 64: 137–144

Barr RS, Culhane MA, Jubelt LE et al. (2008) The effects of transdermal nicotine on cognition in nonsmokers with schizophrenia and nonpsychiatric controls. Neuropsychopharmacology 33: 480–490

Barrowclough C, Tarrier N, Humphreys L et al. (2003) Self-esteem in schizophrenia: relationships between self-evaluation, family attitudes, and symptomatology J Abnorm Psychology 112: 92–99

Bartha R, Williamson C, Drost DJ et al. (1997) Measurement of glutamate and glutamine in the medial prefrontal cortex of never-treated schizophrenic patients and healthy controls by proton magnetic resonance spectroscopy. Arch Gen Psychiatry 54: 959–965

Bartkó G, Zador G, Horvath S, Herczeg I (1988) Neurological soft signs in chronic schizophrenic patients: clinical correlates. Biol Psychiatry 24: 458–460

Bassett AS, Chow EW, Weksberg R (2000) Chromosomal abnormalities and schizophrenia. Amer J Med Genetics 97: 45–51

Bateson G, Jackson DD, Haley J, Weakland JW (1956) Towards a theory of schizophrenia. Behav Science 1: 251–264

Battegay R (1970) Angst und Sein. Stuttgart: Hippocrates

Baumann N, Pham-Dinh D (2001) Biology of oligodendrocyte and myelin in the mammalian central nervous system. Physiol Review 81: 871–927

Baumann A, Zäske H, Decker P et al. (2007) Veränderungen in der sozialen Distanz der Bevölkerung gegenüber schizophren Erkrankten in 6 deutschen Großstädten. Nervenarzt 78: 787–795

Bäuml J, Pitschel-Walz G, Berger H et al. (2005) Arbeitsbuch Psychoedukation bei Schizophrenie (APES) Stuttgart: Schattauer

Bäuml J, Froböse T, Kraemer S et al. (2006) Psychoeducation: A basic psychotherapeutic intervention for patients with schizophrenia and their families. Schizophr Bulletin 32: 1–9

Beard JL, Felt B, Schallert T et al. (2006) Moderate iron deficiency in infancy: Biology and behaviour in young rats. Behav Brain Research 170: 224–232

Bebbington PE, Bhugra D, Brugha T et al. (2004) Psychosis, victimisation and childhood disadvantage. Brit J. Psychiatry 185: 220–226

Bechdolf A, Wagner M, Veith V et al. (2007) Randomized controlled multicentre trial of cognitive behavior therapy in the early initial prodromal state: Effects of social adjustment post treatment. Early Intervention in Psychiatry 1: 71–78

Beck AT (2008) The evolution of the cognitive model of depression and its neurobiological correlates. Am J Psychiatry 165: 969–977

Bell M, Bryson G, Greig T et al. (2001) Neurocognitive enhancement therapy with work therapy: Effects on neuropsychological test performance. Arch Gen Psychiatry 58: 763–768

de Bellis MD, Chousos GP, Dorn LD et al. (1994) Hypothalamic-pituitary-adrenal axis dysregulation in sexually abused girls. J Clin Endocrinol Metabolism 78: 249–255

Bendall S, Jackson HJ, Hulbert CA, McGorry PD (2008) Childhood trauma and psychotic disorders: a systematic, critical review of the evidence. Schizophr Bulletin 34: 568–579

Bender L (1947) Childhood schizophrenia: Clinical study of one hundred schizophrenic children. Am J Orthopsychiatry 17: 40–56

Bender L (1953) Childhood schizophrenia. Psychiat. Quarterly 27: 663–681

Bender L (1956) Schizophrenia in childhood, its recognition, description and treatment. J Amer Orthopsychiatry 26: 499–506

Bender L (1958) Genesis in schizophrenia during childhood. Acta paedopsychiatry 25: 101-

Benedetti G (1976) Ausgewählte Aufsätze zur Schizophrenielehre. Göttingen: Vandenhoeck u. Ruprecht

Benedetti G (1987) Wahn und Halluzination in psychotherapeutischer Sicht. In: Olbrich HM (Hrsg.): Halluzination und Wahn. Berlin – Heidelberg – New York – London – Paris – Tokyo: Springer 1987

Benedetti G, Peciccia M (1991) New insights in the psychotherapy of adolescent schizophrenia. In: Eggers Ch (Hrsg.) Schizophrenia and Youth. Berlin – Heidelberg – New York: Springer

Benedetti G (1992) Psychotherapie als existentielle Herausforderung. Göttingen: Vandenhoeck u. Ruprecht

Benes (1999) Evidence for altered trisynaptic circuitry in schizophrenic hippocampus. Biol Psychiatry 46, 589–599

Benes FM (2003) Schizophrenia, II: Amygdala fiber alteration as etiology? Amer J Psychiatry 160: 1053

Bentall RP, Corcoran R, Howard R, Blackwood N, Kinderman P (2001) Persecutory delusions: A review and theoretical integration. Clin Psychol Revue 21: 1143–1192

Beringer K (1926) Denkstörungen und Sprache bei Schizophrenen. Z Neurologie 103: 185–197

Bentall RP, Rouse GD, Kinderman P et al. (2008) Paranoid delusions in schizophrenia spectrum disorders and depression: The transdiagnostic role of expectations of negative events and negative self-esteem. J Nerv Ment Disease 196: 375–383

Bentsen H, Munkvold OG, Notland TH et al. (1996) The interrater reliability of the Positive and Negative Syndrome Scale (PANSS). Int J Methods Psychiatr Research 6: 227–235

Berg EA (1948) A simple objective treatment for measuring flexibility in thinking. J Gen Psychology 39: 15–22

Berger H, Friedrich J, Gunia H (2004) Psychoedukative Familienintervention. Stuttgart-New York: Schattauer

Berkhan K (1836) Irresein bei Kindern. Korresp.-Bl. Dtsch Ges Psychiatrie 10: 65

Berthold-Losleben M, Heitmann S, Himmerich H (2009) Anti-inflammatory drugs in psychiatry. Inflammation Allergy-Drug Targets 8: 266–276

Bertolino A, Kumra S, Callicott JH et al. (1998) Common pattern of cortical pathology in childhood-onset and adult-onset schizophrenia as identified by proton magnetic resonance spectroscopic imaging. Amer J Psychiatry 155: 1376–1383

Bertram I, Bernstein HG, Lendeckel U et al. (2007) Immunohistochemical evidence for impaired neuregulin-1 signaling in the prefrontal cortex in schizophrenia and in unipolar depression. Ann New-York Acad Sciences 1096: 147–156

Biederman J, Petty C, Faraone StV, Seidman L (2004) Phenomenology of childhood psychosis: Findings from a large sample of psychiatrically referred youth. J Nerv Ment Disorder 192: 607–614

Bilder RM, Goldman RS, Robinson D et al. (2000) Neuropsychology of first-episode schizophrenia: Initial characterization and clinical correlates. Am J Psychiatry 157: 549–559

Birchwood M, McGorry P, Jackson H (1997) Early intervention in schizophrenia. Br J Psychiatry 170: 2–5

Biri A, Onan A, Devrim E et al. (2006) Oxidant status in maternal and cord plasma and placental tissue in gestational diabetes. Placenta 27: 327–332

Birmaher B, Kennah A, Brent D et al. (2002) Is bipolar disorder specifically associated with panic disorder in youths? J Clin Psychiatry 63: 414–419

Bitanihirwe BKY, Peleg-Raibstein D, Mouttet F, Feldon J, Meyer U (2010) Late prenatal immune activation in mice leads to behavioural and neurochemical abnormalities relevant to the negative symptoms of schizophrenia. Neurophsychopharmacology doi: 10.1038/npp.2010.129

Bland RC, Newman SC, Orn H (1987) Schizophrenia: Lifetime comorbidity in an community sample. Acta Psychiatr Scandinavia 75: 383–391

Blankenburg W (1971) Der Verlust der natürlichen Selbstverständlichkeit. Stuttgart: Enke

Blasi G, Lo Bianco L, Taurisano P et al. (2009) Functional variation of the dopamine D2 receptor gene is associated with emotional control as well as brain activity and connectivity during emotion processing in humans. J Neuroscience 29: 14812–14819

Bleuler E (1911) Dementia praecox oder Gruppe der Schizophrenien. In: Aschaffenburg, G. (Hrsg.): Handbuch der Psychiatrie, Spezieller Teil, 4.Abtlg. Wien-Leipzig: Deuticke 1911

Bleuler E (1987) Briefwechsel mit Klaus Dörner

Bleuler M (1972) Die Schizophrenien im Lichte langfristiger Katamnesen. Stuttgart: Thieme

Bleuler M (1973) Die Schizophrenien: die langen Verläufe und ihre Formbarkeit. In: Huber G (Hrsg.) Verlauf und Ausgang schizophrener Erkrankungen. 2. Weißenauer Schizophreniesymposion 4. und 5. Mai 1973. Stuttgart: Schattauer

Bleuer M (1978) The schizophrenic disorders: Long term patient and family studies. New Haven/CT: Yale University

Böker W, Häfner H (1973) Gewalttaten Geistesgestörter. Berlin – Heidelberg – New York: Springer

Böker H, (1995) Handlungsdialoge in multiprofessionellen Teams: Der Beitrag der Psychoanalyse zu einer integrierten Therapie psychotischer Patienten. Psychiat Praxis 22: 201–205

Bölte S, Poustka F (2004) Tiefgreifende Entwicklungsstörungen. In: Petermann F, Niebamk K, Scheithauer H (Hrsg.) Entwicklungswissenschaft. Berlin – Heidelberg – New York – Barcelona: Springer

Boksa P (2000) Birth complications and dopamine function in animal models: implications for schizophrenia. Biol Psychiatry 47: 120

Boos HBM, Aleman A, Cahn W et al. (2007) Brain Volumes in relatives of patients with schizophrenia. Arch Gen Psychiatry 64: 297–304

Bornsztajn M (1922) Zwangsneurose und Schizophrenie. Neurol Polska 6: 115. Ref. Zbl. Ges. Neurol Psychiatrie 31: 297

Bossong MG, Niesink RJ (2010) Adolescent brain maturation, the endogenous cannabinoid system and the neurobiology of cannabis-induced schizophrenia. Progr Neurobiology 92: 370–385

Boszormenyi-Nagy I, Framo JL (Hrsg) (1975). Familientherapie – Theorie und Praxis. Reinbek: Rowohlt

Botto LD, May K, Fernhoff PM et al. (2003) A population-based study of the 22q11.2 deletion: phenotype, incidence, and contribution to major birth defects in the population. Pediatrics 112: 101–107

Boydell J, van Os J, Lambri M et al. (2003) Incidence of schizophrenia in south-east London between 1965- and 1997. Brit J Psychiatry 182: 45–49

Braff DL, Geyer MA, Swerdlow NR (2001) Human studies of prepulse inhibition of startle: normal subjects, patient groups, and pharmacological studies. Psychopharmacology 156: 234–258

Braff DL, Freedman R, Schork NJ, Gottesmann II (2007) Deconstructing schizophrenia: An overview of the use of endophenotypes in order to unterstand a complex disorder. Schizophrenia Bulletin 33: 21–32

Braff DL, Greenwood TA, Swerdlow MR, et al. (2008) Advances in endophenotyping schizophrenia. World Psychiatry 7: 11–18

Brake, WG, Flores D, Francis D, Meaney LK et al. (2000) Enhanced nucleus accumbens dopamine and plasma corticosterone stress responses in adult rats with neonatal excitotoxic lesions to the medial prefrontal cortex. Neuroscience 96: 687–695

Brake WG, Zhang TY, Diorio J et al. (2004) Influence of early postnatal rearing conditions on mesocorticolimbic dopamine and behavioural responses to psychostimulants and stressors in adult rats. Eur J. Neuroscience 19: 1863–1874

Brennan PA, Mednick SA, Hodgins S (2000) Major mental disorders and criminal violence in a Danish birth cohort. Arch Gen Psychiatry 57: 494–500

Brenner, H-D, Pfammatter M (2000) Psychological therapy in the schizophrenia: What is evidence? Acta Psychiatr Scandinavia 102: 74–77

Bromet EJ, Naz B, Fochtmann LJ et al. (2005) Longterm diagnostic stability and outcome in recent first-episode cohort studies of schizophrenia. Schizophr Bulletin 31: 639–649

Brooks WM, Hodde-Vargas J, Vargas LA et al. (1998) Frontal lobe of children with schizophrenia spectrum disorders: a proton magnetic resonance spectroscopic study. Biol Psychiatry 43: 263–269

Brown AS (2006) Prenatal infection as a risk factor for schizophrenia. Schizophr Bulletin 32: 200–202

Brown AS, Susser ES (2008) Prenatal nutritional deficiency and risk of adult schizophrenia. Schizophr Bulletin 34: 1054–1063

Brown AS, Derkits EJ (2010) Prenatal infection and schizophrenia: A review of epidemiologic and translational studies. Am J Psychiatry 167: 261–280

Brown S (1997) Excess mortality of schizophrenia: a meta-analysis. Brit J Psychiatry 171: 502–508

Brown St, Kim M, Mitschel C, Inskip H (2010) Twenty-fife year mortality of a community cohort with schizophrenia. Brit J Psychiatry 196: 116–121

Brüne M (2005) Theory of mind in schizophrenia: A review of the literature. Schizophr Bulletin 31: 21–42.

Brüne M (2008) Soziale Kognition – Psychologie. In: Kircher T, Gauggel S: Neuropsychologie der Schizophrenie. Heidelberg: Springer, S. 347–356

Brunet-Gouet E, Decety J (2006) Social brain dysfunctions in schizophrenia: a review of neuroimaging studies. Psychiatry Research 148: 75–92

Buchanan RW, Kreyenbuhl J, Kelly DL et al. (2010) The 2009 schizophrenia PORT psychopharmacological treatment recommendations and summary statements. Schizophr Bulletin 36: 71–93

Buka SL, Tsuang MT, Torrey EF et al. (2001) Maternal cytokine levels during pregnancy and adult psychosis. Brain Behav Immun 15: 411–420

Bumke O (1906) Was sind Zwangsvorgänge. Halle

Bunk D, Eggers Ch (1990) The course of juvenile schizoaffective and schizophrenic psychoses: The use of pattern analysis for classifying the development of schizophrenia-like illnesses. In: Marneros A, Tsuang MT (eds): Affective and schizoaffective disorders. Berlin – Heidelberg – New York: Springer

Bunk D, Eggers Ch, Klapal M (1999) Symptom-dimensions in the course of childhood-onset schizophrenia. Eur Child Adolesc Psychiatry 8, Suppl.1, 21–28

Bunk D, Eggers Ch, Volberg G et al. (2003) Dimensions of premorbid disorders. In childhood-onset schizophrenia (COS). Neurol Psychiatr Brain Research 10: 183–192

Burley K, Upthegrove R, Birchwood M et al. (2009) Schizophrenia postdrome: A study of low-level psychotic experience after remission of first episode schizophrenia. Early Intervention Psychiatry 3: 296–299

Bürgy M (2003) Zur Phänomenologie der Verzweiflung bei der Schizophrenie. Z Klin Psychol Psychiatr Psychotherapie 51: 1–17

Bürgy M (2007) Obsession in the strict sense: A helpful psychopathological phenomenon in the differential diagnosis between obsessive-compulsive disorder and schizophrenia. Psychopathology 40: 102–110

Buuse van den M (2010) Modeling the positive symptoms of schizophrenia in genetically modified mice: Pharmacology and methodology aspects. Schizophr Bulletin 36: 246–270

Byne W, Buchsbaum MS, Kemether E et al. (2001) Magnetic resonance imaging of the thalamic mediodorsal nucleus and pulvinar in schizophrenia and schizotypal personality disorder. Arch Gen Psychiatry 58: 133–140

Byrne M, Hodges A, Grant E et al. (1999) Neuropsychological assessment of young people at high genetic risk for developing schizophrenia compared with controls: preliminary findings of the Edinburgh High Risk Study (EHRS). Psychological Medicine 29: 1161–1173

Cahn W, Hulshoff Pol HE, Lems EBTE et al. (2002) Brain volume changes in first-episode schizophrenia. Arch Gen Psychiatry 59: 1002–1010

Calderoni D, Wudarsky M, Bhangoo R et al. (2001) Differentiating childhood-onset schizophrenia from psychotic mood disorders. J Am Acad Child Adolesc Psychiatry 40: 1190–1196

Callicott JH, Bertolino A, Egan MF (2000) Selective relationship between prefrontal N-Acetylaspartate measures and negative symptoms in schizophrenia. Amer J Psychiatry 157: 1646–1651

Callicott JH, Egan MF, Mattay VS et al. (2003) Abnormal fMRI response of the dorsolateral prefrontal cortex in cognitively intact siblings of patients with schizophrenia. Amer J Psychiatry 160: 709–719

Calkins ME, Curtis CE, Iacono WG, Grove WM (2004) Antisaccade performance is impaired in medically and psychiatrically healthy biological relatives of schizophrenia patients. Schizophr Research 71: 167–178

Campbell MLC, Morrison AP (2007) The relationship between bullying, psychotic-like experiences and appraisals in 14–16 year olds. Behav Res Therapy 45 (7): 1579–1591

Cannell JJ, Hollis BW, Zasloff M, Heaney RP (2009) Diagnosis and treatment of vitamin D deficiency. Expert Opin Pharmacotherapy 9: 1–12

Cannon-Spoor HE, Potkin SG, Wyatt RJ (1982) Measurement of premorbid adjustment in chronic schizophrenia. Schizophr Bulletin 8: 470–484

Cannon M, Jones P, Huttunen MO, Tanskanen A et al. (1999) School performance in Finnish children and later development of schizophrenia: A population-based longitudinal study. Arch Gen Psychiatry 56: 457–463

Cannon M, Caspi A, Moffitt TE et al. (2002) Evidence for early-childhood, pan-developmental impairment specific to schizophreniform disorder. Results from a longitudinal birth cohort. Arch Gen Psychiatry 59: 449–456

Cannon M, Jones PB, Murray RM (2002) Obstetric complications and schizophrenia: historical and meta-analytic review. Am J Psychiatry 159: 1080–1092

Cannon TD, van Erp TGM, Hattunen M et al. (1998) Regional gray matter, white matter, and cerebrospinal fluid distributions in schizophrenic patients, their siblings, and controls. Arch Gen Psychiatry 55: 1084–1091

Cannon TD, Rosso IM, Hollister JM et al. (2000) A prospective cohort study of genetic and perinatal influences in the etiology of schizophrenia. Schizophr Bulletin 26: 351–366

Cannon TD, van Erp TGM, Rosso IM at al (2002) Fetal hypoxia and structural brain abnormalities in schizophrenic patients, their siblings, and controls. Arch Gen Psychiatry 59: 35–41

Cannon TD, van Erp TGM, Bearden CE et al. (2003) Early and late neurodevelopmental influences in the prodrome to schizophrenia: contributions of genes, environment, and their interactions. Schizophr Bulletin 29: 653–669

Cannon TD, Cadenhead K, Cornblatt B et al. (2008) Prediction of psychosis in youth a high clinical risk. A multisite longitudinal study in North America. Arch Gen Psychiatry 65: 28–37

Cannon TD, Yolken R, Buka St, Torrey EF, the collaborative study group of the perinatal orgins of severe psychiatric disorders (2008) Decreased neurotrophic response to birth hypoxia in the etiology of schizophrenia. Biol Psychiatry 64: 797–802

Caplan R, Guthrie D, Fish B, Tanguay PE, David-Lando G (1989) The Kiddie Formal Thought Disorder Rating-Scale: Clinical assessment, reliability and validity. J Am Acad Child Adolesc Psychiatry 28: 408–416

Caplan R, Foy JG, Asarnow RF, Sherman T (1990) Information processing deficits of schizophrenic children with formal thought disorder. Psychiatr Research 31: 169–177

Caplan R, Guthrie D, Foy J (1992) Communication deficits and formal thought disorder in schizophrenic children. J Am Acad Child Adolesc Psychiatry 31: 151–159

Caplan R, Guthrie C, Fish B, Tanguay PE, David-Lando G (1994) The Kiddie Formal Thought Disorder Rating Scale: Clinical Assessment, reliability, and validity. J Am Acad Child Adolesc Psychiatry 28: 408–416

Caplan R, Guthrie D, Komo S (1996) Conversational repair in schizophrenic and normal children. J Am Acad Child Adolesc Psychiatry 35: 950–958

Carlson GA, Fenning S, Bromet EJ (1994): The confusion between bipolar disorder and schizophrenia in youth: Where does it stand in the 1990s J Am Acad Adolesc Psychiatry 33: 453–460

Carlson GA, Fish B (2005) Longitudinal course of schizophrenia spectrum symptoms in offspring of psychiatrically hospitalized mothers. J Child Adolesc Psychopharmacology 15: 362–383

Carlsson A, Waters N, Carlsson ML (1999) Neurotransmitter interactions in schizophrenia: therapeutic implications. Biol Psychiatry 46: 1388–1395

Carpenter WT jr, Heinrichs DW, Wagman A (1988) Deficit and nondeficit forms of schizophrenia: The concept. Am J Psychiatry 145: 578–583

Casati L, Colciago A, Celotti F (2010) Epigenetic mechanism in health and diseases. Brasilia Medica 48: 209–218

Caspi A, Sugden K, Moffitt TE et al. (2003) Influence of life stress on depression: Moderation by a polymorphism in the 5-HTT gene. Science 301: 386–389

Caspi A, Moffitt TE, Cannon M, et al. (2005) Moderation of the effect of adolescent-onset cannabis use on adult psychosis by a functional polymorphism in the catechol-O-methyltransferase gene: longitudinal evidence of a gene X environment interaction. Biol Psychiatry 57: 1117–1127

Caspi A, Moffitt TE (2006) Gene-environment interactions in psychiatry: Joining forces with neuroscience. Nature Reviews Neuroscience 7: 583–590

Catts SV, O'Toole BI, Frost ADJ (2008) Cancer incidence in patients with schizophrenia and their first-degree relatives – a meta-analysis. Acta Psychiatr Scandinavica 117: 323–336

Cavelier L, Jazin EE, Eriksson I et al. (1995) Decreased cytochrome-c oxidase activity and lack of age-related accumulation of mitochondrial DNA deletions in the brains of schizophrenics. Genomics 29: 217–224

Chakrabarti S, Frombonne E (2005) Pervasive developmental disorders in preschool children: Confirmation of high prevalence. Am J Psychiatry 162: 1133–1141

Chakraborty G, Mekala P, Yahya D et al. (2001) Intraneuronal N-acetylaspartate supplies acetyl groups for myelin lipid synthesis: evidence for myelin-associated aspartoacylase. J Neurochemistry 78: 736–745

Chambers WJ, Puig-Antich J, Hirsch M et al. (1985) The assessment of affective disorders in children and adolescents by semistructured interview. Test-retest reliability of the schedule for affective disorders and schizophrenia for school-age children-present episode version. Arch Gen Psychiatry 42: 696–702

Champagne DL, Bagot RC, van Hasselt F et al. (2008) Maternal care and hippocampal plasticity: evidence for experience-dependent structural plasticity, altered synaptic functioning, and differential responsiveness to glucocorticoids and stress. J Neuroscience 28: 6037–6045.

Champagne DL, de Kloet ER, Joëls M (2009) Fundamental aspects of the impact of glucocorticoids on the (immature) brain. Sem Fet Neon Medicine 14: 136–142

Cheer JF, Wassum KM, Heien MLAV (2004) Cannabinoids enhance subsequent dopamine release in the nucleus accumbens of awake rats. J Neuroscience 24: 4393–4400

Chen Y, Tian D, Ku L, Osterhout DJ et al. (2007) The selective RNA-binding protein quaking I (QKI) is necessary and sufficient for promoting oligodendroglia differentiation. J Biol Chemistry 282: 23553–23560

Chen X, Kendler KS (2008) Interleukin 3 and schizophrenia. Amer J Psychiatry 165: 13–14

Chen LP, Murad MH, Paras ML et al. (2010) Sexual abuse and lifetime diagnosis of psychiatric disorders: systematic review and meta-analysis. Mayo Clin Proceedings 85: 618–629

Christozov C (1965) Phénomènes obsessionnels dans les psychoses (investigations cliniques et physiopathologigues). Ann Méd Psychologie 123: 43

Chubb JE, Bradshaw NJ, Soares DC et al. (2008) The DISC locus in psychiatric illness. Mol Psychiatry 13: 36–64

Chumakov I, Blumenfeld M, Guerassimenko O et al. (2002) Genetic and physiological data implicating the new human gene G72 and the gene for D-amino acid oxidase in schizophrenia. Proceed Nat Acad Sciences USA 99: 13675–13680

Chwieduk CM, Keating GM (2010) Paliperidone extended release: a review of its use in the management of schizophrenia. Drugs 70: 1295–1317

Ciompi L, Müller C (1976) Lebensweg und Alter der Schizophrenen. Berlin – Heidelberg – New York: Springer

Ciompi L (1980) Catamnestic long-term study on the course of life and aging of schizophrenics. Schizophr Bulletin 6: 606–618

Clarke, C, Tanskanen A, Huttunen M et al. (2009) Evidence for an interaction between familial liability and prenatal exposure to infection in the causation of schizophrenia. Am J Psychiatry 166: 1025–1030

Coe CL, Lubach GR, Karaszewski JW, Ershler WB 1996) Prenatal endocrine activation alters postnatal cellular immunity in infant monkeys. Brain Behav Immunology 10: 221–234

Collinson AC, Moore SE, Cole TJ, Prentice AM (2003) Birth season and environmental influences on patterns of thymic growth in rural Gambian infants. Acta Paediatrica 92: 1014-1020

Collip D, Myin-Germeys I, van Os J (2008) Does the concept of "sensitization" provide a plausible mechanism for the putative link between the environment and schizophrenia? Schizophr Bulletin 34: 220–225

Copolew DL, Seal ML, Maruff P et al. (2000) A PET Study of Brain Activation in Response to Auditory Hallucinations and External Speech in Schizophrenic Patients. Biol Psychiatry 47: 122

Correll Ch U, Smith Ch W, Auther AM (2008): Predictors of remission, schizophrenia and bipolar disorder in adolescents with subsyndromal psychosis considered at very high risk for schizophrenia. J Child Adolesc Psychopharmacology 40: 475–490

Correll CU (2008) Assessing and maximizing the safety and tolerability of antipsychotics used in the treatment of children and adolescents. J Clin Psychiatry 69 (Suppl.4): 26–36

Corsellis, JAN (1970) The neuropathology of temporal lobe epilepsy. Mod. Trends Neurology 5: 254–270

Coryell W, Leon A, Winokur G et al. (1996) Importance of psychotic features to long-term course in major depressive disorder. Am J Psychiatry 153: 483–489

Costa E, Davis J, Grayson DR, et al. (2001) Dendritic spine hypoplasticity and downregulation of reelin and GABAergic tone in schizophrenia vulnerability. Neurobiol Disease 8: 723–742

Costa E, Chen Y, Dong E et al. (2009) GABAergic promoter hypermethylation as a model to study the neurochemistry of schizophrenia vulnerability. Expert Rev Neurotherapy 9: 87–98

Cotter D, Pariante CM (2002) Stress and the progression of the developmental hypothesis of schizophrenia. Brit J Psychiatry 181: 363–365

Cotter D, Kerwin R, al Sarraji S, et al. (1998) Abnormalities of Wnt signalling in schizophrenia-evidence for neurodevelopmental abnormality. Neuroreport 9: 1379–1383

Couey JJ, Meredith RM, Spijker S et al. (2007) Distributed network actions by nicotine increase the threshold for spike-timing dependent plasticity in prefrontal cortex. Neuron 54: 73–87

Couture SM, Penn DL, Roberts DL (2006) The functional significance of social cognition in schizophrenia: a review. Schizophr Bulletin 32: 44–63

Craddock N, O'Donovan MC, Owen MJ (2009) Psychosis Genetics: Modeling the relationship between schizophrenia, bipolar disorder, and mixed (or schizoaffective) psychoses. Schizophr Bulletin 35: 482–490

Craig T, Hwang MY, Bromet EJ (2002) Obsessive-complusive and panic symptoms in patients with first-admission psychosis. Am J Psychiatry 159: 592–598

Crow TJ (1980) Positive and negative schizophrenic symptoms and the role of dopamine. Br J Psychiatry 137: 383–389

Crow TJ (1985) The two syndrome concept: origins and current status. Schizophr Bulletin 11: 471–486

Crow TJ, Done DJ, Sacker A (1995) Childhood precursors of psychosis as clues to its evolutionary origins. Eur Arch Clin Neuroscience 245: 61–96

Csernansky JG, Wang L, Jones D, et al. (2002) Hippocampal deformities in schizophrenia characterized by high dimensional brain mapping. Amer J Psychiatry 159: 2000–2006

Dalman C, Allebeck P, Gunnell D et al. (2008) Infections in the CNS during childhood and the risk of subsequent psychotic illness: a cohort study of more than one million swedish subjects. Amer J Psychiatry 165: 59–65

Dasari M, Friedman L, Jesberger J et al. (1999) A magnetic resonance imaging study of thalamic area in adolescent patients with either schizophrenia or bipolar disorder as compared to healthy controls. Psychiat Research 91: 155–162

Davidson M, Reichenberg A, Rabinowitz J et al. (1999) Behavioral and intellectual markers for schizophrenia in apparently healthy male Adolescents. Am J Psychiatry 156: 1328–1335

Davis KL, Stewart DG, Friedman JI et al. (2003) White matter changes in schizophrenia. Arch Gen Psychiatry 60: 443–456

Deakin JFW, Lees J, McKie S et al. (2008) Glutamate and the neural basis of the subjective effects of ketamine. Arch Gen Psychiatry 65: 154–164

Dean B, Crossland N, Boer S, Scarr E (2008) Evidence for altered post-receptor modulation of the serotonin 2A receptor in schizophrenia. Schizophr Research 104: 185–197

Dean K, Murray RM (2005) Environmental risk factors for psychosis. Dialogues Clin Neuroscience 7: 69–80

De Bruin EI, Nijs PF, Verheij F et al. (2007) Multiple complex developmental disorder delineated from PDD-NOS. J Autism Dev Disorders 37: 1181–1191

De Hert M, Steemans D, Theys P, Fryns JP (1996) Lujan-Fryns syndrome in the differential diagnosis of schizophrenia. Amer J Med Genetics 67: 212–214

Deicken RF, Zhou L, Corwin F, Vinogradov S, Weiner MW (1997) Decreased left frontal lobe N-acetylaspartate in schizophrenia. Amer J Psychiatry 154: 688–690

DeLisi LE, Sakuma M, Maurizio AM, Relja M, Hoff AL (2004) Cerebral ventricular change over the first 10 years after the onset of schizophrenia. Psychiat Research 130: 57–70

DeLisi LE, Hoff AL (2005) Failure to find progressive temporal lobe volume decreases 10 years subsequent to a first episode of schizophrenia. Psychiat Research 138: 265–268

Depue RA, Woodburn L (1975) Disappearance of paranoid symptoms with chronicity. J Abnorm Psychology 84: 84–86

Detich N, Bovenzi V, Szyf M (2003) Valproate induces replication-independent active DNA demethylation. J Biol Chemistry 278: 27586–27592

Deutsch CK, Hobbs K, Price SF, Gordon-Vaugh K (2000) Skewing of the brain midline in schizophrenia. Neuroreport 11: 3985–3988

Di Forti M, Morgan C, Dazzan P et al. (2009) High-potency cannabis and the risk of psychosis. Brit J Psychiatry 195: 488–491

Dilling H, Mombour W, Schmidt MH (1991) Internationale Klassifikation psychischer Störungen, 1. Aufl. Bern – Göttingen – Toronto: Huber

Dixon LB, Dickerson F, Bellack AS et al. (2010) The 2009 schizophrenia PORT psychosocial treatment recommendations and summary statements. Schizophr Bulletin 36: 48–70

Docherty NM, Strauss ME, Dinzeo TJ, St-Hilaire A (2006) The cognitive orgins of specific types of schizophrenic speech disturbances. Am J Psychiatry 163: 2111–2118

Doherty GH (2007) Developmental switch in the effects of TNFalpha on ventral midbrain dopaminergic neurons. Neurosci Research 57: 296–305

Dollfus, S. & Petit, M. (1995) Stratégies antihallucinatoires expérimentées par les schizophrènes. Ann Medico Psychologiques 153: 456–459.

Done DJ, Crow TJ, Johnstone EC, Sacker A (1994) Childhood antecedents of schizophrenia and affective illness: Social adjustment at ages 7 and 11. Brit Med Journal 309: 699–703

Dong E, Guidotti A, Grayson R, Costa E (2007) Histone hyperacetylation induces demethylation of reelin and 67-kDa glutamic acid decarboxylase promoters. Proc Nat Acad Sciences USA 104: 4676–4681

Douaud G, Smith S, Jenkinson M et al. (2007) Anatomically related grey and white matter abnormalities in adolescent-onset schizophrenia. Brain 130: 2375–2386

Douglas AJ (2005) Central noradrenergic mechanisms underlying acute stress responses of the hypothalamo-pituitary-adrenal axis: adaptations through pregnancy and lactation. Stress 8: 5–18

Dracheva S, Davis KL, Chin B et al. (2006) Myelin-associated mRNA and protein expression deficits in the anterior cingulate cortex and hippocampus in elderly schizophrenia patients. Neurobiol Disease 79: 157–173

D'Souza DC, Perry E, Mac Dougall L et al. (2004) The psychotomimetic effects of intravenous Delta-9-tetrahydrocannabinol in healthy individuals: Implications for psychosis. Neuropsychopharmacology 29: 1558–1572

Easson WM (1962) Gasoline addiction in children. Pediatrics 29: 250-

Eaton WW, Motensen PB, Herrman H, et al. (1992) Longterm course of hospitalization for schizophrenia: Part I. risk for rehospitalization. Schizophr Bulletin 1: 217–228

Egan MF, Goldberg TE, Gsheidle T et al. (2001a) Relative risk for cognitive impairments in siblings of patients with schizophrenia. Biol Psychiatry 50: 98–107

Egan MF, Goldberg TE, Kolchana BS et al. (2001b) Effect of COMT Val108/158Met genotype on frontal lobe function and risk for schizophrenia. Proc Natl Acad Sci USA 98: 6917–6922

Egan MF, Kojima M, Calicott JH et al. (2003) The BDNF val66met polymorphism affects activity-dependent secretion of BDNF and human memory and hippocampal function. Cell 112: 257–269

Eggers Ch (1967) Wahninhalte kindlicher und präpuberaler Schizophrenien. Acta Paedopsychiatrica 34: 326–340

Eggers Ch (1968) Zwangszustände und Schizophrenie. Fortschr Neurol Psychiatrie 26: 576–589

Eggers Ch (1973) Verlaufsweisen kindlicher und präpuberaler Schizophrenien. Monographien aus dem Gesamtgebiete der Psychiatry Series. Bd 9. Berlin – Heidelberg – New York: Springer

Eggers Ch (1975) Die optische Halluzinose im Kindesalter. Fortschr Neurol Psychiatrie 43: 441–470

Eggers Ch (1977) Die Therapie der kindlichen Schizophrenie. Schweiz: Arch Neurochir Psychiatrie 120: 205–215

Eggers Ch (1981) Die Bedeutung limbischer Funktionsstörungen für die Ätiologie kindlicher Schizophrenien. Fortschr Neurol Psychiatrie 49: 101–108

Eggers Ch (1987) Halluzination und Wahn im Kindes- und Jugendalter. In: Olbrich HM (Hrsg.) Halluzination und Wahn. Berlin – Heidelberg – New York: Springer

Eggers Ch (1988) Psychotische Syndrome in der Pubertät. Münch med Wochenschrift 130: 381–384

Eggers Ch (1989) Schizo-affective psychoses in childhood: A follow-up study, J. Autism Developm Disorders 19: 327–342

Eggers Ch (1991) Stimulus protection model of schizophrenia: Convergence of neurobiological and developmental psychological factors. In Eggers Ch (Ed.) Schizophrenia in youth. 29–40. Berlin – Heidelberg – New York – London – Paris – Tokio – Hongkong: Springer

Eggers Ch (1995) Das Dilemma der Macht. Jahrb Psychoanalyse 34: 206–238

Eggers Ch, Bunk D (1997) The long term course of childhood-onset schizophrenia: A 42-year followup. Schizophr Bulletin 73: 105–117

Eggers Ch, Klapal M (1997) Diagnostische und verlaufstypologische Besonderheiten der Frühschizophrenie. Fortschr Neurol Psychiatrie 65: 154–170

Eggers Ch, Bunk D (Eds.) (1999) Early onset schizophrenia: Phenomenology, course and outcome. Europ Child Adolesc Psychiatry 8(suppl.1): 1–35

Eggers Ch, Bunk D, Krause D (2000) Schizophrenia with onset before the age of eleven: Clinical characteristics of onset and course. J Autism Developm Disorders 30: 29–38

Eggers Ch, Bunk D, Röpcke B (2002) Childhood and adolescent onset schizophrenia: Results from two long-term follow-up studies. Neurol Psychiatr Brain Research 9: 183–190

Eggers Ch (2003) Das frühe Stigma. Vortrag VHS Essen

Eggers Ch (2004) Grundzüge der Therapie. In: Eggers C, Fegert J, Resch F (Hrsg.) Kinder- und Jugendpsychiatrie. Berlin – Heidelberg – New York: Springer

Eggers Ch (2004) Intelligenzminderung. In: Eggers Ch, Fegert J, Resch F (Hrsg) Psychiatrie und Psychotherapie des Kindes- und Jugendalters. Berlin – Heidelberg – New York: Springer

Eggers, Ch (2005) Damit Kinder nach schizophrener Psychose die Balance wiederfinden. MMW-Fortschr Medizin 147: 41–55

Eggers Ch (2011) Affektive Störungen. In: Fegert JM, Eggers C, Resch F (Hrsg) Psychiatrie und Psychotherapie des Kindes- und Jugendalters, 2. Aufl. Berlin – Heidelberg – New York: Springer

Eisen JL, Beer DA, Pato MT et al. (1997) Obsessive-complusive disorder in patients with schizophrenia or schizoaffective disorder. Am J Psychiatry 143: 437–441

Eliez S, White C, Smitt E et al. (2000) Children and adolescents with velocardiofacial syndrome: a volumetric study. Amer J Psychiatry 157: 409–415

Eliez S, Antonarakis SE, Morris MA et al. (2001) Parental origin of the deletion 22q11.2 and brain development in velocardiofacial syndrome. Arch Gen Psychiatry 58: 64–68

El Khodor BF, Boksa P (2000) Transient birth hypoxia increases behavioural response to repeated stress in the adult rat. Behav Brain Research 107: 171–175

Ellenbroek BA, van den Kroonenberg P, Cools AR (1998) The effects of an early stressful life event on sensorimotor gating in adult rats. Schizophrenia Research 30: 251–260

Ende G, Braus DF, Walter S, Henn FA (2001) Lower concentration of thalamic N-acetylaspartate in patients with schizophrenia: a replication study. Amer J Psychiatry 158: 1314–1316

Endicott J, Spitzer RL, Fleiss JL, Cohen J (1976) The Global Assessment Scale. A procedure for measuring overall severity of psychiatric disturbance. Arch Gen Psychiatry 33: 766–771

Entringer S, Kumsta R, Nelson EL et al. (2008) Influence of prenatal psychosocial stress on cytokine production in adult women. Developm Psychobiology 50: 579–587

Ermann M, Waldvogel B (2008) Psychodynamische Psychotherapie – Grundlagen und klinische Anwendungen. In: Möller H-J, Laux G, Kapfhamer H-P (Hrsg.) Psychiatrie und Psychotherapie Band 1: Allgemeine Psychiatrie, Heidelberg – Berlin – New York: Springer

Esposito K, Nappo F, Marfella R et al. (2002) Inflammatory cytokine concentrations are acutely increased by hyperglycemia in humans: role of oxidative stress. Circulation 106: 2067–2072

Esser G (2000) Vor- und Nachteile von Longitudinalstudien in der Klinischen Psychologie und der Kinder- und Jugendpsychiatrie. Z Klin Psychol Psychotherapie 29: 231–232

Esslinger Ch, Walter H, Kirsch P et al. (2009) Neural mechanisms of a genome-wide supported psychosis variant. Science 324: 605

Falconer MA (1971) Genetic and related aetiological factors in temporal lobe epilepsy. Epilepsia 12: 13

Falkai P, Schneider-Axmann Th, Honer WG (2000) Entorhinal cortex pre-alpha cell clusters in schizophrenia: Quantitative evidence of a developmental abnormality. Biol Psychiatry 47: 937–943

Falloon IRH, Boyd JL, McGill CW et al. (1985) Family management in the prevention of morbidity of schizophrenia. Clinical outcome of a two-year longitudinal study. Arch Gen Psychiatry 42: 887–896

Fatemi SH, Earle JA, McMenomy T (2000) Reduction in Reelin immunoreactivity in hippocampus of subjects with schizophrenia, bipolar disorder and major depression. Mol Psychiatry 5: 654–663

Fazel S, Gulati G, Linsell L et al. (2009) Schizophrenia and violence: systematic review and meta-analysis. PloS Med 6: e 1000120

Federn P (1978) Ich-Psychologie und die Psychosen. In: Mitscherlich A (Hrsg.): Literatur der Psychoanalyse. Frankfurt: Suhrkamp

Fegert JM (1999) Patienten- und Elternaufklärung beim Einsatz atypischer Neuroleptika in der Jugendpsychiatrie. In: Fegert JM, Häßler F, Rothärmel S (Hrsg.) Atypische Neuroleptika in der Jugendpsychiatrie. Stuttgart-New York: Schattauer, S. 195–206

Felt BT, Beard JL, Schallert T et al. (2006) Persistent neurochemical and behavioural abnormalities in adulthood despite early iron supplementation for perinatal iron deficiency anemia in rats. Behav Brain Research 171: 261–270

Fenton WS, McGlashan ThH, Victor J, Blyler CR (1997) Symptoms, subtype, and suicidality in patients with schizophrenia spectrum disorders. Am J Psychiatry 154: 199–204

Ferdinand RF, Sondeijker F, van der Ende J et al. (2005) Cannabis use predicts future psychotic symptoms, and vice versa. Addiction 100: 612–618

Fergusson DM, Poulton R, Smith PF, Boden JM (2006) Cannabis and psychosis. BMJ 332: 172–175

Fernandez G, Tendolkar I (2001) Integrated brain activity in medial temporal and prefrontal areas predicts subsequent memory performance: human declarative memory formation at the system level. Brain Res Bulletin 55: 1–9

Fischer A, Sananbenesi F, Wang X et al. (2007) Recovery of learning and memory is associated with chromatin remodelling. Nature 447: 178–182

Fiszdon JM, Richardson R, Greig T, Bell MD (2007) A comparison of basic and social cognition between schizophrenia and schizoaffective disorder. Schizophr Research 91: 117–121

Flach KA, Adler LE, Gerhardt GA, Miller CH, Bickford P, MacGregor RJ (1996) Sensory gating in a computer model of the CA3 neural network of the hippocampus. Biol Psychiatry 40: 1230–1245

Flagstad P, Mork A, Glenthoj BY et al. (2004) Disruption of neurogenesis on gestational day 17 in the rat causes behavioral changes relevant to positive and negative schizophrenia symptoms and alters amphetamine-induced dopamine release in nucleus accumbens. Neuropsychopharmacology 29: 2052–2064

Flames N, Long JE, Garratt AN, et al. (2004) Short- and long-range attraction of cortical GABAergic interneurons by Neuregulin-1. Neuron 44: 251–261

Flanagan JM, Popendikyte V, Pozdniakovaite N et al. (2006) Intra- and interindividual epigenetic variation in human germ cells. Amer J Hum Genetics 79: 67–84

Fleischhaker C, Schulz E, Tepper K et al. (2005) Long-term course of adolescent schizophrenia. Schizophr Bulletin 31: 1–12

Fleischhacker WW, Cetkovic-Bakmas M, de Hert M et al. (2008) Comorbid somatic illnesses in patients with severe mental disorders: clinical, policy, and research challenges. J Clin Psychiatry 69: 514–9

Foerster A, Lewis S, Owen M, Murray R (1991) Pre-morbid adjustment and personality in psychosis – Effect of sex and diagnosis. Brit J Psychiatry 158: 171–176

Foong J, Maier M, Barker GJ, Brocklehurst S et al. (2000) In vivo investigation of white matter pathology in schizophrenia with magnetisation tranfer imaging. J Neurol Neurosurg Psychiatry 68: 70–74

Foong J, Symms MR, Barker GJ, Maier M, et al. (2001) Neuropathological abnormalities in schizophrenia: evidence from magnetization transfer imaging. Brain 124: 882–892

Fossi G (1962) Brevi considerazoni sui rapporti fra psiconevrosi ossessiva e schizofrenia. Rass Studi Psychiatrie 51: 901; Ref Zbl Neurol Psychiatrie 112 (1963): 77

Fraguas D, Merchán-Naranjo J, Laita P et al. (2008) Metabolic and hormonal side effects in children and adolescents treated with second-generation antipsychotics. J Clin Psychiatry 69: 1166–1175

Francis D, Diorio J, Liu D, Meaney MJ (1999) Nongenomic transmission across generations of maternal behaviour and stress reponses in the rat. Science 286: 1155–1158

Frangou S, Hadjulis M, Vourdas A (2008) The Maudsley early onset schizophrenia study. Cognitive function over a 4-year follow-up period. Schizophr Bulletin 34: 52–59

Frangou S (2010) Cognitive function in early onset schizophrenia: a selective review. Front Hum Neuroscience 3: 1–6

Frauenfelder A, Ebner G, Schätzle M (1998) Zum Stand der Psychotherapie der Psychosen. 12. internationales Symposium der Psychotherapie der Schizophrenie, 12.-16. Oktober 1997 in London. Nervenarzt 69: 823–825

Frazier JA, Giedd JN, Hamburger SD et al. (1996) Brain anatomic magnetic resonance imaging in childhood-onset schizophrenia. Arch Gen Psychiatry 53: 617–624

Frazier JA, Hodge SM, Breeze JL et al. (2008) Diagnostic and sex effects on limbic volumes in early-onset bipolar disorder and schizophrenia. Schizophr Bulletin 34: 37–46

Freedman R, Coon H, Myles-Worsley M, et al. (1997) Linkage of a neurophysiological deficit in schizophrenia to a chromosome 15 locus. Proc Nat Acad Science USA 94: 587–592

Freeman D (2007) Suspicious minds: The psychology of persecutory delusions. Clin Psychol Review 27: 425–457

Freeman D, Pugh K, Antley A et al. (2008) A virtual reality study of paranoid thinking in the general population. Brit J Psychiatry 192: 258–263

Freeman D, Garety PA, Kuipers E et al. (2002) A cognitive model of persecutory delusions. Brit J Clin Psychology 41: 331–347

Friston KJ (1998) The disconnection hypothesis. Schizophrenia Research 30: 115–125

Frith CD (1992) The cognitive neuropsychology of schizophrenia. Hove: Erlbaum

Frith CD (2004) Schizophrenia and theory of mind. Psychol Medicine 34: 385–389

Frith, CD (2008) Social cognition. Philosophical Transactions of the Royal Society 363: 2033–2039

Frommhold K (2006) Zwang und Schizophrenie. Eine kritische Literaturübersicht. Fortschr Neurol Psychiatrie 74: 32–48

Fusar- Poli P, Howes OD, Allen P et al. (2010) Abnormal frontostriatal interactions in people with prodromal signs of psychosis. Arch Gen Psychiatry 67: 683–691

Fuster JM (1990) Behavioral electrophysiology of the prefrontal cortex of the primate. In: Van Eden JPC, De Bruin MA, Uylings HBM (ed.) et al. Progress in brain research, Amsterdam: Elsevier, S.313–323.

Gadamer H.G. (1972) Der Tod als Frage. Vortrag Universität Heidelberg

Gaebel W, Baumann A (2003) "Open the doors". Weltweite Initiative gegen die Stigmatisierung psychisch Kranker. MMW-Fortschr Medizin 12: 34–37

Galdos P, van Os J (1995) Gender, psychopathology, and development: from puberty to early adulthood. Schizophr Research 14: 105–112

Gantmacher FR (1986) Matrizentheorie. Berlin – Heidelberg – New York: Springer

Gardner RA (1971) Therapeutic Communication with Children. The Mutual Story-telling Technique. New York: Science House

Garralda ME (1984) Hallucinations in children with conduct and emotional disorder: The clinical phenomena. Psychol Medicine 14: 589–596

Garralda ME (1985) Characteristics of the psychoses of late onset in children and adolescents (a comparative study of hallucinating children). J Adolescence 8: 195–207

Gartner J, Weintraub Sh, Carlson GA (1997) Childhood-onset psychosis: evolution and comorbidity. Am J Psychiatry 154: 256–261

Gaser C, Nenadic I, Volz HP et al. (2004) Neuroanatomy of 'hearing voices': a frontotemporal brain structural abnormality associated with auditory hallucinations in schizophrenia. Cerebral Cortex 14: 91–96

Geller B, Badner JA, Tillman R et al. (2004) Linkage disequilibrium of the brain-derived neurotrophic factor Val-66Met polymorphism in children with prepuberal and early adolescent bipolar disorder phenotype. Am J Psychiatry 161: 1698–16700

Gelowitz DL, Rakic P, Goldman-Rakic PS, Selemon LD (2002) Craniofacial dysmorphogenesis in fetally irritated nonhuman primates: implications for the neurodevelopmental hypothesis of schizophrenia. Biol Psychiatry 52: 716–720

George TP, Termine A, Sacco KA et al. (2006) A preliminary study of the effects of cigarette smoking on prepulse inhibition in schizophrenia: Involvement of nicotic receptor mechanisms. Schizopr Research 87: 307–315

Gerlach M, Mehler-Wex M, Walitza S, Warnke A (2009) Neuro-Psychopharmaka im Kindes- und Jugendalter. Wien-New York: Springer

Gibbons D (1970) Kasuistisches und Theoretisches zum Suchtproblem anhand eines Falles von Benzininhalation. Prax Kinderpsychologie 19: 81-

Giedd JN, Jeffries NO, Blumenthal J et al. (1999) Childhood-onset schizophrenia: progressive brain changes during adolescence. Biol Psychiatry 46: 892–898

Gilmore JH, Jarskog LF, Vadlamudi S et al. (2004) Prenatal infection and the risk for schizophrenia: IL-1 beta, IL6 and TNF-alpha inhibit cortical neuron dendrite development. Neuropsychopharmacology 29: 1221–1229

Ghaziuddin M (2005) A family history of study of Asperger syndrome. J Autism dev disorders 35: 177–182

Glahn DC, Therman S, Manninen M, et al. (2003) Spatial working memory as an endophenotype for schizophrenia. Biol Psychiatry 53: 624–626

Gleason MM, Egger HL, Emslie GJ et al. (2007) Psychopharmacological treatment for very young children: Contexts and guidelines. J Am Acad Child Adolesc Psychiatry 46: 1532–1572

Glick ID, Poyurovsky M, Ivanova O et al. (2008) Aripiprazole in schizophrenia patients with comorbid obsessive-compulsive symptoms: an open-label study of 15 patients. J Clin Psychiatry 69: 1856–1859

Gluck MR, Thomas RG, Davis KL, Haroutunian V (2002) Implications for altered glutamate and GABA metabolism in the dorsolateral prefrontal cortex of aged schizophrenic patients. Am J Psychiatry 159: 1165–1173

Goff DC, Coyle JT (2001) The emerging role of glutamate in the pathophysiology and treatment of schizophrenia. Amer J Psychiatry 158: 1367–1377

Gogtay N, Sporn A, Clasen L et al. (2003) Structural brain MRI abnormalities in healthy siblings of patients with childhood-onset schizophrenia. Amer J Psychiatry 160: 569–571

Gogtay N, Sporn A, Clasen LS et al. (2004) Comparison of progressive cortical gray matter loss in childhood-onset schizophrenia with that in childhood-onset atypical psychoses. Arch Gen Psychiatry 61: 17–22

Gogtay N, Greenstein D, Lenane M et al. (2007) Cortical brain development in nonpsychotic siblings of patients with childhood-onset schizophrenia. Arch Gen Psychiatry 64: 772–780

Gogtay N (2008) Cortical brain development in schizophrenia: insight from neuroimaging studies in childhood-onset schizophrenia. Schizophr Bulletin 34: 30–36

Gold PB, Meisler N, Santos AB et al. (2006) Randomized trial of supported employment integratetd with assertive community treatment for rural adults with severe mental illness. Schizophr Bulletin 32: 378–395

Goldman HH, Skodol AE, Lave TR (1992) Revising axis V for DSM-IV: a review of measures of social functioning. Am J Psychiatry 149: 1148–1156

Goldman-Rakic PS (1994) Working memory dysfunction in schizophrenia. J Neuropsychiat Clin Neuroscience 6: 348–357

Goldman-Rakic PS, Selemon LD (1997) Functional and anatomical aspects of prefrontal pathology in schizophrenia. Schizophr Bulletin 23: 437–458

Goldstein MJ (1987) The UCLA High-Risk Project. Schizophr Bulletin 13: 505–514

Goodyer IM (2008) Emanuel Miller lecture: early onset depressions – meanings, mechanisms and processes. J Child Psychol Psychiatry 49: 1239–1256

Gordon C, Frazier J, McKenna K et al. (1994) Childhood-onset schizophrenia: An NIMH study in progress. Schizophr Bulletin 20: 697–712

Gornick MC, Addington AM, Sporn A et al. (2005) Dysbindin (DTNBP1, 6p22.3) is associated with childhood-onset psychosis and endophenotypes measured by the Premorbid Adjustment Scale (PAS). J Autism Developmental Disorders 35: 831–838

Gothelf D, Feinstein C, Thompson T et al. (2007) Risk factors for the emergence of psychotic disorders in adolescents with 22q11.2 deletion syndrome. Amer J Psychiatry 164: 663–669

Goto Y, Otani S, Grace A (2007) The Yin and Yang of dopamine release: A new perspective. Neuropharmacology 53: 583–587

Gotz AA, Stefanski V (2007) Maternal social stress during pregnancy alters immune function and immune cell numbers in adult male Long-Evans rat offspring during stressful life-events. J Neuroimmunology 185: 95–102

Granö N, Karjalainen M, Anto J et al. (2009) Intervention to improve level of overall functioning and mental condition of adolescents at high risk of developing first-episode psychosis in Finnland. Early Intervention in Psychiatry 3: 94–98

Granon S, Passetti F, Thomas KL et al. (2000) Enhanced and impaired attentional performance after infusion of D1 dopaminergic receptor agents into rat prefrontal cortex. J Neuroscience 20: 1208–1215

Grant KA, Shively CA, Nader MA et al. (1998) Effect of social status on striatal dopamine D2 receptor binding characteristics in cynomolgus monkeys assessed with positron emission tomography. Synapse 29: 80–83

Green MF, Kern RS, Heaton RK (2004) Longitudinal studies of cognition and functional outcome in schizophrenia: implications for MATRICS. Schizophr Research 72: 41–51

Green B, Young R, Kavanagh D (2005) Cannabis use and misuse prevalence among people with psychosis. Brit J Psychiatry 187: 306–313

Green WH, Padron-Gayol M, Hardesty AS, Bassiri M (1992) Schizophrenia with childhood onset: A phenomenolgical study of 38 cases. J Amer Acad Child Adolesc Psychiatry 31: 968–976

Greenstein D, Lerch J, Shaw P et al. (2006) Childhood onset schizophrenia: cortical brain abnormalities as young adults. Child Psychol Psychiatry 47: 1003–1012

Greenstein DK, Wolfe S, Gochmann P et al. (2008) Remission status and cortical thickness in childhood-onset schizophrenia. J Adolesc Psychiatry 47: 1133–1140

Grinker RR, Holzmann PS (1973) Schizophrenic psychology in young adults. Arch Gen Psychiatry 28: 168–175

Gross G, Huber G (2000) The long-term outcome of schizophrenic and related disorders. A Critical Review. Neurol Psychiatr Brain Research 8: 121–130

Gruen A (1997) Der Verlust des Mitgefühls. Über die Politik der Gleichgültigkeit. München: dtv

Grüsser OJ, Kirchoff N, Naumann A (1990) Brain mechanism for recognition of faces, facial expression, and gestures: neuropsychological and electroencephalographic studies in normals, brain-lesioned patients, and schizophrenics. In: Cohen B, Bodis-Wollner I (eds) Vision and the brain. New York: Raven, pp. 165–193

Guidotti A, Auta J, Davis JM et al. (2000) Decrease in reelin and glutamic acid decarboxylase67 (GAD67) expression in schizophrenia and bipolar disorder: a postmortem brain study. Arch Gen Psychiatry 57: 1061–1069

Gumley AI, O'Grady M, McNay L et al. (2003) Early intervention for relapse in schizophrenia: Results of a 12-month randomized controlled trial of cognitive-behavior therapy. Psychol Medicine 33: 419–431

Gunnar M, Quevedo K (2007) The neurobiology of stress and development. Ann Rev Psychology 58: 145–173

Gunnell D, Holly JMP (2004) Do insulin-like growth factors underlie associations of birth complications, fetal and pre-adult growth with schizophrenia? Schizophrenia Research 67: 309–311

Guntrip H (1997) Meine analytische Erfahrung mit Fairbairn und Winnicott. Wie vollständig ist das Ergebnis psychoanalytischer Therapie? Psyche 51: 676–700

Güntz E (1859) Wahnsinn der Schulkinder, eine neue Art der Seelenstörungen? Allg. Z. Psychiatrie 16: 187–221

Gur RE, Cowell P, Turetsky BI et al. (1998) A follow-up magnetic resonance imaging study of schizophrenia. Arch Gen Psychiatry 55: 145–152

Gur RE, Cowell PE, Latshaw A, Turetsky BI et al. (2000) Reduced dorsal and orbital prefrontal gray matter volumes in schizophrenia. Arch Gen Psychiatry 57: 761–768

Gur RE, Calkins ME, Gur RC, Horan WP, Nuechterlein KH, Seidman LJ, Stone WS (2007) The Consortium on the Genetics of Schizophrenia: Neurocognitive Endophenotypes. Schizophr Bulletin 33: 49–68

Häfner H et al. (1990) Ein Instrument zur retrospektiven Einschätzung des Erkrankungsbeginns bei Schizophrenie (Instrument for the Assessment of the Onset of Schizophrenia – IRAOS). Z Klin Psychologie 19: 230–255

Häfner H, Riecher-Rösler A, Hambrecht K et al. (1992) IRAOS: An instrument for the assessment of the onset and early course of schizophrenia. Schizophr Research 6: 209–223

Häfner H, Maurer K, Löffler W et al. (1998) The ABC schizophrenia study: a preliminary overview oft he results. Soc Psychiatr Epidemiology 33: 380–386

Häfner H (2000) Onset and early course as determinants of the further course of schizophrenia. Acta Psychiatr Scandinavica Suppl 407: 44–48

Häfner H, an der Heiden W (2000) Methodische Probleme der Verlaufsforschung an der Schizophrenie. Fortschr Neurol Psychiatrie 68: 93–205

Häfner H, Maurer K, Löffler W et al. (2002) The early course of schizophrenia. In: Häfner H (ed.). Risk and protective factors in schizophrenia – towards a conceptual model of the disease process. Darmstadt: Steinkopff 207–228

Hahlweg K, Dürr H, Müller U (1995) Familienbetreuung schizophrener Patienten. Beltz Psychologie Verlags Union Weinheim

Hahlweg H, Dürr H, Dose M, Müller U (2006) Familienbetreuung schizophrener Patienten. Ein verhaltenstherapeutischer Ansatz zur Rückfallprophylaxe, 2. überarbeitete und erweiterte Auflage. Göttingen – Bern – Wien: Hogrefe

Hajszan T, Leranth C, Roth RH (2006) Subchronic phencyclidine treatment decreases the number of dendritic spine synapses in the rat prefrontal cortex. Biol Psychiatry 60: 639–644

Hall FS, Wilkinson LS, Humby T, Robbins TW (1999) Maternal deprivation of neonatal rats produces enduring changes in dopamine function. Synapse 32: 37–43

Hall SD, Bean RA (2008) Family therapy and childhood-onset schizophrenia: Pursuing clinical and bio/psycho/social competence. Contemp Fam Therapy 30: 61–74

Haller R, Kemmler G, Kocsis E et al. (2001) Schizophrenie und Gewalttätigkeit. Nervenarzt 72: 859–866

Harding CM, Brooks GW, Ashikaga T et al. (1987) The Vermont longitudinal study of persons with severe mental illness, II: Long-term outcome of subjects who retrospectively met DSM-III criteria for schizophrenia. Amer J Psychiatry 144: 727–735

Haroutunian V, Katsel P, Dracheva S et al. (2007) Variations in oligodendrocyte-related gene expression across multiple cortical regions: implications for the pathophysiology of schizophrenia. Int J Neuropsychopharmacology 10: 565–573

Harris EC, Barraclough B (1998) Excess mortality of mental disorder. Brit J Psychiatry 173: 11–53

Harris JM, Moorhead TWJ, Miller P et al. (2007) Increased prefrontal gyrification in a large high-risk cohort characterizes those who develop schizophrenia and reflects abnormal prefrontal development. Biol Psychiatry 62: 722–729

Harris T (1987) Recent developments in the study of life events in relation to psychiatric and physical disorders. In: Cooper, B (Hrsg.): Psychiatric Epidemiology, pp 81–103. London: Croom Helm

Harrison PJ (1999) The neuropathology of schizophrenia. A critical review of the data and their interpretation. Brain 122: 593–624

Harrison PJ, Eastwood SL (2001) Neuropathological studies of synaptic connectivity in the hippocampal formation in schizophrenia. Hippocampus 5: 508–19

Harrison PJ, Weinberger DR (2005) Schizophrenia genes, gene expression, and neuropathology: on the matter of their convergence. Mol Psychiatry 10: 40–68

Harrison PJ, Law AJ (2006) Neuregulin 1 and schizophrenia: genetics, gene expression, and neurobiology. Biol Psychiatry 60: 132–140

Harrison PJ (2008) Metabotropic glutamate receptor agonists for schizophrenia. Brit J Psychiatry 192: 86–87

Harrod JB (1986) Schizophrenia as a semiotic disorder. Schizopr Bulletin 12: 12–19

Harrow M, Grossman LS, Herbener ES, Davies EW (2000) Ten-year outcome: Patients with schizoaffective disorders, schizophrenia, affective disorders and mood-incongruent psychotic symptoms. Brit J Psychiatry 177: 421–426

Harvey PD, Weintraub S, Neale JM (1982) Speech competence of children vulnerable to psychopathology. J Abnorm Child Psychology 10: 373–388

Hashimoto R, Fujimaki K, Jeong MR et al. (2003) Lithium-induced inhibition of Src tyrosine kinase in rat cerebral cortical neurons: a role in neuroprotection against N-methyl-D-aspartate receptor-mediated excitotoxicity. FEBS 538: 145–148

Hashimoto R, Straub RE, Weickert CS et al. (2004) Expression analysis of neuregulin-1 in the dorso-lateral prefrontal cortex in schizophrenia. Mol Psychiatry 9: 299–307

Hawton K, Sutton L, Haw C, Sinclair J, Deeks J (2005) Schizophrenia and suicide: systematic review of risk factors. Brit Psychiatry 187: 9–20

Haxby JV, Hoffman EA, Gobbini MI (2000) The distributed human neural system for face perception. Trends Cogn Science 4: 223–233

Hazlett EA, Buchsbaum BR, Byne W et al. (2004) Abnormal glucose metabolism in the mediodorsal nucleus of the thalamus in schizophrenia. Amer J Psychiatry 161: 305–314

Hegarty JD, Baldessarini RJ, Tohen M et al. (1994) One hundred years of schizophrenia: a meta-analysis of the outcome literature. Am J Psychiatry 151: 1409–1416

an der Heiden W, Krumm B (1991) The course of schizophrenia: Some remarks on a yet unsolved problem of retrospective data collection. Europ Arch Psychiatr and Clin Neuroscience 240: 303–306

an der Heiden W (1996) Der Langzeitverlauf schizophrener Psychosen – Eine Literaturübersicht. Zeitschr Med Psychologie 5: 8–21

Heijmans BT, Tobi EW, Stein AD et al. (2008) Persistent epigenetic differences associated with prenatal exposure to famine in humans. PNAS 105: 17046–17049

Heimberg C, Gur RE, Erwin RJ et al. (1992) Facial emotion discrimination: III. Behavioral findings in schizophrenia. Psychiatr Research 42: 253–265

Heinz A (2000) Das dopaminerge Verstärkungssystem: Funktion, Interaktion mit anderen Neurotransmittersystemen und psychopathologische Korrelate. In: Hippius H, Saß H, Sauer H (Eds) Monographien aus dem Gesamtgebiet der Psychiatrie. Darmstadt: Steinkopff

Heinz A, Braus DF, Romero B et al. (2004) Genetische und medikamentöse Einflüsse auf die Funktion des präfrontalen Kortex bei schizophrenen Patienten. Nervenarzt 75: 845–856

Heinz A, Schlagenhauf F (2010) Dopaminergic dysfunction in schizophrenia: salience attribucion revisted. Schizophr Bulletin 36: 472–485

Hemmerle MJ, Röpcke B, Eggers C, Oades RD (2010) Evaluation einer zweijährigen Intensivbetreuung von jungen Menschen mit Schizophrenie. Z Kinder-Jugendpsychiatr Psychotherapie 38: 361–369

Hennah W, Thomson P, Peltonen L, Porteous D (2006) Genes and schizophrenia: beyond schizophrenia: the role of DISC1 in major mental illness. Schizophr Bulletin 32: 409–416

Henquet C, Krabbendam L, Spauwen J et al. (2005) Prospective cohort study of cannabis use, predisposition for psychosis, and psychotic symptoms in young people. BMJ 330: 11–13

Henquet C, Rosa A, Krabbendam L et al. (2006) An experimental study of catechol-o-methyltransferase Val158Met moderation of delta-9-tetrahydrocannabinol-induced effects on psychosis and cognition. Neuropsychopharmacology 31: 2748–2757

Henquet C, Di Forti M, Morrison P et al. (2008) Gene-environment interplay between cannabis and psychosis. Schizophr Bulletin 34: 1111–1121

Henquet C, Krabbendam L, Spauwen J et al. (2010) Prospective cohort study of cannabis use, predisposition for psychosis, and psychotic symptoms in young people. Brit med Journal bmj.com

Herold R, Feldman A, Simon M et al. (2008) Regional gray matter reduction and theory of mind deficit in the early phase of schizophrenia: a voxel-based morphometric study Acta Psychiatr Scandinavia 119: 199–208

de Hert M, Schreurs V, Vancampfort D, van Winkel R (2009) Metabolic syndrome in people with schizophrenia: a review. World Psychiatry 8: 15–22

Hirayasu Y, McCarley RW, Salisbury DF, et al. (2000) Planum temporale and heschl gyrus volume reduction in schizophrenia. Arch Gen Psychiatry 57: 692–699

Hirvonen J, van Erp ThGM, Huttunen J et al. (2005) Increased caudate dopamine D2 receptor availability as a genetic marker for schizophrenia. Arch Gen Psychiatry 62: 371–378

Hirvonen J, van Erp TGM, Huttunen J et al. (2006) Brain dopamine D1 receptors in twins discordant for schizophrenia. Amer J Psychiatry 163: 1747–1753

Ho BC, Andreasen NC, Nopoulos P, Arndt S et al. (2003) Progressive structural brain abnormalities and their relationship to clinical outcome. Arch Gen Psychiatry 60: 585–594

Hodgkinson CA, Goldman D, Jaeger J, et al. (2004) Disrupted in schizophrenia I (DISC1): association with schizophrenia, schizoaffective disorder, and bipolar disorder. Am J Hum Genetics 75: 862–872.

Hof PR, Haroutunian V, Friedrich VL et al. (2003) Loss and altered spatial distribution of oligodendrocytes in the superior frontal gyrus in schizophrenia. Biol Psychiatry 53: 1075–1085

Hogarty GE, Anderson CM, Reiss DJ et al. (1986) Family psychoeducation, social skills training, and maintenance chemotherapy in the aftercare treatment of schizophrenia. Arch Gen Psychiatry 43: 633–642

Hogarty GE, Flesher S, Ulrich R et al. (2004) Cognitive enhancement therapy for schizophrenia: Effects of a 2-year randomized trial on cognition and behavior. Arch Gen Psychiatry 61: 866–876

Holcomb HH, Murray GK (2010) Successful learning in schizophrenia, functional neuroimaging studies, and theoretical considerations. Schizophr Bulletin 36: 463–464

Hollis C (1995) Child and adolescent (juvenile onset) schizophrenia: A case control study of premorbid development impairments. Brit J Psychiatry 166: 489–495

Hollis C (2000) Adult outcomes of child- and adolescent-onset schizophrenia: Diagnostic stability and predictive validity. Am J Psychiatry 157: 1652–1659

Hollis C (2003) Developmental precursors of child- and adolescent-onset schizophrenia and affective psychoses: Diagnostic specificity and continuity with symptom dimensions. Brit J Psychiatry 182: 37–44

Holsboer F, Gründer G, Benkert O (2008) Handbuch der Psychopharmakotherapie. Heidelberg – Berlin – New York: Springer

Holzinger A, Beck M, Munk I et al. (2003) Das Stigma psychischer Krankheit aus der Sicht schizophren und depressiv Erkrankter. Psychiat Praxis 30: 395–401

Homayoun H, Moghaddam B (2007) NMDA receptor hypofunction produces opposite effects on prefrontal cortex interneurons and pyramidal neurons. Neuroscience 27: 11496–11500

Hooker Ch, Park S (2000)Trajectory estimation in schizophrenia. Schizophr Research 45: 83–92

Hooper StR, Giuliano AJ, Youngstrom EA et al. (2010) Neurocognition in early onset schizophrenia and schizoaffective disorders. J Am Acad Child Adolesc Psychiatry 49: 52–60

Howlett AC, Breivogel CS, Childers SR et al. (2004) Cannabinoid physiology and pharmacology: 30 years of progress. Neuropharmacology 47: 345–358

Huber G (1972) Klinik und Psychopathologie der organischen Psychosen. In: Kisker KP, Meyer J-E, Müller M, Strömgren E (Hrsg) Psychiatrie der Gegenwart, Bd. II/2, Berlin – Heidelberg – New York: Springer

Huber G, Gross G, Schüttler R (1979) Schizophrenie. Eine verlaufs- und sozialpsychiatrische Langzeitstudie. Berlin – Heidelberg – New York: Springer

Huber G (1983) Das Konzept substratnaher Basissymptome und seine Bedeutung für Theorie und Therapie schizophrener Erkrankungen. Nervenarzt 54: 23–32

Huber G (2002) Psychopathologie – eine versiegende Quelle? Fortschr Neurol Psychiatrie 70: 393–402

Hubl D, Koenig T, Strik W et al. (2004) Pathways that make voices. Arch Gen Psychiatry 61: 658–668

Hulshoff Pol HE, Schnack HG, Mandl RCW et al. (2001) Focal gray matter density changes in schizophrenia. Arch Gen Psychiatry 58: 1118–1125

Hulshoff Pol HE, Schnack HG, Bertens MGBC et al. (2002) Volume changes in gray matter in patients with schizophrenia. Amer J Psychiatry 159: 244–250

Illi A, Mattila KM, Kampman O et al. (2003b) Catechol-O-methyltransferase and monoamine oxidase A genotypes and drug response to conventional neuroleptics in schizophrenia. J Clin Psychopharmacol 23: 429–434

Impagnatiello F, Guidotti A, Pesold C et al. (1998) A decrease of Reelin expression as a putative vulnerability factor in schizophrenia. Proc Natl Aced Science 95: 15718–15723

Inada T, Nakamura A, Ilijima Y (2003) Relationsship between catechol-O-methyltransferase polymorphism and treatment-resistant schizophrenia. Am J Med Genet 120B: 35–39

Isles AR, Wilkinson LS (2008) Epigenetics: what is it and why is it important to mental disease? Brit med Bulletin 85: 35–45

Isohanni M, Jones PB, Kemppainen L et al. (2000) Childhood and adolescent precursors of schizophrenia in the northern Finland 1966 birth cohort: a descriptive life-span model. Eur Arch Psychiat Clin Neuroscience 250: 11–319

Ivanov D, Kirov G, Norton N et al. (2003) Chromosome 22q11 deletions, velo-cardio-facial syndrome and early-onset psychosis. Molecular genetic study. Brit J Psychiatry 138: 409–413

Iversen L (2003) Cannabis and the brain. J Neurology 126: 1252–1270

Jaaro-Peled H, Hayashi-Takagi A, Seshadri S, Kamiya A, Brandon NJ, Sawa A (2009) Neurodevelopmental mechanisms of schizophrenia: understanding disturbed postnatal brain maturation through neuregulin-1-ErbB4 and DISC1. Trends Neurscience 32: 485–95

Jaaro-Peled H, Ayhan Y, Pletnikov MV, Sawa A (2010) Review of pathological hallmarks of schizophrenia: comparison of genetic models with patients and nongenetic models. Schizophr Bulletin 36: 301–313

Jackson ME, Homayoun H, Moghaddam B (2004) NMDA receptor hypofunction produces concomitant firing rate potentiation and burst activity reduction in the prefrontal cortex. Proceedings of the National Academy of Sciences 101: 8467–8472

Jacobs N, Kenis G, Peeters F et al. (2006) Stress-releated negative affectivity and genetically altered serotonin transporter function. Arch Gen Psychiatry 63: 989–996

Jacobsen L, Rapoport J (1998) Research update: childhood-onset schizophrenia: implications of clinical and neurobiological research. J Child Psychol Psychiatry 39: 101–113

Jacobson E (1954/55) Über psychotische Identifikation. Psyche 8: 272–283

Jaensch ER (1921) Über die Verbreitung der eidetischen Anlage im Jugendalter. Z Psychol 81: 91-

Jakobsen T, Knauss C, Agarwalla P et al. (2007) Eine komparative Kasuistik auf der Grundlage quantitativer Ergebnismessungen und qualitative Prozessbeschreibungen als Beitrag zum Verständnis therapeutischer Prozesse. Psychother Sozialwissenschaft 1: 119–142

James ACD, Javaloyes A, James S, Smith DM (2002) Evidence for non-progressive changes in adolescent-onset schizophrenia. Brit J Psychiatry 180: 339–344

James ACD, James S, Smith DM, Javaloyes A (2004) Cerebellar, prefrontal cortex, and thalamic volumes over two time points in adolescent-onset schizophrenia. Amer J Psychiatry 161: 1023–1029

Janssen I, Krabbendam L, Bak M et al. (2004) Childhood abuse as a risk factor for psychotic experiences. Acta Psychiatr Scandinavica 109: 38–45

Janzarik W (1968) Schizophrene Verläufe. Monografien aus dem Gesamtbereich der Neurologie und Psychiatrie, Heft 126 Heidelberg – Berlin – New York: Springer

Jaspers K (1959) Allgemeine Psychopathologie, 7. Aufl. Berlin – Göttingen – Heidelberg: Springer

Jenkins TA, Harte MK, McKibben CE et al. (2008) Disturbances in social interaction occur along with pathophysiological deficits following sub-chronic phencyclidine administration in the rat. Behav Brain Research 194: 230–235

Jeste DV, McAdams LA, Palmer BW et al. (1998) Relationship of neuropsychological and MRI measures to age of onset of schizophrenia. Acta Psychiatr Scandinavica 2: 156–64

Job DE, Whalley HC, Johnstone EC, Lawrie SM (2005) Grey matter changes over time in high risk subjects developing schizophrenia. NeuroImage 25: 1023–1030

Johnstone EC, MacMillan JF, Frith CD, Benn DK, Crow TJ (1990) Further investigation of the predictors of outcome following first schizophrenic episodes. Br J Psychiatry

Jones P, Rodgers B, Murray R, Marmot M (1994) Child development risk factors for adult schizophrenia in the British 1946 birth cohort. Lancet 344: 1398–1402

Jones PB, Tarrant CJ (1999) Specificity of developmental precursors to schizophrenia and affective disorders. Schizophr Research 39: 21–125

Jones SR, Fernyhough Ch (2007) A new look at the neural diathesis-stress model of schizophrenia : the primacy of social-evaluative and uncontrollable situations. Schizophr Bulletin 33: 1171–1177

Joo EJ, Lee KY, Jeong SH et al. (2009) AKTI gene polymorphisms and obstetric complications in the patients with schizophrenia. Psychiatry Investigation 6: 102–107

Joyce PR (1984): Age onset in bipolar affective disorder and misdiagnosis as schizophrenia. Psychol Medicine 14: 145–149

Juarez I, Silva-Gómez AB, Peralta F, Flores G (2003) Anoxia at birth induced hyperresponsiveness to amphetamine and stress in postpubertal rats. Brain Research 992: 281–287

Juarez I, Gratton A, Flores G (2008) Ontogeny of altered dendritic morphology in the rat prefrontal cortex, hippocampus, and nucleus accumbens following caesarean delivery and birth anoxia. J Comp Neurology 507: 1734–1747

Jung E, Krumm B, Biehl H et al. (1989) Disability assessment schedule – Mannheimer Skala zur Einschätzung sozialer Behinderung. Weinheim: Beltz

Kaffman A, Meaney MJ (2007) Neurodevelopmental sequelae of postnatal maternal care in rodents: clinical and research implications of molecular insights. J Child Psychol Psychiatry 48: 224–244

Kalus P, Buri C, Slotboom J et al. (2004) Volumetry and diffusion tensor imaging of hippocampal subregions in schizophrenia. Neuroreport 15: 867–671

Kalus P, Slotboom J, Gallinat J et al. (2005) New evidence for involvement of the entorhinal region in schizophrenia: a combined MRI volumetric and DTI study. Neuroimage 24: 1122–1129

Kalus P, Falkai P, Heinz A (2008) Strukturelle und funktionelle Hirnveränderungen bei schizophrenen Psychosen. Nervenarzt 79: 275–287

Kanaan RA, Kim JS, Kaufmann WE et al. (2005) Diffusion tensor imaging in schizophrenia. Biol Psychiatry 58: 921–929

Kanemoto K, Kawasaki J, Kawai I (1996). Postictal psychosis: A comparison with acute interictal and chronic psychoses. Epilepsia 37: 551–556

Kang D-H, Kim SH, Kim Ch-W et al. (2008) Thalamus surface shape deformity in obsessive-complusive disorder and schizophrenia. Neuroreport 19: 609–613

Kanner L (1943) Autistic disturbance of affective contact. Nervous Child 2: 217–250

Kanner L (1957) Child psychiatry. Springfield/Ill: Thomas

Kaplan HI, Sadock BJ (1995) Comprehensive Textbook of Psychiatry, 6. Ed. Baltimore: Williams and Walkner S. 699

Kapur S (2003) Psychosis as a state of aberrant salience: a framework linking biology, phenomenology, and pharmacology in schizophrenia. Am J Psychiatry 160: 13–23

Karlsson P, Farde L, Halldin C, Sedvall G (2002) PET study of D1 dopamine receptor binding in neuroleptic naive patients with schizophrenia. Amer J Psychiatry 159: 761–767

Käsermann ML (1983) Form und Funktion schizophrener Sprachstörungen. Sprache & Kognition 3: 132–147

Kates WR, Burnette CP, Jabs EW et al. (2001) Regional cortical white matter reductions in velocardiofacial syndrome: a volumetric MRI analysis. Biol Psychiatry 49: 677–684

Katschnig H, Konieczna H, Michelbach H, Sint PP (1989) Intimität und Distanz – ein familienorientiertes Wohnheim für schizophrene Patienten. In H. Katschnig (Hrsg). Die andere Seite der Schizophrenie – Patienten zu Hause. München: Psychologie-Verlags-Union: 229–242

Katsel P, Davis KL, Li C et al. (2008) Abnormal indices of cell cycle activity in schizophrenia and their potential association with oligodendrocytes. Neuropsychopharmacology 1–17

Kaufman J, Yang BZ, Douglas-Palumberi H et al. (2006) Brain-derived neurotrophic factor 5-HTTLPR gene interactions and environmental modifiers of depression in children. Biol Psychiatry 59: 673–680

Kay SR, Fiszbein A, Opler LA (1987) The positive and negative syndrome scale (PANSS) for schizophrenia. Schizophrenia Bulletin 13: 261–276

Kay SR, Opler LA, Lindenmayer JP (1989) The Positive and Negative Syndrome Scale (PANSS): Rationale and standardisation. Brit J Psychiatry 155: 59–65

Keefe RSE, Bilder RM, Davis M et al. (2007) Neurocognitive effects of antipsychotic medications in patients with chronic schizophrenia in the CATIE trial. Arch Gen Psychiatry 64: 633–647

Kegeles L, Humaran TJ, Mann JJ (1998) In vivo neurochemistry of brain in schizophrenia as revealed by magnetic resonance spectroscopy. Biol Psychiatry 44: 382–388

Kegeles LS, Abi-Dargham A, Zea-Ponce Y et al. (2000) Modulation of amphetamine-induced striatal dopamine release by ketamine in humans: implications for schizophrenia. Biol Psychiatry 48: 627–640

Keilhoff G, Becker A, Grecksch G et al. (2004) Repeated application of ketamine to rats induces changes in the hippocampal expression of parvalbumin, neuronal nitric oxide synthase and cFOS similar to those found in human schizophrenia. Neuroscience 126: 591–598

Keith SJ (1993) Understanding the experience of schizophrenia. Am J Psychiatry 150: 1616–1617

Kelleher I, Harley M, Lynch F et al. (2008) Associations between childhood trauma, bullying and psychotic symptoms among a school-based adolescent sample. Brit J Psychiatry 193: 378–382

Keller A, Castellanos FX, Vaituzis AC, Jeffries NO, Giedd JN, Rapoport JL (2003) Progressive loss of cerebellar volume in childhood-onset schizophrenia. Amer J Psychiatry 160: 128–133

Kelp W (1875) Psychosen im kindlichen Alter. Allg Z Psychiatrie 31: 75

Kern RS, Glynn ShM, Horan WP, Marder StR (2009) Psychosocial treatments to promote functional recovery in schizophrenia. Schizophr Bulletin 35: 347–361

Keshavan MS, Dick E, Mankowski I et al. (2002) Decreased left amygdala and hippocampal volumes in young offspring at risk for schizophrenia. Schizophrenia Research 58: 173–183

Keshavan MS, Diwandkar VA, Montrose DM et al. (2005) Premorbid indicators and risk for schizophrenia: a selective review and update. Schizophr Research 79: 45–57

Keshavan MS, Berger G, Zipursky B et al. (2005) Neurobiology of early psychosis. Brit J Psychiatry 187 (suppl.48): 8–18

Khashan AS, Abel KM, McNamee R et al. (2008) Higher risk of offspring schizophrenia following antenatal maternal exposure to severe adverse life events. Arch Gen Psychiatry 65: 146–152

Kienzle N (1994) Kognitive Verhaltenstherapie bei schizophrenen Jugendlichen. In: Martinius J (Hrsg.) Schizophrene Psychosen in der Adoleszenz. Berlin: Quintessenz

Kierkegaard S (1980) Die Tagebücher, 1. Aufl. Düsseldorf-Köln: Diederichs

Kim S, Huang A, Snowman A et al. (2007) Antipsychotic drug-induced weight gain mediated by histamine H1 receptor-linked activation of hypothalamic AMP-kinase. Proc Natl Acad Science USA 104: 3456–3459

Kinalski M, Sledziewski A, Telejko B et al. (2001) Lipid peroxidation, antioxidant defence and acid-base status in cord blood at birth: the influence of diabetes. Horm Metab Research 33: 227–231

King S (2000) Is expressed emotion cause or effect in the mothers of schizophrenic young adults? Schizophr Research 45: 65–78

Kinney DK, Hintz K, Shearer EM et al. (2009) A unifying hypothesis of schizophrenia: Abnormal immune system development may help explain roles of prenatal hazards, post-pubertal onset, stress, genes, climate, infections, and brain dysfunction. Med Hypotheses doi: 10.1016/j.mehy.2009.09.040

Kircher TTJ, Liddle PF, Brammer MJ et al. (2001) Neural correlates of formal thought disorder in schizophrenia. Preliminary findings from a functional magnetic resonance imaging study. Arch Gen Psychiatry 58: 769–774

Kirov G, O'Donovan MC, Owen MJ (2005) Finding schizophrenia genes. J Clin Investigation 115: 1440–1448

Kirov G, Grozeva D, Norton N et al. (2009) Support for the involvement of large copy number variants in the pathogenesis of schizophrenia. Hum Mol Genetics 18: 1497–1503

Kloos G (1958) Anleitung zur Intelligenzprüfung in der psychiatrischen Diagnostik, 4. Aufl. Stuttgart: Gustav Fischer

Klosterkötter J (1988) Basissymptome und Endphänomene der Schizophrenie. Berlin – Heidelberg – New York: Springer

Klosterkötter J (2008) Prävention psychischer Erkrankungen. In: Kirch W, Badura B, Pfaff H (Hrsg.) Prävention und Versorgungsforschung. Heidelberg: Springer, S.755–772

Knoll IV. JL, Garver D, Ramberg J, Kingsbury S, Croissant D, McDermott B (1998) Heterogeneity of the psychosis: Is there a neurodegenerative psychosis? Schizophr Bulletin 24: 365–379

Köhler W (1921) Intelligenzprüfungen am Menschenaffen. Berlin: F.Springer

Koehler O (1953) Vom unbenannten Denken. In: Friedrich H. (Hrsg.): Lebendiges Wissen. Wiesbaden: Dieterich'sche Verlagsbuchhandlung

Kohler CG, Bilker W, Hagendoorn M et al. (2000) Emotion recognition deficit in schizophrenia: association with symptomatology and cognition. Biol Psychiatry 48: 127–136

Kohler CG, Turner TH, Bilker WB et al. (2003) Facial emotion recognition in schizophrenia: intensity effects and error pattern. Am J Psychiatry 160: 1768–1774

Kolvin I, Ounsted C, Humphrey M, McNay A (1971) Studies in the childhood psychoses, I: Diagnostic criteria and classification. Brit J Psychiatry 118: 381–384

Konick LC, Friedman L (2001) Meta-analysis of thalamic size in schizophrenia. Biol Psychiatry 49: 28–38

Könnecke R, Häfner H, Maurer K et al. (2000) Main risk factors for schizophrenia: increased familial loading and pre- and peri- natal complications antagonize the protective effect of oestrogen in women. Schizophr Research 44: 81–93

Konrad A, Winterer G (2008) Disturbed structural connectivity in schizophrenia – primary factor in pathology or epiphenomenon? Schizophr Bulletin 34: 72–92

Kooyman I, Dean K, Harvey S, Walsh E (2007) Outcomes of public concern in schizophrenia. Brit J Psychiatry 191 (suppl.50): S.29–36

Kotlicka-Antczak M, Gmitrowicz A, Sobow TM, Rabe-Jablonska J (2001) Obstetric complications and apgar score in early-onset schizophrenic patients with prominent positive and prominent negative symptoms. J Psychiatr Research 35: 249–257

Kotov R, Guey LT, Bromet J, Schwartz E (2010) Smoking in schizophrenia: diagnostic specificity, symptom correlates, and illness severity. Schizophr Bulletin 36: 173–181

Koutsouleris N, Meisenzahl EM, Davatzikos CH et al. (2009) Use of neuroanatomical pattern classification to identify subjects in at-risk mental states of psychosis and predict disease transition. Arch Gen Psychiatry 66: 700–712

Krabbendam L, Myin-Germeys I, Hanssen M et al. (2005) Development of depressed mood predicts onset of psychotic disorder in individuals who report hallucinatory experiences. Brit J Clin Psychology 44: 113–125

Krabbendam L, van Os J (2005) Schizophrenia and urbanicity: a major enviromental influence – conditional on genetic risk. Schizophr Bulletin 31: 795–799

Kraepelin E (1899) Zur Diagnose und Prognose der Dementia praecox. Allg Zeitschr Psychiatrie 56: 254–263

Kraepelin E (1908) Psychiatrie, 7. Aufl. Bd. II Leipzig: Ambrosius Barth

Kramer F, Pollnow H (1932) Über eine hyperkinetische Erkrankung im Kindesalter. Mschr Psychiat Neurologie 82: 1

Kremen WS, Seidman LJ, Faraone SV (2000) The paradox of normal neuropsychological function in schizophrenia. J Abnorm Psychology 109: 743–752

Kretschmer E (1955) Körperbau und Charakter. Berlin – Göttingen – Heidelberg: Springer

Kroener S, Chandler LJ, Phillips PEM, Seamans JK (2009) Dopamine modulates persistent synaptic activity and enhances the signal-to-noise ratio in the prefrontal cortex. PloS ONE 4: e6507

Kroh O (1944) Entwicklungspsychologie des Grundschulkindes. Langensalzen: H. Beyer

Krueger F (1953) Entwicklungspsychologie der Ganzheit. In Heuss E (Ed.) Zur Philosophie und Psychologie der Ganzheit: Schriften aus den Jahren 1918–1940. Berlin – Göttingen – Heidelberg: Springer

Krystal JH, Perry EB, Gueorguieva R (2005) Comparative and interactive human psychopharmacologic effects of ketamine and amphetamine. Arch Gen Psychiatry 62: 985–995

Kryzhanovskaya L, Schulz C, McDougle C et al. (2009) Olanzapine versus placebo in adolescents with schizophrenia: a 6-week, randomized, double-blind, placebo-controlled trial. J Am Acad Child Adolesc Psychiatry 48: 60–70

Kubicki M, Park H, Westin CF et al. (2005) DTI and MRT abnormalities in schizophrenia: analysis of white matter integrity. Neuroimage 26: 1109–1118

Kudrjawzewa W (1967) Klinik und Verlauf der Schizophrenie des frühen Kindesalters nach den Materialien sowjetischer Untersucher. Psychiatr Neurol med Psychologie 19: 23–31

Kuipers E, Garety Ph, Fowler D et al. (2006) Cognitive, emotional, and social processes in psychosis: Refining cognitive behavioural therapy for persistent positive symptoms. Schizophr Bulletin 32: 24–31

Kuipers L, Bebbington P (1988) Expressed emotions research in schizophrenia: theoretical and clinical implications. Psychol Medicine 18: 893–909

Kumakura Y, Cumming P, Vernaleken I et al. (2007) Elevated [18F] fluorodopamine turnover in brain of patients with schizophrenia: an [18F] fluorodopa/positron emission topography study. J Neuroscience 27: 8080–8087

Kumari V, Das M, Zachariah E, Ettinger U, Sharma T (2005) Reduced prepulse inhibition in unaffected siblings of schizophrenia patients. Psychophysiology 42: 588–594

Kumari V, Antonova E, Fannon D et al. (2010) Beyond dopamine: functional MRI predictors of responsiveness to cognitive behaviour therapy for psychosis. Front Behav Neuroscience 4: 1–15, doi: 10.3389/ neuro.08.004.2010

Kumashiro S, Hashimoto A, Nishikawa T (1995) Free d-serine in post-mortem brains and spinal cords of individuals with and without neuropsychiatric diseases. Brain Research 681: 117–125

Kumra S, Jacobsen LK, Lenane et al. (1998) Multidimensionally impaired disorder: Is it a variant of very early-onset schizophrenia? J Am Acad Child Adolesc Psychiatry 37: 91–99

Kumra S, Ashtari M, Cervellione KL et al. (2005) White matter abnormalities in early-onset schizophrenia: a voxel-based diffusion tensor imaging study. J Amer Acad Child Adolesc Psychiatry 44: 934–941

Kumra S, Oberstar JV, Sikich L et al. (2008) Efficacy and tolerability of second-generation antipsychotics in children and adolescents with schizophrenia. Schizophr Bulletin 34: 60–71

Kuroki N, Shenton ME, Salisbury DF et al. (2006) Middle and inferior temporal gyral gray matter volume abnormalities in first-episode schizophrenia: an MRI study. Am J Psychiatry 163: 2103–2110

Kurtz MM u. Mueser KT (2008) A meta-analysis of controlled research on social skills training for schizophrenia. J Consult Clin Psychology 76: 491–504

Kwon JS, Shin Y-W, Kim C-W (2003) Similarity and disparity of obsessive-compulsive disorder and schizophrenia in MR volumetric abnormalities of the hippocampus-amygdala complex. J Neurol Psychiatry 74: 962–964

Lacerda ALT, Hardan AY, Yorbik O et al. (2007) Morphology of the orbitofrontal cortex in first-episode schizophrenia: relationship with negative symptomatology. Prog Neuropsychopharmacol Biol Psychiatry 31: 510–516

Lai WS, Xu B, Westphal KGC et al. (2006) Akt 1 deficiency affects neuronal morphology and predisposes to abnormalities in prefrontal cortex functioning. Proc Nat Acad Sciences (USA) 103: 16906–16911

Lake CR, Hurwitz N (2007) Schizoaffective disorder merges schizophrenia and bipolar disorder as one disease – there is no schizoaffective disorder. Curr Opin Psychiatry 20: 365–379.

Laletta F, Livini E, Selicorni A et al. (1991) X-linked mental retardation with marfanoid habitus: First report of four Italien patients. Am J Med Genetics 38: 228–232

Landolt H (1963) Die Dämmer- und Verstimmungszustände bei Epilepsie und ihre Elektroencephalographie. Dtsch Z Nervenheilkunde 185: 411–430.

Lange-Cosack H, Tepfner G (1973) Das Hirntrauma im Kindes- u. Jugendalter. Monografien aus dem Gesamtgebiet der Neurologie, Bd. XIII. Berlin – Heidelberg – New York: Springer

Large CH, Webster EL, Goff DC (2005) The potential role of lamotrigine in schizophrenia. Psychopharmacology 181: 415–436

Laroche J (1961) Les idées délirantes de l'énfant. Psychiat Énfant 4: 1

Larsen TK, Friis S, Haahr U et al. (2001) Early detection and intervention in first episode schizophrenia: a critical review. Acta Psychiatr Scandinavia 103: 232–334

Laruelle M, Abi-Dargham A, Gil R et al. (1999) Increased dopamine transmission in schizophrenia: relationship to illness phases. Biol Psychiatry 46: 56–72

Laruelle M, Kegeles LS, Abi-Dargham A (2003) Glutamate, dopamine, and schizophrenia: from physiology to treatment. Ann N Y Acad Science 1003: 138–158

Laruelle M, Frankle WG, Narendran R et al. (2005) Mechanism of action of antipsychotic drugs: from dopamine D(2) receptor antagonism to glutamate NMDA facilitation. Clin Ther 27: 16–24

Lataster T, van Os J, Drukker M et al. (2006) Childhood victimisation and developmental expression of non-clinical delusional ideation and hallucinatory experiences: victimisation and non-clinical psychotic experiences. Soc Psychiatry Psychiatr Epidemiology 41: 423–428

Laursen TM, Agerbo E, Pedersen CB (2009) Bipolar disorder, schizoaffective disorder, and schizophrenia overlap: A new comorbidity index. J Clin Psychiatry 70: 1432–1438

Law AJ, Shannon WC, Hyde TM et al. (2004) Neuregulin-1 (NRG-1) mRNA and protein in the adult human brain. Neuroscience 127: 125–136

Lawrie SM, Whalley H, Kestelman JN et al. (1999) Magnetic resonance imaging of brain in people at high risk of developing schizophrenia. Lancet 353: 30–33

Lawrie SM, Whalley HC, Abukmeil SS (2001) Brain structure, genetic liability, and psychotic symptoms in subjects at high risk of developing schizophrenia. Biol Psychiatry 49: 811–823

Lawrie SM, McIntosh AM, Hall J et al. (2008) Brain structure and function changes during the development of schizophrenia: The evidence from studies of subjects at increased genetic risk. Schizophr Bulletin 34: 330–340

Lay B, Blanz B, Hartmann M, Schmidt MH (2000) The psychosocial outcome of adolescent-onset schizophrenia: a 12-year followup. Schizophr Bulletin 26: 801–816

Leaper C, Emmorey K (1985) The discourse of thought-disordered schizophrenic children. Brain Language 25: 72–86

Lecours AR (1993) Glossomania and glossolalia in schizophrasia and their linguistic kinship to the jargonaphasia. In: Blanken G, Dittmann J, Grimm H, Marshall JC, Wallesch CW (eds.) Linguistic disorders and pathologies. An international handbook. Berlin – New York: Walter de Gruyter, pp. 543–549

Lee KH, Farrow TFD, Spence SA et al. (2004) Social cognition, brain networks and schizophrenia. Psychol Medicine 34: 391–400

Lee P, Moss St, Friedlander R et al. (2003) Early-onset schizophrenia in children with mental retardation: Diagnostic reliability and stability of clinical features. J Am Acad Child Adolesc Psychiatry 42: 162–169

Leff J, Berkowitz R, Shavit N et al. (1989) A trial of family therapy versus a relative group for schizophrenia. Br J Psychiatry 154: 58–66

Lehmann G (2002) Statistik: Einführung in die mathematischen Grundlagen für Psychologen. Heidelberg – Berlin: Spektrum Akademischer Verlag

Lei G, Xia Y, Johnson M (2008) The role of Akt-GSK-3β signalling and synaptic strength in phencyclidine-induced neurodegeneration. Neuropsychopharmacology 33: 1343–1353

Leitman DI, Loughead J, Wolf DH et al. (2008) Abnormal superior temporal connectivity during fear perception in schizophrenia. Schizophr Bulletin 34: 673–678

Lempa G (1995) Zur psychoanalytischen Behandlungstechnik bei schizophrenen Psychosen. Forum Psychoanalyse 11: 133–149

Lempp R (1973) Psychosen im Kindes- und Jugendalter – eine Realitätsbezugsstörung? Eine Theorie der Schizophrenie. Bern: Huber

Lencz T, Lipsky RH, DeRosse P et al. (2009) Molecular differentiation of schizoaffective disorder from schizophrenia usind DBNF haplotypes. Brit J Psychiatry 194: 313–318

Leonard S, Gault J, Hopkins J et al. (2002) Association of promotor variants in the α7 nicotinic acetylcholine receptor subunit gene with an inhibitory deficit found in schizophrenia. Arch Gen Psychiatry 59: 1085–1096

Lerch JP, Evans AC (2005) Cortical thickness analysis examined through power analysis and a population simulation. NeuroImage 24: 163–173

Leucht S, Barnes TR, Kissling W et al. (2003) Relapse prevention in schizophrenia with new-generation antipsychotics: a systematic review and exploratory meta-analysis of randomized, controlled trials. Am J Psychiatry 160: 1209–1222

Leucht S, Burkard T, Henderson J, Maj M, Sartorius N. (2007) Physical illness and schizophrenia: a review of the literature. Acta Psychiatr Scandinavica 116: 317–333

Leucht S, Komossa K, Rummel-Kluge Chr et al. (2009) A meta-analysis of head- to- head comparison of second-generation antipsychotics in the treatment of schizophrenia. Am J Psychiatry 166: 152–163

Levitt JG, Blanton RE, Caplan R et al. (2001) Medial temporal lobe in childhood-onset schizophrenia. Psychiat Research 108: 17–27

Lewis DA, Hashimoto T, Volk DW (2005) Cortical inhibitory neurons and schizophrenia. Nat Rev Neuroscience 6: 312–324

Lewis DA, Moghaddam B (2006) Cognitive dysfunction in schizophrenia. Arch Neurology 63: 1372–1376

Lewis G, Davis AS, Malmberg A, Allebeck P (2000) Non-psychotic psychiatric disorder and subsequent risk for schizophrenia. Brit J Psychiatry 177: 416–420.

Liberman RP, Mueser KT, Wallace CJ et al. (1986) Training skills in the psychiatrically disabled: Learning coping and competence. Schizophr Bulletin 12: 631–647

Lichtenstein P, Bjork C, Hultman CM et al. (2006) Recurrence of risks for schizophrenia in a Swedish National Cohort. Psychol Medicine 36: 1417–1425

Liddle PF (1987) The symptoms of chronic schizophrenia. A re-examination of the positive-negative dichotomy. Brit J Psychiatry 151: 145–151

Liddle PF, Ngan ETC, Caissie SL et al. (2002) Tought and language index: An instrument for assessing thought and language in schizophrenia. Brit J Psychiatry 181: 326–330

Lieberman JA, Bymaster FP, Meltzer HY et al. (2008) Antipsychotic drugs: Comparison in animal models of efficacy, neurotransmitter regulation, and neuroprotection. Pharmacol Reviews 60: 358–403

Lincoln T (2006) Kognitive Verhaltenstherapie der Schizophrenie. Ein individuenzentrierter Ansatz zur Veränderung von Wahn, Halluzinationen und Negativsymptomatik. Göttingen – Bern – Wien: Hogrefe

Lincoln TM, Peter N, Schäfer M, Moritz S (2009) Impact of stress on paranoia: an experimental investigation of moderators and mediators. Psychol Medicine 39: 1129–1139

Lipska BK, Weinberger DR (2000) To model a psychiatric disorder in animals: schizophrenia as a reality test. Neuropsychopharmacology 23: 223–239

Lipska BK (2004) Using animal models to test a neurodevelopmental hypothesis of schizophrenia. J Psychiatry Neuroscience 29: 282–286

de Loore E, Drukker M, Gunther N et al. (2007) Childhood negatives experiences and subclinical psychosis in adolescence: a longitudinal general population study. Early Intervention In Psychiatry 1: 201–207

Lord C, Rutter M, Le Couteur A (1994) Autism Diagnostic Interview-Revised: a revised version of a diagnostic interview for caregivers of individuals with possible pervasive developmental disorders. J Autism Dev Disorder 24: 659–685

Lord C, Rutter M, DiLavore PC et al. (1999) Autism diagnostic observation schedule-WPS (ADOS-WPS). Los Angeles, CA: Western Psychological Services

Lopez-Ibor JJ (1955) Die Dynamik der Angst. Wien Z Nervenheilkunde 10: 299

Loukovaara M, Leinonen P, Teramo K et al. (2004) Fetal hypoxia is associated with elevated cord serum C-reactive protein levels in diabetic pregnancies. Biol Neonate 85: 237–242

Lozoff, B, Georgieff MK (2006) Iron deficiency and brain development. Semin Pediatr Neurology 13: 158–165

Lucas R (2003) Psychoanalytic Controversies. The relationship between psychoanalysis and schizophrenia. Int J Psychoanalysis 84: 3–15

Lutz J (1938/1939) Über die Schizophrenie im Kindesalter. Schweizer Archiv für Neurologie und Psychiatrie 39 (1937) 335–372, 40 (1938) 141–163

Lymer GKS, Job DE, Moorhead TWJ et al. (2006) Brain-behaviour relationships in people at high genetic risk of schizophrenia. NeuroImage 33: 275–285

Lyon GJ, Abi-Dargham A, Moore H et al. (2009) Presynaptic regulation of dopamine transmission in schizophrenia. Schizopr Bulletin doi : 10.1093/schbul/sbp010

Magliano L, Read J, Marassi R (2010) Metaphoric and non-metaphoric use of the term "schizophrenia" in Italian newspapers. Soc Psychiatry Psychiatr Epidemiology: Epub ahead of print

Maher BA (1993) Thought disorder and language behavior in schizophrenia In: Blanken G, Dittmann J, Grimm H, Marshall JC, Wallesch CW (eds.) Linguistic disorders and pathologies. An international handbook. Berlin – New York: Walter de Gruyter, pp. 522–533

Maher BA, Spitzer M (1993) Delusions. In: Sutker PB, Adams HE (eds.) Comprehensive handbook of psychopathology, 2nd edn. New York – London: Plenum Press, S. 263–293

Maier M, Ron MA, Barker GJ, Tofts PS (1995) Proton magnetic resonance spectroscopy: an in vivo method of estimating hippocampal neuronal depletion in schizophrenia. Psychol Medicine 25: 1201–1209

Maier W, Lichtermann D, Rietschel M, Held T, Falkai P, Wagner M, Schwab S (1999) Genetik schizophrener Störungen. Neuere Konzepte und Befunde. Nervenarzt 70: 955–969

Mäki P, Veijola J, Jones PB et al. (2005) Predictors of schizophrenia – a review. Brit Med Bulletin 73 u. 74: 1–15

Makowski D, Waternaux Ch, Lajonchere CM et al. (1997) Thought disorder in adolescent-onset schizophrenia. Schizophr Research 9: 183–190

Malaspina D, Harlap S, Fennig S et al. (2001) Advancing paternal age and the risk of schizophrenia. Arch Gen Psychiatry 58: 361–367

Malhi GS, Green M, Fagiolini A et al. (2008) Schizoaffective disorder: diagnostic issues and future recommendations. Bipol Disorders 10: 215–230

Malla A (2008) The promises and challenges of early intervention in psychotic disorders. World Psychiatry 7: 157–158

Malone DT, Hill MN, Rubino T (2010) Adolescent cannabis use and psychosis: epidemiology and neurodevelopmental models. Brit J Pharmacology 60: 511–522

Mannisto PT, Kaakkola S (1999) Catechol-O-methyltransferase (COMT): biochemistry, molecular biology, pharmacology, and clinical efficiacy of the new selective COMT inhibitors. Pharmacol Review 51: 593–628

Manoach DS, Gollub RL, Benson ES et al. (2000) Schizophrenic subjects show aberrant fMRI activation of dorsolateral prefrontal cortex and basal ganglia during working memory performance. Biol Psychiatry 48: 99–109

Marder SR, Kramer M, Ford L et al. (2007) Efficacy and safety of paliperidone extended-release tablets: results of a 6-week, randomized, placebo-controlled study. Biol Psychiatry 62: 1363–1370

Marinelli M, Rudick CN, Hu XT White FJ (2006) Excitability of dopamine neurons: modulation and physiological consequences. CNS Neurol Disord Drug Targets 5: 79–97

Marneros A, Deister A, Rohde A (1991) Affektive, schizoaffektive und schizophrene Psychosen. Eine vergleichende Langzeitstudie. Berlin – Heidelberg: Springer

Marneros A, Deister A, Rohde A (1992) Comparison of long term outcome of schizophrenic, affective, and schizoaffective disorders. Brit J Psychiatry 161(suppl 18): 44–51

Marneros A (1995) Schizoaffektive Erkrankungen. Ein Leitfaden für Klinik und Praxis. Stuttgart – New York: Thieme

Marneros A (1997) Negative Symptome der Schizophrenie. Diagnose – Therapie – Bewältigung. Stuttgart: Thieme

Marneros A, Rohde A, Deister A (1998) Frequency and phenomenology of persisting alterations in affective, schizoaffective and schizophrenic disorders: A comparison. Psychopathology 31: 23–28

Marneros A (2006): Do schizoaffective psychoses exist at all? Acta psychiatr Scandinavica 115: 162

Marneros A (2008): Schizophrenie-ähnliche Störungen und nichtorganische Wahnerkrankungen In: Möller-J, Laux G, Kapfhammer, H.P. (Hrsg.) Psychiatrie und Psychotherapie, Band 2: Spezielle Psychiatrie 3. Aufl. Heidelberg: Springer 2008

Marquardt RK, Levitt JG, Blanton RE et al. (2005) Abnormal development of the anterior cingulate in childhood-onset schizophrenia: A preliminary quantitative MRI study. Psychiatr Res. Neuroimaging 138: 221–233

Matakas F (2008) Zur Behandelbarkeit der Schizophrenie. Psyche – Z Psycho-analyse 62: 735–770

Mathalon DH, Sullivan EV, Lim KO, Pfefferbaum A (2001) Progressive brain volume changes and the clinical course of schizophrenia in men: a longitudinal magnetic resonance imaging study. Arch Gen Psychiatry 58: 148–157

Mathalon DH, Hoffman RE, Watson TD et al. (2010) Neurophysiological distinction between schizophrenia and schizoaffective disorder. Front Hum Neuroscience, 3: 70–80

Mato S, Chevaleyre V, Robbe D et al. (2004) A single in-vivo exposure to delta 9THC blocks endocannabinoid-mediated synaptic plasticity. Nat Neuroscience 7: 585–586

Matsumoto H, Simmons A, Williams S et al. (2001) Structural magnetic imaging of the hippocampus in early onset schizophrenia. Biol Psychiatry 49: 824–831

Matute C, Domercq M, Sánchez-Gómez MV (2006) Glutamate-mediated glial injury: Mechanisms and clinical importance. Glia 53: 367–374

Mayoral M, Zabala A, Robles O et al. (2008) Neuropsychological functioning in adolescents with first episode psychosis: A two-year follow-up study. Europ Psychiatry 23: 375–383

Mayr-Mauhart M (2005) Die Langzeiteffekte der Teilnahme an einem familienorientierten Wohnheimprojekt für Familien mit einem an Schizophrenie erkrankten Mitglied. Inaugural-Dissertation der Medizinischen Fakultät der Universität Wien.

Maziade M et al. (1996) Long-term stability of diagnoses and symptom dimensions in a systematic sample of patients with onset of schizophrenia in childhood and early adolescence. Nosology, sex and age of onset. Brit J Psychiatry 169: 361–370

McCarley RW, Wible CG, Frumin M, Hirayasu Y, Levitt JJ, Fischer IA, Shenton ME (1999) MRI anatomy of schizophrenia. Biol Psychiatry 45: 1099–1119

McClellan JM, Werry JS (1992) A Follow-up study of early onset psychosis: comparison between outcome diagnoses of schizophrenia, mood disorders, and personality disorders. Autism Developm Disorder 23: 243–262

McClellan JM, Werry JS, Ham M (1993) A Follow-up study of early onset psychosis: comparison between outcome diagnoses of schizophrenia, mood disorders, and personality disorder. J Aut Develop Disorders 23: 243–262

McClellan J, McCurry C (1999) Early onset psychotoc disorders: Diagnostic stability and clinical charakteristics. Europ Child Adolesc Psychiatry 8: 13–19

McClellan J, Werry JS (2001) Practice parameter for the assessment and treatment of children and adolescents with schizophrenia. J Am Acad Child Adolesc Psychiatry 40: 4–23

McClellan J, McCurry C, Speltz ML, Jones K (2002) Symptom factors in early onset psychotic disorders. J Amer Acad Child Adolesc Psychiatry 41: 791–798

McClellan J, Breiger D, McCurry CH, Hlastala SA (2003) Premorbid functioning in early onset psychotic disorders. J Am Acad Child Adolesc Psychiatry 42: 666–672

McClellan J, Sikich L, Findling RL et al. (2007) Treatment of early-onset schizophrenia spectrum disorders (TEOSS): Rationale, design, and methods. J Am Acad Child Adolesc Psychiatry 46: 969–978

McDade TW, Beck MA, Kuzawa CW, Adair LS (2001) Prenatal undernutrition and postnatal growth are associated with adolescent thymic function. J Nutrition 131: 1225–1231

McDonald C, Grech A, Toulopoulou T et al. (2002) Brain volumes in familial and non-familial schizophrenic probands and their unaffected relatives. Amer J Med Genetics 114: 616–625

McDonald C, Bullmore ET, Sham PC et al. (2004) Association of genetic risks for schizophrenia and bipolar disorder with specific and generic brain structural endophenotypes. Arch Gen Psychiatry 61: 974–984

McDonald C, Marshall N, Sham PC et al. (2006) Regional brain morphometry in patients with schizophrenia or bipolar disorders and their unaffected relatives. Am J Psychiatry 163: 478–487

McDonald JW, Levine JM, Qu Y (1998) Multiple classes of the oligodendrocyte lineage are highly vulnerable to excitotoxity. Neuroreport 9: 2757–2762

McGlashan TH, Carlos M, Grilo D et al. (2005) Two-year prevalence and stability of individual DSM IV criteria for schizotypal, borderline, avoidant, and obsessive- compulsive personality disorders. Am J Psychiatry 162: 883–889

McGorry PD, McFarlane C, Patton GC et al. (1995) The prevalence of prodromal features of schizophrenia in adolescence: A preliminary survey. Acta Psychiatr Scandinavia 92: 241–249

McGorry PD, Killackey E, Yung A (2008) Early intervention in psychosis: concepts, evidence and future directions. World Psychiatry 7: 148–156

McGorry PD, Nelson B, Amminger P et al. (2009) Intervention in Individuals at ultra high risk for psychosis: A review and future directions. J Clin Psychiatry 70 (doi: 10.4088/JCP.08m04472)

McGowan PO, Sasaki A, D'Alessio AC et al. (2009) Epigenetic regulation of the glucocorticoid receptor in human brain associates with childhood abuse. Nat Neuroscience 23: 342–348

McGuire PK, Shergill S, Brammer M, Williams S, Murray RM (2000) Functional MRI Studies of Auditory Hallucinations. Biol Psychiatry 47: 122

McGurk, SR, Mueser KT (2004) Cognitive functioning, symptoms and work in supported environment: a review and heuristic model. Schizophr Research 70: 147–174

McGurk SR, Twamley EW, Sitzer DI, Mc Hugo GJ, Mueser KT (2007) A meta-analysis of cognitive remediation in schizophrenia. Am J Psychiatry 164: 1791–1802

McKenna K, Gordon CT, Rapoport JL (1994) Childhood-onset schizophrenia: timely neurobiological research. J Am Acad Child Adolesc Psychiatry 33: 771–781

McNeil TF, Cantor-Graae E, Weinberger DR (2000) Relationship of obstetric complications and differences in size of brain structures in monozygotic twin pairs discordant for schizophrenia. Amer J Psychiatry 157: 203–212

McQuillen PS, Ferriero DM (2004) Selective vulnerability in the developing central nervous system. Pediatr Neurology 30: 227–235

Meaney MJ, Szyf M (2005) Maternal care as a model of experience-dependent chromatin plasticity? Tren Neurosciences 28: 456–463

Medalia A, Choi J (2009) Cognitive remediation in schizophrenia. Neuropsychol Review 19: 353–364

Meltzer HY, Bobo WV, Nuamah IF et al. (2008) Efficacy and tolerability of oral paliperidone extended-release tablets in the treatment of acute schizophrenia: pooled data from three 6-week, placebo-controlled studies. J Clin Psychiatry 69: 817–829

Mentzos S (1991) Psychodynamische Modelle in der Psychiatrie. Göttingen: Vandenhoeck u. Ruprecht

Meyer U, Feldon J, Yee BK (2008) A review of the fetal brain cytokine imbalance hypothesis of schizophrenia. Schizophrenia Bulletin [Epub ahead of print]

Meyer U, Nyffeler M, Schwendener S et al. (2008) Relative prenatal and postnatal maternal contributions to schizophrenia-related neurochemical dysfunction after in utero immune challenge. Neuropsychopharmacology 33 : 441–456

Meyer U, Feldon J, Yee K (2009) A review of the fetal brain cytokine imbalance hypothesis of schizophrenia. Schizophr Bulletin 35: 959–972

Meyer-Lindenberg A, Miletich RS, Kohn PD et al. (2002) Reduced prefrontal activity predicts exaggerated striatal dopaminergic function in schizophrenia. Nature Neuroscience 5: 267–271

Meyer-Lindenberg AS, Olsen RK, Kohn PD et al. (2005) Regionally specific disturbance of dorsolateral prefrontal-hippocampal functional connectivity in schizophrenia. Arch Gen Psychiatry 62: 379–386

Meyer-Lindenberg A, Nichols T, Callicott JH et al. (2006) Impact of complex genetic variation in COMT on human brain function. Mol Psychiatry 11: 867–877

Mill J, Tang Th, Kaminsky Z et al. (2008) Epigenomic profiling reveals DNA-methylation changes associated with major psychosis. Amer J Hum Genetics 82: 696–711

Miller B, Messias E, Miettunen J et al. (2010) Meta-analysis of paternal age and schizophrenia risk in male versus female offspring. Schizophr Bulletin 36: doi: 10.1093/schbul/sbq011

Miller CA, Sweatt JD (2007) Covalent modification of DNA regulates memory formation. Neuron 53: 857–869

Miller TJ, McGlashan TH, Rosen JL et al. (2007) Prodromal assessment with the Structued Interview for Prodromal Syndroms and the Scale of Prodromal Symptoms: predictive validity, interrater reliability, and training to reliability. Schizophr Bulletin 29: 703–715

Mirza N, Engel M, Sandager-Nielsen K et al. (2010) Effect of chronic D-Amphetamine and Phencyclidine treatment on cortical inhibitory interneurons. NeuroSearch 2010

Mittal VA, Ellman LM, Cannon TD (2008) Gene-environment interaction and covariation in schizophrenia: The role of obstetric complications. Schizophr Bulletin 34: 1083–1094

Mittleman BB, Castellanos FX, Jacobsen LK et al. (1997) Cerebrospinal fluid cytokines in pediatric neuropsychiatric disease. J Immunology 159 : 2994–2999

Mizuno M, Sotoyama H, Narita E et al. (2007) A cyclooxygenase-2 inhibitor ameliorates behavioural impairments induced by striatal administration of epidermal growth factor. J Neuroscience 27(38): 10116–10127

Mobascher A, Winterer (2008) The molecular and celluar neurobiology of nicotine abuse in schizophrenia. Pharmacopsychiatry 41(Suppl.1): 51–59

Moghaddam B, Adams B, Verma A, Daly D (1997) Activation of glutamatergic neurotransmission by ketamine: a novel step in the pathway from NMDA receptor blockade to dopaminergic and cognitive disruptions associated with the prefrontal cortex. J Neuroscience 17: 2921–2927

Moghaddam B (2004) Targeting metabotropic glutamate receptors for treatment of the cognitive symptoms of schizophrenia. Psychopharmacology 174: 39–44

Moghaddam B, Homayoun H (2008) Divergent plasticity of prefrontal cortex networks. Neuropsychopharmacology 33: 42–55

Möller H-J, Deister A, Schaub A, Riedel A: Schizophrene Psychosen. In: Möller, H-J, Laux, G, Kopfhammer, H-P (2008) (Hrsg.) Psychiatrie und Psychotherapie. Bd 2 Spezielle Psychiatrie. 3.Aufl. Heidelberg Springer

Monji A, Kato T, Kanba S (2009) Cytokines and schizophrenia: Microglia hypothesis of schizophrenia. Psychiat Clin Neurosciences 63: 257–265

Moore H, Kleining G (1960) Das soziale Selbstbild der Gesellschaftsschicht in Deutschland. Köln Z Soziol Sozialpsychiatrie 12: 86–119

Moore H, West AR, Grace AA (1999) The regulation of forebrain dopamine transmission: relevance to the pathophysiology and psychopathology of schizophrenia. Biol Psychiatry 46: 40–55

Moore TH, Zammit S, Lingford-Hughes A et al. (2007) Cannabis use and risk of psychotic or affective mental health outcomes: a systematic review. Lancet 370: 319–328

Morgan C, Fisher H (2007) Environmental factors in schizophrenia: childhood trauma – a critical review. Schizophr Bulletin 33: 3–10

Morgan CJA, Curran HV (2008) Effects of cannabidiol on schizophrenia-like symptoms in people who use cannabis. Brit J Psychiatry 192: 306–307

Morice R, Ingram J (1983) Language complexity and age of onset of schizophrenia. Psychiatr Research 9: 233–242

Moritz S, Vitzthum F, Veckenstedt R, Randjbar S, Woodward TS (2010) Metacognitive training in schizophrenia: from basic research to intervention. In: JH Stone, M Blouin (editors) International Encyclopedia of Rehabilitation. Available online: http: //cirrie.buffalo.edu/encyclopedia/article.php?id=149&language=en

Morrison AP, French P, Parker S et al. (2007) Three-year-follow-up of a randomized controlled trial of cognitive therapy for the prevention of psychosis in people at ultrahigh risk. Schizophr Bulletin 33: 682–687

Mosher LR (1999) Soteria and other alternatives to acute psychiatric hospitalization: a personal and professional review. J Nerv Ment Disease 187: 142–149

Moskovitz C, Moses H, Klawans HL (1978) Levodopa-induced psychosis: a kindling phenomenon. Am J Psychiatry 135: 669–675

Mukhopadhaya R, Krishnaiah R, Taye T et al. (2009) Obsessive-complusive disorder in UK clozapine-treated schizophrenia and schizoaffective disorder: A cause for clinical concern. J Psychopharmacology 23: 6–13

Müller M (1960) Die Therapie der Schizophrenien. In: Psychiatrie der Gegenwart Bd. II. Berlin – Göttingen – Heidelberg: Springer

Müller N, Schwarz MJ (2007) Immunologische Aspekte bei schizophrenen Störungen. Nervenarzt 78: 253–263

Müller DR, Roder V (2010) Integrated psychological therapy and integrated neurocognitive therapy. In: Roder V, Medalia A (eds): Neurocognition and social cognition in schizophrenia patients. Basic concepts and treatment. Basel: Karger vol 177: 118–144

Munafo MR, Bowes L, Clark TG et al. (2005) Lack of association of the COMT (Val158/108Met) gene and schizophrenia: a meta-analysis of case control studies. Mol Psychiatry 10: 765–770

Munafo MR, Thiselton DL, Clark TG, Flint J (2006) Association of the NRG1 gene and schizophrenia: a meta-analysis. Mol Psychiatry 11: 539–546

Murphy KC, Owen MJ (2001) Velo-cardio-facial syndrome: a model for understanding the genetics and pathogenesis of schizophrenia. Brit J Psychiatry 179: 397–402

Murray RM, Sham P, van Os J et al. (2004) A developmental model for similarities and dissimilarities between schizophrenia and bipolar disorder. Schizophr Research 71: 405–416

Mutsuddi M, Morris DW, Waggoner SG et al. (2006) Analysis of high-resolution HapMap of DTNBP1 (Dysbindin) suggests no consistency between reported common variant associations and schizophrenia. Amer J Hum Genetics 79: 902–909

Myhrman A, Rantakallio P, Isohanni M et al. (1996) Does unwantedness of a pregnancy predict schizophrenia? Br J Psychiatry 169: 637–640

Myin-Germeys I, van Os J, Schwartz JE et al. (2001) Emotional reactivity to daily life stress in psychosis. Arch Gen Psychiatry 58: 1137–1144

Naber D, Lambert M, Krausz M, Haasen C (Hrsg.) (2000) Atypische Neuroleptika in der Behandlung schizophrener Patienten. Bremen: UniMed

Nadri C, Dean B, Scarr E, Agam G (2004) GSK-3 parameters in postmortem frontal cortex and hippocampus of schizophrenic patients. Schizophr Research 71: 377–382

Nadri C, Belmaker RH, Agam G (2007) Oxygen restriction of neonate rats elevates neuregulin-1α isoform levels: Possible relationship to schizophrenia. Neurochem International doi: 10.1016/j.neuint.2007.03.013

Nakamura M, Nestor PG, Levitt J et al. (2008) Orbitofrontal volume deficit in schizophrenia and thought disorder. Brain 131: 180–195

Narr KL, Bilder RM, Toga AW et al. (2005) Mapping cortical thickness and gray matter concentration in first episode schizophrenia. Cerebral Cortex 15: 708–719

Nasrallah HA, Skinner TE, Schmalbrock P, Robitaille PM (1994) Proton magnetic resonance spectroscopy of the hippocampal formation in schizophrenia: a pilot study. Brit J Psychiatry 165: 481–485

Nawa H, Takei N (2006) Recent progress in animal modelling of immune inflammatory processes in schizophrenia: implication of specific cytokines. Neurosci Research 56: 2–13

Nawa H, Someya T, Sakai M (2009) A novel schizophrenia model established by subcutaneously injecting a cytokine to a cynomoglus monkey neonate. Schizophr Bulletin 35 (Suppl 1): 252

Nechmad A, Ratzoni G, Poyurovsky M et al. (2003) Obsessive-compulsive disorder in adolescent schizophrenia patients. Am J Psychiatry 160: 1002–1004

Nestor PG, Kimble MO, O'Donnell et al. (1997) Abberant semantic activation in schizophrenia: A neurophysiological study. Am J Psychiatry 154: 640–646

Neumärker KJ (1999) Schizophrene Psychosen. In D. Palitzsch (Hrsg.) Jugendmedizin. München: Urban Fischer, S. 756–762

Newcomer J, de Hert M (2009) The active monitoring of physical health and optimal pharmacotherapy in schizophrenia. Europ Psychiatr Review 2: 30–34

Newcomer JW (2007) Metabolic considerations in the use of antipsychotic medications: a review of recent evidence. J. Clin Psychiatry 68 (Suppl 1): 20–27

Ngan ETC, Yatham LN, Ruth ThJ, Liddle PF (2000) Decreased serotonin 2A receptor densities in neuroleptic-naïve patients with schizophrenia: A PET study using [18F] setoperone. Am J Psychiatry 157: 1016–1018

Nicloson R, Lenane M, Singaracharlu S et al. (2000) Premorbid speech and language impairments in childhood-onset schizophrenia: Association with risk factors. Am J Psychiatry 157: 794–800

Nicolson R, Brookner B, Lenane M et al. (2003) Parental schizophrenia spectrum disorders in childhood-onset and adult-onset schizophrenia. Amer J Psychiatry 160: 490–495

Nicodemus KK, Marenco S, Batten AJ et al. (2008) Serious obstetric complications interact with hypoxia-regulated/vascular-expression genes to influence schizophrenia risk. Mol Psychiatry 13: 873–877

Nikulina EM, Skrinskaya JA, Augustinovich DF, Popova NK (1995) Dopaminergic brain system in the quaking mutant mouse. Pharmacol Biochem Behavior 50: 333–337

Noh JS, Sharma RP, Veldic M et al. (2005) DNA methyltransferase1 regulates reelin mRNA expression in primary mouse cortical cultures. Proc Nat Acad Sciences USA 102: 1749–1754

Norman RM, Malla AK, Cortese L, Diaz F (1996) A study of the interrelationship between and comparative interrater reliability of the SAPS, SANS and PANSS. Schizophr Research 19: 73–85

Nugent TF, Herman DH, Ordonez A et al. (2007) Dynamic mapping of hippocampal development in childhood onset schizophrenia. Schizophr Research 90: 62–70

Numakawa T et al. (2004) Evidence of novel neuronal functions of dysbindin, a susceptibility gene for schizophrenia. Hum Mol Genetics 13: 2699–2708

Oades RD, Schepker R (1994) Serum gonadal hormones in young schizophrenic patients. Psychoneuroendocrinology 19: 373–385

O'Donovan MC, Craddock N, Norton N et al. (2008) Identification of loci associated with schizophrenia by genome-wide association and follow-up. Nature Genetics 40: 1053–1055

Ogren MP, Lombroso PJ (2008) Epigenetics: behavioral influences on gene function, part I. Maternal behavior permanently affects adult behavior in offspring. J Amer Acad Child Adolesc Psychiatry 47: 240–244

Oh G, Petronis A (2008) Environmental studies of schizophrenia through the prism of epigenetics. Schizophr Bulletin 34: 1122–1129

Ohta M, Kokai M, Morita Y (2003) Features of obsessive-complusive disorder in patients primar diagnosed with schizophrenia. Psychiat Clin Neurosciences 57: 67–74

Øie M, Sundet K, Rund BR (2010) Neurocognitive decline in early-onset schizophrenia compared with ADHD and normal controls: Evidence from a 13-year follow-up study. Schizophr Bulletin 36: 557–565

Okubo Y, Suhara T, Suzuki K, et al. (1997) Decreased prefrontal dopamine D1 receptors in schizophrenia revealed by PET. Nature 385: 634–636

Olincy A, Harris JG, Johnson LL et al. (2006) Proof-of-concept trial of an α7 nicotinic agonist in schizophrenia. Arch Gen Psych 63: 630–638

Olney JW, Farber NB (1995) Glutamate receptor dysfunction and schizophrenia. Arch Gen Psychiatry 52: 998–1007

O'Neill J, Levitt J, Caplan R et al. (2004) 1H MRSI evidence of metabolic abnormalities in childhood-onset schizophrenia. NeuroImage 21: 1781–1789

Ordonez AE, Bobb A, Greenstein D et al. (2005) Lack of evidence for elevated obstetric complications in childhood onset schizophrenia. Biol Psychiatry 58: 10–15

Orvaschel H, Puig-Antich J (1987) Schedule for Affective Disorders and Schizophrenia for School-Age Children-Epidemiologic Version-4 (K-SADS-E). Medical College of Pa, Philadelphia, Pa. Kiddie-Sads-Present and Lifetime Version online: http: //www.klinik.uni-frankfurt.de/Zpsy/kinderpsychiatrie/Downloads/K-Sads%205.revVersionDt.pdf

O'Tuathaigh CMP, Kirby BP, Moran PM, Waddington L (2010) Mutant mouse models: Genotype-phenotype relationships to negative symptoms in schizophrenia. Schizophr Bulletin 36: 271–288

Overall JE, Gorham DR (1962) The brief psychiatric rating scale. Psychol Reports 10: 799–812

Owen MJ, Craddock N, O'Donovan MC (2005) Schizophrenia: genes at last? Trends in Genetics 21: 518–525

Owen MJ, Craddock N, Jablensky A (2007) The genetic deconstruction of psychosis. Schizophr Bulletin 33: 905–911.

Owen MJ, Williams NM, O'Donovan MC (2004) Dysbindin-1 and schizophrenia: From genetics to neuropathology. J Clin Investigation 113: 1255–1257

Ozawa K, Hashimoto K, Kishimoto T et al. (2006) Immune activation during pregnancy in mice leads to dopaminergic hyperfunction and cognitive impairment in the offspring: a neurodevelopmental animal model of schizophrenia. Biol Psychiatry 59: 546–554

Pajonk FG, Wobrock T, Gruber O et al. (2010) Hippocampal plasticity in response to exercise in schizophrenia. Arch Gen Psychiatry 67: 133–143

Palmer AA, Printz DJ, Butler PD et al. (2004) Prenatal protein deprivation in rats induces changes in prepulse inhibition and NMDA receptor binding. Brain Research 996: 193–201

Pani L, Porcella A, Gessa GL (2000) The role of stress in the pathophysiology of the dopaminergic system. Mol Psychiatry 5: 14–21

Pantelis C, Velakoulis D, Mc Gorry PD (2003) Neuroanatomical abnormalities before and after onset of psychosis: A cross-sectional and longitudinal MRI comparison. Lancet 361: 281–288

Pantelis C, Yücel M, Wood SJ, et al. (2005) Structural brain imaging evidence for multiple pathological processes at different stages of brain development in schizophrenia. Schizophr Bulletin 31: 672–696

Parnas J, Schulsinger F, Schulsinger H, Mednik SA, Teasdale TW (1982) Behavioral precursors of schizophrenia spectrum: A prospective study. Arch Gen Psychiatry 39: 658–664

Parnas J, Mednick SA (1990) Early predictors of onset and course of schizophrenia and schizophrenia spectrum. In: Häfner H, Gattaz WF (eds) Search for the causes of schizophrenia, vol 2. Berlin – Heidelberg – New York: Springer

Patel NC, Crismon ML, Hoagwood K et al. (2005) Trends in the use of typical and atypical antipsychotics in children and adolescents. J Am Acad Child Adolesc Psychiatry 44: 548–556

Patel NH, Vyas NS, Puri BK et al. (2010) Positron emission tomography in schizophrenia: A new perspective. J Nucl Medicine 51: 511–520

Patterson DA, Lee MS (1995) Field trial of the global assessment of functioning scale-modified. Am J Psychiatry 152: 1386–1388

Pauen S (2006) Was denken Babys? 2. Aufl. München: Beck

Perkins DO (2009) Identification of the earliest prodromal phase of schizophrenia is feasible. J Clin Psychiatry 70(Suppl1): 6–10

Perkins DO, Leserman J, Jarskog LF et al. (2000) Characterizing and dating the onset of symptoms in psychotic illness: the symptom onset in schizophrenia inventory. Schizophr Research 44: 1–10

Perlick D, Mattis S, Stastny P, Teresi J (1992) Contribution of family, cognitive and clinical dimensions to longterm outcome in schizophrenia. Schizophr Research 8: 69–73

Perlis R, Miyahara S, Marangell LB et al. (2004) Long-term implications of early onset in bipolar disorder: Data from the first 1,000 participants in the systematic treatment enhancement program for bipolar disorder (STEP-BD). Biol Psychiatry 55: 875–881

Perrin MC, Brown AS, Malaspina D (2007) Aberrant epigenetic regulation could explain the relationship of paternal age to schizophrenia. Schizophr Bulletin 33: 1270–1273

Petry CD, Eaton MA, Wobken JD et al. (1992) Iron deficiency of liver heart, and brain in newborn infants of diabetic mothers. J Pediatrics 121: 109–114

Phillips ML, Drevets WC, Rauch SC, Lane R (2003) Neurobiology of emotion perception II: Implications for major psychiatric disorders. Biol Psychiatry 54: 515–528

Pierce TR, Bray NJ, Williams NM et al. (2006) Convergent evidence for 2',3'-cyclic nucleotide 3'-phosphodiesterase as a possible susceptibility gene for schizophrenia. Arch Gen Psychiatry 63: 18–24

Pilling S, Bebbington P, Kuipers E et al. (2002) Psychological treatments in schizophrenia: I. Meta-analysis of family intervention and cognitive behaviour therapy. Psychol Medicine 32: 763–782

Pilowsky T, Yirmiya N, Arbelle S et al. (2000) Theory of mind abilities of children with schizophrenia, children with autism, and normally developing children. Schizophr Research 42: 145–155

Pinkham AE, Penn DL, Perkins DO (2003) Implications for the neural basis of social cognition for the study of schizophrenia. Am J Psychiatry 160: 815–824

Pitschel-Walz G, Leucht S, Bäuml J et al. (2001) The effect of family interventions on relapse and rehospitalization in schizophrenia – a meta-analysis. Schizophr Bulletin 27: 73–92

Polanczyk G, Moffitt TE, Arseneault L (2010) Etiological and clinical features of childhood psychotic symptoms. Arch Gen Psychiatry 67: 328–338

Pomarol-Clotet E, Honey GD, Murray GK et al. (2006) Psychological effects of ketamine in healthy volunteers. Brit J Psychiatry 189: 173–179

Posner M (1976) Kognitive Psychologie. München: Juventus

Poulton R, Caspi A, Moffitt RE et al. (2000) Children's self-reported psychotic symptoms and adult schizophreniform disorder: a 15-year longitudinal study. Arch Gen Psychiatry 57: 1053–1058

Powell SB, Zhou X, Geyer MA (2009) Prepulse inhibition and genetic mouse models of schizophrenia. Behav Brain Research 204: 282–294

Poyurovsky M, Fuchs C, Weizmann A (1999) Obsessive-complusive disorder in patients with first-episode Schizophrenia. Am J Psychiatry 156: 1998–2000

Prabakaran S, Swatton JE, Ryan MM et al. (2004) Mitochondrial dysfunction in schizophrenia: evidence for compromised brain metabolism and oxidative stress. Mol Psychiatry 9: 684–697, 643

Premack DG, Woodruff G (1978) Does the chimpanzee have a theory of mind? Behavioral and Brain Sciences 1: 515–526

Price GW, Mitchie PT, Johnston J et al. (2006) A multivariate electrophysiological endophenotype, from a unitary cohort, shows greater research utility than any single feature in the Western Australian Family Study of Schizophrenia. Biol Psychiatry 60: 1–10

Price GW, Cercignani M, Parker GJM et al. (2007) Abnormal brain connectivity in first-episode psychosis: A diffusion MRI tractography study of the corpus callosum. Neuroimage 35: 458–466

Pruessner JC, Champagne F, Meaney MJ, Dagher A (2004) Dopamine release in response to a psychological stress in humans and its relationship to early life maternal care: A positron emission tomography study using [11 C] Raclopride. J Neuroscience 24: 2825–2831 · 2825

Prüter C, Pohlmann-Eden B (2002) Die Epilepsiepsychosen. Fortschr Neurol Psychiatrie 70: 303–312

Quednow BB, Wagner M, Mössner R et al. (2010) Sensorimotor gating of schizophrenia patients depends on catechol o-methyltransferase val158met polymorphism. Schizophr Bulletin 36: 341–346

Quirin M, Gillath O, Pruessner JC, Eggert LD (2009) Adult attachment insecurity and hippocampal cell density. Hum Mol Genetics 5: 39–47

Rafalowska U, Liu GJ, Floyd RA (1989) Peroxidation induced changes in synaptosomal transport of dopamine and γ-aminobutyric acid. Free Radical Biol Medicine 6: 485–492

Rais M, Cahn W, van Haren N et al. (2008) Excessive brain volume loss over time in cannabis-using first-episode schizophrenia patients. Am J Psychiatry 165: 490–496

Rajarethinam RP, DeQuardo JR, Nalepa R, Tandon R (2000) Superior temporal gyrus in schizophrenia: a volumetric magnetic resonance imaging study. Schizophr Research 41: 303–312

Rajarethinam R, Sahni S, Rosenberg D, Keshavan MS (2004) Reduced superior temporal gyrus volume in young offspring of patients with schizophrenia. Amer J Psychiatry 161: 1121–1124

Rajarethinam R, Updhyaya A, Tsou P et al. (2007) Caudate volume in offspring of patients with schizophrenia. Brit J Psychiatry 191: 258–259

Rapoport JL, Giedd J, Kumra S et al. (1997) Childhood-onset schizophrenia: progressive ventricular change during adolescence. Arch Gen Psychiatry 54: 897–903

Rapoport JL, Giedd JN, Blumenthal J et al. (1999) Progressive cortical change during adolescence in childhood-onset schizophrenia. Arch Gen Psychiatry 56: 649–654

Rapoport JL, Addington AM, Frangou S (2005) The neurodevelopmental model of schizophrenia: update 2005. Mol Psychiatry 10: 434–449

Rapoport J, Chavez A, Greenstein D et al. (2009) Autism spectrum disorders and childhood-onset schizophrenia: Clinical and biological contributions to a relation revisited. J Am Acad Child Adolesc Psychiatry 48: 10–18

Rasetti R, Mattay VS, Wiedholz LM et al. (2009) How do schizophrenia patients use visual information to decode facial emotion? Am J Psychiatry 166: 134–136

Rasmussen H, Erritzoe RD, Andersen R et al. (2010) Decreased frontal serotonin 2A receptor binding in antipsychotic-naïve patients with first-episode schizophrenia. Arch Gen Psychiatry 67: 9–16

Raux G, Bonnet-Brilhault F, Louchart S, et al. (2002) The -2 bp deletion in exon 6 of the alpha 7-like nicotinic receptor subunit gene is a risk factor for the P50 sensory gating deficit. Mol Psychiatry 7: 1006–1011

Ray A, Chung P, Murray T et al. (2009) Atypical antipsychotic drugs and the risk of sudden cardiac death. New Engl J Medicine 360: 225–235

Read J, van Os J, Morrison AP, Ross CA (2005) Childhood trauma, psychosis and schizophrenia: a literature review with theoretical and clinical implications. Acta Psychiatr Scandinavia 112: 330–350

Reaven JA, Hepburn SL, Ross RG (2008) Use of the ADOS and ADI-R in children with psychosis: Importance of clinical judgment. Clin Child Psychol Psychiatry 13: 81–84

Reeder C, Smedley N, Butt K et al. (2006) Cognitive predictors of social functioning improvements following cognitive remediation for schizophrenia. Schizophr Bulletin 32: suppl 1 S123–131

Reif A, Fritzen S, Finger M et al. (2006) Neural stem cell proliferation is decreased in schizophrenia, but not in depression. Mol Psychiatry 11: 514–636

Reischies FM (2007) Psychopathologie: Merkmale psychischer Krankheitsbilder und klinische Neurowissenschaft. Heidelberg: Springer

Remschmidt H, Walter R (1990) Psychische Auffälligkeiten bei Schulkindern. Eine epidemiologische Untersuchung. Göttingen: Hogrefe

Remschmidt H, Martin M, Fleischhaker C (2007) Forty-two-years later: the outcome of childhood-onset schizophrenia. J Neural Transmission 114: 505–512

Resch F (1994a) Psychotherapeutische und soziotherapeutische Aspekte bei schizophrenen Psychosen des Kindes- und Jugendalters. Zeitschr Kinder Jugendpsychiatr Psychotherapie 22: 275–284

Retterstol N (1987) Present state of reactive psychoses in Scandinavia. Psychopathology 20: 68–71

Retzer A (2008) Systemische Psychotherapie – Theoretische Grundlagen und klinische Anwendungsprinzipien. In: Möller H-J, Laux G, Kapfhammer H-P (Hrsg). Psychiatrie und Psychotherapie, Band 1: Allgemeine Psychiatrie, 3. Aufl. Heidelberg – Berlin – New York, Springer

Reznik I, Kotler M, Weizman A (2005) Obsessive and compulsive symptoms in schizophrenia patients – from a neuropsychology to clinical typology and classification. J Clin Neurosciences 17: 254–255

Rhinewine JP, Lencz T, Thaden EP (2005) Neurocognitive profile in adolescents with early-onset schizophrenia: clinical correlates. Biol Psychiatry 58: 705–712

Riecher-Rössler A, Rössler W (1998) The course of schizophrenic psychoses: what do we really know? A selective review from an epidemiological perspective. Europ Arch Psychiat Clin Neuroscience 248: 89–202

Riley B, Kendler K (2004) Molecular genetics of schizophrenia. Neurobiology of Mental Illness, pp. 247–262 In: Charney DS, Nestler EJ (Eds) Oxford University Press, New York

Roberts RC (2007) Schizophrenia in translation: disrupted in schizophrenia (DISC1): integrating clinical and basic findings. Schizophr Bulletin 33: 11–15

Robles O, Zabala A, Bombin I et al. (2009) Cocnitive efficacy of quetiapine and olanzapine in early-onset first-episode psychosis. Schizophr Bulletin 35: 10.1093/schbul/etz

Roder V, Brenner H-D, Kienzle N, Hodel B (1997) Integriertes psychologisches Therapieprogramm für schizophrene Patienten, 4. Aufl. Weinheim: Psychologie Verlags Union

Roder V, Brenner HD, Kienzle N (2008) Integriertes psychologisches Therapieprogramm bei schizophren Erkrankten IPT. Weinheim: Beltz

Roder V, Müller DR, Mueser KT, Brenner HD (2006) Integrated pschological therapy (IPT) for schizophrenia: is it effective? Schizophr Bulletin 32 (suppl1): 81–93

Romero E, Guaza C, Castellano B, Borrel J (2010) Ontogeny of sensorimotor gating an immune impairment induced by prenatal immune challenge in rats: implications for the etiopathology of schizophrenia. Mol Psychiatry 15: 372–383

Röpcke B (1996) Familienbetreuung und Psychoedukation zur Rezidivprophylaxe bei schizophrenen Jugendlichen. Psychiat Praxis 23: 74–78

Röpcke B, Eggers C (1998) Schizophrene Psychosen des Kindes- und Jugendalters. Klinisches Erscheinungsbild und Verlauf. Nervenarzt 69: Suppl.1, 79

Röpcke B, Eggers Ch (1999) Adolescent-onset schizophrenia. 15-year follow-up study. Europ Child Adolesc Psychiatry 8 (Suppl 2): 59

Röpcke B, Eggers C (2005) Early-onset schizophrenia – a 15-year follow-up. Eur Child Adolesc Psychiatry 14: 341–350

Rosin C, Colombo S, Calver A et al. (2005) Dopamine D2 and D3 receptor agonists limit oligodendrocyte injury caused by glutamate oxidative stress and oxygen/glucose deprivation. Glia 52: 336–343

Ross RG, Olincy A, Harris JG et al. (1998) Anticipatory saccades during smooth pursuit eye movements and familial transmission of schizophrenia. Biol Psychiatry 44: 690–697

Rosso IM, Cannon TD, Huttunen T et al. (2000) Obstetric risk factors for eary-onset schizophrenia in a finnish birth cohort. Amer J Psychiatry 157: 801–807

Roth TL, Lubin D, Sodhi , Kleinman JE (2009a) Epigenetic mechanisms in schizophrenia. Biochim Biophys Acta 1790: 869–877

Roth TL, Lubin FD, Funk AJ, Sweatt JD (2009b) Lasting epigenetic influence of early-life adversity on the BDNF gene. Biol Psychiatry 65: 760–769

Rowland LM, Bustillo JR, Mullins PG et al. (2005) Effects of ketamine on anterior cingulated glutamate metabolism in healthy humans: a 4-T proton MRS study. Amer J Psychiatry 162: 394–396

Ruhrmann S, Schultze-Lutter F, Paruch J, Klosterkötter J (2009) Prädiktion und Prävention psychischer Störungen am Beispiel der Psychosen. Psychiatrie 6: 213–220

Rund BR, Melle I, Friis S et al. (2007) The course of neurocognitive functioning in first-episode psychosis and its relation to premorbid adjustment, duration of untreated psychosis, and relapse. Schizophr Research 71: 132–140

Rüsch N, Angermeyer MC, Corrigan PW (2005) Das Stigma psychischer Erkrankung: Konzepte, Formen und Folgen. Psychiat Praxis 32: 221–232

Russell AT, Bott L, Sammons C (1989) The phenomenology of schizophrenia occurring in childhood. J Am Acad Child Adolesc Psychiatry 28: 399–407

Rutten BPF, Mill J (2009) Epigenetic mediation of environmental influences in major psychotic disorders. Schizophr Bulletin 35: 1045–1056

Rutter M (1972) Childhood schizophrenia reconsidered. J Autism Childhood Schizophrenia 2: 315–337

Ryan ND, Puig-Antich J, Amberosini P et al. (1987) The clinical picture of major depression in children and adolescents. Arch Gen Psychiatry 44: 854–861

Sachdev P (1998) Schizophrenia-like psychosis and epilepsy: the status of the association. Am J Psychiatry 155: 325–336

Saha S, Chant D, Mc Grath J (2007) A systematic review of mortality in schizophrenia. Arch Gen Psychiatry 64: 1123–1131

Salisbury DF, Kuroki N, Kasai K et al. (2007) Progressive and interrelated functional and structural evidence of post-onset brain reduction in schizophrenia. Arch Gen Psychiatry 64: 521–529

Sanctis S. de (1908) Dementia praecocissima catatonica. Folia neuro-biol (Lpz) 2: 9

Sanctis S. de, Bollea G (1958) Le diagnostic differentiel entre la dementia praecocissima et la schizophrénie infantile. Acta Paedopsychiatrica 25: 169

Saracco-Alvarez R, Rodriguez-Verdugo S, Gracia-Anaya M, Fresán A (2009) Premorbid adjustment in schizophrenia and schizoaffective disorder. Psychiatr Research 165: 234–240

Sartorius N, Gulbinat W, Harrison G et al. (1996) Long-term follow-up of schizophrenia in 16 Countries. A description of the International Study of Schizophrenia conducted by the World Health Organization. Soc Psychiatr Epidemilogy 31: 249–258

Sartorius N, Gaebel W, Cleveland HR et al. (2010) WPA guidance on how to combat stigmatization of psychiatry and psychiatrists. World Psychiatry 9: 131–144

Saunders RC, Kolachana BS, Bachevalier J, Weinberger DR (1998) Neonatal lesions of the medial temporal lobe disrupt prefrontal cortical regulation of striatal dopamine. Nature 393: 169–171

Sawamura N, Sawamura-Yamamoto T, Ozeki Y et al. (2005) A form of DISC1 enriched in nucleus: Altered subcellular distribution in orbitofrontal cortex in psychosis and substance/alcohol abuse. Proc Natl Acad Science 102: 1187–1192

Schaeffer J, Ross RG (2002) Childhood-onset schizophrenia and prodromal diagnostic and treatment histories. J Amer Acad Child Adolesc Psychiatry 41: 538–545

Scherk H, Vogeley K, Falkai P (2003) Die Bedeutung von Interneuronen bei affektiven und schizophrenen Erkrankungen. Fortschr Neurol Psychiatrie 71: S27-S32

Schiffman J, Lam CW, Jiwatram T (2004) Perspective-taking deficits in people with schizophrenia spectrum disorders: a prospective investigation. Psychol Medicine 34: 1581–1586

Schlösser R, Gesierich T, Kaufmann B et al. (2003) Altered effective connectivity during working memory performance in schizophrenia: a study with fMRI and structural equation modeling. NeuroImage 19: 751–763

Schmitt G, Frodl T, Dresel S et al. (2005) Striatal dopamine transporter availability is associated with the productive psychotic state in first episode, drug-naive schizophrenic patients. Eur Arch Psychiat Clin Neuroscience 256: 115–121

Schneider B, Weber B, Frensch A et al. (2000) Vitamin D in schizophrenia, major depression, and alcoholism. J Neural Transmission107: 839–842

Schneider C (1942) Die schizophrenen Symptomverbände. Berlin: Springer

Schneider C (1930) Die Psychologie der Schizophrenen. Leipzig: Thieme

Schneider F, Reske M, Backes V, Habel U (2008) Funktionelle Bildgebung von Emotionen und emotionalen Dysfunktionen bei schizophrenen Patienten. Fortschr Neurol Psychiatrie 76: 1–8

Schneider K (1947) Der Aufbau der körperlich begründbaren Psychosen. Dtsch med Wochenschrift 72: 177

Schneider K (1943) Die psychopathischen Persönlichkeiten. Wien: Deuticke

Schneider K (1992) Klinische Psychopathologie, 14. Aufl. Stuttgart-New York: Thieme

Scholz W. (1951) Die Krampfschädigungen des Gehirns. Berlin: Springer

Schreiber H, Stolz-Born G, Kornhuber HH, Born J (1996) Elektrophysiologische Korrelate selektiver Aufmerksamkeit bei Kindern und Jugendlichen mit erhöhtem Schizophrenie-Risiko. Zeitschrift für Kinder- und Jugendpsychiatrie 24: 282–292

Schreier A, Wolke D, Thomas K et al. (2009) Prospective study of peer victimization in childhood and psychotic symptoms in a nonclinical population at age 12 years. Arch Gen Psychiatry 66: 527–536

Schubart C, Krumm B, Biehl H, Schwarz R (1986) Measurement of social disability in a schizophrenic patient group. Soc Psychiatry 21: 1–9

Schulte W (1958) Zum Problem der Krankheitsuneinsichtigkeit bei Psychosen. Nervenarzt 29: 501–509

Schulte W (1963) Der chronisch Anstaltskranke als Problem der Forschung und Therapie. Schweiz Arch Neurol Neurochir Psychiatrie 91: 190–200

Schultze-Lutter F, Ruhrmann St, Berning J et al. (2010) Basic symptoms and ultrahigh risk criteria: symptom development in the initial prodromal state. Schizophr Bulletin 36: 182–191

Schüttler, R (2001) Woher wissen wir was über den Ausgang schizophrener Erkrankungen? Fortschr Neurol Psychiatrie 69: 81–85

Schwarz F (1980) Einzel- u. Familientherapie bei schizophrenen Patienten. Nervenarzt 51: 644–653

Schwarz F (2000) Psychoanalytische Verfahren bei schizophrenen Erkrankungen. In: Möller HJ (Hrsg). Therapie psychiatrischer Erkrankungen. Stuttgart: Thieme, S. 280–288

Schwarz F, Tabbert-Haugg C, Wendl-Kempfmann G et al. (2006) Psychodynamik und Psychotherapie der Psychosen. Stuttgart: Kohlhammer

Seamans JK, Yang CR (2004) The principal features and mechanisms of dopamine modulation in the prefrontal cortex. Progr Neurobiology 74: 1–57

Sei Y, Li Z, Song J et al. (2010) Epistatic and functional interactions of catechol-o-methyltransferase (COMT) and AKT1 on neuroregulin 1-ErbB signalling in cell models. PloS One 5: e10789

Seidman LJ, Fraone SV, Goldstein JM et al. (2002) Left hippocampal volume as a vulnerability indicator for schizophrenia. A magnetic resonance imaging morphometric study of nonpsychotic first-degree relatives. Arch Gen Psychiatry 59: 839–849

Selemon LD, Goldman-Rakic PS (1999) The reduced neuropil hypothesis: A circuit based model of schizophrenia. Biol Psychiatry 45: 17–25

Selemon LD, Wang L, Nebel MB et al. (2005) Direct and indirect effects of fetal irridiation on cortical gray and white matter volume in the macaque. Biol Psychiatry 57: 83–90

Sergi MJ, Rassovsky Y, Nuechterlein KH, Green, MF (2006) Social perception as a mediator of the influence of early visual processing on functional status in schizophrenia. Am J Psychiatry 163: 448–454

Serper M, Berenbaum H (2008) The relation between emotional awareness and hallucinations and delusions in acute psychiatric inpatients. Schizophr Research 101: 195–200

Shaw P, Wallace GL, Addington A et al. (2009) Effects of the Val158Met catechol-O-methyltransferase polymorphism on cortical structure in children and adolescents. Mol Psychiatry 14: 348–349

Shenton ME, Kikinis R, Jolesz FA, et al. (1992) Abnormalities of the left temporal lobe and thought disorder in schizophrenia. N Engl J Medicine 327: 604–612

Shenton ME, Dickey CC, Frumin M, McCarley RW (2001) A review of MRI findings n schizophrenia. Schizophr Research 49: 1–52

Shenton ME, Gerig G, McCarley RW et al. (2002) Amygdala-hippocampal shape differences in schizophrenia: the application of 3D shape models to volumetric MR data. Psychiat Research 115: 15–35

Shepherd M, Watt D, Falloon I, Smeeton N (1989) The natural history of schizophrenia: A five-year follow-up study of outcome and prediction in a representative sample of schizophrenics. Psychol Medicine 19: 1–46

Shevlin M, Houston JA, Dorahy MJ, Adamson G (2008) Cumulative Traumas and Psychosis: an analysis of the national comorbidity survey and the british psychiatric morbidity survey. Schizophr Bulletin 34: 193–199

Shi L, Fatemi SH, Sidwell RW, Patterson PH (2003) Maternal influenza infection causes marked behavioral and pharmacological changes in the offspring. J Neuroscience 23: 297–302

Siddappa AM, Georgieff MK, Wewerka S et al. (2004) Iron deficiency alters auditory recognition memory in newborn infants of diabetic mothers. Pediatr Research 55: 1034–1041

Siever LJ, Davis KL (2004) The pathophysiology of schizophrenia disorders: Perspectives form the spectrum. Am J Psychiatry 161: 398–413

Sigmundsson T, Maier M, Toone BK et al. (2003) Frontal lobe N-acetylaspartate correlates with psychopathology in schizophrenia: a proton magnetic resonance spectroscopy study. Schizophrenia Research 64: 63–71

Signerski, J (2007) Frühe Entwicklung kindlicher Schizophrenien, Unveröff. Inaugural-Dissertation, Univ. Duisburg-Essen

Sikich L, Frazier JA, McClellan J et al. (2008) Double-blind comparison of first- and second-generation antipsychotics in early-onset schizophrenia and schizoaffective disorder: Findings from the treatment of early-onset schizophrenia spectrum disorders (TEOSS) study. Am J Psychiatry 165: 1420–1431

Silva-Gomez AB, Rojas D, Juarez I, Flores G (2003) Decreased dendritic spine density on prefrontal cortical and hippocampal pyramidal neurons in postweaning social isolation rats. Brain Research 983: 128–136

Silveira RC, Procianoy RS (2003) Interleukin-6 and tumor necorosis factor-alpha levels in plasma and cerebrospinal fluid of term newborn infants with hypoxic-ischemic encephalopathy. J Pediatrics 143: 625–629

Silver H, Feldman P (2005) Evidence for sustained attention and working memory in schizophrenia sharing a common mechanism. J Neuropsychiatr Clin Neuroscience 17: 391–98

Sim K, DeWitt I, Ditman T, et al. (2006) Hippocampal and parahippocampal volumes in schizophrenia: A structural MRI study. Schizophr Bulletin 32: 323–340

Sipos A, Rasmussen F, Harrison G et al. (2004) Paternal age and schizophrenia: a population based cohort study. Brit Med Journal 329: 1070–1075. doi: 10.113/bmj.38243.672396.55

Sitskoorn MM, Aleman A, Ebisch SJH et al. (2004) Cognitive deficits in relatives of patients with schizophrenia: a meta-analysis. Schizophr Research 71: 285–295

Smith B, Fowler DG, Freeman D et al. (2006) Emotion and psychosis: Links between depression, self esteem, negative schematic beliefs and delusions and hallucinations. Schizophr Research 86: 181–188

Smith FM, Garfield AS, Ward A (2006) Regulation of growth and metabolism by imprinted genes. Cytogenet Genome Research 113: 279–291

Smith StEP, Li J, Garbett K et al. (2007) Maternal immune activation alters fetal brain development through interleukin-6. J Neuroscience 27: 10695–10702

Söderlund J, Schröder J, Nordin C et al. (2009) Activation of brain interleukin-1β in schizophrenia. Mol Psychiatry 14: 1069–1071

Soliman A, O'Driscoll GA, Pruessner J et al. (2008) Stress-induced dopamine release in humans at risk of psychosis: a [11C]raclopride PET study. Neuropsychopharmacology 33: 2033–2041

Solovay MR, Shenton ME, Gasperetti C et al. (1986) Scoring manual for thought disorders. Schizophr Bulletin 12: 483–496

Son GH, Geum D, Chung S et al. (2006) Maternal stress produces learning deficits associated with impairment of NMDA receptor-mediated synaptic plasticity. J Neuroscience 26: 3309–3318

Sorensen HJ, Mortensen EL, Reinisch JM, Mednick SA (2006) Height, weight and body mass index in early adulthood and risk of schizophrenia. Acta Psychiatr Scandinavica 114: 49–54

Sowell ER, Toga AW, Asarnow R (2000) Brain abnormalities observed in childhood-onset schizophrenia: a review of the structural magnetic resonance imaging literature. Ment Retard Developm Disabilities Research Reviews 6: 180–185

Sowell ER, Thompson PM, Leonard CM, et al. (2004) Longitudinal mapping of cortical thickness and brain growth in normal children. Neuroscience 24: 8223–8231

Spaepen A, Hellemans H, Fryns JP (1994) X-linked mental retardation with marfanoid habitus: The eye-catching psychiatric disorders. Am J Med Genetics 51: 611

Spauwen J, Krabbendam L et al. (2006) Impact of psychological trauma on the development of psychotic symptoms: relationship with psychosis proneness. Brit J Psychiatry 188: 527–533

Spiel W (1961) Die endogenen Psychosen des Kindes- und Jugendalters. Basel: Karger

Spiel W (1969) Depressive Zustandsbilder im Kindes- und Jugendalter. In: Melancholie in Forschung, Klinik und Behandlung. Stuttgart: Thieme

Spinelli S, Chefer S, Suomi StJ et al. (2009) Early-live stress induces long-term morphologic changes in primate brain. Arch Gen Psychiatry 66: 658–665

Spitzer M, Braun U, Hermle L, Maier S (1993) Associative semantic network dysfunction in thought-disordered schizophrenic patients: direct evidence from indirect semantic priming. Biol Psychiatry 34: 864–877

Sporn AL, Greenstein DK, Gogtay N et al. (2003) Progressive brain volume loss during adolescence in childhood-onset schizophrenia. Amer J Psychiatry 160: 2181–2189

Sporn AL, Addington AM, Gotgay N et al. (2004) Pervasive developmental disorder and childhood-onset schizophrenia: Comorbid disorder or a phenotypic variant of a very early onset illness? Biol Psychiatry 55: 989–994

Staal WG, Hulshoff Pol HE, Schnack H et al. (1998) Partial volume decrease of the thalamus in relatives of patients with schizophrenia. Amer J Psychiatry 155: 1784–1786

Stark AK, Uylings HBM, Sanz-Arigita E, Pakkenberg B (2004) Glial cell loss in the anterior cingulate cortex, a subregion of the prefrontal cortex, in subjects with schizophrenia. Amer J Psychiatry 161: 882–888

Stavemann HH (2005) KVT-Praxis. Weinheim: Beltz PVU

StClair D, Xu M, Wang P (2005) Rates of adult schizophrenia following prenatal exposure to the chinese famine of 1959–1961. JAMA 294: 557–562

Steen RG, Mull C, McClure R et al. (2006) Brain volume in first-episode schizophrenia: Systematic review and meta-analysis of magnetic resonance imaging studies. Brit J Psychiatry 188: 510–518

Stefanis NC, Henquet C, Avramopoulos D et al. (2007) COMT Val158Met moderation of stress-induced psychosis. Psychol Medicine 37: 1651–1656

Stengel E (1957) The significance of obsessional symptoms in schizophrenia II. international congress for psychiatry Zürich: Congress Report vol. I

Stephan KE, Baldeweg T, Friston KJ (2006) Synaptic plasticity and dysconnection in schizophrenia. Biol Psychiatry 59: 929–939

Stern E (1957) Kind, Krankheit und Tod. München – Basel: Ernst Reinhardt

Stirling J, Tantam D, Thomas P et al. (1991) Expressed emotion and early onset schizophrenia: a one year follow-up. Psychol Medicine 21: 675–685

Stockert FG (1950) Klinik der Psychosen im Kindesalter. Wien klin. Wochenschrift 62: 831

Stockert FG (1956) Psychosen im Kindesalter. Jb. Jugendpsychiat. Bd 1, S.322. Bern – Stuttgart: Huber

Stockert FG (1967) Einführung in die Psychopathologie des Kindesalters. München: Urban und Schwarzenberg

Stöcker W (1914) Über Genese und klinische Stellung der Zwangsvorstellungen. Z ges. Neurol Psychiatry 23: 121

Stone JM, Morrison PD, Pilowsky LS (2007) Glutamate and dopamine dysregulation in schizophrenia – a synthesis and selective review. J Psychopharmacology 21: 440–452

Stutte H (1963) Psychosen im Kindesalter und in der Praepubertät. Med. Klin. 58: 526

Straub RE, Egan MF, Goldberg TE, et al. (2003) GAD1, which encodes glutamat decarboxylase1 (GAD67), is associated with adult onset schizophrenia in two independent samples. Amer J Med Genetics 122B: 177

Sugranyes G, Flamarique I, Parellada E et al. (2009) Cannabis use and age of diagnosis of schizophrenia. Eur Psychiatry 24: 282–286

Sullivan PF, Kendler KS, Neale MC (2003) Schizophrenia as a complex trait. Evidence from a meta-analysis of twin studies. Arch Gen Psychiatry 60: 1187–1192

Sullivan PF (2005) The genetics of schizophrenia. PloS Medicine 2: 0614–0618

Suslow Th, Donges U-S (2010) Kognitives Training mit schizophrenen Patienten. Z Psychiatr Psychol Psychotherapie 58: 111–117

Susser ES, Schaefer CA, Brown AS et al. (2000) The design of the prenatal determinants of schizophrenia study. Schizophr Bulletin 26: 257–273

Sweatt JD (2009) Experience-dependent epigenetic modifications in the central nervous system. Biol Psychiatry 65: 191–197

Swerdlow NR, Geyer MA, Braff DL (2001) Neural circuitry of prepulse inhibition of startle in the rat: current knowledge and future challenges. Psychopharmacology 156: 194–215.

Szeszko PR, Lipsky R, Mentschel C et al. (2005) Brain-derived neurotrophic factor val66met polymorphism and volume of the hippocampal formation. Mol Psychiatry 10: 631–636

Szeszko PR, Hodgkinson CA, Robinson DG et al. (2008) DISC1 is associated with prefrontal cortical gray matter and positive symptoms in schizophrenia. Biol Psychology 79: 103–110

Tai S, Turkington D (2009) The evolution of cognitive behavior therapy for schizophrenia : Current practice and recent developments. Schizophr Bulletin 35: 865–873

Tan HY, Nicodemus KK, Chen Q et al. (2008) Genetic variation in AKT1 is linked to dopamine-associated prefrontal cortical structure and function in humans. J Clin Investigation 118: 2200–2208

Tanaka Y, Obata T, Sassa T et al. (2006) Quantitative magnetic resonance spectroscopy of schizophrenia: relationship between decreased N-acetylaspartate and frontal lobe dysfunction. Psychiat Clin Neuroscience 60: 365–372

Tandon R, Jibson MD (2003) Suicidal behavior in schizophrenia: diagnosis, neurobiology, and treatment implications. Curr Opin Psychiatry 16: 193–197

Tarullo AR, Gunnar MR (2006) Child maltreatment and the developing HPA axis. Horm Behavior 50: 632–639

Teicher MH, Andersen SL, Polcari A et al. (2003) The neurobiological consequences of early stress and childhood maltreatment. Neurosci Biobehav Revue 27 : 33–44

Tellenbach H (1968) Geschmack und Atmosphäre. Medien menschlichen Elementarkontaktes. Salzburg: Otto Müller

Théberge J, Williamson KE, Aoyama N et al. (2007) Longitudinal grey-matter and glutamatergic losses in first-episode schizophrenia. Brit J Psychiatry 191: 325–334

Thewissen V, Bentall RP, Lecomte T et al. (2008) Fluctuations in self-esteem and paranoia in the context of daily life. J Abnorm Psychology 117: 143–153

Thiselton DL, Vladimirov VI, Kuo PH et al. (2008) AKT1 is associated with schizophrenia across multiple symptom dimensions in the Irish study of high density schizophrenia families. Biol Psychiatry 63: 449–457

Thomas EA, Dean B, Pavey G, Sutcliffe JG (2001) Increased CNS levels of apolipoprotein D in schizophrenic and bipolar subjects: implications for the pathophysiology of psychiatric disorders. PNAS 98: 4066–4071

Thompson PM, Vidal C, Giedd JN et al. (2001) Mapping adolescent brain change reveals dynamic wave of accelerated grey matter loss in very early-onset schizophrenia. Proceed Nat Acad Sciences 98: 11650–11655

Thomsen MS, Christensen DZ, Hansen HH et al. (2009) Nicotinic acetylcholine receptor activation prevents behavioural and molecular changes induced by repeated phencyclidine treatment. Neuropharmacology 56: 1001–1009

Thomsen PH (1996): Schizophrenia with childhood and adolescent onset – a nationwide register-based study. Acta Psychiatr Scandinavica 94: 187–193

Tibbo P, Kroetsch M, Chue P, Warneke (2000) Obsessive-compulsive disorder in schizophrenia. J Psychiat Research 34: 139–146

Tibbo P, Hanstock C, Valiakalayil A, Allen P (2004) 3-T proton MRS investigation of glutamate and glutamine in adolescents at high genetic risk for schizophrenia. Amer J Psychiatry 161: 1116–1118

Tidemalm D, Långström N, Lichtenstein P, Runeson B (2008) Risk of suicide after suicide attempt according to coexisting psychiatric disorder: Swedish cohort study with long term follow-up. Brit med Journal 337: 2205–2211

Tiihonen J, Lönquist J, Wahlbeck K et al. (2009) 11-year follow-up of mortality in patients with schizophrenia: a population-based cohort study (FIN11 study). Lancet 374: 620–627

Tiihonen J, Isohanni M, Rasanen P, Koiranen M, Moring J (1997) Specific major mental disorders and criminality: a 26-year prospective study of the 1966 northern Finland birth cohort. Am J Psychiatry 154: 840–845

Tompson MC, Asarnow JR, Hamilton EB et al. (1997) Children with schizophrenia-spectrum disorders: Thought disorder and communication problems in a family interactional context. J Child Psychol Psychiatry 38: 421–429

Toro CT, Deakin JFW (2007) Adult neurogenesis and schizophrenia: A window on abnormal early brain development? Schizophr Research 90: 1–14

Towbin KE, Dykens EM, Pearson GS et al. (1993) Conceptualizing „boderline syndrome of childhood“ and „childhood schizophrenia“ as a developmental disorder. J Amer Acad Child Adolesc Psychiatry 32: 775–782

Tramer M (1931) Entwicklungslinie eines psychotischen Kindes. Schweiz Arch Neurologie 27: 383

Trower P, Birchwood M, Meaden A et al. (2004) Cognitive therapy for command hallucinations: Randomised controlled trial. Brit Psychiatry 184: 312–320

Tsai G, Passani LA, Slusher BS et al. (1995) Abnormal excitatory neurotransmitter metabolism in schizophrenic brains. Arch Gen Psychiatry 52: 892–836

Tsuang M, Woolson R, Fleming J (1979) Long-term outcome of major psychoses. Arch Gen Psychiatry 36: 1295–1301

Turetsky BI, Calkins ME, Light GA, Olincy A, Radant AD, Swerdlow NR (2007) Neurophysiological endophenotypes of schizophrenia: the viability of selected candidate measures. Schizophrenia Bulletin 33: 69–94

Tuscherer M, Kanitz E, Otten W, Tuchscherer A (2002) Effects of prenatal stress on cellular and humoral immune responses in neonatal pigs. Vet Immunol Immunopathology 86: 195–203

Tuulio-Henriksson A, Arajarvi R, Partonen T, et al. (2003) Familial loading associates with impairment in visual span among healthy siblings of schizophrenia patients. Biol Psychiatry 54: 623–628

Uehara T, Tanii Y, Sumiyoshi T, Kurachi M (2000) Neonatal lesions of the left entorhinal cortex affect dopamine metabolism in the rat brain. Brain Research 860: 77–86

Ulloa R, Birmaher B, Axelson D et al. (2000) Psychosis in pediatric mood and anxiety disorders: clinic, phenomenology and correlates. J Am Acad Child Adolesc Psychiatry 39: 337–345

Umbricht D, De Greef G, Barr WB, Lieberman JA, Pollack S, Schaul N (1995). Postictal and chronic psychoses in patients with temporal lobe epilepsy. Am J Psychiatry 152: 224–231

Uschakov GK (1965) Symptomatologie der Initialperiode der im Kindes- und Jugendalter beginnenden Schizophrenie. Psychiat Neurol Med Psychologie (Lpz) 17: 41

Van der Werf YD, Jolles J, Witter MP, Uylings HBM (2003) Contributions of thalamic nuclei to declarative memory functioning. Cortex 39: 1047–1062

Van Erp TGM, Saleh PA, Rosso IM, et al. (2002) Contributions of genetic risk and fetal hypoxia to hippocampal volume in patients with schizophrenia of schizoaffective disorder, their unaffected siblings, and healthy unrelated volunteers. Amer J Psychiatry 159: 1514–1520

Van Gülick-Bailer M, Maurer K, Häfner H eds (1995) Schedules for clinical assessment in neuropsychiatry. Bern: Huber

Van Lieshout RJ, Voruganti LP (2008) Diabetes mellitus during pregnancy and increased risk of schizophrenia in offspring: a review of the evidence and putative mechanisms. J Psychiatry Neuroscience 33: 395–404

Van Os J, Bak M, Hanssen M et al. (2002) Cannabis use and psychosis: A longitudinal population-based study. Am J Epidemiology 156: 319–327

Van Os J, Rutten BPF, Poulton R (2008) Gene-environment interactions in schizophrenia: review of epidemiological findings and future directions. Schizophr Bulletin 34: 1066–1082

Van Wieringen J (1979) Secular growth changes and environment. An analysis of development in the Netherlands 1850–1978, Collegium Anthropol. Zagreb 3 (1979), S. 35–47.

Van Winkel R, Stefanis NC, Myin-Germeys I (2008) Psychosocial stress and psychosis. A review of the neurobiological mechanisms and the evidence for gene-stress interaction. Schizophr Bulletin 34: 1095–1105

Vauth R, Stieglitz R-D (2008) Training emotionaler Intelligenz bei schizophrenen Störungen. Ein Therapiemanual. Göttingen – Bern – Wien – Paris: Hogrefe

Veen ND, Selten JP, van der Tweel I et al. (2004) Cannabis use and age at onset schizophrenia. Amer J Psychiatry 161: 501–506

Velakoulis D, Walterfang M, Mocellin R et al. (2009) Frontotemporal dementia presenting as schizophrenia-like psychosis in young people: Clinicopathological series and review of cases. Brit J Psychiatry 194: 298–305

Veldic M, Guidotti A, Maloku E, Davis JM, Costa E (2005) In psychosis, cortical interneurons overexpress DNA-methyltransferase 1. Proc Nat Acad Sciences USA 102: 2152–2157

Venkatasubramian G, Chittiprol S, Neelakantachar N et al. (2007) Insulin and Insulin-Like growth factor-1 abnormalities in antipsychotic-naïve schizophrenia. Amer J Psychiatry 164: 1557–1560

Verdoux H, Geddes JR, Takei N et al. (1997) Obstetric complications and age at onset in schizophrenia: an international collaborative meta-analysis of individual patient data. Am J Psychiatry 154: 1220–1227

Verdoux H, Liraud F, Gonzales B et al. (2001) Predictors and outcome characteristics associated with suicidal behaviour in early psychosis : a two-year follow-up of first-admitted subjects. Acta Psychatr Scandinavica 103: 347–354

Vidal CN, Rapoport JL, Hayashi KM (2006) Dynamically spreading frontal and cingulate deficits mapped in adolescents with schizophrenia. Arch Gen Psychiatry 63: 25–34

Voigt L (1919) Über Dementia praecox im Kindesalter. Z ges Neurol Psychiatrie 48: 167–234

Volk D, Austin M, Pierri J, Sampson A, Lewis D (2001) GABA transporter-1 mRNA in the prefrontal cortex in schizophrenia : decreased expression in a subset of neurons. Am J Psychiatry 158: 256–265

Volkmar FR, Cohen DJ (1991) Comorbid association of autism and schizophrenia. Am J Psychiatry 148: 1750–1707

Von Zerssen D (1996) Forschungen zur prämorbiden Persönlichkeit in der Psychiatrie der deutschsprachigen Länder: Die letzten drei Jahrzehnte. Fortschr Neurol Psychiatrie 64: 168–183

Vuillermot St, Weber L, Feldon J, Meyer U (2010) A longitudinal examination of the neurodevelopmental impact of prenatal immune activation in mice reveals primary defects in dopaminergic development relevant to schizophrenia. Neuroscience 30: 1270–1287

Waddington JL, Lane A, Larkin C, O'Callaghan E (1999) The neurodevelopmental basis of schizophrenia: clinical clues from cerebro-craniofacial dysmorphogenesis, and the roots of a lifetime trajectory of disease. Biol Psychiatry 46: 31–39

Wagner AD, Schacter DL, Rotte M et al. (1998) Building memories: Remembering and forgetting of verbal experiences as predicted by brain activity. Science 281: 1188–1191

Wagner M, Maier W (2008) Genetische Aspekte neuropsychologischer Störungen bei schizophrenen Patienten. In: Kircher T, Gauggel S (Hrsg.) Neuropsychologie der Schizophrenie. Symptome, Kognition, Gehirn. Heidelberg: Springer

Walker E, Mittal V, Tessner K (2008) Stress and the hypothalamic pituitary adrenal axis in the developmental course of schizophrenia. Ann Rev Clin Psychology 4: 189–216

Wallace C, Mullen PE, Burgess P (2004) Criminal offending in schizophrenia over a 25-year period marked by deinstitutionalization and increasing prevalence of comorbid substance use disorders. Am J Psychiatry 161: 716–727

Walsh E, Buchanan A, Fahy Th (2002) Violence and schizophrenia: examining the evidence. Brit J Psychiatry 180: 490–495

Walsh T, McClellan JM, McCarthy ShE et al. (2008) Rare structural variants disrupt multiple genes in neurodevelopmental pathways in schizophrenia. Science 320: 539–543

Walshe M, Taylor M, Schulze K et al. (2007) Familial liability to schizophrenia and premorbid adjustment. Brit J Psychiatry 191: 260–261

Wang F, Sun Z, Cui L et al. (2004) Anterior cingulum abnormalities in male patients with schizophrenia determined through diffusion tensor imaging. Amer J Psychiatry 161: 573–575

Warner R (2001) The prevention of schizophrenia: What interventions are safe and effective? Schizophr Bulletin 27: 551–562

Watanabe Y, Someya T, Nawa H (2010) Cytokine hypothesis of schizophrenia pathogenesis: evidence from human studies and animal models. Psychiat Clin Neurosciences 64: 217–230

Waterland RA, Jirtle RL (2004) Early nutrition, epigenetic changes at transposons and imprinted genes, and enhanced susceptibility to adult chronic diseases. Nutrition 20: 63–68

Watkins JM, Asarnow RF, Tanguay PE (1988) Symptom development in childhood onset schizophrenia. J Child Psychol Psychiatry 29: 865–878

Weaver ICG, Cervoni N, Champagne FA et al. (2004) Epigenetic programming by maternal behavior. Nat Neuroscience 7: 847–854

Weaver ICG, Chamapgne FA, Brown ShE et al. (2005) Reversal of maternal programming of stress responses in adult offspring through methyl supplementation: Altering epigenetic marking later in life. J Neuroscience 25: 11045–11054

Weaver ICG, Meaney MJ, Szyf M (2006) Maternal care effects on the hippocampal transcriptome and anxiety-mediated behaviours in the offspring that are reversible in adulthood. Proc Natl Acad Sciences USA 103: 3480–3485

Weickert CS, Rothmond DA, Hyde TM et al. (2008) Reduced DTNBP1 (dysbindin-1) mRNA in the hippocampal formation of schizophrenia patients. Schizophr Research 98: 105–110

Weinberger DR (1987) Implications of normal brain development for the pathogenesis of schizophrenia. Arch Gen Psychiatry 44: 660–669

Weinberger DR (1999) Cell biology of the hippocampal formation in schizophrenia. Biol Psychiatry 45: 395–402

Weinberger DR, Egan MF, Bertlino A et al. (2001) Neurobiology of schizophrenia and the role of atypical antipsychotics. Prefrontal neurons and the genetics of schizophrenia. Biol Psychiatry 50: 825–844

Weinschenk C (1967) Verlaufsbeobachtung bei einem jugendlichen Patienten mit Morbus Gaucher. Jahrb Jugendpsychiatrie. Bd V, S. 112 Bern – Stuttgart: Huber

Weis S, Krug A (2008) Gedächtnis – Bildgebung. In: Kircher T, Gauggel S (Hrsg.) Neuropsychologie der Schizophrenie. Symptome, Kognitionen, Gehirn. Heidelberg: Springer

Weiser M, Knobler HY, Noy Sh, Kaplan Z (2002) Clinical charakteristics of adolescents later hospitalized for schizophrenia. Amer J Med Genetics 114: 949–955

Welham J, Isohanni M, Jones P, McGrath J (2009) The antecedents of schizophrenia: a review of birth cohort studies. Schizophr Bulletin 35: 603–623

Welte B (1969) Logik des Ursprungs und Freiheit der Begegnung. In: Leube JL, Stirnimann H (Hrsg.): Freiheit in der Begegnung; Zwischenbilanz des ökumenischen Dialogs. Frankfurt-Stuttgart: Josef Knecht

Werner H (1959) Einführung in die Entwicklungspsychologie. 4.Auflage. München: Joh. Ambrosius Barth

Werry JS (1979) Psychoses. In: Quay HC, Werry JS (eds) Psychopathological Disorders of Childhood, 2nd ed. New York: Wiley

Werry JS, McClellan JM, Chard L (1991) Childhood and adolescent schizophrenic, bipolar, and schizoaffective disorders: a clinical and outcome study. J Am Acad Child Adolesc Psychiatry 30: 457–465

Wexler BE, Zhu H, Bell MD et al. (2009) Neuropsychological near normality and brain structure abnormality in schizophrenia. Am J Psychiatry 166: 189–195

Whitfield JB, Zhu G, Heath AC, Martin NG (2005) Choice of residential location: chance, family influences, or genes? Twin Res Hum Genetic 8: 22–26

Whitford TJ, Grieve SM, Farrow TFD et al. (2006) Progressive grey matter atrophy over the first 2–3 years of illness in first-episode schizophrenia: A tensor-based morphometry study. NeuroImage 32: 511–519

White T, Kendi ATK, Lehéricy S et al. (2007) Disruption of hippocampal connectivity in children and adolescents with schizophrenia – a voxel-based diffusion tensor imaging study. Schizophr Research 90: 302–307

White T, Cullen K, Rohrer LM et al. (2008) Limbic structures and networks in children and adolescents with schizophrenia. Schizophr Bulletin 34: 18–29

Wiemer P, Bunk D, Kaiser S et al. (1999) Fokuswechsel in Dialogen mit schizophrenen, neurotischen und gesunden Jugendlichen – Epiphänomene einer assoziativen Lockerung oder Teil einer Kommunikationstrategie? Z Sprache Kognition 18: 156–169

Wiemer P, Bunk D, Eggers C (2001) Gesprächsmanagement bei gesunden, neurotischen und schizophrenen Jugendlichen. Prax Kinderpsychol Kinderpsychiatrie 1: 16–30

Wiersma D, Nienhuis FJ, Sloof CJ et al. (1998) Natural course of schizophrenic disorders. A 15- year follow-up of a dutch incidence cohort. Schizophr Bulletin 24: 75–85

Wilkinson LS, Davies W, Isles R (2007) Genomic imprinting effects on brain development and function. Nat Rev Neuroscience 8: 832–843

Williams LM, Das P, Liddell BJ et al. (2007) Fronto-limbic and autonomic disjunctions to negative emotion distinguish schizophrenia subtypes. Psychiatr Research 155: 29–44

Wing JK, Cooper JE, Sartorius N (1974) The description and classification of psychiatric symptoms: an instruction manual for the PSE and CATEGO system. London: Cambridge University Press

Winnicott DW (1974) Reifungsprozesse und fördernde Umwelt. München: Kindler

Winston JS, Henson RNA, Fine-Goulden MR, Dolan RJ 2004. fMRI-Adaptation reveals dissociable neural representations of identity and expression in face perception. J. Neurophysiology 92: 1830–1839.

Winter Ch, Djodari-Irani A, Sohr R et al. (2009) Prenatal immune activation leads to multiple changes in basal neurotransmitter levels in the adult brain: implications for brain disorders of neurodevelopmental origin such as schizophrenia. Int J Neuropsychopharmacology 12: 513–524

Winterer G (2010) Why do patients with schizophrenia smoke? Curr Opin Psychiatry 23: 112–119

Wobrock T, Falkai P, Pajonk FG (2004) Akuttherapie der Schizophrenie. Fortschr Neurol Psychiatrie 72: 705–726

Wood JD, Bonath F, Kumar S, Ross CA, Cunliffe VT (2009) Disrupted-in-schizophrenia 1 and neuregulin 1 are required for the specification of oligodendrocytes and neurones in the zebrafish brain. Hum Mol Genetics 18: 391–404

Woods BT, Ward KE, Johnson EH (2005) Meta-analysis of the time-course of brain volume reduction in schizophrenia: implications for pathogenesis and early treatment. Schizophr Research 73: 221–228

Woolley CS, McEwen BS (1994) Estradiol regulates hippocampal dendritic spine density via an N-methyl-D-aspartate receptor-dependent mechanism. J Neuroscience 14: 7680–7687

Wray NR, Visscher PM (2010) Narrowing the boundaries of the genetic architecture of schizophrenia. Schizophr Bulletin 36: 14–23

Wright IC, Rabe-Hesketh S, Woodruff PWR et al. (2000) Meta-analysis of regional brain volumes in schizophrenia. Amer J Psychiatry 157: 16–25

Wurmser L (1993) Das Rätsel des Masochismus. Berlin – Heidelberg – New York: Springer

Wurmser L (1990) Die Maske der Scham. Berlin – Heidelberg – New York, Hong Kong: Springer

Wyatt RJ, Benedict A, Davis J (1971) Biochemical and sleep studies of schizophrenia: a review of the literature 1960–1970. Schizophr Bulletin 4: 10–44

Wykes T, Steel C, Everitt B, Tarrier N (2008) Cognitive behaviour therapy for schizophrenia: Effect sizes clinical models and methodological rigor. Schizopr Bulletin 34: 523–537

Wykes T, Reeder C (2005) Cognitive remediation therapy for schizophrenia: Theory and practice. London: Routledge

Wyrsch J (1966) Das Problem der schizophrenen Person. Psychiat Neurologie (Basel) 151: 129

Yamauchi K, Ono Y, Baba K, Ikegami N (2001) The actual process of rating the global assessment of functioning scale. Comprehens Psychiatry 42: 403–409

Yung AR, Nelson B, Stanford C et al. (2008) Validation of „prodromal" criteria to detect individuals at ultra high risk of psychosis: 2 year follow-up. Schizophr Research 105: 10–17

Yung AR, Yuen HP, McGorry PD et al. (2005) Mapping the onset of psychosis: the comprehensive assessment of at-risk mental states. Aust N Z J Psychiatry 39: 964–971

Yung AR, McGorry PD, McFarlane CA et al. (1996) Monitoring and care of young people at incipient risk of psychosis. Schizophr Bulletin 22: 283–303

Zammit S, Allebeck P, Andreasson S et al. (2002) Self-reported cannabis use as a risk factor for schizophrenia: further analysis of the 1969 Swedish conscript cohort. BMJ 325: 1199–1201

Zammit St, Lewis S, Gunnel D, Smith GD (2007a) Schizophrenia and neural tube defects: Comparisons from an epidemiological perspective. Schizophr Bulletin 33: 853–858

Zammit S, Rasmussen F, Farahmand B et al. (2007b) Hight and body mass index in young adulthood and risk of schizophrenia: a longitudinal study of 1 347 520 Swedish men. Acta Psychiatr Scandinavia 116: 378–385

Zhang TY, Hellstrom IC, Bagot RC et al. (2010) Maternal care and DNA methylation of a glutamic acid decarboxylase 1 promoter in rat hippocampus. J Neuroscience 30: 13130–13137

Ziehen TH (1902) Die Geistesstörungen des Kindesalters. Berlin: Reuther und Reichard

Zilles K (1990) Cortex. In: Paxinos G (Ed): The human nervous system. San Diego: Academic Press, S. 757–802

Zornberg GL, Buka SL, Tsuang MT (2000) Hypoxic-ischemia-related fetal/neonatal complications and risk of schizophrenia and other nonaffective psychoses: a 19-year longitudinal study. Amer J Psychiatry 157: 196–202

Zuckerman L, Rahavi M, Nachman R, Weiner I (2003) Immune activation during pregnancy in rats leads to a postpubertal emergence of disrupted latent inhibiton, dopaminergic hyperfunction, and altered limbic morphology in the offspring: a novel neurodevelopmental model of schizophrenia. Neuropsychopharmacology 28: 1778–1789

Zuckerman L, Weiner I (2005) Maternal immune activation leads to behavioural and pharmacological changes in the adult offspring. J Psychiatr Research 39: 311–323

Sachwortverzeichnis

B

C

D

F

H

I

N

T

U